Lisa Niemi Swayze
Unser letzter Tanz

PIPER

Zu diesem Buch

»Einundzwanzig Monate sind eine lange Zeit, um für den Menschen, den du liebst, gegen einen Feind wie den Krebs anzukämpfen. Eine lange Zeit, um standhaft und stark zu bleiben. Jetzt, nach all dem Kampf, bin ich auf der anderen Seite, alleine, und versuche herauszufinden, wie ich mein Leben weiterleben soll.« Über dreißig Jahre waren Lisa Niemi und Patrick Swayze verheiratet, als die schreckliche Diagnose in ihr Leben trat: Bauchspeicheldrüsenkrebs, ein fast sicheres Todesurteil. Doch Lisa und Patrick geben nicht auf, gemeinsam kämpfen sie bis zuletzt gegen Patricks Krankheit, doch es ist ein Kampf, den sie nicht gewinnen können. Ein berührendes Buch über Liebe, Verlust und Weiterleben und ein beeindruckendes Zeugnis dafür, welche Kräfte die Liebe freisetzen kann.

Lisa Niemi Swayze, geboren 1956, arbeitet als Regisseurin, Schauspielerin und Drehbuchautorin. 1975 heiratete sie den amerikanischen Schauspieler und *Dirty Dancing*-Star Patrick Swayze, der am 14. September 2009 an Krebs verstorben ist. Zusammen mit ihrem Mann schrieb Lisa Niemi Swayze dessen Autobiografie *The Time of My Life,* die zum Bestseller wurde. Die ehemalige Tänzerin lebt in Los Angeles und New Mexiko.

Lisa Niemi Swayze

Unser letzter Tanz

Die Liebe ist immer stärker als der Krebs

Aus dem Amerikanischen von Bärbel und Velten Arnold

Piper München Zürich

Mehr über unsere Autoren und Bücher:
www.piper.de

Von Lisa Niemi/Patrick Swayze liegt bei Piper vor:
The Time of My Life

MIX
Papier aus verantwortungsvollen Quellen
FSC® C083411

Deutsche Erstausgabe
Mai 2013

Titel der amerikanischen Originalausgabe:
»Worth Fighting For. Love, Loss and Moving Forward«, Atria Books,
a Division of Simon & Schuster, Inc., New York 2012

Umschlaggestaltung: semper smile, München
Umschlagabbildung: Photographs by Joan Lauren, from the collections of
the Margaret Herrick Library
Satz: Kösel, Krugzell
Gesetzt aus der Res Publica
Papier: Munken Print von Arctic Paper Munkedals AB, Schweden
Druck und Bindung: CPI – Clausen & Bosse, Leck
Printed in Germany ISBN 978-3-492-30235-7

Meinem geliebten Mann gewidmet

Entschwunden aus meinem Blick,
aber meinem Herzen nah

Inhalt

Kapitel 1

Märchen

In dem Moment, in dem ich mein Notebook zur Hand nahm, um mit dem Schreiben dieses Buchs zu beginnen, wurde ich von Gefühlen überflutet, gegen die ich eine ganze Zeit lang einen Damm zu errichten versucht hatte. Sie sind wie eine Woge, die aus endlosen Tränen zusammengesetzt ist und mich daran erinnert, dass ich noch lange nicht genug geweint habe.

Die Gefühle, die in mir aufwallen, lassen Erinnerungen aus der weit zurückliegenden Vergangenheit lebendig werden. Und die Einzelheiten schreien in meinem Kopf und meinem Herzen laut auf: jedes Mal, wenn ich meine Gefühle unterdrückt habe, jedes Mal, wenn ich gelächelt habe, während die Welt um mich herum zusammenbrach, und jedes Mal, wenn ich eine schlechte Nachricht verdauen musste und positiv reagiert habe, wenn ich mit vorgespielter Tapferkeit gelacht habe, anstatt in Tränen aufgelöst zu sein, wie es eigentlich angemessen gewesen wäre ...

Für das Privileg, sich um den Menschen, den man liebt, kümmern zu können, während er stirbt, muss man eine schwere Bürde auf sich nehmen, aber ich würde diese Bürde gegen nichts in der Welt tauschen. Ich habe immer gesagt, dass ich zum Weinen später noch jede Menge Zeit haben würde. Als Patrick seine Diagnose erhielt, sah es zunächst so aus, als hätte er nur noch Wochen zu leben. Dann waren es Monate. Wir erlebten glücklich das Verstreichen eines ganzen Jahres. Und wir ließen uns auch dann nicht unterkriegen ... Einundzwanzig Monate sind eine lange Zeit, um für den Menschen, den du liebst, gegen einen Feind wie den Krebs anzukämpfen. Eine lange Zeit, um standhaft und stark zu bleiben. Jetzt, nach all dem Kampf, bin ich ausgespien worden, bin auf der anderen Seite, alleine, und versuche herauszufinden, wie ich mein Leben weiterleben soll.

Heiß und kalt.

Gerade jetzt unterliege ich extremen Gefühlsschwankungen.

Während ich diese Zeilen schreibe, im Mai 2010, sind mehr als sieben Monate vergangen, seit ich Patrick verloren habe, und ich beobachte mich dabei, wie ich abwechselnd die schlechten Zeiten, die wir miteinander durchgemacht haben, verteufle, oder den guten huldige. Dazwischen gibt es nichts.

Deshalb treibt mich genau in diesem Augenblick die Frage um, wie ich objektiv über uns, über ihn reden soll. In einer Weise, die eine treffende, wenn auch hier und da emotional gefärbte Vorstellung davon bietet, was tatsächlich passiert ist, wie er wirklich war, wer ich gewesen bin und wer ich jetzt bin. Denn eins kann ich Ihnen sagen: Ich bin heute ein anderer Mensch. Einer, der ins Feuer geworfen und neu geschmiedet wurde. Einer, dem all die schönen Dinge genommen wurden, die mich vor der Welt und vor mir selbst beschützt haben.

Es war und ist hart, hier draußen in der Kälte zu leben. Ich halte überall nach einem Rettungsfloß Ausschau, aber es ist keins in Sicht. Keiner der üblichen Rettungsanker, die mir Halt gewähren könnten. Keine weiteren tröstlichen Illusionen. Doch dieser Mensch, der ich bin, ist real, leidvoll in diesem immer schneller werdenden Spurt, diesem Spurt, der ohne meinen Mann stattfindet ... aber real. Und weil ich real bin, gibt es Möglichkeiten.

Nun gut, so fängt man wohl eigentlich kein Buch an, aber ... ich denke, ich habe einen finsteren Tag, einen dieser Tage, die ich manchmal durchlebe, seit ich meinen »Buddy« verloren habe (»Buddy« war sein ganzes Leben lang sein Spitzname). Und ja ... ich denke, ich bin traurig.

Ich denke, ich habe gehofft, all das, was ich mit ihm erlebt habe, mit einer netten kleinen Verbeugung zum Abschluss zu bringen. Und mich in dieser Weise daran zu erinnern. Auf Armeslänge. Wenn ich jetzt ein bisschen sarkastisch wirke, ist dies einfach nur meinem Versuch geschuldet, ein wenig Abstand zu der Geschichte zu bekommen, die ich erzähle. Und bedauerlicherweise weiß ich, dass meine Bissigkeit ein Versuch ist, den Verlust nicht zu spüren. Denn wenn ich über ihn rede (wie ich es hier tue), vermisse ich ihn so sehr. So entsetzlich. So ganz und gar, dass ich mich frage, wie ich es schaffen soll, den nächsten Augenblick zu erleben.

Moment mal ...

... na bitte.

Ich habe es bis zum nächsten Augenblick geschafft.

Und genau *so* gelingt es dir, die schlimmen Phasen des Kummers zu überwinden. Indem du dich von einem Moment zum nächsten hangelst.

Und jetzt will ich von ihm reden. Darüber, wer er war, als er noch hier auf der Erde weilte. Mein wunderbarer Mann. Ich möchte diese Geschichte erzählen, bevor ich mich bereits zu weit von ihr entfernt und vergessen habe, wie die letzten zwei Jahre wirklich waren. Weil wir nun einmal vergessen. Es ist nur real, wenn du es erlebst. Danach, mit dem Verstreichen der Zeit, ist es irgendwann nur noch das Nacherzählen einer Geschichte.

Es ist schon seltsam, dass immer so viel über Scheidungsstatistiken geredet wird. Wenn du heiratest, kommst du nicht umhin, dir dessen bewusst zu sein, dass die soeben geschlossene Ehe mit einer nahezu fünfzigprozentigen Wahrscheinlichkeit mit einer Scheidung enden wird. Es gibt Daten darüber, wie viele Paare sich scheiden lassen, wenn die Partner zwischen zwanzig und dreißig sind, wie viele diesen Schritt tun, wenn sie zwischen dreißig und vierzig sind, und so weiter, wie viele heterosexuelle Paare betroffen sind und wie viele homosexuelle. Es gibt Fernsehserien, in denen geschiedene Männer und Frauen die Hauptrolle spielen, es gibt Bücher über die Scheidung und Bücher, die von Geschiedenen geschrieben wurden, es gibt bedeutende Filme, die sich um eine Scheidung drehen, gar nicht zu reden von all den Geschiedenen, denen man in seinem Alltag ständig über den Weg läuft, nicht wahr? Und dann gibt es die Kinder geschiedener Eltern, die Bücher, die diese Kinder schreiben, wenn sie erwachsen sind, die Filme, die aus diesem Stoff entstehen, die Kinder, die zwangsweise zu dem einen oder dem anderen Elternteil gebracht oder sogar entführt werden. Es gibt so viele Informationen darüber, was passiert, wenn Ehen scheitern.

Doch niemand redet jemals darüber, wie es ist, wenn Ehen *funktionieren*.

Was passiert, wenn man *zusammenbleibt?* Sollte diese Frage doch Gegenstand tiefer gehender Erörterungen gewesen sein, habe ich das nicht wirklich auf meinem Radar gehabt. Die kurze Antwort auf die Frage, was passiert, wenn Ehen funktionieren, lautet: Und so lebten sie glücklich miteinander bis ans Ende ihrer Tage. So heißt es im Märchen. Aber wir leben nicht in einem Märchen, oder?

Niemand redet über die Formel »Bis dass der Tod uns scheidet«, die am Ende des traditionellen Ehegelübdes steht. Was sie bedeutet, *was sie wirklich bedeutet.* Ich finde es witzig, wie viele Leute diese Formel in »solange wir beide leben« oder »alle Tage unseres Lebens« abgewandelt haben. Ich kann nachvollziehen, dass die Sache mit dem Tod ein bisschen schaurig klingt, aber die beiden Alternativen bieten doch jede Menge Schlupflöcher. Ich meine, man kann jemanden durchaus in bester Erinnerung behalten – nachdem man ihn aus dem gemeinsamen Zuhause rausgeworfen hat.

Als die Dinge sich 2003 zwischen Patrick und mir so furchtbar entwickelten, dass ich für ein Jahr auszog, wusste ich dennoch ohne jeden Zweifel, dass ich ihn bis ans Ende aller Zeiten lieben würde, und trotzdem hatte ich die Absicht, ihn in den Wind zu schießen und mich scheiden zu lassen, wenn unsere Beziehung sich nicht ändern sollte. (Zum Glück tat sie das.) Die anderen alternativen Ehegelöbnisse lassen mich gleichermaßen auflachen: »Bis in alle Ewigkeit« (kann man so etwas wirklich versprechen?), oder eines, das ein noch offensichtlicheres Hintertürchen zum Ausstieg bereithält: »Was auch immer das Leben uns bescheren möge.« Aber das ist zumindest ehrlich. Niemand will in einer schlecht laufenden Ehe gefangen sein.

»Bis dass der Tod uns scheidet.« So hatten Patrick und ich es bei unserer Eheschließung gesagt. Ich hatte bereits dafür gesorgt, dass die Worte »zu ehren und zu gehorchen« aus dem Gelöbnis gestrichen wurden. Die Formel »Bis dass der Tod uns scheidet« hatte ich irgendwie übersehen. Ich war achtzehn, ich wusste, dass der Tod existiert, aber noch war er für mich allenfalls ein abstrakter *Begriff*, etwas, das in weiter, ferner Zukunft lag. So weit, dass ich mir noch keine Gedanken darum machen musste.

Wir wurden von dem besten Priester getraut, von Pater Welch. Pater Welch war ein Freund der Familie Swayze. Patricks Mutter Patsy hatte in früheren Jahren bei einigen Musiktheateraufführungen mit ihm zusammengearbeitet und meinte, dass er einen schrägen Sinn für Humor habe. Sie erzählte uns, wie der Pater eines Tages zu ihr kam und schwärmte: »Hey Patsy, ich habe eine tolle Idee für die Aufführung. Lass uns eine richtig elegante Dame in einem schicken Ballkleid auf die Bühne schicken, und wenn sie zu dem Stuhl kommt, zieht sie ihr Kleid hoch, hockt sich hin wie eine Landarbeiterin und fängt an, ein Huhn zu rupfen! Ist das nicht großartig?« Ich sah Patrick an und stellte trocken fest: »Klingt großartig.«

Und Pater Welch war großartig. Während meines Traugesprächs mit ihm, das, wie ich erfuhr, für eine katholische Hochzeit unerlässlich war, schreckte ich im Stillen davor zurück, all die Fragen bezüglich eines Übertritts zum katholischen Glauben, zum Großziehen von Kindern und zur Geburtenkontrolle mit Ja zu beantworten. Doch er machte eine wegwerfende Handbewegung, trug »Ja«, »Ja«, »Ja« ein und erklärte mir, dass all diese Fragen sowieso in einigen Jahren geändert werden würden, weshalb meine Antworten ohnehin keine Rolle spielten. Ich finde es zum Brüllen komisch, damals so ehrlich und aufrichtig gewesen zu sein, dass es mir schwerfiel, ihn gewähren zu lassen. Doch gleichzeitig hatte ich in dem Gespräch unerwähnt gelassen, dass ich nicht wirklich an die Institution der Ehe glaubte und darüber hinaus sogar fest davon überzeugt war, dass auch meine Ehe dereinst Eingang in die Scheidungsstatistik finden würde. Und damit hatte ich kein Problem.

Die ganze Idee mit der Heirat hatte sich ziemlich plötzlich ergeben. Es war nicht etwa so, als hätten Patrick und ich groß übers Heiraten geredet. Wir hatten über die Zukunft geredet und in dem Zusammenhang vor allem darüber, was wir als Tänzer zu tun gedachten, wo wir tanzen wollten und mit wem. Ich wollte einfach nur tanzen. Patrick wollte mit mir tanzen. Und das machte mich nervös.

Wir wohnten seit etwa neun Monaten zusammen in New York in unserer winzigen Einzimmerwohnung mit dunkelgelbgoldenen Wänden, die sich in einem rotbraunen Sandsteinhaus befand. Ich war gerade von einem Tanzauftritt und einem mehrtägigen Familienbesuch aus Houston zurückgekehrt, während dem ich eine Unterhaltung mit meiner sehr liberalen, aufgeschlossenen Mutter gehabt hatte, in deren Verlauf sie eine überraschend konservative Sicht der Dinge zum Besten gegeben hatte: »Weißt du …«, hatte sie gesagt, »ohne die Verbindlichkeit einer Ehe ist das, was du da mit Buddy machst, doch nur so eine Art ›Vater-Mutter-Kind-Spiel‹, wenn auch ohne Kind.« *Ach ja? Na und* … Zurück in

New York, machte ich den Fehler, Patrick von dieser Unterhaltung zu erzählen. Er stutzte einfach nur kurz. Drei Tage später alberten wir gerade auf unserem Futonsofa herum, als er plötzlich innehielt, die Arme fest um mich geschlungen.

»Was ist?«, fragte ich neugierig.

Er wurde knallrot. »Warum machen wir es nicht einfach? Warum heiraten wir nicht?«

Ich erstarrte. Und versuchte, Zeit zu schinden, indem ich plump eine lange Verlobungszeit auszuhandeln versuchte. »Klar, das könnten wir … wir könnten heiraten …«

Ich war erst neun Monate zuvor zu Hause ausgezogen. Ich war noch nicht so weit, mich direkt in ein neues Nest zu begeben. Ich wollte herumreisen, Menschen kennenlernen, alle möglichen Dinge tun! Ich wollte tanzen! Ich *glaubte* nicht einmal an die Ehe, wenngleich ich vorhatte, meine diesbezügliche Haltung in etwa zwölf Jahren oder so, *wenn ich auf die dreißig zuging*, noch einmal einer Prüfung zu unterziehen.

»Wann?« Patrick erwärmte sich immer mehr für die Idee. »Wann wäre es dir denn recht?« Er erwärmte sich nicht nur für die Idee, er wollte die Sache auf der Stelle unter Dach und Fach bringen.

»Äh, wie wäre es … nächstes Jahr im Herbst?« Bis dahin waren es noch eineinhalb Jahre. Genug Zeit also, nahm ich an, um mir etwas auszudenken, wie ich darum herumkam.

Er machte ein langes Gesicht. Und sah mit einem Mal total verletzt aus.

»Hältst du das nicht für einen guten Termin?«, verteidigte ich meinen Vorschlag. »Was ist denn? Was …?« Ich kam ihm entgegen. »Woran hast *du* denn gedacht?« *Ich hätte nicht im Traum gedacht, dass er sagen würde …*

»Wenn wir es tun wollen, dann so schnell wie möglich«, stellte er überzeugt klar. »Nächsten Monat zum Beispiel. Was hältst *du* davon?« Und dann sah er mir nervös in die Augen, während er auf meine Antwort wartete.

Raten Sie mal, wer gewonnen hat.

Wir waren so unterschiedlich und einander doch so ähnlich. Ich war vierzehn, als ich ihn das erste Mal im Houston Music Theater erblickte. Die Tanzschule seiner Mutter hatte sich gerade mit der Theatergruppe zusammengeschlossen, der ich angehörte. Wie hätte er einem nicht ins Auge fallen sollen? Er war sonnengebräunt, durchtrainiert und hatte ein umwerfendes Lächeln. Sein Ruf, ein Casanova zu sein und über ein ausgeprägtes Ego zu verfügen, eilte ihm voraus. Dieser Umstand wurde auch nicht gerade durch die Tatsache begünstigt, dass mein erster Kontakt mit ihm zustande kam, als wir einander beim Betreten beziehungsweise Verlassen des Theaters begegneten und er zu mir herüberlangte und mich in den Hintern kniff.

»Hallo Süße!«, sagte er in einem gleichermaßen freundlichen wie verschmitzten Ton.

»Oh Mann.« Ich verdrehte die Augen, als er an mir vorbeiging.

Obwohl ich mit einem ebenso reichhaltigen wie tiefgründigen Innenleben ausgestattet war, war ich nach außen hin extrem schüchtern und hatte ziemliche Schwierigkeiten damit, unter Leuten zu sein. Ich hatte nicht den blassesten Schimmer, wie ich mit ihnen ins Gespräch kommen sollte. Es widerstrebt mir, das Wort »schüchtern« zu gebrauchen, weil es andeutet, dass ich damals *immer* so gewesen wäre. Doch wenn ich mich in einer mir vertrauten Situation befand, war ich überhaupt nicht schüchtern. Es ist mir immer ein Rätsel gewesen, wie ich es zu Hause lautstark mit meinen Brüdern aufnehmen konnte, in der Schule aber niemals auch nur ein Wort herausbekam oder imstande war, die Hand oder den Blick zu heben. Ich war dermaßen verschlossen, dass ich, wenn ich in der Öffentlichkeit einen Raum durchqueren musste, um von A nach B zu gelangen, vorher genau plante, welchen Weg ich nehmen würde. Um ehrlich zu sein, ging ich erst dann los, wenn ich die Route exakt geplant und mir zudem überlegt hatte, wie ich mich so unauffällig wie möglich bewegen konnte, damit ich auch ja keine Aufmerksamkeit erregte und mich womöglich jemand sah oder gar ansprach. Ich war einfach nur ein Mauerblümchen. Ein fachkundiges, erfahrenes Mauerblümchen. Was gar nicht so einfach ist, wenn man extrem schlank und mit einem auffallenden, ungewöhnlich hellblonden Haarschopf ausgestattet ist. Und dieses schüchterne Mädchen war das gleiche wie das, das auf der Bühne voll aus sich herausging und das Gefühl hatte, als brauche es nur die Hände auszustrecken, um die Menschen in ihrem tiefsten Innern zu berühren.

Buddy hingegen war ein geselliger Typ. Das verriet schon seine Körperhaltung: durchgedrückte Schultern, hoch erhobener Kopf und ausgestattet mit dem Selbstbewusstsein eines Jungen, der bei allen beliebt war und sich in dieser Rolle sichtlich wohlfühlte. Ich hingegen hing mit den langhaarigen, eigenbrötlerischen Kiffern herum. Es war nur zu selbstverständlich, dass alle meine Freunde ebenfalls Menschen waren, die sich nicht anpassten. Wir versteckten uns hinter unseren Zigaretten, unserem Pot und unserem Anderssein. In ihrem Kreis fand ich nicht so viel Beachtung, und es war in Ordnung für mich, als versponnen zu gelten. Buddy hingegen sah aus wie das Klischee eines typischen US-Amerikaners. Ein makelloser, anständiger Starathlet, sowohl in der Schule als auch zu Hause. Er war einfach … *zu perfekt.* Und es war nicht so, als hätte mir das an ihm missfallen. Ich fällte nie vorschnell ein Urteil über jemanden. Wenn, dann hatte ich eher zu viel Toleranz. Es war einfach nur das, was mir an ihm aufgefallen war. Wenn ich überhaupt etwas empfand, dann tat er mir eher ein bisschen leid. Weil er rundum so perfekt wirkte und sich vielleicht aus diesem Grund ebenfalls nicht richtig einfügte.

Eine Besonderheit daran, so verschlossen zu sein, liegt darin, dass du – während alle anderen mit irgendetwas beschäftigt sind oder reden – beobachtest. *Wirklich beobachtest* (man hüte sich vor den Stillen!). Du kannst Dinge sehen, die anderen womöglich verborgen bleiben. Meine extreme Schüchternheit erlaubte es mir, auf Anhieb zu erkennen, woran andere litten, wobei ich das immer schön für mich behalten habe. Hinter Buddys schnellem Grinsen erkannte ich Nervosität. Hinter seinem Draufgängertum sah ich ein Unbehagen, von dem ich annahm, dass er sich dessen nicht einmal selbst richtig bewusst war (hier spricht mein vierzehnjähriges Ich). Hinter seiner plumpen Anmache und seinem unbeholfenen Small Talk spürte ich tiefe Unsicherheit und unerfüllte Bedürfnisse. Eines wusste ich ganz bestimmt …

Dieser Junge war nicht mein Typ.

Und später, als ich mich ganz dem Tanzen bei seiner Mutter widmete, lud er mich ein, mit ihm auszugehen.

Natürlich nahm ich die Einladung an.

Unsere ersten Dates waren nicht besonders ergiebig – um es mal milde auszudrücken. Sie bestanden im Wesentlichen darin, dass er unentwegt quasselte, um jedes mögliche Schweigen zu füllen, und ich so gut wie gar nichts sagte, während wir in seinem knallgelben Opel GT herumfuhren. Er liebte dieses Auto!

Hier eine Kostprobe einer unserer Unterhaltungen:

Patrick: »Mein erstes Auto habe ich komplett selbst zusammengebaut. Die meisten Bauteile habe ich aus dem Autoladen meines Onkels. Er hat eine Riesenladung gebrauchter Dune Buggies erhalten, die eigentlich für Altenheime bestimmt waren. Er hat sie wegen der Ersatzteile auseinandergenommen, also habe ich von ihm bekommen, was immer ich brauchte. Natürlich hat mein Dad mir hier und da geholfen. Außerdem hatte ich Footballtraining nach der Schule, das mich den Großteil meiner Zeit gekostet hat. Und dann musste ich zur Tanzstunde hetzen, sodass mir kaum Gelegenheit blieb, nebenbei ein bisschen Geld zu verdienen. Zwischen drei und vier Uhr morgens habe ich auch noch Zeitungen ausgetragen. Aber ich schaffe es, jede Gelegenheit zu nutzen, um zur Tanzstunde zu gehen. Und du hast also vor, nach New York zu gehen und zu tanzen?«

(Pause)

»Ja.«

(Pause)

(Pause)

Patrick: »Das ist gut, denn du hast wirklich Talent. Nein, echt, ich würde das nicht einfach nur so sagen. Also Bob Joffrey, den ich schon mein ganzes Leben lang kenne, sagt, dass ich, wenn ich wirklich hart an meinen Füßen arbeite, diese kleine Wölbung über dem Mittelfußknochen kriege, du weißt schon. Es ist das Härteste überhaupt, und dann den Fuß dazu zu bringen, diese leichte, schwingende Bewegung zu machen ... Es ist für einen Typ nicht einfach, das so hinzukriegen, aber meine Füße sehen ziemlich gut aus ...«

Und so weiter und so fort. Es war merkwürdig, denn unsere Dates waren so unangenehm und ... dann auch wieder gar nicht unangenehm. Natürlich war mir zu Ohren gekommen, dass alle Mädels auf ihn standen und er sozusagen freie Wahl hatte (so hieß es jedenfalls, und wahrscheinlich entsprach es der Wahrheit). Aber er schüchterte mich nicht ein, und zwar vor allem, weil ich erstens nicht die Absicht hatte, Anspruch auf ihn zu erheben, und ich ihn zweitens durchschaut hatte. Ich wusste, dass er als Charmeur galt und mit einem großen Ego ausgestattet zu sein schien. Aber ich wusste, wie es um sein Inneres bestellt war. Und obwohl unsere ersten Dates ziemlich schrecklich waren, fühlten wir uns sehr zueinander hingezogen und trafen uns immer wieder, auch wenn wir einander nach wie vor noch nicht vertrauten. Ich war auf der Hut wegen seines Rufs, ein egozentrischer Casanova zu sein, und er nahm sich wegen meines zweifelhaften Rufs als Kifferin in Acht. Und dann, eines Tages, schmolz dieses Misstrauen dahin. Tatsächlich passierte es, als er mir einen Brief aus New York schrieb und mir mitteilte, dass er glaube, sich in eine Mittänzerin des Harkness Balletts verliebt zu haben. Meine Reaktion überraschte mich – ich freute mich für ihn. Mir wurde klar, dass er mir wirklich etwas bedeutete. Und die Tiefe meines Gefühls überraschte mich.

Einige Leute behaupten ja, dass sie es genau gewusst hätten, als sie die Liebe ihres Lebens trafen. Ich wusste nicht, ob Patrick die Liebe meines Lebens werden würde. Aber ich hatte eine Vorahnung, ein starkes Gefühl, dass das Schicksal etwas mit uns vorhatte. Vielleicht, dass wir ein tiefgründigeres Verhältnis zueinander finden würden, bevor wir einander aus den Augen verloren, oder … Ich hatte keine Ahnung, was es war. Aber ich wusste definitiv, dass sich *irgendetwas* zwischen uns entwickeln würde. Und ich war im Hinblick darauf zuversichtlich. Von Anfang an, selbst als ich noch auf der Hut war, erkannte ich tief in ihm etwas, das ich für pures Gold hielt. Es strafte alles Lügen, was über ihn gesagt wurde und darüber, wer er war, es strafte sogar die Dinge Lügen, die er selbst über sich erzählte. Und dann, unmittelbar bevor unser Verhältnis eine neue Wendung nahm und wir einander zu vertrauen begannen, träumte ich von ihm. Das Bild in meinem Traum bewegte sich, war aber zugleich auch ein Stillleben. Er saß auf einer Art Windsurfboard oder einem kleinen Segelboot, das auf einem großen, wunderschönen blauen See trieb … Er wurde von hellem, klarem, goldenem Licht beschienen. Eine leichte Brise wehte durch sein Haar. Und da saß er, nackt, die Beine vor sich verschränkt. Und obwohl er wunderschön aussah, war er nicht sexy, er war rein. Und er lächelte mich mit einem so seligen Lächeln an, wie ich es fast noch nie gesehen hatte.

Ich wachte mit weit aufgerissenen Augen auf! Nun, ich schenkte meinen Träumen Beachtung und schrieb sie auf, seit ich zwölf war. Die Vision von ihm, die mir im Traum erschienen war, machte mich fassungslos. In diesem Moment wusste ich ohne die Spur eines Zweifels, dass ich ihn mochte. Dass ich ihn wirklich sehr gerne mochte.

Und so war ich, als er mich fragte, ob ich ihn heiraten wolle, und ich aus irgendeinem verrückten Grund immer noch an der Vorstellung festhielt, dass »er nicht mein Typ«

war, und mir bei dem Gedanken an ein Leben mit ihm auch noch ein paar andere Bedenken im Kopf herumschwirrten ... *nicht bereit, ihn gehen zu lassen.* Ich hatte das Gefühl, nicht Nein sagen zu können, ohne die Beziehung zu ihm aufzugeben oder ihn furchtbar zu verletzen.

Na gut, dachte ich. *Da muss ich jetzt durch. Wir können uns ja später immer noch scheiden lassen.*

Als ich am 12. Juni 1975 in Houston, Texas, in den kleinen Garten hinter dem Haus meiner Eltern hinaustrat, stand das Grüppchen Familienangehöriger und Freunde verstreut auf dem Rasen. Pater Welch wartete mit seiner Bibel ruhig in der Mitte, mein Vater kam mir zur Hintertür entgegen und reichte mir stolz seinen Arm, um mich nach draußen zu

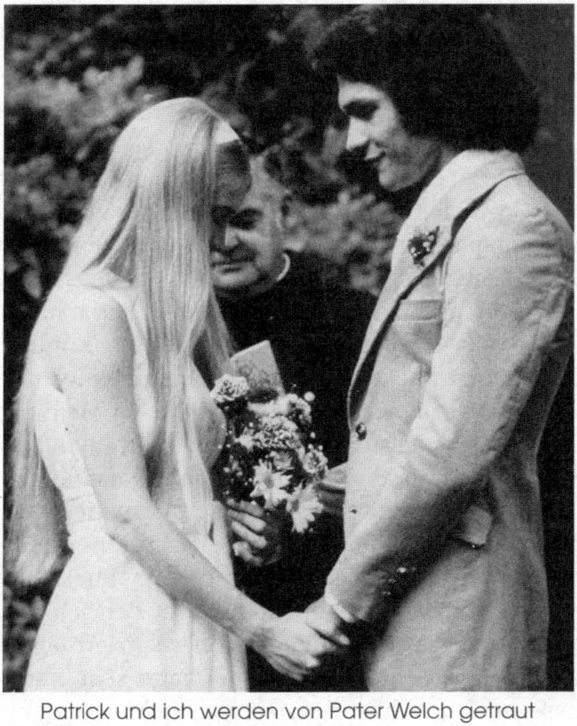

Patrick und ich werden von Pater Welch getraut

geleiten, wo ich Patrick gegenüberstand, der in seinem hellblauen Anzug steif dastand und irgendwie verschwommen wirkte – nicht nur, weil er irgendwie paralysiert zu sein schien, sondern auch, weil mir, als ich seine Hände ergriff und wir einander festhielten, Tränen in die Augen stiegen und meine Wangen hinunterzuströmen begannen.

Und wir stürzten uns ins Leben! Von unserem Dasein als Tänzer wechselten wir zum Theater, vom Theater zog es uns nach Los Angeles zum Film. Dort erwarteten uns Niederlagen und Kämpfe, gepaart mit Abenteuern, Enthusiasmus und süßen kleinen Siegen. Manchmal war es wirklich hart, aber wir waren nicht unterzukriegen und schafften es immer irgendwie. Wir lebten unsere Träume und arbeiteten an ihrer Verwirklichung.

Während dieser Zeit lernte ich, wie man mit Menschen redet. Ich fing mit so simplen Dingen an, wie zu dem Kassierer eines Lebensmittelgeschäfts zu sagen: »Schöner Tag heute.« Dann arbeitete ich mich zu anspruchsvollerer Konversation vor. Üben, üben, üben.

Irgendwie ist es paradox, dass dieses verschlossene, introvertierte Mädchen plötzlich in den Blickpunkt der Öffentlichkeit katapultiert wurde, und zwar in einem Maße, in dem nur wenige Menschen damit umzugehen haben. Als Patrick erst in der TV-Miniserie *Fackeln im Sturm* mitspielte und dann mit *Dirty Dancing* einen großen Knüller landete, standen wir endgültig im grellen Scheinwerferlicht und hatten nicht nur mit unglaublich vielen Menschen zu tun und jede Menge Entscheidungen zu treffen, sondern er *und* ich waren in die Welt der Promis katapultiert worden, was bedeutete, für nationale und internationale Leser, Zuhörer und Zuschauer Zeitungs-, Zeitschriften-, Radio- und Fernsehinterviews zu geben. Was für ein Stress! Patrick holte mich immer aus dem Schatten, in den ich mich so gerne zurückzog. Im Frühstadium seiner Karriere, als er sich noch keinen Namen gemacht hatte, hatte sein erster Manager sogar vorgeschlagen, lieber gar nicht erst zu erwähnen, dass er verheiratet war, woraufhin Patrick ohne zu zögern und mit Nachdruck klargestellt hatte: »Kommt gar nicht infrage. Ich bin *stolz* darauf, verheiratet zu sein.« Nur wenige ambitionierte Schauspieler hätten sich so verhalten. Er bestand immer darauf, dass ich an allem, was er tat, beteiligt wurde, und band mich, wann immer möglich, in jedes Interview mit ein. Er wollte, dass die Leute *mich sahen*. Wir waren ein Team. Ich lernte bei den Besten, wie man ein Interview gab (wobei Patrick mein wichtigstes Vorbild war).

Gleichzeitig erwies sich die Tatsache, dass ich so ruhig und zurückhaltend war, in diesem neuen Leben, in dem man derart im Brennpunkt der Öffentlichkeit stand, durchaus als hilfreich. Ein Leben, in dem es viele Dinge gab, die man nicht erzählte. Niemandem. Niemals. Seine verborgensten Gedanken, seine quälendsten Sorgen und jede Kümmernis nicht freimütig herauszuposaunen galt, was das öffentliche Image anging, als Pluspunkt; aber zugleich verstärkte es meine schlimmsten einsamen Kämpfe und das Gefühl, immer auf mich allein gestellt zu sein.

Zusammen mit dem Erfolg kommen alle möglichen Probleme. Ich habe immer gesagt: »Wenn du jemanden ernsthaft auf die Probe stellen willst, gib ihm, was er sich am meisten wünscht.« Zu bekommen, was man sich wünscht, lässt die Vorstellung bröckeln, dass man es nur haben muss, und schon wird alles wunderbar sein. Man muss versuchen, damit zu leben. Vielen Menschen gelingt das nicht. Und so bodenständig Patrick sein konnte – so verlor auch er sich manches Mal in diesem verzwickten Mechanismus. Hinzu kam, dass es mit ihm abwärtsging, als sein Vater starb und er sich dem Trinken hingab wie sein Vater, der jahrelang zu tief ins Glas geschaut hatte. Und Alkohol und Patrick vertrugen sich nicht besonders gut.

So viele Herausforderungen. Und so viele Abenteuer. Unser neues Leben erlaubte es uns, herumzureisen, unglaubliche Dinge zu tun, uns an einer faszinierenden Arbeit zu erfreuen, Abenteuer zu erleben, von denen andere Menschen nur träumen, und uns unserer absoluten Verliebtheit hinzugeben, während wir gleichzeitig lernten, uns weiterentwickelten und wertvolle Erfahrungen sammelten. Gleichzeitig kämpften wir, trieben uns selbst über jegliche Grenzen hinaus und testeten die Belastbarkeit unserer Beziehung. Von Patrick lernte ich Tapferkeit, lernte, dass nichts unmöglich ist, und übernahm die verblüffende Fähigkeit, Grenzen zu überschreiten, von denen ich dachte, dass sie unüberschreitbar wären.

Ich weiß auch nicht, wie – aber irgendwie standen wir alles gemeinsam durch. Und waren einander so nah, wie es nur irgend ging. Ein Freund beschrieb uns einmal als symbiotische Zwillinge, was, wie ich glaubte, nicht unbedingt als Kompliment zu verstehen war. Aber wir gingen durch dick und dünn und hielten zusammen, was es nur noch schmerzvoller machte, als ich 2003 auszog, weil seine Trinkerei immer schlimmer geworden war und die Grenze des Erträglichen erreicht hatte. Meine war jedenfalls definitiv erreicht. Das Erreichen dieser Grenze hatte gut zehn Jahre gedauert, und ich spürte, dass es mich zerriss. Wir waren an einem Punkt angelangt, an dem mir klar war, dass entweder etwas aufhören musste, oder jemand würde sterben. Es war so furchtbar. Ich blieb ein Jahr weg. Und nachdem er aufgehört hatte zu trinken und eine gewisse Hoffnung bestand, dass die Dinge wieder beherrschbar waren, kehrte ich zu ihm zurück.

Doch unsere Wiedervereinigung löste nicht all unsere Probleme. Nach und nach zerbröselte mein Vertrauen in unsere Beziehung zu Verzweiflung. Ich fand mich dabei wieder, dass ich mitten in der Nacht heulend aufwachte und stundenlang nicht aufhören konnte zu weinen. Ich hatte die Hoffnung aufgegeben, dass unsere Beziehung noch einmal die Kurve kriegen und wirklich so sein würde, wie sie sein sollte. An diesem Punkt hatte ich das Gefühl, dass sich unsere Ehe in ein trostloses Dasein verwandelt hatte.

Meine Freundin Lynne, die ein paar Mal, als ich besonders tief am Boden zerstört war, für mich da gewesen war, erinnerte mich immer daran, dass jederzeit Wunder geschehen können. Doch was Patrick und mich betraf, glaubte ich an keine Wunder. Dazu war unsere gemeinsame Geschichte zu belastet. Manchmal gehst du diese Straße der Zerstörung einfach zu weit hinunter. Dann ist das Maß an Verletzungen übervoll, und du hast dich viel zu sehr in deine eigene Position verbissen, als dass du dich je wieder losreißen könntest. Ich war erneut so weit, zu gehen, diesmal für immer. Ich hatte meine Sachen noch nicht weggeschafft, aber in meinem Herzen war eine Tür zugeschlagen, und innerlich war ich bereits gegangen. Und dann ...

... geschah ein Wunder.

Ehrlich.

Wir erhielten Besuch von einer Frau mit übersinnlichen Fähigkeiten – ja, genau, einer Frau mit übersinnlichen Fähigkeiten. Ihr Besuch war der Katalysator, der unsere Beziehung über Nacht eine Hundertachtziggradwende machen ließ. Egal ob diese Frau tatsächlich über übersinnliche Kräfte verfügte oder einfach nur unglaublich intuitiv war, jedenfalls sah sie, was los war, und schreckte im Gegensatz zu vielen anderen nicht davor zurück, es auszusprechen. Gnadenlos, wenngleich behutsam, ließ sie nicht zu, dass wir beide *nicht das erkannten*, was sie sah. Was dann passierte, würde ich für unmöglich halten, wenn ich es nicht selbst erlebt hätte. Es war, als ob wir beide bereit wären, gleichzeitig gemeinsam durch diese Tür zu gehen. Es war durchaus Magie im Spiel. Zum ersten Mal seit Jahren hatte ich das Gefühl, dass Patrick mich sah, *dass er wirklich sah, wer ich war*, in wen er sich verliebt hatte. Und obwohl mir immer noch bange war, wollte ich ihn mehr als alles andere in der Welt. Das erkannten wir. Und wir öffneten uns einander und machten diesen Sprung gemeinsam. Hand in Hand.

Die Veränderung war tief greifend. Als wir uns einige Wochen später furchtbar stritten, hielt Patrick mitten in der

Streiterei inne, drückte mich fest an sich und sagte mit feucht werdenden Augen: »Ich tue alles. Ich will, dass es zwischen uns *nie* wieder so wird, wie es war.« Mir wurde warm ums Herz, und ich drückte ihn ebenfalls. Wir lernten schließlich, was wir zu tun hatten, um zu bekommen, wonach wir uns so gesehnt hatten. Und jedes Mal, wenn er mir seine Liebe zeigte, jedes Mal, wenn er nett zu mir war oder mich anlächelte, wurden Wunden aus unserer gemeinsamen Geschichte ausgelöscht, von denen ich geglaubt hatte, dass sie nie verheilen würden. Verrückt, nicht wahr? Man kann mit Liebe heilen. Nur, dass dieser Liebe manchmal zu viel in die Quere kommt.

Als wir ganz frisch zusammen waren, redeten wir immer im Scherz darüber, dass eine Beziehung alles andere als einfach sei und es nun eben nicht so wäre, als sei er der Märchenprinz und ich Schneewittchen. Es war halt nicht alles immer nur »eitel Sonnenschein«, wie wir zu sagen pflegten. Und es war weiß Gott harte Arbeit gewesen. Mehr als drei Dekaden später aber erlebten wir, dass ein Märchen wahr geworden war. Es hatte länger als dreißig Jahre gedauert, aber es war besser als eitel Sonnenschein. Er hatte mich. Und ich hatte jemanden, der noch besser war als der Mann meiner Träume.

Doch dann …

Silvester 2007 besuchten wir Freunde in Aspen und hoben beim Abendessen unsere Champagnergläser, um uns zuzuprosten. Patrick verzog beim Herunterschlucken ein wenig das Gesicht, doch er sagte nichts. Während unserer Reise und unseres Aufenthalts auf unserer Ranch in New Mexico hatte er sich jede Menge Magenpastillen eingeworfen. Ich machte mir keine Sorgen; er hatte schon immer ein empfindliches Verdauungssystem gehabt.

Als wir wieder in Los Angeles waren, fragte er mich eines Sonntagnachmittags: »Kommen dir meine Augen gelb vor?« Er fühlte sich nicht gut und litt unter einer schlimmen

Magenverstimmung. Mir war zudem aufgefallen, dass er in den vergangenen Tagen fast gar nichts gegessen hatte. Ich sah ihm aufmerksam in die Augen und rückte ihn in besseres Licht, um sicher zu sein. »Ja, sie sehen *tatsächlich* gelb aus.« Zur Bestätigung rief ich Celinda hinzu, die seit über zwanzig Jahren unsere Haushälterin war. »Ja. Gelb.« Sie nickte entschieden, wie es ihre Art war. Ich sah ihn an. »Am besten gehst du gleich morgen früh zum Arzt.« Aber er versicherte mir, dass keine Eile geboten sei. Ich bin normalerweise keine Panikmacherin und wollte auch jetzt keine sein, doch ich schüttelte den Kopf. »Nein, du gehst besser sofort. Das ist nicht normal. Komm!« *Was soll's?*, dachte ich. *Wir lassen checken, was es ist, und das war's dann.*

Im Finnischen gibt es ein Wort, das dort große Bedeutung genießt: »Sisu.« Ich habe dieses Wort schon als kleines Mädchen kennengelernt, und da ich finnischer Abstammung bin, erzählte man mir, dass ich dieses »Sisu« im Blut habe und es ein Bestandteil meiner Gene sei. Ich habe sowohl mütterlicherseits als auch väterlicherseits finnische Wurzeln und gehöre der zweiten Generation an, die in den USA geboren wurde. Ich hatte meine Familie immer für ein bisschen merkwürdig gehalten. Jedenfalls bis ich das erste Mal nach Finnland gereist bin. Dort waren alle genau wie meine Familie! Da wurde mir bewusst, dass wir nicht verrückt waren; wir waren einfach nur eine finnische Familie, die in Texas in den USA lebte. Und während ich von Patrick lernte, mutiger zu sein und daran zu glauben, dass nichts unmöglich war, hatte ich zu Hause bereits gelernt, mich nicht so schnell unterkriegen zu lassen wie andere, denn ich war als einziges Mädchen unter fünf rabaukigen Brüdern aufgewachsen (und nein, ich wurde nicht verwöhnt, weil ich das einzige Mädchen war). Aber diese Robustheit und dieser Schneid waren nichts im Vergleich zu dem »Sisu«, über das ich quasi von Geburt an verfügte.

»Sisu« bedeutet im Wesentlichen Mut. Aber es bedeutet

mehr als nur Mut im Sinne von Tapferkeit. Frei übersetzt bedeutet es auch Willensstärke, Entschlossenheit, Ausdauer und die Fähigkeit, im Angesicht eines Missgeschicks rational zu handeln. Ein Beispiel: Eine reitende Schülerin fällt vom Pferd. Ohne zu weinen, steigt sie wieder aufs Pferd. Wenn sie erneut herunterfällt und wieder aufs Pferd steigt, zeigt sie »Sisu«. Einige finnische Sportler haben ihr »Sisu« gezeigt, zum Beispiel Lasse Virén, der bei den Olympischen Spielen in München während des 10 000-Meter-Laufs stürzte, jedoch wieder aufstand, den Lauf gewann und sogar einen neuen Weltrekord aufstellte. 1939 überfiel eine mächtige Sowjetunion Finnland mit einer Armee, die im Vergleich zu den finnischen Streitkräften über dreimal so viele Soldaten, dreißigmal so viele Flugzeuge und hundertmal so viele Panzer verfügte. Als der Krieg vorbei war, hatte die Sowjetunion schwere Verluste erlitten und gerade einmal elf Prozent des finnischen Territoriums besetzen können. Unglaublich.

»Sisu« ist kein momentanes Aufwallen von Mut, sondern ein spezielles Kennzeichen von Hartnäckigkeit, und zwar einer Hartnäckigkeit, die es mit dem Tod selbst aufnehmen kann. Wenn du weißt, dass du verloren hast, und trotzdem weiterkämpfst … zeigst du »Sisu«.

Die kommenden zwei Jahre sollten mein »Sisu« in einem Maße auf die Probe stellen, wie ich es nicht für möglich gehalten hätte.

Kapitel 2

Die Diagnose

14. Januar 2008. Als wir die Arztpraxis am Montag betraten, war es bereits später Nachmittag und kurz vor Sprechstundenende. Ich hatte Patrick gefahren, da er unter seiner Magenverstimmung litt und sich nicht besonders gut fühlte. Von unserem Haus bis zu Dr. Davidson dauerte die Fahrt etwa 45 Minuten, wenn viel Verkehr herrschte, etwas länger. Die Praxis befand sich direkt um die Ecke des Cedars-Sinai Medical Centers.

Wir saßen in einem von Dr. Davidsons Untersuchungszimmern. Patrick spielte an den Einstellungen seines iPhones herum, ich blätterte eine Zeitschrift durch und dachte an den lästigen Verkehr, mit dem wir es auf unserem Nachhauseweg zu tun bekommen würden. Dr. Davidson, ein kleiner, offenherziger Mann, der nach Belieben ein strahlendes Lächeln aufsetzen konnte, kam zurück ins Zimmer. Er wedelte mit einem Blatt herum, Patricks Blutergebnissen. Er lächelte nicht.

»Äh … Ihr Bilirubinwert ist hoch«, stellte er fest.

»Mein … wie sagten Sie? Bilirubin?« Wir hatten noch nie etwas von Bilirubin gehört und fanden, offen gesagt, beide, dass dieses Wort ein wenig albern klang.

»Ja.« Dr. Davidson nickte und erklärte uns, dass es sich bei Bilirubin um ein Pigment der Gallenflüssigkeit handele, dem der Stuhl seine braune Farbe verdanke ... *aha, das macht Sinn, Patricks Stuhl war ziemlich hell geworden* ... und dass dieses Pigment auf dem Weg durch die Gallenwege normalerweise ausgeschieden werde. Es sei denn, der Fluss werde durch irgendetwas blockiert; dann komme es zu einem Stau.

Dr. Davidson nannte uns den Wert. »Er liegt bei 13,3.«

»Ist das hoch?«, fragte ich.

Er nickte. Ich entnahm seinem besorgten Gebaren, dass dieser Wert in der Tat sehr hoch sein musste, doch er ging nicht weiter darauf ein, sondern sagte stattdessen: »Ich rufe drüben beim Mark Taper Imaging Center im Cedars-Sinai an und versuche, ob Sie auf der Stelle einen Termin für eine Computertomografie bekommen können.« Mit diesen Worten verschwand er, um den Anruf zu tätigen.

Patrick und ich sahen uns an. Wir waren bestürzt, dass Dr. Davidson die Sache für so ernst zu halten schien. Obwohl die Sprechstunde bereits geendet hatte, bemühte er sich, für Patrick einen Termin auszumachen. Doch gleichzeitig wollten wir uns auch nicht übermäßig in etwas hineinsteigern, was sich vielleicht als harmlos herausstellte. So wie einige Jahre zuvor, als Patrick an seinem Unterschenkel zwei ovale braune Flecken aufgefallen waren. Sie sahen aus wie Brandmale, die man sich am Motorrad zuzieht, wenn man eine kurze Hose anhat, mit der Wade an den heißen Zylinder kommt und sich die Haut verbrennt. Diese ovalen Flecken verschwanden jedoch nicht mit der Zeit. Obwohl Patrick eigentlich kein großer Hypochonder ist, machte er sich Sorgen, dass es sich *dabei um Krebs handeln könnte.* Er quälte sich drei Jahre lang mit dieser Sorge. Und lag mir damit immer wieder in den Ohren. Schließlich bat ich ihn inständig, einen Arzt aufzusuchen und zu fragen, was es sei, damit ich mir nicht mehr andauernd seine Sorgen anhören musste. Er ging zum Arzt. Und es waren bloß harmlose Hautflecken.

Eine halbe Stunde später wurden wir rasch durch den Empfangsraum des Mark Taper Imaging Centers in ein Hinterzimmer geführt, bevor uns die wenigen noch anwesenden Angestellten erkennen konnten. Eine Stunde später hatte Patrick seine Computertomografie hinter sich, und wir saßen wieder im Auto auf dem Nachhauseweg. Wir riefen Dr. Davidson an, um zu erfahren, ob er das Ergebnis schon vorliegen hatte.

Er hatte es.

Die CT-Bilder zeigten im Kopfbereich von Patricks Bauchspeicheldrüse eine 5 mal 4 Zentimeter große Gewebemasse.

In unseren Köpfen schrillten die Alarmglocken.

Was? Was hat das zu bedeuten? Dr. Davidson zögerte damit, eine Vermutung abzugeben, bevor nicht weitere Untersuchungen vorgenommen waren. Doch wir drängten ihn.

»Tja, es *könnte* Krebs sein«, sagte er schließlich.

»Und … was sonst noch?« Wir hofften, dass es noch andere Möglichkeiten gab.

»Sie könnten eine akute Bauchspeicheldrüsenentzündung haben«, wagte er eine Vermutung. »Die durch schweren Alkoholmissbrauch verursacht sein könnte.«

Der Ton von Dr. Davidsons Stimme gefiel mir nicht. Er war normalerweise sehr freundlich und einnehmend, doch seit er das Ergebnis von Patricks Blutuntersuchung erhalten hatte, gab er sich sehr ernst und professionell. Ich tat mein Bestes, um diese Tatsache zu ignorieren, doch ich entnahm seinem Tonfall, dass er fürchtete, ernsthaft fürchtete, Patrick habe Krebs. Ich hoffte auf einen besseren Ausgang – dass es eine Bauchspeicheldrüsenentzündung wegen seines Alkoholkonsums war. Das bot mir etwas, woran ich mich festklammern konnte. Patrick hatte allmählich wieder zu trinken begonnen, ein Gläschen hier, ein Gläschen da, und wer wusste schon, ob es nicht vielleicht viel mehr war, wenn ich nicht zugegen war.

Um herauszufinden, worum es sich bei diesem verdickten Gewebe handelte, stand bei Patrick als Nächstes eine endoskopische retrograde Cholangiopankreatikografie (ERCP) an, eine Prozedur, bei der einem ein Endoskop durch den

Mund und den Magen bis in den Gallengang geführt wird. Dort legt der Arzt einen Stent, der den Gallengang öffnet, sodass die Galle wieder fließen kann, wodurch die Gelbsucht und die Hellfarbigkeit des Stuhls zurückgehen und der Bilirubinwert wieder sinkt. *Okay* ... Gleichzeitig wird die Gewebemasse, man kann genauso gut sagen: »der Tumor«, in Augenschein genommen, und es wird eine Biopsie durchgeführt. *Prima, super, dann werden wir es wissen!* Das einzige Problem war, dass das Ganze erst in fünf Tagen vonstattengehen würde.

»Fünf Tage?«

Wir waren darüber alles andere als glücklich. Wir hatten erfahren, dass es Krebs sein *könnte*. Fünf weitere Tage, ohne es definitiv zu wissen, waren ... absurd! Es war offensichtlich, dass Patrick aufgewühlt und angespannt war, auch wenn er nicht viel darüber sprach. Ich klickte mich durchs Internet und versuchte, für beide Szenarien Bestätigungen zusammenzutragen (wobei ich vor allem nach Indizien dafür suchte, dass es kein Krebs war), aber ich fand so viele Informationen, dass ich schließlich aufgab.

Wir klammerten uns einfach an die Hoffnung auf einen möglichst positiven Ausgang, während wir abwarteten. Es ist schon verrückt, auf eine Diagnose zu hoffen, die auf Alkoholmissbrauch zurückgeht, ja, sogar darum zu beten ... damit es bloß keine Krebsdiagnose sein würde.

Die Tage gingen dahin, und schließlich erschienen wir an einem sonnigen Samstagmorgen in aller Früh im siebten Stock in der gastroenterologischen Abteilung des Cedars-Sinai-Krankenhauses. Es ging dort ziemlich geschäftig zu, da an diesem Wochenende gerade eine große Tagung stattfand, zu der jede Menge Gastroenterologen zusammengekommen waren. Damit die ERCP bei Patrick so schnell wie möglich durchgeführt werden konnte, beschlossen wir, es darauf ankommen und die Untersuchung während der Tagung durchführen zu lassen, da wir andernfalls noch einmal fünf Tage auf einen Termin hätten warten müssen. Das war einfach undenkbar! Im Wesentlichen sah das Programm der Tagung so aus, dass Gastroenterologen aus dem ganzen Land ihr Können vorführten, einander bei den Eingriffen zusahen und Informationen austauschten. Obwohl uns angesichts der vielen Anwesenden ein wenig mulmig zumute war und wir befürchteten, dass Patricks Intimsphäre womöglich beeinträchtigt werden könnte, sahen wir in der Situation zugleich einen Riesenvorteil. Patrick würde auf das Urteil einiger der besten Fachärzte des ganzen Landes zählen können. Wir schätzten uns glücklich, auf die Expertise so vieler Spezialisten bauen zu dürfen.

Bei der ERCP würden in einem Raum drei Ärzte zugegen sein, die Patrick ein Endoskop mit einer Kamera durch den Mund in seine Verdauungsorgane führen würden, während im Raum nebenan gut zwanzig Ärzte die Bilder begutachteten, die die Kamera lieferte. In der Abteilung herrschte geschäftige Anspannung, medizinisches Personal eilte mit Kabeln umher, die durch die Räume verliefen und an Rekorder und Bildschirme angeschlossen wurden. Mir kam das Ganze irgendwie paradox vor. Ich meine, Patrick war es ja gewohnt, vor der Kamera zu stehen, nicht wahr? Das hier aber war wie irgendeine verrückte Sitcom. »Achtung, Kamera läuft! Alle in Position!« Allerdings ist es etwas durch und durch Persönliches, etwas merkwürdig Intimes und völlig anderes, wenn eine ganze Gruppe Menschen im wahrsten Sinn des Wortes in *dein Inneres* guckt. Da zählt es nicht mehr, dass jemand ein Star ist, da ist kein Zweifel an seiner gewöhnlichen menschlichen Existenz, wenn du seine Speiseröhre hinabfährst.

Patrick und ich lachten und plauderten mit den Krankenschwestern, als er für den Eingriff vorbereitet wurde. Ich holte tief Luft und hielt die ganze Zeit seine Hand, und als es so weit war, dass er in den Raum gerollt werden sollte, küsste ich ihn für alle Fälle noch mal leicht auf den Mund und lächelte ihn an.

»Ich liebe dich«, sagte ich.

Schon leicht schummrig erwiderte er mit einem benebelten Lächeln: »Ich liebe dich auch.«

Sie schafften es nicht, den Stent zu legen.

Dr. Lo und der andere Arzt, die den Eingriff vornahmen, führten mich, als sie fertig waren, in ein nahe gelegenes privates Büro und erklärten mir, dass die Gegend um seine Bauchspeicheldrüse so zugewachsen und verstopft sei, dass es ihnen nicht gelungen sei, das kleine Metallröhrchen hindurchzubekommen und den blockierten Gang zu öffnen.

Und noch etwas ...

»Er hat Bauchspeicheldrüsenkrebs.« Sie waren ernst. »Alles, was wir gesehen haben, deutet darauf hin. Die Blockierung, die Art der Gewebemasse ...« Ich habe keine Ahnung, welcher der beiden Ärzte mir das sagte oder ob sie es mir gemeinsam berichteten; in diesem Moment floss alles ineinander. Ich erinnere mich nur daran, dass die Information irgendwie in meinem Hirn eingefroren wurde. Ich hörte sie, aber ich spürte, wie sie eingefroren wurde ... weil keine Realität an ihr haftete.

»Sind Sie sicher?«, musste ich fragen. »Wie können Sie sicher sein?«

»Wir sind zu 98 Prozent sicher«, erwiderten sie mit einem Blick, der erkennen ließ, dass es ihnen leidtat, das sagen zu müssen. Sie teilten mir einige Informationen über die Krankheit mit und wo sich der Tumor bei Patrick befand. Adenokarzinom, am Kopf der Bauchspeicheldrüse ... Und sie sagten, dass die Krankheit aggressiv sein konnte.

»Vielleicht ergibt die Biopsie ein negatives Ergebnis«, meinte ich hoffnungsvoll.

Einer der Ärzte holte tief Luft, als erwäge er zu sagen: »Diese Möglichkeit besteht natürlich immer.« Doch dann besann er sich eines Besseren und atmete aus. »Nein. Sie wird nur bestätigen, was wir bereits gesehen haben.«

»So ist es«, konstatierte der andere Arzt.

»Es tut uns wirklich leid.«

Ein merkwürdiges Gedankenwirrwarr rauschte durch meinen Kopf: *Oje, ich will nicht weinen, nicht jetzt. Sollte ich weinen? Ich weiß nicht, was ich tun soll. Warum fühle ich nichts? Gucke ich dumm aus der Wäsche? Höre ich, was sie sagen? Ich fühle mich okay, aber kann ich mir selbst trauen, dass ich diese Information wirklich höre?* Ich wusste nicht, wie ich fühlen sollte, was ich fühlte. Das Wort »Krebs« rief schreckliche Angst in mir hervor, aber eine Angst, die nicht auf Informationen beruhte und verwirrend war, und zwar in einem solchen Maße, dass ich das Gefühl, das mich befiel, zu diesem Zeitpunkt nicht einmal als schreckliche Angst identifizieren konnte. Ich sah mich um, während wir redeten. Es war ein normaler Tag, wie jeder andere normale Tag auch. Dabei hatte man mir soeben diese einschneidende Nachricht überbracht …

»Würde es Ihnen etwas ausmachen …«, platzte ich heraus, »würde es Ihnen etwas ausmachen, meine Schwägerin Maria in Houston anzurufen und ihr das Ganze zu erklären? Sie arbeitet dort als Onkologin.« *Ich zweifelte daran, ob ich sie richtig verstanden hatte.*

»Aber gern.«

Ich suchte Marias Nummer in meinem Handy und wählte sie mit nervösen Fingern, die sich anfühlten, als gehörten sie nicht wirklich mir. Mein ältester Bruder Ed ging dran. »Ed!« Ich versuchte beiläufig, aber zugleich bestimmt zu klingen. »Ist Maria da? Ich muss mit ihr reden.« Als Mann einer Ärztin stellte er keine Fragen, sondern sagte nur: »Klar, ich hole sie.« Mit diesen Worten reichte er das Telefon weiter.

Marias Stimme war fröhlich und heiter. »Hallo Lisa!«

Ich erklärte ihr, wo ich war, dass Patrick gerade eine ERCP hinter sich hatte, man bei ihm Bauchspeicheldrüsenkrebs diagnostiziert hatte und ich wolle, dass die Ärzte ihr erklärten, was los war, weil ich mir selbst nicht zutraute, alles zu behalten.

Maria wurde plötzlich ganz leise. »Okay, natürlich. Hol sie ans Telefon.«

Ich reichte mein Handy Simon Lo. Ich spürte, dass ich ruhig und kontrolliert war, dass ich es schaffte, zu tun, was zu tun war. Aber warum bebte meine Stimme dann? Und warum war es in dem Zimmer so kalt?

Patrick erholte sich langsam von der Endoskopie, und es ging ihm nicht gut. Die meisten Patienten springen nach so einem Eingriff gleich wieder aus dem Bett, doch nicht er. Möglicherweise machte es ihm zu schaffen, dass sie in dem Versuch, den Stent zu legen, so viel Luft durch ihn hatten hindurchpumpen müssen. Als er wieder zu sich kam, saß ich an seinem Bett und hatte die Hand leicht auf seine Schulter gelegt. Er verzog das Gesicht und stöhnte. Er war noch ganz benommen von der Narkose. Ich ebenfalls, jedoch nicht von irgendwelchen Medikamenten. Ich versuchte, meine Fassung wiederzugewinnen und mir darüber klar zu werden, was als Nächstes zu tun war. Wie sollte ich ihm das alles beibringen? Wie sagt man jemandem, dass bei ihm Krebs diagnostiziert wurde?

Er hatte von dem Eingriff so heftige Bauchschmerzen, dass die Ärzte entschieden, ihn die Nacht über im Krankenhaus zu behalten. Uns wurde ein Zimmer zugewiesen. Er war immer noch benommen und hatte zudem weitere Schmerzmittel bekommen. Ich hatte nicht das Gefühl, als könnte ich es ihm in diesem Zustand erzählen, nicht, solange er nicht bei vollem Bewusstsein war. *Wie soll er derartige Informationen verarbeiten, solange er Schmerzen hat und mit Medikamenten vollgepumpt ist?* Ich beschloss, bis zum nächsten Morgen zu warten. *Genau so werde ich es machen … Ich werde warten …*

Was für eine furchtbare Nacht. Ganz allein mit diesem entsetzlichen Wissen dazuliegen, war einfach nur grauenvoll. Ich fühlte mich, als wäre *ich* diejenige, die in einen Sarg gestiegen wäre und den Deckel über sich zugezogen hätte. Ich konnte die Nägel hören, die in den Deckel geschlagen wurden. Und da drinnen war es sehr dunkel und einsam. Während ich mit dem Wissen um seine Diagnose dalag, fühlte ich mich nicht allzu schlecht, dass ich es ihm nicht sofort erzählt hatte. Ich hatte sogar das Gefühl, dass es gut war, es ihm noch nicht gesagt zu haben, und legte es mir so zurecht, dass ich ihm damit ein Geschenk gemacht hatte. Ich wusste ja, wie mir diese furchtbare Nachricht zu schaffen machte, und konnte mir vorstellen, wie er sich fühlen würde, wenn er es erfuhr. *Immerhin war er derjenige, der Krebs hatte.* Ich zählte ... Wenn ich bis zum Morgen wartete, blieben ihm noch acht Stunden Ahnungslosigkeit. Acht Stunden waren eine lange Zeit. In diesem Fall, ein ganzes Leben. Allerdings ... vermutlich habe ich es ihm auch deshalb nicht erzählt, weil ich noch nicht wollte, dass diese Zukunft begann. Ich wusste, dass unser beider Leben schlagartig eine unabänderliche Wendung genommen hatte. Und dass es von diesem Tag an nie wieder so sein würde, wie es gewesen war. Wenn er es erst einmal wusste, gab es kein Zurück mehr. Dann wären wir auf unserem Weg.

Am nächsten Morgen wachte ich auf der unbequemen Krankenhauspritsche auf – immer noch in denselben Kleidern wie am Morgen zuvor – und wischte mir mit der Hand die Haare aus dem Gesicht. Dr. Nissan, ein junger Chirurg, mit dem wir bis dahin noch nicht zu tun gehabt hatten, saß am Fußende von Patricks Bett und redete mit ihm. Patrick war aufmerksam und hellwach. Ich befürchtete, dass der Arzt ihm etwas sagen würde, richtete mich auf und versuchte, so schnell wie möglich einen klaren Kopf zu bekommen. Doch ich war zu spät. Patrick wirkte verwirrt. Der Arzt blickte mich an. Ich sah sicher entsetzt aus.

»Weiß er es noch nicht?«, fragte er mich.

Mir drehte sich der Magen um. Ich schüttelte den Kopf. »Ich habe es ihm noch nicht erzählt.«

»Während Ihrer ERCP hat sich herausgestellt, dass Sie Bauchspeicheldrüsenkrebs haben«, sagte er an Patrick gewandt. *So viel zur Wahl des richtigen Zeitpunkts.*

Patrick sah mich schnell an, ihm stand Panik in den Augen. Ich erwiderte seinen Blick so fest und ruhig wie nur irgend möglich. Dr. Nissan fuhr fort und erklärte, wie er die Sache aus Sicht eines Chirurgen sah: dass ein chirurgischer Eingriff die höchste Überlebenschance bot, man jedoch weitere Untersuchungsergebnisse abwarten müsse, um die Gewissheit zu haben, dass der Krebs nicht gestreut und andere Organe befallen hatte.

Wir nickten. Ich sah, dass Patrick diese Information gelassen aufnahm, und er schenkte dem Arzt seine volle Aufmerksamkeit. Doch er war genauso fassungslos wie ich. Wie er mir später erzählte, dachte er im Stillen ...

Ich bin ein toter Mann.

Ich schätze, dass jeder von uns für den Rest des Tages so verängstigt wirkte wie ein Reh im Scheinwerferlicht. Wir behielten die Ruhe und beherrschten uns – wir hatten ja gelernt, in Stresssituationen nicht die Fassung zu verlieren –, während eine nicht enden wollende Schar Ärzte, von denen wir die meisten nie zuvor gesehen hatten, in unserem Zimmer ein und aus ging. In den nächsten Tagen wurden wir von Ärzten aufgesucht, die uns jeden nur erdenklichen Aspekt der Krankheit erläuterten, von den Möglichkeiten eines chirurgischen Eingriffs über den Versuch, in der kommenden Woche erneut einen Stent zu legen, bis hin zur Chemotherapie und anderen Behandlungsoptionen sowie dem Vorschlag, am nächsten Tag eine Positronen-Emmissions-Tomografie durchzuführen. Es wurde darüber diskutiert, wie man seine starken Beschwerden lindern könnte, unter denen er nach wie vor litt, und es wurde über verschiedene Krankenhäuser geredet, die spezielle Behandlungen anboten, über das Risiko von Infektionen, Schmerztherapie ... Wirklich hart war, dass keiner der Ärzte die Krankheit beschönigte. Jeder einzelne von ihnen sagte uns, dass es keine Heilung gebe und wir schnell ein paar Entscheidungen zu treffen hätten – eher früher als später. Obwohl es verdammt hart war, so etwas hören zu müssen, rechnete ich es ihnen hoch an, dass sie so ehrlich waren. Ich zog es vor, die Wahrheit zu hören. Mit der Wahrheit kann ich etwas anfangen. Mit einer Lüge hingegen nicht, nicht einmal, wenn es sich nur um eine kleine Schwindelei handelt. Patrick empfand das genauso. Wir hielten uns an der Hoffnung fest, dass der Krebs nicht gestreut hatte und Patrick sich einer Operation würde unterziehen können, einem schweren, komplizierten, chirurgischen Eingriff, Whipple-OP genannt, bei dem ein Großteil der Bauchspeicheldrüse und Teile anderer Organe entfernt werden, wodurch die Chance, länger als zwei Jahre zu überleben, um 35 Prozent steigen würde. Und wie hoch war die noch verbleibende voraussichtliche Lebensdauer ohne diesen Eingriff?

»Wie lange habe ich noch?« Patrick brachte den Mut auf, Dr. Hoffman diese Frage zu stellen, einem der Onkologen, die vor Ort in L.A. eine Behandlung durchführen konnten.

»Kommt drauf an. Vielleicht ein paar Wochen, vielleicht ein paar Monate«, erwiderte Dr. Hoffman ruhig. »Ich will Ihnen nichts vormachen. Diese Krankheit ist extrem aggressiv.«

Später an diesem ersten Tag wandte Patrick sich zu mir um und seufzte tief. Ich hörte heraus, dass der Seufzer voller Gefühle war, doch er stellte ohne Selbstmitleid fest: »Weißt du was? Immer wenn ich von jemandem gehört habe, dass er Bauchspeicheldrüsenkrebs hat, habe ich als Erstes gedacht: ›Tja, der macht bald die Grätsche.‹«

Ich konnte nichts erwidern. Ich konnte nur zuhören.

Patrick und ich waren seit mehr als zweiunddreißig Jahren verheiratet und hatten das Beste und das Schlimmste durchlebt, was das Leben zu bieten hat. Doch nichts hatte uns auf diese Diagnose vorbereiten können. Nichts hatte uns darauf vorbereiten können, über Stunden hinweg immer neue Informationen über weitere Untersuchungen und mögliche Behandlungen aufzunehmen, die infrage kamen, wenn der Krebs nicht gestreut hatte, und die möglichen Resultate dieser eventuellen Behandlungen gegeneinander abzuwägen. Wobei die Aussichten und Behandlungsmöglichkeiten eher kläglich waren. Um es geradeheraus zu sagen: Wenn sein Krebs doch gestreut hatte, so teilte man uns mit, gab es nur einen möglichen Ausgang des Ganzen, und das war kein positiver.

Gut zwölf Stunden nachdem Patrick seine Diagnose erhalten hatte, verschwanden die Ärzte, Pfleger und Krankenschwestern nach und nach aus dem Zimmer. Der Schichtwechsel stand an, es wurde zusehends ruhiger, und schließlich waren wir allein.

Nachdem wir den Tag noch einmal rekapituliert hatten und all die Informationen, die wir erhalten hatten, noch einmal durchgegangen waren, verfielen wir in Schweigen. Was sollte man auch sagen? Ich kroch zu ihm ins Bett und legte den Kopf auf seine Schulter. Und fing an zu weinen. Und dann flehte ich ihn zwischen meinen Schluchzern leise an: »Bitte, ich kann das nicht. Bitte, sorg dafür, dass ich es nicht muss.« Ich hatte zweiunddreißig Jahre Höhen und Tiefen mit ihm durchlebt, hatte eine einjährige Trennung von ihm hinter mich gebracht, war aus Flugzeugen gesprungen, hatte den Ruhm, Bruchlandungen und eine Fehlgeburt überlebt, durch Suff provozierte Streitereien überstanden, dazu kamen der Entzug, Pferde, Hunde, Katzen, Gelächter, Geschrei und tränenreiche Umarmungen ... Und jetzt flehte ich ihn an, mich nicht darum zu bitten, diese eine letzte Sache zu tun. Als ob es ihm freistünde, die ihn betreffende Realität zu ändern. Es war eine unsinnige Bitte, und das war mir auch bewusst. Aber ich wollte so sehr, dass es nicht wahr war. In diesem Moment, nach allem, was wir durchgemacht hatten, fühlte ich mich plötzlich geschlagen. Ich fragte mich, ob ich mich je wieder erheben konnte.

Doch dieser Tag war jetzt erst mal vorbei.

Kapitel 3

Es ist nicht vorbei, bevor es vorbei ist

Am nächsten Morgen wachte ich auf, und irgendwie hatte ich wohl einen Blick in mein Depot für Notfallenergiereserven geworfen und dort genug vorgefunden, um die nächsten vierundzwanzig Stunden zu überstehen. Wir erfuhren, dass die Krankheit auch seine Leber befallen hatte. Das war nicht die Nachricht, die wir hatten hören wollen. Es bedeutete, dass wir es nicht mit dem günstigsten aller denkbaren Szenarios zu tun hatten, sondern mit dem schlimmstmöglichen.

Aber wir wissen noch nicht alles. Keine Panik. Ruhig Blut.

Wir wollten uns dennoch nicht so einfach einschüchtern lassen, wir würden trotzdem nach Informationen und Antworten suchen …

Patrick ließ sich nicht unterkriegen. Er war ruhig, behielt einen klaren Kopf, doch ich wusste, dass er genauso sehr wie ich hoffte, dass wir ein paar Antworten fänden. Wir statteten der siebten Etage einen weiteren Besuch ab, und diesmal platzierte Dr. Lo mit Erfolg den Stent, der Patricks Gallengang wieder öffnete, woraufhin wir aus dem Krankenhaus entlassen wurden, um nach Hause zu fahren. Patrick war zögerlich.

»Es kommt mir vor, als ob … es das Ganze real werden lässt, sobald wir nach Hause fahren.« Er wirkte tapfer, aber in seiner Stimme schwang eine Spur von Angst mit.

Sogar unser Zuhause war jetzt anders. Es war überhaupt nicht mehr so wie vorher. Es hatte sich in eine Kommandozentrale verwandelt, dazu bestimmt, die bestmögliche Vorgehensweise für Patrick aufzuspüren. Notizblöcke, Internetrecherche, Telefonanrufe, Strategieplanung ... Vom ersten Tag an hatten wir uns auf eine Reise begeben, auf der wir Informationen sammelten und auswerteten, planten und unseren sturen Optimismus im Kampf gegen die Krankheit aufrechterhielten, eine Reise, die sich als der Kampf unseres Lebens erweisen sollte.

Unser Leitstern, der uns beim Durchschiffen der trügerischen Gewässer, als die sich die Ärzteschaft, die Krankenhäuser und die Behandlungen erwiesen, den Weg zeigte, war die Frau meines älteren Bruders Ed, die Onkologin Dr. Maria Scouros. Seitdem man uns die Diagnose mitgeteilt hatte, hatte ich täglich mit ihr telefoniert. Wie glücklich wir uns schätzen konnten, dass wir sie hatten! Ich kann mir gar nicht vorstellen, wie benachteiligt andere Menschen sind, die nicht auf die Hilfe von jemandem wie ihr setzen können.

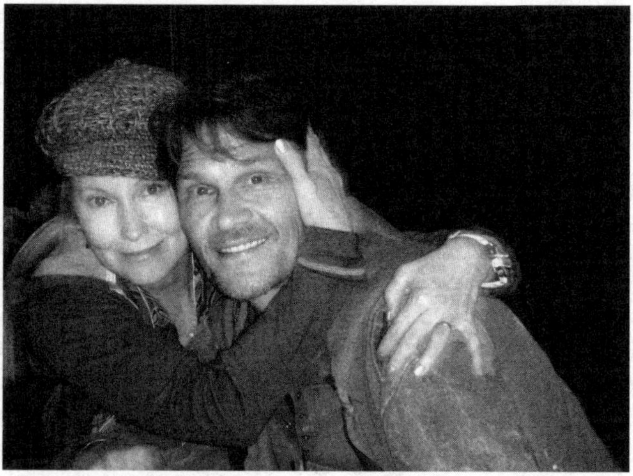

Ich drücke Patrick fest an mich, um zu zeigen:
»Ich lasse dich nirgendwohin gehen.«

Ihre Auskunftsquellen und die Menschen, die sie kannte, waren phänomenal, und sie war imstande, uns mit Informationen über die innovativsten Behandlungsmethoden und Technologien zu versorgen, die es derzeit gab. Sie war ein Füllhorn an Informationen. Und sie verbreitete keinerlei Angst. Sie war aggressiv und positiv! Dabei wusste sie, wie schnell diese Krankheit streuen konnte.

»Was auch immer ihr beiden entscheidet, ich möchte, dass die Behandlung innerhalb der nächsten zwei Wochen beginnt«, ordnete sie an. Das bedeutete, dass wir zügig Informationen zusammentragen und mit dem Besuch weiterer Ärzte beginnen mussten – und zwar sofort. »Gut. Und wenn ihr bei Ärzten vorsprecht«, fuhr sie fort, »und sie euch sagen, dass sie dafür sorgen wollen, dass Patrick beschwerdenfrei ist, möchte ich, dass ihr auf der Stelle kehrtmacht und *aus der Tür marschiert.* Denn es geht nicht darum, dass Patrick keine Beschwerden hat, es geht darum, dass sich Patricks *Zustand bessert!*« Sie sprach mit einer wilden Entschlossenheit, und ich werde ihre Worte nie vergessen. Niemand konnte solch einer Haltung nachdrücklicher beipflichten als Patrick, der ein geborener Kämpfer war!

Es stellte sich heraus, dass die existierenden Behandlungsmöglichkeiten für Bauchspeicheldrüsenkrebs einfach nicht gut genug waren, um die Krankheit aufzuhalten. Wir mussten Teilnehmer einer klinischen Studie werden, in der neue Behandlungen angewandt und dokumentiert wurden. Wir mussten über den Tellerrand schauen. Etwas wagen. Das wies uns in Richtung Stanford, wo sich ein neues Medikament in der zweiten Phase der klinischen Studie befand (gut), die Neuerung war ein antiangiogenetisch wirksames Medikament (auch gut). Außerdem verfügten sie über die neue Cyberknife-Technologie, ein unglaubliches robotergestütztes Bestrahlungsgerät, mit dessen Hilfe eine Strahlentherapie in erstaunlicher, bisher nicht erreichter Exaktheit durchgeführt werden kann. Wer weiß? Vielleicht konnte man bei Patrick das neue Chemotherapie-Medikament mit der Cyberknife-Technologie kombinieren und die bösartige Stelle in seiner Leber auf diese Weise zerstören?

Drei Tage später trafen wir aufgeregt im Stanford-Krebszentrum in Palo Alto, Kalifornien, ein und konsultierten Dr. Koong, den Leiter des Cyberknife-Programms, und Dr. George Fisher, den Leiter der klinischen Studien im Krebszentrum. Obwohl Albert Koong außerordentlich hilfsbereit war, machte er uns sehr bald klar, dass Patrick kein Kandidat für die Cyberknife-Therapie war. Seine Krankheit hatte gestreut; es habe keinen Zweck, irgendwelchen Flecken und Läsionen hinterherzujagen. Eine Strahlenbehandlung sei nur dann von Nutzen, wenn sie die Aussicht biete, der Krankheit Einhalt zu gebieten, was bei Patrick nicht der Fall sei. Was die klinische Studie anging, legte Dr. Fisher uns nahe, die Behandlung in größerer Nähe zu unserem Zuhause durchführen zu lassen, indem er klarstellte, dass Patrick seiner Meinung nach genauso gut von den Ärzten dort behandelt werden könne wie von ihm.

»Wie bitte? Aber wir wollen hierherkommen!« Mir war zum Weinen zumute.

Unsere Hoffnungen wurden zunichtegemacht. Wir waren von den Möglichkeiten, die in diesem Zentrum angeboten wurden, so euphorisiert gewesen, und jetzt erzählten sie uns, dass sie nichts für uns tun konnten. Ich unterdrückte all die kleinen Aufschreie und Proteste, die in meinem Hirn umherwirbelten, und konzentrierte mich darauf, sämtliche Informationen, die wir bekamen, in meinen großen gelben Notizblock zu kritzeln. Wie die anderen Ärzte empfahl auch Dr. Fisher, dass Patrick keine Zeit verlieren solle. Und dass er darüber nachdenken solle, was er mit seiner Zeit, die ihm vielleicht noch verblieb – vielleicht aber auch nicht –, anfangen wolle. Dann stand er auf, um einen Anruf entgegenzunehmen, und verließ den Raum …

Ich sah Patrick an, der sichtlich aufgewühlt war. Doch er kontrollierte seine Emotionen und setzte ein gekünsteltes

Grinsen auf. »Wow! Jetzt sehe ich wirklich pechschwarz. Ich bin sozusagen tot.«

Dr. Koong sah ihn freundlich und ungerührt an. »Dr. Fisher ist sehr, sehr gut. Glauben Sie mir. Er ist nur ... Ich weiß nicht, ob es das richtige Wort ist ... Er ist ... sehr bescheiden.«

Soll das heißen, dass er Patrick doch helfen kann und wir die Hoffnung nicht aufgeben sollen, hier behandelt zu werden? Oder ...

Dr. Fisher kam zurück ins Zimmer. Und obwohl wir beide gegen einen Sog ankämpften, der uns in eine Depression zu reißen versuchte, wollten wir unsere Zeit nicht sinnlos vergeuden. Wir zermarterten uns das Hirn nach jeder nur erdenklichen Frage, die wir beantwortet haben wollten, bevor wir gingen. Die Hürde, die es zu überwinden galt, war folgende: »Sie müssen die Voraussetzungen für die PTK-Studie erfüllen«, informierte uns Dr. Fisher. »Eine der Teilnahmebedingungen ist, dass Ihr Bilirubinwert 1,3 oder niedriger ist. Leider liegt ihr Laborwert bei 6,7. Damit kommen Sie also schon allein aufgrund dieses Wertes nicht infrage.«

Sein Bilirubinwert war immer noch hoch? Nachdem Dr. Lo den Stent mit Erfolg platziert hatte, war der Wert in den folgenden vierundzwanzig Stunden rasant gefallen, doch dann schien er bis zur nächsten Untersuchungsreihe erneut in die Höhe geschnellt zu sein. Als wir wieder in L. A. waren, fragte ich: »Könnten die Laborwerte falsch sein? Das macht doch keinen Sinn!« Nein, es sei ausgeschlossen, dass die Laborwerte falsch seien, wurde mir mitgeteilt. Die einzige andere Erklärung war, dass der Stent *schon wieder* verstopft war.

Hinzu kam, dass Patrick schnell immer stärkere Schmerzmittel benötigte. Er litt unter extremen Verdauungsstörungen und aß sozusagen nichts mehr; er sagte, er habe das Gefühl, sein Magen sei voll.

Und als ob die ganze Situation nicht schon abgedreht genug gewesen wäre, sollten wir in der kommenden Woche auch noch zu einer Preisverleihung nach Deutschland fliegen, die im Fernsehen übertragen werden würde. Es war nicht gerade der Zeitpunkt, der uns dazu angetan schien, in ferne Länder zu reisen.

Seitdem man uns Patricks Diagnose mitgeteilt hatte, fühlte ich mich, als hätte man mich in einen Albtraum verpflanzt, aus dem ich einfach nicht erwachen konnte. Doch davon abgesehen passierte etwas Seltsames mit mir, nachdem wir die ersten Tage im Krankenhaus überstanden hatten. Ich verspürte eine neue Art von Energie, als ob der Kummer einen Adrenalinstoß ausgelöst hätte. Vielleicht war es das gleiche Gefühl – wenn auch deutlich schwächer ausgeprägt –, das Menschen empfinden müssen, wenn sie in eine Schlacht ziehen. Und in gewisser Weise taten Patrick und ich genau das: Wir zogen in einen Krieg. Ich spürte, wie all der Kummer mich auf mein nacktes Ich reduzierte …

> Nichts ist so angetan dazu wie eine Tragödie, um die Schichten abzuschälen, mit denen wir uns selbst umgeben. Wie Kleidungsstücke. »Oh! Diese Schicht dient dazu, andere Menschen zufriedenzustellen«, und »Oh! Diese ist dazu bestimmt, Anerkennung einzuheimsen« (eine Art Unterwäsche der vorherigen Schicht …), und »Ja … diese ist dazu da, Groll und Vorwürfe zu unterdrücken«, und »Diese präsentiert meine ›Vorstellung‹ davon, was ich tun sollte …« »Wer sollte ich sein?« »Diese hat mit meinen Ängsten zu tun.« »Diese mit meinen Hoffnungen.« Und die schlichte Tatsache ist … Was ich will, hat nichts mit irgendeinem der soeben genannten Dinge zu tun. Was ich will, existiert aus sich heraus, ohne all diese Beziehungen – zu mir selbst oder zu irgendetwas anderem. Mein wahrer Herzenswunsch (wenn ich ihn so nennen könnte) ist mehr wie ein Fluss, und ich kann diesen Wunsch entweder ausdrücken oder eben nicht.

Ihm ist es völlig egal, was mein kleiner Geist von der Sache hält. Ich kann mich entweder abwenden oder mich auf diese Reise begeben.

1. Februar 2008

Ich kann hier weiterleben ohne ihn, ohne all die Lichtblicke, wie »wer ich bin«, »was ich tue« und »was ich empfinde«. Ich liebte Patrick. Und das ist und bleibt so, auch in einer anderen Welt. Ich kann hier weiterleben ... Ich kann hier weiterleben, mit ihm.

Ich spürte die physischen Anzeichen dieses Adrenalinstoßes auch, wenn ich in unserem Tanzstudio trainierte. Ich hatte mich schon lange nicht mehr so stark gefühlt. Mein Bein schnellte mühelos hoch, als wäre ich achtzehn. Magisch. Ich setzte mich hin, um Klavier zu spielen, und war flinker und virtuoser denn je ... Ich hatte das Gefühl, als könnte ich in einem Satz über Häuser springen, einfach weil ... ich es konnte. Ich spürte die unglaubliche Fähigkeit, alles zu bewältigen. Entweder das oder einen Vollcrash hinlegen und in Flammen aufgehen! Tatsächlich baute sich eine unglaubliche Hürde vor mir auf. Vor mir und Patrick ... Die Frage war: Wie fanden wir einen Weg, ihn am Leben zu erhalten? Tja, nur eine Kleinigkeit. Und es war, als ob mein Körper sich für diese Aufgabe rüstete, als ob er in den Rationalisierungsmodus umschaltete und sich überflüssiger Lasten entledigte.

Mein wahrer Herzenswunsch ...

Vielleicht war es dieser entsetzliche Kummer, den ich bereits spürte, der mir neue Energie durch die Adern pumpte, oder vielleicht war es tatsächlich so, dass dieser Kummer mich aller äußeren Kleidungsschichten entledigte, um unter dem Mantel all der Dinge, all der Persönlichkeiten, die zu sein ich mich so intensiv bemüht hatte, mein »authentisches« Ich zu enthüllen.

Eins war jedenfalls sicher. Auf all diese Dinge konnte ich im Augenblick gut verzichten. Ich reiste mit wenig Gepäck.

Die Reise nach Deutschland war schon seit einigen Monaten vorbereitet worden. Patrick war in der Kategorie »Bester Schauspieler International« für die Goldene Kamera nominiert. Es war eine Auszeichnung mit hohem Renommee, und darüber hinaus würde sie zur Vermarktung des Films »Jump« beitragen, der gerade mit Patrick in Österreich gedreht worden war, und somit all den Leuten helfen, die an der Entstehung des Films beteiligt gewesen waren. Wir hatten gebucht und würden dabei sein. Wenn er jetzt einen Rückzieher machte, käme das dem Hissen einer großen roten Flagge gleich. Wir machten uns Sorgen, ob wir seine gesundheitlichen Probleme würden geheim halten können. Obwohl Patrick mitunter unter extremen Beschwerden litt, war er in der Lage, absolut gut zu funktionieren. Er hatte schon immer eine hohe Schmerzschwelle gehabt und war hart im Nehmen, wenn es darum ging, Beschwerden auszuhalten. Wir beschlossen hinzufliegen, uns kurz blicken zu lassen und am nächsten Tag sofort wieder zurückzufliegen, um mit Patricks Behandlung fortzufahren. Aber zunächst ... mussten wir uns erst einmal um seine verstopfte Pipeline kümmern.

»Fahrt nach Stanford und lasst die Ärzte dort noch mal nachsehen«, ermutigte uns Maria. »Wir müssen seinen Bilirubinwert runterbekommen.« Wir hatten die Hoffnung immer noch nicht aufgegeben, dass Patrick die Voraussetzungen für die Stanford-Studie erfüllte. Wie uns erklärt worden war, glich Stanford einem gut geölten Teil einer Maschinerie, und zwar in dem Sinne, dass alle Abteilungen eng miteinander zusammenarbeiteten. Wir wollten, dass Stanford unser neues Zuhause wurde. Wunderbarerweise hatten sie kein Problem damit, Patrick an einem Samstag aufzunehmen und ihm somit mehr Zeit zu gewähren, sich zu erholen, bevor ihm am folgenden Montag ein Langstreckenflug nach Deutschland bevorstand.

Wir flogen nach Stanford, und an diesem Samstag untersuchte Dr. Jacques Van Dam Patricks Magen mithilfe eines Endoskops. Und fand ihn voller Essen vor. Patrick hatte mit seinem Völlegefühl also richtiggelegen. Jacques leerte den Magen so gut wie möglich und empfahl Patrick, die Nacht im Krankenhaus zu verbringen, um am folgenden Morgen einen weiteren Versuch unternehmen zu können.

Am nächsten Morgen wurden wir in aller Frühe von Schwestern geweckt, die Patrick Blut abnahmen. Kurz darauf betraten Van Dam und Dr. Fisher das Zimmer. Wir waren angespannt wegen der bevorstehenden Untersuchung. Nichts schien planmäßig zu verlaufen, immer wieder wurden wir von weiteren Komplikationen überrascht. Und jetzt waren auch noch *beide* Ärzte in unserem Zimmer erschienen.

Doch Dr. Van Dam lächelte und sagte: »Fahren Sie nach Hause.«

Wir waren verwirrt.

»Dr. Van Dam hat heute Morgen Ihr Blut untersuchen lassen«, erklärte Dr. Fisher. »Ihr Bilirubinwert ist auf 1,6 gesunken.«

Wir waren überglücklich. Zum ersten Mal seit zwei Wochen sah ich Patrick richtig lächeln, als wäre er ganz der Alte. Zu dem Zeitpunkt beklagte ich mich bereits darüber, wie oft Patrick für diverse Untersuchungen Blut abgenommen wurde. Wir mussten uns nur umdrehen, dann war es schon wieder so weit ... und er war doch gerade erst am Freitag zur Blutabnahme gewesen. Doch jetzt verstand ich, warum sie so verfuhren, warum jeder seine eigenen Laborwerte haben wollte. Ich wollte mich nie wieder beschweren! Endlich funktionierte der Stent. Wir konnten nur vermuten, dass sich die Verstopfung von allein gelöst hatte. Es war uns ein Rätsel, aber wir nahmen es nur allzu gerne so hin.

Als wir an diesem Abend wieder zu Hause in L.A. waren, ging ich sofort in die Apotheke, um die verordneten Medikamente für Patrick zu besorgen. Wir hatten telefonisch mit Dr. Fisher die bevorstehende Deutschlandreise erörtert – was dafür sprach, was dagegen und worauf wir uns gegebenenfalls einrichten mussten. Um sicherzustellen, dass wir während der Reise für alle Eventualitäten gerüstet waren, machte ich eine Liste mit Lebensmitteln für Patrick, und Dr. Fisher verschrieb ein stärkeres Schmerzmittel, das Patrick nehmen konnte, falls es erforderlich werden sollte. Es handelte sich um Morphium.

Ich ging mit dem Rezept in meine örtliche Rite-Aid-Apotheke. Die Frau hinter der Theke warf einen Blick darauf und schüttelte den Kopf. »Das kann ich Ihnen so nicht geben. Dafür brauche ich ein amtliches Rezept. Das ist ein Narkotikum.«

Ich war dort, um etwas zu erledigen. Und zwar, um dieses Medikament zu bekommen. Ich fragte sie: »Was muss ich tun, um dieses Medikament zu bekommen? Wir begeben uns morgen auf eine Auslandsreise.« Die Antwort lautete, dass es weder mit einem Anruf des Arztes getan sei, noch könne er das Rezept faxen ... Ich müsse das ausgestellte Rezept persönlich vorlegen. Ich war außer mir, und mir blieben nicht mehr viele Möglichkeiten.

»Es sei denn ...«, lenkte die Dame hilfsbereit ein, »es handelt sich um einen Fall von einer unheilbaren Krankheit. Bei Patienten, die unheilbar krank sind, machen wir eine Ausnahme.«

Ich hielt inne ...

Ich wollte es nicht sagen, hatte es nicht aussprechen wollen ... Und jetzt musste ich es gegenüber dieser mir unbekannten Frau doch tun.

»Ja, er ist todkrank. Er hat Bauchspeicheldrüsenkrebs.« Kaum hatte ich es ausgesprochen, stiegen mir unwillkürlich heiße Tränen in die Augen. Ich wischte sie schnell weg und fuhr so unverkrampft wie möglich fort: »Aber wissen Sie, wir versuchen, nicht daran zu denken. Wir sagen uns lieber, dass es noch Hoffnung gibt und wir diese Sache bezwingen können. Und ...«

»Ich verstehe.« Sie nickte freundlich und wischte das Rezept zur Seite.

Während ich wartete, streifte ich ziellos durch die Gänge der Apotheke und schluckte die Schluchzer herunter, die meiner Kehle entweichen wollten. Ich hatte das so nicht erwartet. Es war mir bisher so gut gelungen, nicht die Fassung zu verlieren und positiv zu denken. Doch jetzt drohte mich ein unglaublicher, nicht zu überwindender Kummer zu überkommen. Mitten in einer Rite-Aid-Apotheke, direkt neben der Abteilung für Dr.-Scholl's-Produkte. Ich schaffte es, mich zusammenzureißen, bis über die Lautsprecher mein Name ausgerufen wurde, nahm das Morphium entgegen und verließ die Apotheke.

Ich wünschte, ich könnte fliehen.
Gibt es einen Ort, an dem ich vor mir selbst fliehen
  kann?
Irgendeinen Ort, an dem nicht mal jemand meinen
  Namen kennt?

Februar 2008

»Sie müssen es einfach verstehen. Wir können es jetzt nicht im Detail erörtern, aber wenn Sie später erfahren, was los war, werden Sie es mehr als verstehen.« Ich sagte die Deutschlandreise bei unserer Pressesprecherin Annett Wolf ab. Letztendlich waren wir zu dem Schluss gekommen, dass es einfach zu viel war. Was für eine Erleichterung. Jetzt konnten wir die kommenden Tage nutzen, uns darauf zu konzentrieren, dass es mit Patricks Behandlung losging. Doch die Dinge entwickelten sich nicht so, wie wir gehofft hatten ...

Nach der tollen Nachricht, die wir im Laufe des Wochenendes in Stanford erhalten hatten, haute es uns völlig um, erfahren zu müssen, dass die neuesten Laborergebnisse wiederum einen Anstieg seines Bilirubinwertes ergeben hatten, womit er für die Stanfordtherapie nicht mehr infrage kam. Mir war klar, wie schwer es für Patrick sein musste, so hin- und hergestoßen zu werden. Ich konnte das nicht akzeptieren. Und wenn es doch so war – wer waren wir schon, was konnte man dagegen tun? Ich wünschte es, betete dafür, dass die Werte wieder sanken, damit er die Behandlung und die Chance bekommen konnte, die wir uns alle für ihn wünschten. Ich fühlte mich wie die kleine blaue Lokomotive, die Dinge durch bloßes »Wollen« passieren lässt, indem sie immer wieder sagt: »Ich glaube, ich kann's, ich glaube, ich kann's, ich glaube, ich kann's ...«

Und dann spürte ich wieder diesen kummerbedingten Adrenalinschub. Diese geschärfte Wahrnehmung, die sich durch und durch auf ihn fokussierte. Und das hielt mich aufrecht. Ließ mich im Angesicht des Leids weiter positiv denken. Worauf auch immer diese innere Stärke und Klarheit beruhte – ich nahm sie an. Und ich wusste, dass ich über sie verfügen würde, solange es nötig war.

Die Uhr tickte, und wir mussten mit der Behandlung beginnen, auch wenn es nicht die Therapie war, die Patrick eigentlich wollte. Doch selbst wenn wir uns darauf einließen, wusste ich, dass es noch nicht an der Zeit war aufzugeben. Irgendwie, auf irgendeine Weise würde dies noch gut ausgehen. Es würde gut gehen, bis ... es eben nicht mehr gut ging. Aber daran wollten wir lieber noch nicht denken.

Schließlich machten wir Zugeständnisse. Wir mussten umschwenken zu unserem Plan B. Und so erschienen wir bei Dr. David Hoffman in der Tower Hematology Oncology Medical Group in Beverly Hills, um mit Patricks erster Chemotherapie zu beginnen. Wir kamen mit einem Lächeln auf unseren Gesichtern, in angespannter Erwartung und ... voller positiver Energie.

»Bitte untersuchen Sie noch einmal seine Werte, bevor Sie loslegen«, bat ich Dr. Hoffman. »Nur, um sicherzugehen.« Patricks Werte waren erst am Tag zuvor untersucht worden. Aber ich ... wir ... brauchten diese letzte Gewissheit, bevor wir uns definitiv von der Möglichkeit verabschiedeten, dass Patrick in die klinische Studie in Stanford aufgenommen wurde.

»Selbstverständlich«, erwiderte Dr. Hoffman. »Das würden wir sowieso in jedem Fall tun.« Er war großartig.

Wir warteten, redeten, hielten uns an den Händen und sammelten Mut für die Behandlung, die in wenigen Minuten beginnen sollte.

Dr. Hoffman kam zurück ins Zimmer. Und er lächelte.

»Keine Behandlung heute. Wir haben die Werte.« Und dann fügte er die magischen Worte hinzu: »Ihr Bilirubinwert liegt bei 1,3.«

1,3! 1,3! Das ist der Wert, der zur Teilnahme an der klinischen Studie in Stanford berechtigt!

Wir verabschiedeten uns mit einem warmen, glücklichen Händeschütteln und fuhren nach Hause, um unsere Reisetasche zu holen, zum Flughafen weiterzufahren, den Motor unseres Flugzeugs anzuwerfen und nach Stanford zu fliegen. Unterwegs rief ich in dem Labor an, das uns all die hohen Bilirubinwerte mitgeteilt hatte. An diesem Punkt war es unschwer, zu dem Schluss zu gelangen, dass es das einzige Labor war, das diese hohen Werte maß. Diese Fehler hätten um ein Haar ernsthafte Konsequenzen für Patrick gehabt. Er hätte beinahe mit einer anderen Behandlung begonnen und wäre so der Möglichkeit beraubt worden, seinen tödlichen Krebs auf die Art anzugehen, die seine erste Wahl war.

»Ich wollte Ihnen nur mitteilen, dass Ihre Laborergebnisse falsch waren«, informierte ich sie. »Vielleicht sollten Sie das mal überprüfen.« Am anderen Ende der Leitung herrschte Ungläubigkeit. »Ich wollte es Sie nur wissen lassen ...«, stellte ich klar. Und ich bin sicher, dass sie prüften, wo das Problem lag, und den Fehler behoben, aber sie haben sich nie entschuldigt. Kein »Es tut uns leid«.

Es war bereits spät am Tag, und das Behandlungszentrum in Stanford war bis auf einen lächelnden Dr. Fisher und die Krankenschwestern, die die Behandlung verabreichen würden, verwaist. Es war ein süßer Sieg. Wir waren voller Freude, und zumindest an diesem Tag hatten wir das Gefühl, beschenkt worden zu sein ... mit Hoffnung. Es war ein aufregender Tag gewesen. Ein sehr, sehr aufregender Tag.

Kapitel 4

Unbekanntes Territorium

Genau zwei Wochen, nachdem Patrick aus dem Cedars-Sinai entlassen worden war, saß er im Stanford Cancer Center in einem der Behandlungsräume auf dem Bett, bereit, seine erste Chemotherapie zu bekommen. Sein Bruder Donny hatte uns als moralische Unterstützung begleitet, und wir waren alle drei gut gelaunt und plauderten, wobei Patrick die Beine bequem auf das Bett gelegt hatte und Donny und ich uns auf zwei Stühlen niedergelassen hatten, die so platziert waren, dass wir möglichst nicht im Weg waren. Die Schwestern entnahmen Patrick Blut für neue Untersuchungen, vielen Dank auch, während wir mit den Ärzten und der examinierten Krankenschwester, die die Behandlung durchführen würden, bekannt gemacht wurden und ihre Fragen beantworteten. Während dieses geschäftigen Treibens und der allgemeinen Unterhaltung wurde Patrick über einen Schlauch an einen kleinen Plastikbeutel angeschlossen, der neben ihm an einem Infusionshalter hing. Als die Unterhaltung kurz verebbte, fragte ich Schwester Kathy beiläufig, aber neugierig, was da gerade in Patricks Armvene einsickere.

Sie wirkte ein wenig überrascht. »Oh. Das ist das Gemzar.«

»Jetzt schon?«

Donny und ich sahen uns erstaunt an und redeten laut

durcheinander. »Im Ernst!« »Das ist das Gemzar?« »Jetzt bekommt er schon seit zehn Minuten Chemotherapie, und wir wussten es nicht einmal!« »Wer hätte das gedacht?« Irgendwie ließ uns diese Vorstellung erschaudern. Für uns hatte der Begriff Chemotherapie immer etwas zutiefst Unheilvolles gehabt, so etwa in der Art, wie sich Kinder den großen, bösen schwarzen Mann vorstellen. Und jetzt unterzog sich Patrick einer Chemotherapie, und das Ganze war so harmlos, dass wir es nicht einmal mitbekommen hatten!

Patrick lächelte angesichts unserer Verblüffung. Doch etwas später vertraute er mir an: »Ich habe *definitiv* gemerkt, wann die Chemotherapie begann. Nicht dass es sich ... wirklich schlimm angefühlt hätte, aber ...« Und dann suchte er nach den passenden Worten. »Ich habe gemerkt, dass da ein wirklich eigenartiger, hochintensiver Stoff in meine Venen eingedrungen ist.«

Doch er war natürlich zu cool, sich näher dazu zu äußern. Also lächelte er nur und unterhielt sich weiter mit allen Anwesenden, als ob nichts los wäre. Rein gar nichts.

Wann immer ich konnte, stellte ich mir vor, dass dieses Medikament, das da in seine Venen floss, aus Licht und guter Energie zusammengesetzt war. Dass es wie ein glänzender Ritter in seinen Körper strömte und den Feind bezwang. Dass Patrick eine Chemotherapie bekam, war nichts Furchtbares oder Beängstigendes. Es war Anlass zum Jubeln.

Seine Medikation, oder sein Plan, wie sie es nannten, sah vor, dass er zweimal täglich das Testmedikament PTK bekam, auch Vatalanib genannt, das in Tablettenform vorlag und somit leicht einzunehmen war, und dieses mit Gemcitabine, oder kurz Gemzar, kombinierte. Gemzar würde über drei Wochen hinweg je einmal wöchentlich intravenös verabreicht werden, wonach eine Woche ausgesetzt werden würde. Wenn alles gut lief, also wenn die Behandlung anschlug und es ihm nicht schlechter ging, würde der ganze Behandlungszyklus anschließend wieder von vorne beginnen.

Es gibt einen Grund dafür, weshalb Menschen so erbittert darum kämpfen, gesund zu werden und Krankheiten zu kurieren. Warum Ärzte ständig weiterforschen und neue Behandlungsmethoden entwickeln. Und es gibt einen Grund dafür, dass es all diese klinischen Studien bezüglich einer Krankheit gibt, die gegenwärtig als tödlich gilt – denn irgendwann wird *jemand, der an diesen Studien teilnimmt, wieder gesund werden.* Der Tag wird kommen. Warum sollte dieser Jemand nicht Patrick sein? Wir wussten, dass eine derartige Hoffnung sehr weit hergeholt war. Aber ein Sieg über die Krankheit wäre wahrhaftig ein Sieg. Selbst wenn es nur bedeuten würde, dass ihm mehr Zeit blieb.

Ich setzte sehr große Hoffnungen in unseren Kampf gegen den Krebs. Doch wie man uns gesagt hatte, kam die Diagnose wahrscheinlich einem Todesurteil gleich. Wenn ich Zeit für mich hatte, wenn ich alleine war, musste ich mit meinem eigenen Leid umgehen. Während wir einerseits entschlossen waren, realistisch zu sein und uns nicht der Angst oder dem Leugnen der Krankheit hinzugeben, hielten wir gleichzeitig an der Hoffnung fest, dass das Ganze für Patrick anders ausgehen würde. Doch wenn man es mit so einer Krankheit zu tun hat, wird man unweigerlich in eine Art Trauerarbeit katapultiert. Vom allerersten Tag an gelang es mir nicht, dieses Gefühl zu unterdrücken, diese furchtbare Ahnung des bevorstehenden Verlusts, von dem alle sagten, dass er sich einstellen würde. Und jeden Tag litt ich, wenn ich allein war. Es überrascht mich noch heute, wie stark, wie optimistisch und »funktionsfähig« ich immer zu sein schien, wenn es um die Einzelheiten seiner Behandlung ging oder wenn wir versuchten, unser Leben, so gut es uns irgend möglich war, zu leben. Und ich glaubte tatsächlich an die Kraft des positiven Denkens. Doch in den Momenten, in denen ich allein war, fühlte ich mich, als lebte ich in einem Albtraum, in dem ich gefangen war. Ich fühlte mich so betäubt und litt so sehr, dass ich mich wunderte, mich überhaupt ausreichend konzentrieren zu können, um Auto zu fahren.

Wie ich es geschafft habe, damit klarzukommen? Indem ich mich einfach daran erinnert habe, zu atmen und die nächsten vierundzwanzig Stunden zu überstehen. Und manchmal … auch nur die nächste Stunde.

All dies wurde von einem außerordentlichen Lernprozess begleitet. Verbunden mit dem emotionalen Stress war die Anstrengung, die es mich kostete, so schnell so viele neue Informationen aufzunehmen, mitunter so groß, dass mein Hirn sich anfühlte, als ob es im nächsten Moment explodieren würde. Ich erinnere mich daran, wie ich mich eines Abends schlafen legte und den Namen eines von Patricks Medikamenten gegen Übelkeit aufsagte. In Gedanken wiederholte ich immer wieder, wie man den Namen richtig aussprach, »O-*dan*-se-tron«, und wie man ihn falsch aussprach: »O-de-*nes*-tron.« »O-*dan*-se-tron.« »O-de-*nes*-tron.« Wieder und immer wieder, als ob Patricks Leben davon abhing, wie ich dieses Wort aussprach! Oje! Es war, als hätte ich eine Störung in meinem Schaltsystem. Wie bei der schwarzen Katze in dem Film *Matrix*, die immer wieder erscheint. Zum Glück war es nur das *erste* von drei Medikamenten gegen Übelkeit, die er nehmen konnte, weshalb wir es schließlich einfach nur noch »Nummer eins« nannten. Das konnte ich mir merken.

Ich muss wohl kaum erwähnen, dass ich über jede Menge Listen verfügte. In meinem gelben Notizblock hatte ich Aufzeichnungen über sämtliche Gespräche, die Patricks Krankheit betrafen, sowie eine Liste möglicher alternativer Behandlungsmethoden. Ich hatte zudem ein detailliertes Diagramm bezüglich seiner Medikation erstellt und ausgedruckt, das ich ständig aktualisierte, sodass ich verfolgen konnte, was er wann genommen hatte. Vor allem dieses Diagramm war sehr hilfreich. Sein Medikamentenplan war kompliziert, wichtig und nicht so leicht zu behalten, da er am Tag bis zu zwölfmal etwas einnehmen musste und die jeweilige Dosierung zwischen ein- und viermal täglich variierte. Als die Leute im Stanford Cancer Center meine Tabelle sahen und sich beeindruckt zeigten, freute ich mich im Stillen. Jede Woche baten sie mich erfreut um eine Kopie, um sie ihren eigenen Unterlagen hinzuzufügen. Ich kam mir vor wie ein Kind, das stolz sein gutes Zeugnis vorzeigt, als ob ich einen Apfel oder ein Lob verdient hätte.

Was mich enttäuschte, war der Mangel an Ernährungsempfehlungen, wenn man mal von den grundlegenden Tipps hinsichtlich einer gesunden Lebensweise absah. Patrick hatte bereits abgenommen, und er musste wieder zunehmen und für den vor ihm liegenden Kampf Gewichtreserven anlegen. Das Problem war, dass sich sein Magen immer noch voll anfühlte. Er hatte überhaupt keinen Appetit und musste sich vor gewissen Lebensmitteln in Acht nehmen (Blattgemüse, klebrige, pampige Speisen), die seinen Stent verstopfen könnten. Ich wünschte, die magische Antwort zu finden, dabei war es in Wahrheit so, als würde ich, was seine Ernährung anging, das Rad neu erfinden. Es belustigte mich, dass alle glaubten, er mache eine Art makrobiotische oder intensive antioxidative Diät, wobei ich doch in Wahrheit froh war, wenn er überhaupt etwas aß. Was auch immer! Eiscreme! Super! Kalorien. Kalorien war das Wort der Stunde, wobei Protein gleich danach kam. Für uns zählte jeder Bissen! Es ist schon merkwürdig, wenn du im Supermarkt jahrelang skeptisch auf den Lebensmittelverpackungen die Kalorien-, Fett-, und Kohlehydratangaben studiert hast und dich plötzlich dabei wiederfindest, etwas zurück ins Regal zu stellen, weil es deiner Ansicht nach nicht über *ausreichend* Kalorien verfügt. Ich experimentierte auch, indem ich alles Mögliche zu einem Püree zusammenmixte. Ich pürierte ihm sogar Gelbschwanz-Sushi, und raten Sie mal, wie es geschmeckt hat – genau, nach Gelbschwanz-Sushi. Die Hähnchenpastete war nicht so gelungen, ich würde sie nicht empfehlen.

Wir mussten auch darauf achten, ihn nicht auf extreme Diäten zu setzen, die womöglich sein Verdauungssystem durcheinanderbrachten, oder ihn mit Vitaminen zu überflu-

Alle mochten Patrick. Und obwohl er seine Grenzen austestete und Risiken einging, schien er unverwüstlich. Er konnte hinreißend sein und sich als ein nicht unterzukriegendes Stehaufmännchen erweisen. Dass ihm dies widerfuhr, war schlicht und einfach unbegreiflich. Für den kleinen Kreis der Eingeweihten war es ziemlich hart, und manchmal flossen auch Tränen. Doch alle waren so großartig, Patrick nicht mit ihrem Kummer zu belasten. Sie waren da, um ihm auf jede nur erdenkliche Weise zu helfen und ihm eine Stütze zu sein. Sie wussten, dass wir unsere Energie darauf ausrichteten, eine Lösung zu finden, wenn es denn eine gab.

Und dann war da ein Grüppchen Leute, mit denen wir beruflich zu tun hatten: unser Anwalt, unsere Agentin, unsere Managerin … Wir kannten sie alle seit über fünfundzwanzig Jahren und zählten sie zu unseren Freunden. Als Patrick mit der Behandlung begann, beschlossen wir, dass der Fernsehsender A&E und Sony Studios informiert werden mussten. Gut einen Monat zuvor hatte Patrick in Chicago eine Rolle in einem Pilotfilm für eine Fernsehserie namens *The Beast* übernommen, in dem er einen düster unorthodoxen, aber brillanten FBI-Agenten spielte. A&E und Sony standen kurz vor der Entscheidung, ob sie mit *The Beast* weitermachen und eine komplette Staffel drehen wollten. Unsere »kleine Neuigkeit« war vermutlich dazu angetan, eine gewisse Rolle bei ihrer Entscheidung zu spielen. Also luden Patrick und ich die Produzenten und Drehbuchautoren der Serie auf unsere Ranch zu einer Besprechung ein.

Wir saßen im Wohnzimmer, das Kaminfeuer brannte und sorgte für heimelige Wärme, und nach dem allgemeinen »Hallo« und »Wie geht's?« verkündete Patrick, dass er Bauchspeicheldrüsenkrebs habe. Es war, als ob eine lautlose Bombe abgeworfen worden wäre. Er erklärte die Diagnose, erläuterte den Behandlungsplan … seine Chancen …

Wir gingen nach draußen an die frische Luft und setzten uns auf die Veranda. Alle zeigten sich zuversichtlich und versuchten, optimistisch zu sein, wenngleich die Nachricht die

Anwesenden sichtlich mitgenommen hatte. Einer der Produzenten und Drehbuchautoren musste sich einen Moment lang an unserem Pool die Beine vertreten; er konnte seine nach außen gezeigte Unerschütterlichkeit nicht aufrechterhalten und brach, als er allein war, in Tränen aus. Es herrschte äußerste Sensibilität beim Umgang mit der Situation, als wir überlegten, wie wir vorgehen sollten, was jeder Einzelne empfand ... was wir wollten ... was sie wollten ... und wie es weitergehen würde. Als alles gesagt war, stand Patrick auf.

»Also gut, rufen wir bei Sony und bei A&E an«, sagte er und klatschte in die Hände wie ein Trainer.

»Jetzt?« Sie waren ein wenig erstaunt.

»Ja.«

»Warum nicht?«, fragte ich. Wir waren nicht gerade erpicht darauf, diese Aufgabe mit in die nächste Woche zu schleppen. Zeit war für uns in jeder Form ein höchst begehrtes Gut. Und keine Zeit war so wie die Gegenwart.

Ich holte ein Telefon mit Freisprechfunktion, zog es mit dem Telefonkabel nach draußen, und als alle Gesprächspartner abgenommen hatten, stand Patrick auf, ging voller positiver Energie auf und ab und teilte ihnen die Neuigkeit mit. Bob DeBitetto von A&E erzählte mir später, mit welcher Beklommenheit er den Anruf entgegengenommen hatte. »Wenn um acht Uhr abends zehn oder zwölf Leute am Telefon mit dir reden wollen, weißt du, dass irgendetwas Großes im Gange ist. Aber ich hatte keine Ahnung ... *keine Ahnung*, dass dies dabei herauskommen würde.« Sie waren schockiert. Natürlich würde Patricks Gesundheitszustand für jede Menge Telefonate zwischen allen Beteiligten sorgen. Und ich muss sagen, dass die Reaktion der Verantwortlichen von Sony TV und A&E bemerkenswert war. Sie reagierten wie Menschen und nicht wie Geschäftsleute und entschieden, an Patrick festzuhalten. Sie würden warten und keine Entscheidungen treffen, bevor wir wussten, wie er auf die Behandlung ansprach.

Patrick wollte die Rolle in der Serie immer noch spielen.

Können Sie sich vorstellen, wie verrückt das für jemanden geklungen haben dürfte, der auch nur das kleinste bisschen über Bauchspeicheldrüsenkrebs wusste? Aber er war nicht bereit, eine Zukunft zu planen, die vom Krebs diktiert wurde, eine Zukunft, in der er bereits aufgegeben haben würde. Er war entschlossen, weiterzumachen und sein Leben zu leben, und der Krebs sollte ihm nicht vorschreiben, wie er dieses Leben zu leben hatte.

Es ist furchtbar, sich dem Kampf gegen den Krebs gegenüberzusehen, aber Patrick nahm diesen Kampf mit Würde, Mut und Kraft auf. Donny erinnert sich, einem Telefonat beigewohnt zu haben, das gleich in jener ersten Woche stattfand, nachdem wir aus dem Krankenhaus nach Hause gekommen waren. Der Form halber rief uns der Arzt an, um zu bestätigen, dass die Biopsie, die während der ERCP durchgeführt worden war, ergeben hatte, dass es sich tatsächlich um Bauspeicheldrüsenkrebs handelte. Natürlich hatten wir uns immer noch an dem winzigen Fünkchen Hoffnung festgeklammert, dass die Biopsie ein negatives Ergebnis erbrachte, auch wenn man uns nahegelegt hatte, uns *keine* Hoffnung zu machen. Aber wie hätten wir nicht hoffen sollen?

Wir hatten uns in der Küche um das laut gestellte Telefon versammelt, um die Nachricht entgegenzunehmen. Donny betrachtete Patrick eingehend, während er das Ergebnis hörte …

»Ihm huschte nicht einmal der Hauch von Angst übers Gesicht«, stellte Donny ehrfürchtig fest. »Er straffte sich nur und sagte: ›Also gut, dann steht also der nächste Schritt an, denke ich.‹«

Und als die Ärzte Behandlungs- und Operationsmethoden beschrieben, die andere Menschen zu Tode erschreckt hätten, reagierte Patrick eher mit aufgeweckter Neugier. »Wow, das ist ja interessant. Mal sehen, wie das anschlägt. Was meinst du, Lisa?« Es war, als ob er aus seinem Körper heraustreten und ihn wie ein objektiver Beobachter betrachten könnte. Er war an diesem Kampf *interessiert.* Und ich war genauso engagiert.

Es war kompliziert und anstrengend, unser ganzes Leben auf den Kampf gegen diese lebensbedrohliche Krankheit auszurichten. Mit dieser gewaltigen ... Bürde ... zu funktionieren, die in jedem Moment jedes Tages auf dir lastet, und das Ganze dabei auch noch geheim zu halten. Zu versuchen, dich so zu verhalten, als wäre alles wie immer. Es verursachte einigen zusätzlichen Stress und verlangte uns beiden große Schauspielkunst ab. Je weniger Menschen Bescheid wussten, umso besser, das war einfach so, aber die Anstrengung, die es kostete, etwas so Enormes zu verbergen, forderte natürlich ihren Tribut. Es traf sich gut, dass Patrick und ich grundsätzlich gern unter uns auf unserer Ranch blieben. Wir hätten unmöglich ständig öffentlich in Erscheinung treten können, etwa bei Abendessen mit Freunden und so weiter. Das hätte uns überfordert.

Gerade einmal vier Wochen, nachdem Patrick seine Diagnose erhalten hatte, wurde ich für einen Overnight-Charterflug nach Las Vegas gebucht. Ich hätte absagen können, aber nein, wenn wir uns »normal verhalten« wollten, musste ich fliegen. Außerdem hätte ich die Chartergesellschaft im Stich gelassen, wenn ich im letzten Moment abgesprungen wäre.

In den zurückliegenden sechs Monaten hatte ich meine Berufspilotenlizenz erworben und mich bei Sun Quest, der Chartergesellschaft, der wir unser Flugzeug bei Bedarf zur Verfügung stellten, zur Kopilotin ausbilden lassen. Ich war sehr geschmeichelt, dass sie mich für, wie sie es nannten, »gut im Umgang mit dem Steuerknüppel« hielten, und ich wollte professionell fliegen, wenn auch nicht beruflich. Ich glaubte, auf diese Weise vielleicht öfter die Gelegenheit zu haben, mit anderen Piloten zu fliegen und von ihnen zu lernen und, wer weiß, mir vielleicht eines Tages einen meiner Träume zu erfüllen und einen Jet zu fliegen. Nun ja, ich gebe es zu ... ich liebte es zu fliegen. Also flog ich die gebuchte

Strecke mit unserem Freund Yann, mit dem wir schon oft geflogen waren. Als wir in Las Vegas gelandet waren, schlug Yann vor, dass wir uns direkt am Flughafen eine Unterkunft nehmen sollten.

»Nein, nein«, entgegnete ich. »Ich rufe mal ein paar Freunde an …«

Und kurz darauf checkten wir im Planet Hollywood Hotel & Casino ein, und ich blickte aus den riesigen Fenstern derselben Suite, die Patrick und ich erst einige Monate zuvor bewohnt hatten, als wir an der Eröffnung ebendieses Hotels teilgenommen hatten. Ich fühlte mich wie ein einziges riesiges, gigantisches Leiden. Ich fragte mich, was, zum Teufel, ich da zu suchen hatte. Was machte ich dort ohne ihn? Der Blick war überwältigend, die Suite großartig und so still. Ich wollte nur noch weinen. Bisher hatte ich nicht wirklich Gelegenheit gehabt zu weinen … aber ich konnte nicht. Yann hatte das Zimmer gleich nebenan, und wenn er mich gehört hätte, hätte er sich gefragt, was denn so furchtbar war, dass ich so entsetzlich schluchzte. *Was konnte so furchtbar sein*? Ich hatte mich verschätzt. Warum, in aller Welt, nahm ich es in Kauf, nicht bei Patrick zu sein, und wenn auch nur für eine Nacht? Ich konnte es nicht erwarten, wieder nach Hause zu kommen. Und ich ließ mich nie wieder für einen Overnight-Flug buchen.

Unser Flugzeug war eine Beech King Air 200, und wir liebten diese Maschine. Selbst als Patrick gegen den Bauchspeicheldrüsenkrebs kämpfte, wollte er noch fliegen, wenn er sich gut und aufmerksam genug fühlte, um auf dem linken Platz (dem des Piloten) zu sitzen. Um dazu in der Lage zu sein, verzichtete er in der Nacht, bevor wir nach Stanford flogen, vorsichtshalber auf jegliche Schmerzmittel. Er flog auf dem Hinweg, und ich flog zurück, da er zu diesem Zeitpunkt zusammen mit seiner Chemotherapie eine gehörige Dosis benommen machender Medikamente gegen Übelkeit verabreicht bekommen hatte. (Es konnte ziemlich interessant sein, ihn nach der Einnahme all dieser Medikamente am Funkgerät sprechen zu hören. Seine Antworten kamen dann sehr, sehr langsam.) Ich fürchtete, dass einige der Medikamente, die er nahm, ihn womöglich dauerhaft fluguntauglich machen würden. Aber ich konnte es nicht übers Herz bringen, diese Möglichkeit anzusprechen und zu riskieren, dass ihm seine Flugerlaubnis entzogen wurde. Patrick war ein sehr stolzer Mann.

Ich erzählte einem befreundeten Piloten von meinem Dilemma. »Wie, um alles in der Welt, könnte ich ihn bitten, *nicht zu fliegen?*«, fragte ich. Er sah mich an und schüttelte den Kopf; er begriff die Situation, wie sie nur ein Mann begreifen konnte. »Das kannst du nicht.«

Wenn Patrick flog, war er ein sicherer Pilot. Und darauf kam es an. Außerdem war ich immer bei ihm im Cockpit. Später war er der Erste, der es ablehnte, das Flugzeug zu steuern, wenn er sich nicht gut genug fühlte. Und dies geschah bald immer öfter ... doch dann funktionierten wir als

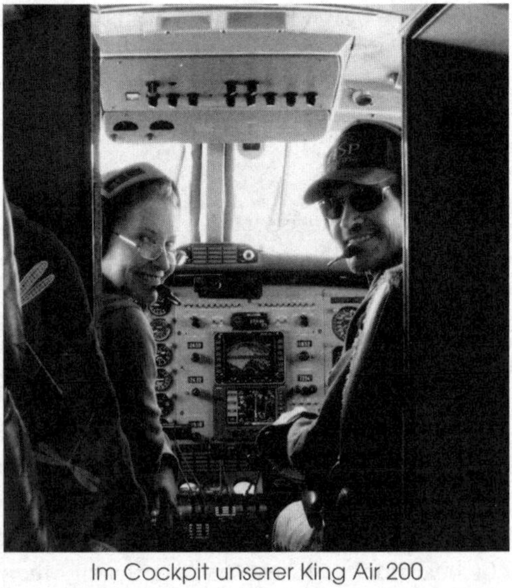

Im Cockpit unserer King Air 200

großartiges Team. Und zu fliegen war für Patrick weitaus bequemer, als Auto zu fahren und durchgeschüttelt zu werden. Das Geruckel und die Stöße taten ihm weh. Somit war es für uns von unglaublichem Vorteil und ein Riesenluxus, nach Stanford fliegen zu können und auf dem Palo Alto Airport zu landen, zur Linken die schönen Berge Kaliforniens und der Pazifische Ozean, zur Rechten die schneebedeckten Gipfel der Sierra Nevada und vor uns die herrlich funkelnde San Francisco Bay. Und es war eine Freude, gemeinsam etwas zu tun, das wir beide liebten.

Im Laufe unseres Fliegerdaseins war es im Cockpit nicht *immer* so harmonisch zugegangen. Wir konnten mitunter ziemlich eigensinnig und perfektionistisch sein. Als wir mit dem Fliegen anfingen, kriegten wir uns manchmal heftig in die Haare. Oh, mein Gott! Einige Leute hatten uns auf Probleme hingewiesen, die Ehepartner bekommen könnten, wenn sie gemeinsam flogen ... aber wer wollte so was schon glauben! Ich erinnere mich an ein Mal, als ich seit zwei oder drei Jahren flog, also noch eine ziemlich frische Pilotin war, meine Sache aber ganz gut machte. Ich saß auf dem linken Platz (Pilot) unserer zweimotorigen Cessna 414, während Patrick auf dem rechten Platz (Kopilot) saß. Wir befanden uns etwa in einer Höhe von 3000 Fuß über der Küste von Ventura, Kalifornien, als wir aneinandergerieten. Er sagte mir, was ich tun sollte, und ich weigerte mich, seinen Ratschlägen Folge zu leisten. Der Streit eskalierte bis zu einem Punkt, an dem ich das Steuerhorn von mir wegschob und klarstellte: »Also gut! Jetzt fliegst *du* das Flugzeug!« Er schob das Steuerhorn zurück und sagte: »Nein! Du fliegst das Flugzeug!« Daraufhin ich: »Nein, *du* fliegst ...« Sie können sich sicher vorstellen, was da los war. Schließlich kam ich wieder so weit zur Vernunft, um mir darüber klar zu werden, dass in dem Augenblick niemand das Flugzeug flog und sich einer von uns beiden besser abregte und das Steuer übernahm.

Einige Tage darauf, als wir uns beruhigt hatten, setzten wir uns zusammen hin, und ich sagte: »Weißt du was? Dieses

Herumstreiten im Cockpit ist furchtbar. Das kann so nicht weitergehen. Es macht alles kaputt. Es verdirbt mir komplett den Spaß am Fliegen.«

»Mich nervt es auch.« Patrick nickte ernst und zustimmend.

Und dann hatte ich eine Idee, die einzige, die mir in den Sinn kam. »He! Was hältst du davon? *Ich* fliege gerne. *Du* fliegst gerne. Warum genießen wir es dann nicht einfach ... trotz unserer Streitlust?«

Auf Patricks Gesicht zeichnete sich der Hauch eines Lächelns ab, während er über meinen Vorschlag nachdachte.

Und so hielten wir es dann. Viele Jahre lang. Nicht dass wir nicht manchmal Meinungsverschiedenheiten gehabt hätten. Aber es waren Meinungsverschiedenheiten, kein ausgewachsener Zoff.

> »Flugzeuge können eine Menge Turbulenzen aushalten. Normalerweise gibt der Pilot lange vor dem Flugzeug den Geist auf. Halte einfach durch und fliege das Flugzeug.«
>
> Captain Frank Kratzer

Wenn du ein Flugzeug fliegst, können Situationen wie schwere Turbulenzen, Gewitter oder Notfälle furchterregend sein. Eine Sache, die mir am Fliegen gefällt und die ich als besondere Herausforderung empfinde, ist, dass im Cockpit kein Platz für Angst ist. Ein Flugzeug ist kein Auto. Du kannst nicht einfach an den Rand fahren, um mal kurz zu überlegen, was du als Nächstes tust. Wenn du in einem Flugzeug sitzt, musst du denken. Und Angst kann dich lähmen, erst recht in so einer Situation, in der wir uns mit Patricks Krankheit befanden – einer Situation, die uns Tag für Tag, manchmal sogar Moment für Moment mit Dingen konfrontierte, bei denen es um Leben und Tod ging. Und zu alledem wirst du auch noch ständig mit neuen Informationen überhäuft. Du lernst, wie der menschliche Körper funktioniert, wie die einzelnen Behandlungsmethoden funktionieren, warum andere Behandlungsmethoden nicht funktionieren, und du machst dich allmählich mit dem Fachjargon der Ärzte und Krankenschwestern vertraut. All das ist zweifellos für jeden erdrückend. Es wäre leicht, einfach zu erstarren, wegzulaufen, das Ganze an jemand anderen zu übergeben oder das Handtuch zu werfen.

Ich musste durchhalten. Die Aussichten waren so düster, dass ich instinktiv das Gefühl hatte, seine Betreuung nicht komplett in die Hände von Ärzten, Krankenschwestern, Kliniken oder sonst wem legen zu können. Patrick war nicht der Einzige, den sie zu behandeln hatten. Sie konnten nicht die Energie aufbringen, die ich um seiner Gesundheit willen bereit war zu investieren. Sie sind auch nur Menschen, sie können Fehler machen, mit Arbeit überlastet sein … Dieses große Risiko wollte ich nicht eingehen. In anderen Bereichen meines Lebens konnte ich mich gelähmt fühlen, aber nicht bei dieser Sache. Nicht, wenn ich ihm helfen wollte.

Wenn ich Angst verspürte, versuchte ich damit genauso umzugehen wie im Flugzeug – ich wies sie nett, aber bestimmt an, auf dem Sitz hinter mir Platz zu nehmen, während ich mir etwas einfallen ließ oder mich der jeweils anstehenden Aufgabe widmete. *Jetzt bat ich sie gerade, genau das zu tun. Ja, ich weiß, dass du da bist … aber du wirst dich dort hinsetzen müssen, bis das hier erledigt ist. Dann kannst du durchdrehen, aber nicht jetzt.* Ich hatte auch Kunstfliegerei betrieben und an Wettbewerben teilgenommen. Sie wissen schon, wenn man das Flugzeug kopfüber auf dem Rücken fliegt, Loopings dreht und solche Sachen. Ich hatte das Gefühl, dadurch eine bessere und sicherere Pilotin zu werden, weil ich dank solcher Erfahrungen nicht sofort die Nerven verlieren würde, wenn mit dem Flugzeug irgendetwas passierte. Und wenn der schlimmste Fall eintrat und ich abstürzte, würde ich weiterfliegen und einen kühlen Kopf bewahren und bis zum Ende nicht aufgeben zu versuchen, die Kontrolle über das Flugzeug zurückzugewinnen.

Man verlangt nicht oft von dir, etwas so Schwierigem, Emotionalem und potenziell Zerstörerischem wie einer lebensbedrohlichen Krankheit ins Auge zu blicken. Und an jedem einzelnen Tag wünschte ich mir, es wäre nicht so, wie es war. Aber du tust dein Bestes, was auch immer das sein mag. *Was auch immer das sein mag* ... Du kannst bei allem ständig das Gefühl haben, dass es das menschliche Durchhaltevermögen übersteigt. Aber du tust es trotzdem. Warum? Weil es um Leben und Tod geht. Du tust es. Und hast dabei den möglichen Erfolg im Blick.

Als Patricks erster vierwöchiger Chemotherapie-Zyklus sich dem Ende näherte, saßen wir in Stanford im Behandlungszimmer, und ihm wurde wieder einmal Blut abgenommen, um einen CA19-9-Test durchzuführen, der zur Therapiekontrolle diente und Aufschluss über den Verlauf der Krankheit geben sollte. Wir saßen wie auf heißen Kohlen, während wir auf die Ergebnisse warteten. Aber wie auch immer: Es würde sowieso nur ein vorläufiger Test sein, ein Vorgeschmack auf die erneute Computertomografie, die einen Monat später anstand. So war das Verfahren – Patrick musste mindestens zwei Behandlungszyklen durchlaufen, bevor er einer weiteren Computertomografie unterzogen wurde. »Geben Sie der Behandlung eine Chance zu wirken«, sagte Dr. Fisher. Es war hart, Geduld aufzubringen, aber uns blieb nichts anderes übrig, als uns darin zu üben.

An diesem Tag sah Patrick Dr. Fisher an und stellte mit vorsichtigem Staunen fest: »Es geht mir ... ziemlich gut. So gut wie nie, seitdem ich meine Diagnose erhalten habe.« Wir waren äußerst argwöhnisch, doch wir konnten nicht umhin, dies als ein Zeichen dafür zu werten, dass die Behandlung angeschlagen hatte. Doch neue Untersuchungsergebnisse konnten immer etwas anderes sagen.

Es gibt eine Besonderheit, wenn man möglicherweise dem Tod ins Auge blickt. Dir bleibt keine andere Zeit als die Gegenwart, um der Mensch zu sein, der du sein willst. Keine weiteren Kompromisse, das Fallenlassen jeglicher Schranken, keine Bedenken mehr. Ich wusste nicht, was Patrick sah, wenn er mich anblickte, aber ich für meinen Teil bewunderte, wie er seiner Krankheit gegenübertrat. Ich war seit über dreißig Jahren mit ihm zusammen und hatte seine ärgsten und seine besten Seiten kennengelernt. Und jetzt, konfrontiert mit dem Schlimmsten, was passieren konnte, sah ich, wie er sich als ein wahrer Held entpuppte. Nicht wie einer dieser Filmhelden, die eine Rolle spielen, die alle von ihm erwartet haben, nein ... dies hier war besser. Er war ein Held, der bescheiden, mutig, liebevoll, nett, weise und nicht unterzukriegen war. Es war, als ob *er* ebenfalls seine Hülle abgeworfen hätte und sein wahres Selbst offenbarte. Und er war ein Held. Wenn es eines gab, was ich Patrick zeigen wollte - abgesehen davon, dass ich ihn liebte -, dann, dass der Tod, wenn er ihn holen wollte, ihn mir aus meinen kalten Fingern entreißen musste, mit denen ich ihn umklammert hielt. Ich würde ihn nicht einfach loslassen.

Außerdem gab es keine bessere Zeit für uns, um uns einer ...

einmaligen ...

kostbaren ...

Möglichkeit gegenüberzusehen.

Wir mussten jetzt leben. Wir mussten in Erfahrung bringen, was wichtig war. Uns wurde im Innersten klar, was uns bevorstand.

Angst kann dazu führen, dass man sich voneinander isoliert. Jeder zerbricht sich den Kopf darüber, was der andere fühlt, was man *selbst* fühlt, wie man sich richtig verhält, und ich bin sicher, dass viele Menschen sich fragen, was, zum Teufel, unter solchen Umständen überhaupt noch eine Rolle spielt, und aufgeben. Dem möglichen Tod ins Auge zu blicken, ist etwas Furchterregendes, nicht nur für denjenigen, der unmittelbar betroffen ist, sondern für alle, die mit diesem Menschen zu tun haben. Der Krebs macht keinen Unterschied. Er kann auf seinem Weg jeden auslöschen. *Jeden.* Und diese Angst kann eine Trennlinie ziehen, nicht nur in dir selbst, auch zwischen dir und dem anderen.

Als ich mit der Kunstfliegerei anfing, fand ich die Manöver interessant, die für den Fall eines Absturzes galten, um die Kontrolle über das Flugzeug zurückzugewinnen. Jahrzehntelang hieß es: Wenn du abstürzt, stirbst du. Es gab keine Möglichkeit, die Kontrolle zurückzugewinnen. Bis einem Flieger das Undenkbare gelang ... er überlebte. Und was noch besser war: Er war so geistesgegenwärtig, sich daran zu erinnern, was er getan hatte ...

MOTOR AUS.

HÄNDE VOM STEUERKNÜPPEL.

Dann, und nur dann ... LINKES SEITENRUDERPEDAL TRETEN, RECHTES SEITENRUDERPEDAL TRETEN.

Ist es nicht interessant, dass die einzige Möglichkeit, um die Kontrolle über das Flugzeug zurückzugewinnen, darin besteht, es loszulassen ... Motor aus ... Hände vom Steuerknüppel ...? Es ist, als ob du das Flugzeug sich selbst überlässt und dich sozusagen aus der Gleichung streichst. Können Sie sich vorstellen, wie schwer es sein muss, so etwas zu tun, jegliche Kontrolle aufzugeben, wenn man sich in einer Situation befindet, in der es um Leben und Tod geht, und sich einfach seinem Schicksal zu ergeben?

In gewisser Weise war es genau das, was Patrick und ich taten. Wir hätten zulassen können, dass die Angst und unser beider Kämpfe über uns bestimmten. Doch wir schlugen jegliche Bedenken in den Wind. Wir ließen den Dingen ihren Lauf. Wir riskierten etwas. Wir vertrauten. Und wir stießen weiter vor auf unbekannte, unerforschte Territorien. Gemeinsam.

Die bloße Tatsache, dass wir zusammen waren, wies uns den Weg in einer Weise, wie wir es uns nicht hätten vorstellen können. Und brachte uns einander näher denn je.

Nach dem einen Monat Chemotherapie erhielten wir Patricks Blutwerte.

Zu Beginn der Therapie hatte sein CA19-9-Wert bei 1240 gelegen. Und jetzt ... war er auf 508 gefallen!

Also gut. Wenn ich Sie mal kurz langweilen darf (glauben Sie mir, diese Dinge sind alles andere als langweilig, wenn man selbst betroffen ist!): Der CA19-9-Bluttest misst Moleküle, die eine Ansammlung von Proteinen und Kohlehydraten enthalten. Diese Moleküle haben sich von der Oberfläche des Tumors gelöst oder wurden abgestoßen und sind in den Blutkreislauf gelangt, wo sie mithilfe des CA19-9-Tests gemessen werden können. Die Konzentration dieser Moleküle gibt Aufschluss über den Aktivitätsgrad des Tumors. Der Test ist nicht so treffsicher, dass man allein auf diesen Wert eine Diagnose gründen würde, aber er gilt als guter Indikator für den Verlauf einer Krankheit – also dafür, ob sie sich verschlimmert oder der Patient auf dem Weg der Besserung ist. Dass Patricks Wert von 1240 auf 508 gefallen war, war signifikant, und dem Arzt zufolge zeigte sich das ...

»... fast immer, wenn die Chemotherapie gut anschlägt.« Dr. Fisher nickte.

Das war eine kostbare Nachricht. Die bisherigen Ergebnisse, die Tatsache, dass Patrick sich gut fühlte und der gefallene C A 1 9 - 9 -Wert munterten uns auf.

Doch wir hatten noch einen weiteren Behandlungszyklus vor uns, bevor Patrick erneut einer Computertomografie unterzogen werden würde, und wir wappneten uns für diese zweite Runde, die im Laufe des nächsten Monats stattfinden sollte. Und obwohl wir nie davon ausgegangen waren, dass es einfach werden würde, waren wir bereits mit einem Sieg belohnt worden. Und nicht nur mit einem! Was das, was als Nächstes auf uns zukam, nur noch paradoxer erscheinen ließ. Unser Leben zu leben würde uns deutlich erschwert werden. Und zwar schon bald.

Kapitel 5

Alle finden es heraus

Es war am 5. März 2008, an einem typischen sonnigen südkalifornischen Mittwochmorgen, als Patricks Mutter Patsy, die jetzt über achtzig Jahre alt ist, sich in ihrem Haus in Simi Valley erhob, weil es an der Tür geklingelt hatte. Sie war an diesem Morgen daheim und konnte auf das Klingeln reagieren, da sie sich im Jahr zuvor zur Ruhe gesetzt hatte, nachdem sie über sechzig Jahre lang erfolgreich Tanzunterricht gegeben hatte und nun zu Hause hockte und sich fragte, was sie mit dem Rest ihres Lebens anfangen sollte. Es war eine enorme Umstellung für sie, nachdem sie immer so beschäftigt und unabhängig gewesen war und ein gewaltiges Arbeitspensum absolviert hatte, und sie *langweilte sich zu Tode.* Doch sie gab sich alle Mühe, ihr Schicksal mit der Anmut einer Frau zu ertragen, die ihr ganzes Leben lang Tausende von Schülern unterwiesen hatte, wie man auf den Zehenspitzen tanzt und Arme und Schultern mit tänzerischer Eleganz bewegt.

Ihre Knochen knackten leicht, als sie sich in Bewegung setzte, doch dann sprang sie wie immer mit der ihr eigenen, elfenhaften Agilität auf und ging zur Tür. Sie öffnete sie und stand einem ihr unbekannten Mann gegenüber. Einem Boulevardreporter.

»Mrs. Swayze?«, begrüßte er sie.

»Ja?«, entgegnete Patsy fragend.

»Mrs. Swayze, wie kommen Sie damit klar, dass Ihr Sohn Patrick Bauchspeicheldrüsenkrebs hat?«

»Waaas?«

Patsy war schockiert und stammelte, dass sie nichts davon wisse. Sie schloss fassungslos die Tür, ging zum Telefon und wählte panisch Donnys Nummer, während entsetzliche Angst in ihr aufstieg. »Donny?«, brachte sie hervor. Tränen drohten ihre Stimme zu ersticken, während sie den Hörer an ihr Ohr hob. »Donny? Da war gerade ein Mann an der Tür ... Bitte sag mir, dass es nicht wahr ist ...«

Und so erfuhr es seine Mutter.

Patsy war einer der Menschen, die wir nicht eingeweiht hatten, und zwar aus gutem Grund. Auf dem Weg zur Tür hatte sie ihre Sonnenbrille zurechtgerückt, um sicherzustellen, dass sie auch richtig saß. Sie trug diese Sonnenbrille, weil sie sich kurz zuvor einer Augenoperation unterzogen hatte, die die schwere Sehschwäche lindern sollte, unter der sie litt. Sie musste ihre Augen mindestens einen Monat lang schützen. Sie musste Wind, Staub und Licht meiden und durfte *nicht weinen.* Und jetzt tat sie natürlich, was wir hatten verhindern wollen: Sie regte sich auf, und sie *weinte.* Wie sollte sie auch nicht weinen, nun, da sie wusste, dass ihr Sohn Bauchspeicheldrüsenkrebs hatte?

PATRICK SWAYZE HAT NOCH 5 WOCHEN ZU LEBEN!

So lautete die Schlagzeile des *National Enquirer*, die an diesem Morgen an sämtlichen Zeitungskiosken prangte. In dem Artikel hieß es, Patrick habe auf die Behandlung »schlechter reagiert, als seine Ärzte gehofft« hätten, und dass er sich »auf das Ende vorbereiten« solle.

Wow! Ziemlich brutal. Und falsch. Falsch und brutal.

Leider schlugen wir jetzt nicht länger unsere private Schlacht. Die Nachricht verbreitete sich wie ein Lauffeuer.

Bestürzte Leute riefen uns an, Patsy weinte, und wir wurden von einer Flut von Freunden und Familienangehörigen bestürmt, die uns alles Gute wünschten und uns ihr Mitgefühl bekundeten, während uns gleichzeitig sowohl die Regenbogenpresse als auch seriöse Nachrichtenmedien bedrängten, um an weitere Informationen zu kommen. Uns war klar gewesen, dass die Krankheit zu einer großen Story aufgeblasen werden könnte, wenn sie bekannt würde. Aber dies nahm epische Ausmaße an. Die Nachricht wurde überall verbreitet, und ein Freund stellte fest, dass eine derart umfangreiche Berichterstattung, mit der Patrick bedacht wurde, normalerweise nur den Staatsoberhäuptern vorbehalten sei.

Noch vor Ablauf von vierundzwanzig Stunden, nachdem die Nachricht sich verbreitet hatte, verfasste ich eine E-Mail und schickte sie an besorgte Freunde, Bekannte und Familienangehörige. Ich wusste, dass sie schockiert waren und wissen wollten, was los war. Patrick und ich versicherten ihnen, dass wir auch an sie dachten:

> Liebe Freunde,
> viele von euch werden die furchtbaren Berichte gelesen oder gehört haben, dass Patrick an Krebs leide und nur noch ein paar Wochen zu leben habe. Es ist unerfreulich, dass diese private Angelegenheit auf so unsensible Weise veröffentlicht wurde, und es tut uns leid, wie erschütternd dies für viele von euch gewesen sein muss.
>
> Tatsache ist:
>
> *JA.* Bei Patrick wurde Bauchspeicheldrüsenkrebs diagnostiziert.
>
> *NEIN.* Es gibt keine Prognose, die besagt, dass er nur noch fünf Wochen zu leben habe, und ebenso wenig stimmt es, dass die Ärzte wenig Hoffnung haben.

Dann fügte ich noch die Pressemitteilung hinzu, die wir schnell mit Annett und Dr. Fisher verfasst hatten. Annett, unsere Pressesprecherin, wurde von allen Seiten bestürmt, also mussten wir uns den Medien gegenüber äußern. Wir gaben Folgendes bekannt:

> Bei dem Schauspieler Patrick Swayze wurde Bauchspeicheldrüsenkrebs diagnostiziert, er unterzieht sich derzeit einer Behandlung. Patricks Arzt, Dr. George Fisher, erklärt hierzu:
>
> »Die Erkrankung hält sich bei Patrick in Grenzen, und er reagiert bisher sehr gut auf die Therapie. Alle Berichte über seine Lebenserwartung und die körperlichen Nebenwirkungen sind absolut unwahr. Wir sind deutlich optimistischer.« Patrick setzt während der Behandlung seinen normalen Tagesablauf fort, was die Mitarbeit bei anstehenden Projekten einschließt. Die zahlreichen Bekundungen der Unterstützung und Anteilnahme erfreuen sich von Seiten Patricks und seiner Familie höchster Wertschätzung.

Auch setzte ich sie über den aktuellen Stand in Kenntnis, wie wir die Krankheit angehen wollten:

> Ihr werdet erfreut sein, dass Patrick die bestmögliche, innovativste Behandlung erhält, die zurzeit zur Verfügung steht, und auf ein absolut erstklassiges Ärzteteam zählen kann. Er ist in den besten Händen. Außerdem kennt ihr ja Patrick – wenn es einen Weg gibt, dann findet er ihn dank seines Willens!
>
> Eure Anteilnahme und eure guten Wünsche bedeuten uns beiden sehr viel. Wir glauben fest an die Kraft positiver Energie und an die Kraft des Willens und wissen jede aufmunternde Unterstützung zu schätzen, in welcher Form auch immer sie an uns herangetragen werden möge.

Es setzte eine Flut von Briefen und E-Mails ein. An uns, an unsere Agentin, an unsere Pressesprecherin. Wir erhielten wunderbare Unterstützung, doch auf einmal gab es auch Leute, die versuchten, Patricks Namen und seinen Gesundheitszustand für ihre eigenen Zwecke auszunutzen – sei es, um an Geld zu gelangen, einen Arzneimittelhersteller unter Druck zu setzen, um an eine eigene Behandlung zu kommen oder um Werbung für einen Film zu machen. Beteiligte an einem solchen Film behaupteten, Patrick sei wegen seiner Krankheit abgesprungen, obwohl er in Wahrheit nicht einmal das Drehbuch gelesen und das Angebot lange vor seiner Diagnose abgelehnt hatte. Skrupellose Reporter verschafften sich eingetragene und geheime Telefonnummern, unter anderem die von Maria, Ed und Donny, und die mit den wenigsten Skrupeln logen sogar, was ihren Arbeitgeber anging, und gaben vor, für die *LA Times* oder ein anderes angesehenes Medium zu arbeiten, oder sie behaupteten gegenüber anderen, wir würden ihren Artikel gutheißen; manche gingen sogar so weit vorzutäuschen, dass die Bauchspeicheldrüsenkrebsforschung von ihrer Arbeit profitiere.

Natürlich wurde ich an dem Tag, an dem sich die Nachricht verbreitete, für einen Charterflug gebucht.

Verrückt.

Es war nur ein Tagestrip, Trips mit Übernachtungen hatte ich gestrichen, und ich würde vor Einbruch der Dunkelheit zurück sein. Ich wusste ja, dass Patrick krank war, und zwar schon seit einer ganzen Weile, nicht wahr? Doch für den Rest der Welt war das Ganze gerade erst aufgedeckt worden. Ich erschien bei Sun Quest, um zu fliegen, als wäre es ein ganz stinknormaler Tag. Aber das war er nicht. Bei anderen Gelegenheiten hatte ich über die Begabung verfügt, die unglaublichsten Dinge, die in unserem Leben passierten, herunterzuspielen, doch dies entpuppte sich mit einem Mal als zu viel. Die Nachricht über Patricks Gesundheitszustand hatte sich in der ganzen Welt verbreitet, und ich war im Begriff, einen Charterflug zu übernehmen, als wäre ich irgendeine x-beliebige Kopilotin. Es war so merkwürdig; so merkwürdig, mir selbst gegenüber darauf zu beharren, dass ich mich ganz normal verhielt, während alle anderen um mich herum sich ganz und gar nicht normal verhielten. Aber was hätte ich sonst tun sollen? Nach Hause gehen und den Kopf in den Sand stecken? Und wie lange? Jeder bei Sun Quest hatte die Nachricht gehört und wusste zu schätzen, dass ich es irgendwie trotzdem geschafft hatte zu erscheinen. Ich war ein wenig verlegen, immerhin hatte ich den Grund für unsere Flüge nach Stanford auch vor meinen Kollegen geheim gehalten. Doch sie hielten es nicht für erforderlich, mir Fragen zu stellen, nicht eine einzige. Sie ließen mich einfach nur wissen, dass sie da waren, falls wir sie brauchen sollten, und dass wir über die anderen Flugzeuge der Chartergesellschaft verfügen durften, um zu den Behandlungen zu fliegen, falls unser eigenes Flugzeug je ausfallen sollte. Am Ende haben wir das Angebot einige Male dankbar angenommen.

Da wir gerade von unserem Flugzeug reden, Kennzeichen 400KW. Wir waren perplex, wie die Fotografen immer unseren jeweiligen Aufenthaltsort herausfanden. Sie lauerten wie Guerillakämpfer im Gebüsch, wenn wir auf irgendwelchen Flughäfen starteten, schossen über Zäune hinweg Fotos mit superlangen Teleobjektiven oder taten sogar so, als würden sie vor einem weit entfernt stehenden Flugzeug ein Gruppenfoto machen, wenn sie in Wahrheit uns fotografierten. Und natürlich machten sie alles andere als schmeichelhafte Bilder von Patrick. Doch dann fanden wir heraus, dass man mithilfe von Flug-Tracking-Programmen, die speziell dafür entwickelt worden waren, den Kurs von Flugzeugen zu verfolgen, die Position unserer Maschine ins Visier genommen hatte. Man muss nur das Luftfahrzeugkennzeichen eingeben (die Buchstaben und Nummern am Heck) und erhält die Informationen, wann und wo das betreffende Flugzeug planmäßig starten soll, ob es bereits in der Luft ist, wo exakt es sich befindet und wann und wo es landen wird. Man kann sich sogar sämtliche Flugbewegungen des Vorjahrs anzeigen lassen. Das war die Erklärung dafür, warum wir auf jedem Flughafen, auf dem wir landeten, von Fotografen erwartet wurden. Um dem Abhilfe zu schaffen, beantragte ich bei der National Business Aviation Association, unser Kennzeichen für diese Webseiten zu sperren, und richtete einen eigenen Tracking-Account ein, damit Sun Quest weiterhin die Bewegungen unseres Flugzeugs verfolgen konnte. Ich brauchte etwa drei Wochen, bis all das bewerkstelligt war, aber ich bekam es hin.

Des Weiteren beschäftigte uns die Frage, wer die undichte Stelle war und Patricks Krankheit publik gemacht hatte. Über das Cedars-Sinai kann ich nichts sagen, aber im Stanford Hospital nahmen sie die Angelegenheit sehr ernst und leiteten eine umfangreiche, groß angelegte Untersuchung ein. In unserem persönlichen Umfeld wussten nur sehr wenige von Patricks Krebserkrankung, und selbst die wenigen, die eingeweiht waren, kannten kaum Details. Die undichte Stelle musste im Bereich des medizinischen Personals zu suchen sein. Wussten Sie, dass man ein Verbrechen begeht, wenn man in einem medizinischen Beruf arbeitet und persönliche medizinische Informationen weiterleitet? Ein *Verbrechen.* Es gibt gute Gründe, weshalb es diese Gesetze gibt. Und sie dienen nicht nur dem Schutz der Privatsphäre der Patienten. Die Weitergabe medizinischer Informationen kann gewaltige Auswirkungen auf das Leben eines Menschen und auf sein Umfeld haben – sie kann beruflichen und finanziellen Ruin bedeuten, Firmen in die Pleite treiben, Familien zerstören, Auswirkungen auf Versicherungsfragen haben. Sie kann das Leben von Patienten und Menschen in deren Umfeld unnötigerweise erschweren. Und für was? In unserem Fall, damit sich jemand die Taschen mit ein wenig Geld füllen konnte.

Die Regenbogenpresse verfolgte uns ständig; sie machten Fotos, berichteten von Patricks schütter werdendem Haar (nicht wahr) und dass er Zigaretten rauche (leider wahr). Sie schrieben, dass er mehr als zehn Kilo abgenommen habe und nur noch 64 Kilo wiege. Okay, jetzt mal ehrlich: Ich hatte mit Gewichtsproblemen zu kämpfen, seitdem ich drei Jahre zuvor das Rauchen aufgegeben hatte, und brachte etwa 64 Kilogramm auf die Waage. Ich machte Diäten, ich trainierte, ich hatte Mitleid mit Freundinnen, die in dem gleichen Dilemma steckten, und egal, was ich tat – ich wurde meine Kilos nicht los. Eines kann ich mit Gewissheit sagen: Patrick hat niemals nur 64 Kilo gewogen, denn wenn das je der Fall gewesen wäre und er leichter gewesen wäre als ich, ohne sich auch nur darum zu bemühen, hätte ihn nicht die Krankheit umgebracht, *sondern ich.* (Hat jemand gelacht? Ich habe diesen Scherz ein paar Mal verschiedenen Leuten gegenüber zum Besten gegeben, und nie hat jemand gelacht. Ich fand ihn eigentlich ganz witzig. Nein ...?)

Egal, in welchen Situationen wir uns befanden – wir haben immer versucht, ihnen etwas Humorvolles abzugewinnen, auch wenn es manchmal ziemlicher Galgenhumor war. Bauchspeicheldrüsenkrebs ist ja nicht gerade eine spaßige Angelegenheit, aber Patrick konnte selbst diesem Thema Amüsantes abgewinnen. Er war der selbst ernannte »König der Pietätlosigkeit« und brüstete sich damit, dass für ihn »nichts heilig oder tabu« sei. Und er hatte kein Problem damit, sich selbst in dieser Situation zur Zielscheibe seines Spotts zu machen. Er hatte die Lacher mit Sprüchen wie »Meine Bauchspeicheldrüse gehört zu mir« auf seiner Seite, der auf den berühmten Satz aus *Dirty Dancing,* »Mein Baby gehört zu mir«, anspielte, und Donny hielt da voll mit. Und obwohl kein Zweifel daran besteht, wie empfindlich Patrick auf das Leid anderer Menschen reagierte, gluckste wir tatsächlich herum, dass er, wenn er noch weiter abnähme, demnächst *Holocaust – Das Musical* aufführen könne. Natürlich nur, wenn ich ihm die Rolle nicht wegschnappte.

Nach Patricks Erfolgen mit Projekten wie *Fackeln im Sturm, Dirty Dancing* und *Ghost – Nachricht von Sam* hatten wir im

Laufe der zurückliegenden fünfundzwanzig Jahre einige Erfahrungen im Umgang mit dem Ruhm und der Presse gesammelt. Und dabei war Patrick immer gewitzt und ganz der Gentleman. Wenn wir zum Beispiel in London oder an anderen Orten von Fotografen verfolgt wurden, sah Patricks Lösung so aus, dass er den Fahrer bat anzuhalten, kurzerhand ausstieg und in die Kameras lächelte, damit die Fotografen ein paar Fotos machen konnten, woraufhin sie wieder abzogen. So einfach war das! Auf Flughäfen oder bei Auftritten, bei denen wir sehr großen Menschenmengen begegneten, zu vielen Menschen, als dass man für sie hätte anhalten können, wies er die Bodyguards und seine Begleiter an, locker zu bleiben und bloß nicht aggressiv zu reagieren. Es ist wirklich merkwürdig: Aggressivität beschwört Ärger herauf. Aggressives Verhalten bietet der Meute einen Anlass, sich dagegen aufzubäumen, und als Reaktion bäumt sich die Meute immer weiter auf. Wir waren der Auffassung, dass all die Leute im Grunde nur eine Art von Kontakt herstellen wollen. Und sowohl Patrick als auch ich bemühten uns stets, diese Kontaktsuche zu befriedigen, indem wir uns lächelnd durch die Menschenmengen hindurchschoben, den Leuten in die Augen sahen und so viele Hände schüttelten wie nur irgend möglich. So konnten wir die Bodyguards ihren Job auf angenehme Weise verrichten lassen.

Einen unserer ersten Auftritte in der Öffentlichkeit als »absolute« Promis hatten wir, nachdem *Dirty Dancing* in die Kinos gekommen war. Wir gingen zu einer Plattenvertragsunterzeichnung bei Sam Goody in New York, wo sich draußen um den Block eine Schlange von etwa dreitausend wartenden Menschen gebildet hatte. Es war ein wenig erschreckend zu sehen, wie diese Menschen gegen die Spiegelglasscheiben des zweigeschossigen Geschäftsgebäudes gedrückt wurden. Ich war ziemlich sicher, dass sie durch die Scheiben gepresst werden würden und es zu einem Desaster kommen würde. Aber wir hielten uns an die Devise: »Nicht in Panik ausbrechen, dann wird auch niemand verletzt!« Also taten wir so, als wäre alles ganz normal. Durch diese Menschenmassen nach draußen zu unserem nur drei Meter entfernt stehenden Auto zu gelangen, war allerdings eine ziemlich aufregende Angelegenheit. Ich musste mich mit aller Kraft darauf konzentrieren, mich ohne Verzögerung ins Auto zu quetschen und sofort die Tür hinter mir zu schließen.

Natürlich hatten viele Frauen einen guten Geschmack und fanden meinen Ehemann sexy und umwerfend. Die meisten Fans, auf die wir trafen, waren respektvoll und begeistert und freuten sich riesig, Patrick zu begegnen. Aber es gab auch ein paar, die ihn hemmungslos anschmachteten und mit ihm flirteten und sich gerade noch zurückhalten konnten, ihm ihre Telefonnummern zuzustecken ... und das direkt vor meinen Augen! Wenn so etwas geschah, blieb ich cool, ich meine, ich fühlte mich ja nicht wirklich von ihnen bedroht, aber es reizte mich, mit der Hand vor ihren Gesichtern herumzuwedeln und zu rufen: »Hallo! Ich bin hier! Hallo?« Es war schlicht und einfach schlechtes Benehmen. Einige dieser koketten Ladys waren sogar auch noch durchaus berühmt. Es war, als könnten sie nicht anders. Menschen tun manchmal seltsame Dinge.

Dann gab es Bodyguards, Helfer und Betreuer, die so auf Patrick fokussiert waren, dass sie schützend ihre Arme ausstreckten, mich von ihm trennten, mich in die Menschenmenge drängten und beinahe umstießen oder mich daran hinderten, ins Auto zu gelangen! Einmal beugte sich jemand vor, um mit Patrick zu reden, und begrub meinen Kopf regelrecht unter seinem Mantel. Patrick wies die Person nachdrücklich, aber freundlich auf diese Ungehobeltheit hin. Wir begriffen schnell, dass einige Leute sich in solchen Situationen ziemlich dämlich verhielten, und lernten, damit umzugehen. Patrick schärfte allen von Anfang an ein, dass ich mit dem gleichen Respekt zu behandeln sei wie er. Entweder das, oder sie könnten ihn mal stinksauer erleben. Und die Leute lernten sehr schnell. Für ihn war das wie: »Wenn du dich mit meiner Frau anlegst, legst du dich mit mir an.« Wir waren ein richtiges Team.

Erkannt, verfolgt, fotografiert und um Autogramme gebeten zu werden – wenn du als Schauspieler Erfolg hast, musst du mit solchen Dingen rechnen. Und wenn du so etwas nicht willst, gehst du besser nicht aus dem Haus. Es hat große Vorteile, bekannt zu sein: Du wirst wie ein VIP behandelt, um Schlangen herumeskortiert, bekommst Dinge gratis und wirst bei allen möglichen Anlässen freigehalten. Der Nachteil ist, dass du Anwälte bezahlen musst, um Leute davon abzuhalten, dich für Dinge zu verklagen, die du nie getan hast, dass du Geld für Sachen ausgibst, die du gar nicht brauchst, und dass du dir überlegen musst, wohin du gehen kannst und wohin nicht, wenn du ein normales Leben führen willst. Und selbst das lässt sich nicht immer bewerkstelligen, aber du bemühst dich eben, so gut es geht. Es gab viele Dinge, die wir mit unseren Freunden nicht machen konnten, weil es einfach nicht möglich war, zum Beispiel in einen Vergnügungspark zu gehen oder ein Konzert zu besuchen, ohne zusammen mit anderen Berühmtheiten wie eine Herde Ziegen abgeschottet zu werden.

Ich erzähle Ihnen das alles nicht etwa, damit Sie denken, was für ein elitäres Paar wir waren. Wir waren uns nicht zu fein dafür, Pferde- oder Hundedreck aufzuheben. Es waren *andere Leute*, die dafür sorgten, dass wir wie ein elitäres Paar erschienen.

Ich erinnere mich, dass Patrick und ich zu einem großen Dinner bei Bill und Hillary Clinton im Weißen Haus eingeladen waren. Was der Anlass war, weiß ich nicht mehr. Nach dem Essen spielte eine Band, und es wurde getanzt. Das Ganze spielte sich nach dem Monica-Lewinsky-Skandal ab, und die Wellen der Aufregung hatten sich inzwischen gelegt, soweit sie sich denn je legen würden. Ich tanzte mit Bill und plauderte mit ihm, während Patrick Hillary über das Parkett schwang. Als sich ein Fotograf vor uns aufbaute, um ein Bild zu machen, versteifte sich Bill sofort und ging formell auf

Abstand, während wir unseren Tanz fortsetzten. Mir war unbehaglich zumute, denn ich wusste ja, warum er diese distanziertere Haltung eingenommen hatte. *Er wollte keinerlei Risiko eingehen, dass ein Foto falsch gedeutet werden könnte.* Ich – ganz die brillante Gesprächspartnerin, die ich bin – sagte ihm, dass es ja schon für einen Filmstar ziemlich anstrengend sei, ertragen zu müssen, was die Leute über einen sagen, dies jedoch nichts im Vergleich zu dem sei, was die Clintons durchmachen müssten. »Man muss bloß ein dickes Fell haben«, entgegnete er und erzählte mir, dass er und seine Frau bei seinem Amtsantritt die Medien darum gebeten hätten, ihre Tochter Chelsea in Ruhe zu lassen, da sie ein junges Mädchen sei und sich nicht selbst schützen könne, so wie er und Hillary, und die Medien hätten dieses Anliegen respektiert.

Meine Mutter hat die Fotos, die an diesem Abend gemacht wurden. Auf dem Bild, das mich zeigt, wie ich steif mit Bill tanze, sehe ich aus wie eine verlegene Drittklässlerin mit Doppelkinn. Das Foto von Patrick und Hillary hingegen sieht aus wie eine Werbeaufnahme für *Dancing With The Stars:* Patrick umgarnt Hillary mit seinem Charme, und Hillary hört ihm verzückt zu und bricht gerade auf reizende Weise in schallendes Gelächter aus.

Ein dickes Fell … ich dachte, dass ich mir, dass wir uns, was die Medien und die Regenbogenpresse anging, ein ziemlich dickes Fell zugelegt hatten. Doch die Situation, in der wir uns jetzt befanden, war anders. Wie anders sie war, sollte ich im Laufe der Zeit noch erfahren.

Wie auch immer, Prominente haben es nicht so schlecht, wenn sie einmal die Spielregeln begriffen haben. Ich hatte immer ehrfürchtig bewundert, wie einige Stars es offenbar hinbekamen, an allen erdenklichen Orten ständig von Fotografen abgelichtet zu werden, bis ich selbst zusammen mit Patrick in den Fokus der Aufmerksamkeit rückte. Mit den Paparazzi kann man ganz gut umgehen, und man kann ihnen relativ leicht aus dem Weg gehen. Die Leute, die ständig in den Medien präsent waren, *wollten* ständig dort präsent sein und tauchten bewusst an Orten auf, an denen Medienvertreter zugegen waren; wahrscheinlich haben sie die Medien sogar selbst angerufen und auf sich aufmerksam gemacht. Man kann den Medien also durchaus entkommen – es sei denn, es geht um etwas wirklich Großes, erst recht, wenn es auch noch etwas Verheerendes ist. Dann ist es schwer, wirklich schwer, zu verhindern, dass über einen berichtet wird. Und in der heutigen Zeit, in der jeder an jedem Ort mit seinem Handy ein Foto oder eine Videoaufnahme von dir machen kann, ist es sogar noch schwieriger. Ich sollte noch erfahren, dass die professionellen Paparazzi ihre Arbeit sehr gut machen. Als alle Welt von Patricks Krankheit erfuhr, war es ein zweischneidiges Schwert: Sehr viele Menschen waren in Sorge um ihn, und weil sie sich so um ihn sorgten, lechzte die Regenbogenpresse erst recht nach Geschichten und Bildern von Patrick, die zeigten, wie schlecht es ihm ging. Sein Leben und sein möglicher Tod bedeuteten für sie bares Geld.

Kapitel 6

Die Truppen treffen ein

Ich bin ein zähes Mädchen.
Ich bin hier, um zu bleiben.
Ich werde nicht weinen.
Und ich werde nicht weglaufen.
März 2008

Es war äußerst schwierig gewesen, Patricks Krankheit geheim zu halten. Wir dachten, dass es vielleicht eine gewisse Erleichterung für uns wäre, wenn es jetzt bekannt war, doch nachdem die Nachricht heraus war und alle Welt Bescheid wusste, sehnten wir uns danach zurück, uns einfach nur um uns selbst kümmern zu müssen. Unser Leben war unendlich viel einfacher gewesen, als wir uns einzig und allein darauf konzentrieren konnten, dass Patrick wieder gesund wurde. Die Tatsache, dass so viele Leute Bescheid wussten und ständig über seine Krankheit berichtet wurde, erforderte Aufmerksamkeit und Konzentration.

Maria, mein Bruder Ed und ihre beiden Kinder kamen nach Kalifornien, um uns zu besuchen. (Ed war von der Nachricht sehr mitgenommen gewesen und hatte am Telefon hemmungslos geweint, als wir ihn eingeweiht hatten.) Wir besuchten unsere Freunde Warren und Jale, die gerade in der Stadt in Laguna Beach waren, wo Patrick genüsslich

Muscheln aß und qualvoll dafür büßen musste, indem er sich die ganze Nacht lang übergab. (Zu dem Zeitpunkt wussten wir noch nicht, dass er jegliche Nahrung meiden musste, die möglicherweise von Bakterien befallen war.) Und auch andere Freunde kamen uns besuchen.

Es war schön, Leute zu treffen, aber gleichzeitig war es auch anstrengend. Mir war klar, warum Ed und Maria uns besuchten. Sie wussten, wie aggressiv diese Krankheit sein konnte. Sie wussten, dass sie Patrick vielleicht zum letzten Mal sahen. Ich freute mich über ihren Besuch, aber er machte mir auch Angst. Ich wollte den Gefühlen unserer Freunde Rechnung tragen, doch insgeheim betrachtete ich es unter dem Strich als eine zusätzliche emotionale Bürde. Genauso verhielt es sich mit anderen, die uns besuchen wollten. Einer unserer Freunde drohte im Scherz damit, über das Tor zu springen, und stellte klar: »Ich werde Patrick sehen!«, egal, was passiere. Doch das war genau das, was wir nicht wollten. Es signalisierte: »DU WIRST STERBEN, UND ICH WILL DICH VORHER NOCH MAL SEHEN.« Eine Angehörige unserer Familie weinte bitterlich auf dem Weg nach draußen und sank auf dem Weg zum Auto sogar zwei-, dreimal schluchzend auf die Knie. Patrick und ich beobachteten diese Szene vom Küchenfenster aus. Ich konnte nicht umhin, missbilligend den Kopf zu schütteln, drehte mich zu Patrick um und stellte trocken fest: »Ich glaube, da könnte bald jemand seine Besuchsrechte verlieren.« Ich wollte niemanden ausgrenzen … aber ich wollte uns auch nicht in die Lage bringen, uns um alle anderen kümmern zu müssen. Und erst recht würde ich den Leuten nicht auf Kosten von Patricks Wohlergehen freien Zutritt gewähren. *Schließlich war er derjenige, der durch die Hölle ging.*

Ich kaufte mir eine Perücke, eine hübsche kleine dunkle, rötlich-braune Victoria-Beckham-Imitation, und trug sie, wenn ich einkaufen ging oder Besorgungen machte. Da so häufig in den Medien über uns berichtet wurde, hatten die Leute ihren Radar sensibilisiert, sodass ich oft erkannt wurde. Oder zumindest hatte ich den Eindruck, dass es so war. Nicht dass ich grundsätzlich nicht erkannt werden wollte und wie Britney Spears mein Gesicht vor neugierigen Blicken abschirmte. Und es war auch nicht so, dass die Leute etwa unhöflich zu mir gewesen wären, ganz im Gegenteil. Es war einfach nur, dass ... die Leute Anteil nahmen. Wenn ich das Haus verließ, aus welchem Grund auch immer, war das für mich eine willkommene Abwechslung. Ich konnte mich in den Gängen mit den Konservendosen verlieren und die jeweiligen Kalorienangaben studieren oder bei T. J. Maxx zwischen den endlosen Hemdenreihen umherstreifen. Aber wenn mich jemand erkannte, sah ich diesen mitleidigen, besorgten Blick auf den Gesichtern der Leute. Sie bedauerten mich. Im Grunde war es ja total nett, dass sie Anteil nahmen, aber sie erinnerten mich an eben das, was ich wenigstens für eine oder zwei Stunden zu vergessen versuchte. Ich versuchte zu vergessen, dass mein Mann sterben könnte. Und zwar schon bald.

Es ist grundsätzlich schwer zu entscheiden, wie man reagieren soll, wenn jemand, den man kennt, krank ist. Soll man anrufen? Eine Karte schicken? Blumen? Einfach vorbeigehen und klingeln? Früher war ich wahrscheinlich diejenige, die am wenigsten wusste, wie sie sich in solch einem Fall verhalten sollte, also *unternahm ich einfach gar nichts.* Ich hatte so eine Angst, nicht das Richtige zu tun, dass ich gar nichts tat. Das hat sich inzwischen geändert. Ich weiß jetzt, wie es ist, auf der anderen Seite zu sein. Heute greife ich zum Telefon. Ich rufe an und biete meine Hilfe an, sofern ich dazu in der Lage bin. Doch die Botschaft, die ich überbringe, lautet in etwa so:

»Hallo! Ich wollte nur mal fragen, wie's dir geht. Ich denke an dich. Ich bin da, falls du mich brauchst. Ruf mich einfach an, wann immer du willst. Liebe Grüße.« Und dann lege ich auf. Klick.

Und du musst deine Hilfe nicht einmal anbieten, wenn

du nicht helfen kannst. Es reicht schon zu sagen: »Hallo! Ich wollte mich nur mal melden und dir sagen, dass ich an dich denke. Du brauchst mich nicht zurückzurufen ...« Doch wenn man seine Hilfe anbietet und zurückgerufen wird, sollte man aufmerksam zuhören, was gebraucht wird. Der oder die Betroffene könnte vielleicht Hilfe beim Einkauf benötigen, irgendwohin gebracht werden oder die Wäsche gewaschen haben wollen oder sonst ein verrücktes, albernes oder banales Anliegen haben. Vielleicht will er oder sie sich auch einfach nur ausweinen oder sich über irgendetwas auskotzen oder nur ein ganz normales Gespräch führen und ein bisschen lachen. Aber man sollte nie erwarten, zurückgerufen zu werden, und niemals darum bitten. Es gibt tausend Gründe, die es einem Kranken schwer machen können zurückzurufen, verdammt schwer sogar. Und man will es den Betroffenen ja leichter machen und ihren Schmerz lindern, nicht wahr? Und ihnen nicht noch zusätzliche Probleme bereiten. Also sollte man sich einfach in Erinnerung rufen, klarmachen, dass man nichts weiter anbietet als seine Anteilnahme und seine Hilfe, und nicht etwa seine persönlichen Befindlichkeiten im Hinblick auf Tod und Verlust kundtun. Die Betroffenen haben genug an ihrer eigenen Bürde zu tragen.

Wir jedenfalls hatten auch so schon unsere Last an Arbeit und Stress. Mehr konnten wir einfach nicht bewältigen. Wir konnten nicht unsere gesamte Zeit damit verbringen, auf Medienanfragen, Anregungen und Briefe aller möglichen Leute zu reagieren, und wollten das auch definitiv nicht! Wir hatten bereits genug am Hals. Bei Patricks Behandlung zählte jede Sekunde eines jeden Tages, und das stand an erster Stelle. Egoistisch, eigennützig, selbstsüchtig war mein – unser – einziges Ziel, dass Patrick lebte. Und was das anging, hatten sich alle anderen um ihre eigenen Belange zu kümmern. Wir nutzten jede Gelegenheit, die Welt um uns herum auszublenden, es war, als hätten wir eine unsichtbare, Zen-artige Mauer um uns errichtet. Wir waren auf unserer Ranch an der frischen Luft bei unseren Tieren ... und konzentrierten uns auf Patricks tägliche Behandlung und auf unsere entschlossene Überzeugung, dass sich die Dinge für uns weiterhin zum Positiven wenden würden.

Und jetzt zur Kehrseite.

Prominent zu sein ist in jeder Situation mit Vor- und Nachteilen verbunden. Dass Patricks Gesundheitszustand nicht länger unser privater Kampfauftrag war, machte die Dinge anstrengender und schwieriger, aber auf der anderen Seite erwies sich diese Tatsache auch als äußerst hilfreich.

Während die Klatschpresse über Patrick titelte: »Trauriger Abschied von seiner Frau«, »Plant seine Beerdigung« (begleitet von Fotos der Gräber seines Vaters und seiner Schwester), und reißerisch sogenannte exklusive Informationen über seine »letzten Tage« und »seine Vorbereitung auf den Tod« ankündigte, gab es auch eine positive Seite all dieser negativen Berichterstattung. Und die bestand darin, dass viele gute Menschen dieser Welt auf uns zukamen und uns zur Seite standen. Und in dieser dunklen Wolke, als die uns die Tatsache erschien, dass es nun alle wussten, gab es in der Gegenwart einiger wunderbarer Menschen auch einen Lichtblick.

Es war einfach unglaublich. Das Ausmaß an aufrichtiger Zuneigung und Anteilnahme, die Menschen aus der ganzen Welt Patrick entgegenbrachten, war tief beeindruckend und aufbauend. Viele Menschen beteten für ihn, schickten ihm Informationsmaterial und stärkende Präparate, boten ihre Dienste an ... und baten um keinerlei Gegenleistung. Abgesehen von ein paar Ausnahmen (und die gibt es immer) boten die Leute Patrick ihre Hilfe aus freien Stücken und absolut bedingungslos an. Es war zutiefst anrührend. Kistenweise Briefe, nützliche Utensilien jeder Art, Glücksbringer und gute Wünsche wurden über unsere Agentin, unsere Pressesprecherin, das Stanford Hospital, Freunde und unsere Familie an uns weitergeleitet. Wir erhielten solche

Berge an Post, dass ich meine Mutter und ein paar weitere Familienmitglieder bat, die Sachen durchzusehen und vorzusortieren, damit Patrick und ich sie uns geordnet ansehen konnten.

Zusätzlich zu den Karten, Briefen, Gebeten, besinnlichen Gedanken, heiligen Ölen und Wässerchen, Federn und einem in Plastik eingeschweißten vierblättrigen Kleeblatt, das einen Mann unversehrt durch den Zweiten Weltkrieg gebracht hatte, erhielten wir eine ganze Palette an Vorschlägen für eine mögliche Behandlung. So viele verschiedene Ratschläge wie es Menschen gab, die sich Sorgen um Patrick machten und ihm im Kampf gegen diesen furchtbaren Krebs beistehen wollten. Die Anzahl und Vielfalt der Ratschläge war wirklich überraschend. Da waren Heiler, die auf Reiki oder Bioenergie schworen, Naturheilkundler, Menschen, die angeblich über übersinnliche Kräfte verfügten, Edelstein-, Wiederverbindungs- und Visualisierungskundige, Reinkarnationstherapeuten, Zen-Meister, Schamanen und Gott weiß wer, die uns aus Schottland, Brasilien, Cardiff, Massachusetts, Indien, Las Vegas, Deutschland, Arizona und sonst wo ihre Briefe, Gebete und Heilungstipps zukommen ließen. Es gab auch herkömmlichere Empfehlungen wie die Kausch-Whipple-Operation, Cyberknife, die Entfernung diverser Organe, um Zugriff auf den Tumor und die Krebswucherung zu haben, und deren anschließende Zurückverpflanzung, die Insulin-potenzierte Therapie, Vitamin B 17 sowie eine Liste weiterer Chemotherapie-Medikamente … und dazu Empfehlungen diverser Krankenhäuser wie dem Krebszentrum MD Anderson, dem Johns Hopkins Hospital, dem St. Luke's Hospital, dem New York Presbyterian und dem UCLA, begleitet von zahlreichen persönlichen Empfehlungen spezieller Ärzte, die in sämtlichen Staaten der USA praktizierten.

Die Behandlungsempfehlungen, die wir erhielten, stammten aus der ganzen Welt: Kältechirurgie aus China, Kräuter aus der Mongolei, Ayurveda, Natron aus Großbritannien, biologische Immunologie aus Deutschland oder Krötengift aus Asien, das zusätzlich zur Chemotherapie eingesetzt werden sollte. Es war eine beeindruckende Liste, die vom Einsatz von Schlangenbeschwörern bis hin zu modernen Angiogenese-Therapien alles nur Erdenkliche beinhaltete.

Patrick und ich zogen von Anfang an eine klare Grenze – was seine Behandlung anging, führte er selbst Regie. Wir nahmen Ratschläge entgegen, stellten jedoch klar, dass Patrick das letzte Wort hatte. Unsere Lernkurve zeigte steil nach oben, es gab Unmengen von Informationen zu dem Thema, und unser emotionaler Einsatz war unbestreitbar hoch. Es war uns wichtig, für die uns am nächsten Stehenden eine Halt gebende Atmosphäre zu schaffen und nicht eine der Angst. In einer E-Mail, die ich an all unsere Freunde und Familienangehörigen verschickte, übernahm ich den »Helfer-Kodex«, der ursprünglich für unsere liebe und großartige Freundin Mela geschrieben worden war, die ihren eigenen Kampf gegen den Eierstockkrebs kämpfte:

> Unser Ziel ist, Patricks Heilungsprozess unterstützend zu begleiten. Das ist der Leitgedanke unseres Beistands. Wir sind wie ein von Pferden gezogener Kampfwagen, und Patrick ist der Wagenlenker. Egal, ob es um medizinische, emotionale oder spirituelle Fragen geht – Patrick trifft alle Entscheidungen bezüglich seiner Behandlung selbst. Wir stärken ihn und unterstützen seine Entscheidungen. Wir können unsere eigenen Meinungen haben, aber wir versuchen nicht, Patricks Entscheidungen zu beeinflussen. Wir versorgen ihn mit Informationen und Ideen, Kontakten und Ressourcen, bieten unsere physische Hilfe an und setzen auf die Kraft von Gebeten. Auf unserer Tagesordnung steht das Bemühen um Patricks Genesung, und dieses Ziel eint uns. Wir sind bereit, Wunder zu akzeptieren, und lassen uns vom Mysterium leiten.
>
> Friede & Licht

Es war perfekt.

Ich kann Ihnen gar nicht sagen, wie viel uns die Unterstützung und die Aufmunterung all dieser Menschen bedeutet haben. Ich weiß, dass es für Patrick wichtig war, vor allem weil er sich in den zurückliegenden Jahren ein bisschen vergessen vorgekommen war, zumindest was seine Karriere anging. Es war das altbekannte Gesetz: »Du bist nur so gut wie dein letzter Film.« Er hatte so hart gearbeitet und unendlich viel gegeben. Er war kein perfekter Mensch und oft der Erste, der dies zugab. Aber er war unermüdlich nett zu seinen Mitmenschen und gab sich viel Mühe, sie gut zu behandeln. Und sein Geist war brillant. Es war, als verfügte er über ein strahlendes Licht, mit dem er die Menschen bescheinen konnte. Er hatte die Gabe, jedem in seinem Umkreis das Gefühl zu vermitteln, wichtig und etwas Besonderes zu sein. Und den Akku für dieses »strahlende Licht« musste er oft aufladen, denn er verbrauchte ihn bei jeder sich bietenden Gelegenheit. Unter den Briefen, die er bekam, waren auch welche von Menschen, die ihn wissen ließen, wie er ihr Leben verändert oder ihnen geholfen hatte, eine schwierige Lebensphase zu überstehen. Für viele dieser Menschen war es von entscheidender Bedeutung gewesen, dass Patrick sich die Zeit genommen hatte, stehen zu bleiben und ihnen einen Rat zu geben oder ein aufmunterndes Wort an sie zu richten. Er war ... einer der wirklich guten Kerle. Und es bedeutete ihm viel, vor Augen geführt zu bekommen, was für eine Wirkung er auf die Leben anderer Menschen hatte.

Was mich anging, stellte diese vielfältige Unterstützung und Hilfsbereitschaft meinen Glauben an das Gute im Menschen wieder her. Eine Zeit lang hatte ich in einer Welt gelebt, in der Erfolg daran gemessen wurde, wie viel Geld und welchen Status man hatte, einer Welt, die von Menschen bevölkert wurde, die mitunter nicht einmal imstande waren, grundlegende Rücksichten zu nehmen. Und das kann einen ziemlich zermürben. Die Reaktionen auf Patricks Krankheit änderten diese Sicht der Dinge für mich, und zwar schnell. Sie stellten meinen Glauben wieder her, dass die Menschen im Grunde gut sind. Wenn sie die Möglichkeit haben, *tun* die Menschen das Richtige.

Meine Mutter hatte einmal darüber nachgegrübelt, wie einige Psychiater in den 1960er-Jahren tatsächlich hatten behaupten können, die wahre Natur des Menschen liege darin, zu vögeln und zu töten, und dass uns nur die Sozialisierung davon abhalte, uns diesen Trieben fortwährend hinzugeben. »Wenn es tatsächlich so wäre«, argumentierte meine Mutter, die eine engagierte Krankenschwester war, »warum wollen dann alle Babys am liebsten in den Arm genommen werden und sehnen sich nach Zuneigung? Warum ist der Körperkontakt so wichtig?« Tja ... also, ich glaube, dass es Abweichungen von der Norm gibt, diese merkwürdigen Individuen, »bei denen nicht genügend Serotonin ins Hirn gelangt«. Aber im Grunde, denke ich, ist es mit den Menschen so ähnlich wie mit den Pferden, diesen schönen, majestätischen Wesen, die Patrick und ich so innig liebten. Pferde sind grundsätzlich gutmütige, nicht nachtragende Tiere. Wenn es einmal nicht so ist, sind sie von schlechten Menschen verdorben worden.

Aber ich bin immer noch zynisch, was einige Leute da draußen angeht. Ich habe gelernt, auf der Hut zu sein, und versuche, mich vor denen zu schützen, die nicht daran glauben, dass es das Gute im Menschen überhaupt gibt, die es nicht einmal in sich selbst spüren. Diese Leute existieren wirklich. Nicht alle aus unserem Umfeld haben sich während Patricks Erkrankung immer einfühlsam verhalten. Bei einigen kam Habgier zum Vorschein, andere machten sich vor allem darum Gedanken, was Patricks Krankheit für sie selbst bedeutete. Aber diese Leute stellten nicht die Mehrheit dar, und ich glaube auch nicht, dass es mehr von dieser Sorte waren als üblich. Ich denke einfach, wenn diese Leute losziehen, um Dinge zu zerstören und Mitmenschen zu verletzen, wollen sie vor allem viel Aufhebens machen. Ich glaube jedoch, die meisten Menschen sind gut, anständig und fürsorglich. Was für ein Geschenk: sich der Tatsache bewusst zu werden, dass wir in einer Welt leben, in der es überwiegend solche Menschen gibt …

Patrick und ich jedenfalls fühlten uns gestärkt von all denen, die uns unterstützten. Und wenn Gebete und reiner Wille das Universum ändern konnten, konnten diese Menschen es auch. Wir alle konnten es. Als wir am dringendsten darauf angewiesen waren, verlieh uns die Unterstützung all dieser Menschen eine Art von …

… magischer Kraft.

Und genau diese benötigten wir. Wir brauchten die Entfaltung von magischer Kraft.

Bei Patrick standen die ersten Computertomografien seit Beginn seiner Behandlung an. Die Ergebnisse bedeuteten alles.

Kapitel 7

Wir vertrauen auf Gott, alle anderen liefern Daten

Am 2. April 2008 flogen wir nach Stanford, wo die Positronen-Emissions-Tomografie (PET) und eine weitere Computertomografie (CT) anstanden, seit Patrick zwei Monate zuvor mit der Behandlung begonnen hatte. Auf dem Stanford-Campus wurden wir zu verschiedenen Stellen geleitet und landeten schließlich auf unserem Rundweg vor einer der Krankenhaustüren bei einer Ansammlung verschiedener Container, wo die Tomografien durchgeführt wurden. Eine PET ist weiß Gott keine angenehme Prozedur. Vor der Untersuchung wird dem Patienten ein Radiopharmazeutikum in die Vene injiziert. Das nimmt einige Betroffene stärker mit als andere. Für Patrick war es furchtbar. Es brannte. Als er sich dieser Untersuchung zum ersten Mal unterziehen musste, damals noch im Cedars-Sinai, hatte er mir erzählt, dass er um ein Haar in Panik geraten wäre. Er hatte geglaubt, dass er vielleicht sterben würde. Keine besonders angenehme Erfahrung für ihn. Und jetzt sollte er das Ganze erneut über sich ergehen lassen, und zwar ohne zu klagen. Was blieb ihm auch anderes übrig? Wir hatten die beiden zurückliegenden Monate voller Spannung darauf hingelebt, was diese Untersuchungen ergeben würden.

Nachdem PET und CT durchgeführt waren, erschien Patrick aus dem Container, und einer der Patientenbetreuer geleitete uns zu einem abgelegenen Raum, der von einem ruhigen Flur abging. Er war klein, aber sehr gemütlich. Es gab einen Fernseher, den ich einschaltete, dann wechselte ich das Programm ... und schaltete ihn wieder aus.

Und dann warteten wir ...

Nach einer langen, uns endlos vorkommenden Zeit betrat Dr. Fisher den Raum. Er nickte.

Das war ein gutes Zeichen.

Ja ...

Dr. Fisher loggte sich in den in dem Raum bereitstehenden Computer ein und holte die Untersuchungsergebnisse auf den Bildschirm. Sie zeigten, dass die Läsionen – oder Flecken – auf seiner Leber nicht gewachsen und sogar weniger aktiv waren. Auch der Tumor am Kopf der Bauchspeicheldrüse war nicht gewachsen. Dass es keine neuen Läsionen gab, die bestehenden nicht gewachsen waren und die PET-Untersuchung eine Verbesserung des Zustands seiner Leber ergeben hatte, war die Bestätigung, dass die Chemotherapie, was die Bekämpfung seiner Krankheit anging, gut anschlug. *Die Bekämpfung der Krankheit.* Bei Bauchspeicheldrüsenkrebs bedeutete das *Erfolg.*

Patrick und ich strahlten und nickten uns kurz zu, als Dr. Fisher uns diese Nachricht überbrachte, dann konzentrierten wir uns wieder auf das, was er uns am Bildschirm zeigte und erklärte. Doch innerlich machten wir Freudensprünge! Als wir uns einen verstohlenen Blick zuwarfen, fiel es uns schwer, uns nicht von unseren übersprudelnden Gefühlen überwältigen zu lassen. Und in Patricks Augen las ich klar und deutlich, als hätte er es laut ausgesprochen: *Sieht so aus, als ob ich noch ein Weilchen bliebe!*

Ich war überglücklich.

Das war genau das, was wir hatten hören wollen. Wir waren noch im Spiel. Jetzt mussten wir nur das nächste Problem angehen, das sich auftat. Doch das erschien uns im Vergleich zu dem großen Problem klitzeklein.

Dr. Fisher scrollte zu einem anderen Abschnitt der Bilder. Die gute Nachricht lautete, dass die Bereiche um die Bauchspeicheldrüse und die Leber unauffällig waren und …

»Sehen Sie sich das mal an.« Dr. Fisher rückte das Bild auf dem Bildschirm zurecht. »Das ist Ihre Wirbelsäule, und *das hier ist Ihr Magen …*«

Er scrollte weiter runter … und weiter und noch weiter. Die schlechte Nachricht war, dass Patricks Magen extrem dilatiert, also vergrößert war. Der Tumor blockierte an der Stelle, an der der Magen in den Dünndarm führt, am Ausgang, sodass sich der komplette Mageninhalt aufstaute und den Magen aufblähte. Patrick hatte während der zurückliegenden zwei Monate über furchtbare Verdauungsstörungen geklagt, die ihm schwer zu schaffen machten. »Ich fühle mich zum Platzen!«, hatte er immer wieder gesagt. Dieses Gefühl stellte sich bereits morgens bei ihm ein und verschlimmerte sich im Laufe des Tages. Er hatte sich angewöhnt, beinahe im Sitzen zu schlafen, da ihm sonst schlecht wurde.

Außerdem musste er häufig aufstoßen, und die seinem Inneren entweichende Luft roch, um ehrlich zu sein, alles andere als gut. Als ich einmal unser Flugzeug flog und er neben mir auf dem Kopilotensitz saß, musste ich regelrecht die Luft anhalten. Später erzählte ich Donny davon, und er stimmte mir zu, dass Patricks Atem nicht gut roch, stellte jedoch klar: »Ich würde seinen Mundgeruch liebend gern jeden Tag ertragen. Ich bin einfach nur froh, dass er da ist.« Auch wenn er es gar nicht so gemeint hatte, fühlte ich mich ganz schön schlecht. Ich meine, wenn mir schon ein bisschen Mundgeruch zu viel war – *wie sollte ich dann erst diese ganze Geschichte durchstehen?* Eine meiner Freundinnen, deren Ehemann ebenfalls Krebs hatte, erzählte mir, dass ihr Mann unter extremem Stuhlkontrollverlust leide und Windeln tragen müsse. Der Geruch von Erbrochenem oder warmem Kot löst bei mir einen furchtbaren Würgreflex aus. *Und wenn sich die Dinge richtig zum Schlechten wendeten und Patrick meine*

Hilfe brauchte? Würde ich mich als eine von diesen zartbesaiteten Memmen erweisen, auf die man sich nicht verlassen konnte? Liebte ich ihn nicht genug? Ich wies mich selbst dafür zurecht, dass ich so ein Weichei war, und befürchtete, dass mein Magen bei solchen Dingen nicht mitspielen würde.

Die übel riechenden Rülpser hätten uns eigentlich als ein ziemlich guter Indikator für das Problem dienen können: Sie rochen nämlich genauso wie Küchenabfälle. All das Essen und die Protein-Shakes, die er so tapfer in sich hineinzwang, um sein Gewicht zu halten, stauten sich in seinem Magen und zersetzten sich langsam, während sich immer mehr anhäufte. Dabei blähten sie ihn auf wie einen Ballon! Ein bisschen Nahrung fand natürlich ihren Weg in den Dünndarm, aber nicht viel und auch nur sehr, sehr langsam.

Patrick war stinksauer, dass dies nicht schon längst jemandem aufgefallen war. Er hatte so darunter gelitten. »Ich kann es einfach nicht fassen! Warum hat das nicht längst jemand untersucht? Warum nicht?«, klagte er noch Tage später.

Jedenfalls erklärte es, warum er sich so schlecht gefühlt hatte. Ein derart stark erweiterter Magen kann, wenn er sich in den Beckenraum ausdehnt, auf andere Organe drücken. Aber natürlich hatte Patrick sich während seiner gesamten Leidenszeit kaum beklagt. Er hatte eine hohe Schmerzschwelle und konnte sich mächtig zusammenreißen, wenn es erforderlich war. Seine Beschwerden hatte er allesamt auf den Bauspeicheldrüsenkrebs zurückgeführt. Doch jetzt freundeten wir uns mit dem Gedanken an, dass er in Zukunft vielleicht ein bisschen lauter klagen sollte, wenn er unter solchen Schmerzen litt.

Der Fairness halber muss man sagen, dass keiner der Ärzte, mit denen wir in Stanford unmittelbar zu tun hatten, bei einem Patienten, der positiv auf die Therapie ansprach und so gut aussah wie Patrick, je ein solches Phänomen gesehen hatte. Dr. Van Dam rief einen Gastroenterologen hinzu, um die Situation mit ihm zu erörtern, und dieser hatte etwas Derartiges in der Tat schon gesehen, allerdings im Laufe seiner mehr als zwanzigjährigen Praxiserfahrung nur *ein einziges Mal.*

Patrick tat ihnen leid. »Armer Kerl«, sagte Dr. Fisher und schüttelte bestürzt den Kopf. »Als ich die Aufnahmen gesehen habe … kein Wunder, dass er sich so schlecht gefühlt hat.«

Die schlechte Nachricht war also, dass Patricks Magen blockiert und erweitert war. Die gute war, dass wir jetzt, da wir wussten, wo das Problem lag, nach einer Lösung suchen konnten. Und zwar sofort.

Innerhalb einer Stunde hatte Dr. Fisher eine Expertenrunde zusammengetrommelt, die in einem abgelegenen Raum auf dem Stanford-Gelände zusammentrat. Die Runde bestand aus Dr. Fisher, Jacques Van Dam, dem Chirurgen Dr. Norton und dem Radiologen Albert Koong. Auf dem Bildschirm waren für alle Anwesenden die Ergebnisse von Patricks Untersuchungen zu sehen, und jeder der Ärzte gab seine Einschätzung zu dem Fall ab und legte dar, was seiner Meinung nach in Anbetracht des ungewöhnlichen Zustands, in dem Patrick sich befand, zu tun sei. Jeder machte Vorschläge und spielte des Teufels Advokat, indem er die Schwachstellen der Vorschläge der anderen bloßlegte und neue Ideen einbrachte. Patrick zu behandeln war in Anbetracht der Tatsache, dass er unter Bauchspeicheldrüsenkrebs litt, eine ziemliche Herausforderung. Ihnen zuzuhören, beeindruckte und faszinierte mich. Ich hatte immer ein etwas altmodisches Bild von Ärzten gehabt und geglaubt, dass sie stets wussten, wovon sie redeten, und immer eine Lösung kannten. Und da saß ich nun und war Zeugin dessen, wie diese hoch angesehenen Fachärzte versuchten, die bestmögliche Vorgehensweise für Patrick herauszufinden. *Versuchten herauszufinden.* Es machte mir bewusst, wie kreativ die Medizin tatsächlich ist. Dass man nicht einfach immer zu Schema F greifen kann. Dass jeder Mensch ein Individuum ist und sich von anderen unterscheidet und dies im Hinblick auf die Behandlung einer Krankheit berücksichtigt werden muss.

Außerdem wurde mir klar, wie wichtig es ist, von guten Ärzten behandelt zu werden. Die guten wissen, worauf es ankommt, und schrecken nicht davor zurück, auch mal über den Tellerrand zu schauen. Sie sind Wissenschaftler, die auf den Umgang mit Kranken spezialisiert sind. Und sie sind klug, kreativ, äußerst engagiert und verantwortungsvoll. In diesem Raum wurde mir auch bewusst, dass sie falsch liegen konnten. Dass sie vielleicht einen Aspekt außer Acht ließen, ein einzelnes, aber alles entscheidendes Puzzleteilchen übersahen. Dass sie überarbeitet sein oder ... einfach nur einen schlechten Tag haben konnten. Eine Langzeitbehandlung kann sich als äußerst kompliziert erweisen. Es gibt keinen direkten Weg von A nach B. Und wenn man nicht minuziös auf alles achtet, kann man sich immer wieder aufs Neue in Diskussionen wiederfinden wie der über die Frage, wer zuerst da war, die Henne oder das Ei.

An jenem Tag in diesem Raum wurde mir auch bewusst, dass *ich, Lisa*, zum Ärzteteam gehörte. Ich war in ihrem Kreis die einzige Konstante. Ich hörte *alles*; ich hatte meinen großen gelben Notizblock, und was immer ich erfuhr, beobachtete und aufzeichnete, war für Patricks Behandlung von unschätzbarem Wert. Später, als ich mich mit den unterschiedlichen Behandlungsmöglichkeiten und dem mit ihnen einhergehenden Fachjargon besser auskannte, wurde mir klar, dass ich sogar Fehler erkennen konnte, bevor sie gemacht wurden, und Detailinformationen beisteuern konnte, die bei den anstehenden Entscheidungen von großer Bedeutung waren.

In diesem Raum, im Kreis der Expertenrunde, wurde mir bewusst, wie wichtig meine Rolle werden konnte. Dass ich einen bedeutenderen Part übernehmen konnte, als Patrick nur seine Medikamente zu verabreichen, seine Medikation zu dokumentieren und Kalorien zu zählen. Man gewährte mir Zutritt zu dem Zirkel. Und ich war dort, um unserem

Team von Nutzen zu sein und eine genauso wichtige Rolle zu spielen wie alle anderen auch.

Dr. Van Dam setzte einen Stent ein, um die blockierte Verbindung zwischen Patricks Magen und seinem Dünndarm zu öffnen, und wir drückten die Daumen. Es konnten jederzeit Komplikationen eintreten, zum Beispiel, dass der Magen seine natürlichen Kontraktionen und seine Motilität wieder aufnahm. Um den Prozess zu unterstützen und Patrick eine umgehende Linderung zu verschaffen, legte Dr. Van Dam zusätzlich zu den verabreichten Medikamenten eine PEG-Sonde an, auch perkutane endoskopische Gastrostomie genannt, das heißt, er durchstieß auf der linken Seite den Bauch und die Magenwand, führte einen Schlauch hindurch und legte somit einen künstlichen Magenzugang. Durch diesen Schlauch konnte Patrick überschüssiges Verdauungsmaterial aus seinem Magen abfließen lassen, anstatt darauf zu warten, dass dieses seinen gerade verbesserten, inzwischen nicht mehr blockierten Ausgang passierte. Der herausführende Schlauch ist ziemlich klein, und wenn er nicht benutzt wird, kann er einfach verschlossen werden. Später kann er auch gekürzt und mit einem Verschluss versehen werden, sodass er nicht mehr herunterbaumelt. So ein künstlicher Magenzugang ist nicht so schlecht, wie man denken könnte. Ehrlich. Und die dafür erforderliche Prozedur ist äußerst unkompliziert. Es sei denn … man ist Patrick.

»Ich fühle mich wie angeschossen!«, stöhnte Patrick. »Buchstäblich wie angeschossen!«

»Er ist sehr muskulös«, erklärte Dr. Van Dam mit großen Augen. »Ich musste eine *extrem* dicke Muskelschicht durchdringen.« Es war, als ob er soeben entdeckt hätte, dass Patrick vielleicht doch eine Art Supermann war. Wie man sich einen Filmstar eben so vorstellt. Außergewöhnlich und mit Superkräften ausgestattet, nicht einfach ein normaler zerbrechlicher Mensch! Doch Superkräfte haben auch ihren Preis. Denn dadurch, dass Dr. Van Dam diese dicke Muskelschicht durchstechen musste, war die Prozedur für Patrick *extrem* schmerzhaft.

Für Patrick war das Ganze wirklich furchtbar. Ich hatte ihn noch nie so dauerhaft unter Schmerzen leiden sehen. Dummerweise machten wir den Fehler, nicht sofort nach Hause zu fahren. Wenn er schon am ersten Tag unter so extremen Schmerzen litt, konnte es am zweiten, wenn die Betäubung nachließ, nur noch schlimmer werden.

Wir machten uns darüber lustig, wie es ist, wenn in einem Film jemand angeschossen wird. »Im Film kriegt jemand eine Kugel in den Bauch gejagt«, ächzte Patrick und grinste mit schmerzverzerrter Grimasse, »und am nächsten Tag ist er wieder auf den Beinen und rennt in der Gegend herum. *Aber so läuft das nicht.* Wenn du eine Kugel in den Bauch gekriegt hast, gehst du nirgends mehr hin!«

Schließlich halfen wir ihm hoch und machten uns tapfer auf den Nachhauseweg. Jede kleine Bewegung, jede noch so kleine Erschütterung des Autos während der Fahrt zum Flughafen war für ihn eine Qual. Es war ein äußerst seltener Anblick, ihn derart leiden zu sehen. Und es dauerte fast zwei Wochen, bis es ihm endlich besser ging.

Und letztendlich gefiel ihm seine PEG-Sonde sehr.

Ich hatte es gewusst. Er bekam mit der Zeit heraus, wie er diesen Schlauch optimal einsetzen konnte, und brachte es darin zu wahrer Meisterschaft. Er ging sogar so weit, eine Tanzpose einzunehmen, eine Arabeske, die in einen Penché überging, bei dem man den Oberkörper nach vorne beugt und gleichzeitig ein Bein hinter sich hochzieht. Diese Pose nahm er immer dann ein, wenn er auch noch den letzten Rest aus seinem Magen herausbekommen wollte.

Patrick verfügte über die erstaunliche Fähigkeit, seinen Körper objektiv betrachten zu können. Wenn er von einer Klippe in einen See springen wollte, wie er es während unserer Hochzeitsreise getan hatte, als wir am Lake Travis in Texas gezeltet hatten, prüfte er zunächst die Höhe, rechnete sich aus, wie viele und welche Drehungen er machen wollte, schätzte seine Flugbahn ab, die ihn an den unter ihm aufragenden Felsen vorbeiführen würde, überlegte, wie er auf die Wasseroberfläche treffen wollte – und machte dann einen wunderschönen Schwalbensprung. Natürlich war es ein gelungener Sprung. Er hatte schließlich volles Vertrauen in seine Berechnungen. Er wusste, dass sein Körper vollbringen konnte, was er ihm abverlangte. Und selbstverständlich verlief alles wie geplant.

Er brachte sich oft in Situationen, die für andere gefährlich aussahen. Doch er machte sich nur lustig, wenn jemand Bedenken äußerte. Ich selbst bat ihn oft, irgendetwas bleiben zu lassen. Doch das tat ich nicht, weil ich es ihm nicht zugetraut hätte, sondern weil die physischen Folgen für ihn sehr ernst gewesen wären, falls doch mal etwas schiefgehen sollte oder sein Timing beziehungsweise das von jemand anderem danebenlag. Aber ihm kam nie in den Sinn, dass etwas misslingen könnte; diese Vorstellung existierte für ihn nicht. Bis er viele, viele Jahre später während der Dreharbeiten von *Blood Letters – Post vom Tod* vom Pferd fiel. Er galoppierte ohne Sattel, das Pferd wollte zur einen Seite, er zur anderen, und im Weg stand eine Eiche … Er brach sich beide Beine, doch der Unfall hätte ohne Weiteres auch tödlich ausgehen können.

Dieser Unfall versetzte seinem Selbstvertrauen für eine Zeit lang einen Stich. Und das hasste er. Genau wie Bodhi, den er in *Gefährliche Brandung* spielte, glaubte er: »Wer Angst hat, zögert, und wer zögert, sorgt dafür, dass seine schlimmsten Befürchtungen wahr werden.« Und plötzlich verspürte er Angst. Später bewies er, dass er imstande war, seine Angst zu überwinden, indem er sich auf unserer Ranch in New Mexico auf eines unserer temperamentvollen Araberpferde schwang und übers offene Feld davongaloppierte – ohne Sattel, ohne Zaumzeug, ohne alles. Er galoppierte einfach nur inmitten von vier weiteren dahinjagenden Pferden. Zeigte das nun, dass er über das beste Urteilsvermögen der Welt verfügte? Vermutlich nicht. Aber wenn es eine Schwachstelle in seiner Denkweise gab, betraf diese weder sein Können noch sein Talent oder sein Timing. Er vergaß manchmal einfach nur, seine Lebenserfahrung in vollem Umfang einzusetzen. Sie wissen schon. Aber dennoch ... Ich kann nicht umhin, einen Menschen zu bewundern, der sich nicht unterkriegen ließ. Er ging immer aufs Ganze, egal, was andere dazu zu sagen hatten. Und er ließ sich von nichts und niemandem ausbremsen und schon gar nicht von ein bisschen Angst.

Die Tatsache, dass er Tänzer war, beflügelte seine Fähigkeit, mit Herausforderungen fertigzuwerden. Beim Tanz ist vieles reine Willenssache; gewisse Bewegungen, die du deinem Körper abverlangst, würden sonst niemals funktionieren. Es gibt einfach Dinge, für die dein Körper von Natur aus nicht geschaffen ist. Und wie schaffst du es trotzdem? Du stellst es dir vor, du »spürst« es, und dann tust du es einfach. Patrick hatte sein ganzes Leben lang getanzt, Sport getrieben und Stunts hingelegt, und das trotz einer Knieverletzung, die er sich in der Highschool beim Football zugezogen hatte und die ihm bei jeder Bewegung zu schaffen machte. Doch diese Verletzung hielt ihn von nichts zurück. Es gibt andere Tänzer, die genauso sind. Ich habe zerbrechlich wirkende Mädchen gesehen, die mit Abszessen an den Füßen in ihre Spitzenschuhe schlüpften und auf die Bühne gingen, um zu tanzen – und dabei auch noch lächelten. Du lernst, Beschwerden zu ignorieren, sogar Schmerzen zu ignorieren. Du lernst, auf den Adrenalinstoß zu warten, damit er dir durch die Vorführung hilft, und du weißt, dass es hinterher hoffentlich irgendwann besser wird. Aber du lässt dich von Schmerzen nicht abhalten.

Ich denke, dass mir meine Vorgeschichte als Tänzerin ebenfalls geholfen hat, denn in einigen Bereichen mag ich zwar etwas zart besaitet sein, aber was das Ertragen von Schmerzen und Beschwerden angeht, hatte ich eine ähnliche Sichtweise wie Patrick. Ich geriet nicht in Panik. Ich konnte seine Schmerztoleranzgrenze ziemlich gut einschätzen und wusste, dass er nicht betütelt werden musste, bis es wirklich an der Zeit war, ihn zu betüteln. Tänzer verfügen über die Gabe, ihre Körper klinisch und distanziert zu betrachten. Wir gehen physische Probleme ruhig und professionell an. Und wir durchdenken sie gründlich.

Patrick setzte diese ruhige Entschlossenheit und seine Überzeugung, dass alles nur eine Willensfrage war, im Kampf gegen seine Krankheit ein. Er ging an die Behandlung und jede einzelne Prozedur heran, als handelte es sich um ein Abenteuer. Es war, als ob es sich bei seinem Körper um sein und mein persönliches Wissenschaftsprojekt handelte, nur dass eben sehr, sehr viel auf dem Spiel stand. Mehr als jemals zuvor. Was nur dafür sorgte, dass wir noch härter arbeiteten und uns noch mehr konzentrierten.

Während wir uns unseren Weg durch dieses neue Territorium bahnten, verspürte ich auch weiterhin einen unerbittlichen Drang, meine eigenen Grenzen zu überschreiten und weiter zu lernen. Nach meinem Kommentar über seinen Mundgeruch musste ich mich rehabilitieren. Wir waren angewiesen worden, im Auge zu behalten, ob Patricks Beine anschwollen und er kurzatmig wurde, was darauf hindeuten konnte, dass sich Blutgerinnsel bildeten. Bei Bauchspeicheldrüsenkrebspatienten drohen nämlich Blutgerinnsel. Und eine Woche später war es so weit: Sein linkes Bein war angeschwollen. Ein Besuch im Mark Taper Foundation Imaging Center und eine Ultraschalluntersuchung bestätigten, dass sich ein Blutklumpen beziehungsweise eine tiefe Venenthrombose gebildet hatte. Patrick musste den Blutverdünner Lovenox nehmen. Dieses Medikament muss zweimal täglich subkutan (einfach unter die Haut, normalerweise in den Bauch) injiziert werden.

Tja, und nun? Ich habe einen Horror vor Spritzen. Spritzen versetzen mich in Angst und Schrecken. Und plötzlich werde ich gebeten, Patrick zweimal täglich eine Spritze zu verabreichen? Der in L.A. überwiegend für uns zuständige

Krankenpfleger, Jose, sollte mich im Spritzengeben unterweisen. Er gab mir sogar ein kleines Gummikissen, eine Spritze und eine Nadel, um damit zu üben. Und ich versuchte es wieder und immer wieder und sah mir zudem die Instruktions-DVD an, die der Lovenox-Packung beilag. Doch als es ernst wurde und galt, die Spritze in echtes Menschenfleisch zu injizieren, war das etwas ganz anderes. Als ich Patrick zum ersten Mal piekste – »Aua!« –, zog ich die Nadel sofort wieder raus.

»Was machst du denn?«, schrie Patrick. »Du hast sie wieder rausgezogen!« Er sah mich an, als hätte ich sie nicht alle.

Jose schüttelte den Kopf. »Nein, so nicht. Sie müssen die Spritze wegwerfen und eine neue nehmen.«

»Ich muss sie wegwerfen?«, fragte ich bestürzt.

Jose und die anderen hatten mich darin unterwiesen, wie wichtig es war, auf die strikte Einhaltung der Hygiene zu achten, vor allem wenn man mit jemandem zu tun hatte, der so anfällig für Infektionen war wie Patrick. Da meine Mutter eine hervorragende Krankenschwester gewesen war und viele ihrer Reinlichkeitsgewohnheiten auch zu Hause eingeführt hatte, war es für mich kein absolutes Neuland. Jose erklärte mir, dass ich die Spritze nach dem Entfernen der Schutzhülle nicht mehr hinlegen, sie mit nichts in Berührung bringen und sie auf keinen Fall in die Haut stechen, wieder herausziehen und dann wieder reinstechen dürfe. Na gut! Ich warf die Spritze, die vermutlich fünfzig Dollar kostete, also weg, und da ich aus einer Familie mit sechs Kindern stammte, in der beide Elternteile gearbeitet hatten, und ich als junge Tänzerin in New York Hunger gelitten hatte, tat mir das weh. Ich war fest entschlossen, es beim nächsten Mal richtig zu machen.

Patrick hatte nicht das geringste Problem mit Spritzen, er hätte sich die Injektionen also durchaus selbst verabreichen können, aber aus irgendeinem Grund wollte er, dass ich es für ihn tat. Ich glaube, dass es ihm vielleicht doch mehr ausmachte, als er zugeben wollte, oder vielleicht dachte er auch, dass es gut für mich war, ihm die Spritzen zu geben. Vielleicht gefiel es ihm einfach, dass ich sie ihm verabreichte.

Ich hielt es jedenfalls für eine durchaus nützliche Fertigkeit, Spritzen geben zu können. Ich meine, was wäre, wenn eines meiner Pferde eine Injektion benötigen sollte und kein anderer da wäre, der sie ihm verabreichen konnte? Bis zu jenem Zeitpunkt wäre ich davor zurückgeschreckt. Doch dann wurde ich eine richtige Expertin. Ich hatte jede Menge Gelegenheit zu üben, und viele Ärzte und Krankenschwestern staunten, dass meine Einstiche keine Blutergüsse hinterließen. Patrick bat mich sogar, ihm die Spritzen zu geben, wenn eine Krankenschwester zugegen war, weil ich es angeblich besser konnte als viele von ihnen. Soll ich Ihnen etwas verraten? Wenn ich es schon tun musste, dann wollte ich die Beste sein. Nein, das stimmt so nicht. Ich wollte ihm einfach nie wehtun, und um ihm nicht wehzutun, musste ich die Beste sein.

Eines Abends besuchte uns ein befreundeter Drehbuchautor und Regisseur. Ich fragte ihn, wie er mit seinem neuen Drehbuch vorankomme. »Sehr gut«, erwiderte er. »Obwohl ich an einer Stelle der Geschichte plötzlich mit zwei unterschiedlichen Versionen dasaß.«

Das hatte ihm offenbar ein Dilemma beschert. »Und? Was hast du dann gemacht?«, fragte ich und kicherte.

»Letztendlich musste ich auf meine ursprünglichen Notizen zurückgreifen«, erklärte er, »und mich vergewissern, was ich mit diesem Film eigentlich beabsichtigt hatte, als ich ganz am Anfang stand.«

Ich hatte mich selbst auch dabei ertappt, zurück zum Anfang gehen zu wollen. Alles war in Schieflage geraten. Ich wollte noch einmal von vorne beginnen und mich dabei auf Aufzeichnungen berufen können, die gemacht worden waren, als ich mich auf den Weg ins Leben begeben hatte. Aufzeichnungen darüber, wie ich mein Leben leben wollte, was ich vom Leben erwartete …

Und dann war da meine Zeit mit Patrick.

Patrick und ich hatten die meiste Zeit unseres Lebens zusammen verbracht, und ich verspürte den Drang, noch einmal von vorne anzufangen, aber auf eine andere Weise. Ich wollte mit ihm noch mal zurück an den Anfang. Wir näherten uns dem Ende seines zweiten Chemotherapie-Zyklus. Die folgenden Zeilen hatte ich zwei Monate zuvor geschrieben, am Tag nachdem Patrick mit seiner Behandlung in Stanford begonnen hatte und wir voller Hoffnung waren:

Für immer

Warum ich zurückgehen möchte
an den Anfang.
Ich möchte mit allem noch einmal neu anfangen.
Ich möchte versuchen, besser zu machen, was wir falsch gemacht haben.
Ich möchte weise werden.
Ich möchte aus vollem Herzen singen, dass es wahr ist.
Ich möchte laut und lange lachen
Über die Schrecklichkeit, der wir aus dem Weg gegangen sind.
Ich möchte dich berühren,
Immer und für alle Zeiten, meine Liebe
Und die Freude genießen, die
Mir das immer gegeben hat.
Ich möchte meine Stimme hören, wenn sie mir in der Kehle stecken bleibt, oder in meinem Mund.
Denn ich kann dir nicht oft genug sagen,
Wie sehr ich dich liebe.
Ich möchte mich zurückversetzen und dieses Auto wieder fahren.
Ich möchte dich abholen und die Frische unseres Zusammenseins wieder spüren.
Ich möchte alles zurückdrehen und alles noch einmal tun,

Damit ich mehr Zeit mit dir habe.
Ich möchte die Zeit mit dir verdoppeln,
Die Zeit mit dir verdreifachen
Bis zum Ende aller Zeiten.

Kapitel 8

Russisches Roulette

»Gut aussehende Menschen törnen mich ab, mich selbst eingeschlossen.« – »Die Vorstellung von promiskuitivem Herumvögeln hat mich noch nie angetörnt.« – »Alles, was ich besitze, ist meine Integrität, denn bis heute habe ich noch nie einen Leichenwagen gesehen, der das Hab und Gut des Verstorbenen im Schlepptau hinter sich hergezogen hat.«

Dies sind einige Aussprüche von Patrick, die in diversen Zeitschriften erschienen. Man wusste nie, was Patrick als Nächstes zum Besten geben würde. Er war immer für eine Überraschung gut. Ich weiß nicht, woher er diese Ideen hatte, es war beinahe so, als ob er sich einfach geöffnet und sie aus irgendeinem anderen Universum empfangen hätte. »Promiskuitives Herumvögeln hat mich noch nie angetörnt.« Wenn er zu verstehen geben wollte, dass er mir treu war, hätte ich vielleicht eine Äußerung vorgezogen wie: *Ich liebe Lisa so sehr, dass ich mir niemals, nicht in hundert Millionen Jahren, vorstellen könnte, mit einer anderen Frau zusammen zu sein.* Stattdessen musste ich lesen: »Promiskuitives Herumvögeln hat mich noch nie angetörnt.« Na gut, damit komme ich auch klar.

Manchmal gab er den Medien gegenüber viel mehr preis, als er es hätte tun sollen, weil er glaubte: »Wenn ich ihnen alles erzähle, haben sie nichts mehr, was sie mir andichten können.« Hm. Darüber musste ich erst mal eine Weile nachdenken. Hin und wieder musste ich ihn allerdings daran erinnern, meine tiefsten, dunkelsten Geheimnisse doch bitte nicht der nationalen und internationalen Presse anzuvertrauen, da ich prinzipiell eher dazu neige, meine Privatsphäre zu schätzen. Und er bemühte sich, so gut er konnte, sich daran zu halten.

Ein anderes Zitat von Patrick war in ein rostbraun-cremefarbenes Kissen eingestickt, das viele Jahre lang unser Haus zierte. Die Journalistin und Fernsehikone Barbara Walters hatte dieses Kissen anfertigen lassen und es uns 1988 nach ihrem Interview mit Patrick über *Dirty Dancing* zukommen lassen. Das eingestickte Zitat lautete: »Unsere Streitereien sind so intensiv wie unsere Liebe.«

Zwölf Jahre später sah ich mir dieses Kissen an, schüttelte den Kopf und sagte zu Patrick: »Wir müssen *dieses Kissen verbrennen.*« Wir waren in unserer Beziehung an einem Punkt angelangt, an dem wir durchaus mal einen kühlen Kopf bewahren konnten und wussten, wie viel ein wenig Zärtlichkeit bedeutete. Das Kissen mit diesem Zitat war dem stürmischen, streitfreudigen Abschnitt unserer Partnerschaft gewidmet. Wir waren älter und weiser geworden und wussten, dass dies nicht das war, wonach wir strebten. Wir strebten nach Leidenschaft und liebevollem Miteinander. Nicht nach Leidenschaft und dem Schmeißen von Haushaltsgegenständen. Es fiel uns schwer, uns von dem Kissen zu trennen – aber wir verbrannten es schließlich im Rahmen einer kleinen Zeremonie und schworen uns, unsere Beziehung auf ein höheres Level zu erheben. Falls es denn so etwas gibt.

Ob das bedeutete, dass wir nicht mehr miteinander stritten?

Wir werden nicht immer vorher gefragt, ob wir uns einer Herausforderung stellen wollen, und wenn wir uns überlegen, was wir wohl tun würden, wenn wir mit einer furchtbaren, tödlichen Krankheit konfrontiert wären, stellen wir uns vor, dass wir reagieren würden wie die Leute in den Kinofilmen oder zumindest so wie die im Fernsehfilm der Woche. Aber wenn wir auch nur einen Hauch von gesundem Menschenverstand haben, wissen wir natürlich, dass so eine Situation vermutlich doch nicht so vorfabriziert und perfekt zu bewältigen ist wie das Versenden einer Glückwunschkarten-Plattitüde. Judy Kaufman, eine liebenswürdige Mitarbeiterin der Patientenbetreuung des Stanford Hospitals, sagte einmal zu mir: »Wir haben gelernt, über niemanden zu urteilen. Egal ob Patient oder Angehöriger – jeder geht auf seine Weise mit einer Krankheit um. Es dreht sich nicht darum, ob man es gut macht oder schlecht. Jeder macht es eben einfach nur … anders.«

Nie über jemanden urteilen …

Sie sagte dies zu mir, als ich nervös mit dem Fuß auftippte, während ich darauf wartete, dass Patrick aus unserem Flugzeug stieg. Wir waren auf dem Flughafen Palo Alto gelandet, und er wuselte aus irgendeinem mir unerfindlichen Grund noch im Flugzeug herum. Ich war längst ausgestiegen, hatte mich vergewissert, dass wir auch nichts vergessen hatten, hatte das Flugzeug gesichert und die Flughafengebühr bezahlt. Ich seufzte, drehte mich zu ihr um und wollte sagen: »Es ist aber auch *immer* das Gleiche mit ihm!« Und das stimmte. Patrick war ein chronischer Zuspätkommer, und zwar schon immer. Ständig musste ich auf ihn warten. Aber ungeachtet dessen sollte ich die Möglichkeit in Betracht ziehen, dass er dieses Mal womöglich wegen seiner anstehenden Chemotherapie nervös war, und diese Nervosität konnte durchaus der Grund für seine Verzögerungstaktik sein. *Konnte.* Dieses Mal jedenfalls. Und deshalb beschloss ich, ihn nicht lauthals anzutreiben, sondern mich damit zufriedenzugeben, wenn er auf der entsprechenden Station erschien und mit seiner Behandlung begann, bevor die Ärzte und Schwestern sich in den Feierabend verabschiedet hätten. Und das war für mich weiß Gott keine leichte Übung.

Dennoch muss ich zugeben, dass es durchaus Momente

gab, in denen ich ihn lauthals antrieb. Ich schrie ihn regelrecht an und schimpfte mit ihm, um ihn endlich aus der Tür zu bekommen. Andernfalls hätte er seinen Termin verpasst. Ich machte einen Riesenwirbel und zog eine ziemlich dämliche Show ab, während ich ihn vor mir herschob und -schubste. Ich erinnere mich, wie ich mich einmal, als er außer Hörweite war, zu unserer Haushälterin Celina umdrehte, die sich gerade um ihren eigenen Kram kümmerte, und ihr heimlich zuflüsterte: »Ich bin nicht wirklich sauer. Ich muss ihn nur dazu bringen, seinen Hintern durch diese Tür zu bewegen.« Trotzdem bereute ich es immer, wenn ich die Stimme erhoben hatte. Sobald wir auf dem Weg waren, nahm ich seine Hand und drückte sie, um ihn wissen zu lassen, wie innig ich ihn liebte. Daher konnte ich es auch nicht zulassen, dass er sich, was seine Behandlung und seine Chance auf eine Verbesserung seines Zustands anging, *selbst* im Weg stand. Er erwiderte meinen Händedruck immer, und alle harschen Worte waren im Nu vergessen. Als ob sie nie ausgesprochen worden wären.

Die Reise, auf die uns der Kampf gegen diese Krankheit geschickt hatte, ging nicht ohne Hindernisse, Auseinandersetzungen, Ungeduld, Traurigkeit und Angst vonstatten. Doch nie, nicht ein einziges Mal stand die Liebe infrage, die wir füreinander empfanden. Aber die Situation konnte erschöpfend sein, und der Stress, den wir beide empfanden, verlieh diesem Wort eine ganz neue Bedeutung. Und sooft wir beide von unglaublichen Gefühlen überwältigt wurden und die erstaunlichsten Situationen meisterten, taten sich hier und da längst wieder neue Probleme auf und reckten ihr hässliches Haupt. Zum Beispiel musste ich erfahren, dass Krebs als Ausrede für alle möglichen Dinge herhalten konnte. Eine Freundin von mir stand zur gleichen Zeit, als Patrick wegen seiner Erkrankung in Behandlung war, ihrem langjährigen Lebensgefährten zur Seite, der Hals- und Kopfkrebs hatte. Eine heilbare Krankheit, aber die Behandlung ist hammerhart. Irgendwann gerieten die beiden furchtbar aneinander, und im Eifer des Gefechts brachte er das hässliche »K-Wort« ins Spiel; er wies darauf hin, dass *er* schließlich *Krebs* habe, woraufhin sie verächtlich schnaubte und entgegnete: »Genau! Und deshalb sollte ich dich am besten in den Wind schießen, denn du hast ja Kreeeeebs!« Ich lachte mich kaputt, als sie mir das erzählte. Es war einfach so …

Klassisch.

Die folgenden Zeilen schrieb ich nieder, als ich gegen den Stress ankämpfte, den all die Verantwortung in mir auslöste, als ich in Selbstmitleid zerfloss und mir kläglich ungewürdigt vorkam:

> Gestern war ich stinksauer und bin es immer noch. Warum? Tja … also, Buddy ist krank … aber er hält trotzdem stur an seinen alten Gewohnheiten fest, was heißt, dass er zu lange aufbleibt, in sein Studio verschwindet und – es geht offenbar nicht anders – permanent zu spät dran ist. Außerdem ist er unmotiviert, sein Leben mit aller Kraft anzugehen. Das Einzige, was jetzt anders ist, ist, dass er für alles eine bessere Entschuldigung hat: den Krebs.
>
> Und ich reiße mir den Arsch auf. Kaufe ein, verabreiche ihm seine Medikamente, bereite ihm seine Shakes und sein Essen zu, sorge dafür, dass er isst, fahre ihn zu seinen Terminen, trage alles, was schwer ist, erledige Telefonate, vereinbare Termine, wecke ihn, organisiere sein Leben, seine Karriere, seine Pressetermine, seine Welt … Und mal ganz ehrlich, immerhin fühlt er sich gut genug, draußen herumzuhängen, Kaffee zu trinken, E-Mails zu lesen und Zigaretten zu rauchen! Ist es nun sein Fehler, dass er kaum einen Finger rührt, um sich selbst zu helfen? Oder ist es meiner? Ist er einfach so, weil er eben so ist, Krankheit hin oder her, oder …?
>
> Lass es gut sein, lass es gut sein, lass es gut sein.
>
> 29. März 2008

Ha! Die letzte Zeile entstammt eigentlich dem Weihnachtslied »Let It Snow«. *Lass es gut sein, lass es gut sein, lass es gut sein,* anstelle von: *Lass es schneien, lass es schneien, lass es schneien.* Ein kleiner Insiderwitz. Wir sangen den Refrain immer dann, wenn uns jemand verärgert hatte und uns nichts anderes übrig blieb, als einfach darüber hinwegzugehen und weiterzumachen.

Es war nicht das letzte Mal, dass ich mich wie ein Ackergaul fühlte, der die volle Last fast ganz allein ziehen muss. Aber zweifelsfrei hatte ich diesen Weg selbst gewählt. Und wenn es darauf ankam, war ich dankbar dafür und freute mich über alles, was ich für ihn tun konnte. Deshalb kriegte ich dieses Gefühl, nicht ausreichend gewürdigt zu werden, ziemlich schnell in den Griff. Erst recht, als mir klar wurde, dass Patrick *sehr wohl* würdigte, was ich für ihn tat. Aber oft fühlte ich mich wie die Performerin einer One-Man-Band. Sie wissen schon ... wo der Typ mit der einen Hand die Tröte drückt, mit der anderen die Kesselpauke schlägt, mit den Füßen die Basstrommel betätigt und mit dem Mund in ein Kazoo hineinsingt.

In meiner Funktion, die ich für Patrick übernahm, tat ich viele Dinge und spielte alle möglichen Rollen. Vor allem wollte ich ihn stärken, damit er seiner Krankheit mit der bestmöglichen Haltung begegnete, und dies war oft nicht gerade einfach. Ich versuchte, immer vorherzusehen, was er brauchte. Wir waren so lange zusammen, dass ich wusste, wie seine »Bedienungstastatur« funktionierte, also wann er einen Tritt in den Hintern brauchte, wann es ihn danach verlangte, dass ich seine Hand hielt, und wann ich ihn besser in Ruhe ließ. Einige Jahre zuvor hatten wir einmal eine Raftingtour auf dem Colorado River im Grand Canyon unternommen. Bei der Tour waren unter anderem auch der berühmte Basketball-Trainer Pat Riley und seine Frau Christine dabei. Pats Buch *The Winner Within* war gerade erschienen, und ich fragte ihn, wie es sei, Menschen zu trainieren, also sie wirklich zu trainieren. Zu dem Zeitpunkt fing ich gerade an, Regie zu führen und zu lernen, was man tun musste, um das Beste aus jemandem herauszuholen.

»Keiner ist so wie der andere«, erklärte er mir. »Um das Beste aus einem Spieler herauszuholen, bedarf es oft ganz unterschiedlicher Herangehensweisen. Einige Spieler geben ihr Bestes, wenn man sie lobt und bestätigt. Und dann gibt es solche, die einen Zuchtmeister brauchen, die erst dann zur Hochform auflaufen, wenn man sie anschreit und antreibt.«

Manchmal fühlte ich mich, als wäre ich Patricks Trainerin, wobei ich fortwährend meine Taktik änderte. Und zusätzlich zu seiner Trainerin war ich auch noch seine Krankenschwester, Verwalterin, Ehefrau, Freundin und Liebende. Eben die Performerin einer One-Man-Band.

Für Patrick war ganz klar, dass wir diese Sache gemeinsam durchstanden. Einmal tat er sein Missfallen kund, als er jemand anderen sagen hörte: »*Wir* gehen nächsten Freitag zur Behandlung.«

Patrick war gereizt. »Wieso *wir?* Da gibt es kein *Wir!*«, stellte er klar, als wir wieder unter uns waren. »*Ich* bin derjenige, der behandelt wird.«

Ich zuckte leicht zusammen. »Dann habe ich den gleichen Fehler gemacht«, gestand ich. »Ich sage ständig: *Wir* tun dies, und *wir* tun das.«

»Das ist etwas anderes«, entgegnete er. »Du darfst das.«

Es gab nur ein einziges Mal, als Patrick – wie zuvor der Lebensgefährte meiner Freundin – im Zorn klarstellte, dass *er* derjenige sei, der *Krebs* habe.

Woraufhin ich erregt und wütend entgegnete: »Aber *mich* betrifft es doch auch!«

Seinen Gesichtsausdruck werde ich nie vergessen. Er konnte so stur und eigensinnig sein, doch sein Blick verriet tiefe, kummervolle Anteilnahme mit mir. Mir war bewusst, wie leid es ihm tat, dass er mich in diese Sache mit hineinzog, und es tat ihm weh, dass es mich so berührte. Er sagte es nie wieder.

Was seinen Krankheitsverlauf anging, hatten wir bis dahin wirklich Glück gehabt. Doch wir lebten mit der ständigen Angst vor schlechten Ergebnissen, wenn wieder irgendwelche Untersuchungen anstanden.

Wie schwer es doch ist, mit guten Nachrichten umzugehen, wenn derjenige, den du liebst, so krank ist. Solch einer Situation haftet eine unglaubliche Ironie an. Davon hatte mir nie jemand erzählt.

Am Montag, dem 9. Juni 2008 saß ich im Behandlungsraum in Stanford. Patrick lag auf dem Bett, nachdem er von den Krankenschwestern umschwärmt worden war, und wartete auf die Ergebnisse seiner jüngsten Computertomografien. Ich lächelte ihn an und nahm zur Kenntnis, wie gut er aussah, weshalb ich mir einredete, dass *die Ergebnisse uns ganz gewiss einen positiven Befund bescheren würden. Ganz bestimmt …*

Während wir warteten, redeten wir darüber, wer uns an dem Tag angerufen hatte und was wir noch vorhatten. Dann schalteten wir den Fernseher ein, um zu sehen, ob irgendetwas Interessantes lief. Danach stellte ich die Möbel so hin, dass ich einen provisorischen Tisch hatte, auf den ich meinen Computer stellen konnte; ich checkte meine E-Mails, speicherte den Flugplan für unseren Rückflug nach Hause. Anschließend aßen wir zu Mittag … und redeten über dies und das und warteten. Die Untersuchungsergebnisse sollten Aufschluss darüber geben, ob die Behandlung anschlug oder nicht. Sie würden darüber entscheiden, ob die gewählte Behandlungsmethode fortgesetzt werden würde oder ob sie sich als Sackgasse erwies und es an der Zeit war, eine andere der wenigen kostbaren Alternativen auszuprobieren.

Bei einem tödlichen Krebs wie dem, mit dem wir es zu tun hatten, war das Warten auf die CT-Bilder wie Russisches Roulette, gerade so, als würde man cool abwarten, ob nun eine Kugel in der Kammer war oder nicht. Worüber redest du, während du darauf wartest, dass der Abzug betätigt wird?

Natürlich redeten wir nicht darüber, wie die CT-Bilder möglicherweise ausfallen könnten. *Wow, und wenn du diesmal wirklich so gut wie tot bist?* Wir versuchten, uns nicht in Prophezeiungen zu ergehen. Meine Güte*, es könnte so oder so ausgehen!* Wir ignorierten das Thema und taten so, als ob dieser alles entscheidende Moment im Rahmen des großen Ganzen völlig unbedeutend wäre. Denn wenn die CT-Bilder schlechte Befunde ergäben, war ein Teil von uns darauf vorbereitet, die Nachricht nicht als ernsthafte Bedrohung für Patricks verbleibende Lebensdauer zu interpretieren. Wenn die Ergebnisse schlecht waren, bedeutete dies ein Schlagloch in der Straße. Bloß eine weitere Schwierigkeit, mit der wir fertigwerden mussten. So tapfer dachten wir im Stillen. Ich weiß, dass er so dachte, und er wusste, dass ich so dachte. Wir plauderten freundlich mit den in unserem Zimmer ein und aus gehenden Schwestern und gaben uns optimistisch. Wir brachten sie sogar zum Lachen …

Doch in unserem tiefen Inneren wussten wir, was schlechte Untersuchungsergebnisse bedeuteten. Aber du kannst dich einfach nicht darauf einlassen. Doch was ist, wenn … was ist, wenn … die Befunde gut sind? Was ist, wenn der Abzugshahn klickt und keine Kugel in der Kammer ist? Was ist, wenn all deine harte Arbeit und deine Gewissenhaftigkeit im Kampf gegen diese furchtbare Krankheit sich auszahlen? Wenn du einfach verdammtes Glück hast? Der Sieg schmeckt so süß, dass du dir den Geschmack auf der Zunge zergehen lässt, als handle es sich um den köstlichsten Leckerbissen, den du je zu dir genommen hast. Und gleichzeitig ist es doch immer noch schmerzhaft … weil dir die Angst so zugesetzt hat und du ohne jeden Zweifel weißt, wie innig, wie verzweifelt du auf dieses positive Ergebnis gehofft hast. Du bist dir der Folgen bewusst. Die gute Nachricht bedeutet auch, dass sich alles wiederholt. Sie bedeutet, dass wieder Hoffnung in dir aufkeimt. Doch Hoffnung macht dich angreifbar und verletzlich, und wenn die Trommel sich weitergedreht hat, die nächste Computertomografie ansteht und du dir das nächste Mal den Revolver an den Kopf setzt, ist es noch schwerer, wieder Mut zu fassen.

Verrückt, oder?

Noch verrückter war, das alles durchzumachen und erleben zu müssen, wie die Regenbogenpresse Patrick alle zwei Wochen für so gut wie tot erklärte. Es ist schon schwer genug, in einem Kampf auf Leben und Tod zu stecken, ohne dass die nationale und internationale Klatschpresse ständig hinausposaunt, dass du ein toter Mann bist. Patrick sagte immer, das Schlimmste an dieser Art von Berichterstattung sei, dass sie die Hoffnung zerstöre. Und Hoffnung ist eine der wenigen kostbaren Waffen, die du gegen eine Krankheit wie Krebs ins Feld führen kannst. Sie ist nicht nur ein wunderbares, beschwingtes, dich zum Lächeln bringendes Gefühl. Hoffnung verleiht Tapferkeit, und zwar unglaubliche Tapferkeit. Und diese Tapferkeit ist auf eine Weise verdient, wie sie sich nur wenige Menschen verdienen müssen. Sie ist durch einen mehrfachen Ritt durch die Hölle verdient.

Doch belassen wir es vorerst dabei. Zu gern würde ich zu einer Tirade über die Regenbogenpresse ansetzen und in allen Einzelheiten darlegen, wie sie versucht haben, Patrick totzuschreiben. Sie können es sich nicht vorstellen. Aber nicht jetzt. Später …

Denn jetzt kommt Dr. Fisher ins Zimmer und bittet uns hinaus in den leeren Flur. Dort schaltet er einen bereitstehenden Computer an … und wir sehen die Bilder von Patricks zweiter Computertomografie.

Und sie sind gut.

Sie sind tatsächlich gut …

Also machen wir uns bereit. Wir haben gut fünfundvierzig Tage. Für uns heißt es, auf nach Chicago, um in einer Fernsehserie mitzuwirken.

Kapitel 9

Den Alligator umarmen

In einer Situation wie der unseren fällt es einem schwer, sich nicht den Kopf über die Zukunft zu zerbrechen. Manchmal überkam mich nackte Angst und setzte mir mächtig zu. Aber sie hielt nie allzu lange an, denn sie trennte mich von dem, was ich liebte. Ich wollte keine Zeit damit vergeuden, mir Sorgen über die Zukunft zu machen, jedenfalls nicht, wenn ich Gelegenheit hatte, mit Patrick zusammen zu sein.

> Vor einigen Jahren hatte ich einen Traum, an den ich mich immer zu erinnern versucht habe. Dieser Traum drehte sich um einen monströsen Dämon aus der Urzeit, der wie ein Alligator aussah und den in unserer Nachbarschaft gelegenen Foothill Boulevard mit Chaos und Verwüstung überzog. Er fraß gnadenlos jeden auf, der das Pech hatte, ihm im Weg zu sein. Alle versuchten panisch, der von dem Reptil verursachten Spur des Todes und der Verwüstung zu entkommen. Und auf einmal wurde ich mir dessen bewusst, dass das Monster direkt auf mich zukam! Ich blickte mich panisch um und überlegte, ob ich nach links oder rechts springen sollte, um ihm zu entkommen, doch dann riet mir mein Instinkt plötzlich … einfach stehen zu bleiben. Und das tat ich. Ich stand einfach da, dem Monster mitten im Weg, und als es wut-

schnaubend näher kam, öffnete ich die Arme. Als es mich erreicht hatte, verlangsamte es seine Schritte ... und legte seinen großen zerfurchten Kopf sanft in meine Arme. Es sah mich an, und in seinen Augen erkannte ich Schmerz und Sanftmut. Und ich begriff, dass das Monster nichts weiter wollte, als dass es jemand verstand. Und das hatte ich soeben getan.

7. Juni 2008

Ich hatte gelernt, »den Alligator zu umarmen«, wie ich es zu nennen pflegte. Die Gedanken an die Zukunft waren mit Schmerz und Angst verbunden. Doch unter diesem Schmerz und jenseits dieser Angst empfand ich Liebe und Dankbarkeit.

Am 12. Juni 2008 waren wir auf unserer Ranch in New Mexico, um unseren dreiunddreißigsten Hochzeitstag zu feiern. Als es Patrick besser ging und seine Medikation eingestellt war, gingen wir dazu über, so viel Zeit wie möglich auf unserer Ranch zu verbringen. Die Rancho de Días Alegres war die Erfüllung eines Langzeittraums, den wir gehegt hatten, seitdem wir zusammen waren und der uns somit schon als Teenager und junge Erwachsene begleitet hatte. Zu der Ranch gehören einige tausend Hektar verschiedenartigen Bergwaldes, Flussläufe, offene Hügellandschaften, und all das inmitten der rauen Schönheit New Mexicos.

Wir hatten uns über Jahre hinweg Ranchen in verschiedenen Bundesstaaten angesehen, bis wir durch Zufall auf der Ranch eines Züchters von Araberpferden landeten, die nur einen Steinwurf von der Rancho de Días Alegres entfernt war. Ich erinnere mich, dass wir uns an dem kleinen Regionalflughafen, auf dem wir gelandet waren, ein verbeultes altes Auto gemietet hatten, mit dem wir auf der Pferderanch vorfuhren. Wir waren in Sorge, dass wir es mit dem Wagen nicht zurückschaffen würden, und mussten die Auffahrt auf jeden einzelnen Hügel genau timen, damit es bereits wieder bergab ging, wenn der Motor den Geist aufgab. Jedenfalls bogen wir in die Einfahrt dieses Züchters, und als ich ausstieg und meinen Fuß auf den Boden setzte ... stiegen mir wie aus dem Nichts Tränen in die Augen. *Das Land hatte so viel Seele.* Ich war total gerührt und wusste, dass dies der Ort war, den ich gesucht hatte. Patrick war auch hellauf begeistert und stimmte mir voll und ganz zu.

Als er seine Diagnose erhielt, war mit das Erste, was er sagte (und er sagte es mit schmerzerfüllter Stimme): »Da habe ich gerade die ganze Campingausrüstung neu geordnet ... und jetzt werde ich sie vielleicht nie wieder benutzen.« Es war eigenartig, dass dies eine seiner ersten Bemerkungen war, nachdem er von seiner Krankheit erfahren hatte, aber sie zeigte mir, wie viel Freude ihm die Ranch bereitete. Er verbrachte Stunden, Tage und Wochen mit dem Ordnen, Verpacken und Reparieren unserer Campingausrüstung und der unserer Freunde, wenn wir Besuch bekamen. Er liebte das Leben auf der Ranch. Und zwar so sehr, dass es ihm manchmal schwerfiel, sie zu verlassen.

Aus Anlass unseres Hochzeitstages hatte ich an jenem 12. Juni ein Picknick vorbereitet; das Essen wollte ich später über einem Feuer aufwärmen. Wir machten uns auf zu unserem Lieblingscampingplatz, einer wunderschönen, sanft abfallenden Wiese mit einem Teich, in dem sich der in der Ferne liegende Hermit's Peak spiegelte. Wir taten uns an einem gediegenen Mittagessen gütlich (erst recht, wenn man bedachte, dass es ein Essen im Freien war), das wir auf einer rot karierten Tischdecke anrichteten. Für mich gab es Sekt, für Patrick Gatorade, und wir genossen den Nachmittag, schlenderten umher, schmiedeten Pläne, was wir noch alles mit dem Platz anstellen wollten, und betrachteten später den Sonnenuntergang, umgeben vom Duft aufgeheizter Pinien.

In den Wochen zuvor hatten wir zaghaft über die Idee nachgedacht, unser Ehegelübde zu erneuern. Ich sage »zaghaft«, denn keiner von uns wollte, dass der andere dachte, dieser Akt stelle eine Art allerletzte Verzweiflungstat dar, weil einer von uns in nächster Zukunft sterben könnte. Als wir die Idee schließlich laut miteinander besprachen, stellten wir fest, dass wir beide das Gleiche gedacht hatten.

»Ich konnte der Idee, unser Eheversprechen zu erneuern, schon immer einiges abgewinnen«, sagte Patrick.

»Wirklich?«, entgegnete ich. »Ich auch!«

Doch wir schoben das Ganze erst mal auf. Vor allem, weil wir so viel um die Ohren hatten und alles so stressig war, und dann berichtete auch noch die Klatschpresse kurz nach unserem Gespräch, dass wir unser Eheversprechen angeblich bereits in New Mexico erneuert hätten, wodurch der Idee irgendwie ihre spontane Ungezwungenheit genommen worden war.

Ende Juni trafen wir uns mit unseren Freunden Steve und Marci im südlichen Bereich unserer Ranch an einer Stelle, die wir »Eselweide« nannten. Die in der Nähe des Tecalote River gelegene Eselweide war eine Sammelstelle, an der die neugeborenen Kälber verarztet und markiert wurden. Wir trieben etwa dreißig Muttertiere und ihre kleinen Kälber zusammen.

Steve, der mit einem Pferd gekommen war, das speziell für die Arbeit mit Rindern trainiert worden war, stachelte Patrick an: »Reite du ihn mal, ich glaube, er gefällt dir.« Patrick, der seine Cowboyklamotten samt Überhosen trug, schwang sich auf das Pferd und begann, Kälber mit dem Lasso einzufangen, damit sie verarztet werden konnten.

Alle Cowboys auf der Ranch lieben es, die Dinge auf althergebrachte Weise zu erledigen. Die alten Fertigkeiten lebendig zu halten. Außerdem sind sie davon überzeugt, dass es für die Kälber so mit weniger Stress verbunden ist, als dicht an dicht durch enge Gänge getrieben zu werden. Wahrscheinlich bedeutet es mehr Arbeit, es wie früher zu tun, aber gleichzeitig macht es den Cowboys mehr Spaß. Ich war beeindruckt, wie viel geordneter alle ihrer Arbeit nachgingen als beim letzten Mal, als ich ihnen zugesehen hatte. Ich sage »zugesehen«, weil ich selbst kein großes Bedürfnis verspüre, kleine Kälber herumzuzerren und ihnen etwas Heißes, Zischendes in ihre Hinterteile zu pressen! Aber ich liebe die Rinder und genieße es, auf meinem Pferd neben ihnen herzureiten und in ihre schönen großen Augen zu blicken. Jeder hatte seine Aufgabe: Patrick, Steve und Steves Ranch-Manager Jeff sortierten die Kälber, banden ihnen die Hinterbeine zusammen und zerrten sie zum Feuer. Steve und Marcis Söhne sowie ein paar Freunde von ihnen hielten die Kälber fest, während sie markiert wurden. Marci und Phyllis, Jeffs Frau, bereiteten die Injektionen vor und verabreichten sie schnell, bevor die Kälber zu wild wurden. Und ich? Ich fotografierte und achtete darauf, nicht von einem Pferd plattgetrampelt zu werden. Und dann fing es an zu regnen! Einer dieser eiskalten nachmittäglichen Gewitterschauer ging nieder. Woraufhin das ganze geschäftige Treiben in doppelter bis dreifacher Geschwindigkeit vor sich ging! Patrick war nass bis auf die Knochen, als er durch das Gatter ritt. Wir waren alle durchnässt und froren, als wir die Pferde in aller Eile auf die Anhänger luden. Wir stiegen in die Autos und fragten uns, ob wir auf dem Rückweg wohl im Schlamm stecken bleiben würden. Aber was machte das schon? Wir hatten unseren Spaß! Und ich lachte innerlich vor Freude. Ich lachte vor Freude, weil Patrick zu diesem Zeitpunkt eigentlich schon gar nicht mehr unter den Lebenden hätte weilen sollen. Und da war er. Verrichtete Rinderfarmarbeiten und lebte sein Leben in vollen Zügen.

Dr. Fisher hatte Patrick immer geraten, sich trotz seiner Erkrankung die Freiheit zu nehmen, zu tun und zu lassen, wonach ihm der Sinn stand. *Ob er arbeiten wolle? Ob er einfach mal weg und eine gewisse Zeit auf irgendeiner Insel verbringen wolle? Oder reisen?*

Patrick pflegte auf diese Fragen verwirrt das Gesicht zu verziehen. Später vertraute er mir an: »Ich weiß nicht, was ich davon halten soll.«

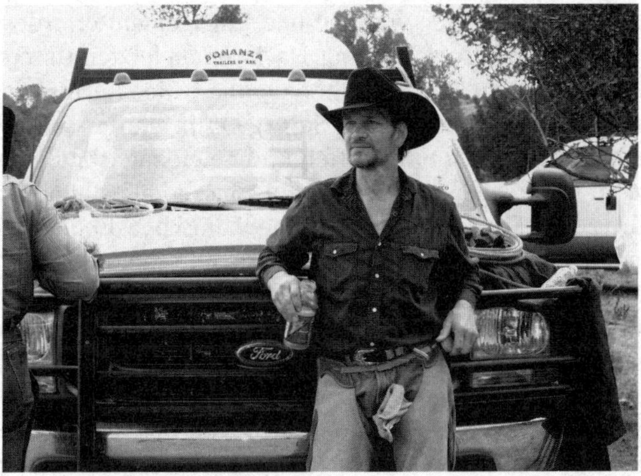

Juni 2008. Beim Viehzusammentreiben in New Mexico

»Hast du denn irgendeine Idee, wozu du Lust hast?«, fragte ich ihn.

Er dachte kurz nach und erwiderte: »Also, ich kann mir jedenfalls *nicht* vorstellen, *Urlaub zu machen.*« Als ob das eine völlig absurde Idee wäre.

Damit blieb die andere Option: zu arbeiten. Ich bin froh, dass ihm die dritte Möglichkeit gar nicht erst in den Sinn kam – nichts zu tun und in eine Depression zu verfallen. Wobei diese Option gar nicht so fernliegt, wenn man erfährt, dass man an einer tödlichen Krankheit leidet. Wie sollte man angesichts solch einer Diagnose nicht in Depressionen verfallen und einfach aufgeben wollen? Viele Menschen tun genau dies nach einem so niederschmetternden Befund. Viele haben einfach nicht die Energie. Doch Patricks Mut und seine Haltung ließen es nicht zu, die Diagnose einfach so hinzunehmen. Er sagte nie: *Lass mich in Ruhe!* Er wollte weitermachen. Und nach seiner Belohnung in Form einer Prognose, die definitiv einen positiven Trend anzeigte, wagte er, das Projekt der Fernsehserie *The Beast* anzugehen.

Sich wieder an die Arbeit zu machen, und dann auch noch

an ein Projekt, das so viel Zeit und Engagement erforderte, war eine kühne Entscheidung. Nach seinen letzten Untersuchungen blieben uns ungefähr eineinhalb Monate, bis wir in Chicago sein mussten, wo die Serie gedreht werden sollte. Es gab jede Menge zu tun. Treffen und Telefonate standen an, um zu besprechen, was Patrick in Chicago alles benötigen würde, der Transfer all seines medizinischen Equipments musste vorbereitet werden, es musste entschieden werden, wo seine nächsten Computertomografien stattfinden sollten und wie der Drehplan am besten mit den anstehenden Chemotherapie-Sitzungen in Einklang zu bringen war. Dazu kam die Überlegung, wo wir während der vor uns liegenden fünf Monate wohnen wollten, es musste mit Rechtsanwälten, Ärzten und Versicherungen geredet werden ... Als besonders gravierendes Hindernis dabei, die Fernsehserie unter Dach und Fach zu bekommen, erwies sich die Tatsache, dass A&E und Sony keine Versicherungsgesellschaft fanden, die bereit war, Patrick für weniger Geld zu versichern, als die Dreharbeiten für die komplette Serie kosten sollten! Schließlich gewährten A&E und Sony Patrick einen Vertrauensvorschuss und beschlossen, das Projekt trotzdem in Angriff zu nehmen – nach dem Motto: Wenn Patrick auch nicht versichert war, war zumindest der Rest des Produktionsteams versichert.

Ich stürzte mich voller Eifer in die Vorbereitungen und versuchte, alles im Voraus zu bedenken, was es im Hinblick auf den Dreh der Serie zu bedenken geben konnte, während Patrick seine Behandlung in Stanford fortsetzte. Und wir waren voll und ganz damit beschäftigt, einfach nur zu leben, wobei wir uns jeden Tag aufs Neue bemühten, unser Leben so intensiv und erfüllt wie nur irgend möglich zu gestalten. Das war der einfache Part.

Anderthalb Wochen, bevor wir in Chicago sein mussten, beschlossen wir auf die letzte Minute ... noch einmal zu heiraten.

Es war an einem Mittwoch, als wir das Thema wieder zur Sprache brachten, unser Eheversprechen zu erneuern. Und wir kamen überein, dass wir es beide wollten – egal, wie beschäftigt wir waren oder wie es möglicherweise aussehen mochte. Schön und gut, aber wie organisiert man eine Hochzeitszeremonie in – wir warfen einen Blick auf den Chemotherapie-Plan, in den Terminkalender und checkten die Reisepläne – fünf Tagen? Und diese fünf Tage schlossen den Mittwoch ein, der bereits angebrochen war. Am nächsten Tag musste Patrick zur Chemotherapie, was bedeutete, dass er an den darauffolgenden zwei Tagen ziemlich müde und am Boden sein würde. Ich habe keine Ahnung, wie ich auf die Idee kam, so viel in so kurzer Zeit zu organisieren, aber ich wusste, dass ich es irgendwie schaffen konnte, und bei dem, was ich nicht schaffen würde, musste ich eben auf ein bisschen Magie setzen. Erst mal wollte ich versuchen, alles zu organisieren – die Blumen, die Musik –, und falls irgendetwas nicht klappte, konnte ich es immer noch streichen.

Erstaunlicherweise klappte alles …

Wir beschlossen, uns auch neue Eheringe zu gönnen, die wir zusätzlich zu unseren Originalringen tragen wollten. Mithilfe unserer Freundin Kenny G., die Juwelierin ist, erstanden wir zwei schöne, schlanke, diamantenbesetzte Ringe. Die Zusendung der fertigen Exemplare sollte per FedEx erfolgen, sodass wir sie am Samstagmorgen geliefert bekämen.

Wäre es nicht wunderbar, wenn vor der Trauung ein Quartett spielen würde?

»Keine Ahnung, wer das machen könnte. Fragen wir doch mal Will«, schlugen mein Bruder Eric und seine Frau Mary vor. Will ist mein Neffe und ein überaus talentierter Geiger. Nach einigen Telefonaten war ein würdiges Quartett für uns zusammengestellt.

Zum Glück gelang es mir, eine Sängerin (die großartige Suzie Benson-Rose, die mit Patrick einen Song für unseren Film *One Last Dance* gesungen hatte) und einen Pianisten (Donnie Demers, der auch komponiert) zu kontaktieren und dafür zu gewinnen, das Lied »Since You've Asked« von Judy Collins zu spielen und zu singen. Will würde sie auf der Geige begleiten. Dieses Lied war auch auf unserer Originalhochzeit vor dreiunddreißig Jahren gespielt worden, und wir liebten es immer noch. Es bedeutete uns viel. Und dreiunddreißig Jahre später sogar noch mehr ...

What I'll give you since you asked
Is all my time together
Take the rugged sunny days, the warm and rocky weather
Take the roads that I have walked along
Looking for tomorrow's time, peace of mind ...

In unserer örtlichen Gärtnerei kaufte ich jede Menge meiner Lieblingsblumen, blaue Hortensien, um sie überall zu verteilen. Außerdem bestellte ich Essen für ein Buffet (Freunde und Angehörige konnten helfen, es anzurichten). Ich rollte meinen Stutzflügel hinaus auf die mit Steinplatten gedeckte Terrasse, von der aus man einen Blick über den Swimmingpool hatte und wo die Zeremonie stattfinden sollte. Ich stellte Stühle auf ...

Doch wer sollte das Hochzeitszeremoniell abhalten? Ich versuchte, Pater Welch ausfindig zu machen, der uns vor mehr als drei Jahrzehnten vermählt hatte. *Vielleicht konnte ich ihn einfliegen lassen, damit er die Zeremonie für uns abhielt?* Doch leider erfuhr ich, dass er schon vor Jahren gestorben war. Eine Pfarrerin, die uns wärmstens empfohlen wurde, war bis Dienstag auswärts. Schließlich fand ich jemanden, der zwar am Ende auch keine Zeit hatte, uns aber ein wunderschönes indianisches Ritual vorschlug. Das Ganze erwies sich als ziemlich kompliziert. Und dann fasste ich einen Beschluss: Mary, meine Schwägerin, konnte die Zeremonie durchführen. Sie war schon immer sehr spirituell gewesen und hatte, was den Glauben anging, ähnliche Vorstellungen wie Patrick und ich (was bedeutete, dass sie gegenüber Glaubensvorstellungen genauso offen war wie wir).

»Ja, ich bin Pfarrerin«, sagte Mary. »Eigentlich kann das *jeder* werden. Online geht das ganz einfach«, fügte sie hinzu. Mary kann einfach nicht anders, als immer absolut ehrlich zu sein. »Also, von Rechts wegen kann ich es tun. Aber leider haben wir uns bei der Organisation, für die ich arbeite, verpflichtet, unser geistliches Amt für gewisse Dinge nicht einzusetzen, zum Beispiel, um Menschen rechtmäßig zu trauen.«

Aha! »Aber Mary«, fing ich an zu argumentieren, »Buddy und ich sind ja schon verheiratet. Also würdest du nicht wirklich gegen die Regel verstoßen.«

Sie dachte nach, grinste und nickte zustimmend.

Am Sonntagmorgen hatte ich ein wenig Zeit und schaute bei einer Freundin vorbei, die Designerin war, um zu sehen, ob sie ein Kleid für mich hatte. Und ich fand eins. Ein langes Kleid mit Empire-Taille aus luxuriösem, dickem, weißem irischem Leinen. Und ich beschloss, barfuß zu gehen.

Oje! Bevor ich Jane wegen des Kleides aufsuchte, musste ich noch mein persönliches Gelübde für Patrick niederschreiben. Ich ließ mich auf einem erhöhten Abschnitt der Terrasse nieder, auf dem sich eine von Blauregen bewachsene Pergola befand. Dies war der Platz, an dem das klassische Quartett später an diesem Tag vor dem eigentlichen Zeremoniell spielen würde. Ich wünschte mir aus tiefster Seele, dass sich einfach mein Herz öffnen möge und die Worte herausfließen würden. Und ich hoffte, dass sie über die gleiche magische Kraft verfügten, die ich empfand. Beim Schreiben weinte ich.

Am Nachmittag trafen die ersten Gäste ein. Wir rannten immer noch herum und bereiteten alles vor. Alle waren wohlauf und guter Dinge. Es war, als läge tatsächlich Magie in der Luft. Als wäre ein Liebestrunk in die Atmosphäre gesprüht worden, der alle Anwesenden ungewöhnlich glücklich und ausgelassen machte. Patrick kam zu mir, und wir besprachen im Stehen ein letztes Mal mit Mary das Zeremoniell. Und dann sagte Patrick …

»Ich glaube, ich reite auf Roh herbei.«

»Wie bitte? Ehrlich?«, platzte ich stockend heraus und dachte sofort an all die Probleme, die ein kräftiger Hengst verursachen konnte, der nicht gerade häufig geritten wurde.

»Ich finde die Idee super!«, rief Mary begeistert.

Ich lächelte. Und Patrick drehte sich um und holte das Pferd.

Ich stand am Hintereingang, bereit für meinen großen Auftritt, während Patrick neben dem Haus Roh bestieg, der nervös umhertänzelte und sich wunderte, was um alles in der Welt auf einmal los war. Als Patrick auf seinem Rücken saß, setzten er und Roh, unser silbrig schimmernder, schneeweißer prachtvoller Hengst, sich in Bewegung, trabten aus ihrem Versteck hervor und umrundeten formvollendet den Swimmingpool, begleitet von den »Ohs« und »Ahs« unserer Gäste. Beim Anblick der beiden stockte einem wirklich der Atem. Als Roh sich beruhigt hatte, stieg Patrick in der Nähe der Terrasse ab ... und streckte die Hand aus.

Ich strahlte über das ganze Gesicht, als ich durch die versammelten Gäste hindurch auf Patrick zuschritt und seine Hand ergriff ... Und ich konnte es mir nicht verkneifen. Ich drehte mich zu unseren Gästen um und verkündete strahlend: »Nach dreiunddreißig Jahren reitet er *endlich* auf einem weißen Pferd herbei!«

Alle lachten. Und mir schossen Tränen in die Augen ...

Susie, Donny und Will spielten und sangen wunderschön: *We have seen a million stones lying by the water ... You have climbed the hill with me to the mountain shelter ... Taking off the days one by one, setting them to breathe in the sun ...*

Mary trat vor und begann strahlend mit dem indianischen Ritus der Händewaschung, den wir vorgesehen hatten. Während sie Wasser über unsere Hände in eine Schüssel goss, erklärte sie: »Wasser gilt als Symbol der Läuterung und der Reinigung. Die Braut und der Bräutigam waschen alle Verletzungen der Vergangenheit fort.«

Patrick und ich wuschen unsere Hände mit dem kalten

Wasser und fassten uns dann an den Händen. Wir lächelten uns an, und Mary fuhr fort:

»Ihr seid hier, um in Gegenwart all dieser lieben Zeugen zu bekunden, was euch zutiefst am Herzen liegt ...«

Es war ein schöner warmer, kristallklarer Tag, und wir standen, umgeben von blauen Hortensien, geschützt im milden Schatten eines Korallenbaumes. Unsere Gäste murmelten leise und lächelten. Doch ich sah vor allem meinem Buddy in die Augen. Ich hatte das Gefühl, als hätte ich noch nie so tief und so lange in seine Seele geblickt wie in diesem Moment. In seinen Augen sah ich, dass er ebenfalls zu diesem tief in mir gelegenen Ort durchdrang, und das Glück, das ich selbst spürte, spiegelte sich in seinen Augen wider. Keine Ahnung, wie ich überhaupt atmen konnte, denn seit dem Moment, als ich aus dem Haus getreten war, um seine Hand zu nehmen, platzte mein Herz schier vor Glück. Eigentlich hätte es aus meiner Brust und meinem Kleid springen und tanzen, umherwirbeln und Freudensprünge machen müssen.

Ich las Patrick mein feierliches Versprechen vor, das so endete:

»... Und da wusste ich, warum es mir so schwerfiel, dir mein Gelöbnis niederzuschreiben. Weil ich dir schon so verbunden bin. Und immer gewesen bin. Diese Liebe, die ich für dich empfinde, scheint die Grenzen der Zeit zu überwinden. Ich liebte dich schon, als ich ein kleines Mädchen war und dich noch gar nicht leibhaftig gesehen hatte. Ich weiß nicht, was die Zukunft bringen wird, aber ich weiß, dass ich dich lieben werde. Es ist mein größtes Glück, dass du in meinem Leben bist, und ich bin dankbar dafür, dass ich die Augen geöffnet und gesehen habe, was ich besitze ... Denn was ich besitze – die Liebe, die Größe und die Macht meiner Gefühle –, beseelt alles, was mich umgibt. Und weil ich das liebe, was mir das Wichtigste ist, liebe ich dich noch mehr.«

Während ich dies vorlas, kullerten mir Tränen die Wangen hinunter, und ich musste jemanden bitten, mir ein Taschentuch zu geben, um den Tränenfluss einzudämmen. An dieser Stelle wandte sich Patrick unseren Gästen zu und verkündete laut:

»Und dies hören wir von der Frau, die an unserem *zwanzigsten* Hochzeitstag das Glas hob, um mit mir anzustoßen und sich bei mir für *drei* ihrer glücklichsten Lebensjahre zu bedanken!«

Die Gäste kicherten, und als sie schließlich erfassten, was Patrick da soeben gesagt hatte, brachen sie in lautes Gelächter aus. Ich auch. Und Patrick wirkte sehr zufrieden mit sich. Wir klatschten ab. *Guter Witz, Buddy!*

Wir rissen uns wieder zusammen und holten tief Luft ... Jetzt war Patrick an der Reihe. Und er beeindruckte mich zutiefst mit der Eloquenz und Schönheit der Worte, die er für mich aufgeschrieben hatte ...

»Ich kann dir nicht sagen, wie glücklich ich bin, dass du in mein Leben getreten bist. Wie dankbar ich bin, dass du dich entschieden hast, mich zu lieben. Dir verdanke ich, dass ich meine Seele gefunden habe, dass ich den Mann entdeckt habe, der ich sein möchte. Aber vor allem bist du meine beste Freundin.

Zusammen haben wir Wege beschritten, die unser Vorstellungsvermögen überstiegen. Wir haben Reisen unternommen, die nur im Traum möglich scheinen. Wir sind unzählige Male auf einem weißen Hengst in den Sonnenuntergang geritten und haben den Glauben an uns nie verloren. Und du raubst mir noch immer den Atem. Noch immer fühle ich mich erst dann vollständig, wenn ich in deine Augen blicke.

Du bist meine Frau, meine Geliebte, meine Freundin, meine Lady. Ich habe dich immer geliebt, ich liebe dich heute, und ich werde dich bis in alle Ewigkeit lieben.«

Wir beendeten die Zeremonie mit dem Anstecken der Ringe. Während wir sie uns über die Finger streiften, las Mary ...

»Der Ring wird bei dieser Zeremonie verwendet, weil der

Kreis das einzige Symbol ist, das keinen Anfang und kein Ende hat. Der Kreis ist unser ältestes Symbol für Gott oder den heiligen Geist. So war es am Anfang, so ist es jetzt, und so wird es immer sein bis in Ewigkeit …

Jetzt darfst du die Braut küssen! Möge eurem Leben Licht und Liebe beschert sein!«

Wir küssten und umarmten uns herzlich und fest. Alle klatschten. Unsere Gäste blieben und aßen und lachten und redeten bis ein Uhr morgens. Es war eine richtige Feier, und ich fühlte mich wie berauscht, als ich das Lächeln auf all den Gesichtern sah und die Liebe spürte.

1987 spielten Patrick und ich in dem Film *Steel Dawn – Die Fährte des Kriegers*, der in Namibia in Afrika gedreht wurde. Es war unser erster Aufenthalt in Afrika, und ich verliebte mich in Namibia. Das Land entpuppte sich für mich als einer der außergewöhnlichsten Orte der Welt. Als wir zum ersten Mal dort eintrafen, waren wir fast dreißig Stunden unterwegs gewesen (einen achtstündigen Zwischenstopp auf harten Plastikschalensitzen in Frankfurt eingeschlossen). Als wir endlich in Namibia gelandet waren, begaben wir uns schnurstracks in das Produktionsbüro. Einer der Produzenten bot mir an, einen kurzen Trip mit mir in die Wüste zu machen, um wenigstens schnell einen Blick darauf zu werfen. Ich erwartete nicht viel, sagte aber: »Klar.« *Warum nicht?* Die Kalahariwüste ist eine der ältesten Wüsten der Welt, und sie lag einst unter dem Ozean. Mein Reiseführer fuhr an den Rand einer einsamen Straße, und ich stieg aus und ging ein paar Schritte vom Auto weg.

»Wie nennen dies die Mondlandschaft«, hörte ich ihn sagen.

Und dann hielt ich inne. Das Land in dieser Gegend war hart und dunkel und erstreckte sich in sanften, wogenden Wellen vor dem gnadenlos blauen Himmel. Die überwältigende Schönheit raubte mir den Atem.

Ich sage »raubte mir den Atem«, weil der Anblick mir im

wahrsten Sinne des Wortes tatsächlich den Atem verschlug. Ich hatte diesen Ausdruck schon oft gehört, jedoch nie gedacht, dass man ihn wortwörtlich verstehen konnte. Bis zu dem Zeitpunkt hatte mir noch nie etwas wirklich den Atem geraubt. Doch an jenem Tag war es so weit.

Ich hatte auch schon die Redewendung gehört: *Einer der glücklichsten Tage meines Lebens* …

Lange Rede, kurzer Sinn – ich erzähle Ihnen das alles, damit Sie verstehen, wirklich verstehen, was ich meine, wenn ich sage, dass der Sonntag, an dem Patrick und ich unser Eheversprechen erneuerten, also der 13. Juli 2008, *einer der glücklichsten Tage meines Lebens war.*

Und dann hieß es: Auf nach Chicago.

Kapitel 10

The Beast

Ich weine auf Hochzeiten immer, und auf meinen eigenen beiden habe ich auch geweint. Nach der Erneuerung unseres Ehegelübdes wurde mir bewusst, dass es beim zweiten Mal ein noch bedeutsameres Ereignis ist als beim ersten Mal. Warum? Weil du beim zweiten Mal *weißt*, worauf du dich einlässt und *trotzdem* Ja sagst. Es ist ein wirkliches Bekenntnis, das einem klarmacht, was man einander bedeutet.

Ich versuche jetzt, das Ganze nicht so schwer zu nehmen, aber ich muss sagen …

… sich an die schönen Dinge zu erinnern, kann härter sein, als sich die schlechten vor Augen zu führen. Und sich an die schlechten zu erinnern, ist auch schon nicht gerade so angenehm wie ein Spaziergang im Park. Aber sich an die guten Zeiten zu erinnern, ist ganz besonders hart, weil der Schmerz sich unerträglich tief eingräbt. Die Erinnerung hat mir so zugesetzt, dass ich für den ganzen Tag wie gelähmt war und für den nächsten auch und den folgenden ebenso. Sie hat mich eine ganze Woche lang außer Gefecht gesetzt und dann noch eine. Ich musste langsam einen Weg zurück an die Oberfläche finden.

»Weißt du, du befindest dich noch im Heilungsprozess«, sagte eine Freundin.

Wenn du trauerst, weißt du nie, was dich umhauen kann.

Und manchmal fühlst du dich, als wärst du ein bisschen verrückt geworden. Ein Jahr nach Patricks Tod kam ich auf unsere Ranch in New Mexico und sah mich schier genötigt, all die Fotos von ihm zusammenzusuchen, die ich so liebevoll gerahmt hatte, und sie in die hinterste Ecke des Hauses zu verfrachten, wo ich sie nicht mehr sehen konnte. Und dann schloss ich die Tür hinter ihnen. Ich kenne eine Frau, die ihren Mann verloren hatte und der jemand ein schönes Album voller Fotos von ihrer Hochzeit geschenkt hatte. Sie warf es in den Müllschlucker! Sie ertrug es nicht, sich das Album anzusehen, sie ertrug nicht einmal, dass es sich im selben Zimmer befand wie sie. Ich verstehe das ... es macht dich einfach zu traurig. Komisch ... nur einen Monat zuvor hatten die liebevoll gerahmten Fotos mir noch *solchen Trost* gespendet. Ich kann nur vermuten, dass sie das eines Tages wieder tun werden. Oder vielleicht werden sie eines Tages auch eine völlig andere Bedeutung für mich haben.

Ah ... Und jetzt denke ich an diese Fotos. An sein schönes Lächeln, wie man ihm ansieht, dass er mich liebt ... wieder schöne Dinge ...

Moment mal ... Na bitte ... So, jetzt bin ich wieder da ... Und ...

... fühle mich besser.

Vielleicht ist es emotionale Erschöpfung, und ich kann jetzt sacken lassen, dass Patrick von mir gegangen ist. Als ich den Kampf gegen seine Krankheit durchleben musste, habe ich mich einfach nicht unterkriegen lassen und immer weiter funktioniert. Die Erneuerung unseres Ehegelübdes verlieh mir ein Gefühl der Erfüllung und positive Energie, die ich mit nach Chicago nahm. Ich war ein regelrechtes Energiebündel. Unaufhaltsam. Doch obwohl ich zu jenem Zeitpunkt noch jede Menge Energie hatte, hatte ich vielleicht doch nicht mehr so viel, wie ich glaubte. Wenn ich an Chicago denke, fühle ich mich erschöpft. Das Ganze war ohne jeden Zweifel sowohl in physischer als auch in emotionaler Hinsicht zehrend und nervenaufreibend. Wir gingen ein gewisses Risiko ein, indem er sich dorthin begab und eine Rolle in einer Fernsehserie übernahm. Ich wusste, dass Patrick in der Lage war, wirklich unglaubliche Dinge zu bewältigen, aber es gab einige Dinge, über die nicht einmal er die Kontrolle hatte. Und als wir erst einmal da waren, war mir klar, dass ich verdammt schnelle Entscheidungen treffen musste, dreimal schneller, als man beim Stepptanz steppt. Und ...

Es fällt mir immer noch schwer, zu dem Thema Chicago überzugehen. Warum tut es das? Alles, was ich gesagt habe, ist wahr, aber ...

Vielleicht wurden meine Sinne dort überflutet. Wieder einmal war ich mit dem Schlimmsten konfrontiert, das das Leben zu bieten haben konnte, und zugleich mit dem absolut Schönsten. Ich litt immer noch unter meiner ganz persönlichen Angst, jener Anspannung, die mit Patricks Behandlung zu tun hatte, und diesem Gefühl, dass der emotionale Druck so auf mir lastete, als würde mit einem Knüppel auf mich eingeschlagen werden.

Gleichzeitig sah ich jedem Tag positiv entgegen, und die Tage waren alle schön. Ich erinnere mich an keinen einzigen schlechten Tag in Chicago.

Chicago war ein Glücksgriff. Genau so ist es. Wenn du schlechte Zeiten durchlebst, kannst du dich stählen und den Kopf unten behalten, während du dich weiter durchkämpfst. Die guten Zeiten legen deine Angriffspunkte frei ... machen dich verwundbar.

Und Chicago war ein Glücksgriff ...

Es war schwierig und eine echte Herausforderung. Selbst als ich eines Abends mit dem Fahrrad unterwegs war und in der Innenstadt strandete, weil ein Tornado Chicago heimzusuchen drohte, war dieser heftige Sturm wie ein Luftzug, der in mich einströmte und mein ganzes Wesen wie mit Peitschenschlägen mit dem Klang des Lebendigseins erfüllte, *du lebst, du lebst, und ... er lebt mit dir!* Nichts war für mich zu schlimm. Ich radelte an diesem Abend durch den

Regen, zurück über nasse, glänzende Straßen, die wegen der Evakuierung so gut wie menschenleer waren. Und es war *magisch.*

Für den Fall, dass Sie es vergessen haben sollten – Patrick sollte den Prognosen zufolge zu diesem Zeitpunkt schon gar nicht mehr am Leben sein. Jeder Tag ... jeder einzelne Tag war ein lebendiger Triumph und ein Wunder. Und es war, wie *in* einem Triumph zu leben, nicht wie ein momentanes Erlebnis, sondern wie etwas, in das du eingetaucht bist. Ein lebender, atmender Triumph. *Was für eine unglaubliche Erfahrung.*

Die Herausforderungen und Mühen, mit denen die Dreharbeiten von *The Beast* in Chicago verbunden waren, waren ein geringer Preis für die Möglichkeit, dieses kostbare Dasein zu leben. Und es fällt mir immer noch schwer, mich dem Erzählen dieses Teils der Geschichte zu widmen. Aber wie sollte ich ihn aussparen? Es war eine erstaunliche Erfahrung, und es war eine Zeit, die für Viele zu einer Inspiration werden sollte.

Unser wundervoller Fahrer Gus brachte mich gegen zwei Uhr morgens vom Set nach Hause. Patrick hatte noch ein paar weitere Stunden zu drehen, und ich wollte die Hunde ein letztes Mal ausführen, bevor wir uns in unsere Wohnung zurückzogen. Lucas (unser Großpudel) und Murphy (unser Border-Collie-Mischling) saßen zufrieden auf dem Rücksitz, während wir die nächtlichen Straßen Chicagos entlangrumpelten; die beiden wussten, dass sie ein Auslauf in einem ihrer Lieblingshundeparks erwartete.

Ich vertraute Gus. Er ist ein guter Mensch, mit einem gesunden Sinn für Humor und einer lebendigen Intelligenz. Er fragte mich, wie ich es aushielt, wenn die Dinge immer anstrengender wurden ... und ich erinnere mich, dass ich antwortete: »In gewisser Weise ist dies eine der glücklichsten Phasen meines Lebens.«

Gus sah mich irgendwie schräg von der Seite an und sagte:

»Das würde ich an Ihrer Stelle nicht allzu vielen Leuten erzählen.«

Oh! Ich hatte gar nicht darüber nachgedacht, wie das klang. *Mein Mann hat Bauchspeicheldrüsenkrebs, und ich könnte kaum glücklicher sein!* Wow, für die Klatschpresse wäre dieses Zitat ein wahrer Festschmaus!

»Ja, da haben Sie vermutlich recht«, entgegnete ich grinsend.

In Anbetracht dessen, was die Produzenten sich vorgenommen hatten, war *The Beast* ein ambitioniertes Projekt, und der Drehplan war extrem strapaziös. In die Serie wurden jede Menge Arbeit und Leidenschaft investiert. Kein Drehtag war kürzer als vierzehn Stunden, eher waren es sechzehn, manchmal mehr. Die Anzahl an Dialogseiten, die Patrick jeden Tag auswendig zu lernen hatte, war schier unglaublich, außerdem sollte er das Drehbuch der nächsten Folge lesen, Anmerkungen machen, Anregungen und Änderungsvorschläge unterbreiten, und zu alledem musste er natürlich auch noch erscheinen und seine Rolle tatsächlich spielen. Aber Patrick hatte sich verwandelt.

Bevor wir vorübergehend nach Chicago umgesiedelt waren, hatte er den Großteil seiner Zeit im Bett verbracht. Oder sagen wir einfach, dass sein Aktivitätslevel sehr niedrig gewesen war. *Sehr … niedrig.* Um ihm den Wechsel so leicht wie möglich zu machen, blieb Donny bei ihm, während ich das Flugzeug mit unserem Gepäck und dem erforderlichen medizinischen Material belud und mitsamt den Hunden anderthalb Tage vor ihm nach Chicago flog und alles vorbereitete. »Sie kommen besser mit einem großen Wagen«, warnte ich unseren Fahrer vor meiner Ankunft. »Wir reisen nicht mit leichtem Gepäck.« Und er fuhr mit einem Transporter vor, in dem ich zusätzlich zu meinem ganzen Gepäck vermutlich auch noch ein kleines Pony und ein paar Square-Dancer hätte unterbringen können. Ich traf schnell sämtliche Vorbereitungen, damit wir eine Bleibe hatten, tätigte ein paar Anrufe, und dann konnte Patrick kommen.

Von dem Moment an, in dem sein Fuß den Boden von Chicago berührte, war er wie ein anderer Mensch. Von nun an ging er fast gar nicht mehr ins Bett. Sein gewaltiger Energieausbruch schaffte mich. Ich schrieb, dass er »wie ein anderer Mensch« war, doch in Wahrheit war er wieder ganz der Alte, pausenlos im Einsatz und immer noch einen draufsetzend. Ich hatte meinen alten Patrick wieder! Er war das gewohnte und selbst das Kommando übernehmende Arbeitstier und fiel gelegentlich sogar in seine Starallüren zurück, indem er alte Gewohnheiten wiederaufleben ließ, die mich in den Wahnsinn trieben, wie die Erfüllung irgendwelcher willkürlicher Last-Minute-Wünsche zu verlangen oder sich plötzlich als der unbestrittene Oberbefehlshaber für ... einfach alles im gesamten Universum aufzuspielen.

Unglaublich, alles war beinahe wieder wie immer! Doch den egozentrischen Star zu geben war nur eine von Patricks Seiten. Als einmal einer der Drehbuchautoren zu einer Besprechung in unser Hotel kam, war er überrascht, dass Patrick mit mir unterwegs war, um die Hunde auszuführen. So war Patrick – Star der Serie, gleichzeitig im Kampf gegen den Krebs und gegen die Zudringlichkeit der Paparazzi, und er führte die Hunde aus und sammelte Hundehaufen ein.

Wie immer liebte ihn jeder am Set. Die Tatsache, dass er gegen den Krebs ankämpfte, bedeutete für alle Beteiligten eine zusätzliche Anstrengung. Es war, als ob die komplette Mannschaft inklusive der Regisseure und der Produzenten ihren Einsatz steigerten. Machen wir uns nichts vor, es dürfte einem ziemlich schwerfallen, sich mit seinen üblichen belanglosen Alltagssorgen abzugeben, wenn ein Star wie Patrick gegen eine schwere Krebserkrankung ankämpft und trotzdem immer zu den Dreharbeiten erscheint, ohne sich auch nur ein einziges Mal zu beklagen. Dafür wurde ihm großer Respekt gezollt. Und ich weiß, dass das Drehteam sich der Bedeutung dessen, was es da miterlebte, sehr wohl bewusst war. Es schien, als hätten alle sich geehrt gefühlt, an diesem Projekt beteiligt zu sein.

Patrick legte größten Wert darauf, nicht »kleingeschrieben« zu werden; er wollte nicht, dass die Drehbuchautoren seine Rolle anspruchsloser gestalteten, ihn in weniger Szenen einsetzten, etwas von der Handlung strichen oder auf Sequenzen verzichteten, nur weil er Krebs hatte. Und die Drehbuchautoren taten all dies auch nicht. Als die Hälfte der Serie abgedreht war, *vergaßen* sie sogar komplett, dass er Krebs hatte, als sie die nächsten Folgen planten.

Doch ganz am Anfang gab es eine kurze »Kennenlernphase«. Die Produzenten und Regisseure waren in Sorge, dass er sich womöglich übernahm. Nicht nur wegen seiner Krebserkrankung, sondern auch weil er die Hauptrolle spielte und sich nicht verletzen durfte. Eines Tages kam er mit vor Anstrengung noch dampfenden Ohren vom Set und schüttelte den Kopf …

»Sie wollten nicht, dass ich über die Mauer springe!«, teilte er mir ungläubig mit. »Laut Drehbuch soll ich diesen Typen verfolgen und hinter ihm her über die Mauer springen. Sie wollten die Szene von dem Stuntman doubeln lassen! ›Kommt gar nicht infrage, Mann‹, hab ich gesagt. ›*Ich* springe über die Mauer.‹«

Nach einer höflichen, aber erhitzten Diskussion sprang er selbst. Er hatte nicht die Absicht, solche Dinge aufzugeben. Allen wurde klar, was ich schon längst über Patricks Fähigkeiten wusste. Er hatte solche Dinge über einen langen Zeitraum hinweg getan, und auch wenn die Krankheit seine Kräfte teilweise beeinträchtigte, kannte er seine Grenzen wie immer ganz genau, und seine Messlatte lag nach wie vor sehr, sehr hoch. Ich freute mich riesig, sein Selbstvertrauen wieder durchschimmern zu sehen.

Außerdem nahm er grundsätzlich keine Schmerzmittel, wenn er bei der Arbeit war. Er wollte nicht, dass sie seinen Geist betäubten oder seine Performance beeinträchtigten. Seine Arbeit war ihm wichtig, und er wollte seinen Job so gut wie nur irgend möglich erledigen. Er wollte seine Rolle auf keinen Fall irgendwie »herunterleiern«. Er beharrte so hartnäckig darauf, keine Schmerzmittel zu nehmen, dass ich ihn, wenn er mit der Arbeit fertig war und nach Hause kam, daran erinnern musste, dass er sich nun getrost ein wenig verordnete Linderung verschaffen konnte. »Ach so«, sagte er dann, als wäre es eine völlig neuartige Idee, die ihm bis dahin noch gar nicht in den Sinn gekommen war.

Patrick kannte ganz allein seine Grenzen und wusste, was er sich zumuten konnte und was nicht. Hin und wieder schaltete ich mich ein, ließ mir von ihm berichten, wie es ihm ging, und fragte ihn, ob das Ganze angesichts der Schmerzen, unter denen er womöglich litt, nicht zu viel für ihn wurde. Während eines dieser Gespräche bedachte er meine Besorgnis zunächst mit einem Nicken, doch dann schüttelte er in schlichter Offenheit den Kopf …

»Ich habe schon oft mit einem schlimmeren *Kater* gearbeitet als mit diesem Mist«, stellte er klar und sah mich ruhig an.

Diese Feststellung war typisch für Patrick. So oft verhielt er sich so, als könnte er nichts falsch machen und hätte alles im Griff, um genau dies schon am nächsten Morgen mit einer belustigenden, schonungslosen Ehrlichkeit zu widerlegen.

Und auch wenn es ihm manchmal nicht gut ging, fand er doch immer noch die Kraft für einen Scherz und ein Lachen. Manchmal litt er unter furchtbaren Bauchschmerzen, und seine Behandlung verursachte ihm mitunter ziemlich übel riechende Blähungen. Patrick nannte sie »Chemofürze«. Eines späten Abends während des Drehs der ersten Folge spielten er und sein Filmpartner Travis Fimmel eine Szene, in der Travis als »Elvis« zu Patrick als »Barker« in ein geparktes Auto springt. Alle hatten schon einen langen Tag hinter sich und waren erschöpft, machten aber immer noch mit vollem Einsatz weiter. Ich saß neben Michael Dinner, dem Regisseur, und zwischen zwei Takes kam Patrick zu mir und flüsterte mir zu …

»Ich habe *furchtbare Blähungen.* Deshalb lasse ich zwischen den einzelnen Takes immer die Tür auf. Auf diese

Weise kann ich sie nach draußen entweichen lassen ...« Mit diesen Worten verfiel er in Schweigen ... und ging zurück zum Auto, als die nächste Einstellung gedreht werden sollte.

Doch als die Dreharbeiten weitergingen, sah ich, dass Patrick die Autotüren nun nicht mehr öffnete. *Er schien sich im Inneren des Autos zu konzentrieren.* Ich glaube, er nutzte die Zeit in dem verschlossenen Auto ...

Während des nächsten langen Takes überquerte Travis rennend die Straße, sah verstohlen mal zur einen Seite, mal zur anderen, sprang zu Patrick ins Auto und knallte die Tür hinter sich zu.

Im nächsten Moment gab Travis ein lautes »Boah!« von sich und taumelte aus dem Wagen! Patrick hatte ihn aufs Übelste mit Chemofürzen eingenebelt!

Patrick saß auf dem Fahrersitz und versuchte, nicht zu lachen und keine Miene zu verziehen, was ihm jedoch nur sehr bedingt gelang. Travis erholte sich außerhalb des Wagens, prustete und schüttelte den Kopf. Und dann war da noch ich und versuchte mit solcher Gewalt, mein Lachen zu unterdrücken, dass mir fast Tränen in die Augen stiegen.

Michael, der Regisseur, wandte sich zu mir um und fragte: »Was war denn da los?«

»Äh, ich glaube, Patrick hat Travis gerade mit einem Chemofurz kampfunfähig gemacht.«

Während der nächsten beiden Takes konnten Patrick und Travis kein ernstes Gesicht mehr aufsetzen und mussten immer wieder breit grinsen und kichern. Es kostete sie eine gewaltige Anstrengung, doch irgendwann schafften sie es, sich zusammenzureißen und wieder ernst zu werden.

Auch während dieser Zeit gab es emotionale Tiefs. Aber es ereigneten sich auch positive Dinge für mich, egal, ob ich am Set herumhing, Drehbücher las oder was auch immer tat. Ich war froh, für Patrick da zu sein und ihm all das zu geben, was er gerade am dringendsten benötigte. Anders hätte ich es ganz bestimmt nicht haben wollen. Ich hatte einige Jahre zuvor damit begonnen, Regie zu führen und Drehbücher zu schreiben, und es hatte mir großen Spaß gemacht, aber all das hatte ich erst mal wieder auf Eis gelegt. Mitunter war es anstrengend, am Set dabei zu sein, denn ich war ja bloß als »Ehefrau« anwesend und nicht wirklich offiziell in die Dreharbeiten involviert. Aber es tat mir trotzdem sehr gut. Die Dreharbeiten hatten etwas Stimulierendes für mich, und sie trugen dazu bei, mein kreatives Denken erneut zu beflügeln. Für mich war es eine wunderbare Erfahrung.

Außerdem rührte es mich sehr, wie viele Leute mir freundschaftlich zugetan waren. Roy, der bildgestaltende Kameramann, der erste Kameraassistent Billy, Gino, der Chefbeleuchter, die Drehbuchautoren und viele der Regisseure, die mit von der Partie waren ... alle behandelten mich wie eine von ihnen. Sie können sich gar nicht vorstellen, wie gut mir das tat. Während wir über Kameraführung, Beleuchtung oder den Aufbau einzelner Szenen fachsimpelten, konnte ich meine ganze Leidenschaft für diese Arbeit mit ihnen teilen, und es war für mich ein bisschen, als wäre ich im Himmel. Zusätzlich zu der Kamera, die ich bereits besaß, stellte ich mir eine Steadycam-Ausrüstung zusammen, und Bill fertigte mir dafür einen speziellen Koffer an (und gab mir zudem eine erstklassige Einführung in die Handhabung der Steadycam). Roy überließ mir diverse hochauflösende Kameras, mit denen ich herumspielen konnte. Einige der Regisseure beugten sich zu mir herüber, wenn ich neben ihnen saß, und fragten: »Und, Lisa? Wann drehen Sie eine Folge?« Natürlich war ich hocherfreut, dass sie mich so etwas fragten, doch ich schüttelte lachend den Kopf. »Nein, ich bin wegen Patrick hier. Vielleicht während der nächsten Staffel.« Ihre Anerkennung und Unterstützung boten mir in jener Situation, in der ich das Gefühl hatte, dass es sonst kaum etwas für mich gab, dringend benötigte Hoffnung. Ihre Unterstützung war wertvoller für mich, als irgendein Bahamasurlaub es je hätte sein können.

Was die Logistik betraf, stellte unser Aufenthalt in Chicago uns mitunter durchaus vor gewisse Herausforderungen. Es war viel schwieriger, den Paparazzi aus dem Weg zu gehen, als in Los Angeles, und zwar aus dem einfachen Grund, dass etliche Szenen außerhalb der Studios gedreht wurden und für jedermann zugänglich waren. Nachdem wir einige Wochen in unserem Hotel zugebracht hatten, fand ich eine wunderschöne, geräumige Wohnung mit zwei Schlafzimmern und einem herrlichen Blick über den endlosen Michigansee. Außerdem verfügte das Gebäude über drei verschiedene Eingänge, durch die ich Patrick ungesehen herein- oder hinausschleusen konnte. Man vermietete uns die Wohnung problemlos für den kurzen Zeitraum von fünf Monaten, und das Gebäude war zudem hundefreundlich. Bis zu unserem Umzug hatte ich die Hunde dreimal am Tag ausgeführt, und ich musste jedes Mal erst zehn Minuten gehen, bevor sie ihr Geschäft erledigen konnten. Ich hatte das Gefühl, die meiste Zeit des Tages mit dem Ausführen der Hunde beschäftigt zu sein, und darüber hinaus versuchte ich auch noch, alles andere zu erledigen, was mich ziemlich erschöpfte. Von unserer neuen Wohnung aus, für die ich Möbel und Küchengeräte mietete, brauchten wir mit den Hunden nur die Straße zu überqueren und waren schon in einem herrlichen Park. Es war ein wunderschöner Spaziergang. Und während der warmen Monate saßen wir sozusagen in der ersten Reihe, um die spektakulären Feuerwerke zu sehen, die zweimal in der Woche direkt vor unserem Fenster dargeboten wurden. Auch für die jedes Jahr in Chicago stattfindende Flugschau bot uns unsere Wohnung einen Logenplatz. Speziell zu diesem Anlass schmissen wir eine unserer Partys, und als Piloten erfreuten wir uns natürlich an dem Dröhnen der Flugzeuge, die so nah an unseren Fenstern vorbeizogen, dass man beinahe das Gefühl hatte, ihren Abgasstrahl spüren zu können!

Wie ich bereits sagte, war der Drehplan extrem strapaziös. Er wäre schon für einen gesunden Menschen sehr anstrengend gewesen, gar nicht zu reden von jemandem, der gegen Bauchspeicheldrüsenkrebs ankämpfte. Als es Herbst wurde, sank die Temperatur am späten Abend bis unter den Gefrierpunkt. Patrick hielt durch. Manchmal fiel es ihm wegen irgendwelcher schmerzhafter Beschwerden schwer, in Fahrt zu kommen, mal waren es seine Blähungen, mal Verdauungsprobleme oder Schwierigkeiten mit dem Stuhlgang oder irgendwelche anderen mysteriösen Leiden. Deshalb achtete er immer darauf, sich nicht allzu weit von einer Toilette zu entfernen. Aber er fand immer einen Weg weiterzumachen.

Inmitten seines straffen Zeitplans schafften wir es, für einen Tag zurück nach Los Angeles zu fliegen, damit Patrick an einem »Steh-auf-gegen-den-Krebs«-Spendenmarathon teilnehmen konnte, der von sämtlichen großen Fernsehsendern übertragen wurde. Dies war das erste Mal, dass er bei so einer Aktion mitmachte, um das allgemeine Bewusstsein für die Krankheit Krebs zu schärfen. Bis zu diesem Zeitpunkt war er sehr darauf bedacht gewesen, sich nicht in einer solchen Rolle wiederzufinden. Er wollte nicht das männliche Aushängeschild für Krebs sein. Doch dies war eine besondere Veranstaltung, die eine enorme Wirkung entfalten konnte.

Als wir in Los Angeles landeten, wurden wir sofort in ein Hotel gebracht, das dem Kodak Theater direkt gegenüberlag, sodass wir uns umziehen konnten. Seine Anwesenheit war geheim gehalten worden, weshalb wir auf dem Weg zum Theater darauf achteten, möglichst von niemandem gesehen zu werden, und uns gleich hinter die Bühne begaben. Es war eine Livesendung, und es gab ein kleines Zeitproblem (erinnern Sie sich, dass Patrick *immer* zu spät kam?), weshalb er kaum einen Moment hatte, die Worte zu überdenken, die er an das Fernsehpublikum richten wollte und bei deren Entwurf und Niederschrift ich ihm geholfen hatte. Schon wurden wir in die Kulissen geführt, und Patrick war an der Reihe, auf die Bühne zu treten und die Show zu eröffnen. Er wurde mit Standing Ovations empfangen. Die Telefonleitungen liefen augenblicklich heiß, und die Anrufer mussten es mehrmals versuchen, um durchzukommen. Es war eine unglaubliche Show, und der Spendenmarathon »Steh auf gegen den Krebs« erbrachte mehr als hundert Millionen Dollar für den Kampf gegen die Krankheit. Ein Teil dieses Geldes floss in die Bauspeicheldrüsenkrebsforschung, die in bedauernswerter und beschämender Weise unterfinanziert war.

Vom Beginn der Dreharbeiten an und im Laufe der folgenden beiden Monate ging es Patrick allmählich immer ... besser. Im September wandte er sich mir eines Tages mit Hoffnung im Blick zu und sagte vorsichtig: »Mir geht es so gut ... ich fühle mich beinahe *normal.*«

Wir hatten es hinbekommen, uns einen Rückzugsort zu schaffen, der uns eine Privatsphäre bot. Und die kleinen Pausen, die wir uns genehmigten, hatten wir dringend nötig. Immerhin kämpften wir nach wie vor gegen eine ernsthafte Krankheit, und hinter der Fassade, die wir der Öffentlichkeit präsentierten, waren wir jeden Tag mit diesem Kampf beschäftigt. Es war irgendwie merkwürdig, denn es kam mir vor, als hätten wir zwei Identitäten – die der Fernsehserie und allem, was mit dieser Arbeit zu tun hatte, und unser anderes Dasein, das von Chemotherapie und Behandlung bestimmt war. Wie bei »The Shadow« oder bei Clark Kent gab es auf der einen Seite die der Öffentlichkeit präsentierte Figur, und dann betrat man heimlich das nächstgelegene Krankenhaus und verwandelte sich in »Chemo-Man« oder »CT-Man«, je nachdem, was gerade dran war. Es hat etwas Surreales, eine Fernsehserie zu drehen, in der es dramatische Situationen zwischen Leben und Tod gibt – Menschen, die erschossen, totgeschlagen oder vergiftet werden –, und dann im richtigen Leben zu einer realen Chemotherapie zu erscheinen, bei der es *tatsächlich* um Leben und Tod geht. So etwas bringt einen ohne jeden Zweifel ziemlich schnell zurück auf den Boden der Tatsachen.

Über unsere geheime Zweitidentität hinaus hatten wir unsere Termine meistens außerhalb der normalen Behandlungszeiten, wenn der Krankenhausflur leer war. George Fisher hatte sämtliche medizinischen Unterlagen an das Northwestern Hospital an Dr. Mary Mulcahy weitergeleitet. Mary war eine Teamspielerin, intelligent, engagiert und fürsorglich. Alle zeigten ein hohes Maß an Flexibilität, und es gelang uns, Patricks Behandlungstermine auf den Freitagabend oder spätestens auf den Samstag zu legen. Dies war nicht nur unserem Wunsch nach Privatsphäre geschuldet; noch wichtiger war, dass er auf diese Weise zwei Tage Zeit hatte, die er dringend benötigte, um sich von der gewaltigen Erschöpfung zu erholen, die ihn jedes Mal nach der Behandlung befiel, bevor er am Montagmorgen wieder am Set zu erscheinen hatte. Es war ein schwieriger Balanceakt.

Und dann waren da natürlich auch noch die stets aufs Neue ernüchternden Computertomografien. Mitte September ergab eine CT, dass die befallenen Stellen in Patricks Leber etwas größer geworden waren.

Wir wollten nicht in Panik ausbrechen. Fürs Erste wollten wir unser Recht, in Panik auszubrechen, zurückhalten. Wir würden die Sache genau beobachten. Und dann, eine Woche später ... ergab sein CA19-9-Test, jene Blutuntersuchung, die einen Aufschluss über die Tumoraktivität gibt, einen erneuten Anstieg des Wertes.

All dies waren kleine Anzeichen dafür, dass irgendetwas falsch lief, aber sie waren noch nicht so signifikant, dass wir den eingeschlagenen Weg seiner Behandlung aufgaben. Jedoch dürfte es sich erübrigen festzustellen, dass wir *sehr* besorgt waren.

Anfang Oktober unterzog sich Patrick einer erneuten Computertomografie, die zeigen sollte, was genau sich in seinem Inneren abspielte. Die Stellen in seiner Leber waren unverändert und in einigen Fällen sogar geschrumpft! Auf erstaunliche, wundersame Weise hatte er es irgendwie geschafft, noch einmal davonzukommen. Wir hatten keine Ahnung, was diese Veränderung der CT-Befunde verursacht hatte – vielleicht ein Infektionsherd, der plötzlich abgeklungen war, oder vielleicht schlug die Behandlung auf einmal an einer Stelle an, an der sie vorher nicht gewirkt hatte. Und dann gab es ja immer auch noch die Möglichkeit magischer Heilung, wer wusste das schon, also die Möglichkeit, dass all die Gebete für ihn und die guten Wünsche, mit denen er überhäuft wurde, sich letztendlich auszahlten. Aber wir ließen uns von diesem kleinen Lichtblick nicht zu allzu großer Euphorie hinreißen. Wahnsinn! Wir waren ziemlich gut darin geworden, all die Hochs und Tiefs cool wegzustecken. Wir waren während der ganzen Zeit gefasst und mutig gewesen und rissen uns weiterhin zusammen und konzentrierten uns darauf, einen Fuß vor den anderen zu setzen. Dennoch waren wir ziemlich aufgewühlt.

Doch die CT brachte auch noch etwas anderes zutage, nämlich, dass er unter einer Kolitis litt, einer Dickdarmentzündung, die für einen Großteil der Bauchschmerzen verantwortlich sein konnte, welche ihm so zu schaffen machten. Mary vermutete, dass das PTK-Präparat die Entzündung verursacht hatte, und wies Patrick an, vorübergehend auf die Einnahme zu verzichten, um zu sehen, ob die Entzündung zurückging. *Jegliche* Unterbrechung seiner Behandlung gefiel mir ganz und gar nicht, aber ... *Lisa, ganz ruhig bleiben* ... es stand außer Zweifel, dass es ihm besser gehen würde und seine Lebensqualität sich steigern würde, wenn die Kolitis abklang. Eine nicht unter Kontrolle gebrachte Kolitis konnte außerdem mit einer Operation enden. Ich wartete wie auf heißen Kohlen darauf, dass er die Behandlung wieder aufnehmen konnte, und achtete in der Zwischenzeit sorgsam auf eventuell auftretende Symptome.

Zusätzlich zu der Kolitis stellten sich ein paar Dinge ein, von denen uns schon vor Längerem gesagt worden war, dass wir mit ihnen zu rechnen hätten. Wir betrachteten sie als »Organisationsprobleme«. Der Stent, der seinen Gallengang offen gehalten hatte, verstopfte erneut und musste ersetzt werden, und die Chemotherapie hatte seine Venen derart in Mitleidenschaft gezogen, dass mitunter sieben schmerzvolle Einstiche erforderlich waren, um die Kanüle zu platzieren, weshalb man ihm einen Portkatheter verpasste. Der Portkatheter, der absolut nichts Glamouröses hat, ist dennoch eine wunderbare Erfindung (wenngleich seine Verwendung ihre eigenen Probleme mit sich bringt) und besteht aus einem halb dauerhaften Zugang für eine intravenöse Behandlung, der im oberen Brustbereich direkt unter der Haut platziert wird und mit der Drosselvene und der oberen Hohlvene verbunden ist, einer kurzen, dicken Vene, die das Blut durch den rechten Vorhof zum Herzen transportiert. Ein Portkatheter erspart einem die stets neuen Einstiche für jede Chemotherapie, stattdessen muss nur noch eine Hubernadel in den Zugang geschoben werden, der bereits mit einer Vene verbunden ist. Wie es das Schicksal wollte, musste Patrick genau einen Tag, nachdem ihm der Port implantiert worden war, eine Kampfszene spielen. Es musste ja so kommen. Der Schauspieler, mit dem er zu kämpfen hatte, rannte in ihn hinein. Und prallte mit voller Wucht gegen den neuen Port! Es erübrigt sich wohl zu sagen, dass es höllisch wehtat.

Eines Abends fragte mich einer der Drehbuchautoren, wie Patrick es wohl finden würde, wenn Barker, der FBI-Undercoveragent, den er in der Serie spielte, in einer der Folgen sterben würde. Zum Glück fragte er mich und nicht Patrick. Was er mir da antrug, war so ziemlich die *schlechteste* Idee, die ich je vernommen hatte. Ich konnte kaum glauben, was mir da zu Ohren kam. Ich wusste, dass er es fragen musste, dass er sich einzig und allein der Serie verantwortlich fühlte, aber ich wusste auch, dass Patrick tatsächlich krank war. Nach außen hin wirkte ich sicherlich ruhig, als ob ich gründlich darüber nachdächte. Und dann stellte ich mit allem Nachdruck fest: »Nein ... ganz klar nein ... das würde ihm ganz und gar nicht gefallen.«

Ein Teil von mir wünschte sich zu diesem Zeitpunkt, ein ganz normales Leben führen zu können. So dankbar wie ich für unsere gemeinsame Zeit war, hätte ich schließlich verrückt sein müssen, wenn ich mir nicht hin und wieder gewünscht hätte, dass die Sache mit der Krankheit einfach aus unserem Leben verschwinden möge. Gelegentlich wurde ich von depressiven Gedanken erfasst, von denen eine private Aufzeichnung kündet, die ich im Oktober jenes Jahres niedergeschrieben habe (vermutlich zu der Zeit, als die Computertomografien stattfanden). Die Seite war voller Wut, Selbstkritik und Bitterkeit darüber, wie ungerecht das Leben sein konnte. Ich schreibe dort darüber, wie *nichtsnutzig* ich mich fühlte, wie »fett«, wie »falsch ich damit lag zu glauben, das Leben sei gerecht«, oder dass ich ein »Waschlappen« sei. Und hier das Schlimmste: »Ich verliere vielleicht meinen Ehemann. Und ich weiß nicht, ob ich all das durchstehe. Es ist jenseits des Erträglichen.«

Ich gebe hier nur einige Schnipsel meiner Aufzeichnungen wieder. Es wäre einfach zu furchtbar und voll unerfreulichem Selbstmitleid, alles abzudrucken.

Aber was konnte ich angesichts all dieser Gefühle tun?

Ich kann die Wahl und die Entscheidungen, die ich im Hinblick auf mein Leben getroffen habe, nicht ändern. Und ich konnte meinen Mann nicht am Leben halten, wenn es ihm nicht bestimmt war. Doch was ich sehr wohl tun kann, ist, die Art und Weise zu ändern, in der ich darüber denke. Ich kann beschließen, dass ich weitermache. Dass jeder Tag ein neuer Tag ist, an dem ich entscheide, was für ein Mensch ich sein will, an dem ich die Entscheidungen treffen kann, die ich zu treffen habe, und an dem ich die Liebe, die ich empfinden möchte, demjenigen zeigen kann, den ich liebe.

Aber wie auch immer – manchmal erlegst du den Bären, manchmal kriegt er dich. Du kannst deine Gefühle niemals einfach ausschalten. Und niemand hatte je behauptet, dass es leicht werden würde.

Es ist schön in Chicago. Ich fahre mit dem Fahrrad, führe die Hunde aus, kaufe etwas zu essen ein, kümmere mich um Patricks Medikamente, bin Zuschauer am Set, helfe bei einzelnen Szenen, sorge dafür, dass alles störungsfrei verläuft, und sehe mir Feuerwerke an. Nicht übel. Und jetzt wird die Luft kühl und frisch. Die Kälte, die meinem Gesicht entgegenschlägt, wirkt belebend, und wenn es regnet, hantiere ich unter meinem Regenschirm mit den Hundeleinen und lache innerlich, während ich den Tropfen ausweiche.

An einem Wochenende im Oktober, als ich gerade in der Küche bin und uns schnell etwas zu essen mache, erwähne ich Patrick gegenüber, dass der Regisseur für eine der noch zu drehenden Folgen ausgefallen sei und einige Leute mich ermutigen würden, mich selbst als Regisseurin dieser Folge ins Spiel zu bringen.

»Und …?«, fragt er. Als ich mit den Achseln zucke, sagt er: »Du solltest es tun.«

Ich schüttele den Kopf. »Vielleicht bei der nächsten Staffel.« Das macht mich ein bisschen traurig. Vielleicht *gibt* es keine nächste Staffel, und daran will ich lieber gar nicht denken.

»Warum warten?«

»Deshalb bin ich nicht hier. Ich bin wegen dir hier.« Ich lächle ihn an.

Er verdreht die Augen. »Ich kann schon alleine für mich sorgen.«

Und? Nehme ich ihm das ab? Nicht ganz. Nicht, dass er nicht intelligent genug oder ausreichend befähigt gewesen wäre, alleine für sich zu sorgen (obwohl er einem mitunter schon zu denken geben konnte). Aber sein Behandlungsplan und seine Medikation waren kompliziert und komplex. Und Beständigkeit war nicht gerade Patricks starke Seite. Dann war da noch die Sache mit seiner Ernährung, und die Hunde mussten ausgeführt werden … und er hatte es auch so schon schwer genug.

Aber jetzt lag die Idee sozusagen auf dem Tisch, und es

gab kein Zurück mehr. Nachdem sich in Patricks Kopf erst einmal festgesetzt hatte, dass ich mir seinetwegen auf keinen Fall eine mögliche Gelegenheit entgehen lassen durfte, ließ sich das Ganze nicht mehr ausblenden. Jetzt war sein Stolz in die Angelegenheit involviert.

Aber ich nahm ihm immer noch nicht ab, dass er alleine für sich sorgen konnte. Wie denn auch? Würde er einfach aufspringen und all das bewerkstelligen, was ich in den zurückliegenden acht Monaten für ihn getan hatte? Hm, nein … In mir reifte die Idee heran, dass während der paar Wochen, in denen ich möglicherweise arbeiten würde, vielleicht jemand anders meinen Part übernehmen könnte. Doch so, wie die Dinge lagen, war es zu früh, aktiv zu werden. Ich hatte den Job noch nicht. Und ihn zu bekommen, sollte sich als eine Herausforderung mit den höchsten Hürden erweisen, die ich je zu überwinden hatte.

Kapitel 11

Wenn du mich Captain nennst, nenne ich dich Daddy

»Sie brauchen mehr Zeit, um sich darauf vorzubereiten.« – »Wir nehmen nur erstklassige Fernsehregisseure.« – »Der Einstieg in das Drehen von Fernsehserien ist wirklich schwer.« – »Wir haben einen äußerst straffen Zeitplan.« – »Speziell für Frauen ist der Einstieg in das Drehen von Fernsehserien schwer.« – »Das ist kompliziert.« – »Das Filmstudio oder der Fernsehsender oder beide sind nicht besonders angetan von der Idee.« – »Es ist einfach zu schwierig, das noch im Laufe dieser Staffel hinzubekommen.« Dies waren einige der Argumente, die ich zu hören bekam, als ich das erste Mal darüber sprach, eine Folge zu drehen. Und dann hieß es auch noch ...

»Bei der nächsten Staffel?« Ich telefonierte mit dem Herstellungsleiter und holte tief Luft. »Also ... ich bin lange genug in diesem Geschäft, um zu wissen, dass dies nur eine andere Art ist, Nein zu sagen.« Er lachte. Es war wahr. Doch unter all diesen Ausflüchten hörte ich keine einzige, die mich überzeugte, bei der anstehenden Folge nicht die Regie übernehmen zu können oder zu sollen. Ich hatte einen Spielfilm gedreht, für den ich das Drehbuch geschrieben und den ich auch produziert hatte. Außerdem hatte ich diverse kurze Stücke produziert, die ich ganz allein gedreht, geschnitten, mit Ton unterlegt und als komplette Endversion ausgespielt hatte. Ich bewegte mich seit mehr als zwanzig Jahren auf Filmsets und war weder ohne Erfahrung noch talentlos. Na gut, ein Großteil meiner Erfahrung hatte mit Spielfilmen zu tun. Aber in den zurückliegenden vier Monaten hatte ich hinter jedem erstklassigen, talentierten Regisseur gesessen, der bei der Produktion von *The Beast* zum Einsatz gekommen war. Es war eine wundervolle Erfahrung, ihnen bei der Arbeit zusehen zu dürfen und zu erleben, wie unterschiedlich sie waren – wie sie den Dreh einzelner Szenen handhabten, wie sie mit der Crew, den Schauspielern, den Drehbuchautoren und den Produzenten umgingen, wie sie das gedrehte Material bewerteten und so weiter. Ich schätzte mich glücklich, eine derart umfassende, konzentrierte Dosis an Erfahrungen sammeln zu dürfen. Außerdem hatte ich einige Schnittbilder (zusätzliche Einstellungen und improvisierte Szenen) sowie Einstellungen des Zweiten Stabes gedreht und darüber hinaus mit Minimalbesetzung auch schon mal eine Szene mit Patrick, um auszuhelfen, als der Zeitplan extrem eng gewesen war. Zudem hatte ich den Vorteil, die Figuren der Serie in- und auswendig zu kennen, und nicht nur sie, sondern auch die Schauspieler, die diese Figuren spielten, die Crew, die Drehbuchautoren, die Produzenten und nicht zuletzt den hinzugezogenen Berater.

Was war also das Problem?

Doch sie, wer auch immer *sie* waren, ließen sich nicht umstimmen.

An diesem Punkt hätte vermutlich jeder, der nett daherkommen und nicht für Wirbel sorgen wollte, einen Rückzieher gemacht. Aber ich war inzwischen mutiger als mit Anfang zwanzig, als ich so schüchtern gewesen war, dass es mir schwerfiel, den Kassierer im Supermarkt mit einem »Hi« zu begrüßen. Und um die Wahrheit zu sagen … Wenn du dich einer Krankheit wie Krebs gegenübersiehst, verleiht dir das den nötigen Mut, um dich nicht so leicht abschrecken zu lassen. Mit einer tödlichen Krankheit konfrontiert zu sein, kann dich gegenüber vielen Dingen furchtlos machen. Warum?

Weil die meisten Dinge im Vergleich zu der Krankheit so *unglaublich unbedeutend* sind. Ich war mit dem Tod konfrontiert. Glauben Sie, angesichts dessen konnte mich irgendein Senderboss einschüchtern? Spielte es also wirklich eine Rolle, dass sie meine Fähigkeit anzweifelten, die Arbeit wunschgemäß abzuliefern? Meine furchtlose Antwort lautete: Nein. Und was bedeutete das für mein weiteres Vorgehen? Dass ich nicht klein beigeben würde.

Also würde ich wieder einmal mein »Sisu« hervorholen müssen ... Ich hatte Erfahrungen damit, Absagen zu bekommen. In Hollywood liebt man es, Nein zu sagen. Als ich einige Jahre zuvor meinen Spielfilm gedreht hatte, hatte ich diese Erfahrung definitiv gemacht. Ich blieb hartnäckig und ging allen einfach so lange auf die Nerven, bis sie nicht mehr Nein sagen konnten und es ihnen schlussendlich leichter fiel, Ja zu sagen.

Und was *The Beast* anging, war ich nicht allein. Ich hatte jede Menge Unterstützung, vor allem von Roy Wagner, dem bildgestaltenden Kameramann. Er hatte mich überhaupt erst über die frei werdende Position informiert. »Das ist kompletter Unsinn«, murmelte er und schüttelte den Kopf, als er hörte, dass sie sich sperrten. »Es besteht nicht der geringste Zweifel, dass Sie es können! Und jetzt hören Sie mir mal zu ... Patrick ist ein *Star*. Er kann darauf bestehen.« Und dann erzählte er mir, dass er sein Debüt als Regisseur bei *CSI* gehabt und den Job nur bekommen hatte, weil einer der Stars darauf bestanden hatte, ihn unter Vertrag zu nehmen. Ein Star mit weit weniger *Wirkungskraft* als Patrick.

Patrick und ich hatten es nie gemocht, die »Starkarte« auszuspielen, was vermutlich dazu geführt hatte, dass die Tatsache, dass er ein Star war, mir nie zu helfen schien. Außerdem hatte ich immer Wert darauf gelegt, aufgrund meines eigenen Verdienstes unter Vertrag genommen zu werden (ein verrückter und von unschuldiger Naivität geprägter Gedanke!). Patrick rief an und teilte mit, dass er es ausgesprochen gut fände, wenn ich bei einer Folge die Regie übernehmen würde. Und trotzdem ... tat sich nichts. Warum hatten andere so raschen Erfolg, wenn sie auf einen bestimmten Regisseur bestanden, er jedoch nicht? Vielleicht spielte *doch* die Tatsache eine Rolle, dass ich eine Frau war. Oder vielleicht lag es daran, dass ich seine *Ehefrau* war. Keine Ahnung. Aber ich hatte keinen Anlass, an dem, was Roy gesagt hatte, zu zweifeln, und so beschlossen Patrick und ich, diese Karte auszuspielen. Wenn es sich denn nicht vermeiden ließ. Wir blieben hartnäckig, denn wir wussten, dass die einzige Möglichkeit zu bekommen, was man will, darin besteht, nicht aufzugeben. Diese Lektion hatten wir bei etlichen Gelegenheiten gelernt. Im Grunde war das Befolgen dieser Lektion im Laufe von Patricks gesamter Schauspielerkarriere zur Geltung gekommen.

Patrick schien immer hart dafür arbeiten zu müssen, die Rollen in den Filmen zu bekommen, die er wirklich haben wollte. Und wenn er sie hatte, arbeitete er mit vollem Einsatz, um sie so gut wie nur irgend möglich auszufüllen.

Bei *Dirty Dancing* blieb er jede Nacht auf und feilte mit der Drehbuchautorin und dem Regisseur an der Optimierung des Drehbuchs. Patrick war unermüdlich. Nach Feierabend und an den Wochenenden nahm er sich trotz eines Ergusses im linken Knie, der ihn sogar zwang, sich ins Krankenhaus zu begeben und ihn absaugen zu lassen, auch noch seine »Auszeit«, wie er es nannte, um Choreografie zu lernen und seine Tanzkunst zu perfektionieren. Ein Jahr später war er für einen Golden Globe nominiert.

Bei *Ghost – Nachricht von Sam* erhob sich Jerry Zucker, der Regisseur, nachdem er *Roadhouse* gesehen hatte, und sagte: »Nur über meine Leiche wird Patrick Swayze in diesem Film mitspielen.« Trotz dieser harschen Worte ging Patrick zum Vorsprechen und trug Zucker praktisch das komplette Drehbuch vor. Die Leute im Raum waren zu Tränen gerührt, und er bekam die Rolle. Und eine weitere Golden-Globe-Nominierung.

Bei *Stadt der Freude*, einem seiner absoluten Lieblingsfilme, war er wieder einmal ein Kandidat mit geringen Aussichten. Doch er schaffte es, einen Vorstellungstermin bei Roland Joffé, dem Regisseur, zu bekommen und sagte ihm voller Ernst: »Wenn Sie mir diese Rolle geben, werde ich mein ganzes Herz hineinlegen.« Roland ging zu seinem Produzenten und seinen Geldgebern und sagte: »Den müssen wir haben.«

Beim Vorsprechen für *To Wong Foo, thanks for Everything, Julie Newmar* ging Patrick rein und wurde kräftig geschminkt und mit Frauenkleidern ausstaffiert. Als er komplett wie eine Frau zurechtgemacht war, hatte er den Mumm, darauf zu bestehen, eine Szene als Vida Boheme zu improvisieren, anstatt die ihm zugewiesene Szene vorzutragen. Die Regisseurin Beeban Kidron und der Besetzungschef spielten die Aufzeichnung seiner Vorführung Steven Spielberg und den anderen Produzenten vor, wobei sie ihnen nicht einmal verrieten, dass es Patrick war, den sie da sahen. Als es den Produzenten die Sprache verschlug, enthüllten Beeban und der Besetzungschef ihnen, wen sie da gesehen hatten, und daraufhin verschlug es ihnen erst recht die Sprache. Und genauso ging es auch allen anderen, als sie die Darbietung sahen, die Patrick eine dritte Golden-Globe-Nominierung eintrug.

Wir fanden es immer merkwürdig, dass man für die wirklich guten Filme kämpfen musste, während für die Mitarbeit an Projekten, die nicht über eine besondere Qualität oder das entsprechende Potenzial verfügten, ein Haufen Geld geboten wurde. Es ist irgendwie ein bisschen, wie wenn man ein Bild betrachtet, an dem irgendetwas nicht ganz stimmt. Wäre es nicht schön, wenn du die wirklich guten Projekte realisieren könntest *und* ordentlich dafür bezahlt würdest? Wir konnten uns nie erklären, warum es so war. Nicht, dass wir uns beklagten. Patrick war einer der wenigen Schauspieler, die mit dem von ihnen gewählten Beruf mehr als nur ein gutes Einkommen erzielten. Und er hätte sich natürlich jederzeit für Rollen in solchen Filmen entscheiden können, für die ein Batzen Geld gezahlt wurde, aber das war weder für ihn noch für mich die Grundlage, auf der wir in unserem Leben unsere Entscheidungen trafen. Es gab wichtigere Dinge, als einen Haufen Geld auf der Bank zu haben. Wir hatten die Arbeit, die wir haben wollten. Ha. Und wenn es damit den Bach runterginge, verfügten wir über genug andere Fähigkeiten, auf die wir zurückgreifen konnten! Wir konnten wieder schreinern, wenn wir wollten! Wir konnten tanzen, eine Rinderherde zusammentreiben, Pferde einreiten! Flugzeuge fliegen! Was auch immer!

Im Oktober 2007, vier Monate bevor Patrick seine Krebsdiagnose erhielt, unterzogen wir uns im Simuflite-Flugtrainingscenter in Dallas, Texas, einem Training. So ein Training war einmal im Jahr vorgeschrieben, und es war überaus nützlich, um seine Kenntnisse immer wieder auf den neuesten Stand zu bringen. Diesmal befassten wir uns speziell mit der Handhabung unserer Beechcraft King Air 200. Wir sollten sie im Laufe eines intensiven, sechs Tage dauernden Kurses in- und auswendig kennenlernen, wobei die ersten vier Tage in einem Klassenzimmer stattfanden und die folgenden zwei in einem vollbeweglichen Flugsimulator. Patrick und ich nahmen unser Training sehr ernst und hielten uns unsere Gewissenhaftigkeit zugute. Patrick sagte gern, dass wir »als Cockpit-Team fliegen« und dass wir »uns an professionelle Standards halten«. Doch im Hinblick auf das Cockpit Ressource Management wurde uns ein völlig neues Konzept präsentiert.

Wir gingen in den vollbeweglichen Flugsimulator, wechselten uns als Pilot und Kopilot ab, simulierten Triebwerksstörungen beim Start, Strömungsabrisse, Notfallmaßnahmen im Landeanflug, alles Mögliche. Ich saß auf dem Pilotenplatz, versuchte gerade einen dieser simulierten Notfälle zu bewältigen, und Patrick redete wie ein Wasserfall auf mich ein. Ich wedelte mit der Hand, damit er sich beruhigte und einen Moment innehielt, damit ich beenden konnte, was ich gerade tat. Plötzlich nahm er mir das Steuerhorn aus der Hand. »Wenn du nicht auf mich hörst, fliege ich jetzt weiter.« Ich muss wohl nicht extra sagen, dass ich darüber alles andere als erfreut war. Aber ich wollte vor unserem Simulatorlehrer keinen Streit vom Zaun brechen. Der Lehrer sah natürlich ganz genau, was vor sich ging, und wies Patrick in seinem langsamen, gedehnten Texanisch darauf hin, dass es in dem Moment vermutlich nicht gerade das Klügste war, mir das Steuerhorn zu entreißen. Ich tat das Richtige und hatte das Flugzeug unter Kontrolle. Wenig später unterbreitete er uns einen Vorschlag ...

»Folgendes funktioniert im Cockpit meiner Erfahrung nach ganz gut: Wer auch immer auf dem Kopilotenplatz sitzt, sollte den links sitzenden Piloten mit ›Captain‹ ansprechen. Nur als kleine Erinnerung daran, wer das Flugzeug fliegt und wessen Entscheidungen zu respektieren sind.«

»Hmm ...« Patrick und ich dachten darüber nach.

Ich erwog, wie schwierig es wohl sein mochte, jedes Mal daran zu denken. Man musste wirklich daran denken *wollen.* Und ich sah Patrick an, dass er mit dem ganzen Konzept seine Probleme hatte. Es war offensichtlich, dass er der Idee absolut nichts abgewinnen konnte. Aber mir war es egal. Ich war bereit, alles auszuprobieren, was geeignet war, uns zu besseren Piloten zu machen.

»Ist vielleicht gar keine schlechte Idee«, sagte ich und zuckte mit den Schultern. »Weißt du ... es erinnert uns einfach daran, wer gerade das Kommando hat.«

Patrick dachte einen Moment darüber nach. Dann schien er eine Entscheidung zu treffen und nickte mit Nachdruck. »Okay. Ich werde dich ›Captain‹ nennen ...« Und dann fügte er mit einem verschmitzten Lächeln hinzu: »Aber nur, wenn du mich ›Daddy‹ nennst.«

Ich lachte. Wie sollte ich von dem Vorschlag nicht entzückt sein? Von dem Moment an bemühte ich mich, ihn immer »Daddy« zu nennen, wenn ich auf dem linken Platz saß.

Diese kleine Anekdote macht eines deutlich: Trotz Patricks Generosität und Offenherzigkeit gefiel es ihm, das Sagen zu haben. Und falls Sie es noch nicht mitbekommen haben sollten – er konnte Kampfgeist entwickeln. Was mochte man sonst über einen Mann sagen, der den Kampf gegen den Krebs aufnahm, als handele es sich um irgendeinen sterblichen Feind, den man mit bloßer Willenskraft bezwingen kann? Dass ich ihn »Daddy« nannte, war ein netter Scherz, aber es zeigte eben auch die Widersprüche auf, die er verkörperte. Er war immer der Erste, der damit prahlte, wie talentiert, wie klug oder wie hübsch ich doch sei, ganz egal, worum es auch ging, und er schloss ausdrücklich das Fliegen mit ein, indem er immer wieder sagte: »Ich habe ein Monster geschaffen, als ich Lisa das Fliegen schmackhaft gemacht habe.« Und: »Frauen sind bessere Piloten, weil sie ihre Entscheidungen nicht mit ihren Eiern treffen!« Doch wenn es ungemütlich wurde, war er eben lieber der Pilot.

Meistens sah es so aus, als ob ich meinen Willen bekäme. Dass ich mich durchsetzte. Doch bei näherem Hinsehen erkannte ich, dass es Patrick war, der *immer* seinen Willen bekam. Hier verschwimmt die Anzeigetafel ein wenig. Wenn man es genau analysieren würde, wäre es schwierig festzustellen, an welcher Stelle der eine von uns beiden losließ und der andere übernahm. *Wer fliegt dieses Flugzeug wirklich?* Ich denke, diese stille Abmachung machte uns zu einem ungewöhnlichen Paar und sorgte dafür, dass wir einander perfekt ergänzten. Sie balancierte uns aus.

Patrick war wie der perfekte »böser Junge«. Charmant, unberechenbar, aufregend und manchmal unzuverlässig. Nun ja, die meisten Frauen, die ich kenne, machen niederschmetternde Erfahrungen, wenn sie sich auf einen bösen Jungen einlassen. Böse Jungs betrügen sie, behandeln sie mies, verschwinden einfach und rufen nicht an ... nicht so jedoch Patrick. Er konnte mich, wie es bösen Jungs nun mal eigen ist, zum Wahnsinn treiben, aber gleichzeitig war er mir länger als vierunddreißig Jahre lang treu ergeben und liebte mich bedingungslos und ohne jegliche Einschränkungen. Er war wie ein Wildvogel, der sich bereitwillig zähmen ließ, aber irgendwie doch immer ein Wildvogel blieb. Oder, passend zu seinem Sternzeichen, wie ein Löwe, groß und gefährlich, jedoch zugleich entspannt und kuschelig, wie er dalag und sein Reich in Augenschein nahm. Sein *Königreich.* Mit *ihm* als Zentrum der Welt.

Und ich war seine Königin. Seine »knallharte Göttin«, wie er mich oft nannte.

Patrick schreckte nie davor zurück, für gewisse Projekte zu kämpfen, doch er warf sich nur ungern allzu stark für jemand anderen ins Zeug. Er stand mit beiden Füßen auf dem Boden, und ich bin sicher, dass er fürchtete, die Leute könnten denken, dass er sich wichtigmachte und Vetternwirtschaft betrieb. Außerdem glaube ich, dass er mich ganz für sich allein wollte, damit ich nur für ihn Augen hatte und meine Aufmerksamkeit einzig und allein ihm schenkte. In der Tat war dies kein allzu großes Geheimnis, da es anderen Leuten auch auffiel. Und ich konnte es ihm nicht verdenken. Es gab Filmprojekte, an denen ich mitwirkte und alles dafür gegeben hätte, wenn Patrick da gewesen wäre und hinter der Kamera zugesehen hätte. Es ist unglaublich wertvoll, jemanden dabeizuhaben, auf dessen Auge und Urteilsvermögen du vertraust, weil nicht jeder aufpasst, was du machst, und manchmal hat dich keiner im Blick. Außerdem ist es gut, jemanden dabeizuhaben, damit er dich in die richtige Richtung führt, wenn du aus dem Tritt gerätst. Und du weißt, dass diese Person dich nicht um ihrer eigenen Ziele willen verrät, sondern dass ihre Absichten einzig und allein davon geleitet sind, das Beste für dich zu wollen.

Es gab einen Moment, in dem Patrick sich geschlagen gab, was seine Bemühungen anging, mir zu dem Job bei *The Beast* zu verhelfen. Es wurde immer klarer, dass er in dieser Situation die Muskeln spielen lassen und die »Starkarte« ausspielen musste, und man sah ihm an, dass er sich dabei zusehends unwohl fühlte. In Anbetracht dessen machte auch ich einen Rückzieher. Und dann dachte ich darüber nach …

Eines späten Abends ging ich ins Wohnzimmer, wo er an seinem Computer saß und etwas in die Tasten hackte. »Wenn du dir all die Projekte in Erinnerung rufst, bei denen die Möglichkeit im Raum stand, dass ich eventuell mitmachen könnte«, begann ich, »dann ist nie etwas daraus geworden, weil wir nicht hartnäckig genug waren, bis zum Ende durchzuhalten. Wir haben *immer* einen Rückzieher gemacht. Und wenn du mal genau darüber nachdenkst …, wäre ich, wenn ich den jeweiligen Job bekommen hätte, bei jedem dieser Projekte mindestens *genauso gut*, wenn in einigen Fällen nicht sogar besser gewesen als diejenigen, die letztendlich genommen wurden.« Ich zählte ihm die Projekte auf, und in jedem einzelnen Fall machte das, was ich sagte, Sinn. »*Warum* also … haben wir *sie* entscheiden lassen? Als ob sie etwas wüssten, was wir nicht wussten?«

Patrick nickte. Er hatte verstanden. Seltsam, aber der einzige Mensch, dem ich diese Überlegung noch nicht vorgetragen hatte, war Patrick.

Und einige Wochen später hatte ich die Regie für die betreffende Folge.

Roy, die Drehbuchautoren, die Crew und ich waren hocherfreut, dass ich die Folge übernehmen würde, die als letzte gedreht werden würde. Nur einer schien nicht so begeistert. Als ich tatsächlich den Zuschlag erhielt, war ausgerechnet Patrick auf einmal gar nicht mehr so wohlwollend! Ich konnte es nicht glauben! In seinen Augen war es, als hätte ich die Seiten gewechselt und wäre zum Feind übergelaufen. Ich glaube, er hatte einen seiner »Huch-jetzt-muss-ich-Lisa-wirklich-Captain-nennen-und-ich-weiß-nicht-ob-mir-die-Vorstellung-gefällt«-Momente. Aber wie sich rasch herausstellte, war es nur eine spontane Reaktion. Von da an war Patrick ein anderer Mann. Er stellte seine reflexartigen Bedenken zurück und trat mir zur Seite. Und in den folgenden Wochen stellte er unter Beweis, über welch unglaubliche Standhaftigkeit er verfügte.

Jetzt war es an der Zeit, den Plan bezüglich dessen, wer mich ersetzen sollte, aus der Schublade zu ziehen. Ich rief Donny an …

»Donny, könntest du es irgendwie einrichten, während der letzten beiden Wochen des Drehs nach Chicago zu kommen und die Hunde auszuführen, dafür zu sorgen, dass Patrick seine Medikamente nimmt, ihn zu Terminen bringen, sicherstellen, dass er morgens aufsteht und …« Ich ging die Liste weiter durch.

»Hm, ja. Ich habe gerade nichts weiter zu tun. Klar, ich komme«, sagte er. »Wann soll ich da sein?« Später vertraute er mir an, dass er sich mit aller Kraft zusammenreißen musste, nicht zu sagen: »Ich dachte schon, du rufst *nie* mehr an!« Es war die reinste Qual für ihn gewesen, zu Hause in Kalifornien herumzuhocken, nicht wirklich zu wissen, was vor sich ging, und das Gefühl zu haben, nicht helfen zu können. In Wahrheit war er dankbar, dass ich ihn anrief; mein Anruf war für ihn ein Geschenk des Himmels. Und dass er kam, um mich zu unterstützen, war für mich ein Geschenk des Himmels!

Gott sei Dank, dass es Donny gab und er Patrick so ein guter Bruder war. Selbst mit Donnys Hilfe lastete Patricks Krankheit schwer auf mir, und ich mutete mir eine Menge zu, die Folge trotz der niederdrückenden emotionalen Last zu drehen, die ich zu schultern hatte. Es gab einen Moment, in dem ich fürchtete, mich übernommen zu haben. Dass ich womöglich nicht über ausreichend Energie verfügte. An irgendeinem Punkt stößt jeder Mensch an seine Grenze. Aber nach einer erneuten Abwägung kam ich zu dem Schluss, dass meine Grenze noch ein Stück weit entfernt lag. Außerdem hatte ich mich verpflichtet. Ich würde die Folge drehen.

Nach seinen letzten Computertomografien und in den Wochen vor dem Dreh der Folge, bei der ich Regie führen würde, ging es Patrick zusehends schlechter, und zwar so schlecht, dass ihm die Arbeit immer schwerer fiel. Doch obwohl die Crew am Set manchmal bis zu vier Stunden warten musste, bevor er sich in der Lage fühlte, seine Rolle zu spielen, schaffte er es immer, sein Pensum zu erfüllen, und *fehlte nicht ein einziges Mal.*

Natürlich war er erschöpft. Alle waren von dem straffen Drehplan, dem sie seit beinahe fünf Monaten unterworfen waren, erschöpft und ausgelaugt. Aber seine Bauchschmerzen und Verdauungsprobleme hatten sich verschlimmert. Und zwar in einem solchen Maße, dass es ihm morgens schwerfiel, den Tag zu beginnen, und er sich immer in der Nähe einer Toilette aufhalten wollte. Er beschrieb seine Beschwerden als entsetzliche Magenkrämpfe oder das Gefühl, unter furchtbaren Blähungen zu leiden, die ihn manchmal zwangen, sich auf den Toilettenboden zu legen, bis die Krampfanfälle vorüber waren. Wir taten alles in unserer Macht Stehende, um seine Beschwerden zu lindern. Trotzdem weigerte er sich nach wie vor, Schmerzmittel zu nehmen, außer wenn er mit der Arbeit fertig war und genug Zeit vor ihm lag, damit die beeinträchtigende Wirkung der Medikamente sich wieder abbauen konnte, bevor er am nächsten Tag erneut am Set erschien. Er wollte diese Sache auf die harte Tour durchziehen! Ich weiß, dass es ihm schwerfiel, und er wusste es auch, aber er hatte sich nun einmal entschieden, auf Schmerzmittel zu verzichten, und bestand weiter darauf. Doch seine immer schlimmer werdenden Schmerzen waren besorgniserregend.

Ich stand unter Hochspannung. Zum einen hatte ich mit der bevorstehenden Folge mehr als genug am Hals, zum anderen wollte ich für den Fall, dass ... in *jedem* Fall ... ihn weiter im Auge behalten und genau einschätzen können, wie es ihm ging. Ich fragte ihn, ob er sich der noch anstehenden Arbeit während der letzten Wochen weiter gewachsen fühle. Und obwohl es ihm nicht gut ging, grinste er und sagte: »Absolut.«

Aber ich war froh darüber, dass bis zum Ende der Dreharbeiten nur noch einige wenige Wochen vor uns lagen. Er musste nur noch ein bisschen durchhalten, dann hätte er die komplette Staffel beendet. Das wäre unzweifelhaft ein gewaltiges Bravourstück! Also machten wir mit vereinten Kräften weiter. Und es war etwas ganz Besonderes, weil wir beim Entstehen seines letzten Werkes zusammenarbeiteten.

Ich gab den Hunden zum Abschied ein Küsschen, überließ sie Donnys kundiger Obhut und stürzte mich in die wunderbare, aufregende und extrem herausfordernde, erfahrungsreiche Aufgabe, die Regie einer Fernsehserienfolge zu übernehmen. Ich hatte getan, was ich konnte, um mich darauf vorzubereiten. Ich hatte ein rundum überzeugendes Drehbuch, kannte sämtliche Locations und so weiter. Doch so gut man sich auch vorbereitet – es ist immer mit jeder Menge Unwägbarkeiten zu rechnen, bevor man wirklich am Set ist und loslegt. Dinge passieren, der Drehplan kann sich ändern ... Aber genau das liebe ich. Du musst improvisieren. Du musst blitzschnell reagieren. Und besonders die Fernsehproduktion ist so, als würdest du dich bei einem Abfahrtsskirennen den Berg hinunterstürzen. Du musst blitzschnell mit kreativen Lösungen aufwarten. Ich wusste, dass der Drehplan straff war, aber ich wusste nicht, dass er *so* straff war. Ich hatte schon einmal schnell arbeiten müssen, als ich einen Low-Budget-Spielfilm gedreht hatte. Aber diesmal ... diesmal musste es noch schneller gehen! Und das machte das Ganze zu einer besonderen Herausforderung.

Ich liebte die Serie und was sie daraus gemacht hatten. Und natürlich war ich entschlossen, mein Bestes zu geben.

Als ob das Regieführen dieser Folge nicht auch so schon anstrengend genug gewesen wäre, verspürte ich noch einen zusätzlichen Druck, dem keiner der anderen Regisseure ausgesetzt gewesen war, und es war nicht nur meine Sorge um Patrick, sondern die Tatsache, dass ich unter extremer Beobachtung stand. Im Süden nennen wir das »bird-dogging« –

nicht aus den Augen lassen, und zwar so, dass du dir dessen bewusst bist. Wenn ich hinter der Kamera saß, waren mindestens vier Menschen hinter mir! Und eines Tages gesellten sich zu meinem Publikum hinter der Kamera noch einmal fünf weitere Zuschauer. Es waren Abgesandte des Fernsehsenders A&E, die sich ein Bild davon machen wollten, wie die Arbeiten am Set voranschritten. Und dann erschien die Crew von Barbara Walters, um für ein im nächsten Monat geplantes Interview Schnittbilder von Patrick und mir bei der Arbeit zu drehen. Es war ziemlich schwer, derart auf dem Präsentierteller zu sitzen und dabei eine gute Figur zu machen, aber ich hatte den Job haben wollen, und wenn es dazu beitrug, dass alle Welt zufrieden war, dann war es eben so.

Die Unterstützung durch die Crew, die Schauspieler und überhaupt alle Beteiligten war unglaublich. Es war eine großartige Truppe, und jede Menge Leute wussten wirklich zu schätzen, was ich da tat. Michael, der ursprünglich vorgesehene Regisseur und zugleich Berater für die Serie, war mein Mentor und immer für mich da, wenn ich ihn brauchte. Als ich die erste Szene abgedreht hatte, hätte ich schwören können, dass er leicht feuchte Augen bekam und ihm vor Stolz die Brust schwoll. Er hatte vermutlich keine Ahnung, wie viel mir das bedeutete.

Nach einigen Tagen wurden die Plätze hinter mir zusehends leerer. Vielleicht war den Leuten bewusst geworden, dass sie Wichtigeres zu tun hatten, als mir den ganzen Tag lang über die Schulter zu blicken. So unterhaltsam ich auch sein mochte.

Es wurde Ende November, und vor allem nachts wurde es lausig kalt. Während eines langen Nachtdrehs, bei dem wir eine Kampfszene aufnahmen, fiel die Temperatur auf minus acht Grad, und es begann zu schneien. Aber ich hatte meine kanadische, mit Gänsedaunen gefütterte Schneejacke aus Manitoba, meine Superhandschuhe und meine Hightech-Unterwäsche an und dazu meine L.L.-Bean-Mütze auf

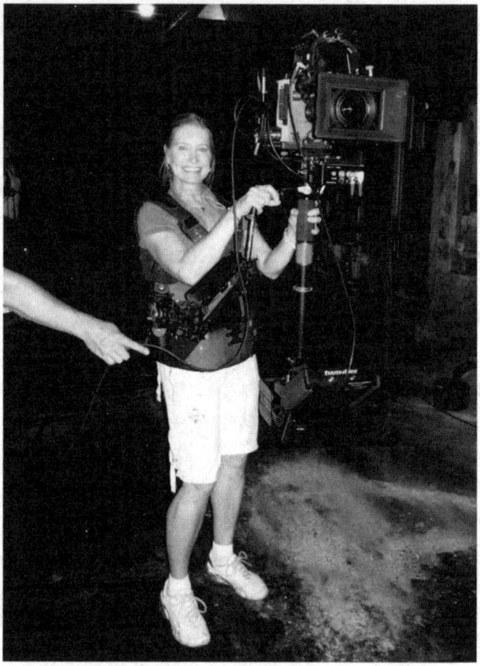

Am Set von *The Beast*

dem Kopf. Ich war warm eingepackt und bestens ausgerüstet, die Kälte zu ertragen und meinen Spaß zu haben.

Ich arbeitete hart und genoss die für mich neue Erfahrung. Am meisten überraschte mich, wie sehr ich die »Männer«-Story mochte. *The Beast* war eine ziemliche Macho-Serie mit ständigen Kämpfen, Intrigen und Verbrechen und gespickt mit aggressivem Machogehabe. Und all das gefiel mir! Ich habe keine Ahnung, woher das kam. Als ich später dem mit mir befreundeten Choreografen Doug anvertraute, wie sehr mir das Drehen all dieses Macho-Action-Stoffs gefallen hatte, vermutete er: »Hm, meinst du, das kommt daher, dass du so eine starke Frau bist? Und du selbst kannst anderen ja auch einen kräftigen Tritt in den Hintern verpassen.« Ich lachte. So hatte ich mich selbst noch nie gesehen.

Ich habe immer gedacht, die Leute sähen mich als eine sehr feminine, empfindliche Frau. Und meistens fühle ich mich auch genau so. Es ist gut, Freunde zu haben, die einen gelegentlich daran erinnern, dass man auch andere Seiten hat.

Ich hatte schon immer Lust darauf gehabt, einen Stoff in der Art von *The Beast* zu drehen, diese Art schnell geschnittenes, im urbanen Großstadtrhythmus getaktetes Dokudrama. Und als ich erst einmal dabei war, begriff ich rasch, wie das Ganze funktionierte. Außerdem machte mir das Drehen von Kampfszenen einen Riesenspaß. Patrick hatte solche Szenen schon immer mit großer Begeisterung gespielt, ganz egal, in welchem Film er gerade mitmachte. Er hatte oft versucht, mich dazu zu bewegen, mitzukommen und zuzugucken, aber ich hatte immer etwas Besseres zu tun gehabt, weil ich diese Kampfszenen schrecklich langweilig fand. Und jetzt wurde mir auf einmal schlagartig bewusst, dass ich sie langweilig gefunden hatte, *weil ich nicht an ihnen beteiligt war*. Denn jetzt bereiteten sie mir auf einmal einen Heidenspaß. Ich hätte den ganzen Tag lang Kampfszenen drehen können! Es ist wie Tanzchoreografie. Es ist, als dürfe man wieder und immer wieder in ein Kissen reinschlagen. Niemand wird verletzt! Und all die Emotionen, die man bei Licht betrachtet nach Kräften zu unterdrücken versucht, kommen dabei zum Tragen. Nachdem ich meine erste Kampfszene gedreht hatte, ging ich sofort zu Patrick. »Jetzt begreife ich, warum du so darauf stehst.«

Patrick gab sein Bestes für mich. Ich weiß, dass es ihm nicht gut ging, aber er achtete darauf, immer da zu sein, wenn ich ihn brauchte. Und das kostete ihn eine gewaltige Anstrengung. Er wusste, dass der Drehplan für mich extrem straff war, und erschien manchmal in seinen Pausen auf dem Set, obwohl er besser im Wohnwagen aufgehoben gewesen wäre, um sich auszuruhen. Ich wusste, dass ihm das schwerfiel und er es nur mir zuliebe tat. Aber wie ich bereits sagte, er war er ein anderer Mann geworden und würde während dieses Projekts immer und stets für mich da sein.

Und mir lag daran, ihn wissen zu lassen, was er für mich getan hatte.

Meine Hoffnungen waren in einem Maße geweckt worden, wie das schon seit Langem nicht mehr der Fall gewesen war. Die Zukunft war mir bis zu diesem Zeitpunkt seit einer ganzen Weile nur noch trostlos erschienen. Die Arbeit an dem Projekt hatte mich daran erinnert, was mir wirklich Spaß machte. Es war eine so ... durch und durch positive Erfahrung für mich.

Wir waren zurück in unserer Wohnung, und als ich das Gefühl hatte, dass der geeignete Moment gekommen war, wandte ich mich ihm zu, und es fiel mir schwer, meine Gefühle im Zaum zu halten. »Ich will dir einfach nur sagen, wie viel mir das bedeutet. Zum ersten Mal seit einer langen Zeit in meinem Leben habe ich wieder das Gefühl, eine Zukunft zu haben, und ich hatte schon geglaubt, dass sich dieses Gefühl nie wieder einstellen würde.«

Mir waren Tränen in die Augen gestiegen, und jetzt konnte ich sie nicht mehr zurückhalten, und sie kullerten mir die Wangen herunter.

Er stand ruhig da und sah mich an. Er sagte nichts ... das musste er auch nicht. Er lächelte einfach nur. Und ich sah ihm an, dass er sich Sorgen um mich machte ... Er wusste, vor welcher Zukunft ich Angst hatte. Und genau wegen dieser Zukunft machte auch er sich Sorgen um mich. Wenn es irgendeine Möglichkeit gab, dieser Zukunft, vor der ich Angst hatte, eine andere Richtung zu geben, würde er alles tun, was in seiner Macht stand. Ich wusste, dass er mich liebte ... und in den beiden letzten noch vor uns liegenden Wochen in Chicago genoss er es, dass ich sein Captain war.

Unser letztes Wochenende stand an, und wir hatten ein paar Tage zum Verschnaufen. Vor mir lag noch ein Drehtag zur Fertigstellung meiner Folge, und dieser Tag sollte sich als der härteste von allen erweisen. Und nicht allein wegen des Drehplans.

Am Sonntag, dem 23. November, hatten wir einen Termin im Northwestern Hospital, wo Patrick sich wieder einmal einer Computertomografie unterziehen musste. Die immer so gefürchtete Computertomografie. Wir saßen mit Mary Mulcahy in dem kleinen verdunkelten Raum und betrachteten gemeinsam die Resultate. Die Stellen auf seiner Leber hatten sich vermehrt. Und der Tumor an seiner Bauchspeicheldrüse war gewachsen. Es war unverkennbar, dass die Behandlung, der er sich unterzog, nicht mehr anschlug.

Angesichts all dessen, was bei uns auf der Tagesordnung stand, waren unsere Hirne die ganze Zeit auf Hochtouren gelaufen. Als wir erfuhren, dass der Krebs sich ausbreitete, schlug diese Nachricht mit einem dumpfen Aufprall auf uns ein. Ich betrachtete die CT-Bilder, und obwohl ich deutlich sah, dass der Krebs sich ausgebreitet hatte, musste ich meinen Verstand zwingen, sich auf den Bildschirm zu konzentrieren, um wirklich zu begreifen, was es bedeutete. Ich sah Patrick an, und sein Gesicht war ein Spiegel all dessen, was ich selbst fühlte. Angst beschlich uns, aber es war, als ob es irgendein fremder Körper wäre, der sich in unser beider Leben eingeschlichen hätte. *Denk nach, Lisa. Denk einfach nach …*

Wir beschlossen sofort, seine Behandlung zu ändern, und stimmten Marys Vorschlag zu, es mit einem neuen Medikament zu versuchen. Und bevor ich am letzten Tag ans Set fuhr, um den Dreh meiner Folge zu beenden, holte ich in der Apotheke Patricks neues Medikament ab – Xeloda. Es kam mir merkwürdig vor, dass man das Medikament, von dem wir hofften, dass es Patricks Leben retten würde, einfach so in der örtlichen Apotheke bekommen konnte. So wie man sich ein Päckchen Aspirin oder Ibuprofen besorgt. Die neue Chemotherapie gab es in Tablettenform, und Patrick konnte sofort damit beginnen. Und wenn wir zurück in Kalifornien wären, wäre genau der richtige Zeitpunkt für ihn, mit dem stärkeren Oxaliplatin zu beginnen, einem Medikament, das intravenös verabreicht wurde und das er in Verbindung mit Xeloda einnehmen sollte.

Mein letzter Drehtag war hart, und nachdem Patrick unmittelbar am Tag zuvor diesen niederschmetternden Befund erhalten hatte, musste ich mich mächtig konzentrieren. Natürlich behielten wir die Information aus Angst vor einer möglichen undichten Stelle für uns. Nichtsdestotrotz herrschte am Ende des Tages dieses wunderbare Gefühl, das sich immer einstellt, wenn ein Projekt abgeschlossen ist. Die Serie war offiziell eingetütet, und auf etlichen Gesichtern erstrahlte ein feierliches Lächeln. Am nächsten Tag war noch der Dreh einiger ergänzender Einstellungen für diverse andere Folgen geplant (darunter auch einer Einstellung für meine Folge). Am nächsten Abend standen Patrick und ich mit Vincent und Bill, zwei Drehbuchautoren, draußen auf der Straße, und wir fachsimpelten über die noch anstehenden Aufnahmen. Wir waren gerade dabei, in eine tiefgründige Diskussion einzusteigen, als Patrick die Hand hob.

»Alle mal herhören ...«, sagte er und holte tief Luft. »Bevor wir weiterreden, möchte ich noch etwas loswerden. *Ich kann es gar nicht glauben, dass ich es tatsächlich geschafft habe, das Ganze bis zum Ende durchzuziehen.*«

Sein Blick verriet, dass er sehr bewegt war, und ihm stiegen Tränen in die Augen. Dann lachte er. Und sog mit einem tiefen Atemzug die Nachtluft ein.

Er hatte es durchgestanden. Und es war wirklich erstaunlich. Nicht nur für all diejenigen, die an der Produktion der Serie beteiligt gewesen waren, sondern auch für all die Menschen, die ebenfalls mit einer schweren Krankheit zu kämpfen hatten. Wir hatten von Leuten gehört, die durch Patrick neue Hoffnung geschöpft hatten – »Patrick Swayze hat das Gleiche wie ich, und er ist immer noch voll im Geschäft«. Sogar Mary Mulcahy vom Northwestern Hospital vertraute uns an: »Sie glauben gar nicht, wie viele Leute Sie neu beflügelt haben. Ich habe Patienten, die sich ihrer Krankheit auf einmal entschlossener denn je entgegenstemmen und ihr Leben leben, und wissen Sie, warum? Sie sagen: ›Na ja, Patrick macht es doch auch so.‹«

Als ob dies der entscheidende Anlass für sie gewesen wäre, durchzuhalten.

Welch ein Geschenk.

Unmittelbar nach dem Dreh meiner Folge widmete ich mich in den kommenden zwei Tagen dem Zusammenpacken all unserer Sachen und dem Auszug aus unserer Wohnung, bevor wir nach L.A. zurückkehren konnten. Die vergangenen Wochen waren erschöpfend gewesen, doch es war noch jede Menge zu tun, bevor wir abreisen konnten. Eine Fünfzimmerwohnung auszugsfertig zu machen, erschien mir wie eine Herkulesaufgabe. Aber ich trieb mich selbst an. *Ich ruhe mich aus, wenn wir wieder in L.A. sind.* Ich war so mit Arbeit eingedeckt gewesen – und war es immer noch –, dass ich kaum Zeit hatte, über die neue Richtung, die Patricks Krankheit einschlug, nachzudenken. Doch in meinem Innern war ich mir dessen voll und ganz bewusst. Und als ich ganz allein in der Wohnung inmitten bereits gepackter und noch nicht gepackter Umzugskartons saß, schrieb ich diese Zeilen nieder:

Manchmal fühle ich mich wie ein kleines Mädchen.
Ein kleines Mädchen, das kurz davor ist,
nicht mehr weiter zu wissen.
Ich habe Angst, dass Buddy meine Hand loslassen
und mich verlassen wird.

Ich bin so stark.
Ich spüre das Blut in meinem Körper.
Spüre, wie es durch mich hindurchfließt.
Wie eine Springflut.
Eine Naturgewalt.

Ich kann Stahl biegen
mit meinen bloßen Händen
& ich kann Löffel biegen mit meinem Geist.

Aber ich weiß nicht, wie ich überleben soll.
Ohne ihn.
Denn wenn du das Licht einschaltest
in einem dunklen, kalten Raum,
bin ich nur ein kleines Mädchen.
Ein kleines Mädchen, das auf sich allein gestellt ist.

Dann betete ich das Leben an, ihn mir nicht wegzunehmen … Und dann beendete ich die Vorbereitungen unseres Auszugs.

Kapitel 12

Wir tanzen, so schnell wir können

Die Tatsache, dass wir beschlossen hatten, uns im Cockpit von Flugzeugen zu vertragen, hieß noch lange nicht, dass wir nie wieder »ernste Meinungsverschiedenheiten« gehabt hätten. Ich erinnere mich an ein Mal, als wir im Sommer auf dem Weg zu unserer Ranch in New Mexico waren. Während der Sommermonate brauten sich über Arizona häufig gewaltige, potenziell gefährliche Gewitter zusammen, und bei diesem Trip flogen wir in unserer Cessna 414, als sich über der Grenze zwischen Kalifornien und Arizona direkt vor uns eine Monsterwolke auftürmte. Das Gebilde sah wirklich übel aus. Ich saß auf dem linken Platz, flog die Maschine und sah erst nach links und dann nach rechts ... das Gewitter zu umfliegen, würde einen Umweg von fünfzig bis hundert Meilen bedeuten und uns zwingen, eine Zwischenlandung einzulegen, um aufzutanken. Das Gewitter war noch dabei, sich zusammenzubrauen ...

Patrick sagte: »Ich denke, wir sollten auf siebenundzwanzigtausend Fuß hochgehen. Das sollte uns ganz nach oben bringen, sodass wir das Gewitter überfliegen können.«

Ich musterte die sich auftürmenden Wolken. »Nein. Ich glaube, wir sollten lieber versuchen, unter dem Gewitter hindurchzufliegen. Auf die Weise können wir wenigstens landen, wenn etwas schiefläuft, und warten, bis das Ganze vorüber ist. Es ist noch früher Nachmittag. Wenn wir hochgehen, könnten wir oben voll erwischt werden.«

»Nein. Das. Würden. Wir. Nicht. Du spinnst.«

»*Du* spinnst.«

»*Neiiiin …*«

Und so steckten wir mitten in einer erhitzten Diskussion darüber, was am besten zu tun war, während die drohende Wolkenwand immer näher rückte. Ich kann mich nicht mehr erinnern, zu welchem Entschluss wir kamen. Wahrscheinlich spielte ich meine Trumpfkarte aus, dass ich auf dem linken Platz saß, und steuerte das Flugzeug, wohin es mir beliebte, während Patrick nichts anderes übrig blieb, als mir widerwillig dabei zu helfen, uns durch das Unwetter hindurchzumanövrieren. Doch um unsere Meinungsverschiedenheit beizulegen, riefen wir später Frank Kratzer an, unseren langjährigen Fluglehrer und hochgeschätzten Berater in Flugfragen. Wir legten ihm, so gut und überzeugend wir konnten, unsere jeweiligen Beweggründe für unseren Vorschlag dar, »unter« oder »über« dem Gewitter herzufliegen.

Und dann sprach Captain Frank. »Ihr liegt beide falsch.«

Wir sahen uns überrascht an.

»Man fliegt weder darüber noch darunter hinweg. *Man fliegt direkt hindurch*«, stellte Frank klar. »Mensch Leute! Dafür absolviert ihr doch euer Flugtraining. Und dafür habt ihr schließlich eure Messgeräte und euer Wetterradar! Vertraut euren Geräten! Und bleibt auf der vorgesehenen Höhe.«

Beim nächsten Mal, als sich direkt vor uns eine Monsterwolke auftürmte, sahen Patrick und ich uns an, lächelten, holten tief Luft … und flogen mitten in die Wolke hinein. Gestützt auf unsere Messinstrumente und unsere Ausbildung, manövrierten wir uns hindurch. Und wir hatten nicht einmal mit Turbulenzen zu kämpfen. Wir flogen wieder aus der Schlechtwetterfront heraus, und es war so, als wäre es ein ganz normaler Flugtag. Dann konzentrierten wir uns auf den Landeanflug. Aber wir wussten, was wir soeben vollbracht hatten, und verspürten ein Gefühl von persönlicher Befriedigung, Hochstimmung und Stolz.

Ja. Und genau so macht man es. Einfach rein und durch.

Manchmal, wenn es wirklich hart war und mir alles zu viel wurde, hatte ich das Gefühl, dass ein Teil von mir taub wurde. Im Scherz sagte ich, dass ich bei dem Ganzen irgendwie ein paar Hirnzellen verloren haben musste. In bestimmten Bereichen, in denen ich vorher wirklich gut gewesen war, schien ich auf einmal ein ziemlich hoffnungsloser Fall zu sein. Informationen, die nichts mit Patricks Krankheit (oder dem Dreh einer Fernsehserienfolge) zu tun hatten, konnte ich mir kaum noch merken. Seitdem wir von seiner Krankheit wussten, war ich unfähig, etwas zu lesen, das zu viel Konzentration erforderte, etwa ein Buch. Ich las eine Seite ... und musste die gleiche Seite noch einmal lesen ... und noch einmal. Nach fünf Versuchen legte ich das Buch weg und gab auf. Ehrlich. Für mich war das wie eine Art unvollkommener Gedankenfilter. Während von all dem Schlechten, das mir widerfuhr, ein Teil herausgefiltert wurde, wurde genauso herausgefiltert, was ich gefrühstückt hatte oder wie viel Trinkgeld ich geben wollte, auch wenn ich es mir gerade erst überlegt hatte. Später erfuhr ich, dass es sich bei diesen Aussetzern und Benommenheitsgefühlen tatsächlich um einen Schutzmechanismus handelt. Dein Hirn sagt dir: *Das ist jetzt zu viel, und ich muss abschalten.* Es ist ein Mechanismus, mit dem dein Verstand dich schützt, damit du in der Lage bist, dich den wirklich wichtigen und bedeutsamen Dingen zu widmen. Du musst dich eben einem vorübergehenden Zustand der Beschränktheit hingeben, in dem die unwichtigeren, täglich anfallenden Routineangelegenheiten kurzerhand gestrichen werden.

Natürlich gibt es auch Dinge, die dich schlagartig zurück in die Realität katapultieren. Dinge, die alles ändern, die dich hellwach rütteln, als hätte man dich mit einer Reißzwecke gestochen ...

»Vierzigtausend Dollar! Wie viel?«

Wir waren im Behandlungsraum in Stanford und baten unseren wunderbaren Patientenbetreuer Michael, noch einmal zu wiederholen, was er gerade gesagt hatte, während er die Unterlagen für Patricks neue Oxaliplatin-Behandlung sortierte.

»Vierzigtausend«, bestätigte Michael. »Vielleicht bezahlt es die Versicherung, aber für den Fall, dass sie es nicht übernimmt, müssen Sie dieses Formular unterschreiben, womit Sie einwilligen, dass Sie die Kosten in diesem Fall selbst übernehmen. Manchmal trägt die Versicherung die Kosten nicht, nämlich dann, wenn sie die Behandlung als zu experimentell erachtet.«

»Es kostet ... *vierzigtausend Dollar?*« Ich war immer noch völlig baff. Ich warf Patrick einen schnellen Blick zu, wandte mich wieder an Michael und starrte auf das Formular. »Ist das der Preis für mehrere Behandlungen oder für einen kompletten Zyklus oder ...«

»Es ist der Preis für eine Behandlung«, stellte Michael klar.

»Wow«, sagte Patrick, der mit ausgestreckten Beinen auf dem Bett saß. Er war beeindruckt, schien jedoch ruhig zu sein. Als ob er darauf vertraute, dass am Ende alles gut ausginge, weshalb er sich nicht allzu viele Gedanken darüber machen wollte.

»*Vierzigtausend* für *eine* Behandlung?« Wie Sie sehen, war ich immer noch völlig entgeistert.

Michael erklärte freundlich: »Ob Sie es glauben oder nicht, aber es gibt Behandlungen, die hundertfünfzigtausend, mitunter sogar bis zu zweihunderttausend Dollar pro Sitzung kosten. Und manchmal haben wir Patienten aus dem Ausland, die mit zweihunderttausend Dollar in bar hier antanzen. Sie zahlen *in bar*. Das ist ziemlich abgedreht.«

»Ich hatte keine Ahnung ...«

Michael sah mich an. »Ich könnte einen Freund anrufen, der ziemlich schnell herausfinden könnte, ob Ihre Versicherung die Behandlungskosten übernimmt. Soll ich das tun?«

Ich lächelte ihn an. »Ja bitte. Das wäre sehr nett.«

Er verschwand aus dem Zimmer und blieb etwa zehn Minuten weg.

Während er weg war, rasten meine Gedanken und kreisten um die Frage, was wäre, wenn die Versicherung die Kosten nicht übernähme. Es war eine beunruhigende Vorstellung, und ich dachte daran, wie schlimm es auch für andere Menschen sein musste, die mit der gleichen Situation konfrontiert waren. Mir wurde klar, dass dies einer der Gründe war, weshalb Menschen ihr Haus verloren und schnell bis zum Hals in einem Berg von Schulden steckten, den sie und ihre Familien nie mehr abtragen konnten.

Ich erinnere mich an eine Frau, die, kurz nachdem Patrick seine Diagnose erhalten hatte, auf einer Webseite Patricks Namen benutzte, um einen Arzneimittelhersteller in North Carolina dazu zu bewegen, ihr dessen neues Medikament zu geben, um ihren Bauchspeicheldrüsenkrebs zu bekämpfen. Auf der Webseite sah es so aus, als wäre Patrick in die Angelegenheit involviert und würde das Anliegen der Frau unterstützen, und dass die Firma, wenn sie der Frau half, ihrerseits auf die Fürsprache von Patricks Fans zählen könnte. Natürlich war es nicht in Ordnung von ihr, seinen Namen zu benutzen; dennoch brachte ich ihrem Verhalten nicht allzu viel Kritik entgegen und verstand ihre Notlage. Sie hatte an der klinischen Studie dieses Arzneimittelherstellers teilnehmen wollen, weil die Teilnahme *nichts kostete*. Doch sie war abgewiesen worden, weil sie die Voraussetzungen nicht erfüllte – genau wie Patrick zunächst abgewiesen worden war, bis wir herausgefunden hatten, dass sein Bilirubinwert den Anforderungen entsprach. Es gab also zwei gute Gründe, weshalb sie dieses sich noch im experimentellen Stadium befindliche Medikament haben wollte. Erstens sind die derzeit auf dem Markt verfügbaren Medikamente im Kampf gegen Bauchspeicheldrüsenkrebs einfach nicht effektiv genug, und zweitens ist die Teilnahme an klinischen Studien zum Testen neuer Medikamente *kostenlos*.

Ich war so auf den Kampf gegen Patricks Krebs fixiert gewesen, dass ich nie auch nur über die Kosten nachgedacht hatte. Dafür hatten wir schließlich eine Versicherung, oder? Und jetzt erinnerte ich mich daran, wie Doktor Fisher und Doktor Cabebe bei unserem ersten Besuch in Stanford im Chor darauf hingewiesen hatten: »Und weil es eine klinische Studie ist, kostet die Behandlung nichts!«

Wir waren so froh, versichert zu sein. Und wir waren so froh, dass Patrick an einer klinischen Studie hatte teilnehmen können, der er es verdankte, die vergangenen zehn Monate überlebt zu haben. Medizinische Behandlungen und Krankenhäuser sind unglaublich teuer. Und es lag noch einiges vor uns.

Michael kam zurück, nachdem er die Konditionen unserer Versicherung überprüft hatte. Ich hielt den Atem an. Ja, bestätigte er, unsere Versicherung würde die Kosten für die Oxi-Behandlung übernehmen. Ich atmete erleichtert aus und unterschrieb die Einwilligungserklärung.

Und ich war ein weiteres Mal froh, dass wir versichert waren.

Dabei hätten wir unseren Versicherungsschutz einen Monat zuvor während unseres Aufenthalts in Chicago um ein Haar verloren. Ich erhielt einen Brief der Krankenkasse der Screen Actors Guild, der Filmschauspielergewerkschaft, in dem uns mitgeteilt wurde, dass Patricks Versicherungsschutz in dreißig Tagen auslaufen würde. Wie es in dem Brief hieß, erfüllte er die Anspruchsvoraussetzungen nicht mehr. Ich konnte es nicht glauben! Patrick war seit mehr als dreißig Jahren aktiver Schauspieler und Mitglied der Screen Actors Guild! Und selbst aus vergangenen Projekten flossen ihm noch Einnahmen zu, die ihn berechtigt hätten, den Versicherungsschutz der Krankenkasse in Anspruch zu nehmen. Ich rief Melissa Gilbert an, die zwei Jahre zuvor mit Patrick in einem Musical zusammengearbeitet hatte. Melissa war eine ehemalige Vorsitzende der Screen Actors Guild und eine großartige Frau. Sie vermittelte mir einen Kontakt zu einem Mitarbeiter der Screen Actors Guild, der mir vielleicht helfen konnte. Aber es war wahr. Patricks Versicherung lief aus. Wie sich herausstellte, gab es bei der Screen Actors Guild eine Obergrenze – das bedeutet, man kann sich pro Film nur einen gewissen Dollarbetrag anrechnen lassen, um die Anspruchsvoraussetzungen zu erfüllen, und wenn die Grenze erreicht ist, zählen die weiteren Einkünfte nicht mehr. Wie bescheuert war das denn? Das bedeutete, dass all die Filme, in denen er mitgewirkt hatte, nicht mehr zählten. Melissa schüttelte teilnahmsvoll den Kopf. »Leider ist es so«, sagte sie. »Nicht einmal Patty Duke erfüllt die Anspruchsvoraussetzungen für die Krankenkasse der Screen Actors Guild.« Und Patty Duke ist immerhin eine bekannte Schauspielerin *und* eine ehemalige Vorsitzende der Screen Actors Guild. Ich war empört. Zum Glück erfüllte Patrick dank seiner Mitwirkung in der Fernsehserie *The Beast* die Voraussetzungen, um in die Krankenkasse der AFTRA (American Federation of Television and Radio Artists) aufgenommen zu werden. Wir mussten nur die einmonatige Lücke überbrücken, bevor der neue Versicherungsschutz in Kraft trat. Unglaublich!

Ein Glück, dass wir eine Alternative hatten. Es war nicht gerade der Zeitpunkt, der uns geeignet erschien, dass Patrick ohne Krankenversicherung dastand! Ich war dankbar, dass er weiterhin Versicherungsschutz genoss. Und ich wusste, wie hart es für diejenigen sein musste, die nicht versichert waren, welche Hürden sie zu überwinden hatten, wie begrenzt ihre Aussicht auf fortschrittliche Behandlungsmethoden war, kannte die Phasen des Wartens, die sie zu ertragen hatten, und die Sorgen, die sie plagten. Ich wusste, dass ich alles dafür gegeben hätte, damit es Patrick besser ginge. Und ich konnte mir nur zu gut vorstellen, dass andere im Hinblick auf ihre Liebsten genauso empfanden.

Wenn wir ein Projekt beendet hatten, gönnten wir uns normalerweise immer eine kleine Auszeit, um uns zu erholen.

Leider macht der Krebs keine Ferien. Und darüber hinaus hatten wir auch noch ein paar andere Eisen im Feuer. Nur drei Tage nach unserer Rückkehr nach Los Angeles hatte Patrick in Stanford seine erste Oxaliplatin-Behandlung, und drei Tage danach setzten wir uns zu Hause auf unserer Rancho Bizarro hin, um ein geplantes Interview mit Barbara Walters zu führen.

Dies war Patricks erstes Interview, nachdem er seine Diagnose erhalten hatte, weshalb es für ihn eine äußerst sensible Angelegenheit war. Er hatte an dem »Steh-auf-gegen-den-Krebs«-Spendenmarathon teilgenommen und in der Fernsehserie mitgespielt. Jetzt war es an der Zeit, dass er sich öffentlich persönlich äußerte. Uns war wichtig, uns auf die positiven Dinge zu konzentrieren – dass er sein Leben lebte – und nicht so sehr darauf einzugehen, dass er unter einer Krankheit litt, die sich bei vielen Menschen schnell als tödlich erwies. Na gut ... das hatte *ich* mir jedenfalls vorgenommen.

Wir hatten Barbara ausgewählt, das Interview zu führen. Nicht nur, weil sie ein absoluter Profi ist, sondern auch, weil es zwischen ihr und uns ein wenig gemeinsame Geschichte gab. Vor mehr als zwanzig Jahren war durch das Interview, das sie mit Patrick im Anschluss an *Dirty Dancing* und den durch den Film entstandenen Wirbel geführt hatte, eine von Herzlichkeit geprägte Beziehung entstanden. Vor allem auf Grund eines sehr gefühlsgeladenen Moments, in dem Patrick vom Tod seines geliebten Vaters erzählt hatte, war das Interview Vielen noch lange in Erinnerung geblieben. Und Barbara zählte es unter allen Interviews, die sie je geführt hatte, zu einem ihrer Lieblingsprojekte. Zufälligerweise erinnere ich mich daran (und ich bin vermutlich die Einzige, die das tut), dass Barbara uns am Ende dieses ersten Interviews ansah und nachdenklich sagte: »Ich würde gerne in zwanzig Jahren noch mal bei Ihnen vorbeikommen, um zu sehen, was aus Ihnen geworden ist.« Damals dachte ich: *Wow, in Anbetracht dessen, dass Ehen in Hollywood nicht allzu lange halten, ist diese Frau echt optimistisch!* Und da war sie tatsächlich wieder, zwanzig Jahre später, und sogar im gleichen Haus wie damals. Leider war es keine Statistik über die Länge von Ehen in Hollywood, die Patrick und mich auseinanderzubringen drohte.

Wir trauten Barbara zu, dass sie die Situation, mit der Patrick gegenwärtig zu kämpfen hatte, in angemessener Weise herüberbringen konnte. Gleichzeitig wussten wir, dass ihre Fragen sehr direkt und schonungslos sein konnten. Aber dagegen war nichts einzuwenden. Es war eine Sache, in jemandes persönlichen Angelegenheiten herumzustochern und diese dann aufzubauschen, um bloße Sensationsgier zu befriedigen. Doch es war etwas ganz anderes, dieselben Informationen zu verwenden, um seriös darüber zu berichten. Denn eines lag auf der Hand: Was uns widerfuhr, bedurfte keiner Sensationsmache. Was uns in unserem realen Leben passierte, war der Stoff, aus dem die am stärksten unter die Haut gehenden Geschichten gemacht sind. Aber nicht jeder weiß, wie man eine solche Geschichte erzählt. Barbara wusste es.

Einige Wochen vor ihrem Besuch bei uns war ich gefragt worden, ob ich auch an dem Interview teilnehmen wolle. Ich hatte abgelehnt. Ich befürchtete, dass es mich in emotionaler Hinsicht überfordern würde.

»Sie haben erneut angefragt«, informierte mich unsere Pressesprecherin Annett. »Sie würden es sehr begrüßen, wenn Sie auch teilnehmen würden.«

Ich erklärte ihr meine Bedenken. »Es könnte mich in eine ziemliche Bredouille bringen und gleich auf zweierlei Weise schieflaufen. Zum einen könnte ich total emotional reagieren und mich vor einem landesweiten Fernsehpublikum blamieren. Oder ich könnte mich derart zusammenreißen, dass die Leute sich fragen würden, wie ich angesichts der Situation so abgebrüht sein kann, und es würde so aussehen, als ob mich das Ganze völlig kaltließe.«

So wie ich die Dinge sah, konnte ich nur verlieren. Doch …

als der Termin immer näher rückte und sie immer noch fragten, ob ich nicht doch teilnehmen wolle, kapitulierte ich schließlich und sagte zu. Ich redete mir zu, dass ich meiner Fähigkeit vertrauen musste, mich auf die Situation einzulassen. Und dass das, was auch immer dabei herauskam ... schon das Richtige sein würde.

Es herrscht immer jede Menge Geschäftigkeit, wenn eine Filmcrew bei dir zu Hause aufkreuzt, um etwas zu drehen. Und in diesem Fall gab es keine Ausnahme. Barbara produzierte diese Art von Interviews seit Jahrzehnten, und sie und ihr Team waren darauf gepolt, höchste Qualität zu liefern. Ich wusste es sehr zu schätzen, dass alles perfekt werden würde. Alle gaben ihr Bestes, doch der Tag verlief nicht ohne kleinere Missgeschicke und Verzögerungen. Es war beinahe komisch mit anzusehen, mit welcher Übereifrigkeit immer jeder zur Stelle war, wenn irgendetwas schieflief. Selbst Celinda, unsere Haushälterin, und Dr. Fisher, der extra angereist war, um ebenfalls Rede und Antwort zu stehen, wurden mächtig auf Trab gehalten.

Während Dr. Fisher interviewt wurde, schwirrte unentwegt eine Fliege vor seinem Gesicht umher und kreiste um seinen Kopf. Schließlich unterbrach Barbara das Interview und rief: »Kann vielleicht bitte mal jemand dafür sorgen, dass diese Fliege verschwindet?« Und sie fragte leicht verärgert: »Wo kommen diese Fliegen überhaupt her?« Ich musste grinsen. »Heute ist es ziemlich warm, und das hier ist eine Pferderanch. Da ist es kein Wunder, dass hier ein paar Fliegen herumschwirren.« Ich versuchte, die lästige Fliege zu erwischen. Einer der Anwesenden lauerte dem Übeltäter ebenfalls auf, während wieder ein anderer in seinem Transporter herumwühlte und mit einer Dose Insektenspray zurückkam. Er eilte auf Dr. Fisher zu und sprühte rund um den Kopf des Arztes alles ein. Dr. Fisher hielt die Luft an! Es war ziemlich lustig, dass sein Kopf komplett in eine Wolke von Insektenspray eingehüllt wurde. Aber ... herzlich willkommen beim Showbusiness! Und allem, was dazugehört!

Als ob die Drehunterbrechung durch die Fliege nicht genug gewesen wäre, begann fünf Minuten später in der Küche die Kaffemaschine zu glucksen. Ich vermutete, dass Celinda frischen Kaffee aufgesetzt hatte und das Wasser gerade anfing zu kochen.

»Macht da etwa jemand Kaffee?«, rief Barbara ungläubig und unterbrach das Interview erneut.

Ich war nicht in der Küche, doch ich hörte dort jemanden herumhuschen und hantieren, und im nächsten Moment war es wieder ruhig. Barbara setzte ihr Interview fort und konnte es diesmal ohne weitere Unterbrechungen beenden.

Für Patrick und mich war das Interview extrem anstrengend. Bevor wir überhaupt loslegen konnten, musste ich in unser Schlafzimmer gehen und Patrick moralische Unterstützung leisten, damit er bereit war, herauszukommen und sich dem versammelten Team zu zeigen. Und dann überraschte er mich, indem er sich während des ganzen Interviews nach meinem Empfinden wütend und leicht verbittert zeigte. Bis dahin war er so unerschütterlich positiv eingestellt gewesen, doch jetzt ließ er auf einmal zu, dass die »dunkle Seite« aus ihm hervorspie. Natürlich war diese »dunkle Seite« immer da, doch mir missfiel zutiefst, dass er sich ausschließlich auf sie beschränkte.

Da es sein erstes Interview war, seitdem er seine Diagnose erhalten hatte, lastete ein gewaltiger Druck auf ihm. Und es war eine schwierige Geschichte, die er zu erzählen hatte. Du weißt: Dies ist deine Chance zu erzählen, wie es wirklich ist. Konzentrierst du dich auf das Gute oder auf das Schlechte? Im besten Fall gelingt dir eine Mischung aus beidem, aber er neigte dazu, sich einzig und allein auf das Schlechte zu konzentrieren. Ich zermarterte mir das Hirn. *Warum tat er das?* Es ging ihm seit einigen Wochen in der Tat *ziemlich elend.* Ging es ihm so schlecht, dass er vergessen hatte, wie gut es ihm noch zwei Monate zuvor gegangen war? Verschloss ich die Augen vor der Tatsache, wie schlecht er sich fühlte? Er hatte gerade erst mit einer neuen Chemotherapie angefangen. Ob es vielleicht daran lag? Während einer kurzen Unterbrechung nahm ich ihn zur Seite und erinnerte ihn daran, dass er die *ganze* Geschichte erzählen musste und nicht nur die negativen Aspekte. In den zurückliegenden elf Monaten war er stark und überaus positiv eingestellt gewesen. Ich fragte mich, wie er das so schnell hatte vergessen können. Er sprach sogar davon, dass eine Chemotherapie »die reinste Hölle« sei. Und wenn er sicher recht damit hatte, dass eine derartige Behandlung sehr hart sein konnte, so schien er doch vergessen zu haben, wie viele gute Tage er ihr zu verdanken hatte – zusätzlich zu der Tatsache, dass sie dazu beigetragen hatte, ihn während der zurückliegenden elf Monate am Leben erhalten zu haben!

Klinge ich ein bisschen kleinlich, was dieses Thema angeht? Also gut, ich war sauer auf ihn. Doch hinter dieser Verstimmung warf das, was da passierte, eine schreckliche Frage auf. *Lag ich mit allem, was ich gesehen hatte, vielleicht absolut falsch? Wie entsetzlich wäre das denn?* Und dann fiel mir etwas ein …

Er hatte erst vor Kurzem aufgehört, eine Rolle zu spielen.

Patrick zählte zu jenen Schauspielern, denen es schwerfiel, nach der Arbeit ihre Rolle abzulegen. Ich hatte schon immer gesagt: »Bitte lassen Sie ihn nie einen Axtmörder spielen, denn ich habe keine Lust, abends Besuch von einem Axtmörder zu bekommen.«

Hatte ich erwähnt, dass er kompliziert sein konnte?

Ich will den Krebs bestimmt nicht verharmlosen, aber … Er hatte fünf Monate lang Barker gespielt und gerade erst damit aufgehört – eine Figur, die auf das Negative fokussiert war, die Wut im Bauch hatte und von einer gewissen gerissenen, scharfsinnigen Verbitterung geprägt war. Wenn Sie sich ansehen, wie er mit Barbara redet, und dann die Filmausschnitte dagegenhalten, die ihn als »Barker« zeigen, verstehen Sie, worauf ich hinauswill! Er hatte seine Rolle als »Barker« einfach noch nicht ganz abgelegt.

Apropos »Barker«, ich fand ihn in dieser Rolle einfach

unglaublich. Ich hielt die Art und Weise, wie er die Rolle spielte, für eine der absoluten Glanzleistungen seiner Schauspielerkarriere. Vielleicht lag es an seiner Krankheit, vielleicht auch an der Rolle an sich, aber letztlich lag es definitiv an seinem Talent. Er hatte sich in der besten nur denkbaren Weise in diese Rolle hineingelebt. »Patrick« verschwand, und es gab nur noch »Barker«. Und er war umwerfend. Ich war so stolz. Es gibt Momente in der Art und Weise, wie er seine Rolle in *The Beast* gespielt hat, die *niemand anders* so hätte spielen können. Niemand. Er war einfach überwältigend.

Und so schien Patrick die Gelegenheit zu nutzen, im Verlauf dieses Interviews alle negativen Dinge zu erwähnen, die ihm in den Sinn kamen. Und ich? Ich war emotional sehr aufgewühlt.

Als ich mir das Interview später ansah (ich musste mich zwingen, es mir anzusehen), erkannte ich den emotionalen Stress, unter dem ich gestanden hatte. Ich kniff die Kiefer zusammen, und sowohl meine Gesichtsmuskeln als auch der Rest meines Körpers verharrten nahezu regungslos. Dafür lächelte ich ständig. Dieses Lächeln ist für uns Mädels aus dem Süden typisch. Wir lächeln, wenn wir wütend sind, und wir lächeln, um zu vermeiden, dass wir in Tränen ausbrechen. Wie bei vielen Frauen kann sich dieses Lächeln einfach als eine automatische Reaktion auf jedes intensive Gefühl einstellen. Leider ist das so, weil vielen von uns beigebracht wird, dass du, wenn du deiner Wut Ausdruck verleihst, eine Zicke bist und dass Tränen dich hässlich machen oder zu einer Nervensäge. Mir stiegen im Laufe des Interviews mehrmals Tränen in die Augen, doch ich war zutiefst erleichtert, dass ich nicht in unkontrolliertes Schluchzen ausbrach, was eine der möglichen Reaktionen war, die ich befürchtet hatte. Von einigen wenigen Ausnahmen abgesehen, hatte ich mich im zurückliegenden Jahr ziemlich gut zusammengerissen. Und wenn ich doch irgendwann alles herauslassen sollte ... wenn ich diesen tiefen Schmerz herauslassen würde, der mich in einen dunklen Abgrund zu reißen drohte … würde ich das gewiss nicht vor einem landesweiten Fernsehpublikum tun. Natürlich stellte Barbara Fragen wie: »Haben Sie sich schon einmal vorgestellt, wie es wäre, ohne Patrick zu leben?« Und es gab Leute, die das für eine unfaire Frage hielten. Aber ich wusste, dass es eine Frage war, die gestellt werden musste, und bemühte mich, sie, so gut ich konnte, zu beantworten (und riss mich wieder einmal zusammen), weil ich es mir vorgestellt *hatte.* Und dabei war herausgekommen … Ich wusste nicht, was ich tun würde … Ich musste einfach herausfinden, was ich tun würde, wenn es so weit wäre.

Wir beendeten die Aufnahmen mit dem Drehen einiger Pferde in der Scheune, und dann nahm Patrick Barbara in die Arme, schwang sie herum und stellte sie wieder hin, genau so, wie er es nach dem Interview vor zwanzig Jahren getan hatte. Und dann zog das komplette Team ab. Wir fragten uns besorgt, wie wohl das Endergebnis aussehen würde, wenn das Interview zusammengeschnitten war. Sowohl Patrick als auch ich waren sehr verletzlich. Sie hatten reichlich Filmmaterial, um damit alle möglichen Dinge anstellen zu können. Es ist schwer, sich in einer derart ungeschönten Weise zu entblößen, und das Ganze dann in fremde Hände zu legen. Aber jetzt hatten wir es getan. Mir blieb nichts anderes übrig, als zu hoffen, dass alles gut werden würde. Und zumindest hatten wir unsere Geschichte einer Person anvertraut, von der wir wussten, dass sie gut war.

Nach dem Interview gingen Patrick und ich zurück ins Haus, wo wir es uns gemütlich machten, noch einmal rekapitulierten, wie das Interview gelaufen war, uns die Szene mit der Fliege in Erinnerung riefen, die um Dr. Fishers Kopf geschwirrt war, und überlegten, wie wir den Rest des Tages verbringen wollten. Ich ging zur Küchentheke, um uns eine Tasse Tee zuzubereiten, und hielt verwirrt inne … *Wo war denn die Kaffeemaschine?* Ich sah mich um, doch sie war nirgendwo zu sehen. Dann fiel mir ein, dass Barbara laut gefragt

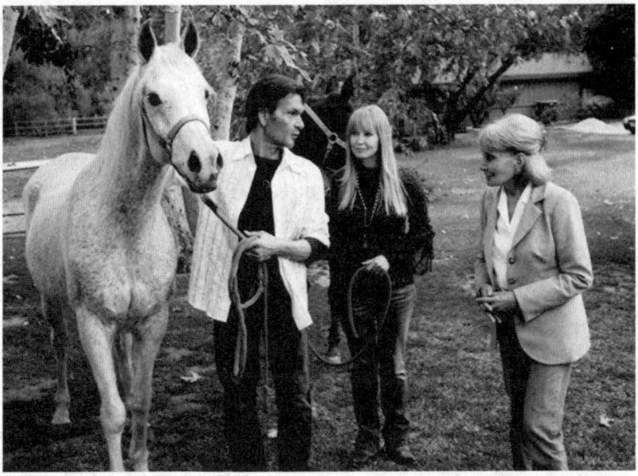

Anfang Dezember 2008 mit Barbara Walters auf der Rancho Bizarro

hatte: »Macht da etwa irgendjemand Kaffee?«, und dass danach jemand in der Küche herumgefuhrwerkt hatte. Wie sich herausstellte, war Celinda von Barbaras Zurechtweisung so erschreckt gewesen, dass sie in die Küche geeilt war, den Stecker der Kaffeemaschine herausrissen hatte und ... mitsamt der Maschine aus dem Haus gerannt war, um diese zum Schweigen zu bringen. Wir fanden unsere Kaffeemaschine am nächsten Tag in unserem kleinen Gästehaus im Garten wieder, wo sie auf einem Tisch stand und sehr einsam und verlassen aussah.

Da Patrick nun nicht mehr an der klinischen Studie in Stanford teilnahm und das neue Medikament Oxaliplatin überall problemlos erhältlich war, konnten wir ihm seine zweite Dosis bei Dr. Hoffman in Los Angeles verabreichen lassen. Das war für uns mit weitaus weniger Aufwand verbunden, als jede Woche nach Stanford fliegen zu müssen, und vielleicht denken Sie, dass wir diese Neuerung begrüßten. Doch ein Wechsel der Behandlungsmethode ist immer von Bedenken und Angst begleitet.

Wir hatten alles aus der PTK-Studie herausgeholt, was sich nur herausholen ließ, und Patricks Teilnahme an der Studie hatte ihn monatelang am Leben erhalten. Doch der Krebs hatte der Behandlung schließlich ein Schnippchen geschlagen und war gegen sie resistent geworden, weshalb wir etwas Neues ausprobieren mussten. Der neue Medikamentenmix, Oxaliplatin kombiniert mit Xeloda, war Neuland für uns, und es bestand jederzeit die Möglichkeit, dass die Behandlung bei Patrick nicht anschlug. Die wenigen Chancen, die ihm überhaupt blieben, wurden allmählich knapp, und selbst die Möglichkeit, es mit Oxi und Xeloda zu versuchen, schien mir persönlich ein wenig willkürlich und wissenschaftlich nicht begründet. Es war wie der Versuch, mit verbundenen Augen auf einen bestimmten Punkt zu tippen. Die verbliebenen Möglichkeiten waren Oxi und Xeloda, Abraxane, Tarceva und schließlich und endlich FOLFOX. FOLFOX ist eine Kombination aus Folinsäure, 5-FU, der intravenös verabreichten Form von Xeloda, und Oxaliplatin. Darüber hinaus gab es noch Medikamente, die sich zur Behandlung von Bauchspeicheldrüsenkrebs als nicht besonders wirksam erwiesen hatten. Und bei der Liste, die wir hatten, stellte sich die Frage, ob die jeweiligen Medikamente aggressiv genug wären, um seiner Krankheit zu Leibe zu rücken. Wir entschieden uns für Oxaliplatin und wurden vor den Nebenwirkungen gewarnt – extreme Kälteempfindlichkeit. Nach der Einnahme von Oxi könne schon die kühle Nachtluft einem das Gefühl vermitteln, dass einem der Hals und die Lunge zufrören, und man würde *nie mehr* in den Kühlschrank langen, um etwas herauszunehmen, ohne sich vorher Handschuhe anzuziehen. Doch dies schien uns eher hinnehmbar als die Nebenwirkungen der anderen infrage kommenden Medikamente, die entweder dazu führen würden, dass ihm alle Haare ausfielen, oder er von einem akneartigen Ausschlag überzogen werden würde. Da er im vor uns liegenden Monat vorhatte, Werbung für seine Serie zu machen, schien uns die Kälteempfindlichkeit noch am ehesten akzeptabel.

Und genau dies waren die Erwägungen, die letztendlich unserer Entscheidung für Oxaliplatin zugrunde lagen.

Mir gefiel es gar nicht, das Medikament zu wechseln. Ich wollte, dass Patrick möglichst lange bei mir war, weshalb ich kein Interesse daran hatte, unsere Optionen auszureizen, und die zweite Stufe zu beschreiten, war unweigerlich ein Schritt in diese Richtung.

Doch zuerst hatten wir noch eine kleine Umleitung zu nehmen …

»Ich verspüre einen unglaublichen Druck im Bauch«, beklagte sich Patrick gegenüber Dr. Hoffman. »Es ist, als ob ich wieder verstopft wäre. Und ich muss praktisch im Sitzen schlafen, weil mir so schlecht ist.«

Dr. Hoffman schickte ihn sofort ins Cedars-Sinai, um eine radiologische Untersuchung des Magen-Darm-Trakts durchführen zu lassen. Patrick schluckte ein Kontrastmittel, und der Radiologe machte Röntgenaufnahmen von seinem Magen und seinem Dünndarm, um zu sehen, mit welcher Geschwindigkeit das Kontrastmittel seinen Magen-Darm-Trakt passierte und ob es auf dem Weg hindurch von Hindernissen aufgehalten wurde. Wie sich herausstellte, hatte sich der Durchlass seines Stents an seinem Magenausgang um achtzig Prozent verengt. Und das verursachte natürlich einen Stau.

Die Ärzte waren immer erstaunt, wie körperbewusst Patrick war. Sie schoben es darauf, dass er Tänzer war und deshalb sehr sensibel auf jede Veränderung in seinem Körper reagierte. Ich hingegen wusste bereits vor seiner radiologischen Untersuchung, wie es um ihn bestellt war, da er beim Aufstoßen einen Geruch verbreitete, der normalerweise einem Müllschlucker entstieg.

Wir waren seit gerade einmal zwei Wochen aus Chicago zurück, als wir schon wieder nach Stanford mussten, um diese neuerliche Blockade eingehender untersuchen zu lassen. Patrick ging es immer schlechter, er musste sich immer häufiger übergeben, und er hatte seit zwei Tagen nichts gegessen. Das war kein gutes Zeichen. Wir wussten, dass wir es mit einer weiteren Komplikation zu tun hatten, doch wir bewahrten die Ruhe und äußerste Konzentration – wie Revolverhelden, die ihre Pistolenhand absolut still halten.

Es wurde eine weitere Computertomografie durchgeführt, um näher bestimmen zu können, wo die Verstopfung genau saß. Und die CT-Bilder lieferten uns eine unerwartet gute Nachricht. Wie sich herausstellte, war der Krebs wieder stabil. Jawohl! Nach nur einer einzigen Behandlung mit Oxaliplatin zeigte sich, dass das neue Medikament definitiv eine positive Wirkung hatte. Darüber hinaus wurde beschlossen, dass Patrick einen Magenbypass benötigte. Für den nächsten Morgen wurde für ihn eine größere Operation angesetzt.

Die Operation heißt explorative Laparotomie mit Gastrojejunostomie. Aber Magenbypass geht einem leichter über die Zunge. Patricks Bauchspeicheldrüsentumor war derart gewachsen, dass er den ersten Abschnitt seines Dünndarms (Zwölffingerdarm genannt) blockierte, weshalb die aufgenommene Nahrung seinen Magen nicht mehr verlassen konnte. Während der Operation würde der Chirurg den *zweiten* Abschnitt des Dünndarms (das Jejunum) zum Magen hochlegen, am Magen eine Öffnung schaffen und diese mit dem Jejunum verbinden, sodass die Nahrung den Magen direkt verlassen konnte und auf diese Weise an dem verstopften Ausgang vorbeigeleitet wurde. Im Wesentlichen ist es so, als hätte man es mit einer verklemmten Tür zu tun, und die Lösung besteht darin, einfach eine neue Öffnung auszuheben und eine andere, neue Tür hineinzusetzen. Wir wurden im Krankenhaus aufgenommen, wobei viel Wert auf unsere Privatsphäre und Abgeschirmtheit gelegt wurde.

Und so schlief ich wieder einmal auf einem fahrbaren Klinikbett. In praktischer Hinsicht lernte ich durch die Krankenhausaufenthalte zumindest, immer besser zu packen, um die richtige Mischung aus Funktionalität und Komfort zu gewährleisten. Ich hatte auch Filme mitgebracht, die wir uns auf meinem Laptop anschauen konnten. Ich stieg zu Patrick ins Bett, wir kuschelten uns mit ausgestreckten Beinen aneinander und stellten den Laptop auf den Nachttisch. Es war richtig gemütlich! Eines Abends kam Dr. Fisher in unser abgedunkeltes Zimmer, sah uns Seite an Seite liegend einen Film anschauen und sagte: »Ah, wie im Autokino!«

Unser Zimmer befand sich auf der Krebsstation. Es war das erste Mal, dass wir nicht mit den sonstigen Patienten zusammen in einer Abteilung lagen. Für mich war es ein bisschen unheimlich, wenn ich unser Zimmer verließ, um mir etwas zu essen zu holen. In den Patientenzimmern hielten sich sehr viel mehr Besucher auf als in den Zimmern der anderen Abteilungen. Es herrschte einfach eine andere Atmosphäre, und zwar eine, die mir unbehaglich war. An den verschlossenen Türen einiger Zimmer hingen ausdrückliche Hinweise, wie zum Beispiel: VORM BETRETEN UNBEDINGT HÄNDE DESINFIZIEREN. Es verstörte mich, dass es so wichtig war, die Hände zu reinigen ... bevor man sehen konnte, was sich hinter der Tür befand. Als ob es sich um den »Mann in der eisernen Maske« oder eine schaurige Version von Hannibal Lecter handelte, die da hinter der Tür weggeschlossen worden war. Als ich den Flur dieser Station entlangging, verspürte ich das dringende Bedürfnis, Patrick dort herauszuholen. Und dann wurde mir bewusst, warum ich dieses Gefühl hatte. Einige der Patienten starben an Krebs. Das war der Grund für die vielen Besucher und die Dekoration, die dem Versuch geschuldet war, die Zimmer möglichst freundlich und wohnlich zu gestalten. Ein Teil von mir war beunruhigt. Und mir ging der unsinnige Gedanke durch den Kopf: *Warum haben sie uns auf diese Station gelegt? Wissen sie nicht, dass er hier nicht hingehört?* Doch der andere Teil von mir war sich dessen bewusst, woher dieses Gefühl rührte: Ich wollte nicht, dass er Krebs hatte, und wünschte mir, den Tod so lange wie nur irgend möglich von uns fernzuhalten. Als ich die Tür unseres eigenen Zimmers erreichte, hing auch dort ein Hinweis, der besagte: VORM BETRETEN

BITTE AM EMPFANG ANMELDEN. Aber er hing dort aus einem anderen Grund: Wir wollten nicht alle Welt davon in Kenntnis setzen, dass Patrick auf diesem Zimmer lag, und dann massenweise Leute hereinspazieren sehen, die mal kurz vorbeischauten!

Der Chirurg, der den Bypass legen würde, war Dr. Norton. Sein guter Ruf eilte ihm voraus, und wir hatten das Gefühl, dass Patrick sich bei ihm in besten Händen befand. Genauer gesagt, verehrten wir ihn. Aber in Patricks Fall war jeder chirurgische Eingriff beängstigend. Am meisten beunruhigte uns die Tatsache, dass jede Chemotherapie das Immunsystem schwächt, was einen sehr viel anfälliger für Infektionen macht. Aus diesem Grund würde Patrick seine Behandlung während des Genesungsprozesses nach der Operation für *sechs bis acht* Wochen aussetzen müssen. Und Bauchspeicheldrüsenkrebs ist so aggressiv, dass ich befürchtete, er könnte in Patricks Körper während dieser behandlungsfreien Zeit schlimme Verwüstungen anrichten. Wir waren frühzeitig gewarnt worden, dass ein Bypass erforderlich werden könnte, und wir überlegten, welche Auswirkungen dieser Eingriff für ihn haben konnte. Aber wie Patrick Barbara Walters gesagt hatte: »Letztendlich ist es nicht der Krebs, der dich umbringt. Sondern all die Dinge, die unmittelbar mit dem Krebs zu tun haben.« Doch in dem Zustand, in dem er sich befand, konnte er unmöglich bleiben.

Nach der Operation wurde Patrick zurückgebracht, und ich half den Pflegern, ihn in sein Bett zu hieven. Alles war gut verlaufen, und jetzt hieß es, die Genesung abzuwarten. Es war das erste Mal, seit er seine Diagnose erhalten hatte, dass er von den Schmerzmitteln völlig bedröhnt war und ein paar wirklich lustige Dinge von sich gab, zum Beispiel, als die Krankenschwester sich vergewissern wollte, ob die Apparatur am Fußende seines Betts richtig funktionierte. Patrick meldete sich wie aus heiterem Himmel zu Wort und sagte ihr: »So kriegen Sie gar nichts geregelt. Alles muss bewegt werden. Es ist alles total blockiert.« Die Krankenschwester und ich sahen uns fragend an. Patrick wurde noch nachdrücklicher. »Sie müssen als Erstes diesen Lastwagen aus dem Weg schaffen. Schaffen Sie zuerst den Lastwagen weg. Er blockiert alles!«

Das letzte Mal hatte ich ihn vor einer Ewigkeit in New York derart bedröhnt erlebt, als er vielleicht vierundzwanzig war. Er hatte einen Eingriff beim Kieferchirurgen hinter sich, und jemand musste ihn abholen.

»Ich schaffe es alleine nach Hause«, hatte er mir gesagt. »Ich nehme einfach am Columbus Circle die U-Bahn.«

»Nein«, hatte ich erwidert. »Ich hole dich ab. Ist kein Problem für mich.«

Ich fuhr auf unserer von uns »Buford« genannten 750er Honda vor und wartete vor dem Gebäude auf dem Bordstein. Ich war froh, dort zu sein, um ihn abzuholen. Schließlich erblickte ich ihn in dem auf dem Bürgersteig herrschenden Gedränge und Geschiebe. Er flanierte irgendwie sehr gemächlich und planlos daher und betrachtete mit einem albernen Lächeln die Gebäude und die Menschen. Ich winkte ihm zu, und er grinste mich an, schlenderte zu mir und brauchte mehr als fünf Minuten, um sich seinen Helm aufzusetzen. Ich verfrachtete ihn auf den hinteren Sitz des Motorrads und brauste los. Ich habe keine Ahnung, wie er es schaffte, nicht herunterzufallen. Aber wir kamen unversehrt zu Hause an.

Und jetzt lag er da in seinem Krankenhauszimmer in Stanford, erteilte mit einer ganz normalen Stimme Anweisungen und redete über alle möglichen Dinge, die *absolut keinen Sinn ergaben.* Ich musste lachen, und es fühlte sich gut an. Die Krankenschwester unterdrückte ein Kichern. Patrick sah uns an, und unser Kichern bestärkte ihn nur noch darin, auf uns einzureden und uns zu drängen, ihm zuzuhören. Er war so witzig, aber er begann sauer zu werden, da er glaubte, dass wir uns über ihn lustig machten. Also riss ich mich mit aller Kraft zusammen und nickte und tat so, als würde ich ihm ernsthaft zuhören. Mehr wollte er ja gar nicht. Doch innerlich lächelte ich immer noch. Schließlich hörte er auf zu reden, schloss die Augen und ruhte sich aus.

Nach einigen Tagen, als alles nach Plan verlief und seine Genesung gute Fortschritte machte, packte ich unsere Sachen zusammen und traf die Vorbereitungen für unseren Rückflug nach Hause. Die ganze Tortur erwies sich im Nachhinein als ein Segen. Während Dr. Norton »in ihm« gewesen war, hatte er festgestellt, dass Patrick an der Außenwand des Magens einen großen Abszess hatte. Dr. Fisher konnte ihn absaugen, und Patrick musste Antibiotika nehmen. Ich interessierte mich durchaus für diesen Abszess, zerbrach mir jedoch nicht groß darüber den Kopf, bis Dr. Fisher mir sagte, wie glücklich wir uns schätzen konnten, dass er entdeckt worden war.

»Wenn der Abszess noch ein paar Tage lang unentdeckt geblieben wäre, hätte Patrick unglaublich stark darunter gelitten. Und wäre ernsthaft erkrankt. Im Grunde ist es erstaunlich, dass der Abszess ihm nicht bereits viel mehr zu schaffen gemacht hat.«

Patrick war ein weiteres Mal gerade noch so davongekommen. Es musste definitiv Engel geben, die über ihn wachten. Und uns den Weg wiesen.

Kapitel 13

Dunkle Nächte, verziert mit Schnee

Als wir nach der Operation aus Stanford nach Hause kamen, waren es nur noch wenige Tage bis Weihnachten, und ich plante kurzerhand, es so zu halten, wie wir es schon immer getan hatten, nämlich an Heiligabend meine Familie zu uns nach Hause einzuladen und Patricks Familie am ersten Weihnachtstag. Die Vorbereitungen waren ziemlich schwierig, denn bislang hatte ich Patrick problemlos allein lassen und für ein paar Stunden aus dem Haus gehen können, um Besorgungen zu machen. Donny war darüber anfangs überrascht gewesen. Vermutlich hatte allgemein die Vorstellung geherrscht, dass Patrick schwerbehindert sei. Dabei war er aktiv, zu allem in der Lage und klar bei Verstand. Und kräftig genug, um in einer kompletten Fernsehserie mitzuspielen! Wenn er irgendetwas benötigte, konnte er jederzeit zum Telefon greifen. Doch das änderte sich jetzt. Nach der Operation fühlte er sich ziemlich schwach, und es fiel ihm schwer, allein klarzukommen. Außerdem griff er inzwischen häufiger auf Schmerzmittel zurück, was ihn spürbar benebelte.

Wir lernten einen völlig neuen Umgang mit Schmerzmitteln. Patrick hatte so gut wie sein ganzes Leben lang auf jegliche Schmerzmittel verzichtet. Ich hatte es immer für ein wenig paradox gehalten, dass er sich gelegentlich bis zur Besinnungslosigkeit betrinken konnte, sich jedoch weigerte, eine halbe Vicodin zu nehmen, wenn sein Knie anschwoll und so dick wurde wie ein Zeppelin. Doch wie hatte er laut einem seiner berühmt gewordenen Zeitschriftenzitate gesagt? »Ich bin ein wandelnder Widerspruch, und das ist okay.«

Wie bereits erwähnt, hatte er während der Produktion der Fernsehserie nahezu gänzlich auf die Einnahme von Schmerzmitteln verzichtet. Und wenn er doch mal welche genommen hatte, dann nur, wenn es gar nicht anders ging. Doch dies war falsch, wie man uns jetzt belehrte. Wenn man es mit der Art von Beschwerden zu tun hatte, unter denen Patrick litt, war es empfehlenswert, *regelmäßig Medikamente einzunehmen.* Man will schließlich nicht, dass der Schmerz einem unerträglich zu schaffen macht und man dann versuchen muss, ihn auf ein erträgliches Maß zurückzufahren. Es ist viel effektiver, ihn im Keim zu ersticken, *bevor* er einen zu quälen beginnt. Dies stand in völligem Gegensatz zu dem, wie wir in der Vergangenheit mit Schmerzmitteln umgegangen waren, und für Patrick war es eine besonders schwere Umgewöhnung, denn ihm gefiel die Vorstellung überhaupt nicht, auf irgendetwas angewiesen zu sein. Er wollte in der Lage sein, die Schmerzmittel nach Belieben zu nehmen oder eben nicht. Dass er konstant unter Medikamenten stehen würde, ließ ihn sich ein wenig wie ein Opfer fühlen und nagte an seinem Stolz. Aber wir befolgten den Rat, und nachdem Patrick einmal beschlossen hatte, dass er Linderung wollte, fanden wir uns, was die Schmerzmittel anging, mit dieser neuen Herangehensweise ab.

Angesichts des stetigen Schmerzmitteleinflusses und seiner allgemeinen Schwäche fühlte ich mich jetzt nicht mehr wohl dabei, aus dem Haus zu gehen, wenn nicht jemand bei ihm war und auf ihn aufpasste. Was, wenn es ihm plötzlich schlecht ging? Oder er etwas benötigte? Was, wenn ihm schwindlig wurde und er stürzte? Diese zusätzlichen Sorgen machten alles noch schwieriger und zehrten an mir. Nicht mehr die Freiheit zu haben, mal eben in den nächsten Supermarkt zu eilen, bedeutete einen zusätzlichen Druck. Ich musste anfangen zu planen, wann ich Besorgungen machen oder andere grundlegende Dinge erledigen konnte. Wann immer jemand da war, der sich um Patrick kümmern konnte, nutzte ich die Zeit so gut wie möglich, um alles zu erledigen, was eben erledigt werden musste.

Spät nachts, wenn er mit sich allein war, wurde Patrick manchmal unwillkürlich von »dunklen Gedanken« heimgesucht, wie er es nannte. Als wir wieder in L.A. auf unserer Rancho Bizarro waren, nahm er Donny zur Seite ...

»Du weißt, dass ich diese Krankheit nicht bezwingen werde, oder?«, flüsterte er leise und in vertraulichem Ton.

Donny tat sein Bestes, nicht aus der Fassung zu geraten und in einer positiven, aber zugleich ehrlichen Weise zu reagieren. Doch sein Bruder hatte ihm soeben den wahrscheinlichen Ausgang des Ganzen prophezeit. Und nach einigen Momenten des Schweigens wechselten sie das Thema.

»Und ich könnte morgen beim Überqueren der Straße von einem Auto überfahren werden«, sagte ich, wenn Patrick (oder irgendjemand anders) und ich aufs Sterben zu sprechen kamen. Wir müssen alle sterben. Die Frage ist nur – wann? Meine Bemerkung war ein Versuch, dem Thema die schwere Last zu nehmen. Ich war mir sicher, dass ich am nächsten Tag von keinem Auto überfahren werden würde, ja dass ich mich am nächsten Tag vermutlich nicht einmal in der Nähe einer Straße aufhalten würde ... aber ich wusste auch, dass Patrick Bauchspeicheldrüsenkrebs hatte und sein Leben in Gefahr war.

Patrick und ich nannten uns »optimistische Realisten«. Wir wollten die Hoffnung nicht aufgeben, dass er der Erste sein könnte, der diese Krankheit bezwingen und wieder genesen würde. Gleichzeitig wussten wir natürlich, dass die Wahrscheinlichkeit äußerst hoch war, dass der Krebs den Kampf gewann und ihn mir nahm. »Ich habe wirklich ein *Fünkchen* Hoffnung, dass ich diese Krankheit besiegen kann«, vertraute er mir an. Und immer, wenn er dies sagte, zeichnete sich auf seinem Gesicht ab, welche tiefen Gefühle ihn bewegten. Es bedeutete *alles.* Es bedeutete sein Leben, und er wollte sein Leben nicht verlieren.

Doch er redete nur selten von seinen »dunklen Gedanken«. Ich fragte mich, ob er es vermied, um mich nicht aufzuregen. Andererseits waren wir so darauf bedacht, positiv zu denken, und wollten vielleicht einfach nicht zulassen, dass negative Gedanken sich zu sehr in unser Leben einnisteten und unsere positive Haltung untergruben. Die Klatschpresse war bereits negativ genug und erklärte jede Woche aufs Neue seinen unmittelbar bevorstehenden Tod. Davon brauchten wir nicht noch mehr.

Ich weiß, dass Patrick sich alle Mühe gab, sein positives Denken nicht zu verlieren, und es gelang ihm in erstaunlicher Weise. Bauchspeicheldrüsenkrebs kann von einer Depression begleitet werden. Wer wäre nach einer solchen Diagnose nicht deprimiert? Aber Bauchspeicheldrüsenkrebs kann zusätzlich auch eine rein physiologisch bedingte Depression auslösen. Wenn Patrick wirklich depressiv war, musste er eine gute Show abziehen. Und wenn ihn in privaten Momenten oder in langen finsteren Nächten mitunter depressive Gedanken beschlichen, so ließ er doch nie zu, dass sie die Oberhand über ihn gewannen. Obwohl es zeitweilig eine ziemliche Herausforderung für ihn war.

»Wie hältst du eine positive Einstellung aufrecht, wenn sämtliche Statistiken besagen, dass du ein toter Mann bist?«, fragte er, als wollte er einen auf die Probe stellen, ob man eine Antwort darauf wusste.

Es ist eine gute Frage. Diese Frage wird in einer Weise von Hoffnung, Angst und Ungewissheit begleitet, die nur sehr schwer zu ertragen ist. Doch er manövrierte sich mit einem zähen Realismus, unglaublichem Mut und einer furchtlosen Lebensweisheit, die ich noch nie zuvor bei ihm beobachtet hatte, durch all diese Fährnisse.

Bei den seltenen Gelegenheiten, in denen er seine Gefühle

aussprach, war das, was ihm durch den Kopf ging, so tiefschürfend, dass es ihm nicht gerecht geworden wäre, über seine Worte weiter diskutieren zu wollen. »Wo komme ich hin, falls ich und wenn ich sterbe?« »Was wird mit mir passieren?« Wenn er solche Gedanken aussprach, war es, als füllten sie die Luft mit einem Gewicht, das alles andere restlos verdrängte.

Mir sprang beinahe das Herz aus dem Leib, wenn ich hörte, wie ihn diese Ungewissheiten plagten. Aber ich kannte die Antworten auch nicht. Ich wünschte, ich wüsste sie. Ein Teil von mir hatte das Bedürfnis, ihm einfach einige der klischeehaften, vielfach erprobten Antworten aufzutischen, die manche Leute von sich geben und von deren Wahrhaftigkeit sie ziemlich überzeugt sind, wie: »Du kommst in den Himmel«, »Dein Körper kann all die Energie, die dich ausmacht, nicht bei sich behalten«, »Diese Energie wird eine andere Form annehmen, und du wirst wieder auf dieser Welt sein, wenn du so weit bist«. Doch ich konnte mich nicht durchringen, ihm mit so einem Zeug zu kommen. Am liebsten hätte ich mir irgendetwas einfallen lassen, jedoch nichts, was auf eine Lüge hinauslief. Ich wollte ihm Trost spenden. Ich wusste, was ich glauben *wollte*, aber es gab keine Möglichkeit, hundertprozentige Gewissheit zu haben. Und ich wusste nicht, wie ich etwas sagen sollte, von dem ich nicht selbst absolut überzeugt war, ohne unaufrichtig zu klingen. In dieser Hinsicht dachte ich ziemlich ähnlich wie er. *Ich werde es wissen, wenn ich da bin. Ansonsten kann ich nur im Dunkeln tappen, bis es so weit ist.* Ich musste bei dem bleiben, wovon ich wusste, dass es wahr war. Und wenn eines wahr war, dann, dass ich seine Angst verstand.

Und so landeten seine Fragen mit einem lauten, dumpfen Aufprall, der im ganzen Haus widerhallte und in allen Ritzen den Staub aufwirbelte, und hingen schwer und bleiern in der Luft.

Er fragte sich, ob er in der Welt eine Spur hinterlassen hatte. Und falls ja, ob diese Spur irgendetwas bedeutete …

Ob er mit seinen Werken, seiner Arbeit mit den Pferden, dem Wald auf unserer Ranch irgendein Vermächtnis hinterlassen hatte ... Er machte sich auch Gedanken darüber, ob er ein guter Mensch gewesen war und als was für einen Menschen man ihn in Erinnerung behalten würde. Er sprach diese Gedanken nicht oft aus, aber sie bewegten ihn.

Die meiste Zeit hatte er sein Leben voll ausgelebt, und dies kann man unmöglich über so einen langen Zeitraum tun, ohne irgendwelche Fehler zu machen. Scin Leben voll auszuleben birgt durchaus Gefahren. Ich weiß, dass er bereute, wie er sich in einigen Situationen verhalten hatte, wobei es ihm sehr schwergefallen war, dies zuzugeben und damit zu leben. Und jetzt schmerzte es ihn. Denn er war nun einmal ein sehr empfindsamer, gutherziger Mensch. Was ihm so schwerfiel, war weniger die Tatsache, dass er andere Menschen verletzt hatte, als der Umstand, dass er sich selbst so hatte gehen lassen. Er hatte eine sehr klare Vorstellung davon, welch ein Mensch er sein wollte. Und das war ein sehr netter, starker, ehrenwerter Mensch. Ein Held ...

Eines hatte mich an Patrick überrascht, als er krank geworden war. Und zwar, dass er auf einmal bescheiden wurde. Er hatte sich immer so geriert, als ob er unbesiegbar wäre. Er sagte sogar allen Ernstes, dass es wie eine vorgöttliche Schule gewesen sei, von seiner Mutter großgezogen worden zu sein. Sie hatte ihm das absolut Beste abverlangt, und infolgedessen hatte er an sich selbst auch immer die allerhöchsten Ansprüche gestellt. Manchmal verhielt er sich so, als ob sich die ganze Welt um ihn drehte. Auf seinem Weg hatte er sich einige Blessuren zugezogen, wie beim Dreh des Films *Blood Letters – Post vom Tod,* als er vom Pferd fiel und sich beim Sturz an einer Eiche beide Beine brach. Doch er genas und weigerte sich, kürzerzutreten. Und dann, als er seine Diagnose erhielt ... war er auf einmal sterblich. Manche Leute, die so tief von ihrem Sockel fallen, werden womöglich wütend oder verbittert und schimpfen über die grausame Wende, die das Leben ihnen beschert hat. Doch was Patrick anging – er wurde *ein noch besserer Mensch.* Tief in ihm gab es etwas Wunderbares, das ich immer gesehen habe. Und er bewies mir, dass ich mich nicht geirrt hatte. Genau dieses Wunderbare beschwor er herauf, um sich dem Krebs entgegenzustellen. Natürlich hatte er seine schwachen Momente. Aber sie waren die Ausnahme, nicht die Regel. Er war bescheiden. Er verfügte über eine ganz und gar natürlich scheinende, furchtlose Lebensklugheit, Liebenswürdigkeit, Liebe und Anmut. Und er war immer noch ein furchterregender Kämpfer und Krieger, wie man nur einer sein konnte, und zeigte es allen. Er beschritt eben einfach den rechten Weg. Und er ließ seinen Worten Taten folgen. Als ich sah, wozu er in dieser für ihn unglaublich schwierigen Situation in physischer, emotionaler und spiritueller Hinsicht fähig war, war er in meinen Augen ein noch großartigerer Mann. All das beruhte auf der beeindruckenden Kraft, die in ihm steckte.

Wir hatten nicht die Absicht, Weihnachten verstreichen zu lassen, ohne zu feiern. Also luden wir unsere Familien auf unsere Rancho Bizarro ein, und Patrick, der sich immer noch von dem Eingriff erholte, nahm an den Feierlichkeiten teil. Doch ich sah ihm an, dass er nicht mit ganzem Herzen dabei war. Es waren erst neun Tage vergangen, seitdem er den Magenbypass bekommen hatte. Obwohl er sich schwach, benebelt und unwohl fühlte, schaffte er es zu lächeln, wenn es angesagt war, und zu grinsen, wenn jemand etwas Lustiges sagte oder tat. Er bekam es sogar hin, einen Hut, der ihm geschenkt wurde und auf seinem Kopf scheußlich aussah, ausgelassen entgegenzunehmen. Alle brüllten vor Lachen, als er ein vorgespielt verzücktes Gesicht aufsetzte und sich scherzhaft überschwänglich bei seiner Schwägerin für das Geschenk bedankte. Sie selbst lachte auch mit. Tja. In der Swayze-Familie musste man ziemlich abgebrüht sein. Sie schafften es, aus einem schlechten wie aus einem phantastischen Moment das Bestmögliche zu machen.

Ein Teil von mir wünschte sich, Weihnachten einfach ausfallen zu lassen, damit Patrick sich ausruhen konnte. Und wahrscheinlich hätte dies auch mir alles viel leichter gemacht. Doch realistischerweise bestand durchaus die Möglichkeit, dass es das letzte Weihnachtsfest war, das wir alle gemeinsam miteinander verbrachten. Und was wäre, wenn sich herausstellen würde, dass es tatsächlich so war und alle bereuen würden, dass wir die Gelegenheit verpasst hatten, ein letztes Mal zusammen zu sein? Die Familie lag mir durchaus am Herzen. Und ich wusste, dass es ihnen allen viel bedeutete.

Natürlich merkten unsere Verwandten, dass es Patrick während der Weihnachtstage nicht gut ging. Ich las in ihren Augen, was sie dachten: *Patrick sieht krank aus.* Für sie war es ein anderer Patrick als der, den sie gewohnt waren. Patrick oder »Buddy«, wie er genannt wurde, war normalerweise derjenige, der den Ton angab. Er war der ältere Bruder, und sein Wort war Gesetz, zumindest glaubte er das gern. Er lud jede Situation mit Energie auf, egal, ob er mit jemandem aneinandergeriet oder ob er einfach nur still dasaß und nichts sagte. Doch da hockte er nun – schwächlich, still und abgemagert. Niemand sagte etwas über seinen geschwächten Zustand, und alle taten so, als wäre es ganz normal, und feierten das Weihnachtsfest mit dem üblichen Tamtam, das unsere Zusammenkünfte stets begleitete. Gewiss, Patrick erholte sich von einer schweren Operation, aber ich fürchtete, dass sie dachten, es gehe mit ihm bergab.

In gewisser Weise war das, was ich in den Augen der Mitglieder meiner Familie las, etwas, was ich auch mit meinen eigenen Augen sah, und es belastete mich. Es war nicht leicht, Patrick so zu sehen. Es tat weh. Ich wusste, dass ich dem Genesungsprozess Zeit geben musste, aber Geduld war nicht gerade eine meiner Stärken. Mein Hirn maß jeden Moment, prüfte kritisch jeden einzelnen seiner Atemzüge ... In gewisser Weise zwang mich seine Krankheit, es langsamer angehen zu lassen und mich nicht ständig selbst zu überholen ... *Lass es langsamer angehen ... lass es langsamer angehen ...* Und als ich dies befolgte, öffnete sich mir die Zeit. Es war eine gute Erfahrung, die mir festen Boden unter den Füßen bot.

Ich wusste, dass er sich erholen würde. Ich wusste es tief in meinem Herzen. Der Krebs musste sich während seiner Genesung von der Operation nur im Zaum halten, und dann konnten wir den Kampf wieder aufnehmen. In der Zwischenzeit würden wir uns auf unsere Ranch in New Mexico begeben.

Am Neujahrstag packten wir die Hunde und Katzen zusammen und flogen zur Rancho de Días Alegres. Es war jetzt beinahe zwölf Monate her, seit Patrick seine Diagnose erhalten hatte, und wir waren im Begriff, ein neues Jahr willkommen zu heißen. Wir waren optimistisch, dass dieses Jahr mindestens so gut werden würde wie das vergangene, wenn nicht sogar noch besser. Wenn nicht irgendwelche Komplikationen eintraten, war New Mexico ein großartiger Ort, um zu genesen. Der Aufenthalt dort würde uns Gelegenheit bieten, uns wieder zu sammeln, auf den Boden zu kommen und die Kraft in unseren Herzen zu festigen, um gestärkt nach vorne blicken zu können. Donny kam mit uns, und das war großartig. Ich war sehr erschöpft, denn ich hatte noch keine Gelegenheit gehabt, mich von den letzten Wochen der Dreharbeiten von *The Beast* zu erholen, und der Dezember war ein ziemlich anstrengender Monat gewesen. Donny war natürlich schnell ein Experte darin geworden, Patrick seine gesunden Shakes zuzubereiten und ihm seine Medikamente zu verabreichen, weshalb er uns nicht nur ein willkommener Begleiter war, sondern mir auch eine große Hilfe.

Wir liebten diese Ranch, und Patrick war dort immer glücklich. Sie gefiel ihm so gut, dass er sich im Sommer 2002, als es in unserer Beziehung gerade nicht zum Besten stand und wir einen Riesenstreit hatten, auf die Ranch zurückzog und mir unterschwellig drohte, vielleicht gar nicht mehr zurückzukommen. Und in jenem Moment war das für mich völlig in Ordnung, genau genommen war es sogar eine Erleichterung. »Bleib doch«, sagte ich. »Bleib, solange du willst.« Als er sah, dass ich nicht kapitulierte, sprang er ins Flugzeug und kam zurück nach Los Angeles. Natürlich passierte dies während einer seiner Trinkphasen, einer ziemlich üblen zudem ... Paradoxerweise musste er von dieser Krankheit heimgesucht werden, um ein für alle Male mit dem Trinken aufzuhören. Und sosehr ich mir auch immer gewünscht hatte, dass er es doch endlich für immer lassen möge, war es ein furchtbarer Grund, um mit dem Trinken aufzuhören. Es gab nicht wenige Menschen, die ihm rieten, einfach auszugehen, zu trinken, die Puppen tanzen zu lassen und es sich während der Zeit, die ihm noch blieb, gut gehen zu lassen. Warum sollte man sich in seiner Situation noch zurückhalten, argumentierten sie. Und Patrick konnte dieser Denkweise durchaus etwas abgewinnen. Er hätte nur zu gerne *irgendeine Art Fluchtmöglichkeit* aus der ganzen Situation gehabt, aber er wandte sich mir mit diesem für ihn so typischen verschmitzten Grinsen zu und sagte: »Ich *würde* ja ausgehen und einen draufmachen, aber ich *kann nicht* trinken!« Alkohol bereitete ihm Schmerzen. Wie jenes Glas Champagner am Silvesterabend 2007 fühlte sich Alkohol in seinen Eingeweiden an wie pure Säure.

In New Mexico waren wir abgeschiedener, und ich war entschlossen, ihm den Aufenthalt dort so angenehm wie möglich zu gestalten. Für den Fall, dass er sich ausruhen musste, stellte ich im Schlafzimmer einen zusätzlichen Fernseher auf, und ich war mit sechs großen Einkaufstaschen voller erforderlicher Utensilien, Ausrüstung und Lebensmittel für ihn angereist. Ich war gut darin geworden, all seine Medikamente so bereitzulegen, dass sie jederzeit problemlos zur Hand waren. Ich wusste, dass ihm das gefiel. Es vermittelte ihm das Gefühl, dass seine Grundbedürfnisse befriedigt waren. Es war wie mit dem Rucksack, den er ständig bei sich trug. Im Kreise unserer engsten Freunde war dieser Rucksack legendär. Er war mit allem möglichen Kram bepackt: Fotos, Messern, Adaptern, Adressbüchern, irgendwelchen Schriftstücken, Feuerzeugen, Drehbüchern, Handwerkerutensilien, Multi-Schraubenziehern, Taschenlampen, Altoid-Pastillen, Kompassen, einem Laptop, Nylonbeuteln, Plastiktüten ... Ich zog ihn ständig damit auf, dass er diesen Kram überall mit hinschleppte. Sein Rucksack muss mehr als zwanzig Kilo gewogen haben! »Schon gut, mach dich nur über mich lustig«, sagte er vor unseren Freunden und schnaubte mit vorgespielter Missbilligung. »Aber was ist, wenn wir draußen auf unserer Ranch sind und unser Transporter eine Panne hat? Dann bin ich der Einzige, der dafür sorgen kann, dass wir da wieder wegkommen.« Und er hatte recht. Als wir das einzige Mal in zwölf Jahren draußen auf der Ranch ein Problem hatten und die Spurstange brach, hatte Patrick genau das erforderliche Werkzeug, um den Wagen zu reparieren, sodass wir zurück zum Haus fahren konnten. Und somit war es in der Tat eine prima Sache, dass er immer auf alle Eventualitäten vorbereitet war. Was auch immer mir in den Sinn kam, ihn zu fragen – Augentropfen, Hustenbonbons, ein Walkie-Talkie –, er hatte es garantiert dabei.

Patricks Energiereserven waren auf einem sehr niedrigen Niveau, und er ließ es langsam angehen. Er lag viel im Bett, aber wenn er auf war, verbrachte er in aller Ruhe den Großteil der Zeit in dem Zimmer, das er den Outback-Raum nannte. Dies war »sein« Raum, in dem sich sämtliches Outdoor-Equipment befand: spezielle Zelte, Schlafsäcke, Taschenlampen, Picknickkörbe, Batterien, Angelausrüstung, Landkarten, ein Waffenschrank, Handschuhe, Wasserreinigungstabletten und so weiter und so fort. In der Cowboy-Baracke hatten wir neben der Sattelkammer einen weiteren großen Lagerraum, in dem wir unsere umfangreiche Campingausrüstung aufbewahrten, aber dies war die persönliche Ausrüstung, die Patrick für uns zusammengetragen hatte. Und obwohl es ihm nicht gut ging, verbrachte er Stunden in diesem Raum und räumte und werkelte herum.

Eines Abends kam er langsam in die Küche geschlurft. »Ich hätte Lust, im Frühling einen Campingausflug zu organisieren«, verkündete er. »Du weißt schon, zusammen mit ein paar Leuten.«

Ich war für einen Moment fassungslos ... Dass er so etwas sagte, während er sich immer noch von einer schweren Operation erholte, war ... erstaunlich. Es zeigte, dass er nach wie vor positiv dachte. Seine Absicht war, hier zu sein und diese verdammte Campingausrüstung zu benutzen!

»Klar, lass uns das ruhig planen«, stimmte ich zu. »Wir machen eine Liste, was wir alles brauchen.«

Unsere Campingausflüge sind nämlich nicht gerade eine einfache Angelegenheit. Wir schnappen uns nicht nur unsere Schlafsäcke, einen Gaskocher mit einer Kochplatte, und los geht's. Wir haben Zelte, Schaumstoffmatratzen, Pferde und Sättel, Wasservorräte, gusseisernes Kochgeschirr ... Bei einem unserer Campingausflüge nahm ich sogar einen Generator und eine Lichterkette mit Glühbirnen in Form roter Chilipfefferschoten mit und spielte auf einem Ghettoblaster partytaugliche Country-Musik. Es war ein ganz besonderes Erlebnis für die Leute, mitten aus dem Nichts herangefahren zu kommen und plötzlich in der Dunkelheit den Schein dieses hell erleuchteten Wildcampingplatzes zu erblicken und die dröhnende Musik zu hören! Was für eine Show! Wenn Patrick campen wollte, würden wir einen Weg finden, dies zu bewerkstelligen. In Anbetracht all der Medikamente und der medizinischen Utensilien, die wir in den Wald würden schaffen müssen, war die logistische Herausforderung natürlich noch größer als sonst, aber wir hatten schon verrücktere Dinge getan. Wenn er Lust darauf hatte, würde ich einen Weg finden. Ich musste mich vorher nur ein bisschen erholen! Aber ich hatte ja bis zum Frühling Zeit, alles zu planen.

Ein Jahr, bevor Patrick seine Diagnose erhalten hatte, war unsere Ehe beinahe am Ende gewesen. Wir hatten eine lange harte Phase durchgemacht, und ich hatte den Eindruck gehabt, dass wir den Punkt erreicht hatten, an dem es kein Zurück mehr gibt. Ich hatte aufgegeben. Doch dann passierte, was ich nicht mehr im Traum für möglich gehalten hätte. Wir räumten alles aus dem Weg, was zwischen uns stand, und kamen wieder zusammen, mit neu füreinander geöffneten Herzen und inniger denn je, und wir lebten all die Liebe aus, die wir wirklich füreinander empfanden. Es war, als wären wir Schneewittchen und der Märchenprinz – der Mann und die Frau unserer Träume. Aber das waren wir ja immer gewesen …

Ich kann mir gar nicht vorstellen, wie wir diese Krankheit hätten durchstehen sollen, wenn sich unsere Beziehung nicht so positiv entwickelt hätte, bevor er die Diagnose erhalten hatte. Natürlich war es in jedem Fall ein Glück, dass unsere Beziehung wieder gekittet war, ganz egal, ob wir mit einer Krankheit konfrontiert waren oder beide gesund unser Leben weitergelebt hätten. Und obwohl ich das grausame Timing, das sich die Krankheit ausgesucht hatte, kaum glauben konnte, war ich dankbar dafür, dass wir wieder zueinandergefunden hatten. Natürlich wäre ich bei seiner Diagnose auch dann zu ihm zurückgekommen, wenn wir uns getrennt hätten, ganz gleich, was passiert wäre. Denn schließlich liebte ich ihn, und daran hätte sich in keinem Fall etwas geändert. Aber dann hätte er gedacht, dass ich nur aus Verantwortungsgefühl und aus Schuldbewusstsein zu ihm zurückgekommen wäre, und nicht, weil er mir am Herzen lag. Doch da unsere Beziehung sich auf beinahe märchenhafte Weise wieder eingerenkt hatte, bevor wir diesen finsteren Wald betraten, als der sich der Krebs erweisen sollte, wusste er ohne jeden Zweifel, wie sehr ich ihn liebte. Wir traten diese Reise gemeinsam an, wie wir auch all die früheren Jahre gemeinsam verbracht hatten. Und die Tatsache, dass ich bei ihm war, erleichterte ihm das Ganze, denn er konnte sich mit Geist, Leib, Herz und Seele zweifelsfrei auf mich verlassen und sich auf meine Stärke und meine

Liebe stützen. Doch in anderer Hinsicht machte dies es auch umso schwerer – er wusste eben, wie stark ich für ihn empfand.

Und dann ging unser Wunsch für unsere Silvesternacht in New Mexico in Erfüllung – es schneite. Heftig. Dicke weiße Flocken bedeckten die Berge, lasteten schwer auf den Zweigen der Bäume und überzogen den Boden mit einem reinen, samtigen Weiß. Es war wunderschön. Und es schneite so lange weiter, bis wir komplett eingeschneit waren und der Generator ansprang. Juhu! Was anderen womöglich als eine mittelschwere Katastrophe erschienen wäre, war für uns ein Geschenk. Und wie immer genossen wir die Zeit, in der wir von der Außenwelt abgeschnitten waren, bis einige Tage später ein Schneepflug bis zu uns kam und den Weg frei räumte.

Als der Schnee auf dem örtlichen Flughafen so weit geschmolzen war, dass er wieder betriebsbereit war, packten wir die Hunde und unsere Siebensachen zusammen, verließen die Ranch, luden alles ins Flugzeug und flogen zurück nach Los Angeles. Patrick fühlte sich inzwischen etwas gestärkt, und in Los Angeles stand für ihn eine Pressekonferenz an, auf der er Werbung für die TV-Serie *The Beast* machen sollte, deren Ausstrahlung in der kommenden Woche beginnen würde. Wie immer brachen wir erst spät am Tag auf, da Patrick es grundsätzlich schwerfiel, die Ranch zu verlassen. Als wir am Flughafen ankamen, fühlte er sich ein wenig schwach und müde, weshalb er, anstatt als Kopilot neben mir zu sitzen, hinten neben Donny Platz nahm und ich alleine flog. Der Nachthimmel war dunkel, und die Sterne funkelten vor mir, während ich im Schein meines Instrumentenbretts der Musik aus meinem iPod lauschte. Während des Fluges wurde kaum geredet, weshalb ich annahm, dass Patrick während des größten Teils der Reise schlief. Hin und wieder warf ich einen Blick nach hinten, und Donny nickte einfach nur und lächelte …

Es war ein netter, reibungsloser Flug. Wir landeten auf

dem Van Nuys Airport, und ich rollte auf das Vorfeld zu unserer Parkposition, schaltete den Motor ab, und das surrende Brummen verstummte allmählich, bis es ganz still war. Als der Motor aus war, räusperte sich Donny und sagte von hinten …

»Äh, Lisa? Wir wollten dich nicht unnötig aufregen, während du geflogen bist, aber Buddy hustet seit zwei Stunden Blut.«

Kapitel 14

Gib mir irgendetwas Reales

Wenn Sie die medizinischen Berichte über Patrick gelesen hätten, so wie ich es vor noch nicht allzu langer Zeit getan habe, würden Sie sich wahrscheinlich fragen, warum wir so ein Aufhebens um alles gemacht haben. Diesen Berichten zufolge war die Lage schlicht hoffnungslos. *Oje, dieser Typ weilt schon so gut wie nicht mehr unter uns* ... Aber es ist etwas anderes, wenn man es miterlebt ... Es ist etwas anderes, wenn du demjenigen, um den es geht, in die Augen blickst. Es ist etwas anderes, wenn du einen Witz erzählst, und jemand lacht. Ein Lächeln, die Berührung einer warmen Hand ... Wenn du spürst, dass dieser Mensch noch nicht wirklich bereit ist zu gehen, wenn du siehst, wie er jeden Tag begrüßt, und die Dankbarkeit erlebst, die er für das Privileg empfindet, da zu sein ... *und im Gegensatz dazu die medizinischen Berichte* ... Sie haben nichts mit dem Geheimnis des Lebens zu tun. Sie können uns nur in Erinnerung rufen, dass wir sterblich sind. Aber ein geschriebenes Wort allein kann uns nicht dazu bringen zu sterben.

Selbst unser so wissenschaftlich denkender Dr. Fisher wies darauf hin, wie wichtig es ist, einen Patienten persönlich zu konsultieren. »Es gibt jede Menge Dinge, die man erfährt, wenn man einen Menschen ansieht, und die sich einem nicht erschließen, wenn man nur einen Befund liest.«

Wir sind keine Statistiken auf einem Blatt Papier, wir sind nicht die Verkörperung unserer Prognose, und wir gehorchen nicht immer den Gesetzen der Medizin.

Ich hatte gelernt, auf neu eintretende Ereignisse so schnell und effizient wie nur irgend möglich zu reagieren. Und ich hatte nicht die Absicht, die Dinge auf die leichte Schulter zu nehmen, schon gar nicht, wenn Patrick Blut hustete. Ich setzte mich zu ihm nach hinten ins Flugzeug, und er zeigte mir, was er ausgehustet hatte. Blutigen Speichel. Ich holte mein Handy hervor.

»Lass uns doch erst mal nach Hause fahren. Wir können genauso gut von dort jemanden anrufen.« Patrick hatte nicht vor, sich in Alarmstimmung versetzen zu lassen.

Ich wählte bereits Dr. Fishers Nummer. »Nein. Ich rufe ihn jetzt sofort an, das ist zu wichtig.« Ich hielt mir das Handy ans Ohr.

»Aber wir haben die Hunde bei uns, und unser Gepäck …«, wandte er ein.

Dr. Fisher nahm das Telefonat entgegen, und wir besprachen uns kurz. Ich beendete das Gespräch und wandte mich Patrick zu. »Wir fahren in die Notaufnahme, das ist das Beste«, stellte ich klar, bevor er Einwände erheben konnte. »Und du, Donny, könntest du Paul anrufen und ihn fragen, ob er dich, die Hunde und unser Gepäck abholen kommt?«

Ein paar Minuten später teilte Donny uns mit, dass mein Bruder Paul schon auf dem Weg sei, sodass Patrick und ich unseren Wagen nehmen und auf direktem Weg in die Notaufnahme des Cedars-Sinai-Krankenhauses fahren konnten. Unterwegs rief ich Dr. Hoffman an, und als wir ankamen, wurden wir bereits erwartet und schnell aufgenommen, wobei wir hofften, dass uns niemand erkannte. Im Laufe der nächsten Stunden unterzog Patrick sich jeder Menge Tests und Röntgenaufnahmen. Ich hatte nur meine Handtasche mitgenommen und fror! Mit schlechtem Gewissen nahm ich eine dünne Decke aus einem Schrank, die ich um mich hüllte, aber ich hatte bereits gelernt, mich in Krankenhäusern zurechtzufinden, und bei manchen Dingen konnte man sich frei bedienen. Es wurde Mitternacht, bis sämtliche Ergebnisse vorlagen und die Diagnose gestellt wurde.

Lungenentzündung.

Es war ein sehr großer Infektionsherd, der sich im unteren Bereich seiner linken Lunge befand. Sie wiesen uns ein Zimmer zu und begannen mit einer Antibiotikabehandlung. Die Ärzte versicherten uns, dass er im Krankenhaus am besten aufgehoben sei. Dies war nichts, was man auf die leichte Schulter nehmen durfte.

»Ich hatte schon mal eine Lungenentzündung«, informierte Patrick die Ärzte. »Weißt du noch, wann das war?«, fragte er mich. »Sie haben es damals eine ›wandernde Lungenentzündung‹ genannt.«

»Ja, ich erinnere mich«, erwiderte ich. Gut zwanzig Jahre zuvor hatte er sich irgendwie matt gefühlt und war schließlich zum Arzt gegangen, der ihm mitgeteilt hatte, dass er an einer »wandernden Lungenentzündung« litt. Es war allerdings eine sehr leichte Infektion gewesen, die mit Antibiotika einfach zu behandeln gewesen war und ihn in seinem normalen Tagesablauf kaum einschränkte. Von da an stellte ich mir, wenn mir der Begriff »wandernde Lungenentzündung« in den Sinn kam, immer Patrick vor, wie er in seinen Jeans erschöpft, aber strahlend von dem staubigen Reitplatz, der sich unterhalb unseres Hause befand, auf mich zugeschlendert kam. Diese Infektion war leicht in den Griff zu bekommen gewesen. Und wir hatten keinen Anlass zu glauben, dass es diesmal anders sein würde. Wir mussten eben nur vorsichtig sein. Deshalb waren wir im Krankenhaus, oder?

»Wie lange werden wir hierbleiben müssen?«, fragte ich Dr. Fisher und Dr. Hoffman. Ich glaube, sie waren ein wenig überrascht über meine Frage. Vielleicht dachten sie, dass ich die Dinge ein wenig überstürzte.

»Äh, wenn alles gut geht, vielleicht ein oder zwei Wochen«, erwiderten sie aufmunternd.

Ich machte eine Liste aller Dinge, die ich von zu Hause brauchen würde, und stellte mich ein weiteres Mal auf einen längeren Krankenhausaufenthalt ein. Ich war froh, dass mir im Krankenhausbett diesmal keine Stange in den Rücken drückte.

Im Laufe des Wochenendes wurden wir von einer ganzen Schar Ärzte aufgesucht: von Dr. Hoffman, einem Lungenchirurgen und von Dr. Geemee Chung, unserer liebenswürdigen und erfahrenen Infektionsspezialistin … Obwohl Patrick immer noch matt und schwach sein mochte, war seine Haltung großartig, und er kam gut mit der Situation klar. Doch die Ärzte waren offenbar in großer Sorge, dass die Infektion in seiner Lunge nicht auf die Antibiotika ansprechen würde und sich dramatisch zu verschlimmern drohte. Immerhin war Patrick, was seinen Gesundheitszustand anging, sowieso schon stark angeschlagen. Um auf das Eintreten dieser Komplikation vorbereitet zu sein, wurden bereits Alternativen diskutiert, von denen die am ehesten einleuchtende darin bestand, den von der Infektion betroffenen Teil der Lunge operativ zu entfernen. Ich hatte die verbleibenden Möglichkeiten angesichts der Situation genau abgewogen, und inzwischen konnte ich dieser Lösung einiges abgewinnen.

»Kann er denn normal weiterleben, wenn ihm so ein großer Teil seiner Lunge entfernt wird?«, fragte ich und runzelte die Stirn.

»Das sollte kein Problem sein«, erwiderte Dr. Hoffman. »Wir wollen eben einfach nur auf Nummer sicher gehen …«

Natürlich war eine Operation immer mit zusätzlichen Risiken verbunden, und besonders besorgniserregend war das mögliche Auftreten einer weiteren Infektion. Aber das größte Problem, das ich sah, bestand darin, dass Patricks Krebstherapie *ein weiteres Mal* für sechs bis acht Wochen würde ausgesetzt werden müssen. Das war ein sehr langer

Zeitraum, in dem sich die Krankheit ungehemmt ausbreiten konnte, und das bereitete mir mehr Sorgen als alles andere. Was die Operation anging, standen sowohl Patrick als auch ich auf dem Standpunkt: *Wenn es das ist, was wir tun müssen, müssen wir es eben tun.* Ich sah den vertrauten Ausdruck auf seinem Gesicht – er hielt das alles für ziemlich beeindruckend. Und es ist *in der Tat* ziemlich faszinierend, dass man dir ein Viertel deiner Lunge entfernen kann, und nach einer Woche wirst du schon wieder aus dem Krankenhaus entlassen. Das beeindruckte auch mich!

Donny kam uns besuchen und schien von dem, was wir vorhatten, ziemlich aus der Fassung gebracht. Wie ich später erfuhr, war *niemand* so zuversichtlich wie wir, dass Patrick wieder gesund werden würde. Alle fürchteten, dass ihn dies endgültig umbringen würde. Donny bemerkte, wie Patrick aussah, und war besorgt. Und zu allem Überfluss sagte Patrick auch noch beiläufig:

»Tja. Wenn die Antibiotikabehandlung nicht spätestens morgen früh anschlägt und die Entzündung zurückgeht, lande ich wahrscheinlich am Nachmittag auf dem Operationstisch und bekomme einen Teil meiner Lunge entfernt.«

Donny lächelte tapfer, aber er war entgeistert. *Er hat gerade gesagt, dass ihm ein Teil seiner Lunge entfernt wird! Wie kann er dabei so ruhig sein?* Donny fürchtete ebenfalls, dass sein Bruder dem Ende entgegensah.

Dem Ende. Nennen Sie uns ignorant, aber wir dachten nie in dieser Weise. Was uns anging, so waren wir in dieser Hinsicht Langstreckenläufer. Ich sah Patrick an und wusste, dass es *nicht* das Ende war. Alle konnten seine Lage bis zum Sankt Nimmerleinstag schwarzmalen, *aber dieser Gaul war unverwüstlich.*

Am Montagmorgen wurde eine weitere Röntgenuntersuchung angeordnet ... und raten Sie mal, was dabei herauskam.

Der große Infektionsherd hatte sich verkleinert. Die Antibiotikabehandlung zeigte Wirkung.

Patrick war aufs Neue gerade noch mal davongekommen. Aber diesmal war es eher wie in *Matrix*, als Neon sich in Zeitlupe nach hinten beugt, um umherfliegenden Metallstücken auszuweichen. Ich sollte vielleicht darauf hinweisen, was für ein glücklicher Zufall es war, dass wir bereits auf dem Weg nach Los Angeles waren, als er anfing, Blut zu husten. Es schien wirklich, als ob Engel über jeden einzelnen Schritt von Patrick wachten. Es sollte nicht das letzte Mal sein, dass wir dieses unglaubliche Timing auf unserer Seite hatten.

Die neuen Röntgenbilder wurden mit allgemeinem Lächeln gefeiert. Aber es war ein zurückhaltendes Feiern. Patrick war längst nicht über den Berg und galt immer noch als ernsthaft krank. Er stand unter aufmerksamer Beobachtung, während die Antibiotikabehandlung fortgesetzt wurde.

Während wir im Krankenhaus waren, hatten wir jede Menge Besuch. Annett, Fred, unser Anwalt, Nicole, unsere Agentin, und Jenny, unsere Managerin. Alle arbeiteten in der Nähe und besuchten uns nicht nur, sondern schickten uns und dem Pflegepersonal Gebäck, und mir ließen sie eines Abends sogar ein Steak aus dem Ivy zukommen. Diverse Freunde und Mitglieder unserer Familie richteten es ein, vorbeizuschauen. Es war eine willkommene Abwechslung, und die Besucher verschafften mir nicht nur die Möglichkeit, nach Hause zu eilen, mich umzuziehen und den Hunden, Katzen und Pferden Hallo zu sagen, sondern sie erlaubten mir auch, für ein paar Stunden aus dem Krankenhaus herauszukommen, was für mich wichtig war, um mein Durchhaltevermögen zu stärken. Alle Besuche waren willkommen, keiner blieb zu lange, sodass Patrick ausreichend Zeit blieb, sich auszuruhen.

Während eines dieser Besuche erwähnte Nicole, unsere Agentin, dass die für Bücher zuständige Abteilung von William Morris sich ein weiteres Mal bei ihr gemeldet hatte, um zu erkunden, ob Patrick nicht eine Autobiografie schreiben wolle. Dieses Anliegen war erneut nach dem Interview mit

Barbara Walters aufgekommen, das während unseres Aufenthalts in New Mexico ausgestrahlt worden war. Alle Welt war von dem Interview tief bewegt gewesen. Die Leute wollten seine Geschichte kennenlernen.

»Ich wollte Sie nur über die Anfrage in Kenntnis setzen«, sagte Nicole. Sie machte uns keinerlei Druck.

Als wir allein waren, fragte ich Patrick, was er davon hielt. Er zuckte unverbindlich mit den Schultern, als wolle er mir bedeuten: *Sag du mir, was du davon hältst ...*

Ich hatte ihn schon seit einigen Jahren gedrängt, ein Buch zu schreiben. »Du hast so viel zu erzählen«, hatte ich ihn zu überzeugen versucht. Ich hatte ihm sogar eine grobe Gliederung ausgearbeitet. Aber irgendwie war er immer davor zurückgeschreckt. Ich glaube, er scheute sich vor dem Projekt, weil er sich selbst ständig unter Druck setzte, in allem, was er tat, erstklassig zu sein, und was das Schreiben eines Buches anging, war er sich seiner Fähigkeiten nicht so sicher. Außerdem stand ich ihm früher nicht in einem solchen Maße zur Verfügung wie jetzt, um ihn zu unterstützen. Doch in der Hoffnung, ihn für die Idee zu gewinnen, hatte ich sie alle paar Monate wieder angesprochen. Ich besaß ein paar handliche kleine Kameras, und als er krank wurde, hatte ich ihm sogar angeboten, dass er mir seine Geschichte, seine Gedanken und seine Überlegungen erzählen könne und ich ihn dabei filmen und anschließend alles transkribieren, redigieren und zu Papier bringen würde. Doch die Idee, ihn zu filmen, wurde zusehends unrealistischer, da er immer öfter das Gefühl hatte, nicht gut auszusehen.

Und jetzt ... lag die Idee mit dem Buch wieder auf dem Tisch. Und er hatte gerade mit den Achseln gezuckt und weder Ja noch Nein gesagt ...

»Ich denke, wenn du es je machen willst, wäre jetzt der richtige Zeitpunkt«, erwiderte ich beiläufig und zuckte mit den Schultern. »Die Leute, die an dem Projekt beteiligt sind, sind großartig. Es ist genau das richtige Team, und wenn wir wollen, können wir es machen.«

Er nickte zustimmend. »Klar, warum nicht? Machen wir es also.«

Und so saßen wir zwölf Monate, nachdem er die Diagnose Krebs erhalten hatte, und kurz nachdem er gerade erst eine Fernsehserie abgedreht hatte, in dem gleichen Krankenhaus, in dem er die furchtbare Nachricht erhalten hatte und in dem er sich jetzt von einer besorgniserregenden Lungenentzündung erholte, und beschlossen, ein Buch zu schreiben. Wir begannen zu planen.

»Was ist, wenn ich es nicht zu Ende bringen kann?«, stellte er schließlich die ernüchternde Frage.

Das hatte ich mich auch schon gefragt. Was wäre, wenn? Aber daran konnte ich gar nicht denken. *Natürlich kann er es zu Ende bringen! Er wird es fertigstellen!* Aber ich wollte auf keinen Fall hysterisch klingen. Deshalb sagte ich lapidar: »Dann müssen wir uns eben etwas einfallen lassen.«

Das schien für ihn eine akzeptable Lösung zu sein. Ich war froh, dass er es endlich tun würde. Und freute mich, dass er etwas hatte, worauf er sich konzentrieren konnte. Ich hatte selbst miterlebt, wie wichtig das für seine innere Einstellung und seine körperliche Verfassung war. Mir war natürlich klar, dass es in Anbetracht seiner gesundheitlichen Probleme womöglich nicht ganz einfach werden würde, dieses Projekt zu verwirklichen, doch wie ich gesagt hatte: Wenn wir auf Hindernisse stoßen sollten, würden wir schon sehen, was zu tun war.

Es mag ein bisschen verrückt anmuten, dass wir uns angesichts einer so ungewissen Zukunft anschickten, das Schreiben eines Buchs in Angriff zu nehmen. Aber ich denke, dass unser Beruf es uns in gewisser Weise erleichterte, mit solch einer Art von Druck umzugehen. Patrick und ich hatten zeit unseres Lebens mit den darstellenden Künsten zu tun gehabt. Und wenn es bei einer künstlerischen Darbietung eine Gewissheit gab, dann die, dass man nie eine Garantie hatte, wie sie werden würde. Dies ist ein Teil des Risikos, dem du dich als Künstler aussetzt. Du achtest darauf, nicht zu kopieren, zu imitieren oder nachzuäffen; du trachtest danach, dass deine Darbietung neu und authentisch ist, so, als würde sie überhaupt zum allerersten Mal gezeigt. Es ist, als würdest du eine akrobatische Nummer am fliegenden Trapez vorführen. Wenn du an der Reihe bist, lässt du los, machst einen Salto und *vertraust* darauf, dass du die Stange an der gegenüberliegenden Seite zu fassen bekommst. Manchmal verpasst du sie! Aber wenn du gut sein willst, musst du diese Art von Risiko eingehen. Es ist ein Nervenkitzel, Furcht einflößend und erfordert eine ganz spezielle Art von Mut. Insofern war für uns das Vorhaben, angesichts derart unbekannter Variablen ein Buch zu schreiben, beinahe etwas ganz Normales. Wenn wir ohne Sicherheitsnetz arbeiteten, losließen, in die Luft flogen und auf der anderen Seite die Stange zu fassen bekamen – phantastisch! Und wenn nicht ...

Plangemäß (jedenfalls *unserem* Plan gemäß) wurden wir genau eine Woche, nachdem wir im Cedars-Sinai aufgenommen worden waren, wieder aus dem Krankenhaus entlassen und kamen gerade rechtzeitig nach Hause, um die Ausstrahlung der ersten Folge von *The Beast* zu sehen.

Natürlich hatten wir nicht an der Pressekonferenz teilnehmen können, die für den Tag nach unserer Rückkehr aus New Mexico angesetzt gewesen war, um *The Beast* zu promoten. Wir wussten aus Erfahrung, wie bedeutsam die Berichterstattung in den Medien für den Erfolg eines Filmprojekts ist – wenn die Leute nichts von einem Film wissen, werden sie ihn auch nicht sehen. In diesen Zeiten, in denen jeder massiv unter Dauerberieselung seitens so vieler Medien steht, ist es schwer, dauerhaft Aufmerksamkeit zu erregen. Jedes Mal, wenn du dich umdrehst, wirst du mit allem möglichen Zeug vollgedröhnt. Und nach der Magenbypass-Operation und dem Kampf gegen die Lungenentzündung sah Patrick ziemlich abgemagert aus. Es folgten weitere Medienanfragen, aber er fühlte sich nicht gut und lehnte alle ab ...

»Kannst du dir vorstellen, dass ich in Talkshows auftrete – vielleicht bei Jay Leno oder Ellen?«, fragte er. »Die Leute werden zu Hause sitzen und sagen: ›Guck mal, Martha, der ist aber dürr! Guck nur, wie spindeldürr der ist. Mein Gott! Wie lange der es wohl noch macht?‹« Er sprach in seinem besten Akzent des Mittleren Westens. »Sie würden nicht über die Show reden«, fügte er hinzu, »sondern nur darüber, wie ich aussehe.«

Ich wünschte, dass es nicht stimmte, aber er hatte recht.

Nach der Lungenentzündung wurde Patrick auf stärkere Schmerzmittel gesetzt – Dilaudid, auch Hydromorphon genannt. Die Tatsache, dass er bereit war, dieses Mittel zu nehmen, verriet mir, wie sehr seine Schmerzen zugenommen haben mussten und dass er dringend Linderung benötigte. Hydromorphon gilt als fünf bis acht Mal so stark wie Morphium, und ich zog es aus einer Ampulle auf und injizierte es direkt in seinen Port, wobei vorher und hinterher eine Salzlösung zugeführt wurde, um den Zugang sauber zu halten. Das Medikament kann denjenigen, dem es verabreicht wird, ziemlich bedröhnt aussehen lassen. Ich zog ihn damit auf, dass er war wie die Mutter in Eugene O'Neills berühmten Theaterstück *Eines langen Tages Reise in die Nacht.* Im Verlaufe des Stücks verfällt die Mutter dem Morphium und kommt während der gesamten Geschichte immer mal wieder ins Zimmer gerauscht und verschwindet wieder, wobei sie irgendwelches Zeug faselt. Patrick war unter dem Einfluss seines Morphiumderivats tatsächlich ziemlich berauscht. Aber die Wirkung hielt nicht lange an, und ich verabreichte es ihm nur nach Bedarf zusätzlich zu seinen »normalen« Schmerzmedikamenten.

Das Dilaudid wurde uns kurz nach unserer Rückkehr nach Hause zusammen mit allen möglichen sonstigen medizinischen Mitteln angeliefert. Es war unglaublich viel Zeug! Angesichts des Umfangs dieses medizinischen Equipments war ich völlig baff. Ich war von Haus aus sparsam und vermied jede Art von Verschwendung. Ich war in einer großen Familie aufgewachsen, die darum hatte ringen müssen, über die Runden zu kommen, und abgesehen davon, dass Sparsamkeit ein Gebot der Stunde gewesen war, verfügten wir auch über ein ausgeprägtes Umweltbewusstsein und achteten schon lange, bevor es als politisch korrekt galt, darauf, elektrische Geräte auszuschalten und das Wasser nicht unnötig laufen zu lassen. Diese neu angelieferte medizinische Ausrüstung schien mir ziemlich übertrieben! Doch ich sollte bald herausfinden, dass ich *all* dieses Equipment samt und sonders brauchen würde, und verbrachte den ganzen Tag damit, um herauszufinden, wie ich all den Kram möglichst sparsam einsetzen konnte. Am einfachsten war es, wenn alles zur Hand war, wann immer ich es brauchte. Zweimal hatte ich zu wenig Salzlösung bestellt und hätte mich selbst für meine Blödheit in den Hintern treten können. Ich musste mich einfach überwinden und nicht zu kurz treten, sondern mehr verlangen, als ich benötigte. Versuch's doch mal! Es schien ganz gut zu funktionieren.

Jose, unser Pfleger, der uns bei Dr. Hoffman betreute, half uns auch insofern, als er mit seiner Harley-Davidson bei uns vorbeikam, um Patrick Blut abzunehmen; wie man Spritzen gab, hatte er mir ja bereits beigebracht. Von diesen speziellen Hausbesuchen Joses abgesehen, kümmerte ich mich zu Hause komplett um Patricks medizinische Pflege, seit er seine Diagnose erhalten hatte. Fremde ins Haus kommen lassen zu müssen hätte mehr Stress bedeutet, als es wert war. Vor allem hätten wir uns ständig Sorgen machen müssen, was wohl aus unserer Zufluchtstätte nach draußen berichtet wurde. Wir hatten bereits mit undichten Stellen vonseiten des medizinischen Personals zu tun gehabt. Wir legten Wert auf unsere Privatsphäre und wollten, dass diese weiter geschützt wurde. Und was meine krankenpflegerischen Fähigkeiten anging, hatte ich bereits große Fortschritte gemacht. Ich injizierte Patrick nicht nur das Dilaudid durch seinen Port und verabreichte ihm seine Lovenox-Spritzen, sondern ich gab ihm auch mehrmals täglich seine Antibiotika und wechselte gelegentlich die am Infusionsständer hängenden Infusions- und Albuminlösungen aus (es kann ganz schön verzwickt sein, sie zum Laufen zu bringen!). Ich wurde immer besser darin, ihm mögliche Lösungen vorzuschlagen, damit er sich wohler fühlte, oder vorherzusehen, wie er auf bestimmte Medikamente oder Prozeduren reagierte. Inzwischen war ich sogar so weit, dass ich den Zugang zu seinem Portkatheter austauschen konnte, eine Prozedur, die extrem steriles Arbeiten erforderte und bei der es zudem eines gewissen Mutes bedurfte, um ihn an der Stelle, an der sich der Port befand, mit einer neuen Nadel zu stechen, die ich dann bis zur kommenden Woche befestigte, wenn ich sie erneut wechseln musste. Außerdem musste ich die Einhaltung seines täglichen Medikamentenplans überwachen, die stets neue Herausforderung bewältigen, vor die mich seine Ernährung stellte, ihm bei seiner Körperhygiene helfen … Es war eine Menge. Und ich war allmählich ziemlich erschöpft.

Ein schlechter Tag
Was für ein wunderschöner Morgen das war. Ich hatte lange und gut geschlafen. Ich machte mich fertig und war optimistisch, an diesem Tag einige Dinge erledigen zu können … bis ich in Buddys Zimmer ging, um ihm die ersten Tabletten zu geben. Er schlief. Er schlief lange. Länger als sonst. Und ich wusste, dass es ihm nicht gut ging, bevor er auch nur die Augen aufschlug oder ein Wort hervorbrachte. Und ich fühlte mich augenblicklich deprimiert. Es war nicht so, dass ich etwa gedacht hätte: »Wow, was für eine Überraschung«, sondern ich hatte mich zuvor so gut gefühlt und wurde in diesem Moment daran erinnert, wie traurig und herzzerreißend das Leben manchmal ist. Ich kann vielleicht davonlaufen, aber ich kann mich vor dieser Tatsache nicht verstecken. Ich muss einfach einen Weg finden, dies durchzustehen.

Es ist deprimierend. Und gebe ich ihm dafür die Schuld? Nein. Nicht einen einzigen Moment lang. Großer Gott, überhaupt nicht.

Februar 2009

Als *The Beast* abgedreht war, war ich erschöpft. Und dann kam die Magenbypass-Operation in Stanford, anschließend Weihnachten und danach der erneute Stress eines weiteren Krankenhausaufenthalts wegen seiner Lungenentzündung. Darauf folgte das Warten darauf, dass die Chemotherapie wieder begann ... Alles kam zusammen, und mir gingen allmählich die Energiereserven aus. Zum ersten Mal fragte ich mich, wie ich das alles weiter durchhalten sollte, und spürte Panik in mir aufsteigen. *Was würde passieren, wenn ich nicht mehr konnte? Wer würde weiter die Fahne hochhalten, wenn ich nicht dazu in der Lage war?* Ich kämpfte um die kurzen Momente, in denen ich mir eine Pause gönnen konnte, aber sie brachten mir nichts mehr. Merkwürdigerweise war es nahezu genau ein Jahr her, seit ich zu Patrick ins Bett gekrochen war und ihm weinend gesagt hatte, dass ich mich nicht in der Lage sähe, gegen diese Krankheit anzukämpfen. Vor einem Jahr war ich ein emotionales Wrack gewesen, jetzt war ich physisch am Ende. Ich dachte, dass mein Durchhaltevermögen vielleicht tatsächlich eine Grenze hatte, dass ich womöglich dabei war, gegen eine Wand zu laufen. Doch dann schritt jemand ein und rettete mich ... Donny.

Er zog bei uns ein und half mir. Seine unglaubliche Unterstützung verschaffte mir die Pausen, die ich zu diesem Zeitpunkt so dringend benötigte. Mein Arbeitspensum war auf einmal um ein Drittel und manchmal sogar um die Hälfte reduziert, und ich bekam die Erholungsphasen, die ich brauchte. Donny war wunderbar. Er hatte einen feinen Sinn für Humor, war gewissenhaft und engagiert. Ich weiß noch, wie ich ihm gezeigt habe, Patrick die Lovenox-Spritze in den Bauch zu geben, wie ich ihm alles behutsam erklärte, ihm vorschlug, die Prozedur an einem Gummikissen zu üben, und ihm anbot, sich die DVD mit den Instruktionen anzusehen. Und dann ging Donny, ohne auch nur mit der Wimper zu zucken, zu Patrick und verabreichte ihm ohne großes Trara die Spritze.

»War das gut so?«, fragte Danny und blickte auf.

Ha! Ich hatte Monate gebraucht, bis ich keine Hemmungen mehr hatte, Patrick eine Spritze zu geben, und für Donny war es ein Kinderspiel.

»Ja«, bestätigte ich. »Das war gut.«

Jetzt galt es bloß noch durchzuhalten, bis Patrick wieder mit der Krebstherapie beginnen konnte. Wir mussten nur noch einige Wochen warten.

Wir begannen, an dem Buch zu arbeiten, indem wir miteinander redeten, uns all die Geschichten in Erinnerung riefen, die uns erzählenswert erschienen, und überlegten, wie wir sie zu Papier bringen wollten. Dies erforderte eine Menge Konzentration und Anstrengung, und an manchen Tagen war er dazu aufgelegt und an manchen nicht. Aber er tat sein Bestes, und wir ackerten uns durch die Materie und arbeiteten uns vor. Und alles fügte sich zusammen … Im Prolog des Buches, dem wir schließlich den Titel *The Time of My Life* gaben, schrieb ich:

> Wenn ein Mensch, der einem nahesteht, ein Todesurteil erhält, glaubt man, dies würde einem inspirierende Einsichten und Lektionen über das Leben vermitteln. Das dachte ich zumindest. Aber als ich mich nach Patricks Diagnose irgendwann von dem Gefühl befreit hatte, in einem endlosen Albtraum gefangen zu sein, sah ich mich um und entdeckte nirgendwo auch nur die Spur einer Lektion. Erst als ich allmählich die erste Trauer und Angst überwand und lernte, jeden Tag, den wir noch gemeinsam erleben dürfen, zu schätzen, und mich auf all die Dinge vorzubereiten, auf die man sich unmöglich

vorbereiten kann, wurden die Lektionen immer klarer. Ich konnte sie nicht erzwingen, denn sie erreichen dich erst, wenn du dafür bereit bist.

Es ist wahr ... Es geschieht in einer Weise, die dir beinahe nicht bewusst werden lässt, dass diese Lektionen stattfinden. Weil sie sich auf einer Ebene der Wahrheit ereignen ... dass sie sich anfühlen, als wären sie bereits ein integrierter Bestandteil deiner selbst. Macht das Sinn? Wie wäre es mit:

Sie ereignen sich, bevor du es auch nur weißt.

Ich war erstaunt, wie sehr Patrick und ich einander inzwischen *akzeptierten.* Normalerweise hasse ich das Wort »akzeptieren«. Es klingt so ... langweilig. Es beinhaltet für mich einen Zustand des »Aufgegebenhabens«. Sie wissen schon: *Ich kann es nicht ändern, also muss ich es akzeptieren.* Aber dieses »akzeptieren« bedeutete ungleich mehr.

Vielleicht ist »akzeptieren« nicht das richtige Wort. Die Definition von »akzeptieren« lautet im Allgemeinen: *Einwilligung, etwas entgegenzunehmen, eine bejahende Antwort geben, als willkommen behandeln* ... Was ich hinzufügen würde, ist – *mit offenem Herzen.* Mit offenem Herzen ... Wie großartig es doch ist, jemandem sein Herz zu öffnen und ihn so tief in sich hineinzulassen. Und zu spüren, dass dieser andere Mensch genauso empfindet. Es ist, als würde man einander einen direkten Zugang gewähren, eine Abkürzung zu seinem wahren Kern.

»Kompromisse eingehen« ist auch so ein Begriff, der für mich nicht gerade mit positiven Assoziationen belegt ist. Aber ... Kompromisse eingehen, Verpflichtung, Opfer bringen ... sind all diese Begriffe nicht ein großer Bestandteil der Ehe? Für sich allein genommen, klingen sie furchtbar, so anpasserisch und einschränkend. Aber wenn es um jemanden geht, den du vielleicht nicht mehr lange hast, beschreiben sie bedingungslose und aufrichtige Liebe. Und ist das nicht die Liebe, von der wir träumen? Wenn wir von dieser

Liebe träumen, denken wir natürlich nicht an den hohen Preis, den wir für sie zu zahlen haben.

Buddys und meine Beziehung war so, wie sie eben war. Ich wurde mir dessen bewusst, dass ich keinen Gedanken mehr daran verschwendete, ihn oder die Art unserer Beziehung ändern zu müssen. Ich hatte so oft das Gefühl gehabt, dass es in unserer Beziehung Aspekte gab, die ich nicht mehr ertragen konnte, und dass es Dinge gab, die ich brauchte und die für meine Zufriedenheit unerlässlich waren. Doch was mein damaliges Leben betraf, lösten sich diese Dinge in nichts auf. Sie verdunsteten sozusagen. Ich bin sicher, dies rührte daher, dass die Möglichkeit im Raum stand, ihn vielleicht nicht mehr lange zu haben.

Aber haben wir überhaupt irgendetwas oder irgendjemanden lange? Und sei es auch nur unser eigenes Leben? Ich habe mich immer so verhalten, als hätten wir den oder das, was wir gerade haben, für immer, aber so ist es nicht. Es ist so schnell vorbei ...

Während Patricks Krankheit schien sich die Zeit für mich auszudehnen. Sie hatte einen anderen Klang ... Sie machte noch »tick«, aber nicht mehr »tack« und raste mit der gleichen Schnelligkeit dahin, mit der meine Gedanken mich zurückwerfen konnten. Was bedeutete ein Tag? Nichts. Und zwei Tage? Es ist nur Zeit, und sie hat nichts zu bedeuten. Aber ...

> ... Wie fühlt sich der Gedanke in meinem Kopf an?
> Ein Kuss auf deinen Lippen? Das Streicheln deines
> nackten Arms? Das Licht, das einfach so durchs Fenster
> hereinfällt? Diese Dinge bedeuten mehr als Zeit. Und
> es sind die einzigen Dinge, die mich zu etwas Realem
> machen.

Mir wurde erschreckend bewusst, was in meinem Leben *tatsächlich* real war. Und es hatte nichts mit der Zukunft zu tun und nichts mit der Vergangenheit. Im Prolog des Buches schrieb ich auch, dass ich Angst hatte, nicht genug Zeit zu haben …

> … dass sie mir davonlaufen würde und ich nicht die Zeit hätte, all das zu tun, was ich noch tun wollte. Inzwischen betrachte ich jede Minute, die verstreicht und in der Patrick noch bei mir ist, als persönlichen Sieg. Als etwas, worauf ich stolz sein darf. Es ist, als könne ich all diese Minuten in meinen Händen sammeln wie wertvolle Juwelen. Schaut doch: Ich habe noch einen Moment geschenkt bekommen!

Wie könntest du jemanden nicht von ganzem Herzen lieben, wenn dir nur dieser Tag bleibt oder nur dieser Moment, in dem dir eine solche Freude vergönnt ist? Und wenn du dann der Freude, die du bereits durch das Zusammensein mit diesem Menschen empfindest, einen weiteren Tag hinzufügst, fügst du der schon vorhandenen Freude einfach weitere Freude hinzu.

Ich versuche, mir dies jetzt in Erinnerung zu rufen. Wenn ich in den Himmel blicke, meine Freunde betrachte, meine Tiere … Es ist schwer, sich an diese Art von Glück zu erinnern. Nein, lassen Sie es mich auf diese Weise ausdrücken: Manchmal fällt es uns Menschen schwer, solch ein Glück in unserem Herzen zu bewahren. Aber ich versuche es.

Kapitel 15

Abraxane – das Brustkrebsmedikament

Erstaunlicherweise ging alles weiter nach Plan. Nach dreieinhalb Wochen wiederholter Blutuntersuchungen und zwei Computertomografien zur Abklärung des Heilungsprozesses seiner Lungenentzündung war Patrick so weit, die Krebstherapie wieder aufnehmen zu können. Und das war auch gut so. Er fühlte sich zusehends matter, und seine CA19-9-Werte waren angestiegen und zeigten an, dass der Krebs aufs Neue aktiv war und wir ihn stoppen mussten. Patrick saß gerade wieder rechtzeitig im Sattel, um erneut seinen »Chemotherapie-Ritt« anzutreten. Diesmal bekam er Abraxane in Kombination mit dem zuverlässigen Unterstützungspräparat Gemcitabine.

»Abraxane wird normalerweise für die Chemotherapie bei Brustkrebs eingesetzt!«, erzählte Patrick mit großer Freude jedem, der es wissen wollte. Er fand diese Information interessant und ein Stück weit pikant, wie eine unterhaltsame Anekdote, die man vielleicht beim Horsd'œuvre und einem Glas Wein zur Sprache bringen würde.

Die Mediziner hatten herausgefunden, dass dieses Medikament auch bei Bauchspeicheldrüsenkrebs eine positive Wirkung zeigte, und es hatte immer auf unserer Liste möglicher alternativer Behandlungsoptionen gestanden. Obwohl Patrick auf das Oxi, das ihm Anfang Dezember verabreicht worden war, gut angesprochen hatte, hatte er sein Unbehagen angesichts der extremen Kälteempfindlichkeit geäußert, die als Nebenwirkung aufgetreten war. Ich hätte es vorgezogen, bei dem Oxi zu bleiben. Es hatte schließlich funktioniert, nicht wahr? Doch die Ärzte waren der Meinung, dass es nicht schaden konnte, es mit Abraxane zu versuchen, und sie hielten es für möglich, dass er mit den Nebenwirkungen dieses Medikaments besser klarkommen würde.

Mit jeder verstreichenden Woche, während der Patrick mit Abraxane behandelt wurde, verbesserten sich seine CA19-9-Werte deutlich, und auch die Ergebnisse der Computertomografien zeigten eine unmittelbare Verbesserung seines Zustands an. Das war genau das, was wir brauchten. Doch Patrick schien immer länger zu benötigen, bis er sich auch tatsächlich *besser fühlte*. Er war nach jeder Chemotherapie einige Tage lang unglaublich matt gewesen, doch diesmal schien es noch länger zu dauern, wenn er sich denn überhaupt erholte. Außerdem war ihm öfter übel, er musste sich häufiger übergeben, und zudem klagte er über taube Finger. Doch die CA19-9-Werte und die Resultate der Computertomografien waren, gelinde gesagt, verlockend und ermutigend.

Zu diesem Zeitpunkt kamen wir uns, was seine Behandlung anging, bereits vor wie erfahrene Profis. Es ist erstaunlich, wie schnell wir uns schwierigen Umständen anpassen können. Ich kümmerte mich inzwischen auf zwar nicht routinierte, aber automatische Weise um Patricks Behandlung. Ich musste nicht mehr alles groß durchdenken, sondern stand einfach auf und tat, was zu tun war. Ich war dazu übergegangen, mir stets ein gewisses Maß an Alarmbereitschaft abzuverlangen, und legte mir ein wenig von jener Ruhe und Gelassenheit zu, die Erfahrung mit sich bringt. Ich geriet nicht gleich in Panik, als Patrick an eine Schmerzmittelpumpe angeschlossen wurde, die er mit sich herumtragen konnte und die ihm automatisch seine verordnete Dilaudid-

Dosis zuführte – die jedoch anfänglich viel zu hoch eingestellt war, so hoch, dass Patrick eine Überdosis erhielt. Um kein unnötiges Risiko einzugehen, lud ich ihn ins Auto und brachte ihn zu Dr. Hoffman, um mich zu vergewissern, dass wirklich die hohe Dosis das Problem war und nicht etwas anderes. Und als mir bestätigt worden war, dass es in der Tat das Dilaudid war und es keinen Grund zur Panik gab, nutzte ich die Gelegenheit und unterhielt mich in aller Ruhe mit Dr. Hoffman über andere Behandlungsmöglichkeiten und Untersuchungen ... während Patrick mit völlig glasigen Augen neben uns auf seinem Stuhl saß, kaum fähig, sich auf den Beinen zu halten oder auch nur aufrecht zu sitzen! *Als ob nichts weiter vorgefallen wäre ...* Aber »normal« war bei uns ja sowieso nichts. Unsere Normalität bestand darin, dass eben nichts normal war. Du erwartest das Unerwartete, und wenn es möglicherweise eintritt, fängst du an, dir zu überlegen, wie du damit umgehst.

Jeder einzelne Aspekt, der Patricks Pflege betraf, war wichtig, und Donny und ich achteten sorgfältig darauf, alles *richtig* zu machen. Da war zum einen seine Behandlung, dann mussten wir strikt auf die Einhaltung der Hygienevorschriften achten, um ihn vor Infektionen zu schützen, wir mussten sicherstellen, dass sein Medikamentenplan eingehalten wurde und seine Ernährung gewährleistet war, damit er ausreichend bei Kräften blieb, um diese Krankheit bekämpfen zu können. Ich tat mein Bestes, keine Fehler zu machen. Bereits ein oder zwei kleine Fehler konnten ihn gefährden. Er musste sich gut fühlen und möglichst stark bleiben, damit es ihm wieder besser gehen konnte.

Nach wie vor war seine Ernährung ein ständiges Problem. Da der Krebs den Löwenanteil dessen, was er zu sich nahm, zu verzehren schien, musste er tausend bis tausendfünfhundert Kalorien mehr aufnehmen als ein normaler Mensch. Der Haken bei der Sache ist, dass Bauchspeicheldrüsenkrebs jeglichen Appetit tilgt. Und die Geschmacksknospen zerstört. Verrückt, nicht wahr? Der Krebs sorgt dafür, dass du nichts essen willst, während er deinem Körper jegliche Proteine und jegliche Nahrung entzieht! Ein wahres Desaster. Patrick war gewissenhaft darauf bedacht, ausreichend zu essen, um seinen Nährstoffhaushalt und seine Energiezufuhr aufrechtzuerhalten. Aber es war schwer und jeden Tag aufs Neue ein harter Kampf.

Als Donny bei uns einzog, schlug er vor, für die Shakes ein paar alternative Eiweißpulver auszuprobieren, da sein Bruder sich über die mangelnde Abwechslung beklagte. Ich ging hinüber zu einem zweitürigen Schrank und öffnete beide Türen.

»Dann will ich dir mal zeigen, was ich hier habe«, sagte ich.

Die Nahrungsergänzungsmittel quollen praktisch aus dem Schrank hervor, und ich setzte an, ihm die diversen Päckchen zu erläutern ... Donny starrte die Stapel unterschiedlichster Nahrungsergänzungsmittel in allen möglichen Geschmacksrichtungen an.

»Oh«, sagte er. »Ich hatte ja keine Ahnung, dass du schon so viele ausprobiert hast. Aber egal.« Er grinste.

»Und in dem Korb da habe ich auch noch eine kleine Auswahl ...« Ich langte nach oben und holte einen großen Korb herunter, den ich in der Küche an einem Balken hängen hatte. »Es sind allesamt hochwertige Produkte. Du kannst dich nach Herzen bedienen. Es ist nichts dabei, was er gerne mag.«

Ein Teil des Problems bestand darin, etwas zuzubereiten, das Patrick schmeckte, und genau dies stellte mich, und jetzt auch Donny, immer wieder vor eine große Herausforderung. Denn wenn wir etwas fanden, mochte er es vielleicht zwei Tage lang und konnte es dann nicht mehr ausstehen, und schon mussten wir uns wieder etwas Neues einfallen lassen.

Im Laufe des vergangenen Monats hatte er sich immer noch sehr matt gefühlt, und es wurde immer schwerer, dafür zu sorgen, dass er nicht völlig vom Fleisch fiel. Im April stellten wir seine Nahrungszufuhr auf totale parenterale Ernährung um, die im Wesentlichen aus einem großen Beutel weißer Flüssigkeit bestand, die morgens und abends intravenös verabreicht wurde und Patrick für den ganzen Tag mit allen Nährstoffen versorgte, die er benötigte. Wir feierten die Umstellung! Endlich mussten wir uns keine Sorgen mehr darum machen, dass er womöglich verhungerte! Alles, was er sonst noch im Laufe des Tages aß, war Zusatznahrung. Ich war wirklich erleichtert. Es nahm mir eine ungeheure Last von den Schultern.

Der Nachteil an der totalen parenteralen Ernährung bestand darin, dass Patrick morgens und abends jeweils mindestens zwei Stunden lang an diesen Beutel angeschlossen sein musste. Ich wusste, dass ihm dies missfiel, weil es ihn wie einen kranken Menschen aussehen ließ und bedeutete, dass er sich vier Stunden am Tag nicht frei bewegen konnte. Aber er dachte nicht daran, sich in seiner Bewegungsfreiheit einschränken zu lassen. Er besorgte sich einen Rucksack, in dem er den Ernährungsbeutel mitsamt seiner mobilen Pumpe unterbringen konnte, setzte ihn sich auf und ging seinen Tagesgeschäften nach, wie es ihm beliebte. Er spazierte mit dem Ernährungsrucksack sogar nach draußen auf unseren Reitplatz! Und der Rucksack war nicht gerade leicht.

Wie mit allem mussten wir äußerst sorgsam jede Art von Verunreinigung vermeiden, die eine mögliche Infektion hervorrufen konnte. Und die Handhabung der totalen parenteralen Ernährung war besonders heikel. Die Lösung musste jedes Mal frisch zubereitet werden, und der Zubereitungsprozess war kompliziert und bot diverse Gelegenheiten, bei denen sich Verunreinigungen einstellen konnten. Donny und ich gingen dabei äußerst gewissenhaft zu Werke und achteten streng auf die Einhaltung sämtlicher Hygienevorschriften. Manchmal, wenn wir in unserem Küchenlabor dieses Zeug zusammenrührten, hatte ich das Gefühl, als wären wir irgendwelche verrückten Wissenschaftler. Es gab große und kleine Spritzen, Ampullen und Päckchen, die wir unserem Vorrat aus dem Kühlschrank entnahmen, wir hatten unsere ganz »spezielle« Mixtechnik, und dann war da das Vorbereiten der Schläuche und ihr Anschluss an die Pumpe, um das Ganze in Gang zu setzen. Während der ganzen Prozedur wuschen wir uns immer wieder mit antibakteriellem Gel die Hände. Mit der Zeit wurde ich recht geschickt mit meiner Messtechnik und immer besser darin, Luft aus der Spritze in die Ampulle zu drücken und sie automatisch mit der passenden Menge der entsprechenden Substanz zurückschnellen zu lassen. Unglücklicherweise ging dies mehr als einmal buchstäblich ins Auge, und mir spritzte eine volle Ladung flüssiges Multivitamin für Erwachsene ins Gesicht! Igitt!

Jedenfalls kann mir keiner vorwerfen, ich wäre nicht mit ganzem Herzen bei der Sache gewesen.

Während dieser Phase verlor Patrick nicht allein an Gewicht. Bis zu diesem Zeitpunkt hatte er sein Kopfhaar behalten. Natürlich war es sehr viel spärlicher und dünner geworden, als es ihm behagte, aber die Haare waren ihm wenigstens nicht alle ausgefallen.

»*Jetzt* werden Sie ihr Haar verlieren«, kündigte Dr. Hoffman Patrick vor seiner ersten Behandlung mit Abraxane an.

Kein Wenn oder Aber. Patrick würde durch die Einnahme dieses Medikaments kahlköpfig werden. Und ich fragte mich, wie er damit klarkommen würde. Er hatte immer so an seinem Haar gehangen. Ich hatte oft versucht, ihn dazu zu bringen, sich die Haare schneiden zu lassen und kürzer zu tragen, aber selbst meinen intensivsten Überzeugungsversuchen war nur ein begrenzter Erfolg vergönnt gewesen.

»Ich kann die Haare nicht so kurz tragen!«, stellte Patrick entschieden klar. Warum nicht? »Weil ich so viele Unebenheiten und Verwachsungen auf dem Kopf habe! Von Zusammenstößen, Schlägen und so weiter …« Dann fuhr er sich mit der Hand durchs Haar und sagte: »Hier, *fühl* mal … Spürst du es?«

Da waren tatsächlich ein paar Beulen. *Aber keine schlimmen.* Doch auch ohne Beulen hätte er niemals nachgegeben.

Ich glaube, ihm gefiel einfach der romantische Touch des langen Haars, und genauso sah er sich ja auch. Ich wusste, dass er im Geheimen fürchtete, in späteren Jahren eine Glatze zu bekommen. Dies hatte er mir in einer frühen Phase unserer Beziehung anvertraut. Es gab in seiner Familie einen einzigen kahlköpfigen Mann, und Patrick fürchtete, dass er der nächste sein würde. Was sein Haar anging, wurde immer großes Gewese darum gemacht. Über sein Haar wurde sogar geschrieben. Zum Beispiel wurde vermerkt, dass Patrick sich in den Achtzigern durch seine berühmte Vokuhila-Frisur auszeichnete, jenen Schnitt, bei dem das Haar vorne kurz und hinten lang getragen wird. Als Patrick das las, stellte er höhnisch fest: »Ich hatte in meinem *ganzen* Leben keine Vokuhila-Frisur!« Doch dann sah er das Foto, das ihn in den Achtzigern zeigte, und gab kleinlaut grinsend zu: »Na guuut ... Sieht tatsächlich wie Vokuhila aus!« Gern gab er auch die Geschichte zum Besten, dass Bono, der Sänger von U2, einmal einem Freund von uns erzählt hatte, er habe irgendwo gelesen, dass Patrick die Vokuhila-Frisur erfunden habe, wozu er nur sagen könne: »Du kannst Patrick ausrichten, dass *er* die Vokuhila-Frisur nicht erfunden hat. Es war nämlich *meine* Idee!«

Patrick lachte, als er das hörte, und stellte klar: »Du kannst Bono ausrichten, dass das, was er gelesen hat, stimmt: *Ich* habe die Vokuhila-Frisur erfunden.«

Natürlich machten sie sich übereinander lustig. Ich meine, wer will schon wirklich die Urheberschaft für einen Haarschnitt beanspruchen, der uns heute einfach nur noch scheußlich erscheint? Als Patrick gegenüber den Drehbuchautoren von *The Beast* erwähnt hatte, dass er das Haar vielleicht würde kürzer tragen *müssen*, da es zusehends spärlicher werde, beging einer der Drehbuchautoren den misslichen Fehler, laut festzustellen: »Aber Patrick, Sie sind doch für Ihr langes Haar bekannt!« Patrick war alles andere als erfreut.

Viele, viele Stunden waren in das Zurechtstylen seines Haars investiert worden. Vielleicht hatte ich ihn nur deshalb überzeugen wollen, das Haar kürzer zu tragen, damit ich nicht mehr so lange warten musste, bis der Föhn endlich ausging. Wie auch immer, sein Haar hatte für ihn immer eine wichtige Rolle gespielt, und was dies anging, war er sehr empfindlich. Deshalb fürchtete ich, dass der Verlust seiner natürlichen Kopfbedeckung für ihn so schlimm sein würde wie für Samson das Abschneiden seiner Locken.

»Ich war schon immer überzeugt, dass dir eine Glatze sehr gut stehen würde«, munterte ich ihn auf, als er anfing, Abraxane zu nehmen. »Wic sollte es auch anders sein?«

Er bedachte meine Bemerkung nur mit einem angedeuteten höhnischen Grinsen.

Ich war sehr auf seine positive Einstellung bedacht. Ich wollte auf keinen Fall, dass eine Kleinigkeit wie eine Glatze sich negativ darauf auswirkte. Und wer wusste es schon? Vielleicht stand sie ihm ja *tatsächlich* gut.

»Wenigstens bist du ein Mann«, stellte Donny zu Hause fest. »Ich glaube, für eine Frau ist es viel schwerer, wenn ihr die Haare ausfallen.«

Patrick wusste, dass Donny damit vermutlich recht hatte. Aber wieder einmal gab er keinen Kommentar dazu ab …

Er wartete den passenden Moment ab, beschloss, Klarschiff zu machen und sich die ganzen Haare einfach abzurasieren. Und dieser Moment war gekommen, als sich sein Haar so weit ausgedünnt hatte, dass alles besser war als die Frisur, die ihm verblieben war. Also ging ich in die Scheune, holte eine Pferdeschermaschine mit einer guten Klinge der Größe fünfzehn und machte mich ans Werk.

Dann lehnte ich mich zurück und sah ihn an. Und ich fand, dass er toll aussah. Er war ausgemergelt, und man sah seinem Gesicht den durch die Krankheit verursachten Stress an, sein Bauch war von der vielen Flüssigkeit nach vorne gewölbt, und er klagte darüber, dass seine Fußknöchel geschwollen wären wie die einer kleinen alten Dame. Aber jedes Mal, wenn ich ihn ansah, fand ich ihn wunderschön …

Es macht mir nichts aus, dass deine Nase mit Flecken
übersät ist.
Es macht mir nichts aus, dass du mit einem glänzenden,
kuriosen dicken Buddhabauch gesegnet bist,
an dem ich reiben und mir etwas wünschen kann.
Und ich habe gerieben und gerieben ... und einen
Wunsch zu äußern vergessen.
Es macht mir nichts aus, dass deine Beine geschwollen
sind und du aussiehst wie eine alte Dame.
Es macht mir nichts aus, wenn du mir sagst, dass die
Schwellung sich bis zur Hüfte hochzieht, wenn du
falsch schläfst,
oder sogar hoch bis zu deinem Kiefer, deinen Wangen.
Und ich will deinen Buddhabauch reiben.
Letztendlich würde ich den Wunsch finden, der da in
mir nach Erfüllung strebt ...
und ich reibe & sage, dass ich dich will.
Mein Wunsch ist, dass du mich auch willst.

Frühling 2009

Ich wusste, dass Patrick mit seinem polierten Schädel keine klassische Schönheit war, aber mit der Schönheit ist das wirklich eine merkwürdige, geheimnisvolle Angelegenheit. Als ich ihn ansah, sah ich immer noch ... ihn. Und wie soll in deinen Augen jemand *nicht* großartig aussehen, wenn du ihn ansiehst und dabei so glücklich bist?

Leider liebten auch die Klatschblätter diesen neuen, kahlköpfigen Patrick, jedoch aus einem völlig anderen Grund. Selbst einer unserer Freunde vertraute mir an: »Es ist das erste Mal, dass ich Patrick sehe und er aussieht wie ein Krebsopfer.« Und es stimmt ja: Kahlköpfigkeit ist das klassische Kennzeichen eines Krebspatienten. Patricks Kahlköpfigkeit ließ ihn noch dünner aussehen. Einige der unvorteilhaftesten und skrupellosesten Klatschzeitungsfotos waren während dieser Zeit aufgenommen worden, Fotos, die ihn so entsetzlich krank aussehen ließen, wie es nur irgend ging.

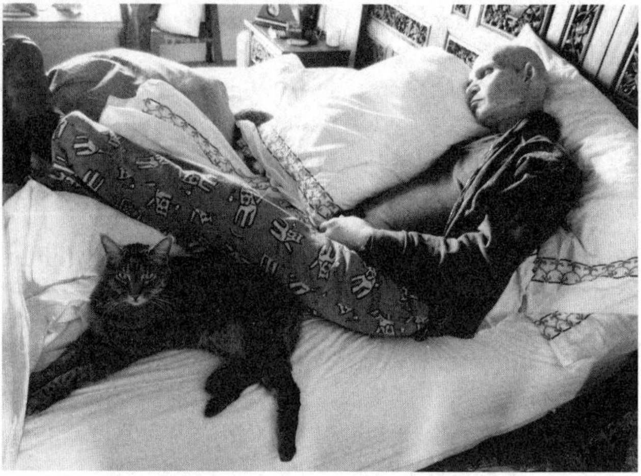

Tina macht ein Nickerchen mit Patrick

Aber einmal mehr hätte ich mir keine Sorgen darüber machen müssen, wie Patrick mit alldem umgehen würde. Als ihm die Haare ausfielen, ließ er nicht den Hauch von verletzter Eitelkeit erkennen. Und als die Fotos auf den Titelseiten erschienen, beschränkte sich sein Ärger auf ein bloßes missbilligendes Kopfschütteln. Er ging mit alldem genauso um, wie er bisher auch mit seinem Leiden und seinen Beschwerden umgegangen war – mit bewundernswerter Standhaftigkeit, Kraft und Würde. Und ich war neugierig – war all dies für ihn wirklich völlig unbedeutend? Oder musste er darum ringen, seine Würde zu bewahren? Doch er schien sich von solchen kleinen Gemeinheiten nicht im Geringsten beeindrucken zu lassen.

Kapitel 16

Unser täglicher 112-Notruf

Es war der letzte Montag im Februar, und ich hatte Donny gebeten, Patrick zu seiner Chemotherapie zu bringen. Es war das erste Mal, dass ich ihn nicht selbst hinfuhr. Sonst begleitete ich ihn immer gern selbst zu seinem Termin. Doch diesmal hatte ich eine dürftige Ausrede vorgeschoben, warum ich ihn nicht bringen konnte, und erstaunlicherweise hatte er sie mir abgekauft. Als Donny und er aus dem Tor gefahren waren, checkte ich die Flugankünfte für Los Angeles, sprang in unseren Pick-up und fuhr zum Flughafen, um ...

... unseren neuen Rhodesian-Ridgeback-Welpen abzuholen.

Ich arbeitete seit dem Juli des Vorjahres daran, einen Welpen aufzutreiben, hatte es jedoch geheim gehalten. Ich wusste, dass Patrick sich einen neuen Ridgeback wünschte. Wir hatten den vorherigen, unseren geliebten Gabriel, etwa drei Jahre zuvor verloren, und in den vergangenen beiden Jahren hatte Patrick immer öfter davon gesprochen, dass er gern einen neuen Welpen hätte. Aber ich hatte mich immer dagegen gesträubt, da der Verlust von Gabriel so wehgetan hatte und es für mich noch zu früh gewesen war, an Ersatz zu denken.

Er zeigte dafür Verständnis, wartete ein paar Monate und

brachte das Thema erneut auf. Und dann kam der Sommer 2008, als er bereits krank war ...

»Ich glaube, ich hätte gern einen neuen Ridgeback-Welpen«, überlegte er laut und sah mich an.

»Es ist immer noch zu früh«, erwiderte ich und zuckte zusammen. Doch diesmal nutzte ich meine schauspielerischen Fähigkeiten, ihm etwas vorzuflunkern.

Ich hatte bereits einige Telefonate geführt, um einen neuen Welpen aufzutreiben. Gabriel hatten wir von einer Züchterin in Großbritannien bezogen, und er war uns so ans Herz gewachsen, dass ich mich an die gleiche Züchterin wandte. Julie hatte gerade keine Welpen, aber sie half mir, jemand anders zu finden. Und dann musste ich nur noch darauf warten, dass der Wurf geboren wurde. Am 13. Dezember kamen die Welpen *endlich* auf die Welt. Julie half bei der Auswahl. »Er ist ein absolut umwerfendes Hundebaby«, stellte sie fest, »und er ist ein *großer* Junge!« Ich konnte es kaum erwarten, ihn zu sehen, aber ich musste mich noch einmal zwölf Wochen lang gedulden, bis er alt genug war, um reisen zu können. Nach acht Monaten heimlicher Suche und geheimen Planens war unser neuer Junge in ein Flugzeug verfrachtet worden und sollte nun in Los Angeles eintreffen.

Aufgeregt fuhr ich zum Flughafen, um ihn abzuholen, und überlegte, wie ich Patrick überraschen würde. Als ich zurückkam und durch unser Tor fuhr, war Patrick zum Glück bereits wieder zu Hause und hatte sich ins Schlafzimmer zurückgezogen. Gut! Ich würde den Welpen ums Haus herumtragen und ihn vor den nach draußen führenden Glastüren unseres Schlafzimmers herumtollen lassen, sodass Patrick ihn entdecken konnte.

Der Welpe hüpfte aus dem Pick-up und freundete sich sofort mit unserem Großpudel Lucas an. Das erleichterte das Ganze!

Ich warf einen Ball vor die Schlafzimmertür, und Lucas stürmte hin, wobei ihm der Welpe ausgelassen folgte. Die beiden brachten mir den Ball zurück. Ich wartete ... Kein Patrick ... Ich warf den Ball erneut. Und sie tollten wieder vor der Schlafzimmertür herum und kamen zu mir zurück ... Nichts. Ich versuchte es ein drittes Mal, und sie kamen ein drittes Mal zu mir zurück ... Es funktionierte nicht! Mist.

Schließlich ging ich ums Haus, um herauszufinden, was los war, und checkte beiläufig, ob Patrick noch da war. Als ich diskret am Schlafzimmer vorbeispazierte, öffnete er die Tür, stellte sich in die Öffnung und sah mich argwöhnisch an. Er sagte nichts.

»Hallo! Hast du die Hunde gesehen, die da im Garten herumtollen?«, fragte ich vorgespielt ahnungslos.

»Ja«, sagte er. »Habe ich.«

»Und?«, fragte ich. »Ist dir ... der Welpe aufgefallen?« Ich sah zu dem kleinen Hund, der direkt neben uns auf dem Rasen herumtollte und sich in Lucas' Beinen verhedderte.

»Ja.« Er holte Luft und sagte: »Und ich dachte, dass es der Hund eines Nachbarn ist und Paul ihn hergebracht hat, um ihn uns zu zeigen. *Und das hat mich ziemlich aufgebracht.*«

Ha! Er hatte geglaubt, dass ihm ein Ridgeback-Welpe, der jemand anders gehörte, direkt vor seiner Nase zur Schau gestellt wurde! Ich grinste ihn verschmitzt an. Patricks Unmut löste sich in Luft auf und machte wachsender Freude Platz ...

»Und dann habe ich dich gesehen ...«, fuhr er fort und setzte ein Lächeln auf. »Und da wusste ich, dass hier vielleicht etwas im Gange ist.«

»Tja ... dann komm mal her und mach dich mit deinem neuen Welpen bekannt!«

An diesem ersten Tag, an dem der Neuankömmling zu uns kam, hob Patrick ihn in seinem Schlafanzug auf und hielt ihn in den Armen wie ein großes, entspanntes Baby. Kuma steckte seine Zunge heraus und gab Patrick einen dicken, nassen Kuss auf die Wange. Wir nannten ihn Kuma, was auf Japanisch »Bär« bedeutet. Und Kuma ist wirklich ein großer Junge, er ist der größte Ridgeback, den wir je gesehen haben, und wahrscheinlich auch der hinreißendste und liebenswerteste.

Es war ein wunderschöner Tag, und es folgten noch viele weitere. Soll ich Ihnen etwas sagen? All der Papierkram, der spezielle Transportkäfig, in dem Kuma gereist war, und der Flug über den Atlantik hatten mich einen Haufen Geld gekostet. Aber ich hatte gewusst, dass Julie mir einen guten Welpen aussuchen würde. Und was soll's – es war schließlich nur Geld. Ich hätte jeden Betrag ausgegeben, um Patrick eine Freude zu machen. Geld bedeutete mir immer weniger. Was sollte ich auch damit? Niemand von uns lebt ewig.

Diese Reise hielt stets aufs Neue aufschlussreiche Lektionen über das Leben für mich bereit. Ich blickte zurück und stellte erstaunt fest, wie ernst ich immer alles genommen hatte. Aufrichtig und *ernst*. Ich benannte sie – all diese »vergeudeten Momente«. Dabei war es ja nicht so gewesen, dass Patrick und ich Zeit vergeudet hätten. Wir waren eifrig damit beschäftigt gewesen, uns ein Leben aufzubauen, unsere Karrieren voranzutreiben, und immer darauf bedacht gewesen, unser Können und uns selbst zu verbessern. Was ich jedoch sah, als ich zurückblickte, waren verpasste Gelegenheiten. Wir hatten so hart gearbeitet, dass wir uns kaum Zeit genommen hatten, uns *wirklich* an dem zu erfreuen, was wir hatten. In der Situation, mit der ich nun konfrontiert war, bedauerte ich das. Mir wurde immer deutlicher bewusst, dass ich das Leben und all das, was es mir bescherte, nicht ausreichend genoss. Vielleicht ist es meine finnische Veranlagung, der Drang, immer noch besser sein zu müssen, oder die Vorstellung, dass es sich nicht gehört, »sich selbst zu belohnen«. Es ist sicherlich ein für Tänzer typischer Charakterzug, den Patrick und ich teilten – du gibst dich niemals mit dem zufrieden, was du kannst, du kannst immer dazulernen, und du strebst immer danach, deine Grenzen auszutesten und zu überschreiten. Aber mir ist klar geworden, dass dies nicht *alles* ist. Okay, streng dich an, aber wenn du deine Erfolge nicht feiern kannst ... verpasst du mit das Beste im Leben.

Und ich staunte darüber, was ich *hatte*. Solche Erfolge, so viel Liebe, und ich war von einer so unglaublich faszinierenden Welt umgeben! Wie töricht es doch war, davon auch nur einen winzigen Teil nicht wahrgenommen zu haben!

Ich wurde mir dessen bewusst, dass es viele Momente gab, die ich hätte feiern und in denen ich mein Leben hätte genießen sollen, anstatt mich aufgrund irgendwelcher Verantwortlichkeiten einzuschränken. Besonders erleuchtend war für mich die Erkenntnis, dass diese Gelegenheiten zum Genießen, zum Lieben und zum Leben stets da waren. Sie warteten auf mich. Ich musste sie nur ergreifen. Und was war, wenn die Dinge für eine Zeit lang aus dem Ruder liefen? Ich konnte sie jederzeit später wieder geraderücken.

Wir haben eine Freundin, Sheree, die seit mehr als zehn Jahren als Assistentin für uns arbeitet. Sie ist sehr britisch, eine kluge Typ-A-Persönlichkeit mit einer hohen Arbeitsmoral. Ihr Ehemann Randy war mein Kunstfluglehrer und ein intelligenter, fröhlicher und wunderbarer Mann. Er starb bei einem katastrophalen Flugzeugabsturz. Ich war am Boden zerstört, und mit mir viele andere Menschen. Aber für Sheree ... war er die Liebe ihres Lebens gewesen. Randy verfügte über eine einzigartige, unbändige Lebensfreude und war einer jener Menschen, denen es immer gelang, ihren Spaß zu haben, wo auch immer er sich gerade befand. Ich erinnere mich daran, dass Sheree mir einmal erzählte, wie sehr er sich zeit seines Lebens bemüht hatte, sie aufzumuntern, zum Lachen zu bringen und sie dazu anzuhalten, das Leben zu genießen.

»Er hat es versucht ... und sich bemüht«, stellte Sheree fest, seufzte bitter und gab zu, dass sie das zu Randys Lebzeiten *einfach nicht begriffen hatte*, sondern erst viel später.

Jetzt wusste ich, wovon sie geredet hatte. Das Gute an der Sache war – ich hatte Gelegenheit, diese Lektion jetzt schon zu lernen. Bevor ich Patrick verlor. Und nicht erst danach.

Einige Monate nachdem wir unseren neuen Welpen bekommen hatten, kauften wir uns auch ein neues Auto. Meins war fällig, denn ich fuhr es seit zwanzig Jahren, und es wurde zusehends anfälliger und unzuverlässiger. Wir hätten uns einen Prius oder etwas in der Art zulegen können, denn wir verfügten über ein ausgeprägtes Umweltbewusstsein. Doch stattdessen beschlossen wir, in eine andere Richtung zu gehen, und kauften uns ein leistungsstarkes Auto – einen Nissan GT-R. Dieses Auto ist *sündhaft* schnell. Und wenn wir uns in den Wagen setzten, um zu einer von Patricks Chemotherapie-Sitzungen zu fahren, bogen wir auf die Autobahn, drehten »Tush« von ZZ Top voll auf, und ich trat das Gaspedal bis zum Anschlag durch. Diese Kiste ging ab wie ein geölter Blitz. Man wurde regelrecht in den Sitz gedrückt! Deine Wangen fühlten sich an, als würden sie nach hinten in die Ohren gedrückt. Ich blickte hinüber zu Patrick, strahlte ihn an und sah, dass er über das ganze Gesicht grinsend vor sich auf die Straße starrte. Und dann kicherte er …

»Wow.«

Ich weinte fast nie vor Patrick. Doch ein paar Mal bekam er es mit, einmal, als ich mich unter der Dusche nicht mehr beherrschen konnte und auf die Fliesen niedersank, wo ich eine ganze Weile verharrte, während das Wasser auf mich herabregnete. Einige Tage später, als Patrick und ich allein waren, starrte er irgendwie in die Ferne und sagte: »Ich habe dich neulich abends unter der Dusche weinen gehört.« Ich nickte nur, da mir die Worte fehlten. Was hätte ich auch sagen sollen? Dass es mir das Herz brach? Mir war klar, dass er wusste, warum ich geweint hatte. Ich denke, er wollte mich einfach nur wissen lassen, dass er es wusste.

Es gab so viel zu tun … Und dann waren da immer diese Lieder, in denen es um Liebe und Verlust ging. Eines Abends musste ich aufschreiben …

How Do I Live?

... without you ... Ich höre dieses Lied und es bereitet mir einen solchen Kummer, dass es unglaublich ist, dass ich es überhaupt weiterhöre. Aber ich tue es, weil ... willst du wissen, warum? Weil es so ist, als wäre ich jemand anders, der mich betrachtet. Ich sehe mich an und den Schmerz, den ich empfinde ... Und im Geiste mache ich mir Notizen, als würde ich irgendeinen fremden Menschen betrachten. »Sieh nur, was diese Frau empfindet.« »Warum verzehrt sich diese Frau so nach einer Berührung dieses Mannes?« »Was ist bloß mit dieser Frau los? Ich verstehe es nicht.« Und ich denke, es ist dieses »Ich verstehe es nicht«, was mich das Lied durchstehen lässt. Dieses Gefühl ist so tief ... es degradiert mich zu einer Fremden. Und ich bin in der Lage, ein Lied wie dieses zu hören ... und ich staune irgendwie ... welchen Schmerz es in der Frau, die ich betrachte, heraufbeschwört.

1. März 2009

Wir werden einen Weg finden, das durchzustehen. Wir werden einen Weg finden, damit klarzukommen.

Die gute Nachricht war, dass Patricks Blutbild und die Resultate seiner Computertomografien sich schnell verbesserten, als er mit der Einnahme von Abraxane begann. Aber er fühlte sich immer noch schlecht und verbrachte viel Zeit im Bett. Seine Magenbeschwerden hatten sich verschlimmert und machten ihm manchmal schwer zu schaffen. Ihm war oft übel, und es kostete ihn nach wie vor große Mühe, sein Gewicht zu halten. Trotz der unbestreitbaren Verbesserung seiner CA19-9-Werte und der Resultate der Computertomografien ging es ihm zusehends schlechter. Irgendetwas stimmte nicht. Das Abraxane schlug zwar an, doch irgendetwas lief falsch.

Wir waren zwischen den Behandlungen nach New Mexico

geflogen, und in der kurzen Zeit, in der er das Bett verließ, bewegte er sich sehr langsam und vorsichtig, und jeder Schritt, den er tat, wirkte, als ginge er auf rohen Eiern. Als es an der Zeit war zurückzukehren, packten wir unsere Sachen zusammen und flogen wie immer zurück. Und am nächsten Tag ... hatte er Fieber. Ich brachte ihn zu Dr. Hoffman, der ein großes Blutbild machen ließ, das ergab, dass Patrick sich eine Infektion eingefangen hatte. Doch diesmal war es keine Lungenentzündung.

»Es ist irgendwas, das so ähnlich wie ›Club Med‹ klingt«, informierte ich meine Schwägerin Maria per Telefon.

»Klebsiella?«, fragte sie.

»Ja, genau, das ist es!«, bestätigte ich. »Ich habe es mir gemerkt, indem ich mir ›Club Med‹ als Eselsbrücke eingeprägt habe.«

Es war eine bakterielle Infektion, und er bekam Antibiotika. Doch die erste Antibiotikabehandlung war nicht ausreichend, und so bekam er eine weitere, und zwar mit Rocephin, weshalb die Abraxane-Therapie unterbrochen werden musste. Angesichts der Infektion konnten wir es nicht riskieren, sein ohnehin angegriffenes Immunsystem noch weiter zu schwächen.

Also hängte ich zweimal täglich, nämlich vor und nach seiner parenteralen Ernährung, eine Flasche Rocephin an den Infusionsständer und wartete geduldig darauf, dass die Infektion weggehen möge. Er sah schlecht aus, aber er hatte auch schon vorher schlecht ausgesehen. Was mich anging, so hatte ich keinen Anlass, daran zu zweifeln, dass sich sein Zustand bessern würde. Wir mussten nur ein bisschen Geduld haben.

Ich sage das so, als wäre ich mir dessen absolut sicher gewesen, als hätte es sich um keine große Sache gehandelt. Aber nachdem ich mehr als vierunddreißig Jahre mit Patrick zusammen gewesen war und wir uns im Laufe unserer gesamten Beziehung immer unglaublich nahe gewesen waren, konnte ich sehr mitfühlend mit ihm sein. Das war sehr gut, weil es mich zu einer besseren Krankenschwester für ihn machte. Doch es war auch eine zusätzliche Bürde, die ich zu schultern hatte. Und diese Bürde forderte ihren Tribut und nagte an meinen Energiereserven und an meiner körperlichen Verfassung. Vor allem dann, wenn es ihm richtig dreckig ging.

> Wenn es ihm schlecht geht, fühle ich mich auch krank. Und es ist beinahe unerträglich. Hinter der Fassade meines normalen Tagesablaufs, all den Dingen, die ich tue, dem Lächeln, das ich aufsetze, und all den positiven Dingen, die ich mir selbst einrede, ist mein Kummer unermesslich.
>
> 15. März 2009

Doch aufgrund dieser Nähe wusste ich, dass auch diese Infektion vorübergehen würde. Er würde sich bald wieder besser fühlen. Wer weiß, vielleicht war ich von all den kleinen Wundern, die sich fortwährend ereigneten und auf uns herabregneten, inzwischen regelrecht »verwöhnt«. Und vielleicht war ich so optimistisch, weil ich die Unterstützung all der Menschen da draußen, die uns ihre Kraft, ihre Liebe und ihre Gebete zukommen ließen, tatsächlich spürte. Patrick sah furchtbar aus, doch ich konnte ihn spüren ... in mir ... und ich spürte Kraft.

Den Ärzten zufolge konnte sich die Situation jedoch verschlimmern. Sie warnten uns vor etwas, was sie »einander ablösende Infektion« nannten. In Patricks geschwächtem Zustand konnte er eine Infektion nach der anderen bekommen, sie würden einander sozusagen ablösen, bis sein Körper es nicht mehr verkraftete. Hm. Diese Information konnte man sich ja irgendwo auf der Festplatte im Gedächtnis abspeichern. Für mich jedenfalls litt Patrick einfach nur an einer harmlosen Infektion. Wir hatten den Antibiotika ja bisher noch nicht einmal Gelegenheit gegeben, ihre Wirkung zu entfalten.

Patricks Schwäche und sein schlechter Gesundheitszustand waren für Dr. Fisher derart besorgniserregend, dass er uns auf unserer Rancho Bizarro in Los Angeles besuchte. Ich dachte erst, es handele sich um einen reinen »Höflichkeitsbesuch«, da er sich sowieso gerade in der Stadt aufhielt und die Gelegenheit wahrnahm, sich mit uns zu treffen, um sich auf den neuesten Stand bringen zu lassen. Doch er war wegen anderer Dinge gekommen, die er mit uns besprechen wollte.

Patrick saß im Bett, auf mehrere Kissen gestützt, und sah sich irgendetwas im Fernsehen an, als Dr. Fisher eintraf. Zunächst nahm Dr. Fisher seine übliche Untersuchung vor und checkte alle Vitalparameter. Wir plauderten ein wenig und redeten über die alten, abgefahrenen, zusammengeflickten Autos, die wir in der Vergangenheit gefahren hatten. Irgendwann kam Donny ins Zimmer und setzte sich zu uns. Und als das belanglose Geplauder verebbte, wechselte Dr. Fisher abrupt das Thema und erläuterte uns die sogenannte VaW-Anordnung, die Abkürzung für den »Verzicht auf Wiederbelebung«.

»Ich spreche es nur als ein Thema an, über das Sie nachdenken sollten«, sagte er, und es hing da in der Luft.

Ich fragte mich: *Warum bringt er dieses Thema auf? Glaubt er, wir sind schon so weit? So weit sind wir doch noch nicht, oder?* Aber ich nahm es aufmerksam zur Kenntnis. Wie alles.

»Es ist schon passiert, dass jemandem von einem Schluckauf das Herz stehen blieb«, erklärte Dr. Fisher behutsam. »Solche Dinge geschehen …«

Ich sah Patrick an, der Dr. Fisher ruhig und aufmerksam zuhörte.

»Wiederbelebungsversuche sind nicht so sauber und unkompliziert, wie es im Fernsehen aussieht«, stellte Dr. Fisher vorsichtig klar. »Bei dem, was dabei getan werden muss, kann es ziemlich hart zur Sache gehen. Außerdem kann auch die Lunge versagen. Und Sie könnten vor die Entscheidung gestellt werden, ob Sie die 112 anrufen oder eben nicht.«

Ich konnte entweder zuhören und die Information aufnehmen oder aber in Tränen ausbrechen. Ich entschied mich für die erste Variante und hörte weiter zu.

Doch dies machte mir klar, wie unvorbereitet ich war. Ich wusste nicht, was ich tun sollte. Und dies gab mir noch mehr darüber zu denken – wie ich überleben sollte. Wie sollte ich nicht den Verstand verlieren?

»Es würde mir einfach zutiefst missfallen, mit ansehen zu müssen, wie Sie«, Dr. Fisher nickte in Patricks Richtung, »oder irgendjemand sonst so eine Wiederbelebungsbehandlung über sich ergehen lassen müsste, wenn sie langfristig nichts bringt.«

Wir nickten alle irgendwie betroffen. Für einen Moment herrschte Schweigen ...

Und dann neigte Patrick den Kopf zur Seite und sah Dr. Fisher leicht skeptisch an ...

»Glauben Sie, dass diese Infektion mich umbringt?«, fragte er.

Ich runzelte die Stirn und sah erst Patrick an und dann Dr. Fisher. Doch Donny, der auf der gegenüberliegenden Seite des Zimmers saß, lachte kurz missbilligend auf.

Für Donny war es ein weiterer perfekter »Patrick«-Moment. Wir hatten es jetzt seit über einem Jahr mit fortgeschrittenem metastasierendem Bauchspeicheldrüsenkrebs zu tun. Und da war Patrick, saß in seinem Bett und fragte: *Bringt mich diese Infektion um?* Als ob es sich um irgendeine völlig fremdartige Vorstellung handelte, die ihm noch nie durch den Kopf gegangen wäre! Und Dr. Fisher musste einen Schritt zurückgehen, sich kurz sammeln und die bestmögliche Antwort finden.

In Patricks Stimme lag Ungläubigkeit, ein Unterton, der ausdrückte: »Bisher hat noch niemand irgendetwas definitiv bewiesen.« Donny hörte diesen Unterton. Und ich auch. Oder vielleicht hörte ich ihn auch nur, weil es das war, was ich aufrichtig glaubte. Ich meine, gut, wir redeten über den Verzicht auf wiederbelebende Maßnahmen, und es war eine nützliche Information und großartig, dass Dr. Fisher über ausreichend Mut verfügte, das Thema anzusprechen ... aber ich fand nicht, dass wir schon so weit waren. In jenem Moment war niemand so weit, irgendwo hinzugehen. Aber gut, VaW, es konnte nicht schaden, das im Kopf zu behalten.

Eine Woche nach der VaW-Unterhaltung ging es Patrick besser.

Während er unter der Infektion litt, stiegen seine CA19-9-Werte von 2000 auf 4000. Aber die Lage besserte sich. Er besiegte die Infektion und fand zu seinem vorherigen Zustand zurück. Er sah auch wieder besser aus und gewann einen Teil seiner Kraft zurück. Doch bevor der Monat zu Ende war, standen uns noch einige Wirren bevor.

In der Zwischenzeit war erst mal Schluss mit dem verdammten Abraxane! Es zeigte bei ihm keinerlei positive Wirkung mehr und sorgte schneller als andere Medikamente dafür, dass es mit ihm bergab ging. Eine Woche später stieg er auf Tarceva und FOLFOX um. FOLFOX ist eine Therapie, bei der drei medikamentöse Wirkstoffe kombiniert werden, von denen einer 5-FU heißt. Natürlich konnten wir nicht anders, als uns über die Buchstabenkombination »FU« lustig zu machen. Und was Tarceva anging ... nun ja, Tarceva hatte die unerfreuliche Nebenwirkung, Ausschläge auszulösen, furchtbare Akneausschläge, die bevorzugt im Gesicht ausbrachen. Und dies war in der Regel der Fall, wenn das Medikament anschlug. Bei Patrick brach der Ausschlag nur auf dem Kopf aus, und das auch erst, nachdem er das Medikament nach Beendigung eines Behandlungszyklus abgesetzt hatte. Wie es häufig der Fall war, hielten die Wirkungen der Chemotherapie ziemlich lange an, bei ihm mitunter bis zu einem Monat nach der Einnahme des Medikaments. Dies war ein Segen, wenn sein Zustand sich weiter verbesserte, während der Behandlungszyklus abgeschlossen war, doch es erwies sich als Fluch, wenn die unerfreulichen Nebenwirkungen einfach nicht abklingen wollten.

Wenn die Sprache auf Chemotherapie zur Behandlung von Bauchspeicheldrüsenkrebs kam, erinnerte Patrick die Leute gerne daran, dass es so war, als würde man den Krebs mit den Werkzeugen von Höhlenmenschen behandeln. Und obwohl ich ihm dabei nur äußerst ungern zustimmte, hatte er recht. Zurzeit wird überall darum gerungen, für diverse Krebskrankheiten bessere Behandlungsmethoden zu finden. Als wir gezwungen waren, uns darauf einzulassen, war uns bewusst, dass die Optionen, was die Behandlung von Bauchspeicheldrüsenkrebs anging, äußerst beschränkt und die Aussichten im Hinblick auf die Überlebensrate bei dieser Krankheit düster waren. Genau aus diesem Grund wollten wir ja, dass Patrick an einer klinischen Medikamentenstudie teilnahm. Bisher gab es nichts, was aggressiv genug war, um diese Krankheit wirksam zu behandeln. Wir mussten immer über den Tellerrand gucken, da im Rahmen der herkömmlichen Behandlungsmethoden keine erfolgreiche Therapie existierte. Patricks Feststellung über die »Werkzeuge von Höhlenmenschen« gefiel mir nicht, und ich wies ihn höflich darauf hin, dass er es schließlich der Einnahme von PTK und Gemcitabin verdankte, dass er zehn Monate nach seiner Diagnose noch gelebt hatte und weitere Monate dazugekommen waren. Und nicht nur gelebt hatte, sondern in einer TV-Serie mitgespielt hatte, und jetzt, fünfzehn Monate später, ein weiteres Mal aufzublühen schien. Für mich war das ein Triumph. Jeden Monat, jeden Tag, den ich mit ihm hatte, feierte ich als einen Sieg, und ich war bereit, alles dankbar entgegenzunehmen und zu verteidigen, was ihm dabei half weiterzuleben. Der Chemotherapie verdankte er es, dass er noch da war. Aber keine Chemotherapie würde ihn heilen. Das Beste, worauf wir hoffen konnten, war, dass er lange genug am Leben blieb, bis eine bessere Behandlung existierte. Doch während das Jahr 2009 seinen Lauf nahm, sahen wir weit und breit kein solches Mittel am Horizont.

Es ist mit sehr großer Verantwortung verbunden zu wissen, wann welche Medikamente zu geben sind, wie viel zu verabreichen ist, wann sie ausgesetzt und wann sie durch andere ersetzt werden sollten. Dr. Fisher sagte im Scherz, dass ich inzwischen wahrscheinlich eine komplette Arztausbildung absolviert hatte. Doch wie ich bereits sagte, es war wichtig, dass ich mich darum kümmerte. Niemand konnte Patricks Medikation so genau im Auge behalten wie ich, und ich wurde immer besser darin, mit komplizierten Situationen klarzukommen. Ich hatte eine Menge gelernt und war immer noch dabei, mehr zu verstehen.

Selbst jetzt, da Patrick eine Schmerzmittelpumpe hatte, die ihm automatisch seine Dosis Dilaudid verabreichte, mussten wir stets darauf achten, wann die Dosis erhöht oder verringert werden musste, und uns bemühen, die jeweilige Situation so gut wie möglich sowohl in medizinischer Hinsicht als auch in Bezug auf seinen persönlichen Zustand hin zu interpretieren. Donny und ich waren *sehr* dankbar für dieses arbeitsparende Utensil. Bevor Patrick die Pumpe bekommen hatte, war Donny einmal ein kleineres Missgeschick passiert. Da es Patrick besser ging, nutzte ich die Gelegenheit, schnell mein Flugtraining in Dallas aufzufrischen. Es war das erste Mal seit mehr als einem Jahr, dass ich ihn verließ. Aber ich hatte ja Donny, und so gab ich Patricks Pflege in seine Hände, was auch beinhaltete, Patrick die jeweilige Dosis Dilaudid zu verabreichen, die ihm zu diesem Zeitpunkt noch manuell zugeführt werden musste. Doch als ich aus Dallas zurückkam, sah Donny besorgt aus und klagte:

»Ich hatte ihm gerade erst eine Dilaudid-Injektion gegeben, doch nach nur fünf Minuten wollte er eine weitere! Na gut, dachte ich mir ... so handhaben er und Lisa das wohl, also gab ich ihm eine weitere. Doch zehn Minuten später«, fuhr er verzweifelt fort, »sagt er: Donny gib mir noch eine!«

»Oh nein.« Ich zuckte zusammen. »Du hättest mich anrufen sollen.«

Patrick war von dem synthetischen Morphium total bedröhnt. Es tat mir leid für Donny, dass er in diese Situation geraten war, aber mir war klar, warum Patrick sich so verhalten hatte. Mir war das auch schon mit ihm passiert! Manchmal, wenn er über seinen Portkatheter eine Dilaudid-Injektion erhalten hatte, wirkte diese so intensiv, dass er im nächsten Moment bereits vergessen hatte, soeben eine bekommen zu haben, und verlangte nach einer weiteren! Letztendlich war ich dazu übergegangen, die Ampullen zu verstecken, damit er sich nicht selbst nach Lust und Laune bedienen konnte und sich womöglich eine Überdosis verpasste. Dass er sich selbst bediente, war einmal passiert. Eines Nachts in New Mexico wachte ich auf und fand ihn aufrecht sitzend mit einer leeren Spritze in der Hand schlafend auf der Bettkante vor! In gewisser Weise wirkte das Dilaudid womöglich zu gut. Vielleicht hatte er letztendlich das bisschen Party gefunden, das zu finden er gehofft hatte, falls Sie verstehen, was ich meine. Aber für mich kam nicht infrage, ihm eine mögliche Linderung seiner Pein zu entziehen, welcher Art auch immer diese sein mochte. Zumindest ... solange keine Gefahr von ihr ausging.

Also erklärte ich Donny: »In dem Fall musst du ihm sagen: ›Ich habe dir gerade erst eine gegeben. Lass uns zehn Minuten warten, und wenn du dann immer noch eine willst, gebe ich sie dir.‹« Dagegen ist doch nichts einzuwenden, oder? Normalerweise vergaß Patrick es im Laufe dieser zehn Minuten, und wenn nicht, brauchte er wirklich eine weitere Dosis.

Doch als er schließlich die Schmerzmittelpumpe bekam, lag es zunächst an der ersten Programmierung, dass er eine zu hohe Dosis bekam. Wir mussten ihm die Pumpe wieder abnehmen und sie neu programmieren. Aber die Pumpe verschaffte Donny und mir viel Zeit – bevor Patrick an die Pumpe angeschlossen gewesen war, hatten wir kaum einen Moment gehabt, um uns um etwas anderes kümmern zu können, da es ein enorm zeit- und arbeitsaufwendiges Unterfangen gewesen war, ihm alle dreißig Minuten eine Dilaudid-Injektion zu verabreichen. Nebenbei bemerkt ... Patrick hatte die Pumpe gar nicht haben wollen. Ihm gefiel die Vorstellung nicht, an eine Apparatur zur Verabreichung von Schmerzmitteln angeschlossen zu sein und auszusehen wie ein Krebspatient. Und ich weiß, dass ihm auch die unheimliche, beunruhigende Frage zu schaffen machte, die sich unweigerlich aufdrängte: *Werde ich je wieder imstande sein, ohne diese Pumpe zu leben? Oder bin ich von jetzt an für immer darauf angewiesen?* Es war ein weiterer Schritt bergab, dahin, sein normales Leben aufzugeben und sich einzugestehen, dass er krank war. Und die Umstellung war begleitet von der Angst, dass es sehr schwer, wenn nicht gar unmöglich sein würde, diesen Schritt rückgängig zu machen.

Doch eines stand außer Frage. Auch wenn Patrick, was die Schmerzmittelpumpe anging, gemischte Gefühle hatte, war sie für Donny und mich eine große Erleichterung. Und ... ich verlangte nicht viel, und Patrick wusste das.

Ein neuer Schlag ... Ende April stieg die Anzahl von Patricks weißen Blutkörperchen, was auf eine erneute Infektion hinwies. Also nahm er wieder Antibiotika und zusätzlich noch ein *weiteres* Antibiotikum, Flagyl po, zur Behandlung der *anderen* Infektionen, die sich einstellen können, wenn man Antibiotika nimmt ... Na gut, solange es funktioniert, ist das ja in Ordnung.

Und es *funktionierte* ...

Die Infektion ging zurück, er kam ein bisschen von seinem durch die neue Pumpe verursachten »Dilaudid-Flash« herunter, und Donny brachte ihn ins Cedars-Sinai, damit die überschüssige Flüssigkeit aus seinem Bauch abgesaugt wurde, die sich dort aus verschiedenen Gründen angesammelt hatte – Gründen, welche zu frustrierend sind, um sie hier im Einzelnen darzulegen. Die Flüssigkeit wurde an einem Freitag abgesaugt. Am Samstag packten wir all seine erforderlichen Utensilien, unsere Laptops, Jogginghosen und Flipflops ins Auto, um unser Anwesen in Los Angeles über die, wie wir sie neuerdings nannten, »Fledermaushöhlenausfahrt« zu verlassen.

Doch bevor wir unseren Nissan GT-R (den wir »The Beast« getauft hatten) bestiegen, zog Patrick an dem Schlauch, der aus seiner Schmerzmittelpumpe herauskam und sich zu seinem Portkatheter hinaufschlängelte.

»Was soll ich denn damit machen?«, fragte er in einem leicht säuerlichen Tonfall, in dem etwas mitschwang wie: *Ich habe es dir ja gleich gesagt.* »Du glaubst doch wohl nicht, dass ich *damit* herumspaziere.«

»Pass auf!«, sagte ich aufmunternd und wickelte und schlängelte den Schlauch um ihn herum, als würde ich einen kleinen Jungen für die Schule zurechtmachen. »Du verstaust ihn in der Gürteltasche … und dann kann der Schlauch unter deinem Hemd herlaufen …«

Er ließ sich nicht so leicht verstauen, wie ich gedacht hatte, aber ich blieb optimistisch. »Siehst du? Man sieht ihn kaum noch.« Das sollte uns jedenfalls nicht davon abhalten zu fahren. Unter keinen Umständen. Wir ließen uns ins Auto plumpsen, Paul öffnete das Tor, und wir fuhren auf die Autobahn und brausten in Richtung Süden.

Wir waren auf dem Weg zu einem in den Bergen nördlich von San Diego gelegenen Spa, wo wir eine luxuriöse Woche verbringen, uns erholen, uns mit Anwendungen verwöhnen lassen und der Arbeit an Patricks Buch widmen wollten.

Kapitel 17

Wie man Krankenwagenjäger abhängt

Die von uns so genannte »Fledermaushöhlenausfahrt« bot uns Gelegenheit, unser gut zwei Hektar großes Anwesen in Los Angeles zu verlassen, ohne den Paparazzi in die Arme zu laufen. Das Haupttor war allgemein bekannt. Wenn Patrick unser Anwesen mit Donny durch dieses Tor verließ, ermahnte ich ihn immer mit zuckersüßer Stimme: »Vergiss nicht, zu lächeln, Schatz!«, weil die Paparazzi draußen auf der Lauer lagen. Doch schließlich entdeckten wir einen anderen Weg, uns davonzumachen, und zwar auf der gegenüberliegen Seite unseres Anwesens. Es war etwas mühsam, und man musste ein Stück über den Rasen fahren, aber es funktionierte, und was mich anging, *wollte ich verdammt sein, wenn ich zuließ, dass die Paparazzi uns immer und ständig überallhin verfolgten!*

Selbst wenn wir die Fledermaushöhlenausfahrt benutzten, war ich höchst wachsam, sorgte dafür, dass Patrick sich duckte, sodass man ihn von draußen nicht sehen konnte, und deckte ihn mit meinem Kapuzenpullover zu. Eins können Sie mir glauben: Ihm gefiel dieses Katz-und-Maus-Spiel überhaupt nicht. Patrick lief normalerweise vor niemandem davon. Aber ich war sehr hartnäckig und denke, es fiel ihm leichter, meiner Bitte zu entsprechen, als sich mir zu widersetzen.

Klar, die Fotografen konnten ein Foto von Patrick machen. Ich meine, ist doch keine große Sache, oder? Aber natürlich war es eine große Sache. Er war krank und führte einen Kampf auf Leben und Tod, und ich wollte nicht, dass *irgendjemand an seiner Krankheit auch noch Geld verdiente.* Ja, ich weiß, diese bunten Blätter behaupten, es sei »im öffentlichen Interesse, es zu erfahren«. Aber Patrick war kein Diener der Öffentlichkeit, und solche Informationen waren nicht Bestandteil des allgemeinen öffentlichen Interesses. Er war ein Filmstar. Und der Verweis darauf, es sei »im öffentlichen Interesse, es zu erfahren«, war nichts anderes als eine billige Ausrede dafür, seine Drangsal und seinen zutiefst persönlichen Kampf für haarsträubende Unterhaltungszwecke zu missbrauchen. Ich hatte nicht die Absicht, es ihnen leicht zu machen, mithilfe dieser furchtbaren und zermürbenden Krankheit Geld zu scheffeln.

Die Leute wunderten sich, dass wir nicht einfach aufsprangen und uns gegen all die falschen Berichte über Patrick und seine Krebskrankheit zur Wehr setzten. Doch diese Leute verstanden nicht, dass du, wenn du dies tust, das Spiel der anderen mitspielst. Du versetzt dich in die Situation, immer den Ball auffangen zu müssen, den sie dir zuwerfen. Dann findest du dich schnell dabei wieder, *einer von ihnen zu sein,* indem du ihnen durch deine Hilfe ermöglichst, *noch mehr Geld zu scheffeln.* Sie geben den Ton an, bringen dich dazu, auf das zu antworten, was auch immer ihnen gerade in den Sinn kommt, und verschaffen sich einen bedenklichen Zugang zu dir, den sie sonst nicht gehabt hätten. Wir wollten unter keinen Umständen zulassen, dass ein Klatschblatt für uns entschied, was wir erzählten und was nicht. Ist doch verständlich, oder?

Es gibt jede Menge Gründe, warum es besser ist, nicht zu antworten, und einer, der gewiss nicht der unwichtigste ist, ist deine Würde. Es gab insbesondere einen falschen Bericht, der Donny auf die Palme brachte. Er konnte es nicht fassen, dass wir wegen dieses verletzenden Artikels nichts unternehmen wollten. Ich musste ihm versichern, dass ich mich mit solchen Dingen auskannte, nachdem ich so oft und so viele Jahre lang im Rampenlicht der Öffentlichkeit gestanden hatte. »Glaub mir, es mag sich im Moment nicht gut anfühlen, aber wir beschreiten den richtigen Weg. Du wirst sehen, vielleicht erst in vielen Jahren, aber du wirst sehen, dass es die richtige Entscheidung war.« Und die richtige Entscheidung zu treffen verschafft dir als Mensch *nicht immer sofortige Genugtuung*. Aber letzten Endes ist es wichtig für dich.

Ob es wehtut? Natürlich tut es das. Halten Sie sich nur vor Augen, wie am Boden zerstört Frauen sind, wenn Fotos von ihnen gedruckt werden, auf denen sie *fett* aussehen ... Muss ich noch mehr sagen?

Wir mussten immer sehr vorsichtig damit sein, was wir den Medien über Patricks Krankheit *tatsächlich* mitteilten. Ich tendierte dazu, zu offen zu sein und »zu erzählen, wie es tatsächlich war«. Aber unser Team bremste mich. Und bereits zu einem sehr frühen Zeitpunkt, nachdem wir mit dieser Situation konfrontiert waren, wurde mir klar, dass die Leute, die uns betreuten, absolut recht hatten. Wenn wir zu viele Informationen preisgaben, würde sich das für uns als Bumerang erweisen. Es würde den Medien erlauben, einen Fuß in die Tür zu bekommen, und unweigerlich neue Fragen, Spekulationen und das Drängen nach weiteren Antworten nach sich ziehen. Und wenn man alle Informationen preisgegeben hatte, oblagen diese *immer noch* der freien Interpretation des jeweiligen Mediums, was wiederum weitere Fragen nach sich zöge ...

Es gab auch undichte Stellen im engsten Kreis unserer Vertrauten. Freunde von Freunden oder Freunde von Angehörigen, die mit Patricks Mutter oder seinem Bruder oder sonst wem nur mal rasch »vorbeikamen«. Es ist zutiefst unerfreulich, aber wir sind nicht die Ersten, die auf diese Weise verraten wurden. Wir mussten unsere Angehörigen warnen, niemandem, für dessen Zuverlässigkeit sie nicht die Hand ins Feuer legen würden, irgendwelche Informationen anzuvertrauen; manchmal funktionierte es und manchmal nicht. In gewisser Weise fiel dies vor allem meiner Schwiegermutter Patsy schwer, die sehr offen ist und ziemlich redselig sein kann. Wir mussten sie immer wieder ermahnen: »Gib diesen Leuten keine Interviews am Telefon. Sag einfach nur ›kein Kommentar‹ und *leg auf.*« »Mach ich, mach ich!«, erwiderte sie bestimmt. Und dann verdrehten wir die Augen, wenn wir wieder einen Bericht lasen, in dem sie zitiert wurde, konnten jedoch nicht umhin, darüber zu schmunzeln. Obwohl ich sauer auf sie war, konnte ich ihr nicht böse sein. »Patsy«, erklärte ich, »wenn du sagst: ›Lassen Sie ihn in Ruhe; es ist herzzerreißend; er hat das nicht verdient; ich weiß, dass er kämpfen wird; ich will einfach nicht, dass er leidet‹, dann *gibst* du ein Interview.« Sie seufzte hilflos. »Ja, aber ich weiß einfach nicht, wie ich sie am Telefon abwimmeln soll!« Die in Texas groß gewordene Lady war einfach zu höflich, kurzerhand aufzulegen.

Auch am Set von *The Beast* hatte es undichte Stellen gegeben. Und als mich jemand fragte, ob wir nicht einfach dazu übergehen sollten, ein paar »gute Nachrichten« im Hinblick auf Patricks Krankheit zu verbreiten, um all den schlechten, die gedruckt wurden, etwas entgegenzusetzen, konnte ich nicht anders, als so freundlich wie möglich klarzustellen: »Es wäre nett, uns selbst entscheiden zu lassen, was wir tun. Es ist sein Leben und meins. Und wir möchten diese Entscheidung nicht in die Hände von jemand anderem legen. So gut der Rat auch gemeint sein mag.«

Wow, klingt so, als wäre ich bereits bei meiner Antiklatschpresse-Tirade angelangt. Dabei hatte ich sie mir eigentlich für später aufheben wollen, aber vermutlich ist es jetzt so weit. Ha!

Wie es so schön heißt, sagt ein Bild mehr als tausend Worte. Und es gab Fotografen, die regelrecht Jagd auf Patrick machten. Donny und ich wurden ziemlich gut darin, sie auf den

Straßen vor unserem Zufahrtstor ausfindig zu machen. Sie waren ziemlich ausgekocht, was die Auswahl ihrer Lauerstellung anging, und manchmal verstreuten sie sich über mehrere Positionen. Vor allem Donny hatte ein gutes Händchen, sie zu stellen und ihnen das Leben schwer zu machen. Falls Sie es noch nicht mitbekommen haben sollten – die Swayzes sind keine Weicheier. Sie nehmen Dinge, mit denen sie konfrontiert werden, nicht einfach tatenlos hin, und obwohl Donny ein Herz aus Gold hat, war er, was die Robustheit der Swayzes anging, keine Ausnahme.

Es ist unmöglich, über den Umgang mit den Paparazzi zu berichten, ohne Donny in den Vordergrund zu stellen. Er war der Star der Show!

Einige der Dinge, die er tat, waren ... dass er sie einmal zum Beispiel alle dazu brachte, ihm auf eine aussichtslose Verfolgungsjagd in einen Park zu folgen, wo er sich ihnen schließlich zeigte und somit alle Paparazzi, die ihm gefolgt waren, enttarnt hatte, woraufhin diese entrüstet in ihre Autos stiegen und davonbrausten. Ein anderes Mal fuhr er mit seinem Lieferwagen auf den Foothill Boulevard und stellte sich plötzlich quer direkt vor den Wagen eines Paparazzos, versperrte ihm die Sicht auf unsere Straße und starrte ihn an, als wolle er sagen: »Wag bloß nicht, mich aufzufordern weiterzufahren.« Manchmal hielt er uns den Rücken frei, indem er vor uns wegfuhr, begleitet von einer auf dem Beifahrersitz zurechtgeformten Decke mit Hut, die eine »Patrick-Attrappe« darstellen und als Paparazzi-Köder dienen sollte. Und da er ein leidenschaftlicher Radfahrer war, kundschaftete er auf seinen Fahrten aus, wo die Wagen der Paparazzi parkten, spähte hinein und beschrieb uns bei seiner Rückkehr, dass dieser oder jener Wagen eine auf einem Stativ montierte Kamera hatte und so weiter und so fort. Er berichtete uns auch, dass diese Autos mit Generatoren ausgestattet waren, um an den langen, heißen Sommertagen die Klimaanlage in Betrieb halten zu können ... Ich fragte mich, wie sie das anstellten.

Während einer der letzten Konfrontationen erblickte Donny ein Auto mit sehr dunkel getönten Fenstern, das auf dem Foothill Boulevard in der Nähe zur Autobahnauffahrt parkte. Er lenkte sein Fahrrad zu dem Wagen und starrte durch die Fenster, doch sie waren so dunkel, dass er nichts sehen konnte. Also radelte er zurück zum Haus, holte unsere superhelle Coleman-Powermate-Taschenlampe, fuhr zurück und leuchtete direkt durch das Fahrerseitenfenster auf den Fahrersitz. Dort saß ein Mann. Und der Mann starrte Donny an, und zwar ... voller Hass. Dann drehte der Mann langsam und grimmig den Zündschlüssel um und fuhr weg.

Irgendwann vertraute Donny Patrick und mir mit kaum unterdrücktem Frohlocken an, dass er hoffe, einer der Paparazzi käme zu ihm, um sich mit ihm anzulegen. Er hatte sich einen Satz zurechtgelegt und wollte sein erstaunliches darstellerisches Talent und seine Erfahrung im Spielen etlicher harter Kerle einsetzen und sagen: »Nur dass Sie Bescheid wissen, Sie legen sich mit meiner Familie an, und *ich schrecke nicht davor zurück, in den Knast zu wandern.*« Als er uns das erzählte, mussten wir herzhaft lachen, und der Gedanke daran brachte mich noch Wochen später zum Kichern.

Natürlich war die ganze Situation auch für ihn in emotionaler Hinsicht ungeheuer schwer – genauso wie für den Rest der Familie. Und als er eines Tages in seinen gewohnten Supermarkt um die Ecke ging und seinen Bruder auf dem Titelblatt einer Klatschzeitschrift sah, in der wieder einmal etwas Furchtbares über ihn stand, ging er zu sämtlichen vor den Kassen platzierten Aufstellern, nahm alle Exemplare der betreffenden Zeitschrift heraus und legte sie so wieder zurück, dass die Rückseiten nach vorn zeigten. Er sagte kein Wort, tat es einfach nur, bezahlte dann und verließ den Laden. Merkwürdigerweise waren die Zeitschriften allesamt verschwunden, als er den Laden das nächste Mal betrat. Donny konnte nur vermuten, dass man sie aus Respekt vor ihm und seinem Bruder entfernt hatte. Entweder das, oder sie hatten gesehen, dass er in den Laden kam, waren aufgescheucht umhergerannt und hatten gerufen: »Da ist wieder dieser verrückte Swayze. Schnell! Lasst all diese Zeitschriften verschwinden, bevor er sie sieht!«

Donny ist für mich ein Held! Andere Leute hätten sich einfach herumschubsen lassen. Meine Lösung war, Patrick anzuweisen, sich auf dem Beifahrersitz zu ducken, nur noch Neben- und Seitenstraßen zu benutzen und die Parkplätze mit Bedacht auszuwählen. Es war typisch »Mädchen« ... Donny hingegen ging das Problem frontal an. Und dafür liebte ich ihn. Er ist jemand, von dem du dir wünschst, ihn an deiner Seite zu haben, aber absolut! Er hat mir, was das Leben angeht, ein Beispiel gegeben. Von ihm habe ich eine Menge gelernt.

Der Mai 2009 war einer jener Monate, in dem die Medien noch brutaler als üblich über Patrick herfielen. Es ging bereits am 8. Mai los, und zwar mit einem Bericht darüber, dass ihm ein Lungenflügel entfernt werden solle und er das Gefühl habe, »alles getan zu haben, was in seiner Macht stand«!

> EINGRIFF ZUR ENTFERNUNG EINES LUNGENFLÜGELS ... Nach einer herzzerreißenden Entscheidung lehnt Patrick Swayze einen allerletzten verzweifelten Versuch ab, sein Leben durch die Entfernung eines Lungenflügels zu verlängern ... Nach monatelanger schmerzvoller Behandlung und nachdem er jeden Tag aufs Neue zäh darum gekämpft hat, am Morgen aufstehen zu können, hat er das Gefühl, alles getan zu haben, was in seiner Macht stand.

Am 9. Mai hieß es:

> LEBEWOHL PATRICK SWAYZE ... beginnt, von seiner Familie und seinen Freunden Abschied zu nehmen, und bereitet sich auf den Tod vor, der angesichts seines sich

ausbreitenden Bauchspeicheldrüsenkrebses unausweichlich scheint.

Und am 17. Mai:

> DAS NEUESTE ZU PATRICK SWAYZES BAUCHSPEICHELDRÜSENKREBS ... lehnte eine möglicherweise lebensrettende Operation ab ... Lungenentzündung hat nicht auf die Behandlung angesprochen ... er hatte eigentlich nicht vorgehabt, seine letzten Tage mit einer langen, schmerzvollen Genesungsbehandlung zu verbringen.

19. Mai:

> PATRICKS LIEBEVOLLER ABSCHIED ... kann wegen der wunden Stellen im Mund und in der Kehle, die von der Chemotherapie herrühren, nicht mehr sprechen. Patrick kommuniziert mit seiner Frau Lisa Niemi, mit der er seit mehr als 30 Jahren verheiratet ist, und mit seinem Bruder Donny durch Handzeichen und schriftliche Notizen ... hat Donny in einer Notiz gebeten, sich um Lisa zu kümmern.

Wow. Man muss bedenken, dass diese Berichte, wenn sie einmal veröffentlicht waren, auf der ganzen Welt von fünf bis zu fünfunddreißig anderen Klatschblättern nachgedruckt wurden. Das waren eine Menge Falschmeldungen. Und dann ... am 20. und 22. Mai:

> SWAZYE LEBT NOCH ...! Entgegen einem Bericht, den ein Radiosender in Florida verbreitet hat, ist Patrick Swayze gestern nicht gestorben ... Twitter-Tweets haben Patrick Swayze am Mittwoch fälschlicherweise für tot erklärt.

Nach den Berichten, denen zufolge Patrick angeblich gestorben war, beschlossen wir zu reagieren. Das war dann doch zu viel! Diesmal würden wir ein Foto veröffentlichen. Wir waren gerade in New Mexico und verbrachten eine schöne Zeit mit ein paar Freunden, von denen einer ein hervorragender Fotograf war. Patrick fragte ihn, ob er ein paar Fotos von uns machen könne.

»Liebend gern«, erwiderte Brian begeistert.

Also setzte Patrick sich seinen Cowboyhut auf, und wir gingen mit den Hunden nach draußen, wo sie sich vor die Linse drängten, um bei der Aktion mitzumischen. Wir wählten einige Fotos aus und verschickten sie. Wir gingen davon aus, dass ein Foto, das ihn lebend zeigte, zu diesem Zeitpunkt ausreichen musste. Fehlte nur noch, dass Patrick wie ein Entführungsopfer eine aktuelle Tageszeitung in der Hand hielt, auf der das Datum zu sehen war: 23. Mai 2009. Als Beweis, dass er lebte!

Unsere absolute Priorität war die ganze Zeit über, dass es Patrick besser ging. Die Fotografen, diese alles andere als ehrenwerten Leute, und die falschen und negativen Klatschmedienberichte schienen wie etwas, das ständig an unserer Tür kratzte und unheilvoll in der unsicheren Welt umherwaberte, die sich jenseits unseres Tores auftat. Es war, als ob die Klatschmedien sich selbst dazu bestimmt hätten, den Fehdehandschuh aufzunehmen und uns draußen in der Welt zu repräsentieren. Ohne jegliche Informationen und ohne Wahrheitsgehalt. Natürlich interessierte es sie nicht die Bohne, was *wir* von alldem hielten. Wissen Sie ... Patrick und ich waren ziemlich hart im Nehmen, und ich bin es immer noch. Aber lesen zu müssen, dass dein Ehemann »sich endgültig verabschiedet«, seine »allerletzten Abschiedsgrüße ausspricht«, da es »mit ihm zu Ende geht« ... Selbst wenn es nicht stimmt, kann es einem ziemlich unter die Haut gehen. Ich bemühte mich so darum, optimistisch zu sein, und dann schleuderte mir irgendein Bericht die Nachricht entgegen: *Dein Ehemann wird STERBEN!* Selbst wenn er nicht krank gewesen wäre, wenn mir irgendjemand mehrmals im Monat erzählt hätte, dass der eine Mensch, den ich auf dieser Welt am allermeisten liebe, schon bald sterben würde ... glauben Sie nicht auch, dass sich dies nach einer gewissen Zeit in eine Art heimtückische Folter verwandelt? Dem Anschein nach kam ich damit ziemlich gut klar. Ich überzeugte mich sogar *selbst* davon, dass mir all diese falschen negativen Berichte nichts anhaben konnten. Aber dann ... Ich hatte einen recht guten Tag gehabt, doch am Nachmittag stellte ich plötzlich fest, dass ich sauer, depressiv und streitlustig wurde, und schließlich war ich sogar in Tränen aufgelöst. Wie es schien, ohne jeden Grund! Ich ließ den Tag noch einmal Revue passieren, um zu ergründen, ob es irgendetwas gab, was all dies ausgelöst hatte, und worauf stieß ich? Auf einen furchtbaren negativen Bericht. Diese Nachrichten trafen mich viel stärker, als ich es je vermutet hatte. Ich hasse es, dies zugeben zu müssen. Ich hasse es *zutiefst* und behalte mir das Recht vor, zurückzunehmen, was ich soeben gesagt habe. Es ist eine Angelegenheit meines persönlichen Stolzes, dass die Berichte mir nichts »anhaben« konnten. Aber okay, ja doch, *sie konnten mir etwas anhaben.*

Doch was sollten wir tun? Du kannst sie nicht bekämpfen. Jedenfalls nicht, wenn du nicht bereit bist, einen Haufen Geld loszuwerden. Und dann musst du dir auch die Frage stellen, ob du wirklich so viel Zeit damit verbringen und zulassen willst, dass sie dein Leben bestimmen.

Wenn ich schon diese Verletztheit, diesen Kummer und diese Angst verspürte, wie musste es erst demjenigen gehen, der am meisten zu verlieren hatte? Patrick schien gut damit klarzukommen, aber ich wusste, dass es ihm das Leben erschwerte. Einmal, als er gerade einen negativen Bericht gelesen hatte, in dem es wieder einmal hieß, dass sein letztes Stündlein geschlagen hatte, klappte er die Zeitung zu und stellte sarkastisch fest: »Ich denke, dass sie davon ausgehen, eines Tages richtigzuliegen.«

Donny und ich stellten uns vor, dass diese Reporter in ihren Büros an ihren Schreibtischen hockten und gerade so viel über Bauchspeicheldrüsenkrebs recherchierten, um eine halbwegs begründete Vermutung darüber anstellen zu können, wie sich Patricks Leben *möglicherweise* weiterentwickeln konnte. Wir malten uns im Scherz aus, wie einige von ihnen morgens zur Arbeit erschienen, die erste Tasse Kaffee in der Hand, die Füße auf den Schreibtisch legten und zu sich selbst sagten: *Was für einen Scheiß kann ich denn heute mal verzapfen?* Und dann heißt es in diesen furchtbaren Berichten von Medien, die auf der ganzen Welt Beachtung finden, dass du im Sterben liegst, sterben wirst oder gar schon tot bist!

»Es ist eine emotionale Grausamkeit.« So beschrieben wir es schließlich in einem Statement, das wir veröffentlichten. Und als ich es schwarz auf weiß sah, dachte ich im ersten Moment, dass es sich vielleicht zu dramatisch anhörte. »Emotionale Grausamkeit ...« Aber die grausige Wahrheit ist, dass die Sensationsberichte der Klatschmedien sich durch deine Seele fressen wie ein Wurm. Und auch wenn ich in der Gegend herumlief, funktionierte und lachte, spürte ich, wie dieser Wurm sich durch mich hindurchfraß, mein Herz annagte, die Wände meiner Adern verzehrte und mich umbrachte.

In diesem Sinne ist »emotionale Grausamkeit« durchaus eine zutreffende Beschreibung dessen, was da passierte.

Es gibt einen wunderbaren Spruch, der in Zwölf-Schritte-Programmen häufig zitiert wird. »Gott gib mir die Gelassenheit, Dinge hinzunehmen, die ich nicht ändern kann, den Mut, Dinge zu ändern, die ich ändern kann, und die Weisheit, das eine vom anderen zu unterscheiden.«

Wir konnten nichts daran ändern, wie die Klatschmedien berichteten. Dass wir ihre Berichterstattung der emotionalen Grausamkeit bezichtigten, änderte auch nichts. Und dass ich es hier wiederhole, wird vermutlich auch nichts ändern. Aber vielleicht ... nur vielleicht ... werden die Leute, die das hier lesen, diese Schreiberlinge als das sehen, was sie sind, und den Mangel an Integrität in ihrer Berichterstattung erkennen. Und sich bei Gelegenheit daran erinnern.

Ich sah einen Typen vom *National Enquirer* (nur eines der Boulevardmagazine, mit denen ich Probleme hatte) in *The View*. Es war zu der Zeit, als das Magazin sich für die Enthüllungsgeschichte über den anrüchigen Skandal um Senator John Edwards selbst als Anwärter für den Pulitzerpreis benannt hatte. Dieser Typ saß vor Whoopi, Barbara, Sherri und Elizabeth und prahlte mit der angeblich so herausragenden Berichterstattung des *Enquirer*. Darüber, wie sorgfältig sie seien und wie intensiv sie die Fakten überprüften. Na gut. Wenn ich eine Liste all der Schlagzeilen und der Kernaussagen der Artikel dieses und all der anderen Boulevardmagazine erstellen würde, würden Sie unschwer erkennen, wie *fehlerhaft* deren Berichterstattung ist. Und ich würde wahrscheinlich große Freude dabei empfinden, zu einer Schimpftirade über diese Blätter anzusetzen und sie in der Luft zu zerreißen. Aber das werde ich nicht tun. Denn die Wahrheit ist, dass dies auf lange Sicht nichts bewirken würde. Und mit Blick auf das Ende dieser Geschichte spielt es erst recht keine Rolle.

Also, zurück auf den rechten Weg.

Aber wir *sind* ja auf dem richtigen Weg. Wir schlängeln uns nördlich von San Diego hinauf in die Berge, nachdem wir unser Anwesen über die Fledermaushöhlenausfahrt verlassen und die Paparazzi erfolgreich ausgetrickst haben. Wir biegen in eine ruhige Privatstraße ein, rumpeln über eine alte Holzbrücke und steuern auf das Spa zu, unser Ziel.

Kapitel 18

Erneute Zusammenkünfte

Momente sind für mich wie Juwelen. Ich sammle sie in den Händen …

> Und jede dieser Juwelen erfüllt mich mit dem nötigen Selbstvertrauen, um aufzustehen, dem Tod direkt ins Gesicht zu blicken und ihm zu sagen: »Heute geht niemand irgendwohin.« Jetzt, in dem Moment, in dem ich dies sage und diesen Triumph feiere, mache ich auch schon einen Rückzieher und übe mich in Demut. Weil ich weiß, wie fragil dieses Leben ist. Und dass ich das Resultat letzten Endes nicht kontrollieren kann.
> Aber wissen Sie was? Trotzdem sind all diese Momente, all diese Juwelen, etwas ganz Besonderes. Und das macht mich zu einer sehr reichen Frau.

7. Juli 2009

Wir verbrachten eine ganze Woche im Gesundheits-Spa »Cal-a-Vie«. Patrick genoss es. Und *ich* erst! Es fühlte sich an wie gestohlene Zeit. Ich glaube, ich hatte seit Langem nicht mehr gesehen, dass Patrick so oft lächelte. In dem Spa werden jeden Tag bis zu fünfunddreißig unterschiedliche Anwendungen und Übungen angeboten – von Herztraining, Krafttraining und Pilates über Trainingseinheiten in dem

50 Meter langen Schwimmbecken bis hin zu Zumba. Ich war willens, das Angebot voll auszunutzen, und hoffte, die Woche zum Anlass zu nehmen, auch im Alltag mehr für meinen Körper zu tun. Und vielleicht sogar einige der Kilos zu verlieren, die ich wegen all der Krankenhaus-Cheeseburger und -Pommes zugelegt hatte. Was für ein guter Vorsatz! Also stand ich früh auf und verausgabte mich in diversen Trainingssitzungen, bevor ich mich erschöpft zum Mittagessen in unserem Bungalow einfand. Die Nachmittage und Abende verbrachten wir mit der Arbeit an Patricks Autobiografie – wenn wir uns nicht irgendeiner Spa-Anwendung unterzogen.

Patrick hatte es immer gemocht, zuvorkommend behandelt zu werden. Und nicht etwa, weil er ein verzogener Snob gewesen wäre. Wenn schon, war er eher wie ein Kind, das sich heimlich ein Eis oder etwas in der Art spendieren lässt. Auch an seiner Kleidung konnte er sich erfreuen. Meistens trug er verwaschene, abgetragene Jeans und T-Shirts (lange bevor dies in Mode kam). Und er war einer der wenigen Männer, die in einem ärmellosen, abgeschnittenen T-Shirt mit der Aufschrift *Im Fall einer Atomkatastrophe steck deinen Kopf zwischen die Beine und küss deinen Arsch, tschüss* attraktiv aussahen. Aber er schätzte auch die feinen Anzüge, die er gelegentlich tragen musste, zog vor dem Spiegel das Jackett glatt, bevor er das Haus verließ, begutachtete den Stoff und den Schnitt und sagte: »Mein Gott, dieser Anzug ist wirklich schön!« Das brachte mich zum Lächeln. »Ja, das stimmt.« Und während mir die abgetragenen Klamotten durchaus gefielen, liebte ich es, wie toll er aussah, wenn er sich in Schale geworfen hatte.

Patricks Verfassung verbesserte sich in dem Spa, selbst seine Haut gewann einen Teil ihres alten Glanzes zurück. Das Personal scheute keine Mühe, schnitt die Massagen und Anwendungen speziell auf ihn zu oder machte Vorschläge, die dazu beizutragen vermochten, die Schwellung in seinen Beinen oder andere Leiden, die ihm zu schaffen machten, zu lindern. Und der Chefkoch rührte seinen eigens kreierten, köstlichen Proteindrink zusammen, wann immer Patrick der Sinn danach stand.

Natürlich hellten sich die Gesichter sämtlicher Bediensteter auf, wenn sie ihn sahen. *Und sie behandelten ihn nicht wie einen Kranken.* Ich denke, das war für Patrick das Wichtigste – dass er zum ersten Mal seit Langem nicht wie ein Patient behandelt wurde, sondern wie ein normaler Mensch. Und zudem wie ein verhätschelter normaler Mensch. Das hauchte ihm neue Lebenskräfte ein.

Und als wir zurückfuhren auf die Rancho Bizarro, taten wir das in frischer Verfassung und mit vielen niedergeschriebenen Seiten seines Buches.

Zwischen den anstehenden FOLFOX-Behandlungen waren wir mit Freunden auf unserer Ranch in New Mexico und sattelten die Pferde für einen Ausritt. Seit er Abraxane abgesetzt hatte, wuchs sein Haar wieder, und der kurze dichte Schopf stand ihm gut.

Unser Freund und Nachbar Steve, dessen Grundstück südlich an unseres angrenzte, hatte ebenfalls Besuch von Freunden, und wir beschlossen, alle zusammen von seiner Pferdekoppel durch den Wald zu unserer Campingwiese zu reiten. Steve hatte jede Menge Pferde, und er sagte: »Kommt einfach vorbei und nehmt euch eins.« Da ich hart gearbeitet hatte, war ich froh, nicht vier Pferde striegeln und satteln zu müssen. Wir bepackten unsere Sattelhorntaschen mit Wasser und Lippenbalsam, als Patrick verkündete, dass er sein Pferd Nation nehmen werde, einen stattlichen grauen Araberwallach. Mir rutschte das Herz in die Hose. Tamnation zu nehmen war keine gute Idee. Ganz und gar nicht, und zwar aus zwei Gründen: Erstens kann Nation zwar ein perfekter Gentleman sein, doch er ist eines jener Pferde, die sich nicht gut benehmen, wenn nicht hin und wieder mit ihnen gearbeitet wird, und ich hatte seit sehr langer Zeit nicht mit ihm gearbeitet. Zweitens benimmt sich Nation wie ein Idiot, wenn er einen Trailer sieht. Er wollte nicht einmal in der Nähe eines Trailers angebunden werden, geschweige denn alleine an einem Zaun. Und heute würde er da keine Ausnahme machen.

Als Patrick und unser Ranchgehilfe ihm den Sattel aufschnallen wollten, wirbelte Nation herum, und der Sattel fiel auf den Boden, was ihn noch mehr aufbrachte und ihn veranlasste, verstört umherzulaufen. Ich schrie auf, als ich ihn über unsere Lieblingssättel trampeln sah. All das war so typisch für Patrick. Er musste immer bis an die Grenze gehen. Was machte es schon aus, es mit einem weiteren wild gewordenen Pferd aufzunehmen? Es war nicht das erste Mal, dass er ein noch zu frisches Pferd belud und sich zu einem adrenalingeschwängerten Ausritt hinreißen ließ. In früheren Zeiten hätte ich mich seinem Vorhaben angeschlossen, egal, ob es darum ging, auf einem Pferd einen Berg hochzujagen, das Steuerhorn irgendeines unbekannten Flugzeugs zu übernehmen oder von einer Klippe in einen unbekannten See zu springen, auch wenn man dabei die ganze Zeit bangte, was wohl passieren würde oder könnte. Hauptsache, nicht den Angsthasen spielen, auf gar keinen Fall. Wenn ich nicht mitmachen wollte, seufzte Patrick verzweifelt, als ob mein Handeln von Unvernunft bestimmt wäre. Manchmal war ich eben unvernünftig und manchmal nicht. Als ich älter wurde, lernte ich, Dinge, die ich nicht tun wollte, abzulehnen, und dies überraschte Patrick jedes Mal.

»Lisa, was ist denn? Komm schon! Worum machst du dir denn Sorgen?«, bedrängte er mich dann und warf ungeduldig die Hände in die Luft.

»Nein. Geh du nur«, entgegnete ich fröhlich, als ob das Ganze nicht der Rede wert wäre. »Ich bleibe hier.«

Und manchmal ging er, doch in neun von zehn Fällen machte er einen Rückzieher und blieb bei mir. Vermutlich zog er einfach meine Gesellschaft vor. Und ich fühlte mich dabei keineswegs schlecht ... schließlich hatte ich mich jahrelang von ihm zu irgendwelchen abenteuerlichen Dingen hinreißen lassen.

An diesem Tag auf unserer Ranch und in der herrlichen Luft New Mexicos hätte ich Patrick durchaus mit seinem Pferd helfen können, doch ich hatte nicht die Absicht, es zu tun. Ich sagte nichts und hoffte, dass er sich nicht dabei verletzte, wenn er den durchdrehenden Nation zu bändigen versuchte.

Ich hielt die Luft an. Auch wenn er in letzter Zeit wieder besser aussah, bewegte er sich aufgrund seiner Krankheit nicht besonders schnell, und seine Kräfte hatten spürbar nachgelassen. Sämtliche Ressourcen, über die er verfügt hatte, waren für seinen Kampf gegen den Krebs draufgegangen, und es war ein sehr harter Kampf. Schließlich ging Patrick zu unserem Auto, und ich atmete dankbar aus. »Ich lasse ihn hier«, stellte er klar und schüttelte verärgert den Kopf.

Juhu! Wir fuhren zur Pferdekoppel. Natürlich kamen wir zwei Stunden zu spät, und die anderen waren längst weg. (Siehe Kapitel 8, Patrick kommt immer zu spät!) Aber egal, das würde uns nicht von dem Ausritt abhalten. Also sattelten wir die Pferde und banden sie los.

Doch als wir sie zu uns herumzogen, um sie zu besteigen, und Patrick versuchte, sich in den Sattel zu hieven, kam er nur wenige Zentimeter hoch und ließ sich wieder auf den Boden sinken. Er sah mich leicht verzweifelt an und flüsterte: »Ich bin so schwach! Ich komme nicht auf das Pferd!«

Der Krebs hatte seine Muskelmasse spürbar reduziert. Und auch wenn sich sein Gesundheitszustand nach den Tiefschlägen, die ihm früher in diesem Jahr zugesetzt hatten, deutlich verbessert hatte, war er immer noch sehr abgemagert.

»Was soll ich sagen?« Er zuckte mit den Schultern und lächelte trocken. »Ich bin eben nur noch ein Knochengerippe.«

Doch obwohl er spindeldürr war, war er nach wie vor ein großer Mann, und *seine Präsenz war ebenfalls nach wie vor spürbar*. Doch er hatte unbestreitbar ein Problem, was seine Kräfte anging, und mehr als einmal musste er ratlos feststellen, wie schwach er doch war. Ich war versucht, ihn zu einer Runde Armdrücken herauszufordern, doch ich befürchtete, dieses Mal womöglich zu gewinnen, und das würde keinesfalls ein erfreulicher Sieg werden.

Das letzte Mal hatten wir uns im Armdrücken gemessen, als ich Kunstflug trainiert hatte. Das Flugzeug, mit dem ich flog, war eine Pitts S-2B, ein schnittiger, kirschroter Doppeldecker. Es ist ein sehr robustes und wendiges, doch zugleich auch schweres Flugzeug, was bedeutet, dass man am Steuerknüppel einige Kraft aufbringen muss, um es zu manövrieren. Mein rechter Arm, inklusive dem Unterarm, war hart wie Stahl geworden. Eines Abends stand ich in der Küche, zeigte Patrick den Arm und versuchte, ihm mit meiner neu gewonnenen physischen Kraft zu imponieren.

»Hier! Guck mal meine Muskeln! Lass uns eine Runde Armdrücken machen!«, forderte ich ihn aufgeregt heraus. »Dann siehst du, wie stark ich bin!«

Patrick senkte den Kopf und kicherte. »Ach was, Lisa, nein …«

»Na komm schon! Ich fordere dich heraus! Jede Wette, dass ich gewinne«, drängte ich ihn überschwänglich. Immerhin trainierte ich meinen Arm mehrmals die Woche am Steuerknüppel dieses schweren Flugzeugs, während er zu jenem Zeitpunkt überwiegend untätig herumsaß. »Los, versuch es doch einfach mal!«, bettelte ich.

Er seufzte, als ob er es nur mir kleinem Dummerchen zuliebe täte, und hielt mir seinen gebeugten Arm hin. Innerhalb von eineinhalb Sekunden hatte er mich mit einer solchen Leichtigkeit bezwungen, dass ich einen Schritt zurückging und ihn ansah.

»Warum verrücke ich eigentlich immer die Möbel und schleppe all unser Gepäck?«, fragte ich. »Von jetzt an lege ich das Schleppen in deine Hände.«

Die Moral von der Geschichte ist – obwohl der Krebs mächtig an seinen Kräften gezehrt hatte, hatte ich nicht vor, ihn zu unterschätzen.

Und jetzt stand er da, hielt sich an dem Pferd fest und musste zugeben, dass er nicht die Kraft besaß, sich in den Sattel zu hieven. Ich sah ihn besorgt an und überlegte, wie ich ihm in diesem Moment zur Seite stehen konnte. »Kann ich dir irgendwie helfen?« Er verzog das Gesicht und sah sich um. Unsere Freunde waren bereits auf der anderen Seite der Trailer und außer Sicht ... Patrick nickte in die Richtung einer großen hölzernen Kabeltrommel, die auf der Seite lag. »Lass uns mal da rübergehen ...«

Ich nickte, und wir führten das Pferd zu der Kabeltrommel. Ich wusste, was er vorhatte.

»Ich steige jetzt da drauf und schwinge dann mein Bein über das Pferd«, stellte er klar, konzentrierte sich und kletterte vorsichtig auf die Trommel. Natürlich wunderte sich das Pferd, was da vor sich ging, und zog sich verschreckt von ihm und der Kabeltrommel zurück.

»Du musst dich auf die andere Seite des Pferdes stellen und es ruhig halten«, wies er mich an.

Ich nickte bereits ... und schob das Pferd zurück in Position. Ich war nicht gerade scharf darauf, meinen Fuß unter den Huf eines 550-Kilo-Pferdes zu bekommen. Aber ich wollte um jeden Preis, dass Patrick es schaffte, und das Pferd schien vernünftig zu sein. Und überhaupt, was spielte das Platttreten eines kleinen Fußes schon für eine Rolle? Ich stellte mich dicht neben das Pferd und sorgte dafür, dass es stehen blieb. Patrick beugte sich vor und schwang das Bein über den Rücken des Pferdes. Er verzog angespannt das Gesicht und rückte sich im Sattel zurecht.

Er war oben!

Ich eilte zu meinem Pferd, saß auf, und wir riefen unseren Freunden zu, die gerade auf ihren Pferden hinter dem Trailer hervorkamen. Und sie riefen zurück: »Huhu!«

Bis zu unserem Zeltplatz war es ein zweistündiger Ritt durch Kiefernwälder, und es ging ständig bergauf und bergab. Ich war im zurückliegenden Jahr nicht oft geritten, und während der letzten dreißig Minuten fühlte ich mich zusehends wundgeritten. Der Ausritt war nicht länger vergnüglich, sondern begann, eine Strapaze zu werden! Ich blickte mich um zu Patrick, um zu sehen, ob er ebenfalls Ermüdungserscheinungen zeigte, doch er ritt locker dahin. *Waaas?* Wir gelangten zu dem Zeltplatz, und *mein Hintern war wund?* Es gab weder Essen noch Wasservorräte, und der Gedanke daran, zwei Stunden auf meinem wunden Hintern zurückreiten zu müssen, gefiel mir gar nicht. Doch dann – Heureka! Ich hatte Handyempfang! Schnell … »Hört mal, Leute, ich kann nicht mehr weiterreiten. Habt ihr was dagegen, wenn ich mal kurz anrufe und mich erkundige, ob uns jemand abholen kann?« Das war, was mich anging, nicht gerade eine Pionierleistung.

Ich blickte in die Runde, um zu sehen, ob es vielleicht wundgerittene Mitleidende gab, aber nein. Nicht unsere Freunde und auch nicht Patrick, der es sich auf einer Holzbank bequem gemacht hatte und die Szenerie genoss. Meine Augen verengten sich. *Er musste lügen.* Doch selbst wenn: *Ich* war diejenige, die jammerte. Er hatte keinerlei Klage verlauten lassen, weder jetzt noch während des Ritts.

Unsere Freunde kapitulierten schnell, und was Patrick anging – der zuckte nur mit den Schultern, als wollte er sagen: »… wonach auch immer dir der Sinn steht.« Zum Glück hatte ich ausreichend Empfang, um Steve anrufen zu können. Er und Jeff kamen wenig später mit einem Anhänger für die Pferde, einer Kühlbox voller Bier und einer Flasche Wodka. Nach einem schnellen Umtrunk (an dem Patrick nicht teilnahm) stiegen wir alle in den Transporter und fuhren zurück zu der Pferdekoppel. Als wir dort ankamen, hatten Steves Freunde bereits eine Flasche Jack Daniel's geköpft, unterhielten sich angeregt und hatten keinerlei Eile aufzubrechen. Ich war sicher, dass es Patrick nicht gut ging und er nach Hause wollte, aber davon konnte natürlich gar keine Rede sein; er plauderte ein gutes Stündchen, ohne dass es ihm etwas ausmachte …

»He!« Steve hatte eine Idee. »Warum fahren wir nicht

zu mir, zünden den Kamin an und machen es uns gemütlich?«

»Ja, warum nicht.« Patrick zuckte die Schultern, drehte sich zu uns um und fragte nachdenklich: »Was meint ihr?«

»Äh ...nein«, erwiderte ich und stellte klar, dass wir ziemlich ausgepowert wären und lieber nach Hause führen. Ich hatte nicht die Absicht, Patricks Kräfte ein zweites Mal zu unterschätzen. Doch wenn wir noch zu Steve mitfuhren, konnte es gut und gern zwei Uhr morgens werden, bis wir nach Hause kämen.

In New Mexico hatte uns der Winter jenes Jahres eine prachtvolle Schneedecke beschert, und der Frühling war im-

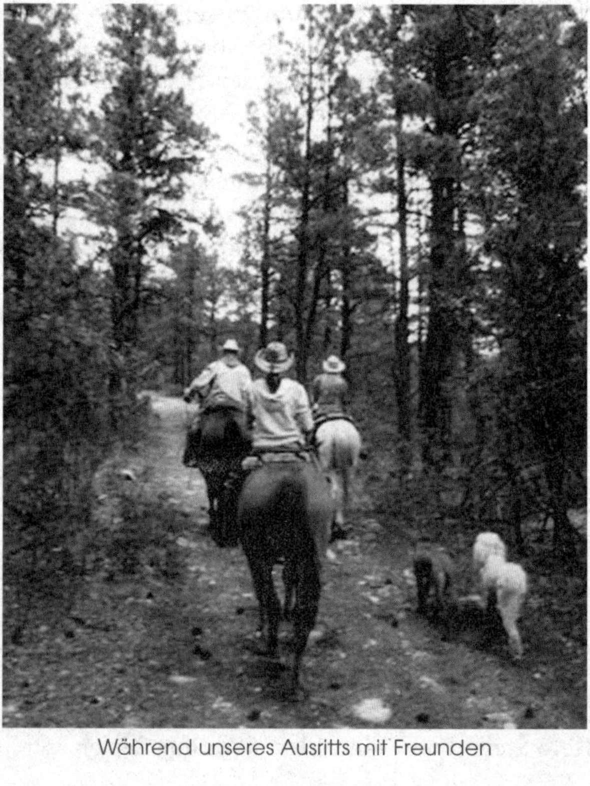

Während unseres Ausritts mit Freunden

mer wunderschön, wenn der Fluss rauschte und neugeborene Enten- und Truthahnküken und Rehkitze die Welt bereicherten. Mit dem Sommer kamen dann das hohe, warme Gras und die stimmungsvollen nachmittäglichen Gewitterschauer. Patrick und ich schlenderten gemeinsam hinunter zur Sattelkammer, besuchten die Pferde, die unter ihrem Unterstand faulenzten, und besichtigten den Lagerraum für die Campingausrüstung, in dem die neuen Regale inzwischen fertig waren und eine erste Neuordnung erkennbar war. Es wehte eine leichte Brise, die Grashalme bogen sich im Wind, und die Mähnen der Pferde wehten in ihren Nacken, während sie grasten. Der Himmel begann sich ganz leicht zu verdunkeln und tauchte die zerbrechliche Erde in ein geheimnisvolles Licht. Patricks Blick glitt über den munter dahinströmenden Fluss und die Weiden bis hin zu dem dahinterliegenden Wald, der untergehenden Sonne und den Pferden, die mit den Hufen in der Erde scharrten ... Er wandte sich zu mir um und sah mich mit ernsten, verschleierten Augen an ...

»Ich will leben«, sagte er.

Am 6. Juli 2009 stand für Patrick eine erneute Reihe Computertomografien an. Sie ergaben, dass die Krankheit stabil war.

Stabil!

Wir waren mehr als dankbar.

Zurück auf der Rancho Bizarro in Los Angeles stürmte ich am Nachmittag um zehn vor fünf so schnell ich konnte aus der Scheune. Mein Herz jagte, und ich nahm die Beine unter den Arm. Ich war erstaunt, dass ich noch so schnell sein konnte, wenn ich wollte.

Ich platzte durch die Haustür und rief: »Assirah fohlt! Assirah fohlt!«

»Bist du sicher?«, fragte Patrick.

»Absolut! Und zwar *jetzt!* Am besten beeilst du dich ein

bisschen, oder du wirst es verpassen.« Mit diesen Worten machte ich auf dem Absatz kehrt, stürmte zurück zur Scheune und verlangsamte meine Schritte beim Näherkommen, um Assirah nicht zu erschrecken. Ihre Fruchtblase platzte und ergoss sich auf den Boden. Im selben Augenblick wurde ich von einer Art Glücksrausch erfasst. *Oh mein Gott, es passiert tatsächlich!* Ein kleiner Huf erschien, und dann noch einer ... Ich hockte mich im Eingang zur Scheune hin und wartete auf mehr. Assirah ging in der Box hin und her, die beiden kleinen Hufe hingen aus ihr heraus. *Warum legt sie sich nicht hin? Was ist, wenn das Fohlen rauskommt, während sie steht? Dann muss ich es auffangen.*

Eine Minute später war Patrick da, und auch mein Bruder, meine Nichte und weitere Zuschauer versammelten sich. Ich redete unzusammenhängend auf die Neuankömmlinge ein, um sie wissen zu lassen, dass es tatsächlich passierte, und wies sie an, die Website aufzurufen, die die Bilder der Webcam zeigte.

Wir hatten diese Webcam aufgestellt, weil ich entschlossen war, die Geburt des Fohlens unter keinen Umständen zu verpassen. Bis zu diesem Zeitpunkt hatten Patrick und ich es irgendwie geschafft, jede Geburt eines Fohlens zu versäumen. Also hatte ich einen »Foaling-Test« für die Vorhersage des Abfohltermins besorgt und molk und untersuchte die Stute seit nahezu zwei Wochen jeden Tag. Meine Schwägerin Jessica hatte die Webcam installiert. Es war eine großartige Errungenschaft. Wir konnten im Haus sein und trotzdem die Stute im Blick behalten. Wir ließen den Monitor neben unserem Bett die ganze Nacht eingeschaltet. Außerdem teilte ich die Adresse der Website allen möglichen Freunden von uns mit, damit sie uns angesichts des bevorstehenden »Fohlenalarms« zur Seite stehen konnten. »Ruft uns bitte sofort an, wenn ihr seht, dass Assirah herumgeht oder sich hinlegt oder sonst irgendetwas tut, was so aussieht, als ob sie fohlen wird«, bat ich sie. Ich hatte sogar Freunden in Europa die Website ans Herz gelegt und sie gebeten, die

Bilder der Webcam im Blick zu behalten. (Sie waren auf, wenn wir schliefen!) Alle mochten die Website, und viele ließen sie den ganzen Tag über geöffnet, sogar bei der Arbeit. Es gefiel ihnen, wenn jemand an ihren Büroschreibtisch kam (man stelle sich vor – in Beverly Hills!), fragte, was das denn sei, und sie beiläufig antworten konnten: »Oh, ich behalte nur eine Stute im Auge, die jeden Moment fohlen kann.«

Letztendlich saß ich selbst vor dem Monitor, um Assirahs Zustand zu checken, und registrierte, dass sie etwas unruhiger auf und ab ging als gewöhnlich, woraufhin ich in die Scheune geeilt war und gesehen hatte, dass es so weit war.

Assirah beschloss endlich, sich hinzulegen, und begann mit dem anstrengenden Prozess, das Fohlen herauszupressen. Patrick stand hinter mir im Scheunentor. Als die Nase des Fohlens vollständig draußen war, langte ich hinüber und befreite die empfindlichen Nüstern von den dicken, nachgiebigen Eihüllen. Das Fohlen war nass und glitschig und lag still da, während Assirah weiter presste und sich ausruhte, presste und sich ausruhte ... Ich war ein einziges Nervenbündel. Ich fühlte mich, als würde *ich* gerade dieses Baby zur Welt bringen! Ich konnte es kaum aushalten! Ich blickte mich zu Patrick um, und er sah mich ebenfalls an. In seinen Augen standen die gleiche Aufregung und das gleiche Staunen, wie ich es verspürte.

Die Geburt ging weiter, inzwischen war das Fohlen bereits bis zu den Hüften herausgekommen. Ich umfasste behutsam die Vorderhufe, um Assirah ein wenig Entlastung zu verschaffen. Oh, mein Gott, ein kleines Pferd aus dem Geburtskanal einer Stute herauskommen zu sehen, erweckt den Anschein, als würde sie einen Küchenstuhl entbinden. *Wie kriegt sie das bloß hin?*

Als der Körper komplett draußen war, sah ich, dass das Fohlen atmete. *Gott sei Dank!* Es hob den Kopf, blickte sich wacklig um und ließ ihn wieder aufs Stroh sinken. Assirah hob ebenfalls kaum merklich den Kopf und ließ ihn auch wieder sinken. Sie war völlig erschöpft. Komplett am Ende!

Wir mussten uns mit aller Kraft zurückhalten, um nicht in die Box zu stürmen, und Mutter und Neugeborenem die Zeit zum Ausruhen gewähren, die sie benötigten, ganz gleich, wie lange es auch dauern mochte.

Das Fohlen bewegte sich zuerst. Und im nächsten Augenblick war Patrick in der Box!

Er band die Nachgeburt hoch, die hinten aus Assirah heraushing, damit sie nicht darauf trat, wenn sie sich erhob. Und dann half er dem Fohlen beim Stehen. Es ist eine erstaunliche Tatsache, dass Fohlen normalerweise schon innerhalb der ersten Stunde imstande sind zu stehen, was in der Wildnis unerlässlich ist, wo sie nicht nur stehen müssen, um Milch zu saugen, sondern auch, um in der Lage zu sein, vor Raubtieren zu fliehen!

Ich war noch immer ziemlich aufgeregt, auf angenehme Weise angespannt, und mein Herz platzte beinahe vor Freude, als ich zusah, wie das Fohlen herauszufinden versuchte, wie es auf die Beine kam. »Komm raus aus der Box«, drängte ich Patrick. »Lass es allein! Lass es alleine hochkommen! Bitte!« Zum einen wollte ich nicht, dass er dem Fohlen zu aufdringlich zu Leibe rückte, doch darüber hinaus stand er vor der Webcam, deren Bilder sich jedermann auf der ganzen Welt jederzeit auf den Bildschirm holen konnte, und er war nicht nur an seine Schmerzmittelpumpe angeschlossen und trug diese mit sich herum, sondern tat dies zu allem Übel auch noch in seinem beigen Flanell-Cowboy-Schlafanzug, den ich ihm einst gekauft hatte, und dessen Aufdruck kleine rote Lagerfeuer zeigte, über denen Cowboys ihr Frühstück zubereiteten.

»Du bist auf Sendung!«, rief ich ihm zu.

Er kam widerwillig aus der Box, war jedoch sofort wieder versöhnlich und vergab mir meine angespannte Gereiztheit. Es waren freudige Momente, und alle waren aufgeregt. Als sich das Fohlen schließlich erhob, strauchelte es, ging wieder zu Boden und schlug dabei gegen die Seiten der Box. Beim nächsten Versuch knickten die Beine ein und verdrehten sich schmerzhaft. Nach einem weiteren Versuch, der genauso endete, gab ich Patrick erneut Anweisungen und bat ihn: »*Schnell! Zurück in die Box!* Beeil dich! Pass auf, dass es nicht gegen die Wände kracht! Bitte!« Und so passte Patrick auf, dass sich das neugeborene Fohlen bei seinen Stürzen nicht verletzte. Es war ergreifend, als es schließlich auf eigenen Beinen stand, eine monumentale Heldentat, die immer wieder Anlass zum Staunen bietet. Es tat ein paar wacklige Schritte, und nach einigen Minuten trippelte es unbeholfen umher wie eine tapsige Spinne. Wir brachen in erleichtertes und verzücktes Gelächter aus und waren voller Stolz auf seinen ersten Ausflug auf eigenen Hufen.

Kapitel 19

Und noch etwas

Wir hatten ein neues, wunderschönes Fohlen. Unser Glück hielt noch an …

Drei Tage später fohlte meine wunderschöne Stute, meine Prinzessin Bint Bint Subhaya. Wir hatten ein weiteres Fohlen! Auch bei dieser Geburt waren wir anwesend. Bint Bint fiel die Entbindung so schwer, dass sie mehrmals einen langen, schrillen Jammerschrei ausstieß. Es war ein Laut, den ich nie zuvor bei einem Pferd gehört hatte. Als alles vorbei war, sah ich sie an und sagte: »Also gut, das tue ich dir nicht noch einmal an.« Das entzückende Fohlen war schwach, und wir blieben vier Stunden bei ihm, bis es stark genug war, alleine Milch zu saugen. In der Zwischenzeit molk ich die Stute und fütterte das Fohlen, und als es schließlich auf eigenen Füßen stand, wechselten Patrick und ich uns dabei ab, ihm zu zeigen, wo sich die Zitze seiner Mutter befand. Zum Glück war das Fohlen gesund. Der Tierarzt sagte: »Es ist genauso wie bei den Menschen. Einige sind bei der Geburt eben ein bisschen schwächer als andere. Aber langfristig spielt das keine Rolle.« Und so war es. Das Fohlen entwickelte sich gut und war wie seine Mutter ausnehmend hübsch und genauso süß.

Im Jahr zuvor hatten wir drei unserer besten Stuten decken lassen, und jetzt hatten wir bereits zwei Geburten beigewohnt. Welch ein Glück! Zwei waren bereits da, und eins war noch unterwegs. Das dritte Fohlen war in vier Wochen fällig.

Wir saßen im Behandlungsraum bei Dr. Hoffman in Los Angeles. Auch wenn sich Patricks Zustand im Allgemeinen recht gut entwickelte, war es doch ein stetiger Kampf für ihn, mit seinen intensiven Bauchbeschwerden, seinem schmerzhaften Stuhlgang, seinen Blähungen und anderen Leiden klarzukommen. Die Flüssigkeit, die sich in seinem Bauch ansammelte, musste zunächst einmal und inzwischen zweimal wöchentlich abgesaugt werden, wobei wir gleichzeitig darauf achten mussten, dass er sein Gewicht hielt. Wir redeten mit unserem Lieblingspfleger, dem Harley-Davidson fahrenden Jose, und löcherten ihn mit Fragen. Wir wurden nicht müde, immer und immer wieder die gleichen Fragen zu stellen. Vielleicht, weil wir nie wirklich befriedigende Antworten erhielten. Also *hackten* wir einfach immer weiter auf einem bestimmten Thema herum.

Schließlich seufzte Patrick verzweifelt und fragte: »Na gut ... was machen denn *andere* Patienten, die mit diesen Beschwerden zu kämpfen haben?«

Jose sah ein bisschen überrascht aus und sagte einfach nur: »Patrick ... Wir *haben* keinen anderen Bauspeicheldrüsenkrebspatienten, dem es insgesamt noch so gut geht wie Ihnen.«

Wir verfielen in Schweigen. Es war ein harter Brocken, den er uns da in Erinnerung rief. Und wir mussten diese Information erst einmal verarbeiten. Sie war ziemlich ernüchternd.

Ein paar Wochen später, im Juli jenes Jahres, machten Patrick seine Symptome und seine Müdigkeit derart zu schaffen, dass er mir sagte, er fühle sich nicht gut genug, um seine vorgesehene Chemotherapie-Sitzung wahrzunehmen. Es war nicht das erste Mal, dass er dies zu mir sagte, aber es war das erste Mal, dass ich nachgab und ihm erlaubte, zu

Hause zu bleiben und sich auszuruhen. Manchmal, wenn ich Patrick Unmögliches abverlangte und ihn zu Terminen schleifte, obwohl er sich dazu eigentlich nicht in der Lage fühlte, kam ich mir vor wie ein mieser Nazi in der Rolle des Schinders ... Offenbar war es Teil meines Daseins als seine Pflegerin und Betreuerin. Dazu gehörte es zu wissen, wann ich ihn anzutreiben, wann ich nachzugeben, wann ich sauer zu sein, wann ich seine Hand zu halten und wann ich ihn zu loben hatte. Ich kannte ihn ziemlich gut, und wir wollten beide das Gleiche, also richteten wir all unsere Anstrengungen auf unser gemeinsames Ziel. Bis zu diesem Zeitpunkt hatte ich ihn keine Chemotherapie-Sitzung schwänzen lassen, vor allem, weil ich befürchtete, dass dies irgendwelche Konsequenzen für ihn haben würde und es sich womöglich zu lange hinziehen könnte, bis er wieder in der Lage wäre, seine nächste Behandlung zu bekommen. Dieser Gedanke machte mir Angst. Es war, als befände man sich im Krieg und beschlösse, einen Tag freizunehmen. Diesmal jedoch entschied ich, für diesen einen Tag kein Schinder zu sein und den Termin zu verschieben.

»Morgen in einer Woche? Das meinen Sie doch wohl nicht im Ernst!«, protestierte ich, als ich die Sprechstundenhilfe am Telefon hatte. Sie erklärte mir, dass es der frühestmögliche Termin sei, den sie zu vergeben habe. »Oje!«, seufzte ich. »Na gut, dann also Dienstag in einer Woche.«

Ich berichtete Patrick, dass sein Termin auf die kommende Woche verschoben sei. Er runzelte die Stirn. »Aha.« Doch er nickte, nach wie vor entschlossen, zu Hause zu bleiben.

Der nächste Dienstag kam, und wir saßen bei Dr. Hoffman im Behandlungszimmer, wo Patrick Blut abgenommen wurde, um vor der Behandlung ein Blutbild zu erstellen. Dann kamen die Ergebnisse. Patricks Hämoglobinwert war niedrig. »Ich werde Ihnen eine Transfusion verabreichen«, stellte Dr. Hoffman klar. »Haben Sie sich in letzter Zeit müde gefühlt? Müder als sonst?«

Ich sah Patrick neugierig an, der mit den Schultern zuckte

und sagte: »Ich glaube schon.« Er war meistens ziemlich erschöpft. Wenn er noch erschöpfter gewesen sein sollte als sonst, war es mir nicht aufgefallen.

»Wir geben Ihnen eine Transfusion«, sagte Dr. Hoffman und nickte. »Danach sollte es Ihnen besser gehen. Und am Donnerstag können Sie dann zur Chemo kommen.«

Hm. Noch zwei Tage.

Wir wussten, dass einige Patienten an den Punkt kamen, an dem sie Transfusionen benötigten, um ihren Hämoglobinwert auf einem angemessenen Level zu halten, doch bei Patrick war bisher noch keine erforderlich gewesen. Diese würde seine erste Transfusion sein.

Die Schwester, die uns normalerweise betreute, war anwesend und ebenso ein Pfleger, den wir sehr gerne mochten. Sie sprachen mit Patrick alle Einzelheiten der Transfusion durch und erklärten uns, worauf zu achten war. Wir nickten und richteten uns so ein, dass wir die zwei Stunden, die es dauern würde, bis das Blut eingetröpfelt war, möglichst angenehm überbrücken konnten. Es war, wie sie gesagt hatten – ein Kinderspiel.

Als die Prozedur beendet war, befreiten sie Patrick von dem Infusionsschlauch und packten die Utensilien zusammen, um uns nach Hause zu schicken, als Patrick plötzlich …

… zu zittern begann.

Wir sahen ihn alle besorgt an.

Er holte Luft und hörte für etwa drei Sekunden auf zu zittern, doch dann fing er wieder an, und zwar noch schlimmer. Er sah ein wenig hilflos aus, als wollte er sagen: *Ich weiß auch nicht, was mit mir los ist, aber ich kann nichts dagegen tun.* Er schien sich erneut für einen Moment zu beruhigen und hörte auf zu zittern, doch dann fing er wieder an und sah jedes Mal schlimmer aus, bis er schließlich ununterbrochen zitterte. Jetzt waren wir wirklich hochgradig besorgt. Die Schwester und der Pfleger rannten aufgescheucht umher. »Sieht nach einer Unverträglichkeitsreaktion aus«, stellte Pia fest. Sie maß Patricks Temperatur – sie war erhöht. Der

Pfleger sah Patrick in die Augen, die nicht mehr zu reagieren schienen und zusehends desorientiert wirkten. Ich hielt Patricks Hand, drückte sie und legte mein ganzes Vertrauen und meine ganze Hoffnung in die Hände dieses hochqualifizierten Pflegepersonals, das sich um ihn kümmerte. Sie riefen im Cedars-Sinai an, um vorzuwarnen, dass sie Patrick möglicherweise einliefern würden. Wir waren kurz davor, ihn als Notfall ins Krankenhaus überstellen zu lassen, als seine Symptome plötzlich nachließen. Er hörte auf zu zittern … Seine Temperatur sank … Ich seufzte erleichtert, aber die Schwester und der Pfleger waren noch nicht vollkommen überzeugt.

Patrick saß ein oder zwei Minuten einfach nur da, dann nickte er erschöpft. »Ich denke, jetzt geht es wieder. Lass uns nach Hause fahren.«

Wir warteten noch ein paar Momente ab …

»Wollen Sie ihn im Krankenhaus untersuchen lassen?«, fragte mich der Pfleger.

»Äh, ich weiß nicht … Jetzt scheint es ihm ja gut zu gehen«, sagte ich unsicher.

»Das Krankenhaus befindet sich gleich um die Ecke«, stellte Pia fest und zuckte mit den Schultern.

»Mir geht es gut, lass uns nach Hause fahren«, sagte Patrick. Aber er sah immer noch ein wenig mitgenommen aus.

»Äh, äh …«, stammelte ich. Ich konnte mich einfach zu keiner Entscheidung durchringen. Ihn ins Krankenhaus zu bringen, war mit einem ziemlichen Aufwand verbunden. Wir würden ihn zuerst in die Notaufnahme einliefern müssen und würden vermutlich frühestens am nächsten Tag wieder nach Hause kommen, wenn überhaupt. Aber wenn ich ihn nach Hause brachte und dort irgendetwas passierte, stünde uns eine fünfzigminütige Rückfahrt bevor.

Ich holte mein Handy hervor. »Warten Sie mal kurz, ich rufe schnell jemanden an.« Mit diesen Worten entschuldigte ich mich und verließ das Zimmer. Vor der Tür ging ich ein

Stück den Flur hinab, rief meine Schwägerin Maria an und berichtete ihr, was los war.

»Lisa, ich würde ihn ins Krankenhaus bringen«, riet Maria mir. »Du bist so gut wie da, und du willst doch wohl kein Risiko eingehen.«

Ich nickte. Mehr musste ich nicht hören. Ich ging zurück ins Zimmer. »Fahren wir ins Cedars.«

Pia nickte erfreut, und der Pfleger seufzte hörbar erleichtert auf. »Ich denke wirklich, das ist das Beste. Sehen Sie mal …« Mit diesen Worten leuchtete er Patrick in die Augen. »Das bereitet mir wirklich Sorgen …«

Obwohl Patrick wieder vollkommen stabil zu sein schien, schienen seine Augen immer noch ein wenig dumpf. Ich nickte dem Pfleger zu.

»Fahren Sie mit dem Wagen vor, und warten Sie auf uns«, sagte er. »Sie können uns zum Krankenhaus folgen. Ich habe früher dort in der Notaufnahme gearbeitet und kann Sie schnell durch den Hintereingang schleusen.« Er zwinkerte mir zu.

Es ist immer hilfreich, jemanden zu kennen!

Auf dem kurzen Weg zur Notaufnahme des Cedars-Sinai, es waren nur zwölf Häuserblocks, fragte Patrick matt, ob wir *wirklich* ins Krankenhaus wollten. Ich war mittlerweise vollkommen überzeugt und sagte ihm: »Ich gehe lieber auf Nummer sicher.« Er brachte keine weiteren Einwände vor. Und mir wurde wieder einmal bewusst, dass ich immer noch keine Reisetasche mit Übernachtungsutensilien gepackt und im Auto deponiert hatte, was zu tun ich mir eigentlich vorgenommen hatte. Während ich daran dachte, fing Patrick wieder an zu zittern. Er sackte zusammen, sank gegen die Beifahrertür, und es ging ihm binnen Kurzem noch schlechter als zuvor. Die Notaufnahme aufzusuchen erwies sich jetzt wirklich als eine gute Idee. Vor uns lagen nur noch vier Häuserblocks.

Als wir ihn in der Notaufnahme in ein Zimmer rollten, war seine Temperatur auf mehr als 40 Grad in die Höhe geschnellt und hatte damit den Anschlag des Papierthermometers erreicht. Sein Puls war beschleunigt, und auch wenn seine Augen offen waren und sein Lidschlag vorhanden war, war er nicht bei vollem Bewusstsein. Ganz und gar nicht. Er konnte nicht einmal seinen Namen nennen, und ich bezweifelte, dass er wusste, wo er war. Es war unglaublich, wie schnell dies alles passiert war. Und ich dankte Maria, der Schwester, dem Pfleger und den Göttern über uns, dass wir uns gleich um die Ecke des Cedar-Sinais befanden, als all dies passierte.

Neben allen möglichen anderen Dingen, die getan wurden, begann die Schwester der Notaufnahme sofort, Eis in Beuteln zu zerstoßen und ihm diese unter die Achselhöhlen, in den Nacken und um die Beine zu legen, um seine bedrohlich hohe Temperatur zu senken. Ich half ihr, indem ich die Eisbeutel regelmäßig austauschte, griff nach meinem Handy und rief ... ich weiß auch nicht mehr wen an ... Maria oder Dr. Hoffman oder Dr. Fisher oder alle drei! Ich brauchte Informationen und Erklärungen zu dem, was da gerade passierte.

Ich war entsetzt. Und hilflos. Und rang gleichzeitig darum, nicht hilflos zu sein. Und panisch. Doch ich hatte gelernt, all diese Emotionen zu kontrollieren. Ich wusste, dass Menschen von Attacken wie diesen sterben konnten, und allein dieses Wissen führte dazu, dass ich mich fühlte, als wäre ich in einem Sack verschnürt und irgendjemand schlüge wie wild mit einem Stein auf mich ein. Ich fühlte mich wund geprügelt und litt unter Schmerzen. Aber ich blieb standhaft. Was auch immer passierte – ich würde in diesem Zimmer bei Patrick bleiben. Und für jeden, der hereinkam, sah ich zwar besorgt aus, aber ruhig und gegenwärtig.

Nach zwei oder drei Stunden war Patricks Temperatur auf knapp unter 39 Grad gesunken. Er hatte aufgehört zu zittern, doch er war noch nicht bei vollem Bewusstsein.

Das Krankenhauspersonal entschuldigte sich – das Zimmer, das sie für ihn aufgetrieben hatten, befand sich auf einer anderen Etage als jenes, welches wir zuvor gehabt hatten. Ob das für uns in Ordnung sei?

»Das ist völlig okay«, stellte ich schnell klar. »Ist das Personal auf der Etage gut?«

»*Sehr* gut sogar«, erwiderte die Schwester.

»Gehen wir also.«

Während sie ihn auf die Rollbahre legten, zog ich die Decke zurecht, und als sie ihn über die Gänge zu seinem neuen Zimmer schoben, verbarg ich sein Gesicht unter seiner Baseballkappe. Die beiden asiatischen Pflegerinnen, die wie zwei hinreißende Schwestern aussahen und sich auf der neuen Etage um ihn kümmern würden, begrüßten uns. Sie machten es ihm in seinem neuen Bett bequem, hängten seine Infusionsflaschen an den Infusionsständer, und wir richteten das Zimmer her.

»Seine Temperatur liegt bei knapp 39 Grad«, erklärte ich ihnen. »Sie muss alle zwanzig Minuten gemessen werden. Gibt es hier Eisbeutel? Stellen Sie sicher, dass sie zur Hand sind. Wenn seine Temperatur wieder auf über 40 Grad steigt, müssen wir ihm sofort Eisbeutel geben. Sein Zustand ist womöglich auf eine Unverträglichkeitsreaktion nach einer Bluttransfusion zurückzuführen, Bluttransfusionen kommen also nicht infrage. Falls es doch notwendig werden sollte, müssen wir ein gewaschenes Konzentrat anfordern, wofür wir also eine gewisse Vorlaufzeit einplanen müssen. Ich weiß, dass es auf dieser Etage einen Arzt gibt. Außerdem gibt es noch einen Arzt in Bereitschaft; sein Name ist Dr. Decker, falls Sie also irgendwelche Fragen haben …«

Ich ließ diese Litanei an Anweisungen und Informationen ungehemmt auf sie los. Ich hatte einen weiten Weg zurückgelegt, seitdem wir uns auf diese Reise begeben hatten. Und zu diesem Zeitpunkt machte ich mir gewiss keine Gedanken mehr darum, möglicherweise jemandem auf den Schlips zu treten. Es würden mindestens dreißig Minuten bis zu einer Stunde vergehen, bevor wir einen Arzt zu Gesicht bekämen, und ich hatte nicht die Absicht, solange zu warten, um sicherzustellen, dass Patrick bestmöglich versorgt wurde.

Eines wusste ich ganz bestimmt: Ich war froh, aus dieser eiskalten Notaufnahme heraus zu sein! Ich trug an diesem Tag einen hübschen, kurzen Flatterrock. Gehen Sie nie, wirklich nie, in einem hübschen kurzen Sommerrock zu einem Arzttermin!

Die Sonne ging unter. Und alle schienen sich auf den Abend vorzubereiten. Patrick war wach, und sein Zustand war seit einigen Stunden stabil. Er erinnerte sich weder an die Notaufnahme noch daran, was passiert war. Doch für den Moment schien alles in Ordnung. Entweder hatte er an einer seltenen Unverträglichkeitsreaktion gelitten, oder er hatte sich eine weitere Infektion eingefangen. Am nächsten Morgen würden wir mehr wissen. Ich machte mir mein Bett in einer engen Ecke des Zimmers zurecht und wies die Schwestern an, mich bitte zu wecken, falls in der Nacht irgendwelche Komplikationen auftreten sollten. Und nachdem wir noch ein wenig ferngesehen hatten, gab ich ihm einen Gutenachtkuss, stieg in meinem kurzen Sommerrock unter die Decken und döste ein.

Mitten in der Nacht hörte ich im Zimmer leise Bewegungen. Ich öffnete die Augen. In dem dunklen Raum sah ich die Schwestern auf der anderen Seite von Patricks Bett mit irgendetwas herumhantieren, als ob sie versuchten, irgendeinen Apparat anzuschließen. Ich konnte ihre Körpersprache lesen – sie besagte »dringend«. Ich stieß die Decke weg und sprang von meiner Liege auf.

»Was ist los?«, fragte ich.

Eine der Schwestern drehte sich zu mir um und sah mich mit entschuldigendem, jedoch zugleich besorgtem Ausdruck an. »Wir schließen ihn an diesen Monitor an. Seine Herzschlagfrequenz ist stark erhöht.«

»Wie ist seine Temperatur?«, fragte ich.

»39,2.«

Ich nickte. Ich war noch dabei, den Schlaf abzuschütteln und zu klarem Verstand zu kommen. Rasch untersuchte ich Patrick, um zu sehen, ob er schwitzte und wie heiß er sich anfühlte, ich maß seinen Puls ...

Sein Herz raste in der Tat. Wie schnell es war, sollten wir im nächsten Augenblick erfahren. Die Schwestern traten von dem Monitor zurück. Er schimmerte grün, und auf ihm war zu lesen ...

160.

Ein normaler Ruhepuls sollte zwischen 60 und 100 Schlägen pro Minute liegen. Die Zahl auf dem Monitor erhöhte sich ...

165 ...

Die grün leuchtenden Zahlen verharrten kurz auf dem Wert und stiegen erneut ...

170 ... Schon bei 160 war ich in Panik geraten, doch jetzt war es ...

175 ... Aber es war noch nicht zu Ende ...

185 ...

197 ...

Der Wert pendelte sich zwischen 197 und 188 ein und verharrte dort. Ich hatte Angst. *Konnte jemand mit einem derart schnell schlagenden Herz überleben?* Dies war keine Unverträglichkeitsreaktion aufgrund der Bluttransfusion, sondern eine neuerliche Infektion, und Patricks Herz lief auf Hochtouren, um den Kampf gegen diese Infektion aufzunehmen und mehr Blut in seinen Körper und in seine vitalen Organe zu pumpen. Die Schwestern taten, was sie konnten, und ich bedrängte sie mit Fragen. Ich verstehe, warum Ärzte und das Pflegepersonal die Patienten manchmal ignorieren, wenn sie mit Zwischenfällen wie diesem zu kämpfen haben – ich verhielt mich schließlich genauso. Die Angelegenheit entwickelte sich zu einem Notfall, und das Einzige, was mich in diesem Moment interessierte, waren die Ziffern auf dem Monitor, Patricks Symptome und die Maßnahmen, die wir im Hinblick darauf zu ergreifen hatten. Ich habe keine Ahnung mehr, ob Patrick bei Bewusstsein war, ob er bei halbem Bewusstsein war oder nichts von beidem. Der Bereitschaftsarzt kam ins Zimmer, beugte sich über Patrick und den Monitor und redete mit den Schwestern ... Er war ein junger Mann und schien sehr kompetent und erfahren zu sein. Die Aufzeichnung des Elektrokardiogramms wurde ausgespuckt. Patricks Herzschlagfrequenz war nicht nur stark erhöht, sondern sein Herz schlug auch noch unregelmäßig, arrhythmisches Herzrasen. Das trug nicht gerade dazu bei, mich zu beruhigen. Ich erinnerte mich daran, dass Arrhythmie das erste Anzeichen dafür gewesen war, dass unser geliebter Ridgeback Gabriel mit tödlichen Problemen zu kämpfen gehabt hatte.

Ich fragte, wie gefährlich Patricks erhöhte Herzschlagfrequenz war, und der Arzt versicherte mir, dass sein Herz problemlos noch zwei oder sogar mehr Stunden so schnell schlagen könne, ohne dass er in unmittelbarer Gefahr schwebe. Er gab mir mit einem Nicken zu verstehen, ihn einen Augenblick vor die Tür zu begleiten. Draußen sagte er ...

»Das sieht nach einer Infektion aus. Ich muss mit Ihnen über seine Patientenverfügung reden.« Er fragte vorsichtig: »Hat er eine Anordnung zum Verzicht auf Wiederbelebung abgegeben?«

Mir gefror das Gehirn ... die *VaW-Anordnung ... Anordnung zum Verzicht auf Wiederbelebung* ... Ich redete einfach drauflos: »Es wurde mal darüber geredet, aber ...«, stammelte ich, »ich weiß nicht ..., ob das jetzt zum Tragen kommt.« *Kam es jetzt zum Tragen? War dies eine VaW-Situation? Es konnte doch nicht sein, dass Patrick sich in einer VaW-Situation befand!* »Ich meine, ja«, versuchte ich meine Gedanken laut zu sortieren, »es wurde darüber gesprochen, äh ...«

Ich war verwirrt. Und dies war zu wichtig, als dass ich hätte verwirrt sein dürfen. Ich holte mein Handy hervor und tippte Marias Nummer ein. Sie antwortete schläfrig, war jedoch sofort hellwach.

»Das klingt behandelbar, Lisa«, sagte sie. »Ich würde keinen Verzicht auf Wiederbelebung anordnen. Dies ist eine reversible Situation ... Und noch was Lisa: Vergewissere dich, dass sie sich darüber voll und ganz im Klaren sind. Lass keine Grauzone entstehen.«

»Verstehe«, sagte ich. »Danke. Vielen Dank.«

Ich beendete die Verbindung und wandte mich dem Arzt zu. »Da es sich um eine behandelbare Situation handelt, möchte ich, dass Sie alles Menschenmögliche unternehmen, damit es ihm wieder besser geht. Kein Verzicht auf Wiederbelebung.«

Er nickte. »Ich denke, wir sollten ihn auf die Intensivstation verlegen.«

Auf der Intensivstation stellte mir die freundliche junge Schwester, die uns aufnahm, die gleiche Frage bezüglich der VaW-Anordnung. Sie sah besorgt aus. Man brauchte sich nichts vorzumachen, in Patricks Patientenakte stand »Fortgeschrittener Bauchspeicheldrüsenkrebs«, und wer nicht hinter dem Mond lebte, wusste es sowieso. Er war berühmt. Die furchtbaren Schlagzeilen der Klatschblätter verkündeten es schließlich im Supermarkt um die Ecke ...

»Kein VaW.« Ich schüttelte den Kopf. »Wenn sein Herz oder seine Atmung aussetzt, müsste ich das natürlich noch mal überdenken. Aber in jedem Fall konsultieren Sie mich vorher, okay?«

»Natürlich.« Sie nickte bestätigend.

Ich wiederholte: »Da Patrick sich in einem behandelbaren und reversiblen Zustand befindet, möchte ich, dass Sie alles in Ihrer Macht Stehende für ihn tun.« Sie schien ein wenig unsicher. Ich erinnerte mich an Marias Worte. *Vergewissere dich, dass sie sich darüber voll und ganz im Klaren sind.* Und dann fand ich die magischen Worte.

»Ihm geht es ... gut. Er spricht auf die Behandlung an. Und seine Krankheit ist unter Kontrolle und stabil«, stellte ich klar. »Tun Sie für ihn, was auch immer erforderlich ist.«

Sie lächelte, als wären es die erfreulichsten Worte, die sie an diesem Tag bisher zu hören bekommen hatte.

Sich ernsthaft mit diesem möglichen Verzicht auf Wiederbelebung befassen zu müssen, war, wie durch tiefen Schlamm zu waten. Es war, als kostete es die Muskeln meines Hirns eine gewaltige physische Anstrengung, da es sich um eine Aufgabe handelte, die ihm noch nie abverlangt worden war. Natürlich wollte ich, dass sie alles in ihrer Macht Stehende taten, damit er am Leben blieb. Aber was wäre, wenn er einen Herzinfarkt hatte oder seine Atmung aussetzte? Ich musste mich mit solchen Überlegungen befassen und diesen Gedankenfaden fortspinnen, wenn ich vorbereitet sein wollte! Wenn er einen Herzinfarkt bekam, mussten sie schwerwiegende Maßnahmen ergreifen, um sein Herz wieder in Gang zu bringen. Und wenn der Versuch scheiterte, würden sie ihn schnell einer Operation unterziehen, bei der sein geschwächtes Immunsystem einer erneuten Infektion ausgesetzt wäre, obwohl er bereits unter einer Infektion litt, und selbst wenn er die Operation und den folgenden schmerzhaften Genesungsprozess überlebte, würde er seine Krebsbehandlung für mindestens zwei Monate unterbrechen müssen – Zeit, die die Krankheit nutzen würde, sich verheerend auszubreiten. Seine letzten Tage würden von unnötigem Leiden bestimmt sein. Es ist schwierig zu wissen, wann es geboten ist, mit allen zur Verfügung stehenden Mitteln in die Schlacht zu ziehen, und wann dies auf eine bloße Grausamkeit hinauszulaufen droht.

Wie die Dinge lagen, waren wir immer noch mitten in der Schlacht! Wir befanden uns wieder einmal auf unbekanntem Territorium, aber es gab Hoffnung auf Entsatz.

Patrick bekam diverse Medikamente, und seine Herzschlagfrequenz sank auf 164, doch darunter fiel sie nicht. Seine Ärzte waren frustriert. Es erwies sich als Gratwanderung, ihm von diesen speziellen Medikamenten weder zu wenig noch zu viel zu verabreichen. Für mich war 164 alles andere als ein tröstlicher Wert, aber er war verdammt noch mal viel besser als 197! Mit einer Herzfrequenz von 164 Schlägen pro Minute war Patrick deutlich munterer und ließ geduldig alles mit sich geschehen.

»Wie geht es Ihnen?«, fragte die Schwester.

»So weit okay. Ich habe Bauchschmerzen und bin verstopft«, erwiderte er. »Aber was habe ich denn sonst noch?« Und nach einer kurzen Pause fragte er: »Was ist los?«

Ich trat einen Schritt vor. »Deine Herzschlagfrequenz ist sehr hoch.« *Offenbar war er in der vergangenen Nacht nicht bei Bewusstsein gewesen, als wir ihn in die Notaufnahme gebracht hatten.* »*Extrem* hoch. Wir haben dich gestern Nacht hierhergebracht.«

»Oh.« Er nickte und nahm die neue Information auf.

»Spüren Sie im Moment irgendetwas?«, fragte die Krankenschwester. »Ein Engegefühl in der Brust? Oder irgendwelche Herzbeschwerden?«

Patrick sah ruhig aus und vielleicht ein wenig verwirrt. »Nein ...«

Ich konnte mir nicht erklären, wie es angehen konnte, dass sein Herz zwischen 164- und 167 mal pro Minute schlug und er sich dessen weder bewusst war noch irgendetwas spürte.

Mehrere Ärzte kamen ins Zimmer und redeten mit uns. Der Bakterientyp, der die Infektion ausgelöst hatte, sowie die Tatsache, dass Patricks linker Arm geschwollen war, wiesen darauf hin, dass der Portkatheter die Ursache für die Infektion war. Die Ärzte hielten dies für sehr wahrscheinlich, sogar für so wahrscheinlich, dass sie vorschlugen, Patrick so schnell wie möglich in den Operationssaal zu schaffen und den Portkatheter zu entfernen. *Verdammt, Donny und ich waren im Umgang mit diesem Zugang doch so vorsichtig gewesen, und er hatte so viele Monate lang problemlos funktioniert.* Aber wir waren gewarnt worden, dass der Port eine anfällige Zone war.

»Was ist mit seiner Herzfrequenz?«, fragte ich besorgt. »Stellt das nicht ein ernst zu nehmendes Risiko für ihn dar?« Sein rasendes Herz erschien mir einfach bedrohlich.

Einer der Ärzte nickte. »Natürlich wäre es besser, wenn seine Herzfrequenz normal wäre. Aber wir befürchten, dass sich sein Zustand nicht verbessern wird, wenn wir den Portkatheter *nicht* entfernen. Wir würden versuchen, die Infektion zu bekämpfen, aber der Portkatheter würde ihn immer wieder erneut infizieren.«

»Und wir würden uns sozusagen im Kreis drehen.« Ich runzelte die Stirn.

Der Arzt nickte.

Oh Mann, dies war eine dieser »Man-muss-etwas-tun«-Situationen. Und solche Situationen gefielen mir gar nicht. Sie machten mir Angst, aber ... ich nickte einsichtig. Und als die Krankenschwestern Patrick vor dem Transport an einen Monitor anschlossen, konnten wir seinen Herzschlag deutlich hören.

Rat-tat-tat-tat-tat-tat-tat-tat-tat-tat-tat-tat-tat-tat-tat-tat-tat-tat-tat-tat ... Es war so schnell. Furchtbar schnell.

Patrick sah ungläubig zu uns auf. »Bin ich das?«

»Ja.« Die Krankenschwester nickte.

»Wow«, sagte er nachhaltig beeindruckt. Und in dem Moment verstand er, warum so ein Wirbel um ihn veranstaltet wurde.

Während Patrick der Portkatheter entfernt wurde, nutzte ich die Gelegenheit und schlief ein wenig, wobei ich mit einem Ohr wach blieb.

Die Ärzte kamen vor Patrick zurück auf die Intensivstation, und sie strahlten über das ganze Gesicht. Freudiges Strahlen ist immer ein gutes Zeichen! Ich sprang aus meinem Lehnstuhl auf.

Sie hatten den Portkatheter erfolgreich entfernt. Doch während der Operation war seine Herzfrequenz noch einmal in die Höhe geschossen. Die Anästhesistin war so geistesgegenwärtig und mutig gewesen, ein Medikament auszuprobieren, das noch nicht zum Einsatz gekommen war – und es wirkte! Patricks Herz schlug wieder normal. Ich hätte sie am liebsten umarmt und ihr eine Medaille um den Hals gehängt. Ach was, ich hätte am liebsten *allen* Medaillen um den Hals gehängt!

»Wie hieß dieses Medikament noch mal?« Ich wollte mir den Namen merken. Wer wusste es schon ... Wir konnten schließlich jederzeit wieder in diese Situation geraten.

Nach einer weiteren Woche, während der Patricks Infektion mit allen möglichen Mitteln zu Leibe gerückt wurde, gelang es schließlich, sie zu bezwingen, und wir waren wieder zu Hause.

Am Sonntag nach unserer Rückkehr fohlte unsere dritte, wunderschöne Stute Shirin Jewel und brachte ein entzückendes, lang- und schlankbeiniges Fohlen zur Welt. Wir waren auch diesmal wieder bei der Geburt dabei, die zum Glück problemlos vonstattenging. Patrick betrachtete das kleine Fohlen durch die Stangen des Stallgatters, und ich sah, wie er es mit einem angedeuteten Lächeln bedachte. Er war müde. Nach einer Weile ging er zurück zum Haus. Dieses Mal war er einfach nicht so bei der Sache wie bei den vorherigen Geburten.

Kapitel 20

Meine Geheimwaffe

Am 10. August erschienen wir in Dr. Hoffmans Büro zu Patricks Chemobehandlungstermin. Inzwischen war eine ganze Woche vergangen, seitdem er aus dem Krankenhaus entlassen worden war, und er hatte die restlichen Antibiotika zu Hause genommen. Endlich sollte die Behandlung fortgesetzt werden.

Doch es kam anders …

Obwohl Patrick sich viel besser fühlte, ergab sein Blutbild, dass die Zahl seiner weißen Blutkörperchen nach wie vor zu hoch war, was darauf hinwies, dass er immer noch irgendeine Infektion im Körper hatte. Unter diesen Umständen musste die Chemotherapie weiter ausgesetzt werden, und Dr. Hoffman verordnete Patrick ein neues Antibiotikum. Wir waren inzwischen über all die verschiedenen Antibiotika und ihre Wirkungsweisen informiert. Da gab es die Breitbandantibiotika, die wie Massenvernichtungswaffen alle Bakterien gleichzeitig angingen, dann gab es diejenigen, die zielgenau gegen ganz spezielle Bakterien eingesetzt wurden, also die große Mutter aller Antibiotika, und schließlich noch diejenigen, mit denen man Probleme behandelte, die sich aufgrund der Einnahme all der anderen Antibiotika einschlichen. Wir kamen aus dem Staunen nicht heraus, wie ihm sein neues Antibiotikum verabreicht wurde. Es wurde vorgemischt und in einen kleinen, eisigen, etwa softballgroßen Plastikball gefüllt. Dieser Ball wurde an seinen Portzugang angeschlossen (steril, versteht sich), dann wurde der Verschluss geöffnet, und im Laufe einer zuvor festgelegten Zeitspanne zog sich der Ball zusammen und pumpte das Antibiotikum dabei durch den Schlauch in den Port. Verblüffend! Patrick konnte sich den kleinen Ball einfach in die Hosentasche stecken und überall damit herumlaufen.

Natürlich bedeutete die Nachricht, dass Patricks Behandlung weiterhin ausgesetzt werden musste, einmal mehr extremen Stress. Wir hatten dieses Szenario in diesem Jahr schon mehrmals durchgemacht, und er hatte immer alles mit Bravour durchgestanden. Doch ich wusste, dass ich nichts als selbstverständlich ansehen durfte. Er kämpfte gegen eine mörderische Krankheit, und seine Behandlung war schon wieder seit drei Wochen ausgesetzt. Und nun kam noch eine weitere hinzu. Er würde also mindestens einen ganzen Monat lang ohne Chemobehandlung dastehen! Es geschah genau das, was ich immer befürchtet hatte ... *Exakt* davor hatte ich Angst gehabt, als er den Termin für seine Chemotherapie-Sitzung verschoben hatte. Ich wollte ihm nicht mit dem Spruch kommen: »Ich habe es dir ja gleich gesagt«, vor allem, weil es niemanden gab, den ich dafür verantwortlich machen konnte, aber wie auch immer: *Ich habe es ja gleich gesagt.* Ich konnte es nicht fassen ... *Ein einziges Mal* ließ ich ihn einen Termin versäumen, und prompt kam es so weit. Natürlich war es Zufall, aber etwas merkwürdig war es schon. Mann, diese Krankheit gönnte einem einfach keine Pause. Ich hatte das Gefühl, dass ein Fehler gemacht worden war, *mein Fehler*, und in Patricks Leben war kein Platz für solche Dinge.

Die aufgetretenen Komplikationen machten meine pflegerischen Aufgaben noch anstrengender und noch kräftezehrender. Die letzte Infektion, wegen der er im Krankenhaus gelandet war, hatte mein Nervenkostüm bereits nachhaltig auf die Probe gestellt. Und jetzt ließ der Aufschub seiner

Behandlung erneut die Alarmglocken bei mir schrillen. Ich hatte zu schwer an der Verantwortung zu tragen …

> Ich gerate ein wenig in Panik. Wie eine Ertrinkende, die gurgelnd an diesem Wust von Dingen zu ersticken droht, die ich alle erledigen muss. Ich bekomme langsam Angst, dass ich es nicht mehr verkrafte. Dass ich an meiner Grenze angelangt bin und zu einem tischtennisballkleinen Häufchen Elend zusammenzuschrumpfen drohe, das nicht einmal dazu taugt, sich selbst zu helfen, geschweige denn jemand anderem. Ich suche ständig neue Kraft und stelle fest, dass meine Reserven am Ende sind. Und dann … suche ich weiter.
>
> Manchmal habe ich das Gefühl, für Buddy zu leben. Er kann nicht aufstehen, also tue ich es. Er kümmert sich nicht um die Arbeit, also tue ich es. Manchmal helfe ich ihm sogar auf die Toilette, denn bisher kann ich weder den Darm für ihn entleeren noch für ihn pinkeln. Ich bleibe optimistisch und finde einen Weg, den nächsten Tag zu überstehen. Ich spüre, wie er sich fühlt, deshalb weiß ich, welche Medikamente ich ihm verabreichen muss. Ich gebe ihm zu essen, weil ich intuitiv weiß, dass sein Körper irgendwann Nahrung benötigt. Ich öffne ihm die Augen, um den Tag angehen zu lassen.
>
> 11. August 2009

Ich kann mir vorstellen, dass es vielen Menschen so geht, die sich in einer derart schwierigen Situation um jemanden kümmern. Du fängst an, dich zu fühlen, als würdest du tatsächlich für den anderen atmen. Du bist so auf diesen Menschen eingestellt, dass du weißt, wie es ihm gehen wird, bevor er auch nur aufgewacht ist; du erkennst es an seinen Bewegungen, daran, wie er sich herumwälzt, an seiner Atmung, seinem Gesichtsausdruck oder aufgrund der Position, in der er die Hände hält … Und von dem Augenblick an, in dem er aufwacht, ist es deine reine Willenskraft, die ihn durch den Tag bringt und dafür sorgt, dass er lächelt und sich gut fühlt – oder zumindest besser als ohne dich.

Vielleicht lag meine zunehmende Ausgezehrtheit nicht einmal so sehr an diesem erneuten Gefühl der Erschöpfung, sondern vielmehr daran, dass ich nicht wusste, wo ich aufhörte und wo *Patrick* begann. Es war, als lebte man da draußen an einem anderen Ort, in einer Art verändertem Bewusstseinszustand. Und zusätzlich zu all diesen Anstrengungen musst du dich in deiner Freizeit auch noch um alles andere kümmern, was in deiner Welt ansteht: Arbeit, Rechnungen begleichen, juristischen Kram erledigen, einkaufen, kochen, ans Telefon gehen, mit Ärzten reden, Medikamente bestellen, sauber machen …

Ich stellte mein Sisu auf die Probe, die Grenzen meines physischen und emotionalen Durchhaltevermögens. Und ich war zugleich für jeden Augenblick dankbar. Es gab keinen Ort auf Erden, an dem ich lieber sein wollte.

In diesem Sommer bekamen wir ein Päckchen zugeschickt. Ich wog es in der Hand. Hmm … ziemlich schwer. Als wir es öffneten, sahen wir, dass uns jemand, den wir nicht kannten, ein umfangreiches, detailliertes Buch über Medizin, ihre Geschichte und ihre Kunst geschickt hatte. *Wo kam dieses Buch bloß her?* Eine beigelegte Notiz verwies auf eine der allerersten Seiten, auf der ein Kopf mitsamt Gehirn abgebildet war. Die Bildunterschrift lautete: »Für den Geist und für das Herz«. Unmittelbar darunter stand ein Zitat von Oscar Wilde: »Das Leben ist zu wichtig, um es ernst zu nehmen.« Und dann folgte ein Zitat von Johnny Castle, den Patrick in *Dirty Dancing* gespielt hatte: »Die Technik allein macht's nicht, du musst den Rhythmus spüren.« Wir hatten keine Ahnung, was dieses Zitat mit dem Buch zu tun hatte, weshalb wir es aufschlugen und durchblätterten, um es herauszufinden.

Wir fanden Texte und Illustrationen über die unterschiedlichsten medizinischen Behandlungsmethoden im Laufe der

Menschheitsgeschichte. Auf den ersten Blick sahen die Bilder allesamt aus, als stammten sie aus einem Horrorfilm! Es gab Fotos von Syphiliskranken und Darstellungen von Augenoperationen, die regelrecht barbarisch waren, sowie von antiquierten, grauenvollen chirurgischen Eingriffen zur Behandlung gebrochener Knochen und anderen, ernsthafteren Leiden ... Das Ganze war verstörend. Patrick und ich sahen uns an, und wir wussten nicht, ob wir lachen oder beunruhigt sein sollten.

»*Warum*, um Himmels willen, schickt uns jemand so ein Buch?«, fragte ich.

»Das ist wirklich total merkwürdig«, stimmte er mir zu.

Ob der Absender etwa glaubte, dass dieses Buch mit all den schauerlichen Fotos und Darstellungen dazu angetan sein könnte, uns im Kampf gegen Patricks Gesundheitsprobleme aufzumuntern? *Es gibt schon seltsame Leute,* dachte ich. Doch das Rätsel um dieses Buch beschäftigte mich so, dass ich es noch einmal durchblätterte, um eine Antwort zu finden ... Und dann entdeckte ich sie und brachte das Buch zurück zu Patrick.

»Jetzt weiß ich, warum man uns dieses Buch geschickt hat! Es ist gar nicht grauenvoll. Es ist sogar ... ziemlich gut«, sagte ich und las ihm das Zitat des Harvardprofessors Oliver Wendell Holmes sen. vor, das vor dem Vorwort angeheftet worden war:

> Es gibt nichts, was Menschen nicht tun werden, nichts, was sie nicht getan haben, um ihre Gesundheit zurückzuerlangen und ihr Leben zu retten. Sie haben sich bereitwillig halbwegs in Wasser ertränken und sich mit Gasen halb totpumpen lassen, sie haben sich bis zum Kinn in Erde eingraben und mit heißem Eisen versengen lassen wie Galeerensklaven, sie haben sich wie Dorsche mit Messern traktieren, sich Nadeln ins Fleisch stechen und sich die Haut anzünden lassen, sie haben alle möglichen Abscheulichkeiten geschluckt und für all das bezahlt, als

wäre es ein kostbares Privileg, sich versengen und verbrühen zu lassen, als ob Blasen ein Segen wären und Blutegel ein Luxus. Was könnte man zum Beweis ihrer Redlichkeit und Ernsthaftigkeit sonst noch verlangen?

Wir wollen leben. Und dieses Buch zeigte die Strapazen, die Menschen bereit waren, auf sich zu nehmen, um zu überleben und ihre Lebensqualität zu verbessern. Das Leben ist kostbar, es lohnt sich, dafür zu kämpfen! »Sieh nur, in welchem Maße«, lautete die Botschaft des Buches. Mir war sehr wohl klar, was dieses Zitat im Hinblick auf Patrick zu bedeuten hatte. Man musste sich bloß vor Augen halten, was Patrick und ich in den vergangenen zwanzig Monaten alles unternommen hatten. Was wir durchgemacht hatten!

Patrick nickte halbherzig, als wäre er nicht wirklich überzeugt. Aber ich glaube, er war gerade »voll auf Dilaudid«, wie er es nannte. Deshalb nahm er meine Entdeckung einfach nur zur Kenntnis und ging weg, um irgendetwas anderes zu tun.

Andererseits hatte er vielleicht auch gar keinen Anlass, dem, was ich ihm da nahebrachte, übermäßig viel Beachtung zu schenken, denn er durchlebte es schließlich jeden Tag. *Das Leben ist kostbar.* Selbstverständlich war mir sein Leben kostbar. Und ihm selbst natürlich auch.

Ich hätte alles Erdenkliche getan, um ihn zu behalten, außer ihn zu Voodoo-Heilern zu schleppen oder ihn irgendwelchen völlig abgedrehten Alternativtherapien zu unterziehen. Ich glaube entschieden an die Kraft des positiven Denkens und des eigenen Willens. Patrick und ich waren immer offen für Gebete und die unterschiedlichsten Heilkünste, auch gegenüber ionisiertem Wasser und irgendwelchen ergänzenden Substanzen, solange Patricks Ärzte keine Einwände erhoben und sie nicht seine Behandlung beeinträchtigten. Doch ich würde das *Leben* meines Mannes unter keinen Umständen einer Behandlungsmethode anvertrauen, deren Wirkung gänzlich unbewiesen war und einzig und allein auf Behauptungen irgendwelcher Leute basierte. Jedenfalls nicht, solange er nicht *selbst* danach verlangte. Es gibt so viele Geschichten über Menschen auf der Suche nach alternativen Behandlungsmethoden, die irgendwelchen Kurpfuschern aufgesessen sind, wie zum Beispiel der großartige Schauspieler Steve McQueen, der sich in Mexiko behandeln ließ, nur um sich jede Menge Geld aus der Tasche ziehen zu lassen und noch mehr zu leiden. Wir taten alles, was wir konnten, damit Patrick weiterlebte. Und jede Chemotherapie, die er durchzustehen hatte, verlangte ihm seine ganze Kraft ab. Doch er ließ sich nicht in Panik versetzen. Er fasste es so zusammen: »Ich will leben, aber ich werde nicht hinter dem Leben herjagen.« Seine Haltung war die eines unbeugsamen Siegers. Er würde tapfer genug sein, dies nach seinen eigenen Bedingungen durchzustehen.

Ich glaube, diese Worte bekräftigten seinen Lebenswillen.

Patrick setzte seine Antibiotikabehandlung noch die ganze Woche fort, und wir nutzten die Gelegenheit, um mit den Aufnahmen für das Hörbuch zu der Autobiografie zu beginnen, die wir soeben beendet hatten. Erstaunlicherweise war das Buch tatsächlich fertig geworden. Wir hatten sehr intensiv und hart daran gearbeitet und waren mit unserem Werk überaus zufrieden. Doch jetzt standen all die Dinge an, die auch erledigt werden mussten, wie die Auswahl der Fotos und das Einholen der Genehmigungen für ihre Veröffentlichung, die Absegnung von Presseerklärungen, des Covers und der Schrift, die letztmalige Prüfung der Korrekturfahnen … Außerdem sollten wir zeitgleich das Hörbuch in Angriff nehmen. Wir hatten vor, es zusammen mit dem Hörbuchproduzenten und einem Toningenieur direkt in Patricks Studio auf der Ranch aufzunehmen. Es war phantastisch, dass Patrick es selbst lesen wollte, doch ich machte mir Sorgen, ob er seine Kräfte nicht überstrapazierte.

Die letzte Infektion hatte ihm schwer zugesetzt, und er hatte sich längst noch nicht vollständig davon erholt. Ich schlug ihm vor, das Buch vielleicht von Donny lesen zu lassen, wenn er selbst sich nicht fit genug für die Aufnahme fühlte. Der geplante Veröffentlichungstermin für das Hörbuch rückte näher, und die Zeit lief uns davon, weshalb die Aufnahme gemacht werden musste. Donny war talentiert und hatte eine wunderschöne »Swayze«-Stimme, außerdem bliebe es auf diese Weise in der Familie.

Patrick machte ein finsteres Gesicht. »Ich halte das für eine ausgesprochen *schlechte* Idee.«

Donny war Ohrenzeuge dieser Worte, und als sich eine Gelegenheit ergab, nahm er mich zur Seite und vertraute mir an, dass sie ihn verletzt hätten.

»Meint er, dass ich meine Sache *so* schlecht machen würde?«, fragte er.

»Ach was!«, entgegnete ich. »Er kommt nur einfach nicht damit klar, dass es etwas geben könnte, was er nicht selbst schaffen kann.«

Patrick lässt sich von niemandem vorschreiben, ob er irgendetwas tun kann oder nicht, diese Entscheidung trifft er allein. Und niemand außer Patrick würde dieses Hörbuch lesen. Doch als der erste Aufnahmetag gekommen war, ging es ihm sehr schlecht. Elisa, die Produzentin, und unser Toningenieur setzten sich auf den Rasen und genossen den Tag. Sie waren großartig. »Nur keine Eile«, sagten sie. »Es wird schon, wann auch immer … Macht euch keine Sorgen.«

Ein paar Stunden später ging ich ins Schlafzimmer, um nach Patrick zu sehen, und schlug ihm behutsam vor: »Warum versuchst du es nicht einfach mal? Ich begleite dich runter ins Studio.«

»Ich fühle mich hundeelend«, stöhnte er und verzog das Gesicht.

»Na gut«, entgegnete ich. »Ich mache dir einen Vorschlag: Da die beiden nun schon mal da sind, gehst du ins Studio, wenigstens für zwanzig Minuten, und wenn du dich dann immer noch so schlecht fühlst, schicken wir sie für heute nach Hause.«

Er war einverstanden.

Ich litt mit ihm, als ich ihm ins Studio hinunterhalf. Doch wir wollten einen Versuch wagen. Er war unsicher auf den Beinen, weshalb er sich auf meinen Arm stützte, um sein Gleichgewicht besser halten zu können. Es ging ihm wirklich schlecht. Nachdem sie einander begrüßt hatten, entschuldigte ich mich und ging wieder nach oben. Schließlich wollte ich nicht Patricks Babysitter spielen! Zwanzig Minuten später rief ich über das Haustelefon im Studio an.

»Wie läuft es?«, erkundigte ich mich. »Braucht ihr irgendetwas?« Ich hörte, wie Patrick die anderen fragte, ob sie etwas trinken wollten. Dann war er wieder am Telefon.

»Nein, alles bestens«, sagte er.

»Wie geht es dir?«

»Ganz okay …«

»Soll ich dir einen Shake zubereiten?«, bot ich ihm an. »An dem du ein bisschen nippen kannst?« Das Wort »nippen« sagte ich mit dem Hintergedanken, ihn nicht wegen seines mangelnden Appetits unter Druck zu setzen, jedoch gleichzeitig dafür Sorge zu tragen, dass immer etwas Nahrung in Reichweite war.

»Ja«, entgegnete er, »das wäre gut.«

Ich bereitete den Shake zu und brachte ihn nach unten. »Ruf mich an, wenn ihr irgendetwas braucht.«

Und die Zeit verging …

Und noch mehr Zeit verging … Und ich dachte, keine Nachrichten seien gute Nachrichten. Doch …

Was machten sie bloß da unten? Schließlich griff ich erneut zum Haustelefon, um zu hören, was los war.

Und hatte einen lebhaften, gut gelaunt klingenden Patrick an der Strippe, der gerade in ein angeregtes Gespräch mit dem Toningenieur verwickelt war. »Also, damit kenne ich mich aus! Ich habe all die Gitarren gesammelt, und dann habe ich mir dieses Banjo zugelegt. Moment mal«, und dann wandte er seine Aufmerksamkeit mir zu. »Hallo Lisa, was gibt's?«

Es dauerte eine Sekunde, bis ich begriff. Ich war total baff. »Ich wollte nur mal hören, wie es dir geht. Und wie es so läuft ...«

»Ganz gut. Wir sind mit dem zweiten Kapitel durch und wollten gerade mit dem dritten anfangen«, berichtete er. Er klang kräftig und hatte offenbar gerade ein wenig geplaudert. Er rief in den anderen Bereich des Studios: »Was meint ihr, wie weit wir heute kommen?« Ich hörte Gemurmel im Hintergrund, dann war Patrick wieder am Telefon. »Vielleicht schaffen wir noch Kapitel vier. Mal sehen, wie weit wir kommen.« Er klang ... ganz wie der Alte.

Unglaublich. Ein paar Stunden zuvor war er kaum imstande gewesen, sich auch nur zu bewegen, und jetzt agierte er mit derselben Tatkraft wie bei den Dreharbeiten zu *The Beast*. Ich konnte die besten Ärzte ausfindig machen, die besten Behandlungsmethoden, das beste Essen, die beste Medizin, die besten Gebete ... aber meine beste Waffe gegen den Bauchspeicheldrüsenkrebs war Patrick selbst. Die Kraft, die er aufbringen konnte, innere wie auch äußere Kraft, erstaunte mich immer wieder.

Er verbrachte sechs Stunden lang mit den beiden in seinem Aufnahmestudio, bevor er es schließlich gut sein ließ und wir zu unserem allabendlichen Ritual übergehen konnten, das darin bestand, ihm seine Medizin zu verabreichen und die parenterale Nahrung zuzuführen. Es war nach Mitternacht, als er schließlich seine Kissen aufeinanderschichtete, um eine bequeme Lage zu finden.

Unsere komfortable Matratze bereitete ihm zusehends Schwierigkeiten beim Besteigen und Verlassen des Bettes, weshalb ich ihn gefragt hatte, ob er ein elektrisch verstellbares Krankenbett haben wolle. Über seine Antwort hatte er keine Sekunde lang nachdenken müssen.

»Nein.« Er schüttelte den Kopf.

»Warum denn nicht?«, fragte ich ihn. »So ein Bett wäre wahrscheinlich viel bequemer für dich. Du könntest den Kopf ohne diesen Kissenberg hochlagern und auch das Fuß-

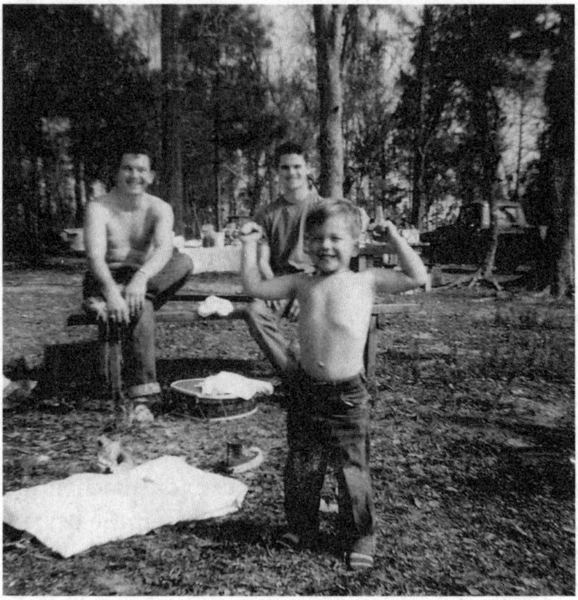

Der fünfjährige Patrick zeigt seine Muskeln, im Hintergrund lächeln sein Vater und ein Freund

ende erhöhen ...« Ich redete wie eine Verkäuferin auf ihn ein, weil ich dachte, dass er sich gegen ein Krankenbett sperrte, weil er sich in seinem eigenen Zuhause nicht wie ein Patient fühlen wollte. Aber darum ging es ihm gar nicht.

»Ich möchte mit dir im gleichen Bett schlafen«, stellte er klar.

Ich war gerührt und nickte.

In dieser Nacht stupste Patrick mich um halb fünf an und weckte mich. Er saß aufrechter als sonst, und ich sah, dass er zitterte.

»He, Lisa«, sagte er leise. »Ich habe plötzlich angefangen zu zittern ...« Der Rest seiner Worte fiel einem Schüttelfrostanfall zum Opfer.

Ich sprang sofort aus dem Bett und schob ihm ein Fieberthermometer in den Mund. Wenige Sekunden später piepte es: 39,3. Ich warf einen Blick auf die Uhr. *Halb fünf Uhr morgens. Großartig.* Ich wusste aus eigener Erfahrung im Krankenhaus, dass Dr. Hoffman bereits aufgestanden war und seine erste Visitenrunde drehte. Ich griff zum Telefon und rief ihn an.

»Hallo Dr. Hoffman. Patrick muss ins Krankenhaus. Er hat Schüttelfrost und 39,3 Grad Fieber.«

»Dann weisen wir ihn wohl besser ein«, stellte er fest. »Ich kümmere mich darum.«

Am frühen Nachmittag lag Patrick auf der Intensivstation des Cedars-Sinai Medical Centers. Seine Herzschlagfrequenz war auf 164 gestiegen. Krankenschwestern und Ärzte eilten aufgeschreckt umher und versuchten herauszufinden, wie sie seine Herzfrequenz herunterbringen konnten. Nachdem ich das Ganze ein paar Wochen zuvor schon einmal mit Patrick durchgemacht hatte, war ich verglichen mit dem Krankenhauspersonal ungewöhnlich ruhig. Sie machten sich Sorgen wegen seiner 164 Schläge pro Minute? Beim letzten Mal waren es 197 gewesen! Da kam erst mal Panik auf! Doch diesmal war ich vorbereitet und nannte ihnen den Namen des Medikaments, das beim letzten Mal gewirkt hatte. Dann wartete ich darauf, dass seine Symptome nachließen. Aber ich nahm seinen Zustand keinesfalls auf die leichte Schulter.

Patrick war schwer krank, und es gab einen sehr guten Grund dafür, weshalb er auf der Intensivstation lag. Ich hatte gelernt, gelassen zu bleiben, und glaubte fest daran, dass die Ärzte diese Infektion genauso in den Griff bekommen würden wie beim letzten Mal. Aber ich kann Ihnen sagen … Wir waren von Anfang an gewarnt worden, wie gefährlich eine Infektion für Patrick sein konnte, und während mich dieses Thema im vergangenen Jahr noch ziemlich unbeeindruckt gelassen hatte, hatte ich inzwischen großen Respekt vor Infektionen und betrachtete sie als ernst zu nehmenden Feind. *Mit so etwas war nicht zu spaßen!*

Einige Tage später verließ ich am Abend sein Zimmer auf der Intensivstation und trat hinaus auf den hell erleuchteten, leeren Flur, um Dr. Fisher in Stanford anzurufen. Es war schwierig, einen Ort zu finden, an dem man ein vertrauliches Telefonat führen konnte. In Patricks Zimmer wollte ich nicht telefonieren, denn er brauchte Ruhe, und ich wollte ihm keinen zusätzlichen Stress bereiten; im Wartebereich saßen meistens Menschen mit traurigem Blick, die auf weiß Gott was warteten; und bis zum Ausgang des Gebäudes, das die Intensivstation beherbergte, war es ein weiter Weg, und wegen der Sicherheitskontrolle am Empfang war es mit einigem Aufwand verbunden, wieder hineinzukommen. Wobei ich die Sicherheitskontrolle durchaus zu schätzen wusste. Sie gab mir die Gewissheit, dass sich niemand einfach zu Patrick hineinschleichen konnte. Also entschied ich mich, mein Telefonat auf dem leeren Gang zu führen, auf dem ich auf und ab ging und so leise wie möglich sprach, damit mein Echo nicht widerhallte.

Ich fragte Dr. Fisher, wie es seiner Einschätzung nach weitergehen würde, und besprach mit ihm die Optionen, die Patrick blieben. Dabei interessierte mich nicht allein, ob es ihm schwerfallen würde, den derzeitigen Erreger wieder loszuwerden, sondern auch, ob er, falls er wieder stabil genug würde, seine Krebsbehandlung fortsetzen könnte. Ich wollte einfach gewappnet sein. Ich wollte vorausdenken. Und ich glaube, dass es für mich in gewisser Weise wichtig war, mir die Zukunft auszumalen, anstatt mich einfach mitreißen zu lassen in eine unbekannte Finsternis.

Dr. Fisher erklärte mir erneut, wie wichtig es sei, die Chemotherapie auszusetzen, bis die Infektion vollständig besiegt sei. Eine verfrühte Wiederaufnahme der Chemobehandlung könne und würde für sein Immunsystem verhängnisvolle Folgen haben. »Es wäre im wahrsten Sinne des Wortes sein Sargnagel«, stellte Dr. Fisher klar. Ich versicherte ihm, dass ich ihn verstanden hätte. (Ich war tapfer, aber auch nicht darauf aus, das Schicksal herauszufordern.) Und nachdem wir uns beide auf den neuesten Stand der Tatsachen gesetzt hatten, ermutigte er mich, mich in dieser schwierigen Situation nicht unterkriegen zu lassen. Dann hielt er kurz inne, bevor er mit ernster Stimme fortfuhr: »Ich bereue zutiefst, bei unserer ersten Zusammenkunft in den Raum gestellt zu haben, dass Patrick es womöglich nicht schaffen könnte.«

»Sie waren realistisch«, entgegnete ich, »und Sie waren nicht der einzige Arzt, der uns eine rundum schonungslose und ehrliche Einschätzung der Situation gegeben hat.«

»Ich wünschte trotzdem, dass ich es nie gesagt hätte«, stellte er klar. »Ehrlich.«

»Es ist wirklich erstaunlich, wie gut Patrick durchgehalten hat«, beteuerte ich. »Wirklich erstaunlich.«

»Ja.« Dr. Fishers Tonfall heiterte sich ein wenig auf. »Ich kann nur sagen … hätte ich jedes Mal, wenn ich dachte, dass Patrick es nicht schaffen würde, um ein Sixpack Bier gewettet, wäre ich jetzt ein sehr armer Mann.« Nach einer Pause fügte er hinzu: »Ich wünschte, wir wären uns zu einer anderen Zeit begegnet, dann hätten wir richtig gute ›Weißes-Pack-Kumpels‹ werden können.«

Es war eine lustige Bemerkung, und ich musste lachen. Er kam darauf, weil er Patrick einmal eine Geschichte über sein altes Auto erzählt hatte, das sich bei Regen immer mit Wasser gefüllt hatte, weshalb er große Löcher in den Boden gebohrt hatte, damit das Wasser abfloss. Daraufhin hatte Patrick ihm die Geschichte von seinem DeLorean erzählt, der zwei Jahre lang aufgebockt in seiner Einfahrt gestanden hatte, woraufhin wir uns zum »gehobenen weißen Pack« hatten zählen können.

Und dann sagte Dr. Fisher noch etwas, was ich nie vergessen werde. Ich glaubte zwar nicht, dass mir so viel Anerkennung gebührte, aber es bedeutete mir sehr viel …

»Und ich muss Ihnen noch etwas sagen: Ohne Sie würde Patrick nicht mehr leben. Er hätte niemals so lange durchgehalten.«

Ich wusste diese Worte wirklich zu schätzen. Und falls in ihnen tatsächlich etwas Wahres gesteckt haben sollte, glaube ich trotzdem nicht, dass Patrick nur aufgrund meiner Zuwendung und seiner medizinischen Behandlung durchgehalten hatte. Zu einem Teil lag es gewiss auch daran, dass er mich nicht verlassen wollte. Und damit meine ich nicht, dass er es möglicherweise nicht ertragen konnte, nicht mehr bei mir zu sein, obwohl auch das zutreffen mochte. Vielmehr hatte ich manchmal das Gefühl, dass er um meinetwillen blieb. Dass er so hart kämpfte, um sich nach besten Kräften »um mich kümmern« zu können. Er wusste, dass ich mir nichts sehnlicher wünschte, als dass er mich nicht verließ, und ich versuchte, nicht allzu viel darüber nachzudenken, denn es bereitete mir ein schlechtes Gewissen. Ich fürchtete, dass er sich womöglich unter Druck gesetzt oder emotional erpresst fühlen könnte, einfach durchhalten zu *müssen*, weil es mir zu sehr wehtäte, wenn er von mir ginge. Ich wollte ihn nicht leiden sehen. Doch ich behielt diese Karte, die mit seinem eigenen Schuldbewusstsein spielte, immer in der Hinterhand. Und obwohl wir fast nie darüber sprachen, wussten wir beide unterschwellig, dass sie da war. Ich hoffte nur, dass ich mich immer angemessen verhielt, auch wenn ich diese Karte ausspielte. Doch ich wollte sie nicht wegwerfen. In Wirklichkeit wollte ich ihn aus purem Egoismus einfach nur bei mir behalten.

Unsere vier Tage im Krankenhaus vergingen nicht ohne Probleme und Ungemach. Da wir nun schon einmal dort waren, nutzten wir die Gelegenheit, einige Dinge zu regeln, die seine inneren Funktionen betrafen. Patrick schluckte eine winzige Kamera, die sein Inneres filmte, während sie seinen Magen und seinen Darm passierte, damit wir Klarheit bekamen, warum er leichte Blutungen im Darm und Blut im Stuhl hatte. Wir versuchten auch, den neuen Portkatheter justieren zu lassen, den ich hasste, weil er nicht annähernd so gut funktionierte wie der vorherige. Und wir ließen ihm einen intravenösen Filter einsetzen, der verhindern sollte, dass ein mögliches Blutgerinnsel in seine Lunge gelangte, was tödlich ausgehen konnte. Als er vom Einsetzen des intravenösen Filters zurückkam und von der Transportliege auf sein Krankenhausbett gelegt wurde, quoll hellrotes Blut unter seinem Klinknachthemd hervor. Ich riss entsetzt die Augen auf. Zum Glück zuckte die erfahrene Krankenschwester nicht einmal mit der Wimper und erklärte mir, dass dies nach dem Einsetzen eines intravenösen Filters manchmal vorkomme, und dann ging sie kurz weg, um etwas zum Saubermachen zu holen. Ich war froh, dass die Schwester da war! So viel Blut fließen zu sehen kann, gelinde gesagt, ganz schön beunruhigend sein. Ich fühlte mich wie die von Patrick gespielte Vida in dem Film *To Wong Foo, thanks for Everything, Julie Newmar,* als sie müde ruft: »Oh, was braut sich denn jetzt zusammen?«

Nach fünf Tagen im Krankenhaus schaffte Patrick es tatsächlich, wieder einmal die Infektion zu besiegen. Am 18. August durfte er nach Hause. Es war sein Geburtstag!

Auf dem Nachhauseweg fuhr ich unseren Pick-up rechts ran, sprang aus dem Wagen und huschte in meine Lieblingsbäckerei auf der Melrose Avenue, wo ich für die zu Hause geplante Geburtstagsfeier im engsten Kreis einen köstlichen Schokoladenkuchen erstand. Anfang des Monats hatte ich noch etwas Größeres geplant; ich wollte einen Latin Dinner Club ausfindig machen, in dem Salsa gespielt und getanzt wurde. Auf einem meiner Shopping-Ausflüge hatte ich mir sogar extra ein neues Kleid gekauft, das ich zu diesem Anlass tragen wollte. Doch als der Monat seinen Lauf nahm, wurde mir zunehmend klar, dass ich mich wohl nicht darauf verlassen konnte, dass Patrick seinen Geburtstag auf diese Weise feiern konnte. Dieser Gedanke war mir zum allerersten Mal gekommen. Und er gefiel mir gar nicht. Patrick war immer imstande gewesen, sich zu einem entsprechenden Anlass aufzuraffen ... Doch ich gab meinem Bauchgefühl nach und sagte die große Party ab. Wie sich herausstellte, war es eine kluge Entscheidung gewesen; durch seinen Krankenhausaufenthalt wären unsere Pläne *sowieso* durchkreuzt worden. Stattdessen stocherten Donny und ich nun also an dem Schokoladenkuchen herum, den Patrick natürlich nicht einmal probieren wollte. (Aber es ist schließlich der gute Wille, der zählt, oder?) Auf jeden Fall wurden wir alle belohnt, weil es ihm gut ging, er einen weiteren Sieg über eine schwere Infektion davongetragen hatte und wieder nach Hause gekommen war. Das war wirklich ein schönes Geburtstagsgeschenk. Und ein hart verdientes dazu.

Pure Hartnäckigkeit. Es fiel uns schwer, diese Siege nicht als persönliche Siege zu empfinden. Ich fühlte wie Patrick und erzwang sie durch reine Willenskraft. Und so wachten wir morgens auf und feierten jeden neuen Tag. *Er ist noch da!*

Allerdings hatte ihm jede dieser Infektionen ziemlich zugesetzt. Ich wartete weiter darauf, dass er sich erholte und wieder so stark wurde, wie er immer gewesen war. Noch in diesem Sommer hatte er wieder so gut ausgesehen und sich so wohlgefühlt, dass wir sogar über die Möglichkeit geredet hatten, vielleicht eine zweite Staffel von *The Beast* zu drehen. Und jetzt versuchte er, erneut auf die Beine zu kommen. Nur dass er diesmal schwächer und anfälliger war als zuvor ... Ich war vor allem darauf bedacht, dass er sich so weit erholte – eine weitere Woche vielleicht noch –, damit sein Körper eine Chance bekam und wir wieder die schweren Geschütze auffahren konnten, um dieser Krankheit den Garaus zu machen. Nur noch eine weitere Woche ...

Als wir aus dem Krankenhaus nach Hause kamen, stand in unserem Schlafzimmer ein Krankenbett für Patrick bereit. Ich hatte schließlich doch eins bestellen müssen, denn er brauchte es dringend, um bequemer liegen zu können, und es erleichterte ihm das Leben spürbar. Außerdem war mir eine Lösung für das Problem eingefallen, das er mit dem Bett hatte: Ich hatte für mich selbst ein gebrauchtes Krankenbett aufgetrieben und es so neben das von Patrick stellen lassen, dass wir, wenn wir zu Bett gingen, immer noch nebeneinander schliefen, nur eben in miteinander wetteifernden, elektrisch verstellbaren Betten. Und wie immer berührten unsere Körper sich an irgendeiner Stelle.

Patrick widmete sich erneut der Aufnahme seines Hörbuchs *The Time of My Life: Die Geschichte meines Lebens*, die er wegen seiner jüngsten Infektion so jäh hatte unterbrechen müssen. Als er aus dem Krankenhaus zurück war, hatte ich mich gefragt, wie er je noch einmal die Energie für weitere Aufnahmesitzungen aufbringen wollte. Manchmal brauchte er einen halben Tag, bevor er es hinunter ins Studio schaffte, aber wenn er erst einmal dort war, bekam er seinen Schauspieler-Adrenalinkick, und man brauchte fast ein Brecheisen, um ihn wieder aus dem Aufnahmestudio herauszubekommen. Was in etwa der Weise entsprach, in der er alles anging, egal ob er krank war oder gesund. Doch es war wieder einmal völlig verblüffend, woher er die Energie nahm. Wer es nicht mit eigenen Augen gesehen hat, kann es sich nicht wirklich vorstellen.

»Das ist die Blues-Slide-Gitarre von Robert Johnson«, schwärmte Patrick dem Toningenieur vor. »Schönes Stück, nicht wahr? Hier, spiel mal, sie hat einen unglaublichen Klang.«

»Hallo! Hallo!« Ich war oben im Haus und versuchte, mir über das Haustelefon Gehör zu verschaffen.

»Hi, Lis, was gibt's?«, fragte Patrick gut gelaunt.

»Macht ihr da unten Musik?«, fragte ich perplex.

»Ja. Matt spielt und komponiert. Wir haben gerade zwei Kapitel fertig, und da habe ich ihm mal meine Robert Johnson gezeigt«, erklärte er mir. »Ist kein Scherz.« Er lachte in sich hinein.

Ich hatte auch einige Passagen zu lesen und verbrachte viel Zeit damit, einfach nur unten bei ihnen im Studio zu sitzen. Es schien, als wären wir dort in einer anderen Welt. Der Krebs war immer noch da, er verschwand ja während der

Stunden, die wir mit den Aufnahmen verbrachten, nicht einfach, doch Patrick verbannte ihn nach draußen vor die Studiotür. Und während wir das Hörbuch produzierten, legten wir immer mal wieder eine Pause ein und hatten unseren Spaß, indem wir zusammen mit Matt Musik machten. Patrick und ich sangen laut zu einer Aufnahme von Luke Reeds »Spanish Rose« mit, neuerdings einer von Patricks Lieblingssongs, Matt spielte irgendein fetziges Stück auf der Gitarre, und dann boten wir eine richtig laute, erstklassige Liveversion von »Up Against The Wall Redneck Mother«, bevor wir irgendwann wieder ernst genug waren, um uns erneut der Aufnahme des Hörbuchs zu widmen. Es war so lustig! Wir hatten alle unseren Spaß. Einmal machte Patrick bis drei Uhr morgens mit den Tonaufnahmen weiter! Matt vertraute mir später an: »Wir haben uns Sorgen gemacht, dass wir Patrick womöglich zu viel abverlangen.« Er schüttelte ungläubig den Kopf. »Aber er machte unermüdlich weiter, war voller Energie, und plötzlich war es schon nach zwei Uhr morgens. Letztendlich hat er *mich* geschafft. Dabei bin ich gar nicht derjenige, der krank ist!«

Das war Patrick, wie er leibte und lebte.

Noch erstaunlicher stellt sich seine Tatkraft dar, wenn man bedenkt, dass er während der Tage, an denen er das Hörbuch aufnahm, bereits die nächste Infektion ausbrütete.

Kapitel 21

Die letzte Infektion

Der neue Krankheitserreger war eigentlich nicht über die Maßen gefährlich, aber er führte trotzdem dazu, dass Patrick sich nicht besonders gut fühlte. Es handelte sich um das Bakterium Stenotrophomonas maltophilia. Dr. Hoffman verordnete Patrick das entsprechende Antibiotikum. Die Tatsache, dass er trotz seiner angeschlagenen Gesundheit viele Stunden in die Aufnahme des Hörbuchs investierte (drei weitere ausgedehnte Tage lang), zeigt nicht nur, was für ein unglaublich zäher Bursche er war, sondern auch, dass er das, was in seinem Körper vor sich ging, gewissermaßen völlig ausblenden konnte.

Als die Aufnahme des Buchs vollbracht war, verfiel Patrick wieder in seinen vorherigen Zustand, in dem sein Körper gegen die Infektion angekämpft hatte. Er war sehr schwach und streckte beim Gehen den Arm aus, um sich, an was auch immer, abzustützen. Er fühlte sich oft unwohl und hatte kaum mehr Energiereserven. Donny und ich machten uns Sorgen wegen seiner Gewohnheit, mitten in der Nacht aufzustehen und umherzuwandern, während wir schliefen. Es war eine durchaus berechtigte Sorge, denn es bestand die Möglichkeit, dass Patrick hinfiel und sich ernsthaft verletzte oder sich in sonst eine missliche Lage brachte. Einmal war er bereits gestürzt, als er mit dem Fuß an einer Stufe hängen geblieben und mit voller Wucht auf den Boden gestürzt war. Sein angeschlagener Zustand und die Medikamente, die er nahm, sorgten dafür, dass seine Reflexe nicht mehr richtig funktionierten. Ich überlegte, wie ich es einrichten könnte, dass ihn nachts jemand im Auge behielt, aber das war nicht so einfach, denn wer auch immer diese Aufgabe übernähme, würde die ganze Nacht vor unserer Schlafzimmertür ausharren und Patrick folgen müssen, wenn er aufstünde. Es war eine gruselige Vorstellung, die ganze Nacht lang einen fremden Menschen vor seinem Schlafzimmer sitzen zu haben, und Patrick wollte davon schon gar nichts wissen. Donny und ich berieten kurz darüber, ob einer von uns die »Nachtschicht« übernehmen sollte, doch das hätte bedeutet, dass derjenige, der nachts aufblieb, den ganzen Tag über hätte schlafen müssen, wenn all die wirklich wichtigen Arbeiten anstanden und sich unser eigentliches Leben abspielte. Also drückte ich einfach die Daumen und beschloss, es darauf ankommen zu lassen. Falls ich *wirklich* jemanden für die Nachtpflege brauchte, würde ich schon merken, wann es tatsächlich unerlässlich wäre.

Trotz seiner Schwäche hegte ich immer noch die Hoffnung, dass es ihm lange genug gut genug ging, um die Krebsbehandlung wiederaufnehmen zu können und erneut eine Wende zum Besseren zu schaffen. Es hatten sich schließlich schon andere Wunder ereignet. Und im vergangenen Jahr hatte er auch mal ziemlich schlecht ausgesehen und war erstaunlich gut wieder auf die Beine gekommen. Wir hatten die Engel auf unserer Seite. Und ich hatte nicht die Absicht, die bestehenden Möglichkeiten zu unterschätzen. Jeder Tag konnte eine Neuentdeckung bereithalten. Und ganz gewiss würde ich Patrick nicht unterschätzen.

Wir waren vor diesen einander ablösenden Infektionen gewarnt worden – Infektionen, die aufeinander folgen und darin nicht einzudämmen sind –, und ich wusste, dass Dr. Hoffman, Dr. Fisher und unsere Spezialistin für Infektionskrankheiten, Dr. Chung, den starken Verdacht hegten, dass genau diese Lawine bei Patrick ins Rollen gekommen war.

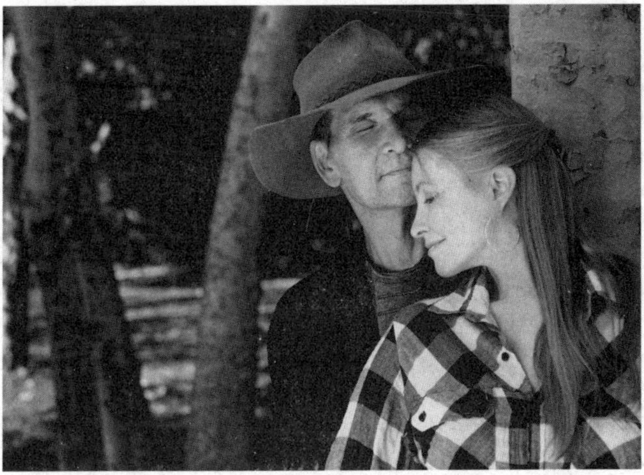
Eines der letzten Fotos von uns beiden, August 2009

Er war im Laufe des zurückliegenden Monats tatsächlich von so einigen Infektionen heimgesucht worden, aber er hatte sich doch von allen erholt, oder?

Wobei ... von den letzten Infektionen hatte er sich kaum erholt. Aber das hieß nicht, dass wir aufgeben würden. Wir hielten durch.

Dennoch nahmen wir die Sorgen der Ärzte gebührend zur Kenntnis.

Genau in dieser Zeit brach im Los Angeles County einer der schlimmsten Waldbrände der Geschichte aus. Man nannte ihn das »Station Fire«, und es handelte sich um ein wirklich verheerendes Feuer. Während zunächst eine Fläche von gut 18 000 Hektar in Flammen stand, waren innerhalb weniger Stunden bereits 40 000 Hektar betroffen, und am Ende fielen nahezu 65 000 Hektar den Flammen zum Opfer. Unsere Ranch grenzt direkt an den Angeles National Forest, befand sich also sozusagen unmittelbar im Hinterhof des Feuers. In einer Entfernung von weniger als einer Meile wurden Menschen evakuiert, auf dem Gelände der Antelope Valley Fair in Lancaster und des Pierce College in Woodland Hills wurden große Unterstände für evakuierte Tiere errichtet, später dann sogar auch ein Stück weit unsere Straße hinunter, in der Nähe des Hansen Dam. Mit all den Feuerwehrleuten, den Straßensperren und der Ausrüstung sah es aus, als wäre in unserer Nachbarschaft eine Armee einmarschiert und als lebten wir im Ausnahmezustand.

In den zurückliegenden zwanzig Jahren war unser Anwesen diverse Male von einem Feuer bedroht gewesen, jedoch noch nie von einem so verheerenden.

Unsere Aufmerksamkeit galt voll und ganz Patricks Befinden nach seiner letzten Infektion. So positiv unsere Einstellung auch war – die neuerliche Verschlechterung seines Gesundheitszustands zerrte an unserem Nervenkostüm und bereitete uns innerlich Kummer. Wir arbeiteten mit eiserner Entschlossenheit darauf hin, dass es ihm besser ging und er wieder in die Spur kam. Patrick blieb standhaft und unbeirrbar. Zusätzlich zu diesen jüngsten Infektionen waren weitere Probleme aufgetreten. Probleme mit zunehmenden Flüssigkeitsanreicherungen, weiteren Blutgerinnseln, mit dem Darm, dem empfindlichen neuen Portkatheter, der immer noch nicht richtig funktionierte ... und zu alledem war er immer häufiger benebelt von den hohen Dilaudid-Dosen. Das alles war eine echte Herausforderung für mich *und* für Patrick *und* für Donny. *Eine enorme Herausforderung.* Mit dem gefährlichen Waldbrand in unserer unmittelbaren Nähe betete ich darum, dass ich nicht auch noch die Pferde evakuieren musste, vor allem weil ich drei kleine Fohlen hatte, von denen eins erst zwei Wochen alt war. Sie unter diesen Umständen umsiedeln zu müssen, konnte traumatisch für sie sein.

Weniger als eine halbe Meile von uns entfernt wurden inzwischen bereits einige große Pferdeställe zwangsevakuiert. Mein Bruder Paul und ich hielten uns mehrmals täglich über die Entwicklung der Feuerfront auf dem Laufenden und versuchten, ihre weitere Entwicklung vorherzusagen ... Mir schien es in jenem Moment einfach unbegreiflich, dass *so viel* auf einmal passierte. Ich fühlte mich wie vor den Kopf geschlagen und lebte in einem ständigen Alarmzustand und permanenter Angst ...

> Es sieht so aus, als ob aus allen Richtungen Feuer auf uns zukommen. Am liebsten würde ich mich einfach hinhocken, mir die Ohren zuhalten und hin und her schaukeln wie ein kleines Kind. Offenbar habe ich die Vorstellung im Kopf, dass ich, solange ich auf meinen Beinen stehe und atme, immer weitermachen kann ... Ich stehe auf meinen Beinen, ich atme. Und dennoch ... dennoch ... Du gibst mir etwas, worauf ich meine Aufmerksamkeit richten kann. Lass mich nicht über die vielen Feuer nachdenken, die auf mich zukommen. Ich kann mich fangen. Ich kann es noch mal schaffen.
>
> 2. September 2009

Zum Glück hatte ich Freunde, die vorbeikamen und mich wissen ließen, dass ich auf ihre Hilfe zählen konnte, wenn ich sie benötigte. Da war Ame, deren Freund einen Anhänger besaß und bereits Pferde weggeschafft hatte. Dann waren da Arabella, eine ausgewiesene Pferdeexpertin, die bereit war, jederzeit herbeizueilen, und Paul, der die Telefonnummer eines anderen Pferdetransporteurs hatte ... Das Feuer wütete bis zum zweiten Gebirgskamm hinter unserem Haus, also keine halbe Meile von uns entfernt. Für den Fall, dass das Feuer unseren Hügel hinunterrasen sollte, standen außerhalb unseres Tors am Ende der Straße Löschtrupps bereit, denn wenn sie es nicht früh genug aufhielten, wäre es zu spät.

Ruß und Asche bedeckten alles ...

Die metaphorische Bedeutung meines Satzes über die verheerenden Feuer, die aus allen Richtungen kommen, entging mir keineswegs, wobei ich jedoch zu dem Schluss kam, dass nicht alles eine Bedeutung hat, sondern dass es manchmal einfach dumm läuft, nach dem Motto »Shit happens«. Ich war in dem Glauben groß geworden, dass dein Leben irgendwie auf dich zurückgespiegelt wird. Dass deine Gefühle und was oder wer du bist, in den Menschen, den Dingen und den Situationen, die dich umgeben, wiederzufinden ist. Es ist, wie Patrick zu sagen pflegte, als er buddhistische Gebetsriten praktizierte, in seinem Leben gerade einiges schieflief und sein Altar mit Staub bedeckt, das Grünzeug verdorrt und das Wasser in den Schalen weitgehend verdunstet war: »Wenn du wissen willst, wie mein Leben momentan aussieht, brauchst du dir nur meinen Altar anzugucken!« Und jetzt betrachtete ich mein Leben, und ringsum brannte es lichterloh.

Zerstörung rollte auf uns zu …

Zudem war mir aufgefallen, dass auf unserem Anwesen während der zurückliegenden drei Monate auf unerklärliche Weise Bäume zu sterben begonnen hatten. Bäume, die schon da gewesen waren, bevor wir die Ranch vor mehr als zwanzig Jahren gekauft hatten und die immer gesund gewesen waren. Als ich den ersten zugrunde gehen sah, dachte ich: *Ach, das ist ein alter Aprikosenbaum. Aprikosenbäume sterben eben, wenn sie alt sind.* Aber es waren nicht nur Obstbäume betroffen. Drei weitere Bäume starben ab. Und dann noch weitere … bis es plötzlich neun Bäume waren, die auf mysteriöse Weise zu totem Holz geworden waren …

Spiegelte sich da mein Leben wider? Oder mein und Patricks Leben? Ich wollte nicht allzu viel Zeit damit verschwenden, darüber nachzudenken, doch jedes Mal, wenn ich aus dem Küchenfenster sah, *starrten mich diese toten Bäume an.* Falls mir all dies eine Botschaft übermitteln sollte – die Feuer und die toten oder sterbenden Bäume –, dann signalisierte sie mir ziemlich deutlich, dass meine Welt zusammenbrach. Doch ich setzte weiter einen Fuß vor den anderen und war immer noch unermüdlich. Schließlich musste ich mich um meinen Schatz kümmern. Und wenn ich die Stuten und die Fohlen würde evakuieren müssen, würde ich vermutlich ein paar wehleidige Tränen vergießen, mich dann zusammenreißen und es einfach tun. Meine Welt war erschüttert, sie schwankte unter dem Druck, doch es war nicht die Zeit, um in Tränen auszubrechen. Ich war bis hierher gekommen, und ich wollte verdammt sein, wenn ich zuließe, dass ich jetzt zusammenbrach.

Und Patrick war immer noch darauf bedacht, nach seinen eigenen Bedingungen mit dem Leben klarzukommen.

Das Station Fire wütete den achten Tag, zwei Feuerwehrmänner waren ums Leben gekommen. Der Brand war nur zu zwanzig Prozent unter Kontrolle, und wir waren noch längst nicht aus dem Schneider.

Patrick hatte einen Termin im Cedars-Sinai, wo die Flüssigkeit abgesaugt werden sollte, die sich in seinem Körper angesammelt hatte, Druck auf seinen Bauch ausübte und ihm das Liegen und Atmen erschwerte. Die Sache mit diesen Flüssigkeiten ist wirklich verrückt – es ist ein regelrechter Teufelskreis, denn dein Körper denkt, dass er dehydriert ist, weshalb er mehr Flüssigkeit produziert, woraufhin die Venen zu »weinen« beginnen und dein Körper deine Nieren mit einem Trick dazu zu bringen versucht, zu denken, dass du sehr wohl hydriert bist, damit keine weitere Flüssigkeit produziert wird. Doch wie wir erfuhren, war die Funktion von Patricks Organen aufgrund seiner Erkrankung beeinträchtigt, weshalb es sowieso nie besser werden würde. So war das. Da sind Sie froh, dass Sie nicht weiter nachgefragt hatten, oder? Jedenfalls brachte Donny Patrick normalerweise zu diesen Parazenteseterminen – oder zum »Bauch anzapfen«, wie ich es immer zu nennen pflegte –, doch in letzter Zeit fühlte ich mich zusehends unwohl, wenn ich länger nicht an Patricks Seite war. Sein Gesundheitszustand war heikel, und ich machte mir Sorgen, was passieren könnte, wenn ich nicht bei ihm war. Ich wollte einfach kein Risiko eingehen. Jedes Mal, wenn ich den Raum verließ, hielt ich vorher kurz inne, um ihm zu sagen, dass ich ihn liebte, und gab ihm einen Kuss oder drückte seine Hand. Doch an diesem Tag konnte ich ihn nicht selber fahren, dafür war das Feuer zu nah, und Paul und ich mussten für den Fall, dass die Pferde schnellstens evakuiert werden mussten, in Bereitschaft sein und zu Hause bleiben. Deshalb war ich dankbar, dass Donny Patrick zu seinem Termin bringen wollte, wie er es schon etliche Male getan hatte. Ich hatte vollstes Vertrauen, dass er sich ausgezeichnet um Patrick kümmerte.

Als sie weg waren, verfolgte ich weiter die Nachrichten über das Feuer und erledigte ein paar Dinge, die liegen geblieben waren. Seit ihrer Abfahrt war nicht einmal eine Stunde vergangen, als Donny anrief ...

»Lisa?«, begann er. »Wir sind jetzt im Behandlungszentrum, und Buddy geht es plötzlich schlechter.«

Ich sprang auf. »Wie bitte?«

»Ja«, fuhr er fort, »er zittert heftig. Und er sieht nicht gerade gut aus.«

»Bleib, wo du bist«, wies ich ihn nachdrücklich an. »Ich rufe den Arzt an und sorge dafür, dass er umgehend stationär aufgenommen wird. Ich rufe dich sofort zurück, okay?«

»Okay.« Er beendete das Gespräch.

Ich rief Dr. Hoffman an und berichtete ihm, wie es um Patrick bestellt war. Dann rief ich die Patientenbetreuung im Cedars-Sinai an, damit sie sich darauf einstellten, Patrick umgehend aufzunehmen. Anschließend rief ich Donny zurück.

»Sie sorgen dafür, dass ihm ein Zimmer vorbereitet wird«, informierte ich Donny. »Haltet noch ein bisschen durch.«

»Alles klar, machen wir«, entgegnete er angespannt.

Ich konnte kaum glauben, dass die neuerliche Infektion ausgerechnet jetzt voll ausbrach, und teilte Donny mein Erstaunen mit. »Mein Gott, was für ein Zufall, dass es ausgerechnet in dem Moment passiert, in dem er sich bereits *im Krankenhaus* befindet!« Ein Gefühl süßer Erleichterung überkam mich; was für ein Glück, dass er bereits am richtigen Ort war. Ich wertete es als gutes Zeichen.

»Wie geht es ihm?«

»Er fühlt sich schlecht und zittert stark. Ich habe ihn in einen Rollstuhl gesetzt, und wir haben uns hier an die Seite gestellt. Außerdem habe ich ihn mit mehreren Decken zugedeckt.«

»Gut. Behalte seine Temperatur im Auge. Sie darf nicht zu sehr ansteigen.«

Ich warf schnell ein paar Sachen in meine Reisetasche (ja, ich hatte *immer* noch keine reisefertige Tasche im Auto deponiert) und machte mich auf den Weg ins Krankenhaus. Bevor ich losfuhr, vergewisserte ich mich, dass mein Bruder Paul sämtliche Telefonnummern von den Leuten hatte, die ihm notfalls beim Transport der Pferde helfen konnten.

Im Krankenhaus wurde der eigentlich stets freundliche Donny währenddessen allmählich wütend. Inzwischen war eine *ganze Stunde* vergangen, und er stand *immer noch* in dem kleinen Raum im hinteren Bereich des Behandlungszentrums neben dem Rollstuhl mit dem desorientierten, leidenden Patrick. Schließlich verlor er die Geduld, trat hinaus in den Flur, stellte sich allen in den Weg und schrie: »He! Mir wurde vor einer Stunde gesagt, dass mein Bruder auf die Intensivstation muss! *Das heißt doch wohl, dass er inzwischen längst auf der Intensivstation sein sollte!*«

Sein Ausbruch fand Beachtung, und er und Patrick wurden innerhalb von Minuten zur Intensivstation eskortiert.

Ich fuhr durch das Tor der Rancho Bizarro, vorbei am Feldlager der Feuerwehrleute, an den Zelten, Lastwagen und den provisorischen Ställen für die evakuierten Pferde in Orcas Park und bog auf die Autobahn 210 in Richtung Westen. Ich blickte zurück auf die Flammen, die bis in den ganz in unserer Nähe gelegenen Tujunga Canyon züngelten, und auf die grotesk riesigen, bedrohlichen Rauchwolken, die sich an einigen Stellen bis zu einer Höhe von mehr als sechstausend Metern auftürmten. Ich ließ all das weit hinter mir. Wenn die Pferde evakuiert werden mussten, lag dies jetzt nicht mehr in meiner Hand. Ich vertraute denjenigen, die sich darum kümmern würden.

Die aggressive Infektion, die alarmierende Herzschlagfrequenz ... es ist alles wie beim letzten Mal. Er macht alles noch einmal durch. Und wie beim letzten Mal ist sein Zustand nach ein paar Tagen stabil genug, um ihn auf ein normales Zimmer verlegen zu können. Doch diesmal klingt die Infektion nicht ab. Der Kardiologe ändert seine Medikation und versucht, Patricks immer noch sprunghaften Herzschlag zu beruhigen. Der Portkatheter, der nie richtig funktioniert hat, wird entfernt, da er als eine mögliche Infektionsquelle gilt. Also wird Patricks Arm wieder an einen normalen Infusionsschlauch angeschlossen, der in der Handhabung trotz allem aufwendiger ist als der launische Portkatheter. Es wird ein Termin vereinbart, um einen PleurX-Katheter zu implantieren, eine Art halb dauerhafte Öffnung über einen Verbindungsschlauch, mit dessen Hilfe wir die aufgestaute Flüssigkeit absaugen können, die sich jetzt ständig sammelt. Ich passe gut auf, wie man die Drainage durchzuführen und was man mit der Flüssigkeit zu tun hat, und mache mir Sorgen, dass dieses Schlauchsystem eine weitere mögliche Infektionsquelle darstellen könnte. Ich denke an die Zukunft ... doch ein anderer Teil von mir sorgt sich um etwas anderes ...

»Weißt du was?« Ich saß mit Patrick in seinem Zimmer. »Wir waren ja gerade erst aus dem Krankenhaus gekommen, und deshalb bin ich gar nicht dazu gekommen, dir ein Geburtstagsgeschenk zu besorgen. Fällt dir etwas ein, das du gern haben würdest?«

Ich sah, dass Patrick nachdachte. Er hatte kaum Energie, aber er machte sich, was meine Frage betraf, ernsthaft Gedanken. Nach einer Weile erwiderte er langsam mit leiser Stimme: »Ein GPS.«

Damit hatte ich nun gar nicht gerechnet.

»Ein GPS?«, hakte ich nach.

»Ja ... eins, das wir im Auto benutzen können.«

Ich nickte. Nur – *wo würden wir wohl hinfahren? Was würden wir unternehmen, dass wir ein Navigationssystem benötig-*

ten? Ich wollte nicht pessimistisch sein, aber ich hatte große Zweifel, dass wir je noch einmal in unbekannte Gegenden aufbrechen würden.

Ich klappte meinen Laptop auf und warf einen flüchtigen Blick, um zu sehen, wo ich ein GPS erstehen konnte ... doch ich verfolgte die Sache nicht weiter.

Es war für mich ein erstes Zeichen.

Ich hatte Angst. Angst, dass ich jetzt an diesem »Punkt« angelangt war. Sein Zustand verbesserte sich nicht, und Patrick schien mehr denn je abzubauen. Er war so schwach, dass es ihm schon schwerfiel, überhaupt aufzustehen.

Und mir geisterte ein furchtbarer Gedanke durch den Kopf ... *Vielleicht würde er sich gar nicht mehr erholen.* Zum ersten Mal fragte ich mich, ob ich eigentlich noch optimistisch war ... ich meine, *realistisch* optimistisch, was seine mögliche Erholung anging, oder ob ich mich der Wahrheit versperrte. Ich tastete mich vorsichtig an die Situation heran ... Ich hatte mir immer versprochen, ihn gehen zu lassen und ihn nicht leiden zu lassen, wenn die Zeit gekommen wäre. Sie war dann gekommen, wenn die Lage hoffnungslos war und es keine Aussicht mehr auf Besserung gäbe. Patrick und ich hatten viele Tiere, schöne Tiere, die uns sehr ans Herz gewachsen waren und die wir pflegten, wenn sie krank waren. Wir brauchten immer eine Weile, aber mit der Zeit verstanden wir, dass es grausam war, sie weiter am Leben zu erhalten, wenn ihre Zeit zum Sterben gekommen war. So herzzerreißend es auch war, wir wussten, dass wir es aus Rücksicht auf das Tier taten, wenn wir es sterben ließen, anstatt an uns selbst zu denken. So schmerzhaft es auch war, so war es doch ein Akt großer Güte und Liebe.

War ich an diesem Punkt angelangt? Es sah nicht gut aus. Aber ich war nicht sicher. Ich war nicht überzeugt ... Also verharrte ich still in diesem schwierigen Zustand, in dem ich die Situation und mich selbst hinterfragte.

An jenem Freitag sprach Dr. Geemee Chung mit mir über

Patricks Blutbild und die immer noch schwelende Infektion. Es war keine aufmunternde Unterredung. Zusätzlich zu der aktuellen Infektion habe sich noch ein *anderer* bakterieller Infekt eingeschlichen, informierte sie mich.

Wie es aussah, hatten wir es nun tatsächlich mit jenen einander ablösenden Infektionen zu tun, vor denen sie uns gewarnt hatten. Die Anzeichen waren nicht mehr zu bestreiten.

»Ich fürchte, es sieht nicht gut aus.« Sie klang düster.

Ich nickte. Und in mir machte sich Verzweiflung breit. »Können Sie ihm etwas geben, das auch die neue Infektion bekämpft?«, fragte ich sie. »Geben Sie ihm doch einfach alles, was Sie haben. Welchen Schaden sollte das schon anrichten?« Ich wusste in jenem Moment wohl, dass dies unser letzter Versuch war.

Dr. Chung nickte, und wir kamen gemeinsam überein, bis Montag zu warten und zu sehen, wie die Dinge sich entwickelten.

Dem ganzen Prozess eine weitere Chance geben.

Das Wochenende war anstrengend und zermürbend. Jedes Mal, wenn Patrick Anstalten machte, das Bett zu verlassen, eilten wir zu ihm, um ihn zu stützen. Als wir zum ersten Mal die Intensivstation verlassen hatten und auf ein normales Zimmer verlegt worden waren, hatte man mich gefragt, ob Patrick sturzgefährdet sei. Falls ja, würde man ein gelbes Bändchen an seinem Handgelenk befestigen, um das Pflegepersonal auf die Gefahr hinzuweisen. Bei unseren früheren Krankenhausaufenthalten hatte ich die Frage immer verneint, doch dieses Mal musste ich Ja sagen. Und als Patrick in seinem neuen Zimmer aufwachte, hob er den Arm, sah das gelbe Bändchen an seinem Handgelenk, wandte mir den Kopf zu und flüsterte in verletztem, vorwurfsvollem Tonfall, als ob ich eine Art Verräterin wäre: »Was hast du da mit mir angestellt?«

Ich wusste, dass er sich fühlte, als ob ich ihm einen Teil seiner Kräfte genommen hätte. Als ob ich ihn in ein hilfloses Opfer verwandelt hätte.

Ich konnte nur erwidern: »Ich musste es tun ...« Und ich fühlte mich selbst hilflos.

Eigentlich hatte ich es nicht gewollt, aber ich hatte das Gefühl gehabt, keine andere Wahl zu haben. Ich musste ehrlich sein. Zu jenem Zeitpunkt hatte ich mehr Angst davor, dass er hinfiel und sich ernsthaft verletzte, als davor, seine Würde zu verletzen.

Was konnte er daraufhin sagen? Wir waren ein Team, und er ließ es dabei bewenden. Dann döste er wieder ein.

Seit dem letzten Krankenhausaufenthalt war Patrick zusehends weniger klar im Kopf. Ich führte das auf eine falsche Dilaudid-Dosierung zurück und legte mich mit den Schwestern über die Frage an, wie das Medikament über seine Krankenhaus-Medikamentenpumpe zu dosieren war. Doch diesmal war es anders. Selbst wenn die Dosierung richtig war, war er nicht immer klar im Kopf. Ich wusste instinktiv, dass dies mit seiner Krankheit zu tun haben musste, doch erst sehr viel später erfuhr ich, dass die Leber durch den Krebs derart in Mitleidenschaft gezogen worden war, dass sich in seinem Körper Toxine bildeten, die wiederum sein Gehirn beeinflussten und für seine Verwirrtheit verantwortlich waren.

Und so hatte er manchmal lichte Momente, manchmal wussten wir nicht, *was* da eigentlich über seine Lippen kam, und manchmal reagierte er gar nicht. Patrick wusste, dass etwas in der Luft lag – zumindest vermuteten Donny und ich das. Als wir in jenes Wochenende starteten, betrachtete er die Pumpen und die hoch über ihm hängenden Antibiotika-Infusionsbeutel, folgte mit den Augen den Schläuchen, die in seinem Arm endeten, und sagte leise und in misstrauischem Tonfall: »Hier läuft irgendein *Bullshit* ab ...«

Und während ich ihm mit all seinen Infusionsbeuteln und Schläuchen auf die Toilette half, ließ er mich wissen, dass er während der zurückliegenden Stunden von mir enttäuscht gewesen war: »Warum hast du Präsident Obama immer noch nicht an die Strippe gekriegt? Es geht hier um die nationale Sicherheit!« Er regte sich wahnsinnig auf. »Du musst das endlich verstehen. Ich habe wichtige Informationen. Es ist die einzige Möglichkeit, eine nationale Katastrophe zu verhindern! Ich muss sofort mit ihm reden!«

Ich geriet in Panik. Aber ich wollte ihn nicht noch mehr aufregen, indem ich entgegnete: »He, Buddy, du redest dummes Zeug. Am besten hältst du einfach den Mund.« Also sagte ich: »Ich weiß. Wir haben ihn schon angerufen. Wir warten nur noch auf seinen Rückruf.«

Er nickte und beruhigte sich daraufhin wieder.

Während des ganzen Wochenendes hoffte ich wider alle Vernunft, dass die Antibiotika anfingen zu wirken, diese Infektionen irgendwie aus seinem Körper vertrieben und ausmerzten. Als der Montagmorgen kam und ihm Blut abgenommen und zur Untersuchung ins Labor geschickt wurde, hatte sich sein Zustand nicht verändert.

Es war entsetzlich ruhig … Oder war das nur meine Einbildung? Der Fernseher lief, das Essen wurde serviert … doch es war ruhig. Niemand kam mit den Laborergebnissen zu uns zurückgeeilt. Und ich saß auch nicht wie früher wie auf heißen Kohlen und brannte darauf, die Ergebnisse seiner Blutuntersuchung so schnell wie möglich zu erfahren. In mir machte sich das niederdrückende Gefühl breit, dass die Ergebnisse bestätigen würden, was die Ärzte befürchteten.

Am Nachmittag kamen Dr. Hoffman und Dr. Chung in Patricks Zimmer. Ich wollte das Gespräch nicht in Patricks Anwesenheit führen, weshalb wir hinaustraten auf den Flur. Dr. Chung und Dr. Hoffman schickten die Schwestern weg, die vor unserer Zimmertür an einem Medikamentenwagen standen. Da wir uns in einer kleinen Nische befanden, die sich zum weitläufigen Krankenhausflur hin öffnete, redeten sie so leise und vertraulich wie möglich. Aus Gewohnheit suchte ich schnell nach allen Seiten den Flur ab, um mich zu vergewissern, dass uns niemand beobachtete oder mithören konnte.

Ich wusste, was sie sagen würden ...

»Ich fürchte, wir sind jetzt an dem Punkt angelangt«, stellten sie ernst und mitfühlend fest.

Ich ließ mir bestätigen, dass wir ohne den Hauch eines Zweifels nichts mehr für ihn tun konnten. Ich erkundigte mich nach dem Ergebnis des Blutbilds. Ich fragte nach seinem CA19-9-Wert. Und ich spürte, wie mir heiße Tränen in die Augen stiegen, die ich zu unterdrücken versuchte. Ich wollte nicht anfangen zu weinen und dann nicht mehr aufhören können. Ich musste mich damit abfinden ...

Ich musste mich damit abfinden ...

Ich musste mich damit abfinden, dass dies das Ende war.

Ich gibt nichts Schlimmeres, als jemanden gehen zu lassen, als ihn aufzugeben. Dieser Tag war nun gekommen. Der Tag, für den ich mir fest vorgenommen hatte, es zu tun, wenn es so weit wäre. Doch das wirklich Schlimme war, dass *ich* die Entscheidung treffen musste, ihn gehen zu lassen, ihn aufzugeben.

Realistisch betrachtet hatte ich keine Wahl. Ich musste ihn gehen lassen, oder es würde mir das Herz zerreißen. Doch wie die Dinge lagen, war mein Herz sowieso bereits zerrissen. Doch immer noch nagte der verstörende Gedanke an mir, dass mein Timing falsch war, dass ich doch noch einen Ausweg aus der Klemme finden musste. Dass ich ihn *niemals* gehen lassen sollte. Dass ich niemals aufgeben dürfte.

»Stellen Sie die Geräte ab«, hörst du die Leute in den Fernsehserien sagen, wenn keine Hoffnung mehr besteht und die Entscheidung gefallen ist, die lebenserhaltenden Maßnahmen einzustellen. Im wirklichen Leben sind Familienangehörige und Nahestehende ständig gezwungen, dies zu sagen. Und es ist völlig egal, ob es eine Patientenverfügung gibt, ein Blatt Papier, auf dem die letzten Wünsche des Patienten schwarz auf weiß festgehalten sind – letztendlich fühlst du dich unweigerlich wie derjenige, der aufgibt. Wie Gott, der über Leben und Tod entscheidet. Wie derjenige, der auf den berühmten »Knopf« drückt, der die Massenvernichtung auslöst. Du fühlst dich schuldig. Auch wenn du dir dessen bewusst bist, dass die Situation nichts anderes zulässt und du dein Bestes tust, barmherzig und weise zu handeln – du fühlst dich schuldig.

Uns wird beigebracht, dass es noch Hoffnung gibt, solange man lebt. Sterben ist sozusagen ein Verstoß gegen die Regeln. Darauf bereiten wir uns nicht vor. Es widerspricht unserer Natur. Jemanden gehen zu lassen bedeutet, einen bitteren, herben Verlust zu erleiden, wobei der schlimmste Verlust erst noch kommt. Welchen größeren Verlust könnte es schon geben? Der Tod ist das ultimative Scheitern. Patrick »gehen zu lassen«, in dem Wissen, dass er sich in die Arme des Todes begab, vermittelte mir das Gefühl, versagt zu haben. Die einzige Möglichkeit, dies überhaupt zu ertragen, bestand für mich darin, mir immer wieder vor Augen zu führen, dass dies jener Akt der Liebe war, den zu vollziehen ich mir selbst geschworen hatte. Es ging nicht um mich ... es ging um die Liebe. Meine Liebe, die jenseits von allem als eigene Instanz existierte, als eigener Körper, sozusagen als eigene Stadt. Ich musste ihn gehen lassen, und ich musste mich meiner Liebe ergeben.

(Ich wollte ihn nie gehen lassen ... Hatte ich das erwähnt?)

Und als unser Gespräch auf dem Flur schließlich zum Ende kam, mussten sie mir die Frage stellen. Und ich nickte ...

»Ja ... *ja* ... Legen Sie ihm das VaW-Bändchen um.«

Innerhalb weniger, sehr weniger Augenblicke hatte Patrick das violette Bändchen am Handgelenk, das bedeutete: Verzicht auf Wiederbelebung.

Jetzt würde es uns also nicht mehr wieder besser gehen. Wir starben.

Kapitel 22

Noch eine Entscheidung

Ich rief Donny an und informierte ihn, was los war. Vermutlich hoffte ich, dass er versuchen würde, mich umzustimmen, vielleicht sagen würde: »Gib noch nicht auf! Haben wir auch daran gedacht …« Aber er sagte nichts dergleichen.

Ich rief Maria an. Ich wollte mich immer noch vergewissern … mir letzte Sicherheit verschaffen … Außerdem musste ich noch eine weitere Entscheidung treffen. »Ich muss entscheiden, ob ich ihn nach Hause bringe oder nicht. Die Infektion klingt nicht ab«, informierte ich sie mit fester Stimme.

»Oh, mein Gott«, entgegnete sie. »Wie hoch ist sein CA19-9-Wert? Haben sie dir das gesagt?«

Der CA19-9-Wert im Blut gilt als Indikator für die Aktivität eines Tumors. Als Patrick mit seiner Behandlung begann, lag sein Wert bei 1240. Vor gerade einmal fünf Monaten lag er bei 2000. Und jetzt: »156 000«, antwortete ich auf ihre Frage.

Am anderen Ende folgte ein kurzes, aber bedeutungsschweres Schweigen. Dann flüsterte Maria: »Das ist furchtbar hoch …« Der Krebs hatte die Schlacht gewonnen.

Ein Mitarbeiter der Patientenbetreuung erschien und hängte einen großen Hinweis an die Tür von Patricks Zimmer, dem zufolge der Zutritt ohne vorherige Genehmigung untersagt war. Ich hatte die Patientenbetreuung informiert, dass ein paar Tage zuvor zwei Mitarbeiter einer anderen Station vorbeigekommen waren, um Patrick zu besuchen. Ich mochte die beiden sehr, und sie hatten uns während unserer vorigen Aufenthalte immer zuvorkommend behandelt, doch als sie jetzt am Fußende des Bettes standen, war mir klar, dass sich im Krankenhaus herumgesprochen haben musste, wie schlecht es um Patrick stand. Während sie redeten, lächelte ich, doch im Stillen dachte ich: »Sie sind gekommen, weil sie glauben, dass Patrick bald stirbt, und sie ihn noch ein letztes Mal sehen wollen!«

Jetzt schützte ich Patrick auf andere Weise. Ich wusste, dass sich die Nachricht über seinen Zustand schnell verbreiten würde. Ich bewachte seine Tür. Und ich machte mir Sorgen und überlegte, ob ich mein Bett nachts zum Schlafen vielleicht besser vor die Tür schieben sollte, damit sich niemand ins Zimmer schleichen und ein Foto von ihm machen konnte.

Ein Wachmann eines privaten Sicherheitsdienstes bezog vor der Tür Position. Normalerweise griffen wir nur sehr ungern auf solche Maßnahmen zurück, da sie dazu angetan sind, *erst recht* die Aufmerksamkeit auf einen zu lenken, aber ich konnte kein Risiko eingehen. Unter keinen Umständen. Patrick hatte diesen Kampf so heldenhaft und mit so viel Würde ausgetragen, dass ich auf keinen Fall riskieren würde, dass man ihn mit einem Foto von seinem Totenbett oder einem entsprechenden Bericht über seinen Zustand entwürdigte. *So etwas würde nur über meine Leiche geschehen!*

An jenem Montag, an dem Patrick das lila Bändchen ums Handgelenk gelegt worden war, hatte Dr. Hoffman mich gefragt, ob ich Patrick mit nach Hause nehmen oder mit ihm im Krankenhaus bleiben wolle.

Mit so einer Frage war ich noch nicht konfrontiert gewesen, und mein Verstand war wie gelähmt. »Ich weiß nicht«, erwiderte ich. »Äh, was meinen Sie denn? Ich habe keine Ahnung ...«

»Es kommt darauf an, was Sie möchten.« Dr. Hoffman war sehr einfühlsam.

Ich weiß nicht …

»Einige wollen lieber zu Hause sein und andere nicht«, fuhr er fort. »Meistens empfehlen wir, im Krankenhaus zu bleiben. Weniger wegen des Patienten, sondern weil es für die Familie einfacher ist … Der Aufenthalt im Krankenhaus erleichtert es den Angehörigen, das Ganze mit ein wenig Abstand zu begleiten. Und sie müssen nicht auch noch die anstrengende Pflege übernehmen …«

Ich weiß nicht …

»Ich muss darüber nachdenken«, brachte ich schließlich hervor.

Das Konzept »Stirb zu Hause in deinen Stiefeln« mag ja sehr romantisch sein. Aber ich hatte mit dem wirklichen Leben zu tun … und das wirkliche Leben ist nicht so romantisch und keimfrei … Ich musste *darüber nachdenken.*

Zurück im Zimmer fragte ich Patrick, ob er nach Hause wolle. Aber er verstand mich nicht. Ich beugte mich zu ihm herunter, nahm ihn in die Arme, lächelte und sagte: »Ich liebe dich.«

Diesen Satz verstand er *immer.*

Er sah mir in die Augen. »Ich liebe dich auch«, flüsterte er so leise, dass er die Worte nahezu lautlos mit den Lippen formte.

Ich setzte mich hin, klappte den Laptop auf und bestellte das GPS, das er sich wünschte. Ich hatte keine Ahnung, was er damit anfangen wollte. Aber vielleicht standen wir ja doch beide im Begriff, für uns unbekanntes Territorium zu beschreiten. Und dort würden wir eine gute Orientierungshilfe benötigen.

»Ich werde ihn mit nach Hause nehmen«, verkündete ich am Dienstagmorgen.

Ich denke, im Grunde meines Herzens wusste ich längst, dass ich dies tun wollte, aber es liegt nun mal in meiner Natur, alles erst zu durchdenken und aus verschiedenen Blickwinkeln zu betrachten, wenn ich mit etwas Unvertrautem konfrontiert bin. Da ich noch nie zuvor in solch einer Situation gewesen war, wusste ich nicht, was mich erwartete. Und vieles blieb eine Reise ins Unbekannte. Als wir die Entscheidung getroffen hatten, nach Hause zu fahren, ging auf einmal alles sehr schnell. Ich hatte eine Besprechung mit dem Personal, das für die Nachsorge zuständig war, woraufhin veranlasst wurde, uns die medizinischen und die für die Pflege erforderlichen Utensilien nach Hause zu schicken, sodass diese bei unserer Ankunft bereits auf uns warten würden. Außerdem wurde ich gefragt: »Möchten Sie, dass die Hospizschwester schon bei Ihnen zu Hause ist, wenn Sie eintreffen?«

Ich hatte Patrick während der vergangenen einundzwanzig Monate zu Hause gepflegt, weshalb ich ruhig erwiderte: »Nein, das ist nicht nötig. Wenn sie morgen gegen Mittag kommt, reicht das vollkommen aus.«

Es erwies sich als eine gute Entscheidung, Patrick nach Hause zu bringen. Denn am 9. September, dem Tag also, an dem wir das Krankenhaus verlassen wollten, mussten wir feststellen, dass es eine undichte Stelle gab und die Klatschpresse informiert worden war:

> 9. Sept. 2009. Patrick Swayze GEHT ZUM STERBEN NACH HAUSE ... manchmal muss er mit einer Sauerstoffmaske beatmet werden ... »Ich weigere mich, in einem Krankenhauszimmer zu sterben. Ich verlasse die Welt unter Umständen, die ich selbst bestimme – bei mir zu Hause in meinem eigenen Bett.«

Wir wollten nur noch weg.

Bill Mancini, unser Mann vom Sicherheitsdienst, der Patrick bereits bei einem seiner vorherigen Aufenthalte im Cedars-Sinai so umsichtig geschützt hatte, dachte sich eine Möglichkeit aus, wie wir das Krankenhaus unerkannt verlassen konnten. Sein Vorschlag lief darauf hinaus, das Gebäude, in dem wir uns befanden, zu verlassen und ein anderes zu durchqueren, das sich noch im Bau befand. Die Mitarbeiter der Patientenbetreuung flippten regelrecht aus, als sie von unserem Alternativplan erfuhren, über den sie nicht informiert waren. Doch Bill war auf die Einwände vorbereitet und hartnäckig genug, sich nicht von seinem Plan abbringen zu lassen.

Bill wollte Patrick durch den Nordausgang des Krankenhauses zu einem dort bereitstehenden Geländewagen bringen, während ich das Krankenhaus allein durch den Haupteingang verlassen würde, der an der Seite lag, wo sich die Parkplätze befanden. Auf diese Weise hofften wir unter den Paparazzi, die mich dort vielleicht erspähten, Verwirrung zu stiften.

Um fünf Uhr packten wir all unsere Sachen in Krankenhausplastiktüten und hängten sie wie immer an Patricks Rollstuhl. Dann halfen wir Patrick ganz langsam und behutsam in den Rollstuhl. Sein Cowboyhut saß ihm tief im Gesicht. Ich küsste ihn. Wir waren bereit zum Aufbruch, doch Bill hielt inne.

»Einen Moment noch«, sagte er und nahm mich zur Seite. Er wirkte ein wenig nervös. »Was ist ... was ist ... wenn auf dem Nachhauseweg etwas passiert?«

Ich kniff die Augen zusammen und versuchte zu verstehen, was er mir sagen wollte.

»Ich meine ... *Was ist, wenn er unterwegs stirbt?*«, brachte er heraus.

Man sah ihm an, wie unangenehm es ihm war, diese heikle Frage zu stellen. Ich schüttelte entschieden den Kopf.

»Er stirbt nicht auf dem Weg nach Hause.«

Bill schien nicht wirklich überzeugt.

Doch ich hatte nicht den Hauch eines Zweifels und schüttelte erneut den Kopf. »Er stirbt nicht auf dem Nachhauseweg.« Dann fügte ich hinzu: »Ich folge Ihnen und werde nicht weit hinter Ihnen sein. Falls etwas passieren sollte, können Sie mich auf meinem Handy anrufen, und ich bin sofort da. Aber er schafft es bis nach Hause.«

Bill nickte, und wir machten uns auf den Weg.

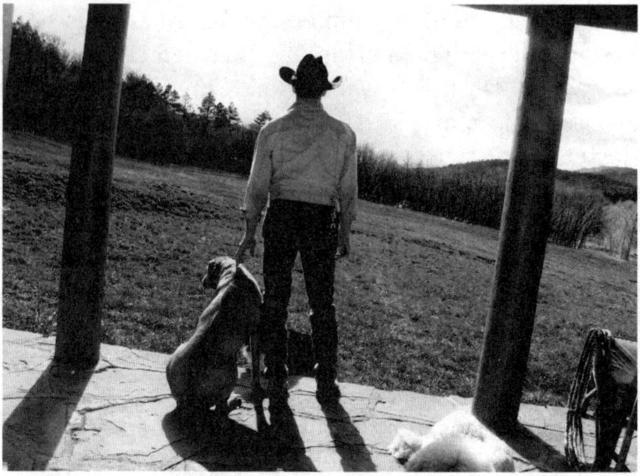

Auf der Rancho de Días Alegres, New Mexico

Ich kann mich nicht erinnern, während der Fahrt in Richtung Norden, zurück zur Rancho Bizarro, nach den Rauchwolken Ausschau gehalten zu haben, die immer noch hinter unserem Haus den Himmel verdeckten. Aber ich habe sie sicher gesehen. Das Station Fire brannte noch einen ganzen Monat weiter, bis es schließlich Mitte Oktober gelöscht war. Doch unsere Ranch war nicht unmittelbar vom Feuer bedroht. Außerdem spielten das Feuer und die Tatsache, dass draußen alles mit einer feinen grauen Ascheschicht überzogen war, für mich keine große Rolle.

Hingegen erinnere ich mich sehr wohl daran, wie ich durch unser Tor in die Einfahrt einbog und auf unser Haus zufuhr. Es begann gerade zu dämmern, und Bill half Patrick aus dem Wagen. Wir waren zu Hause.

Kapitel 23

Endlich zu Hause

Ich hatte nie gedacht, dass ich den Tod schon aus einer
Meile Entfernung auf mich zukommen sehen würde.
Ich dachte immer, dass er sich langsam anschleichen und
mich unvorbereitet überraschen würde.
Sozusagen mit heruntergelassenen Hosen.
Aber nein, in diesem Fall sehe ich ihn wie ein Schreckgespenst drohend in der Ferne lauern,
wie er seine Stellung einnimmt und zuversichtlich wartet und wartet
auf den einen.
Und ich ziehe mir meinen Karateanzug an.
Ich gehe in Verteidigungs- und Kampfstellung, während
ich mich dem Tod nähere,
der da vor mir steht.
Ich versuche, seine Vorgehensweise zu ergründen, seine
Schwachstellen zu entdecken,
seine Gnade,
ein wenig Verhandlungsspielraum.
Und der Tod betrachtet meine kümmerliche, mickrige
Gestalt, während ich vor und zurück tippele,
all meinen Mut zusammennehme und all mein Bedrohungspotenzial aufbiete.
Er betrachtet die Umrisse meines Körpers wie das Bild

einer Röntgenaufnahme, sieht alles nur schwarz und weiß.
Und trotz meines Mutes und meiner Drohgebärden sieht er nur,
wo er mich verletzen wird,
wenn ich mich ihm widersetze. Die Seite meines Brustkorbs. Mein Genick. Meinen schwabbeligen Oberschenkel …
Und dann sieht er,
für den Fall, dass ich wirklich versuche, ihn anzugreifen, für den Fall, dass ich nicht klein beigebe,
wo er einen Schlag platzieren kann, dessen Wucht (eine tiefe Druckstelle hinterlassend) direkt
von meinem Hals abwärts
durch mein Brustbein hindurch bis hinab zu meinem Zwerchfell wirken und mir vielleicht einfach das Herz zerreißen wird.
Er hat es schon mal versucht, vielleicht gelingt es ihm diesmal, diesmal vielleicht …

Ich rufe ihm zu.
Er antwortet nicht.
Ich flehe ihn an.
Er antwortet nicht.
Ich hätte nie gedacht, dass ich den Tod schon aus einer Meile Entfernung auf mich zukommen sehen würde. Doch die Zeit
trägt mich und
die Liebe meines Lebens zu ihm. Und deshalb wartet er so zuversichtlich.
Er schert sich nicht um mich.
Er schert sich nicht darum, dass ich die Liebe meines Lebens verliere.
Ich bin bloß eine kuriose Ansammlung von Gefühlen, die er nie verstehen wird.
Ich, die Plage.

Wie eine Fliege, die einen nicht in Ruhe lässt.
Und sein Schweigen bedeutet mir: »Geh aus dem Weg.
Oder du wirst etwas abbekommen.«
So einfach ist das.

Herbst 2009

Ich ertappe mich dabei, dass ich jetzt am liebsten von Weihnachten 2010 erzählen würde. Von einer Zeit also, als Patricks Tod schon über ein Jahr zurücklag ... Davon, wie Lucio, mein langjähriger Stallmeister und Pferdepfleger, sich nach zweiundzwanzig Jahren bei uns in den Ruhestand verabschiedete und es mir vorkam, als würde ich ein Mitglied meiner, unserer Familie verlieren. Davon, was für eine schwierige Umstellung es werden sollte, ohne ihn auskommen zu müssen ...

Aber im Ernst ...

Es fällt mir sehr schwer, über die letzten Tage von Patricks Leben zu berichten.

Ich ertappe mich dabei, es immer wieder zu umgehen. Gründe zu finden, die rechtfertigen, diesen Teil der Geschichte noch einmal um einen Monat aufzuschieben, wie ich auch während der vergangenen Wochen immer wieder Gründe gefunden habe, es hinauszuschieben.

Warum?

Weil es so schwer zu beschreiben ist ... dieser Zustand der Gnadenfrist.

Eine Zeit, die so furchtbar war. Und gleichzeitig so voller Liebe.

Eine Zeit, die mein Leben für immer verändert hat.

Ich weiß, dass es keine Worte gibt, um das, was wirklich geschehen ist, beschreiben zu können ... Es erinnert mich daran, wie ich zwar so oft »Ich liebe dich« zu ihm gesagt habe (und ich habe es sehr, sehr, sehr, *sehr* oft zu ihm gesagt), es jedoch trotzdem nie oft genug gesagt haben würde. Worte sind ein ärmlicher Ersatz für große Gefühle. Gefühle der Verzweiflung und der Liebe.

Ich habe wirklich den Eindruck, dass ich diesen Gefühlen nicht gerecht werden kann. Das muss ich vorausschicken, bevor ich die Last auf mich nehme, auch diesen Teil der Geschichte zu erzählen.

Und während ich mich darauf vorbereite, von jenen letzten Tagen zu erzählen, spüre ich bereits, wie ich von unermesslichem Kummer erfasst werde. Einem Kummer, der mein Leben während des ganzen kommenden Jahres und noch länger bestimmen sollte. Und dann erhasche ich in einem bezaubernden, schillernden Moment einen flüchtigen Blick auf eine transzendierende Liebe ... Eine Liebe, die dich durch und durch erfasst. Die dein Herz wachsen lässt bis ins Unermessliche.

Wir kamen an jenem angenehm warmen Mittwoch um sechs Uhr abends zu Hause an. Patrick war abwechselnd halbwegs bei klarem Bewusstsein und dann wieder weggetreten, und es fiel ihm schwer, sich auf irgendetwas zu konzentrieren. Außerdem war er sehr schwach. Er war zwar immer noch einigermaßen mobil, doch er benötigte viel Hilfe und Unterstützung. Es war *still* im Haus. Unglaublich still ... als ob die ganze Welt verschwunden wäre.

Ich machte es ihm bequem und entdeckte die Tasche, die am Kamin in unserem Schlafzimmer auf uns wartete. Es war die versprochene Tasche mit den erforderlichen Utensilien, die uns das Hospizpersonal geschickt hatte. Ich öffnete sie und fand einen großen Vorrat *neuer* Medikamente mit *neuen* Anweisungen vor. Haldol, ein Antipsychotikum, gegen Angstzustände, Übelkeit und Erbrechen, Atropin, in einer einprozentigen Lösung, von der drei bis vier Tropfen in den Mund zu verabreichen waren, Paracetamol-Zäpfchen, falls das Fieber über 38,3 Grad stieg, Lorazepam, sublingual oder rektal zu verabreichen ... Dazu weitere Dinge, von denen ich nie zuvor gehört und die ich auch noch nie gesehen hatte, sowie Anweisungen, die mir völlig neu waren. Und auf einmal überkam mich große Angst, dass ich gerade den größten

Fehler meines Lebens begangen hatte, indem ich Patrick nach Hause gebracht hatte.

Wie bescheuert von mir! Wie unglaublich bescheuert! Das hier ist definitiv eine Nummer zu groß für mich. Ich bin verrückt! Panik schnürte mir die Kehle zu.

Ich zwang mich, ruhig zu bleiben. Mit Bedauern dachte ich an meine hochmütige Antwort zurück, die ich früher an diesem Tag im Krankenhaus gegeben hatte: *Nein, nein, die Leute vom Hospiz müssen heute nicht mehr zu uns rauskommen. Morgen Mittag ist völlig ausreichend. Heute Abend komme ich schon klar.* Zum Teil war meine Panik sicher auf den Ernst der Situation zurückzuführen und darauf, dass ich mich auf einmal so allein fühlte, und nicht nur auf all diese neuen Medikamente. Doch die Angst, einen Fehler begangen zu haben, versetzte mich in einen extremen Alarmzustand. Ich befürchtete, möglicherweise etwas zu tun, was nicht in Patricks Sinn sein könnte, oder dass ich das Ganze durch meine mangelnden Kenntnisse unnötig schmerzvoll für ihn machte. *Ich hatte all diese mir unbekannten neuen Medikamente ...* Doch weil er nicht vollständig Herr seiner Sinne war, war er mir keine große Hilfe dabei, mich wissen zu lassen, wie es wirklich um ihn bestellt war. Ich überlegte, ob ich anrufen und um Hilfe bitten sollte, doch dann beschloss ich, erst mal allein durchzuhalten und »tapfer« zu bleiben. Ich glaubte, ihn ohne Missgeschicke durch die Nacht bringen zu können, und am nächsten Tag bekäme ich dann alle Antworten auf meine Unklarheiten bezüglich seiner Pflege und der merkwürdigen Tasche voller Medikamente.

Die Nacht verlief ohne Zwischenfälle, außer dass Patrick aufstand und umherwanderte, während ich noch schlief. Und das war durchaus ein Grund zur Beunruhigung, denn er hatte seit Tagen nicht ohne Hilfe gehen können. Doch irgendwie hatte er die erforderliche Kraft gefunden. Es war früh am Morgen, und Donny machte sich gerade bereit, nach San Diego zu fahren und etwas zu erledigen, was er schon lange vor sich hergeschoben hatte. Er hatte vor, schnell runterzufahren und am frühen Abend wieder zurück zu sein ... als plötzlich Patrick vor seiner Tür stand. Er stützte sich an der Wand des Flurs ab und hatte wache Augen!

»Wo willst du hin?«, fragte Patrick mit Nachdruck, als wäre er zutiefst beunruhigt.

»Ich muss nach San Diego«, erwiderte Donny überrascht.

»Warum?«

Donny erklärte ihm behutsam, warum er nach San Diego fahren müsse und dass er noch am gleichen Tag zurückkäme ... Er kam sich vor, als würde er mit einem kleinen Kind reden, und fragte sich, wie um alles in der Welt Patrick es wohl geschafft hatte, allein die drei Stufen zu bewältigen, die aus unserem Schlafzimmer führten.

Donny half ihm zurück ins Schlafzimmer und ins Bett und fuhr los.

Und ich? Hatte während der ganzen Zeit selig geschlafen. Als ich von Patricks frühmorgendlichem Streifzug hörte, machte ich mir noch mehr Sorgen, dass er sich mitten in der Nacht in Gefahr brachte. Doch die Damen vom Hospiz, die uns besuchen sollten, hatten diesbezüglich ein paar Ideen.

Tina, die Hospizschwester, und Sharon, die staatlich geprüfte Krankenschwester und Vorgesetzte aller Schwestern und Pfleger des Hospizes, trafen ein. Tina, eine große, bildhübsche schwarze Frau, war ein wenig überrascht, dass es sich um Patrick Swayze handelte, der auf ihre Pflege wartete. Sie war absolut warmherzig und professionell, während sie bei uns war, doch nachdem sie gegangen war, wandte sie sich Sharon zu und sagte: »Du hättest mich ja wenigstens *vorwarnen* können, wen wir betreuen.« Woraufhin Sharon flüsternd entgegnete: »Ich dachte, das *hätte* ich!«

Ich war dankbar, dass diese beiden Frauen zu uns kamen. Sie waren herzlich, liebenswürdig, einfühlsam und kompetent. Insbesondere Sharon sollte mir helfen, Patrick durch diese für mich neuen Gewässer zu navigieren. Und beide sollten mir Dinge beibringen, die ich noch nicht wusste.

Es gibt einen großen Unterschied zwischen dem Versuch, »jemandes Zustand zu verbessern«, und dem Versuch, »es jemandem angenehm zu machen«. Es ist so, als würde man den Planeten Erde mit seinen Krankenhäusern und Ärzten verlassen und einen ganz neuen Planeten mit einem neuen Land, neuen Regeln und neuen Sprachen besiedeln. Man kann es sich schenken, die Ärzte zu fragen, wie dieser Teil der Reise vonstattengeht. Wenn sie diese Reise nicht selbst schon einmal erlebt haben, wissen sie nichts darüber und können nichts dazu sagen. Die beiden Frauen hingegen, die Patrick und mich besuchten, konnten es.

Dieser Teil der Betreuung ist eine ganz eigene Kunstform. Und die Phase zum Erlernen dieser Kunst war für jemanden wie mich, die ich während der vergangenen einundzwanzig Monate so erbittert darum gekämpft hatte, dass es dem einen Menschen, den ich über alles liebte, besser gehen mochte, ziemlich anstrengend und schwierig. Als Erstes stellten wir jegliche Behandlung ein. Dies beinhaltete, die Antibiotika abzusetzen, die Donny und ich ihm immer noch über den Portkatheter verabreichten. Auch das Albumin, das er benötigt hatte, um den Eiweißgehalt im Blut nach seiner letzten Parazentese wieder aufzufrischen, gaben wir ihm nicht mehr. Ebenso setzten wir einige der Medikamente und Ergänzungspräparate ab, die auf seiner Liste der täglich einzunehmenden Arzneimittel gestanden hatten. All diese Mittel hatten zu einer Verbesserung seines Zustands führen sollen und würden den Prozess, der jetzt für seinen Körper anstand – das Herunterfahren – nur behindern. Warum sollte ich ihm etwas verabreichen, das diesen Vorgang für ihn erschweren würde, ihn womöglich länger leiden ließe als unbedingt nötig? Es fiel mir schwer, diese Denkweise zu verinnerlichen, aber es war nicht unmöglich. Ich machte einen weiteren Lernprozess durch.

Mir wurde auch erklärt, dass es keine gute Idee sei, ihm weiterhin intravenös Flüssigkeiten zu verabreichen. Sein Körper könne davon überschwemmt werden, es könnte sich

Wasser in den Lungen ansammeln ... »Der Körper kommt damit nicht klar«, erklärte mir Sharon. »Deshalb stellen Menschen, wenn das Ende naht, das Essen und Trinken ein ... Ihr Körper sagt ihnen: ›Lass mich in Ruhe, ich habe schon genug mit mir selbst zu tun.‹« Weiter erklärte sie mir, dass ein Sterbender, wenn man ihm Wasser durch die Kehle träufele, daran ersticken könne, weil er nicht mehr in der Lage sei zu schlucken. Ich könne ihm jedoch den Gaumen und die Lippen befeuchten ...

»Aber dehydriert der Körper dann nicht?«, fragte ich.

»An Dehydration zu sterben ist eine wünschenswerte Weise, um diese Welt zu verlassen«, erwiderte Sharon ruhig und gelassen. »Sie ist absolut schmerzlos.«

Auch was die grundlegende Basispflege anging, bekam ich viele gute Tipps: ob ich ihm etwas zu essen geben sollte oder nicht, ob ich ihm etwas zu trinken geben sollte oder nicht, wie ich seine Lippen und Augen pflegen konnte und wie ich die neuen Utensilien für seine Körperhygiene einzusetzen hatte. Wie ich bereits sagte: Es war eine eigene Kunstform, und die beiden Frauen gingen die Dinge, die zu tun waren, ganz anders an.

Ach ja, und was war mit seinem nächtlichen Umherwandern?

»Stellen Sie einfach ein paar Glöckchen oder etwas in der Art auf seinen Klapptisch«, empfahl Sharon. »Wenn er den Tisch zur Seite schiebt, um aus dem Bett zu steigen, klingeln sie und wecken Sie auf.«

Ich konnte es nicht fassen und kam mir vor wie ein Dummkopf! Ich hatte mir beinahe ein Jahr lang den Kopf über eine Lösung für dieses Problem zerbrochen. Glöckchen! Natürlich!

Ich machte mir Sorgen wegen Patricks Herz. Es schlug so stark, und ich fürchtete, dass es ihn nicht würde gehen lassen, wenn die Zeit gekommen war. Dass es immer weiter schlüge, immer weiter durchhielte und sein Leiden verlängerte. Ich glaube, wenn er ein schwächeres Herz gehabt hätte, hätte er die zusätzlichen Tage, die er noch gelebt hat, nicht mehr geschafft. *Aber selbst in seinem Zustand war er immer noch so verdammt stark!*

Es war schon merkwürdig, die Feinheiten lernen zu müssen, wie du dich dem Tod nicht entgegenstellst, sondern nur so weit eingreifst, um sicherzustellen, dass der Sterbende, um den du dich zu kümmern hast, es so angenehm wie möglich hat. Und wie stellst du fest, ob er es angenehm hat oder nicht, wenn er nicht bei klarem Bewusstsein ist? Auch für diesen Fall wussten die beiden Schwestern einen Rat. »Der Gesichtsausdruck. Der Gesichtsausdruck gibt Aufschluss darüber.« Und Patrick tat das Seinige, sich über seinen Gesichtsausdruck mitzuteilen. Die Hospizschwestern wollten seine Grunddosierung Dilaudid beinahe um das Vierfache erhöhen, nicht nur, um seine Schmerzen zu lindern, sondern auch, um ihn ruhig zu halten. Doch ich war skeptisch, was die Wirkung einer zu hohen Dilaudid-Dosis bei Patrick anging, und plädierte für eine niedrigere Grunddosierung, die wir bei Bedarf durch zusätzliche Gaben »per Knopfdruck« alle zwanzig Minuten erhöhen konnten.

Nach zwei Stunden intensiver Einweisung und ausgiebigen Diskussionen und nachdem wir zwei Merkblätter über die Handhabung diverser physischer und emotionaler Zustände und alle möglichen praktischen Einzelheiten zum Thema Sterbeerfahrung durchgesprochen hatten, verließen Sharon und Tina uns. Sie würden am nächsten Tag wiederkommen.

Ihr verlasst mich?, wollte ich ungläubig herausplatzen. Irgendwie hatte ich gedacht, dass sie den ganzen Tag bei mir blieben. Ich widerstand dem Drang, sie an den Armen zu packen und entschlossen zurück ins Zimmer zu führen. Doch als sie weg waren, ging es mir so weit ganz gut. *Ich hatte eine Strategie.* Während ich bisher mein Bestes getan hatte, Patrick dabei zu helfen, am Leben zu bleiben, musste ich mich jetzt darauf konzentrieren, mein Bestes zu tun, ihm während dieser letzten Tage so gut wie möglich beizustehen. Ich war inzwischen mit einigen Kenntnissen ausgestattet. Und ich hatte eine Handynummer. Die neue Aufgabe gab mir eine Bestimmung. Eine Bestimmung, die von der bedingungslosen Liebe und Sorge um ihn erfüllt war, die ich für ihn empfand.

An jenem Donnerstag saßen Patrick und ich die meiste Zeit des Tages draußen und genossen die frische Luft. Ich ging in die Küche, um etwas Suppe zu holen, und auf dem Rückweg nach draußen sah ich ihn durchs Fenster da sitzen, sah, wie er den Blick über den Garten und den Swimmingpool und die ihn umlagernden Hunde schweifen ließ ... Und in dem Augenblick wusste ich, dass ich richtig entschieden hatte, ihn nach Hause zu bringen, selbst wenn es nur um der wenigen Momente willen war, in denen er klar bei Bewusstsein war und seine Zeit dort genießen konnte.

Als die Sonne unterging und es kalt wurde, half ich ihm zurück ins Haus und ins Bett. Er war mal da und dann wieder weggetreten, manchmal redete er langsam, aber deutlich, manchmal murmelte er etwas, meistens leise und kaum hörbar. Als wir zum Schlafen bereit waren, schob ich das Klapptischchen an seine Bettseite und hängte kleine, leichte Glöckchen daran, die mich wecken würden, wenn er aus dem Bett steigen würde. Als ich ihn so gebettet hatte, dass er schlafen konnte, legte ich mich neben ihn und umfasste den Knopf für die intravenöse Extragabe des Schmerzmittels. Er hatte auf mich so gewirkt, als fühle er sich unwohl, und ich vergewisserte mich noch einmal, dass er die Extradosis Dilaudid wirklich benötigte. Während dieser Nacht drückte ich alle zwanzig Minuten auf den Knopf. Und ich drückte so lange alle zwanzig Minuten auf den Knopf, bis Sharon und Tina am nächsten Tag eintrafen.

»Wir müssen die Pumpe neu programmieren«, stellte ich müde fest. »Ich habe die ganze Nacht diesen Knopf gedrückt.

Aber wer weiß, wie oft ich ausgesetzt habe, weil ich eingeschlafen bin.«

»Das können wir ja feststellen«, entgegnete Tina und rief den Speicher der Pumpe auf. Sie sah sich die Zahlen an. »Oh ... Sie haben vergangene Nacht wohl gar nicht geschlafen, oder?«

Ich hatte keine einzige Dosis verschlafen.

»Ist er in der Nacht wieder aufgestanden?«, fragten sie mich.

Ich schüttelte den Kopf. »Nein.« Es betrübte mich ein wenig. Da hatte ich mir so lange Sorgen gemacht, dass er nachts ohne mein Wissen aufstand, und hatte immer gebetet, dass er einen langen, geruhsamen Schlaf haben und im Bett *bleiben* möge. Und jetzt hätte ich alles dafür gegeben, dass er aufstand, umherwanderte und mir Sorgen bereitete. Wie es aussah, würde ich die Glöckchen nun also doch nicht benötigen.

Meine Schwiegermutter, Patsy, war die erste unserer Familienangehörigen, die zu Besuch kam. Patrick saß mit Tinas Hilfe auf der Bettkante, als er ihre Stimme vor der Schlafzimmertür hörte. Er warf mir einen gequälten, leidvollen Blick zu.

»Warum?«, flüsterte er. »Warum hast du sie herbestellt?«

Was hätte ich denn sonst tun sollen? Ich war immer auf Patricks Seite gewesen, aber ...

»Sie ist deine Mutter«, erwiderte ich so mitfühlend wie möglich. »Du musst sie empfangen. Wirklich.«

Ich stellte mir vor, wie Patsy vor der Tür auf und ab ging – nervös wie eine langschwänzige Katze in einem Zimmer voller Schaukelstühle, wie wir im Süden zu sagen pflegen. Ich beschloss, dieses Problem sofort im Keim zu ersticken und eine Lösung zu finden, die es beiden ermöglichte, mit der Situation klarzukommen.

»Patsy!«, rief ich nach draußen.

»Ja?«, rief sie angespannt zurück.

»Buddy macht sich Sorgen, dass es dich zu sehr mitnimmt, ihn so zu sehen. Er möchte nicht, dass du dich schlecht fühlst.«

»Wie bitte?« Das war für Patsy die perfekte Aufforderung, ins Zimmer zu kommen und zu Patrick zu gehen. »Nein, nein, nein«, gurrte sie. »Ich möchte nicht, dass mein Besuch *dich* zu sehr mitnimmt. Ich freue mich einfach nur, dich zu sehen.«

Patrick legte langsam die Hände neben sich und hievte sich hoch.

Tina half ihm und fragte sanft: »Müssen Sie zur Toilette?«

Patrick antwortete nicht, aber er stand auf, und als er auf den Füßen war, machte er einen Schritt nach vorn, legte die Arme um seine Mutter und drückte sie fest an sich.

Und dann war alles gut.

Im Laufe des Tages kamen weitere Familienangehörige zu Besuch. Der Mann meiner Schwägerin Bambi brachte das Fleisch mit, das er für ein geplantes Grillfest bei sich zu Hause gekauft hatte. Und meine liebenswerten Freundinnen Kay und Lynne ließen alles stehen und liegen, besorgten Zutaten und kümmerten sich um alles, was sonst noch fehlte ...

Während die Besucherschar bei Patrick ein und aus ging, verließ ich das Zimmer für einen Moment, um Sharon vor der Tür unter vier Augen um einen Rat im Hinblick auf etwas zu bitten, das mir auf der Seele lag und mir wirklich zu schaffen machte. Es fiel mir schwer und tat weh, die Frage zu stellen. Aber ich wusste nicht, was ich tun sollte.

»Ich habe noch nicht ... Patrick und ich haben noch nicht darüber geredet, was los ist«, brachte ich hervor. »Ich habe nicht mit ihm darüber gesprochen, dass er stirbt ...«

Sie sah mich einfach nur an. »Er weiß es.«

Natürlich wusste er es. Natürlich wusste er es ...

Am Freitagabend sprach Patrick seine letzten Worte. Mein Bruder Eric und seine Frau Mary betraten unser Schlafzimmer, woraufhin Patrick benebelt aufblickte und sich freute, die beiden zu sehen …

»Heeeyyy – Eric und Mary!«

Wie meine letzten Worte lauteten, die ich an Patrick richtete? »Ich liebe dich.« Und genauso lauteten seine letzten Worte an mich. Ich sagte sie immer wieder – beim Verlassen des Zimmers und wenn ich es wieder betrat. Und er sagte sie, bis er nur noch tonlos die Lippen bewegte und schließlich … nur noch mit seinen empfindlichen Ohren zuhörte, wenn ich sie ihm sagte.

Nachdem ich ihn nach Hause gebracht hatte, ging alles sehr schnell.

Er war bereits in eine Art Halbkoma gefallen, doch am späten Freitagabend fiel er ganz ins Koma. Wir redeten weiter mit ihm und saßen bei ihm. Irgendwann begrenzte ich die Anzahl der Besucher in seinem Zimmer und die Zeit, die sie bei ihm sein durften, damit es nicht zu unruhig wurde. Ich schmunzelte innerlich, denn ich wusste, dass Patrick diese Unruhe an irgendeinem Punkt zu bunt geworden wäre und er, wenn er dazu imstande gewesen wäre, aufgesprungen wäre und gerufen hätte: »He, alle zusammen, könntet ihr mich jetzt vielleicht mal in Ruhe lassen und alle aus diesem Zimmer verschwinden?« Es ist wirklich von Vorteil, jemanden so gut zu kennen.

Abends, als alle gegangen waren, wurde es wieder ruhig, und ich genoss die Zeit, während der ich ihn für mich allein hatte. Ich hielt seine Hand, hörte mit ihm Musik und schlief wortlos ein, den Arm um ihn gelegt, den Kopf auf seine Schulter gebettet.

Man hatte mir erklärt, auf welche Anzeichen ich achten sollte, um zu wissen, wann das Ende nahte: ein schwächer werdender Puls, eine Veränderung seiner Hautfarbe, ein Rasseln beim Atmen … Sein Puls war kräftig, aber ansonsten war sein Körper erkennbar in keinem guten Zustand.

Wir überstanden das Wochenende. Und in der Stille des Montagmorgens, es war der 14. September, kam Donny ins

Schlafzimmer und stellte sich ans Bett. Er war entsetzt, denn er hätte Patrick bereits zwei Stunden zuvor seine intravenös zu verabreichende Lorazepam-Dosis geben müssen und hatte verschlafen. Als er am Bett angelangt war, richtete ich mich ruckartig auf; ich war nicht in Panik, aber meine Augen waren weit aufgerissen und hellwach, als hätte ich gar nicht geschlafen.

»Ich weiß«, beantwortete ich seine Frage, ohne dass er sie auch nur gestellt hatte. »Er atmet schon seit zwei Stunden so.«

Patrick atmete ganz merkwürdig. Irgendwie flach ... unglaublich flach.

Donny wirkte besorgt und machte sich Vorwürfe, dass er verschlafen hatte. Dann entschuldigte er sich und ging in die Küche, um die Lorazepam-Lösung vorzubereiten.

Ich fühlte Patricks warmen Puls. *Er war immer noch kräftig.* Ich musterte sein Gesicht und horchte auf seine kurzen Atemzüge. Kurze, flache Atemzüge. Sie waren irgendwie so ... zart ... und hatten etwas Kindliches.

Ich wusste, dass es so weit war. Ich wollte das Zimmer nicht verlassen, aber verrückterweise wollte ich Donny noch Bescheid geben. Außerdem wusste ich nicht, was ich tun sollte. Ich fürchtete, dass ich plötzlich Angst bekäme, oder ...

Ich rannte schnell aus dem Zimmer und rief Donny zu, dass er kommen solle. Dann legte ich mich wieder neben Buddy. Ich hielt seine Hand und fühlte erneut seinen Puls ... *Schlug er noch? ... Schlug er noch?* Und ich horchte auf seinen kindlichen Atem ...

Und dann atmete er nicht mehr.

Es war zehn Uhr morgens. Er hatte seinen Körper verbraucht. Noch das letzte bisschen hatte er aufgebraucht. So viel war mir klar. Er brauchte ihn also nicht mehr. Er nützte ihm nichts mehr, weshalb er ihn verlassen musste.

Es war so, wie es hatte sein müssen. Ich hatte gedacht, dass es mir vielleicht schwerfallen würde, bei ihm zu sein, während er oder sein Körper starb. Doch es war ganz und gar nicht unheimlich. Vor mir lag ein Körper, der seinen Zweck erfüllt hatte und jetzt verbraucht war. Irgendwie akzeptierte ich das. Es war die Realität und klar ersichtlich. Und was da in der Luft lag, überstieg all meine kläglichen, unbedeutenden Gedanken, die ich mir während meines kurzen Lebens darüber zusammenphantasiert hatte, wie dieser Moment wohl sein würde.

Donny kam zurück ins Zimmer, die Lorazepam-Spritze in der Hand, und blieb neben dem Bett stehen.

Ich blickte zu ihm auf und sah ihm an, dass er es bereits wusste. Und dann empfand ich plötzlich einen starken Drang, hob den Knopf für die Extragabe des Schmerzmittels, drückte ihn und verabreichte ihm noch einmal eine Extradosis Dilaudid. Irgendwie wurde ich von dem seltsamen Gedanken erfasst, dass Patrick vielleicht doch noch diese kleine allerletzte Annehmlichkeit brauchte, um friedlich dahinzuscheiden. Dass es vielleicht einen kleinen Teil seines Körpers gab, dem es schwerfiel loszulassen und der diese Hilfe benötigte.

Ich sah zu Donny auf und sagte: »Nur für alle Fälle.«

Donny streckte den Arm aus und legte seine Hand auf Patricks Herz. Ich hörte, wie er schniefte und gegen die Tränen ankämpfte. »Ist schon okay, großer Bruder, du musst nicht weiteratmen.«

Im nächsten Augenblick fiel mir die Spritze ins Auge, die Donny immer noch in der Hand hielt.

»Ich glaube, die braucht er nicht mehr.«

Ein oder zwei Stunden später trafen die ersten Familienangehörigen ein. Während sie Patricks Leichnam die letzte Ehre erwiesen, setzte ich mich für einen Moment nach draußen vor die Schlafzimmerflügeltür, die in unseren Garten hinausführte. Kay und Lynne setzten sich zu mir.

»Oh, mein Gott«, sagte Lynne. »Gestern, als du neben ihm lagst und ein Nickerchen gemacht hast und dein Kopf die ganze Zeit auf seiner Schulter lag, sahst du aus wie ein Engel.«

»Als wärst du *sein* Engel«, stimmte Kay ihr zu.

»Und jetzt ist er mein Engel«, stellte ich fest.

Während immer mehr Familienangehörige und enge Freunde eintrafen, führte Lucio, unser Stallmeister, Patricks Lieblingspferd Roh zum Haus. Jenes großartige weiße Pferd, auf dem Patrick anlässlich der Erneuerung unseres Ehegelübdes herbeigeritten war. Ich hatte die Decke um Patricks Leichnam glatt gezogen, ein wunderschönes rotgelb-türkisfarben schimmerndes, kristallenes Amulett über seinen Kopf gehängt, das seinem Kampfgeist gerecht wurde, und ihm eine makellose weiße Rose auf die Brust gelegt. Lucio und unser Freund Steve führten Roh unmittelbar vor die ins Schlafzimmer führende Flügeltür. Und da stand das Pferd, kraftstrotzend und riesig, und so nah, dass es beinahe im Zimmer war. Und auf ein Stichwort von Lucio machte dieses kräftige Pferd vor Patrick eine Verbeugung.

Bill, unser Mann vom Sicherheitsdienst, war zur Stelle, um uns zu helfen, Patrick sicher und ohne viel Aufsehen zur Leichenhalle zu bringen. Später am Nachmittag, als sein Körper schließlich kalt wurde, fuhr ein kleiner Geländewagen vor. Ich war froh, dass der Tag schon so weit fortgeschritten war und Patrick sich nicht mehr warm anfühlte, wenn ich ihn berührte. Früher hätte ich nicht zulassen können, dass sie ihn mitnahmen. Der Geländewagen wirkte so unauffällig, dass man niemals hätte erahnen können, welchem Zweck er diente, selbst wenn man auf der Autobahn neben ihm gefahren wäre. Er war dazu bestimmt, Patricks Leichnam abzuholen, und genau in dem Moment, in dem er seinen Bestimmungsort erreicht haben würde, sollte die Presseerklärung herausgeben werden, in der mitgeteilt wurde, dass er verstorben war. Es würde ein perfektes Timing sein.

Die Familie stand im Wohnzimmer, als der Leichnam

hochgehoben und durch die Haustür nach draußen zu dem Geländewagen gerollt wurde. Ich folgte zusammen mit der Familie, doch als Patricks Leichnam in den Wagen geladen wurde, blieb ich ein Stück weit entfernt von dem Auto stehen. Die beiden Männer stiegen ein, die Tür wurde zugeknallt, der Motor wurde gestartet, und der Wagen rollte über die Zufahrt zum Tor. Und in dem Augenblick traf es mich wie ein Hammerschlag. Sie nahmen ihn mit. Er würde fort sein. Wie wenn du deinen Liebsten ein Flugzeug besteigen siehst, und dann hebt es ab und entschwindet in den endlosen blauen Himmel. Nur dass er dieses Mal nicht zurückkommen wird. Du streckst die Hand nach ihm aus, aber du kannst ihn nicht berühren, du fühlst dich ... von ihm getrennt. Es war ein furchtbares Gefühl, ein Gefühl, das ich noch nie gehabt hatte. Ich konnte nicht zusehen, wie der Wagen davonfuhr. Ich drehte mich um, vergrub mein Gesicht an der Schulter meiner Mutter und fing an zu weinen. Ich schluchzte fürchterlich und unerbittlich. Schluchzer, die tonnenschwer waren. Und nachdem ich eine ganze Weile bitterlich geweint hatte, hob ich den Kopf, putzte mir die Nase und ging auf wackeligen Beinen zurück in Richtung Haus. Kay und Lynne eilten herbei, um mich zu stützten, indem jede von ihnen einen meiner Arme umfasste. Doch nach zwei oder drei Schritten murmelte ich durch den Schleier, der mich eingehüllt hatte: »Ich muss mich hinsetzen.« Meine Beine wurden auf einmal ganz wackelig. »Okay«, entgegnete eine der beiden, »wir suchen dir einen Platz im Wohnzimmer.« Ich machte einen weiteren Schritt. »Nein, ich muss mich sofort hinsetzen – jetzt«, warnte ich sie. Und in dem Moment sank ich auf den Boden, hockte mich dort zusammengekrümmt mit herunterhängendem Kopf hin und begann erneut zu schluchzen. Als ich meine Beine wieder spürte, stand ich auf und ging weiter ins Haus. Ich weiß, dass alle da waren ... aber ich kann beim besten Willen nicht sagen, wo sie waren oder was sie taten. Ich war isoliert in einem kleinen Universum aus Nebel. Und all die

Leute und überhaupt alles waren nur Schatten, die mich umgaben. Aber das spielte keine Rolle. Nichts spielte mehr eine Rolle.

Kapitel 24

Die unmittelbaren Nachwirkungen

Nachdem Patrick gestorben war, saß ich an jenem Abend mit Angehörigen unserer Familien und engen Freunden draußen um ein Feuer, und wir erzählten uns Geschichten, von denen einige sogar durchaus lustig waren. Doch an einem bestimmten Punkt hatte ich genug. Ich stand auf und ging ins Haus. Alle anderen erhoben sich mit mir und brachen wenig später auf …

> Es ist nur schwer vorstellbar, dass ich noch vor weniger als vierundzwanzig Stunden auf die schwachen, leisen Luftzüge meines Mannes gehorcht habe, die seine letzten waren. Dass er in unserem Schlafzimmer lag und allmählich kalt wurde, sein hübsches Gesicht wie erstarrt. Dass es erst gut zwölf Stunden her ist, als sie mit seinem Leichnam durch unser Tor davonfuhren und ich in Tränen ausbrach. Dass erst knapp vierundzwanzig Stunden vergangen sind, seitdem ich in einen Albtraum eingetaucht bin, vor dem ich mich gefürchtet hatte, weil ich glaubte, dass er furchtbar sein würde, der jedoch in Wahrheit noch um ein Vielfaches furchtbarer ist, als ich ihn mir vorgestellt hatte. Und in den letzten Stunden des vergangenen Abends machte ich die Erfahrung, wie es ist zu lachen, als ob er nicht gerade noch in meinem Bett

gelegen und seine letzten Atemzüge gemacht hätte. Und ich machte die Erfahrung, wie weh es tat, gelacht zu haben, obwohl ich doch erst gestern Morgen am Boden zerstört zurückgelassen worden war.

Früher Morgen, 15. September 2009

Ich wünschte, ich könnte irgendetwas Gutes oder Aufschlussreiches oder auch nur annähernd Ermutigendes darüber sagen, wie es ist, jemanden zu verlieren. Aber ich kann es nicht. Es gibt nichts Erheiterndes daran, nichts Gutes, nichts Hoffnungsvolles. Es ist, als ob die Welt ausgewrungen würde wie ein nasser Lappen, bis sämtliche Farbe und alle Poesie des Lebens herausgepresst sind.

Es tut mir leid, sagen zu müssen, dass ich mich ein wenig im Stich gelassen fühle.

Ich kann zynisch werden. Es ist ein Zynismus, der in mir aufgekommen ist, seit ich meinen Buddy verloren habe. Ich kann davon erzählen, dass der naive Glaube, dem ich angehangen habe – nach dem das Leben diejenigen belohnt, die nett sind und Gutes tun –, leider nichts mit der Realität zu tun hat und nicht mehr ist als ein von Menschen gemachtes Hirngespinst, das sicherstellen soll, dass wir uns in unserer Gesellschaft nicht alle gegenseitig umbringen. Alles klar? Und ich rede nicht von irgendeiner Art Kunst oder Poesie. Selbst das Traurige ist nur ein Konstrukt der Phantasie. Konstruiert, um die wirklichen Emotionen des Lebens erträglich zu machen. Wobei die nackte Tatsache ist, dass es, was das Leben angeht, nichts Romantisches gibt.

Ha! Ein typisches Beispiel …

Ja, es gibt Lieder, die davon handeln, dass ich »ohne dich nicht leben kann«. Aber was ist mit Songs über das Atmen? Wie etwa: »Ich kann ohne dich nicht *atmen.*« Es gibt sogar ein paar Titel, die in unterschiedlichen Variationen dieses »Ich-kann-ohne-dich-nicht-atmen«-Thema aufgreifen. Sie sind allesamt wunderschön komponiert und thematisieren den Verlust auf eine entzückende, herzzerreißende Weise …

Ich kann ohne dich nicht atmen? Ja, das ist so. Wenn du jemanden verlierst, den du sehr geliebt hast, hast du das Gefühl, nicht mehr atmen zu können. Aber nicht aufgrund deiner Sehnsucht oder einer lyrischen Traurigkeit. Du kannst nicht atmen, weil du dich fühlst, als ob dir jemand buchstäblich *auf der Brust sitzt.* Probieren Sie es aus. Sagen Sie: »He, Tim! Oder he, Gladys ... Setz dich mal auf meine Brust, damit ich spüren kann, wie es sich anfühlt, jemanden zu verlieren, den ich aus tiefstem Herzen geliebt – Aua! Aua! Ich kann *wirklich* ... nicht ... mehr atmen! Aua!« Ganz im Ernst, das wäre eine exakte Nachempfindung dessen, wie man sich fühlt. So viel zur Poesie.

Was gibt es noch zu berichten?

Vier Tage nach Patricks Tod schlugen meine wunderbaren Freundinnen vor, eine Pyjama-Party zu machen. Das war großartig. Am nächsten Abend erschienen sie alle in ihren Schlafanzügen, und wir spielten Poker (ich hatte gerade angefangen, Texas Hold'Em zu lernen). Und weil ich dachte, dass es vielleicht dazu beitrug, meine Stimmung aufzuhellen, trug ich im Geiste des »Mädelsabends« eine pink-weiße Prinzessinnen-Glitzerkrone aus irgendeinem Billigladen. Später saßen wir draußen ums Feuer – in den vergangenen Monaten an kühlen Abenden einer von Patricks absoluten Lieblingsplätzen –, und eine meiner Freundinnen legte den Finger in die Wunde, indem sie mich fragte: »Wie *geht* es dir denn ...?« Ich weinte, was ich sowieso viele Male am Tag tat und was also nichts Neues war. Und ich wies meine Freundinnen darauf hin, dass Patrick und ich mehr als vierunddreißig Jahre lang verheiratet gewesen waren. Vierunddreißig Jahre mit demselben Menschen ... der immer da war ... immer Teil deines Lebens war, am Morgen, während des Tages, in der Nacht. »Stellt euch das bitte mal vor«, sagte ich. »Selbst wenn ich ihn nicht mehr hätte riechen können, hätte ich es jetzt schwer.« Und dann weinte ich weiter ...

»Wisst ihr, in der ganzen Zeit, in der wir zusammen

waren«, brachte ich unter Tränen hervor, »haben wir nur dreimal länger als einen Tag lang nicht miteinander geredet.«

Und das stimmte tatsächlich. Egal, wo auf der Welt sich jeder von uns auch gerade befand, wir redeten täglich miteinander und berührten uns, wenn wir zusammen waren. Egal ob Patrick oder ich in Indien, Nepal, Russland, Afrika oder Illinois war ... es spielte keine Rolle. Ob wir uns liebten oder einander gerade nicht ausstehen konnten, ob wir betrunken waren oder auch nicht, ob wir darauf brannten, eine bestimmte Geschichte zu erzählen, oder ob wir es nicht abwarten konnten, den Hörer wieder aufzulegen, ob wir wütend waren oder erfreut. Wir arbeiteten an einer Szene oder an unserer beider Leben, bereiteten gemeinsam das Essen zu, sahen in die Sterne, fütterten die Hunde und Katzen, fuhren abends nach Hause, lagen im Bett, sahen uns Filme an, weinten, lachten, seufzten, lächelten, verdrehten die Augen ... all dies taten wir. Und irgendwie schafften wir es, alles gemeinsam zu tun.

Jener Abend am Feuer war Tag Nummer fünf.

Am Tag Nummer zwei fiel ich aus dem Bett, weil ich seine Stimme gehört hatte. Im Tiefschlaf hörte ich ihn rufen: »Lisa!« Die Stimme kam aus dem Bad, und sie klang intensiv und dringlich, als brauche er Hilfe. *Sie klang genauso wie seine Stimme.* Und auch die Tonlage passte. Genauso hatte er schon nach mir gerufen, wenn er schnell meine Hilfe benötigte.

Ich krachte aus dem Bett auf den Boden, landete auf allen vieren und sprang auf, um ins Bad zu stürmen und zu sehen, was los war. Während ich durchs Zimmer hastete, wurde mir bewusst, dass er ja tot war. Aber vielleicht ... vielleicht ...

Ich stürmte um die Ecke, und ein Teil von mir wünschte sich, ihn zu sehen, während der andere Teil Angst hatte ...

Er war nicht da ...

Dunkle Nacht.
Wenn ich mir vorstelle, deine Hand zu fühlen,
hoffe ich, dass du hier bei mir bist.
Denn ich fühle mich so allein ohne dich.
Es ist schwerer, als ich dachte.
Schlimmer als physisches Leiden.
Schlimmer als bloßer Schmerz.
Es macht mich krank und greift mein ganzes Wesen an.
Auf zellulärer Ebene.
Wie etwas Lebendiges.
Wie eine Erkrankung.
Wie eine Krankheit.
Die Welle erfasst mich und macht mit mir, was sie will.
Taucht mich unter.
Ertränkt mich jeden Augenblick.
Mein Wille ist nicht mehr mein eigener.
Er ist verloren in meiner Liebe und meiner Verbindung
zu dir.
Unaufhaltsam und für immer
darin verschlungen.

Es stimmt. Was mich betrifft ... ist Trauer ein Zustand, der sich auf zellulärer Ebene abspielt. Es ist kein Gefühl. Es ist etwas, was in deine DNA eindringt. Deine Zellkerne spaltet. Trauer ist, als ob kleine Arbeiterbienen durch deine Blutbahnen strömen, umhersummen und Überstunden machen, um Teile deines Organismus zu lähmen. Ich verstehe jetzt, warum Männer oder Frauen manchmal kurz nach dem Tod ihres Ehepartners sterben. Sie haben keine andere Wahl. Entweder überlebt der Körper die Attacke oder eben nicht. Du bist dazu bestimmt oder nicht. Aber du hast keine Wahl. Es geschieht etwas in deinem Inneren. Etwas, über das du keine Kontrolle hast.

Sosehr meine Welt auch erschüttert wurde – oder vielleicht auch gerade deswegen –, ich kann über sehr lange Zeiträume einfach nur reglos dasitzen. Natürlich nicht völlig reglos. Ich atme. Aber das ist auch alles. Ansonsten verharre ich reglos wie ein Fels. Wenn da draußen ein Radar wäre, würde er mich nicht erfassen. Wenn Menschen vorbeikämen, würden sie mich nicht sehen.

Mir fielen viele andere, schöne Dinge ein, über die ich schreiben könnte. Aber ... ich tue es nicht. Das ist die unerfreuliche Wahrheit. Tut mir leid, dass ich Sie enttäuschen muss.

Lassen Sie mich nachdenken, ob mir etwas Versöhnlicheres einfällt ... irgendetwas, das eine andere Botschaft hat als: »Das Leben ist Scheiße.« Äh, mir fällt nichts ein.

Ach, und noch etwas. Ich fand mich dabei wieder, mir selbst die Schuld zu geben. Mir Vorwürfe zu machen, dass ich ihn *ins* Krankenhaus gebracht und *aus* dem Krankenhaus geholt hatte und diejenige gewesen war, die »aufgegeben« und nicht dafür gesorgt hatte, dass es ihm wieder besser ging ... Und als ob das nicht schon gereicht hätte, fing ich auch noch an, mir Vorwürfe wegen allem zu machen, was ich in unserer Beziehung je falsch gemacht hatte. Ich lastete mir jedes einzelne Mal an, wenn ich unangemessen, wütend oder grantig reagiert hatte ...

Und dann ... machte ich ihm Vorwürfe.

Weswegen, fragen Sie vielleicht? Nun ja, wir waren vierunddreißig Jahre lang miteinander verheiratet – glauben Sie mir, da kommt eine ganz schöne Liste zusammen. Ich wollte ihn anschreien. Ich wollte in die Luft schreien. Und ich wollte *sehr* wütend sein.

Am 29. September, also gerade mal gut zwei Wochen nach Patricks Tod, erschien seine Autobiografie *The Time of My Life: Die Geschichte meines Lebens* und landete sofort auf der Bestsellerliste der *New York Times.* Im vergangenen Jahr war die Arbeit an dem Buch manchmal verdammt anstrengend gewesen, vergleichbar mit einem Fisch, der versucht, stromaufwärts gegen eine starke Strömung anzuschwimmen, aber ich war froh, dass wir uns die Mühe gemacht hatten. Das

Buch war etwas Greifbares, das ich in den Händen halten konnte. Es repräsentierte ihn in der Welt. Es sagte: »Vergesst mich nicht!« Wir waren stolz auf das Ergebnis gewesen. Das Buch liest sich gut. Man erfährt, was für ein unglaubliches Leben Patrick hatte und wie hart er und ich gearbeitet haben. Und man erfährt auch, dass wir hin und wieder unseren Spaß hatten. Unseren Spaß ... der seinen Weg immer in unser Leben fand.

Wir waren stets zu irgendwelchen Verrücktheiten aufgelegt. Deshalb hatten wir unsere Ranch in Los Angeles »Rancho Bizarro« genannt, denn man wusste nie, was wir womöglich gerade ausheckten. Als wir gerade frischgebackene Eigentümer der Rancho Bizarro waren, schmissen wir eine »Rock«-Party, die jedoch nichts mit Musik zu tun hatte, sondern mit »rocks« – Steinen – und nur ein Vorwand für unser tatsächliches Vorhaben war: Wir ließen die Gäste ausschwärmen und sie sämtliche Steine auflesen, die überall auf unserer Pferdekoppel herumlagen. Außerdem inszenierten wir Schwertkampfübungen, die dazu dienten, den Wildwuchs hinter unserem Haus zu beschneiden. Jeder Film, jeder Auftrag schlug sich in einer neuen Investition in unsere Ranch nieder. *Fackeln im Sturm* bescherte uns den Swimmingpool, den wir Patrick zufolge benötigten, *bevor* wir in unser eigentliches Haus investierten, damit die fleißigen Helfer aus dem Kreis unserer Familien sich abkühlen konnten. *Dirty Dancing* verdankten wir das große Schlafzimmer, das Bad, den Wandschrank, ein Solarium sowie das Tanzstudio, und der nächste Film diente dazu, unseren alten Rübenkeller in ein Musik- und Aufnahmestudio für Patrick zu verwandeln. Später kamen das Stallgebäude und der Reitplatz hinzu ... Die alte Sattelkammer wurde zu einem Gästehaus ... Wir bauten eine neue Garage und einen Carport ... und wir betätigten uns als Landschaftsgärtner. Wenn Sie die Autobiografie lesen, erfahren Sie, dass Patrick und ich auch als versierte Schreiner arbeiten konnten (diese Fertigkeit rührte aus unseren kargen Zeiten als Tänzer in New York). Ich habe tatsächlich alle

Holzfußböden eigenhändig abgeschliffen und jede einzelne Zierleiste im Haus selbst angebracht. Und eines Tages werde ich definitiv diese Nagellöcher verspachteln.

Aber wie auch immer ... zurück zum Buch!

Das Buch erschien, und unsere Pressesprecherin Annett und ich redeten mit unserem Verleger darüber, wie ich die Werbetrommel rühren könnte. Ich war immer noch in der Lage, großartig zu funktionieren, wenn es erforderlich war. Die Quittung folgte dann später, wenn ich wieder völlig zusammenbrach. Die einzige Sorge, die ich im Hinblick auf Interviews hatte, war, ob ich in der Lage sein würde, meine Gefühle zu kontrollieren. Natürlich würde ich auf Patricks Tod angesprochen werden. Ein paar Gefühlsregungen zu zeigen, war schon in Ordnung, aber was wäre, wenn mir ein Interviewer eine Frage stellte und ich von dieser Klippe stürzte und in unkontrolliertes, ungehemmtes Schluchzen ausbrach ... Das wäre für mich definitiv *nicht* in Ordnung. Bei einer Art Probelauf – einer Podiumsdiskussion der »Women's Conference« in Long Beach zum Thema Trauer – fand ich heraus, dass ich mich bis an den Rand der Klippe begeben konnte, dann aber imstande war, mich selbst anzuseilen und mich zurückzuführen auf sichereres Terrain.

Vielleicht habe ich mir viel abverlangt, indem ich mich der Aufgabe stellte, Pressearbeit für das Buch zu leisten, aber ich sollte verdammt sein, wenn dieses Buch kein Erfolg wurde. Sosehr die Leute Patrick auch verehrt hatten – wenn sie von der Existenz des Buchs nichts wussten, konnten sie es auch nicht kaufen. Und ich wollte, dass *jeder ... absolut jeder ...* erfuhr, was für ein phantastisches Leben er gelebt hatte. Also riss ich mich zusammen und begab mich Anfang November auf eine Promotion-Tour.

Jedes Mal, wenn ich ein Hotel verlassen oder ein Flugzeug besteigen musste, um irgendwohin zu reisen, fühlte ich mich, als ob meine Welt zerrissen würde. Als ob ich meine Nägel in irgendetwas vergrub, um mich festzukrallen, während das Leben und der Terminplan mich an immer neue

Orte zerrten. Am liebsten hätte ich auf kindische Weise geschrien: »Neeeiiin ... lasst mich hier!« Es war ganz egal, wohin ich musste oder von wo ich aufbrach – ich wollte einfach nicht weg. Doch wie in einer Art Betäubungszustand behielt ich meine Gedanken für mich und zog die Sache durch. Später erzählte ich meiner Freundin Kay davon. Wie verrückt dieses Gefühl war, nie irgendwohin zu wollen. Wie qualvoll ... Und wissen Sie, was sie mir antwortete?

»Ich weiß, warum du nie irgendwohin wolltest. Weil du nicht wahrhaben wolltest, dass du dein Leben ohne ihn weiterlebst.«

Und das war die Wahrheit.

Nach Patricks Tod machte ich plötzlich alles zum »ersten Mal«. Das erste Mal, dass ich auf die Schnellstraße bog. Das erste Mal, dass ich die Stadt verließ. Das erste Mal, dass ich in ein Restaurant ging oder zu meiner Yogastunde ... Und jedes »erste Mal« tat weh.

All meine Familienangehörigen, Freunde und Bekannten erzählen mir, wie unglaublich ich gewesen sei. Wie gut ich das alles gemeistert hätte. Und was für eine starke Frau ich sei. Und ich lächele und bedanke mich bei ihnen, doch im Stillen denke ich, dass *sie völligen Stuss reden.* Denn innerlich fühle ich mich weder stark noch mutig. Ich fühle mich wie ein armseliges, kümmerliches, weinerliches Häufchen Elend. Und das ist gar nicht schön. Ich bin das absolute Gegenteil von »unglaublich«. Gelegentlich ziehe ich für ein paar Augenblicke eine Show ab, doch sobald der Moment vorbei ist und keine Notwendigkeit mehr besteht, irgendjemandem etwas *vorzuspielen*, verwandele ich mich in einen Klumpen nasses, matschiges, welkes Gras.

Und Monate später, als die Lähmung und die Erstarrung, die mich nach seinem Tod erfasst hatten, allmählich nachlassen ... genau in dem Moment, in dem ich denke, dass es nicht mehr schlimmer werden kann ...

... wird es schlimmer.

Nach der Erstausgabe von *The Time of My Life: Die Geschichte meines Lebens* erscheint das Buch auch auf dem internationalen Markt. Und ich werde gebeten, noch einmal etwas Werbung für das Buch zu machen. Das ist in Ordnung ... Es hilft mir, etwas zu haben, worauf ich mich konzentrieren kann. Es hilft mir sogar *sehr*.

Das vorgesehene Interview soll per Satellitenschaltung live in einem Londoner Morgenmagazin ausgestrahlt werden. Was bedeutet, dass ich gegen dreiundzwanzig Uhr kalifornischer Zeit bereit sein muss. Ich erscheine also an der genannten Adresse in Culver City, wo sich wegen der späten Uhrzeit wahrscheinlich nur noch zwei oder drei weitere Menschen in dem ganzen Gebäude aufhalten. Ich lasse mir das Haar herrichten und mich schminken. Und dann warte ich ... warte in dem dunklen Gebäude auf meinen Einsatz. Ich fühle mich wie damals im Theater. Als ich neben der Bühne im Dunkeln auf das Stichwort wartete, auf den Moment, in dem ich hinaustreten musste ... ins grelle Rampenlicht ... Und ich warte. Und wissen Sie was? Es fühlt sich irgendwie auf seltsame Weise so an wie mein Leben ...

Vielleicht warte ich auf ihn.
So wie seine Sachen, seine Kulturtasche, seine Bürste, seine Zahnbürste, sein Rasierwasser im Badezimmer am Waschbecken auf ihn warten. All das sieht dort so, wie es da steht, völlig normal aus.
Als ob er jeden Moment erscheinen und etwas davon benutzen würde.
Als ob nichts Schlimmes geschehen wäre. Als ob nie etwas Schlimmes geschehen wäre.
Vielleicht spähe ich in die Dunkelheit, um ihn zu entdecken.
Und dann warte ich. Warte geduldig auf ein Zeichen. Auf mein Einsatzzeichen.
Sie sagen, dass er immer bei mir sein wird. Doch was ich

jetzt habe, ist nur eine jämmerliche Version dessen, ihn bei mir zu haben.
Sie sagen, dass ich irgendwann imstande sein werde, mein Leben weiterzuleben.
Und das muss ich auch. Verdammt, ich arbeite, kümmere mich um die Geschäfte und um die Ranch und so weiter. Aber das tue ich alles ganz mechanisch. Lebe ich mein Leben wirklich weiter? Nein, ich funktioniere nur automatisch – ungeachtet meiner selbst. Das kann ich gut, wenn man bedenkt, welch ein Drama mein Leben erschüttert hat.
Doch ich vertraue darauf, dass es wahr ist, was sie sagen.
Dass der Verlust der Liebe meines Lebens irgendwann eine Bereicherung in meinem Leben werden wird.
Dass ich das, was wir zusammen erlebt haben, in Ehren halten und deswegen glücklich sein werde.
Dass ich nach vorne schauen werde.
Ich warte geduldig darauf, dass all diese Dinge eintreten mögen.
Dann kann ich aus dieser Dunkelheit heraustreten.
Und ins Licht gehen.

Das ist mein Wunsch.

In meinem Innersten war ich immer eine Romantikerin. Aber ich bin auch eine Realistin ... Und ich warte ab, um zu sehen, ob es wahr ist, was sie sagen. Dass meine Wunde heilt und ich einen Weg finde zurechtzukommen. Aber ... vielleicht finde ich eben keinen Weg. Auch das ist möglich. Doch ich verfüge über große Ausdauer, um zu warten und es herauszufinden. Solange ich atme und einen Fuß vor den anderen setzen kann. Denn dank meiner finnischen Wurzeln habe ich ja mein »Sisu«.

Also ... werde ich warten.

Epilog

Während ich diese Zeilen schreibe, ist es Mitte Mai 2011 geworden, und seit ich meinen Buddy verloren habe, sind ein Jahr, acht Monate und ein Tag vergangen. Ende dieses Monats habe ich Geburtstag, und es ist wirklich seltsam, wie sich all die Jahrestage für mich verändert haben. Jeder hat seine Eckdaten, diese Tage im Jahr, die den Weg durchs Leben markieren: Geburtstage, Hochzeitstage, Weihnachten, Neujahr ... Ich habe den Todestag von Patrick hinzugefügt. Und dies hat merkwürdigerweise alle anderen Termine und Anlässe verändert: Jetzt ist es das Weihnachtsfest ohne ihn, der Jahresbeginn ohne ihn, mein Geburtstag, den ich nun allein begehe und den ich im vergangenen Jahr wirklich zu ignorieren versucht habe (erfolglos), unser Hochzeitstag, *sein* Geburtstag ... Sein Todestag hat alles verändert, weil jetzt alles ohne ihn stattfindet.

Es ist also kein Wunder, dass ich versucht habe, all diese Feier- und Jahrestage zu ignorieren. Ich beschäftige mich mit anderen Dingen und hoffe, dass sie einfach verstreichen wie jeder x-beliebige andere Tag auch. Doch das ist ganz schön schwierig. Es ist, als würde ich mich vor mir selbst verstecken und täte so (unter Einsatz meines schauspielerischen Talents), als ob Gott mich nicht sehen könnte. Und natürlich sind es meine lieben Freundinnen und Freunde, die mir den jeweils anstehenden Feier- oder Jahrestag in Erinnerung rufen. Sie rufen mich an und erkundigen sich, wie es mir geht, was ich an diesem speziellen Tag vorhabe, und sie laden mich irgendwohin ein. Sie waren es auch, die zwei Wochen vor meinem tatsächlichen Geburtstag mit einer Überraschungs-Geburtstagstorte mit Cowgirl-Figürchen und Schokoladenüberzug bei mir aufkreuzten. Sie kamen zwei Wochen zu früh, weil ich vorhatte, an meinem Geburtstag wegzufahren. Na bitte! Da hatten sie mir wieder einen Strich durch die Rechnung gemacht. Als die Torte mit angezündeten Kerzen aus ihrem Versteck geholt wurde, brach ich in Tränen aus und musste mich einen Moment lang zurückziehen. *Ich wollte einfach nicht ohne ihn Geburtstag haben.* Das Foto, das mich mit dieser phantastischen Cowgirl-Torte zeigt, entstand, bevor wir sie angeschnitten haben. Seitdem hängt das Bild in meiner Küche in New Mexico. Ich glaube, dass ich es das ganze vergangene Jahr lang an diesem Platz habe hängen lassen, an dem ich es jeden Tag sehe, weil ich bei seinem Anblick weiß, dass ich noch geliebt werde. Auch wenn ich damals, als es gemacht wurde, tief bekümmert war.

Niemand hat mir je gesagt, wie schwer es für mich sein würde, ohne meinen Mann weiterleben zu müssen. Es ist, als würde man noch einmal laufen lernen – doch diesmal nur mit einem Bein. Und zu der Trauer scheint sich auch noch eine nicht enden wollende Flut finanzieller und organisatorischer Aufgaben einzustellen, die durch seinen Tod ausgelöst wurde. Meine verwitweten Freundinnen und ich vergleichen eine Witwe (ein Wort, das ich hasse) im Scherz mit Blut im Wasser ... Die Haie können dich kilometerweit riechen, und sie kommen und sind hinter dir her. *Warum glauben sie eigentlich, dass ich so schwach bin? Ich meine, ich leide zwar, sehr sogar. Aber bringen Sie mich jetzt lieber nicht in Rage, sonst können Sie sich auf was gefasst machen!* Aber ich *bin* schwach. Mein Leben tost in meinen Ohren und gerät ständig außer Kontrolle, aber das heißt noch lange nicht, dass ich dumm bin. Doch die Haie und all die Herausforderungen des Lebens stürmen weiter auf mich ein. Ich weiß auch, dass ich *vermutlich* nicht *persönlich* verfolgt werde, jedenfalls nicht in *jedem* einzelnen Fall, auch wenn es für mich definitiv so aussieht. Es ist nur einfach so, dass jede Veränderung, jeder Angriff, jede Komplikation ziemlich viel für mich ist, um damit klarzukommen. Um allein damit klarzukommen.

Ich merke jetzt, wie sehr ich mich immer von Patrick beschützt gefühlt habe. Wir haben anstrengende Zeiten miteinander durchgemacht und mussten uns Herausforderungen stellen, die sich vor uns auftürmten, aber ich habe mich immer ... sicher gefühlt. Das ist verrückt, denn Patrick war weiß Gott nicht immer derjenige, der mich beschützt hat; oft war ich die Beschützende, und manchmal habe ich mich sogar vor ihm geschützt. Doch nachdem ich ihn verloren hatte, verlor ich auf einmal auch dieses Gefühl der Sicherheit, und ich verstand nicht, warum.

»Ich weiß, warum«, bot Kay mir eine Erklärung an. »Du hast dich sicher gefühlt, weil er dich geliebt hat.«

»Aha.«

Ja. Seine Liebe war wie ein Schirm. Sie schützte mich, hielt das Unwetter von mir fern und barg mich sicher in seinen Armen. Und jetzt befinde ich mich, wie ich bereits zuvor in diesem Buch erwähnte, draußen in der Kälte, suche überall nach einem Rettungsfloß und finde keins.

Und abgesehen davon, dass ich mich fühle, als hätte ich eine meiner Gliedmaßen verloren, ist dieser Schirm zugeschnappt, und ich bin schutzlos hinausgestoßen worden in den Regen, und als ob das immer noch nicht reichen würde, muss ich die Welt jetzt auch noch mit anderen Augen sehen. Patrick und ich haben die Welt vierunddreißig Jahre lang gemeinsam gesehen. *Und ohne ihn sieht diese Welt anders aus.* Selbst die Dinge, die sich absolut nicht verändert haben, sehen anders aus. Es ist, als ob die Erdschichten auf einmal in Schieflage geraten wären und sich dadurch alle möglichen Teile gelöst und verschoben hätten. Manches davon ist gut, und manches ist schlecht, aber alles hat sich verändert.

Ein paar Freundschaften sind seit Patricks Tod auf der Strecke geblieben, was vor allem daran lag, dass ich mir dessen bewusst geworden bin, dass diese Freundschaften mit uns oder mit mir keine wirklichen Freundschaften waren. Aber im Großen und Ganzen habe ich viele tolle Freunde, die zu mir gestanden haben. Ich muss sagen, dass Patrick und ich uns unsere Freunde gut ausgesucht haben. Und ihre Zuneigung und Unterstützung haben mir sehr geholfen. Es gibt auch ein paar wenige, die im Moment einfach nicht so recht wissen, was sie mit mir anfangen sollen, und das kann für sie mitunter recht unbehaglich sein. Aber sie geben mich nicht auf und werden abwarten, bis dieses Unwetter vorübergezogen ist.

Und dann habe ich noch meine neuen »verwitweten« Freundinnen. Ich hatte das Glück, nach Patricks Tod zwei wunderbare Frauen kennenzulernen. Beide hatten ihre Männer verloren, eine ein Jahr vor mir und die andere sechs Monate nach mir, und beide Männer waren ebenfalls an Bauchspeicheldrüsenkrebs gestorben. Wenn wir zusammen sind, nehmen wir kein Blatt vor den Mund. Wir schenken uns jeglichen Small Talk und kommen sofort zur Sache. Der Verlust eines Menschen wird von jeder Menge Wut begleitet, auch von Schuldzuweisungen und anderen unschönen Gefühlen, die du nicht einfach irgendwelchen Leuten gegenüber äußern kannst, die nicht wirklich verstehen, was du gerade durchmachst. Untereinander können wir Witwen Klartext reden, und eine stimmt der anderen zu: »Verstehe. Verstehe ich voll und ganz.« Wir drei sind sehr unterschiedliche Menschen und pflegen ganz unterschiedliche Lebensstile. Aber es ist erstaunlich, wie sehr sich unsere Erfahrungen bezüglich des Umgangs mit dem Tod unserer Ehemänner ähneln. Bis zum Herbst vergangenen Jahres hatte ich das Gefühl, meine verwitwete Freundin, die ihren Mann ein halbes Jahr nach mir verloren hat, beschützen zu müssen. Ich schreckte davor zurück, ihr zu sagen, was sie auf dieser furchtbaren Reise noch alles erwartete, weil ich wusste, wie sehr sie bereits litt. Die bloße Vorstellung, dass es noch schlimmer werden würde, könnte der Auslöser sein ... *einfach nicht mehr weitermachen zu wollen.* Und dies ist eine weitere Gemeinsamkeit, die uns Witwen miteinander verbindet: Wir beschäftigen uns mit Selbstmordgedanken.

Im Herbst habe ich aufgehört, gegenüber meiner Freundin so übervorsichtig zu sein. Ich glaube, es war etwa zu der Zeit, als ich tatsächlich mal einen guten Tag hatte. (Bis zu diesem Zeitpunkt hatte ich ernsthaft geglaubt, das Ganze nicht zu überstehen.) Ich sagte zu ihr: »Es *ist* möglich!« Und allmählich geschieht es wirklich. Ich erlebe tatsächlich manchmal ein paar aufeinanderfolgende Tage, an denen *ich mich richtig gut fühle.* Manchmal fühle ich mich nicht nur gut, sondern regelrecht euphorisch. Ich kann mir das nur so vorstellen, dass mein Körper so lange von Schmerz und Leid geplagt wurde, dass er jede Gelegenheit der Erleichterung als Zustand der Glückseligkeit empfindet.

Aber wenn ich *einen* guten Tag erleben kann, kann es auch *noch* einen geben und noch einen.

Und so ist es auch.

Es dauert eben einfach nur sehr lange.

Mit dem Schreiben dieses Epilogs zu beginnen, fiel mir äußerst schwer. Denn ein Teil von mir denkt: »Inzwischen sollte ich darüber hinweg sein.« Es ist jetzt ein Jahr, acht Monate und einen Tag her, seitdem ich meinen Buddy verloren habe. »Es sollte mir inzwischen besser gehen.« Es ist fast so, als wäre es mir peinlich. Ich fühle mich nicht nur wie eine gebrochene Frau, sondern auch, als hätte ich einen Rekord gebrochen. Erst vor Kurzem habe ich angefangen, mit einem Trauerbegleiter zu reden. Ich hatte es satt, mich im Geiste und im Gespräch mit meinen Freundinnen und Freunden immer wieder das Gleiche sagen zu hören. Die Depression scheint ein fester Bestandteil meines Lebens geworden zu sein. Als ob sie sich in mich hineingefressen hätte und dort stecken geblieben wäre. Manchmal habe ich ein paar wunderbare Tage, und dann breche ich wieder zusammen, und es ist so, als hätte sich absolut nichts geändert. Ich vermisse ihn immer noch so sehnlich wie eh und je.

Gerade saß ich mit meiner Freundin Lynne in einem unserer Lieblingscafés beim Sonntagsfrühstück. Es war ein schöner, kühler Morgen, und wir saßen draußen an einem Tisch auf dem Bürgersteig und redeten über unsere außer Kontrolle geratenen Leben (sie macht auch gerade eine schwierige Phase durch). Wir tauschten uns darüber aus, wie überlastet und bis zum Anschlag gestresst wir gerade sind und dass jede von uns das Gefühl hat, die Arbeit einer kompletten kleinen Armee verrichten zu müssen, obwohl wir doch allein sind. Ich suchte verzweifelt nach einer Antwort (weil ich es total satthabe, mich so zu fühlen), suchte nach einem Ausweg, um dieses Gefühl loszuwerden, womöglich unter der Last des Drucks zusammenzubrechen, weshalb ich hervorbrachte: »Weißt du, vielleicht ... hat dieser ganze Stress gar nichts zu tun mit ...«

Und dann hielt ich abrupt inne.

»Was denn? Was denn?«, rief sie. »Du kannst doch nicht einfach mitten im Satz aufhören!«

Ich versuchte mich zu sammeln, denn während wir an diesem herrlichen Tag in trauter Mädelrunde über unsere Leben klagten, war mir plötzlich das Herz durch die Maschen geschlüpft. Ich spürte den Schmerz auf einmal wieder ganz frisch. Einen Schmerz, der sich anfühlte, als befände ich mich im freien Fall. Als stürzte ich durch die Luft, und es gäbe nichts, woran ich mich festhalten könnte.

Ich unterdrückte diesen Anfall und bemühte mich, so gut es ging, die Tränen zurückzuhalten und wieder auf den Boden der Tatsachen zurückzukehren.

»Okay. Ich habe gerade ein bisschen die Fassung verloren«, sagte ich und bekam mich wieder unter Kontrolle. »Was ich gerade sagen wollte, ist, dass wir uns vielleicht nicht so überfordert fühlen würden und es nicht so schwer für uns wäre, mit alldem klarzukommen, wenn wir nicht so einen starken *Schmerz* empfinden würden. Vielleicht geht es wirklich in erster Linie um … den Schmerz.«

Lynne presste die Lippen zusammen. Was ich sagte, war nichts, worauf sie sich in diesem Moment einlassen wollte.

Ich auch nicht.

Meine verwitwete Freundin, die ihren Mann ein Jahr vor mir verloren hatte, erzählte mir, dass der Schmerz im Laufe der Zeit zwar nicht nachlasse, aber besser zu »handhaben« sei. Und das trifft auch auf mich zu. Allerdings würde ich es etwas anders beschreiben. Wie ich bereits sagte, empfinde ich es eher so, als hätte ich eine meiner Gliedmaßen verloren, als stünde ich plötzlich mit einem Bein da und müsste die Welt, die ich mir immer mit jemandem geteilt hatte, auf einmal ganz allein auf meinen Schultern tragen. Ich spüre das Gewicht dieser Last. Und ich bin es ganz allein, es ist allein meine winzige, leidvoll geschwächte Wenigkeit, die die Last zu schultern hat, die vorher von zwei Menschen getragen wurde. Doch wenn ich diese Last jeden Tag schultere, werde ich stärker und entdecke nach und nach kleine Tricks, die mir das Tragen erleichtern. Dir fehlt ein Bein? Dann sieh zu, dass du doppelt so stark wirst. Das willst du nicht? Dir fehlt die Motivation? … Du bist dir nicht mal sicher, ob du überhaupt weiterleben willst? Aber jeder Tag, an dem du es aus dem Bett schaffst, macht dich stärker. Ob es dir gefällt oder nicht.

Wie es mit meinem außer Kontrolle geratenen Leben weitergeht?

Veränderungen sind immer schwierig. Und diese Art von Verlust zwingt dich, etwas zu ändern. Es ist eine *erzwungene Veränderung.* Und wenn du deinen Liebsten verloren hast, lässt dieses Verlustgefühl nicht etwa irgendwann nach. Es überschlägt sich und überschlägt sich und entwickelt sich zu einer Art Serie – Verlust nach Verlust und nochmals Verlust. Ich bleibe zuversichtlich, dass sich jede gute Grundlage, die ich jetzt lege, später einmal auszahlen wird. *Es muss irgendwann leichter werden, als es jetzt ist!* Und ich arbeite hart daran. Sehr hart, auf jede nur erdenkliche Weise.

Mittlerweile bin ich so stark, dass ich in Erwägung ziehe, meinen Geburtstag in diesem Jahr zu feiern. Ich lade einfach ein paar Freundinnen und Freunde ein, und wir haben ein bisschen Spaß zusammen.

15. Mai 2011

Danksagungen

Ich beginne mit diesen Danksagungen in dem Wissen, dass ich wie bei allen Einladungslisten, die ich je für unsere großen Partys zusammengestellt habe, unwillentlich jemanden vergessen werde. Ich entschuldige mich schon im Voraus bei allen, bei denen mir dies passiert. Gewiss wird es auch Leute geben, die in dem Buch erwähnt werden, jedoch im Gegensatz zu anderen hier nicht genannt werden.

Es gibt so viele wunderbare und talentierte Menschen, die in den letzten beiden Jahren des Lebens meines Mannes und auch in meinem eigenen Leben eine entscheidende Rolle gespielt haben. Viele dieser Menschen habe ich nicht einmal persönlich kennengelernt und auch nicht mit ihnen gesprochen. Ihnen allen sende ich meine Liebe und meinen aufrichtigen Dank.

Außerdem gilt mein Dank:

Den Familien Haapaniemi/Niemi
Dr. Maria Scouros und Ed und den Kindern; Eric und Mary und Will; Paul und Jessica und Valerie; John, Alex und Carol; und meiner Mutter.

Der Familie Swayze
Donny, Patsy, Bambi und Don; Sean und Jami und den Kindern.

Im Stanford Hospital und im Krebsszentrum
den Ärzten Dr. George Fisher, Jeff Norton, Elwyn Cabebe, Jacques Van Dam und Albert Koong. Dem großartigen Personal der Patientenbetreuung: Judy Kinsberg, Michael Granneman, Julia Vitenberg und Pam Huggins. Der ehemaligen Krankhausdirektorin Martha Marsh und den wunderbaren und erfahrenen Mädels, die bei der Chemotherapie immer an vorderster Front standen, den Krankenschwestern Cathy Krum und Mary Salom.

Im Cedars-Sinai Hospital
den Ärzten Dr. Simon Lo, Mark Ault, Geemee Chung. Dem Personal der Patientenbetreuung: Madeline Lehrman, Yuri und Lidia. Della und all den großartigen Krankenschwestern im Behandlungszentrum sowie der kompletten Krankenhausbelegschaft.

Im Northwestern Hospital
Dr. Mary Mulcahy und der herzlichen Hilfe, die uns dort auf der Krebsstation und auf der Gastroenterologischen Station zuteilwurde. Danke, Dr. John Martin, für die gelungene Implantierung des neuen Stents. Wow!

Im Tower Oncology
dem wunderbaren Dr. David Hoffman, unserem wichtigsten Pfleger Jose Ramírez, Pia Chantravat und Bill Such. Und John Rice bei Premier Infusion Care.

Meinen lieben Freunden
Lisa »Über alle Maßen« Dickey, Kay »Stets zur Stelle« Lenz, Brian Braff, Warren und Jale »Ein Paar rote Stöckelschuhe von Manolo Blahniks helfen immer« Trepp; Lynne Butler,

Joe und Sandy Bourdeau, Whoopi Goldberg, Cash und Monica Schoch, Randi Barnes, Dwight Rhoden, Desmond Richardson, Stacy Widelitz, Griff Griffis und Travis Fimmel. Kenny und Joanne Gordon, Mark Smith, Steve Diamond und so vielen anderen.

Bei The Beast
A&E und Sony TV dafür, dass sie sowohl mit Patrick als auch mit mir ein Risiko eingegangen sind. Michael, Roy, Vincent, Bill und der kompletten Produktionscrew – ihr seid die Größten!

Dem Team
unserer hart arbeitenden, engagierten Truppe von Pressesprecherinnen, Anwälten, AgentInnen und ManagerInnen: Annett Wolf, Jayme Phillips, Fred Gaines, Mel Berger, Richard Solomon, Nicole David und Jenny Delany.

Bei Atria Books
meiner großartigen Lektorin Sarah Durand, ihrer Kollegin Sarah Cantin und ihrem Kollegen Alex Arnold. Der wunderbaren Judith Curr. Paul Olsewski und Yona Deshommes. Sowie der ganz besonderen Elisa Shokoff und Matt Cartsonis.

Und …
unseren geliebten Tieren – denjenigen, die ich in dem Jahr nach Patricks Tod verloren habe – unserer Katze Tina, Patricks Schlafkuscheltier, die genau einen Monat nach Patrick zur gleichen Uhrzeit wie er ebenfalls an Krebs gestorben ist; meinem wunderschönen Fohlen, das im August 2009 um 5.30 Uhr zur Welt kam und sechs Monate später während einer Kolikbehandlung starb; und unserem prächtigen Hengst Roh, der im August 2010 an mysteriösen und ungeklärten Komplikationen gestorben ist. Es war ein hartes Jahr.

Und den geliebten Tieren, die mit mir überlebt haben und mich lieben und beschützen: den Hunden Lucas, Murphy und Kuma; den Katzen Possum und Lupe; den Pferden Bint Bint Subhaya, Zahra Galila, Shirin Jewel, Assirah, Nadra, Shamrock, Nation, Rabba, Emir und La Dior; meinen beiden störrischen Fohlen Faris Al Ahlam und Malik al Malouk; und meinem wunderschönen neuen Fohlen Farah Jewel, das im Juni 2011 geboren wurde.

Bildnachweis

Die Fotos auf den Seiten 21, 42, 127, 240, 278, 310, 340 stammen aus dem privaten Archiv von Lisa Niemi Swayze.

Seite 66: Foto von Lisa Dickey.

Seite 170: Foto von Roy H. Wagner, ASC.

Seite 191: © Ron Tom/American Broadcasting Companies, Inc.

Seite 321: Foto von Greg Gorman.

M. R. Forbes

Divine

Auferstehung

MANTIKORE
VERLAG

Deutsche Erstauflage

Titel der englischen Originalausgabe:
DIVINE – BALANCE

1. Auflage
Veröffentlicht durch den
MANTIKORE-VERLAG NICOLAI BONCZYK
Frankfurt am Main 2016
www.mantikore-verlag.de

Deutschsprachige Übersetzung: Andrea Blendl
Lektorat: Julian Köck, Nora-Marie Borrusch
Satz: Karl-Heinz Zapf
Cover- und Umschlaggestaltung: Konstantinos Lagos und Matthias Lück
VP: 125-102-01-06-0616

Printed in the EU

ISBN: 978-3-945493-70-0

M. R. Forbes

Divine Auferstehung

Roman

MANTIKORE
VERLAG

Für meinen Engel,
weil du immer an mich glaubst.

Danke.

Eins

Es war etwas in der Art, wie sie sich bewegte; in der katzenhaften Eleganz ihres Körpers, der Geschmeidigkeit ihrer Schritte. In der Art, wie ihre Arme träge vor und zurück schwangen, als sie an mir vorbeischlenderte. Sie hatte schwarzes Haar, das in einer einzigen seidigen Welle auf ihre Hüften fiel, blaue Augen, olivfarbene Haut, Leggins, einen engen roten Pulli und ein gewisses Etwas, das sie auf der Skala „Nicht in meiner Liga" ganz nach oben brachte. Außerdem war sie in einem Museum! Ganz alleine! Ja, ich starrte sie an. Nein, sie bemerkte es nicht.

Es war meine zweite Woche im Job im Museum für Naturgeschichte, meinem ersten Job nach dem Gefängnis. Das war eine lange Geschichte, aber die kurze, einfache Version hatte etwas mit einem zu sozial eingestellten Computerfreak und den Kreditkarten fremder Leute zu tun. Ich hatte Glück, dass ich so eine angenehme Arbeit erwischt hatte. Normalerweise stellte das Museum keine Ex-Knackis ein, aber sie hatten eine spezielle Ausstellung mit uralten katholischen Reliquien importiert, „Erstes Mal außerhalb des Vatikans, nur für begrenzte Zeit", so dass sie das Personal aufstocken mussten. Mein Verbrechen war ja auf keinerlei Art und Weise gewalttätig oder physischer Natur gewesen, weshalb sie willens waren, darüber hinwegzusehen. Meine Arbeit war einfach, herumstehen und aufpassen, dass niemand auch nur versuchte, komisch auf die Artefakte zu pusten.

Heute bewachte ich Tassen. Verzeihung, Kelche. Einen ganz besonders, einen einfachen hölzernen, der am Ende der Ausstellungshalle auf einem speziellen Podest stand. Er war von einem Absperrseil umgeben, drei Metern Luft, einbruchs- und kugelsicherem Glas, und wurde von jeder Art an Technologie, die man sich nur vorstellen konnte, überwacht. Es hieß, das sei die Tasse, aus der Jesus beim Letzten Abendmahl getrunken hatte, der Heilige Gral. Es sah aus, als käme es direkt aus „Indiana Jones und der letzte Kreuzzug“. Lucas war nicht weit danebengelegen.

Bisher war der Job genauso fad, wie ich vermutet hatte. Jeden Tag musste ich von neun bis zwölf und von eins bis zum Schließen des Museums am Eingang zur Ausstellungshalle stehen, die Leute beobachten, wie sie hinein- und hinausgingen, und gelegentlich die Gänge hinauf- und hinunterwandern, um sicherzustellen, dass niemand Fingerabdrücke auf den Glaskästen hinterließ. Meine größten Gegenspieler bei dieser neuen Karriere waren Kinder. Sie fassten die Dinge gerne an.

Ein besonders ehrgeiziger Missetäter erschien in meinem Augenwinkel und ich war gezwungen, damit aufzuhören, das Mädchen anzustarren, das sich gerade dem hölzernen Kelch am anderen Ende der Halle näherte. Sie schien wirklich daran interessiert zu sein. Sehr sexy.

Sauer über die Unterbrechung meines leicht gruseligen Stalkings marschierte ich dort hinüber, wo der kleine Junge gerade stand und seine Hände und sein Gesicht gegen das Glas drückte. Ich lugte auf die Beschriftung hinunter, *Diamantkelch, 771 AD*. Da stand noch mehr, aber ich musste es nicht lesen, ich hatte das schon über hundert Mal gesehen. Es war ein beeindruckendes Stück Handwerkskunst, das dem Papst von Karl dem Großen geschenkt worden war. Es tendierte dazu, der Favorit der Frauen zu sein, und noch mehr bei Kindern. Meine Vermutung war, dass der „Oh, es glänzt“-Teil seines unterentwickelten Gehirns die Kontrolle über sein Tun übernommen hatte.

„Entschuldige, junger Mann“, sagte ich und kniete mich hin, so dass mein Gesicht auf gleicher Höhe mit seinem war. „Die Regeln sagen eindeutig, dass man das Glas nicht berühren darf.“

Er sah mich an und ich deutete mit dem Finger auf das Schild, auf dem „NICHT BERÜHREN“ stand. Er lachte und rannte weg, um seine Mutter zu suchen, die mit wenig Sorge um ihre Brut weitergegangen war. Ich sah zu, wie er weglief, sich durch eine Reihe von Erwachsenen drängte und sich an ihre Hand hängte. Sie schaute zu ihm hinunter und er deutete zurück, wo ich immer noch hockte. Sie schenkte mir einen Blick wie eine Medusa und schob die kleine Petze vorwärts. Was hatten die Eltern eigentlich heutzutage? Gott bewahre, dass ihre Kinder tatsächlich die Regeln befolgten. Moment … habe ich das gerade wirklich gesagt?

Ich dachte über den menschlichen Alterungsprozess und das seltsame Phänomen nach, das auftritt, wenn wir irgendwie anfangen, uns in unsere Eltern zu verwandeln, als ein kollektives Raunen meine Aufmerksamkeit verlangte. Ich stand da und suchte nach der Quelle. Verdammt!

Die Süße mit dem schwarzen Haar stand innerhalb der Seilabsperrung! Nicht wirklich so beeindruckend, ich weiß, aber das war ein bedeutendes Vergehen im Handbuch für Museumswärter. Zumindest würde es mir einen Vorwand schenken, um sie anzusprechen. Ich fing an, mir meinen Weg durch die versammelte Menge zu bahnen, die sich natürlich beschwerte, dass sie ihr den Blick versperrte.

„Entschuldigen Sie, Fräulein", sagte ich zu ihrem Rücken.

Sie hatte das einbruchs- und kugelsichere Glas erreicht und stand gerade in einer sehr gedankenverlorenen Haltung da, ihre linke Hand unter ihrem Kinn, während die rechte an ihrer Hüfte lag. Sie ignorierte mich, was auch ziemlich genau das war, was ich von jemandem wie ihr erwartete. Ich nahm mein Funkgerät und rief nach Verstärkung. Ich hatte nicht die Autorität, sie wegzubewegen. Nur die höherrangigen Aufseher durften das.

„Hey Jimmy", sagte ich, „ich habe hier drüben in der Kelch-Ausstellung eine kleine Krise. Hier ist eine junge Frau, die glaubt, sie hätte die exklusiven Betrachtungsrechte für die Tasse vom Letzten Abendmahl." Es gab eine kurze Stille vor der Antwort.

„Kelch, Landon. Es ist ein Kelch. Ich bin gleich da." Er klang, als hätte ich ihn geweckt. Das hatte ich wahrscheinlich auch.

Ich nahm die Seilabsperrung weg und näherte mich dem Mädchen. Sie bewegte sich immer noch nicht. „Fräulein, geht es Ihnen gut?", fragte ich.

Besser gefühlvoll an die Sache herangehen. Sie reagierte überhaupt nicht auf den Klang meiner Stimme. Ich erwartete nicht viel Aufmerksamkeit von jemandem wie ihr, aber mich behandeln, als wäre ich gar nicht da? Das war ein bisschen viel. Ich warf einen kurzen Blick zurück Richtung Eingang. Jimmy sollte nur eine Minute brauchen, um vom Büro hier rüberzukommen. Als ich zurück auf das Mädchen blickte, schnitt sie gerade mit ihrer Fingerspitze durch das Glas.

„Äh …" Meine Gedanken machten einen Sprung, stolperten über sich selbst und ließen den Rest meines Körpers verkrampfen. Passte nicht zusammen. Ich nahm wieder das Funkgerät.

„Jimmy, wo zur Hölle bleibst du", brüllte ich, wobei meine Stimme um eine Oktave höher wurde. Ich blickte wieder auf. Ihr Finger wirkte jetzt eher wie eine Klaue, und er schnitt wirklich gerade durch das Glas – das einbruchs- und kugelsichere Glas. Der Alarm begann zu schrillen.

Jimmy trudelte endlich in der Ausstellungshalle ein, sein Atem schwer, als er neben mir anhielt. Alt … Check. Übergewicht … Check. Außer Form … Irgendwelche Zweifel? Er war der typische Museumswärter.

„Oh Mann, Landon", sagte er. „Du hast mir nicht gesagt, dass sie heiß ist." Er streckte seine Hand aus und legte sie auf ihre Schulter. „Es tut mir leid, Fräulein, aber Sie werden zurück hinter die Seilabsperrung gehen müssen."

Es gab einen roten Blitz, und das nächste, was ich weiß, ist, dass Jimmy ohne Extremitäten auf dem Boden lag. Chaos brach im Gebäude aus.

Die Menge, die sich versammelt hatte, um sich die Show anzusehen, fing an zu schreien. Ich fing auch an zu schreien und wich zurück, als sich das Mädchen umdrehte und mich ansah. Ihre Augen waren gelb; ihre Zähne waren zu Reißzähnen verlängert. Es war direkt wie aus einer Ausgabe von Fangoria. Sie knurrte, zerschmetterte mit ihrer Faust den Rest des einbruchs- und kugelsicheren Glases zu Staub, schnappte sich den Gral und rannte auf die Zuschauer zu – alles innerhalb von nur drei Sekunden.

Während ich immer noch zurückwich, trafen meine Beine auf das Seil und ich stürzte nach hinten. Das Letzte, was ich sah, war, wie dieses teuflische Mädchen ein Päckchen wegwarf, das mir aus einer Anzahl von Actionfilmen nur zu vertraut vorkam. Es gab einen lauten Knall und einen Haufen Hitze. Als ich spürte, wie mein Leben aus mir wich, konnte ich die Schreie hören und das brennende Fleisch riechen. Ich war nicht der Einzige, der an jenem Tag sterben musste.

Zwei

Ich kam wieder zu mir, wenn man das so nennen kann, wobei mein Gesicht buchstäblich im Sand begraben lag. Mein Kopf dröhnte und mein Herz hämmerte. Sollte ich nicht tot sein? Ich konnte mich deutlich an das weiße Licht erinnern, daran, wie meine Sinne verblassten, und an ein überwältigendes Gefühl von Freiheit.

Ich hob meinen Kopf und sah mich um durch den Sand, der an meinen Wimpern klebte. Ich lag an einem Strand und trug Badeshorts. Ich war allein. Falls das der Himmel war, würde es eine einsame Ewigkeit werden.

Wer war sie, fragte ich mich, und vergaß für einen Augenblick meine missliche Lage. Das Mädchen hatte mich getötet, aber ich dachte immer noch über sie nach. Hieß das, dass ich verrückt war? Ich erhob mich auf meine Füße und fing an, die gröberen Sandkörner abzuklopfen, dann holte ich tief Luft und versuchte nachzudenken. Okay, ich war also gerade bei einer Explosion gestorben, ich stand jetzt komplett alleine an einem Strand und aus irgendeinem Grund hatte ich keine Angst. Tatsächlich fühlte ich mich sogar, abgesehen von meinem Kopfweh, verdammt gut.

„Landon Hamilton." Die Stimme war alt, tief und weich wie Samt. Sie erschreckte mich zu Tode. Ich wirbelte herum.

Der Mann war aus dem Nirgendwo erschienen. Er war gute sechs Zentimeter kleiner als ich, mittleren Alters, mager, aber muskulös, und hatte eine Glatze. Er hatte einen kurzen weißen Ziegenbart und hellblaue Augen. Er trug einen schwarzen Maßanzug.

„Sind Sie Gott?", fragte ich.

Er schenkte mir ein „Du bist ein Idiot“-Lächeln. „Zum Glück nicht. Du kannst mich Mister Ross nennen. Ich bin der Sammler.“

Oh. „Ich bin tot, richtig?“, fragte ich.

Er nickte.

„Ein Strand?“

„Sieh dich um, Junge“, sagte er. „Erde, Wasser, Luft, Feuer; das Gefühl von Sand zwischen deinen Zehen, sich im Wasser von der Hitze der Sonne abzukühlen. Die frische, salzige Seeluft ... Wo sonst vermischt sich die Menschheit so perfekt mit den Grundelementen der Natur?“

Es ergab Sinn, auf eine Nichts-ergibt-überhaupt-noch-Sinn-Art. „Okay. Also, ich bin mir ziemlich sicher, dass das nicht die Hölle ist, außer Sie betrügen mich, so dass ich glaube, das ist nicht die Hölle, und dann stellt sich heraus, dass sie es doch ist. Wenn das der Himmel ist, also ich weiß nicht ... Nehmen Sie es nicht persönlich, aber das wäre irgendwie enttäuschend.“

Mr. Ross seufzte. „Jetzt höre bitte damit auf, dich zum Narren zu machen. Lass uns gehen.“

Er fing an zu gehen. Ich folgte ihm.

„Warten Sie einen Moment. Wohin gehen wir?“ Er antwortete nicht. „Mr. Ross!“ Nichts.

Was erwartete er? Zwei Minuten zuvor hatte ich gesehen, wie sich eine wunderschöne Frau in eine Art Monster verwandelte, direkt bevor sie mich in Stücke sprengte. Ich war tot, aber ich stand gerade mit einem von den Blues Brothers an einem Strand. Es hatte mich etwas orientierungslos, verwirrt und schwindlig gemacht. Ich fand es gerade schwierig, mich zu beruhigen, also benahm ich mich etwas dämlich.

Wir marschierten, aber ich konnte nicht sehen, wohin wir gerade gingen. Vor uns lag eine große Sanddüne, darüber der klare blaue Horizont. Es war immer noch keine andere Menschenseele in der Nähe und Mr. Ross wollte nichts sagen. Er ging voran. Ich folgte, bis er ohne ersichtlichen Grund anhielt.

„Es wird in Ordnung gehen, Junge", sagte er. „Es passiert allen. Lass es einfach geschehen."

„Was passiert?", fragte ich.

Dann passierte es. Die Realität. Das bedrückende Gewicht dessen, was sich tatsächlich ereignet hatte, die kalte Erkenntnis, dass ich nicht länger Teil der Welt der Lebenden war. Dass meine Mutter bald von der Polizei hören würde, dass ihr Sohn das Opfer irgendeiner Terrorattacke eines vergrämten Angestellten oder ziemlich Wahnsinnigen geworden war. Dass ich nie heiraten, Kinder haben, das College abschließen oder Europa bereisen würde. Ob Himmel oder Hölle, ich war aus dem Spiel.

Das ist die einfache Beschreibung. Der Schmerz, der folgte, war hundertmal schlimmer. Reue, Schuld, Zorn, Neid, ich glaube, ich durchlebte im Lauf von ein paar Minuten jede einzelne menschliche Emotion. Ich rollte mich am Strand ein und heulte mir die Augen aus, als der Mahlstrom an Gefühlen meine Sinne überwältigte und mich dort verharren ließ, für zehn Minuten, eine Stunde, einen Monat? Es gab keine Möglichkeit, das zu messen, außer durch Schmerz. Es fühlte sich an, als würde es ein weiteres Leben lang dauern. Mr. Ross stand einfach nur da, während es geschah, und wartete, bis es verging, wobei ich mir sicher war, dass er das schon viele Male zuvor getan hatte.

Als es vergangen war, fühlte ich mich freier und geläutert. Immerhin hatte ich noch etwas. Etwas, worauf ich bauen konnte, wonach ich trachten konnte, womit ich mich herausfordern konnte. Ich hatte vielleicht meinen Körper verloren, aber meine Seele war immer noch ein fühlendes Wesen. Ich stand wieder auf, wischte mir mit der Hand die Augen ab und sah Mr. Ross an.

„Ich bin bereit", sagte ich. Er sagte nichts, wirkte aber zufrieden, ganz so, als hätte ich eine Art Test bestanden.

Als wir den Gipfel der Sanddüne erreichten, wurden wir von nichts als weißem, leerem Raum empfangen. Wer hätte gedacht, dass Nichts so verblüffend sein könnte? Ich gaffte.

„Ich habe das mindestens eine Million Mal gesehen“, sagte Mr. Ross. Ich glaubte es ihm. „Ich bin trotzdem jedes Mal wieder erstaunt.“

„Was ist es?“, fragte ich.

„Stell dir den Strand als Landezone vor. Ich bin der Sammler. Ich hole dich dort ab. Nach der Ankunft kannst du zu einer Anzahl an Orten kommen, was davon abhängt, wie du zugewiesen wirst. Die meisten Leute werden in eine zweite Wartezone weitergeleitet, wo sie einen Bekannten treffen, wenn wir einen verfügbar haben. Wir versuchen, jemanden zu finden, der schon gelernt hat, wie es hier läuft, und ihnen mit dem Übergang hilft. Wenn sie niemanden kennen, oder sie vielleicht nie jemand leiden konnte, werden sie in die Orientierungszone weitergeleitet, die nach religiösen Ansichten aufgeteilt ist. Einige werden nach oben oder unten gestuft, normalerweise wegen eines ‚Schreibfehlers‘.“ Er machte wirklich die Anführungszeichen in der Luft. „Du bist ein Sonderfall. Du darfst den Boss treffen.“

Sonderfall? Oben oder unten? Boss? Zu viele Fragen, aber ich kam nicht dazu, sie zu stellen. Er legte seine Hand auf meinen Rücken und schubste mich ins Nichts.

Als wir auf der anderen Seite herauskamen, standen wir auf einer belebten Straße, die mich an New York erinnerte. Es war eine schnelle Sache, ein weicher Übergang. Rechter Fuß nach vorne auf den Gehsteig, linker Fuß noch im Sand steckend. Zum Glück passte meine Kleidung zur Umgebung, eine Jeans, ein schwarzes T-Shirt und eine Lederjacke. Ich wette, ich sah cool aus.

„New York?“, fragte ich.

„Sag du es mir“, antwortete Mr. Ross. „Du hast es gemacht.“

„Was meinen Sie damit?“

„Ich werde dir das vom Boss erklären lassen.“ Er zog mich auf das Gebäude zu, vor dem wir gerade standen. Ich sah zu der gewaltigen Masse an Glas und Stahl hinauf, die sich so weit in den Himmel erstreckte, wie ich mein Genick verrenken konnte. Mindestens hundert Stockwerke. Als wir durch die gläserne

Drehtür glitten, bemerkte ich ein kleines Schild, das in schnörkelhafter Schrift ins Glas geritzt war:

Alighieri Corp.

Das Innere des Gebäudes war unglaublich. Ein riesiger Empfangsbereich mit einer Decke, die locker hundert Meter weiter oben war, eine solide Glaswand links und rechts und ein massiver Wandteppich, der hinter einem halbrunden Empfangstresen hing, wo eine junge Brünette gerade etwas in einen Computer tippte. Auf jeder Seite des Tresens waren zwei Aufzugpaare. Mr. Ross bog nach links und drückte auf den „Nach oben"-Knopf. Ich warf einen genaueren Blick auf den Wandteppich, während wir warteten.

Er sah vertraut aus. Ein Mann im Vordergrund, der eine rote Robe und einen seltsamen Hut trug, hielt gerade ein Buch auf. Zur Linken tanzte ein Haufen nackter Leute ihren Weg nach unten auf eine Feuergrube und den Teufel zu. Zur Rechten lag eine ummauerte Stadt, und im Hintergrund führte ein aufragender Berg auf einen bewölkten Himmel zu.

Ich wandte mich an Ross. „Ist das …?" Ich kam nicht dazu, es zu beenden. Die Aufzugtüren öffneten sich und er schob mich hinein.

„Der Boss", murmelte er und befahl mir, ruhig zu bleiben und mir meine Fragen aufzuheben. Die Aufzugtüren schlugen zu und wir begannen, nach oben zu fahren, erst langsam, aber ich konnte spüren, wie wir Geschwindigkeit aufnahmen. Ich versuchte, meine Fragen in eine logische Reihenfolge zu ordnen, aber mein logisches Vermögen versagte und außerdem war die Fahrt zu kurz. Ich spürte, wie sich mein Magen hob, als wir viel zu schnell abbremsten. Können sich tote Menschen übergeben?

Die Aufzugtüren öffneten sich und ich trat hinaus, wo ich einen dicken, weichen Teppich unter meinen Lederstiefeln spürte. Das war nichts verglichen mit dem Ausblick. Die ganze Etage war von etwas umgeben, das wie eine solide Platte aus komplett unsichtbarem Glas wirkte, aber ich konnte jetzt sehen, dass uns hohe Berge mit schneebedeckten Hängen und vielen zerklüfteten Gipfeln umringten. Am Fuß der Berge war ein dichter Wald und davor die Ausläufer der Stadt gelegen, genauso dicht besiedelt, wie ich es für das Gebiet um das Hochhaus erwartet hatte. Es führten keine Straßen aus der Stadt, zumindest keine, die ich hätte sehen können.

Ungefähr zwanzig Meter vor mir, direkt vor dem Aufzug, war ein verzierter Mahagonischreibtisch. Hinter dem Schreibtisch saß auf einem ebenso verzierten Stuhl ein großer, dünner Mann mit kurzem, weißem Haar. Er war zur Seite gedreht, so dass ich nur sein Profil sehen konnte, aber ich konnte sogar von hier aus erkennen, dass er einen feinen, maßgeschneiderten Anzug trug und eine schwere, goldene Rolex an seinem knochigen Handgelenk baumelte. Mr. Ross führte mich zu ihm hin.

Der Mann drehte sich auf dem Stuhl, um uns anzusehen, als wir näherkamen. Seine Lippen verzogen sich zu einem dünnen Lächeln, dann lehnte er sich auf den Schreibtisch, um sich auf die Füße zu schieben. Er war kleiner, als ich gedacht hatte, einen ganzen Kopf kleiner als ich. Er streckte seine Hand aus.

„Buongiorno, Signore", sagte er. Ich nahm seine Hand in meine eigene und gab mir Mühe, sie kräftig zu schütteln, aber nichts zu zerbrechen. Er fühlte sich an, als würde er beim leichtesten Druck zersplittern. „Mein Name ist Dante."

Er hatte einen leichten italienischen Akzent, der aber anders klang, als ich es aus Filmen wie dem „Paten" gewöhnt war. „Landon Hamilton", sagte ich. Ich war mir sicher, dass er das schon wusste, aber ich wusste nicht, was ich sonst sagen sollte.

„Natürlich", sagte er mit einem Lachen. Er ließ meine Hand fallen und winkte mich zu einem Stuhl, der eine Sekunde zuvor noch nicht dagewesen war. „Bitte, setz dich." Er sah zu Mr. Ross. „Vielen Dank, Mr. Ross. Sie dürfen gehen. Ich glaube, Sie haben noch eine Abholung."

Mr. Ross blickte auf seine Uhr. „Ja", sagte er. Er ging nicht zum Aufzug. Stattdessen verschwand er einfach.

Dante ließ sich wieder auf den Stuhl hinunter. „Also, wo waren wir? Ah ja, du fragst dich bestimmt, was hier vorgeht? Wäre das eine gute Einschätzung?"

„Todrichtig", sagte ich. Er unterdrückte ein Grinsen.

„Ich bin sicher, du hast bereits vermutet, dass du den ontologischen Status, der oft als ‚lebendig' bezeichnet wird, hinter dir gelassen hast. Das hast du sogar auf eine ziemlich gewalttätige Weise getan, von einer gewissen ‚heißen Tussi' in Stücke gesprengt." Er unterdrückte ein weiteres Grinsen. Wenigstens er amüsierte sich. „Glaube mir, wenn ich es dir sage: Du solltest froh über die Tatsache sein, dass es schnell ging. Besser kommt man zu einem plötzlichen Ende, als dass man leidet."

Das mochte wohl wahr sein, aber ich war dreiundzwanzig Jahre alt. „Besser noch, ich weiß nicht, fünfzig, sechzig Jahre leben", sagte ich.

„Das glaubst du", antwortete er. Sein jovialer Gesichtsausdruck verblasste etwas. „Die Dinge sind nicht so einfach, wie sie von deiner Seite der Medaille aus scheinen mögen, Landon. Überhaupt nicht einfach."

„Ich habe wirklich keine Ahnung, wovon du gerade sprichst", sagte ich.

„Nein, woher auch. Bist du mit der katholischen Kirche vertraut?", fragte er.

Vertraut? Meine Mutter zerrte mich für den Großteil meiner Kindheit jeden Sonntag in die Kirche. Ich hatte mein Erwachsenenleben damit verbracht, zwischen einer gesunden Gottesfurcht und dem kompletten Fehlen von Glauben an irgendetwas Spezielles zu pendeln. Wenn man bedachte, dass der zweite Teil davon sich schon als falsch herausgestellt hatte, sollte ich wohl noch einmal über Ersteres nachdenken.

„Ich war ein Jahr lang Ministrant", antwortete ich.

Dante stand wieder auf und begann, im Raum auf und ab zu laufen. Nach einigen Trips um den Schreibtisch herum sprach er wieder.

„Es ist eine Lüge", sagte er.

„Was?" Ich war mir nicht sicher, ob ich ihn richtig verstanden hatte.

Er holte tief Luft und seufzte. „Es ist eine Lüge, Landon. Keine totale Erfindung, natürlich, es gibt einen Gott und, wie du wohl schon festgestellt hast, Himmel und Hölle sind real. Genauso wie der Raum dazwischen."

Damit war eine Frage beantwortet. „Also bin ich im Fegefeuer?", fragte ich.

„Du bist im Fegefeuer", bestätigte er. „Aber es ist nicht das, was du denkst. Nichts davon ist das."

Ich hatte schon eine Ahnung gehabt, dass er das sagen würde. Wer hätte gewusst, dass es die ewige Ruhe brauchte, um wachgerüttelt zu werden? „Könntest du das bitte genauer erklären?"

Dante ging wieder auf und ab. „Es ist schwierig zu erklären, Signore. Wir reden hier von tausenden Jahren an Geschichte. Ich werde mit der einfachsten Beschreibung anfangen." Er pausierte und versuchte wohl, sich auszudenken, wie er das, was er sagen wollte, so sagen konnte, dass ich es verstehen würde.

„In allen Dingen herrscht ein Gleichgewicht", sagt er. „Es ist das allerwichtigste Gesetz des Universums. Wenn sich etwas ausbreitet, muss es sich wieder zusammenziehen, wenn es nach oben geht, muss es wieder herunterkommen. Sogar Gott muss sich an dieses Gesetz halten, weil es sogar über Ihm steht. Das ist der Grund für das Fegefeuer. Es ist notwendig für das Gleichgewicht aus Gut und Böse. Als Gott die Menschheit schuf und sie gut machte, versuchte Er, dieses Gleichgewicht in seine Richtung zu verschieben. Solche Dinge dürfen nicht sein."

Ich kannte einige Geschichten aus der Bibel. „Die Schlange."

„Ja", rief er, lächelte und klatschte seine Hände zusammen. „Natürlich keine echte Schlange. Das ist nur eine Geschichte in einem Buch, eine Schilderung einer Wahrheit, eine Vereinfachung, genau wie das, was ich gerade versuche. Die Menschheit konnte nie von Grund auf gut oder von Grund auf böse sein, weil die Gesetze des Gleichgewichts das nicht zulassen würden. Um eine Analogie nutzen, die du vielleicht verstehst, umso mehr Er diese Grenzen verschob, umso mehr Gegendruck bekam Er. Er erschuf die Seraphim, die Engel, um zu versuchen, uns zurück auf den rechten Weg zu bringen, und sie begannen zu fallen."

„Der Teufel?", riet ich.

„So wird er in gewissen Kreisen genannt", sagte Dante. „Er war einst ein Engel, aber er wurde von der Versuchung verdorben. Er streute Zwietracht unter den Rängen der Engel, machte falsche Versprechungen und füllte ihre Ohren mit glaubhaften Lügen. Er erlangte unermessliche Macht, ehe Gott Seinen einen und einzigen Fehler bemerkte, den einzigen, den Er je machen sollte. Gott stellte das Gleichgewicht wieder her, indem Er dem Teufel die Hölle zur Domäne gab. Dann erschuf Er das Fegefeuer, um einen Puffer zwischen die beiden zu legen, so dass Er den Schaden klein halten konnte, den die wechselnden Trends verursachen konnten. So blieb es für viele tausend Jahre."

„Aber …" Ich wusste, dass es eines geben musste. Ein Aber gab es doch immer, oder?

Dante seufzte erneut. Er ging zum Fenster hinüber und starrte auf die Berge hinaus. „Der Teufel und seine Lakaien laben sich am Chaos. Er hat nichts vom Gleichgewicht und trachtet nur nach Macht. Er verdirbt die Menschheit nach seinem Willen, wenn er kann, und hofft ständig, dass er das Pendel in seine Richtung ausschlagen lassen kann. Für viele Jahre lief alles wie erwartet und das Gleichgewicht blieb bestehen. Vor zweitausend Jahren trat ein Problem auf. Gott beschloss, sich wieder ins Spiel einzumischen. Er war unglücklich über den Status Quo, unglücklich, dass Er mit etwas gescheitert war. Der Krieg begann erneut – mit der Geburt Seines Sohnes."

Ich erhob mich auf meine Füße, ging hinüber und stellte mich zu Dante ans Fenster. Seine Augen zuckten herüber, sahen mich an und ein überraschter Ausdruck zog über sein Gesicht und verschwand dann.

„Jesus wurde gekreuzigt", sagte ich. „Hätte das die Gleichung nicht wieder ausgeglichen?"

„Gekreuzigt ja, aber auch zum Märtyrer gemacht. Sein Tod schuf die Grundlage der katholischen Kirche, der mächtigsten von Gottes Armeen. Ich war einst ein treuer Anhänger der Kirche. Ich verliebte mich in einen Engel und erhielt die seltene Gelegenheit, alle drei Reiche zu besuchen. Der Himmel ist ein wundervoller und unglaublich schöner Ort und die Hölle ist genau das Gegenteil."

Jetzt war ich wirklich verwirrt. „Also warum nicht im Himmel bleiben?"

„Es herrscht Krieg, Signore. Es mag scheinen, dass es nur zwei Seiten gibt, aber es gibt noch eine dritte, und sie hat sehr wenige Soldaten. Wenn der Teufel seinen Willen bekommt, wird die Welt der Menschen in Chaos und Verderben fallen. Sie wird von Gewalt, Tod und Hunger regiert werden. Die gesamte Menschheit wird bis zu ihrer Vernichtung von den Kreaturen der Unterwelt bedrängt werden."

„Also kämpfen wir für die Guten, richtig?", fragte ich.

Er schüttelte seinen Kopf. „Es ist sicher verlockend, das zu tun, aber wenn die Welt vom Guten überflutet wird, dann hat Gott die Möglichkeit, das zu tun, was Er will. Hast du von der Entrückung gehört?" Ich nickte. „Er wird nur seine treuesten Diener in den Himmel auffahren lassen und Er wird alles andere zerstören, um Seinen Fehler zu beseitigen. Denke deshalb nicht schlecht über Ihn, Landon, es ist nicht, weil Er böswillig gegen uns eingestellt wäre, sondern es liegt an Seiner Natur. Er kann nicht verstehen, dass es etwas Größeres als Ihn gibt, und deshalb wird Er dieses universelle Gesetz herausfordern. Er kann nicht einsehen, dass Er nur scheitern kann. Jedenfalls muss es deshalb eine dritte Seite geben, und dafür kämpfen wir. Wenn entweder Gut oder Böse gewinnt, wird die Welt, die du kennst, aufhören zu existieren."

Es war ein beängstigender Gedanke und schwer zu akzeptieren. Meine Mutter hatte mein ganzes Leben damit verbracht, mir beizubringen, gut zu sein, dem Wort Gottes zu gehorchen und mich moralisch im Recht zu fühlen. Okay, ich hatte das nicht unbedingt beherrscht, aber ich versuchte, im Großen und Ganzen eine anständige Person zu sein. Meine Inhaftierung erfolgte wegen eines Identitätsdiebstahls und Betrugs. Ich hatte versucht, das System zu betrügen, und niemanden verletzt. Trotzdem wurde mir jetzt erklärt, dass ich, wenn ich Gutes tat, die gesamte Menschheit bedrohte?

„Wie kann es falsch sein, auf der Welt Gutes zu tun?", fragte ich.

„Es ist nicht falsch, weil das Gleichgewicht aufrechterhalten werden muss. Für jede alte Dame, der du mit ihrem Einkauf hilfst, wird jemand für sein Aussehen geneckt. Für jedes Gebet, das du an Gott richtest, wird ein Fluch ausgesprochen. Solche Dinge sind von äußerster Wichtigkeit und nur so geht der unendliche Kreislauf weiter."

Es ergab auf eine Weise, die ich nicht komplett verstand, aber akzeptieren konnte, einen Sinn. Umso mehr ich darüber nachdachte, wie die Welt funktionierte – Krieg, humanitäre Hilfe, Gier, Menschenliebe, Stehlen und Wohlfahrt, umso mehr verstand ich das Muster. Ich stellte mich direkt vor Dante, so dass ich ihm in die Augen blicken konnte.

„Okay, also ist alles im Gleichgewicht, und Gott und Beelzebub fechten es untereinander aus, um zu sehen, wer den ganzen Kuchen mit nach Hause nehmen darf. Also dann, hier stehst du, versuchst dazwischenzugehen und einen eindeutigen Sieger zu verhindern?"

Die körperliche Nähe schien ihm unangenehm zu sein. Er wich einige Schritte zurück. „Ja. Genau."

Irgendetwas stimmte mit dieser Geschichte nicht. „Aber wenn das Universum alle Dinge in ein Gleichgewicht zwingt, sollte es dann nicht auch fähig sein, sich selbst um deren Versuche zu kümmern, das Pendel in ihre Richtung ausschlagen zu lassen?"

Dante lächelte müde.

„Das Universum arbeitet in seiner eigenen Zeit, nicht in unserer. Ein Sieg von irgendeiner Seite wird es aus dem Gleichgewicht bringen und das Universum wird es wieder einrichten. Wann? Wie? Das können wir nicht wissen und es kann uns auch egal sein, weil wir bis dahin alle weg sein werden."

Es war Zeit für die Eine-Million-Dollar-Frage. „Wie viele Leute wissen etwas davon?"

Er wusste, dass die Frage kommen würde. Er wollte sie nicht beantworten. Er wusste, dass mir die Antwort nicht gefallen würde.

Er machte noch einen von diesen großen Seufzern, ehe er antwortete. „Abgesehen von den Engeln und Dämonen?", fragte er. Ich nickte. „Zählen du und ich? Vier."

Mr. Ross hatte gesagt, dass ich etwas Besonderes war. Was machte mich so besonders, dass ich das hier wissen durfte? „Warum so wenige?"

„Bitte, Landon, setzen wir uns wieder." Er winkte mich zum Stuhl hinüber und kehrte an den Schreibtisch zurück. Ich zögerte, ihm zu folgen, aber ich brauchte Antworten. Es war wie ein Jucken, das an meinen Füßen begann, meine Beine hinauflief und tief in meiner Seele verschwand. Sobald ich mich auf den Stuhl gepflanzt hatte, hob er eine Fernbedienung auf und zielte damit auf das Fenster vor mir. Es wurde zu einem gigantischen Bildschirm. Darauf zu sehen war Dante, der ziemlich genau so aussah wie heute.

„Für mich war es ein Zufall. Ich sollte nie an diesem Ort bleiben. Der Verwalter zu dieser Zeit war des Kämpfens müde und wollte damit aufhören. Er konnte natürlich nie das Fegefeuer verlassen, aber er konnte seiner Erinnerung an alles, was geschehen war, entkommen. Als ich durch sein Reich reiste, hob er die Hand und berührte meinen Arm, und indem er das tat, gab er mir sein komplettes Wissen weiter. Sobald ich die Wahrheit wusste, konnte ich die sterbliche Welt nicht dem Ende überlassen, welches sonst zweifellos kommen würde."

Die Szene im Video änderte sich. Es zeigte Mr. Ross, der nackt an einem Strand lag. Am selben Strand, an dem ich angekommen war.

„Mr. Ross ist der nächste“, sagte er. „Er erklärte mir, dass er ein Steuereintreiber für König Henry II. war. Damals mussten neue Seelen selbst ihren Weg vom Strand weg finden, aber er kam direkt zu meiner Vordertür. Er wusste, wer ich war, ich weiß nicht woher. Er fing an, mir Fragen über den Himmel und die Hölle zu stellen. Niemand sonst hatte mir diese Fragen gestellt. Alle anderen landen am Strand, erleiden ihre Reue und ziehen weiter, um die Ewigkeit ziemlich genau so zu verbringen, wie sie ihre Leben gelebt haben. Ich war so dankbar dafür, dass ich jemanden hatte, mit dem ich diese Bürde teilen konnte, dass ich ihm alles erzählte, was ich wusste. Ganz der Sammler, der er ist, hatte er eine Ahnung, dass es da draußen mehr Informationen geben musste, etwas, von dem ich nichts wusste.“

Jetzt wechselte die Szene erneut und zeigte, wie Mr. Ross einen gebräunten Mann mit goldenem Haar folterte. Es war verstörend und ich konnte nicht ertragen, es anzusehen. „Er wusste, wie man Informationen bekam. Als Sammler konnte er alles sammeln, auch Informationen. Er fand heraus, dass wir in diesem Krieg nicht auf die Rolle der Zuschauer beschränkt bleiben mussten, dass es andere gab, die die Wahrheit akzeptieren konnten. Dass es andere gab, die möglicherweise sogar die totale Vernichtung verhindern konnten.“ Er pausierte und nahm einen Schluck Wasser aus einer Tasse, die gerade auf seinem Schreibtisch erschienen war.

„Durstig?“, fragte er. Ich schüttelte meinen Kopf, also fuhr er fort.

„Wir warteten über hundert Jahre darauf, dass die Erste ankam“, sagte er. „Mr. Ross sammelte jede einzelne Seele auf, damit er sie ja nicht verpasste. Als sie ankam, wussten wir es sofort, weil sie nicht nackt war.“

Nicht nackt, natürlich. „Was?“

Dante gestattete sich diesmal ein Grinsen. „Fast jeder, der stirbt, kommt unbekleidet ins nächste Leben. Für mich, Mr. Ross, sie und auch dich trifft das nicht zu." Er machte eine dramatische Pause, oder vielleicht auch, damit ich den Zusammenhang herstellen konnte. Besonders. Ich. Richtig.

„Was es bedeutete, war, dass sie gewahr war. Nicht auf einer bewussten Ebene zu Anfang, aber trotzdem gewahr. Sie konnte dem Fegefeuer selbst ihren Willen aufzwingen und es beugte sich als Antwort. Sie wollte nicht nackt sein, deshalb war sie es nicht."

Ich blickte auf die Kleidung, die ich gerade trug, hinunter. „Mr. Ross sagte, ich habe das gemacht", sagte ich zu ihm und winkte mit meiner Hand über den Raum.

„Das ist gewissermaßen wahr", sagte er. „Aber nicht vollständig. Jeder, der stirbt, erlebt das Fegefeuer auf eine unterschiedliche Art. Es hat keine spezifische Form oder Gestalt, sondern wird stattdessen von jedem Individuum entsprechend seinen Vorstellungen angepasst. Für mich ist dieser Ort typisch für das Italien des 14. Jahrhunderts. Die anderen hier sind Landarbeiter, Händler und Bauern. In meinem Kopf wärest du normalerweise ein Ritter. Allerdings hat dein Wille diesen Ort in etwas verwandelt, mit dem du vertrauter bist. Solange du hier bist, bin ich ein Manager, der im Penthouse eines modernen Wolkenkratzers sitzt. Du hast das zu meiner Realität gemacht. Wenn du hinausgehen würdest, würden sich die Leute um dich herum auf einen Schlag in dieser Stadt wiederfinden, die du geschaffen hast, und viele würden an einer gewissen Desorientierung leiden, ehe sie fähig wären, sich an die Veränderung anzupassen."

Ich blickte mit neuen Augen wieder auf die Stadt hinaus. Das sollte alles ein Produkt meiner Fantasie sein? „Wie weit reicht das?"

Er schüttelte seinen Kopf. „Es gibt wirklich keine Möglichkeit, das festzustellen. Es könnte sein, dass sich das komplette Fegefeuer verwandelt hat, weil du hier bist. Die meisten der Bewohner werden sich an die Verwandlung nicht erinnern, sobald du weg bist."

Ich wollte das überprüfen. Ich wollte irgendeinen Beweis, dass das, was ich gerade hörte, wahr war, wollte sehen, was Dante sah. Ich wollte in seiner Welt sein. Ich versuchte, mir eine mittelalterliche Burg, einen Thron und einen großen Holztisch vorzustellen. Nichts passierte.

„Du hast es nicht unter Kontrolle", sagte Dante, als hätte er meine Gedanken gelesen. „Noch nicht. Dein Verstand hat das erschaffen, weil es dir vertraut war. Er wird sich daran klammern, bis du ihn überzeugen kannst, dass er das nicht muss."

„Ich komme mir wie Neo vor", sagte ich.

„Wohl kaum", antwortete Dante.

Etwas nagte an mir. Etwas, das er gesagt hatte, ehe ich versuchte, diesen Ort in Camelot zu verwandeln. „Sobald ich weg bin? Ist das Fegefeuer nicht, du weißt schon ... für immer?"

„Nein", sagte Dante. „Das Fegefeuer ist nie für immer, außer man wählt, dass es so ist. Es ist der Ort, wo die Seelen, die keine Seite gewählt haben oder sich keinen Platz im Himmel oder in der Hölle verdient haben, hingeschickt werden, bis zu dem Zeitpunkt, wo sie es tun. Die Zeit funktioniert hier nicht auf dieselbe Weise, darum können solche Unternehmungen viele hunderte, wenn nicht tausende Erdenjahre benötigen. Und ja, du wirst diesen Ort verlassen, falls du dich entscheidest, zu akzeptieren, wer und was du bist."

Da war es wieder. „Wer und was bin ich?"

„Du bist ein Diuscrucis, eine Kreuzung aus Engel und Dämon. Natürlich nicht direkt, aber irgendwo in deiner Abstammung, tief in deinen Wurzeln begraben. Das Blut der Kreaturen der Dunkelheit und das der Kreaturen des Lichts fließt in deinen Venen. Außerdem ist das Gleichgewicht in dieser Mischung präzise, ansonsten wärst du jetzt nicht hier. Fast alle Diuscrucis sind von Natur aus gut oder böse, je nachdem, welche Seite dominanter ist. Aber du ... in dir herrscht das perfekte Gleichgewicht aller in der Gleichung befindlichen Variablen. Die Chancen sind so unendlich gering, dass das zweimal in einem Millennium passiert, dass man sie gar nicht in Worte fassen kann."

Ich erwartete etwas Grandioses. Immerhin hatte Dante gesagt, es gäbe nur einen wie mich, den er je getroffen hatte. Das allerdings ging über grandios hinaus. Das ging tief ins Unmögliche. Man würde meinen, ein Kerl wüsste, wenn seine Oma das Dienstmädchen von Satan gewesen war. Wenn mein Tag irgendwie anders verlaufen wäre, hätte ich es niemals geglaubt. Ich tat es aber. Es gab etwas, das mir sagte, dass ich das lieber sollte.

Dante hatte meine Miene gelesen und beobachtete mich neugierig, als ich mich zur Akzeptanz meines Stammbaums vorarbeitete. „Du würdest es merken, wenn ich lügen würden, Landon", sagte er. „Das ist einer der Züge, die du von deiner guten Seite geerbt hast. Das ist es, was mir erlaubt, dir all das zu sagen und zu wissen, dass du es akzeptieren und glauben wirst."

Ich wusste wirklich, dass er mir die Wahrheit erzählte. „Wenn diese Seite mir dabei hilft, Lügen zu erkennen, macht mich die andere dann besser darin, solche zu erzählen?"

Es war ein Teil des Gleichgewichts. Diese Doppelzüngigkeit hatte mich zum Hacken und zum Stehlen gebracht und schließlich zu meiner Verhaftung geführt. Der Gedanke machte mir zu schaffen.

„Warte einen Moment", sagte ich. „Du sprichst von Gleichgewicht, Gut und Böse, als hätten wir keine Wahl in dieser Angelegenheit. Willst du damit sagen, dass jede Entscheidung, die ich treffe, vorherbestimmt ist, so dass ich genau in der Mitte bleibe?"

Als ich die Frage stellte, zuckte Dante zusammen, als wäre er geschlagen worden. Seine breiten Augen verengten und verfinsterten sich. „Jeder hat die Freiheit, seinen eigenen Pfad zu wählen. Charis tat das."

„Charis?" Sie war die andere wie ich. Ich erkannte das an seiner Reaktion. „Was ist mit ihr passiert?"

Er hielt inne, ehe er antwortete. „Sie traf eine Wahl. Sie ist nicht mehr bei uns."

Ich konnte an der Weise, wie er es sagte, erkennen, dass das alles war, was er dazu sagen wollte. Es gab keinen Grund, ihn zu bedrängen. Ich hatte bekommen, was ich wollte.

„Dann, schätze ich, ist die brennende Frage, was genau ich hier mache?", sagte ich.

Dantes Haltung änderte sich wieder und verwandelte ihn zurück in den energischen und fröhlichen Mann, der mich begrüßt hatte.

„Du bist in einer einzigartigen Position, aber wie ich gesagt habe, ist es deine Wahl. Die Schlacht zwischen Gut und Böse wütet weiter; die Engel wollen die Perfektion, die Gott im Sinn hatte, und die Dämonen trachten danach, die Welt zu zerfleischen, um ihre Begierde nach Chaos und Zerstörung zu befriedigen. Die Menschheit ist in der Mitte gefangen und sie hat niemanden, der auf ihrer Seite kämpft. Niemanden, der sicherstellt, dass das Gleichgewicht erhalten bleibt, so dass sie weiterhin Kontrolle über ihre eigene Zukunft hat."

„Also glaubst du, dass ich der Menschheit irgendwie helfen kann, damit fertigzuwerden?" Ich hatte Zweifel. Vielleicht konnte ich eine Lüge erkennen und mich selbst in coole Kleidung stecken, aber ich hatte das Gefühl, dass das gegen Satan oder Sankt Michael nicht viel helfen würde.

„Ich weiß, dass du es kannst, Signore", sagte er. „Du bist stärker, als du glaubst. Dass du deine sterbliche Hülle abgeworfen hast, hat dein Wesen für all die Macht geöffnet, die einem Diuscrucis zusteht." Er lehnte sich über den Schreibtisch und sah mir direkt in die Augen, ein Blick, der tief in mich eindrang. „ALL die Macht." Er wirkte sehr zufrieden.

Ich würde es tun. Ich musste das tun. Dieses Bedürfnis hatte einen unverwüstlichen Griff um meine Seele. Das war es, wofür ich geboren und wofür ich gestorben war. Es war erschreckend, aufregend und unwiderstehlich. Es ging nicht um die Macht, von der Dante glaubte, dass ich sie hatte. Es ging um mein Wesen, meine Natur. Wie viele Leute finden schon je heraus, wo sie stehen, und fühlen sich dem so völlig verbunden? Ging es nach Dante, wurde sogar Gott selbst von Seiner primitivsten Natur getrieben. Ich hatte nach Wahlmöglichkeiten gefragt, entdeckt, dass ich keine hatte, und bemerkt, dass das in Ordnung war, weil es mich nicht kümmerte.

„Also was geschieht als Nächstes?", fragte ich.

Dante lächelte. „Wenn jemand, der zum Guten tendiert, das Fegefeuer verlässt, geht er direkt in den Himmel. Jemand, der zum Bösen tendiert, geht in die Hölle. Jemand, der überhaupt nirgendwohin tendiert, der geht …"

Er beendete das nicht. Er hatte nicht die Gelegenheit dazu. Das solide Glasfenster, aus dem ich vorher den Ausblick genossen hatte, zerbarst nach innen und übersäte uns beide mit Glassplittern. Ich wich zurück und hob meine Arme, um meinen Kopf zu schützen. Dante bewegte sich überhaupt nicht, er drehte nur seinen Kopf, um zu beobachten, wie die Eindringlinge hereinkamen. Das Glas schien an ihm abzuprallen. Ich brauchte einen Moment, bis mir bewusst wurde, dass es mich auch nicht verletzt hatte.

Die Eindringlinge sahen wie Engel aus, aber ich wusste durch meinen neu gewonnenen Instinkt, dass sie keine waren. Vielleicht vor langer Zeit, ehe die gierigen Versprechen ihre Herzen verdorben hatten, aber jetzt nicht mehr. Sie hätten Brüder sein können, beide mit langem, silberweißem Haar, ebenholzfarbener Haut und stechenden roten Augen. Sie trugen Ledermäntel mit schwarzen Lederwesten über lila Shirts und dunklen Jeans. Beide hatten Klingen in den Händen, die mich an Samuraischwerter erinnerten. Sie starrten Dante angeekelt an und schauten zu mir, als wäre ich nichts als eine Ameise, die man einfach so zertreten könnte.

„Ihr habt hier keine Rechte", sagte Dante zu ihnen. Er kam herüber, um sich zwischen sie und mich zu stellen.

„Wenn mir etwas geschieht, brecht ihr damit den Vertrag."

Die zwei dunklen Engel traten vor wie ein Mann. „Wir haben nicht die Absicht, dir etwas anzuhaben, Alighieri", sagte der linke Engel. „Wir wollen nur ihn."

Ich spürte, wie mein Herz bis in meinen Hals schlug. Was sollte dieser gebrechliche alte Mann tun, um diese Schwerter davon abzuhalten, meinen Kopf abzuschlagen? Das entwickelte sich alles ziemlich schnell ziemlich schlimm.

Dante wandte ihnen den Rücken zu und lehnte sich nahe zu mir. „Ich weiß nicht, wie sie schon von dir erfahren konnten", sagte er. „Nimm das." Er gab mir ein … Handy? „Mr. Ross wird dich hier rausholen."

„Warte … was soll ich denn tun?"

Dante flüsterte etwas und legte seine Hand an meine Stirn. Der ganze Raum begann herumzuwirbeln. Einer der dunklen Engel schob Dante aus dem Weg. Der andere hob sein Schwert und lächelte, weil ihm sein tödlicher Hieb Freude bereitete. Ich schloss meine Augen, damit ich mir nicht zum zweiten Mal an einem Tag beim Sterben zusehen musste. Ich fragte mich, wie das überhaupt möglich war, aber sicherlich würde ich das gleich herausfinden.

Ich spürte, wie sich ein Paar Arme um mich schlang. Ich roch etwas Verbranntes. Der Hieb kam nicht. Ich öffnete meine Augen. Ich stand auf der Fackel der Freiheitsstatue.

Drei

Ich stand für einige Minuten dort und versuchte, einen Sinn in all dem zu erkennen, was in einer Zeitspanne geschehen war, die sich nur wie ein paar Stunden angefühlt hatte. Irgendwie war ich zurück ins Leben gelangt. Erst machte ich mir Sorgen, dass ich einer von diesen Untoten sei, ein Zombie oder so etwas, aber ich konnte in meinen Fingern meinen Puls spüren und ich fror in der Nachtluft. Ich trug immer noch dieselbe Kleidung, wofür ich dankbar war, weil es WIRKLICH kalt war. War ich nicht im Sommer gestorben? Wie viel Zeit war vergangen? Was sollte ich jetzt tun? Wo sollte ich anfangen?

Ich schaute auf das Handy, das mir Dante gegeben hatte. Es war ein neueres Modell, ein Smartphone. Ich hob es hoch und schaltete es ein. Neben der Standardauswahl an Apps gab es eine namens „Landon".

Ich dachte darüber nach, ob ich diese hier probieren sollte, aber ich war am Erfrieren. Ich tastete mir meinen Weg um die Fackel zu der kleinen Tür, die ins Haupttreppenhaus hinunterführte. Bitte sei offen. Sie war es. Ich schlich mich hinein und schloss die Tür, froh, dem bitterkalten Wintersturm zu entkommen. Nicht dass es drinnen wesentlich wärmer gewesen wäre, aber zumindest war ich nicht mehr den Elementen ausgesetzt. Ich stieg die Leiter hinunter und bahnte mir meinen Weg ins Treppenhaus, dann setzte ich mich auf eine Stufe und rief die App auf.

Buongiorno Landon,

es tut mir leid, dass du alles auf diese Weise lernen musst. Es bedeutet, dass wir an Mephistopheles verraten wurden und dass seine

Sammler gekommen sind, um dich zu schnappen. Sei dankbar, dass ich schon den Verdacht hatte, dass sich ein Verräter in unserer Mitte befindet, und diesen Führer vorbereitet habe, der dir auf deiner Reise helfen wird, dein volles Potenzial zu erschließen und dein Versprechen einzuhalten. Ich werde wieder mit dir sprechen, sobald ich mir sicher sein kann, dass sie das nicht zu dir führen wird. In der Zwischenzeit, und wenn du auch sonst nichts tust, lies den Eintrag namens „Regeln". Diese Regeln zu befolgen, wird dich am Leben erhalten. Ja, du bist „am Leben", wenn auch nicht auf die Weise, die du gewöhnt bist. Du bist erwacht und ein volles Mitglied der Göttlichen, mit all den Rechten, den Privilegien und der Macht, die damit einhergehen. Du wirst bald herausfinden, was das bedeutet. Sei vorsichtig, mein Freund.

Ciao,
Dante

Weiter unten gab es einen Menüpunkt, der „Regeln" hieß. Ich drückte ihn und las sie.

1. Sieh in die Innentasche deiner Jacke.

2. Finde einen sicheren Ort, um den Rest dieses Führers zu lesen.

3. Reise niemals in der Nacht.

4. Bleib dir deiner Umgebung bewusst. Du wirst fähig sein, die Göttlichen zu erkennen. Die meisten der Göttlichen werden auch dich erkennen können. Nur die Schwächsten werden von Tricks getäuscht.

5. Im Zweifelsfall versteck dich. Sie werden wissen, was du bist, und sie werden versuchen, dich zu töten. Du hast keine Verbündeten.

6. Beide Seiten haben menschliche Verbündete. Die Agenten des Guten werden die Berührten genannt. Die Agenten des Bösen heißen die Verdorbenen. Sie haben etwas Macht, die ihnen von den Göttlichen übertragen wurde, aber sie sind immer noch Sterbliche. Sie werden versuchen, dich zu töten, aber sie werden dich nicht so leicht erkennen können.

7. Du kannst einen Engel mit allem, was verflucht wurde, töten.
8. Du kannst einen Dämon mit allem, was gesegnet wurde, töten.
9. Du kannst einen Göttlichen mit nichts töten, was nicht göttlich ist.
10. Verlier nicht die Hoffnung und gib nicht auf. Du bist besonders.

Das war alles. Ein paar Ratschläge, die sich eher wie Anweisungen lasen, und wenige hilfreiche Tipps, die mich vielleicht am Leben halten konnten oder auch nicht. Zwar konnte ich mir gerade kaum vorstellen, einen Dämon oder Engel zu töten, doch sollten diese mich tatsächlich töten wollen, hätte ich wohl keine andere Wahl, als mich zu wehren.

Ich fasste in die Jackentasche und griff ein großes Päckchen aus Papier, das sich vertraut anfühlte. Ich entfaltete es und ein Stück blankes Plastik von der Größe und Form einer Kreditkarte fiel heraus. Was sollte ich mit einer blanken Karte anfangen? Ich steckte sie zurück in die Tasche und breitete das Bargeld aus. Es waren hauptsächlich Zwanziger und Hunderter; viertausend Dollar. Das würde mir nicht allzu lange reichen, zumindest nicht im Big Apple, aber es war besser als nichts.

Regel eins war erledigt, was war nun mit den Regeln zwei und drei? Es war Nachtzeit und für jetzt schien mir Lady Liberty sicher genug. Das Problem war, dass dieser Ort von Menschen überströmt würde, sobald der Morgen kam, und ich wusste nicht, ob ich davor Angst haben sollte oder nicht. Wie viele andere gab es? Mischten sie sich in die Bevölkerung oder blieben sie unter sich? Was war mit ihren Verbündeten? Ich konnte mir regelrecht vorstellen, wie Otto Normaltourist ein Auge auf mich warf und mir sprichwörtlich die Hölle heiß machte. Natürlich war ich auf Liberty *Island*. Es war absolut unmöglich, ohne ein Boot von hier weg zu kommen. Es bestand keine Chance, dass ich auf ein Boot kommen würde, ohne dass irgendwelche anderen Menschen darauf waren.

Als ich meine Entscheidung getroffen hatte, überlegte ich mir, dass es am besten wäre, bis zum Untergeschoss der Statue zu gehen, so dass ich, falls sonst nichts passieren würde, die beste Position hätte, um direkt zur Fähre aufzubrechen. Wenn ich einmal von der Insel herunter wäre, würde ich mir irgendwo ein Versteck suchen und dort bleiben, bis sich Dante mit irgendwelchen nützlichen Informationen bei mir melden würde.

Mir war kalt, ich war leicht verwirrt und wirklich verängstigt. Durch irgendeine seltsame Wendung im Universum war mir ein zweites Leben gewährt worden. Es kam mir so vor, dass das nicht die Art an zweiter Chance war, die ich mir vorgestellt hätte, und ich bezweifelte, dass es eine war, auf die allzu viele Leute scharf wären. Was wäre aus mir geworden, wenn mich das Schwert des dunklen Engels getroffen hätte? Dante hatte nicht die Gelegenheit gehabt, mir zu erklären, was der Nachteil an diesem Kram war, aber ich konnte es mir vorstellen. Ich konnte nicht zurück ins Fegefeuer, und die anderen Orte wollten mich nicht. Konnte ein Wesen einfach komplett aufhören zu existieren? Konnte ich aus dem Universum gelöscht werden?

Es war ein langer Weg nach unten, aber zu meiner Überraschung wurde ich nicht müde. Ich hüpfte genussvoll über die Stufen, sprang zwei gleichzeitig hinunter und erwartete auf jeder Stufe, k. o. zu gehen. Ich war kein totaler Faulpelz, aber ich war auch nicht unbedingt Arnold Schwarzenegger. Ich hielt meinen Körper in Form, aber da ging es mehr um das Aussehen als um Kraft und Ausdauer. Als ich unten ankam und nicht einmal schwer atmen musste, fing ich an, Dantes Behauptung, dass ich am Leben sei, in Frage zu stellen. Er hatte es erwacht sein genannt. Er behauptete, dass ich Macht hätte. Vielleicht war das ein Teil davon.

Ich sah keine Wächter, aber ich nahm an, dass eines der Nationalheiligtümer von Amerika nicht komplett verlassen sein würde. Ich schob die Tür des Treppenhauses auf und versuchte, jegliches Quietschen oder Knarzen der Angeln zu verhindern. Das

Ufer war frei. Ich schlich mich von der Treppe weg und sah mich um. Ich nahm an, dass die äußere Tür einen Alarm hatte, also war das ein No-Go. Was ich suchte, war das Herren-WC.

Ich lief durch das ganze Gebiet, vorbei an der alten Fackel, die Stufen hinauf und in der Ausstellung herum. Ich hatte die Statue bisher nur einmal besucht gehabt und mir war nicht bewusst gewesen, dass es im Sockel keine Toiletten gab. Ich musste ein anderes Versteck suchen.

Das andere Versteck stellte sich als kleiner Wandschrank des Hausmeisters heraus, abseits der Hauptverkehrsroute. Ich hatte Glück damit, dass die Tür unversperrt war und etwa einen Zentimeter offenstand, als ich sie entdeckte. Es war ein durchschnittlicher Putzraum – Regale mit Putzmitteln, Eimern, Mopps und so weiter. Ich schaltete die Lampe ein, die in der Raummitte hing, fand eine bequem aussehende Kiste, auf die ich mich setzte, hielt das Handy vor mein Gesicht und öffnete wieder die „Landon"-App, in der ich im Menü auf „Führer" klickte.

Was hier geschrieben steht, ist in mehr als fünfhundert Jahren intensiver Nachforschungen gesammelt worden, ergänzt um eine Anzahl von Gesprächen, die Mr. Ross geführt hat, und durch direkte verbale Befragungen von Miss Charis Stone, dem ersten wahren Diuscrucis, der Zugang zur Welt der Sterblichen erhielt. Miss Stones direkte Erfahrungen sind der wichtigste Teil dieses Führers, weil sie dir einen allgemeinen Einblick geben werden, was es bedeutet, das zu sein, was du bist, und die Verantwortung anzunehmen, die du hast. Lies diese Worte und nimm dir jede Botschaft, die darin enthalten ist, zu Herzen. Erwarte nicht, dass es einfach sein wird, erwacht zu sein. Es ist eine schwierige, gleichwohl lohnenswerte Existenz.

Es wurde die Annahme getroffen, dass du bereits die Regeln gelesen hast und dich an einem sicheren Ort versteckst, so dass du diesen Führer lesen kannst. Damit du dazu bereit bist, die kommenden Tage zu überleben, musst du lernen, das Universum um dich herum zu kontrollieren. Das wird keine einfache Aufgabe, aber es wird die Mühen lohnen, glaube mir.

Du wirst dich wohl fragen, was das bedeutet. Als du im Fegefeuer warst, hattest du die Fähigkeit, deine Umgebung nach deinem Willen zu verändern, wenn auch nur unterbewusst. Du hast diese selbe Macht im Reich der Sterblichen, allerdings in einem geringeren Grad. Wie viel geringer, kann ich nicht sagen. Deine ultimative Stärke ruht in dir selbst. Weil du immer noch Kleidung trägst, hast du deinen ersten physischen Beweis dieser Macht.

Um sie zu kontrollieren, musst du vor allem daran glauben. Das ist keine einfache Aufgabe, weil du lernen musst, jedes Naturgesetz, das du je gelernt oder erfahren hast, loszulassen. Diese Gesetze wirken sich nicht direkt auf die Göttlichen aus, weil die Göttlichen vom Schöpfer geschaffen wurden, um dabei zu helfen, die Welt, die Er schuf, zu leiten. Das bedeutet nicht, dass du fähig sein wirst, zu fliegen oder durch Wände zu gehen oder irgend so einen Blödsinn zu machen, weil Missbrauch dieser Gesetze katastrophale Auswirkungen haben kann auf die Struktur des Universums, das du manipulierst. Umso weiter du es treibst, umso mehr Widerstand wirst du erfahren. Du hast keine unbegrenzten Ressourcen. Du wirst dich erschöpfen und könntest das Bewusstsein verlieren, wenn du es übertreibst, womit du dich ungeschützt gegenüber deinen Feinden lässt, von denen es viele gibt.

Lies diese erste Übung und dann schließe den Führer und trainiere sie. Sobald du es schaffst, erfolgreich den erwünschten Effekt herzustellen, blättere zur nächsten Seite. Gib nicht auf, egal, wie schwierig es dir scheint.

Lass es regnen

1. Schließe deine Augen und versuche, dich zu entspannen

2. Denke an Regen

3. Öffne deine Augen

4. Konzentriere dich auf eine Stelle direkt vor dir

5. Befiehl in deinen Gedanken dem Wasserdampf, in der Luft zu kondensieren und Regen zu machen

Ich schaltete das Handy aus und steckte es in meine Tasche. Nach dem, was ich bereits durchgemacht hatte – wie schwierig konnte es schon sein, die Naturgesetze zu überwinden? Gab es irgendeinen Grund, warum ich es nicht regnen lassen können sollte? Zur selben Zeit kam es mir einfach nur dumm vor.

Ich schloss meine Augen und versuchte mich zu entspannen, aber selbst das stellte sich als schwierig heraus. Ich fühlte mich nicht, als wäre ich jetzt irgendwie anders, als ich es zuvor gewesen war. Gewiss, ich war gerade die Freiheitsstatue hinuntergesprintet, ohne ins Schwitzen zu kommen, aber das war rein körperlich. Ich öffnete meine Augen und konzentrierte mich auf eine Stelle direkt vor mir. Regen! Nichts geschah. Regen! Nicht ein Tropfen. Dante hatte gewusst, dass das nicht einfach werden würde. Andererseits, was sonst hatte ich schon zu tun, während ich auf den Anbruch des Tages wartete?

„Regen", sagte ich laut. Ich spürte eine kleine Berührung in meinem Kopf, als würde ich wirklich mein Hirn wie einen Muskel benutzen, um etwas physisch anzuschieben. Nichts geschah. Ich konzentrierte mich auf dieses Gefühl und versuchte, es zu verdoppeln. Nichts. Ich holte tief Luft und fing neu an, schloss meine Augen und verlangsamte meine Atemzüge. Als ich sie wieder öffnete, war ich Auge in Auge mit einem Vampir.

Ihr Gesicht war nur Zentimeter von meinem entfernt. Ihre Reißzähne waren entblößt im schrecklichsten, bösartigsten Lächeln, das ich je gesehen hatte. Sie war aus dem Nirgendwo gekommen und hatte nicht das geringste Geräusch gemacht. Ihre Haut war ein lebloses Weiß, ihr Haar und ihre Augen schwarz. Ich konnte den Hass spüren, der sich aus ihr ergoss. Selbst wenn sie ein kleines Mädchen gewesen wäre, das mich anlächelte und mir Süßigkeiten anbot, hätte ich ihre Absicht erraten.

„Oh, Scheiße", rief ich, während ich mich auf die Seite warf und anfing, mich wie ein Fisch zu winden, und verzweifelt versuchte, von der Kiste herunter und weg von diesem Ding zu kommen.

Die Wucht ihres Schlages hämmerte eine Delle in die Wand, wo gerade noch meine Brust gewesen war. Der Schwung aus meinem Rudern warf mich von meinem Sitz und auf sie, so dass ich sie zurück und auf den Boden schubste. Ich fiel auf sie und aus ihrem Gesichtsausdruck konnte ich ablesen, dass sie über dieses Manöver überrascht war. Ich schätze, sie hatte jemanden erwartet, der tatsächlich wusste, wie man kämpfte.

Als sie sich von ihrem Schock erholt hatte, packte sie meine Schultern und schleuderte mich buchstäblich von sich weg, wobei sie mich gegen die Wand neben der Tür knallen ließ. Ich blickte sehnsüchtig zur Tür, aber wem wollte ich etwas vormachen, nie im Leben konnte ich diesem Ding davon laufen. Ich war erledigt, bevor ich überhaupt angefangen hatte.

Sie sprang auf ihre Füße, wobei sie nicht einmal ihre Hände benutzte, um sich hochzuschieben. Ich konnte jetzt einen genaueren Blick auf sie werfen. Sie sah aus, als wäre sie zwischen achtzehn und einundzwanzig Jahren alt, einen Meter siebzig groß, athletisch gebaut und sie hatte ein schmales Gesicht mit hohen Wangenknochen. Ihre Augen hatten sich von ganz schwarz zu einem menschlicher aussehenden und ziemlich stechenden Blau verwandelt. Sie trug eine bauchfreie Lederjacke über einem pinken Shirt, einen kurzen schwarzen Rock und schwarze Stiefel mit mittelhohen Absätzen, die gerade unter ihren Knien endeten, so dass sie ihre bleichen, durchtrainierten Beine betonten.

Sie stand da und sah mich an. Wäre sie keine Dämonenbrut gewesen, die mich gleich töten würde, hätte ich vielleicht sogar darüber nachgedacht, sie um ein Date zu bitten. Warum brachte sie es nicht zu Ende? Ich war die Maus und sie war die Katze. Es ergab Sinn.

„Was bist du?“, fragte sie mich.

Ich hatte nicht erwartet, dass sie sprechen würde. Das erwischte mich auf dem falschen Fuß. „Wa… was?“

„Du riechst wie ein Seraph“, sagte sie, „aber du kämpfst wie ein Mensch.“

Ich wusste nicht, was ich sagen sollte. Ich vermutete, ich würde sowieso gleich ihre Mahlzeit werden, also blieb ich bei der Wahrheit.

„Nur zum Teil, eigentlich“, antwortete ich. Ich schob mich zentimeterweise Richtung Tür, während ich sprach. Sie stand einfach da. Warum sollte sie sich Sorgen machen? Ich war mir ziemlich sicher, dass sie die Lücke binnen einer halben Sekunde oder weniger schließen konnte. „Teils Engel, teils Dämon, teils Mensch. Ich habe es erst heute herausgefunden.“

„Ein Mischling?“, fragte sie. „Du?“

Na gut, vielleicht war ich nicht besonders gut im Kampf, aber so, wie sie das sagte, klang es einfach nur beleidigend. Ich warf einen Blick zur Seite und sah, dass ich beinahe die Tür erreicht hatte. Wie ich mir gedacht hatte, bemerkte sie es. Sie war mit zwei Schritten bei mir, wo ihre langen, feinen Finger meine Kehle umschlangen und mich auf die Füße zogen. Sie drückte ihr Gesicht direkt an meines und beugte sich dann über meinen Hals. Ich konnte die Hitze ihres Atems an meiner Haut spüren und bereitete mich darauf vor, ihre Speise zu werden.

Stattdessen warf sie ihren Kopf zurück und sah mir in die Augen. Es war derselbe Blick, den mir Dante geschenkt hatte, der, den ich tief in meiner Seele gespürt hatte.

„In der Tat“, sagte sie. Sie ließ meine Kehle los und trat wenige Schritte zurück. „Wie bist du hierhergekommen?“

Ich war schockiert genug über die Tatsache, dass sie mich nicht gebissen hatte. Jetzt wollte sie mich in ein Gespräch verwickeln? „Ich wurde hier abgeladen“, sagte ich. „Ich bin noch nicht sehr lange erwacht.“

Sie lachte. „So viel ist offensichtlich. Heute ist dein Glückstag, Mischling. Ich jage nur Reinblüter. Manchmal Menschen, wenn ich die Nahrung brauche, aber Engelsblut hält mich länger satt, und um ehrlich zu sein, schmeckt es auch viel besser.“ Sie schaute an mir herab, als würde sie versuchen, ein Gebäckstück auszuwählen. „Ich kann mir nicht sicher sein, ob du eher wie ein

Schokoriegel oder eine Knoblauchzehe schmecken würdest." Sie lächelte und zeigte dabei ihre Reißzähne. Sie begann, um mich herumzugehen, um aus der Tür zu treten.

„Warte einen Moment", sagte ich. Das war eines der seltsamsten und beklemmendsten Dinge, die ich jemals jemanden hatte sagen hören, und es machte mir regelrechte Panik, aber weil ich begrenzte Informationsquellen hatte, musste ich herausfinden, was ich von ihr erfahren konnte. „Mir wurde gesagt, dass deine Art mich ohne lang zu überlegen zerreißen würde."

„Die meisten meiner Art würden das", antwortete sie. Sie schenkte mir wieder diesen herablassenden Blick, der mir das Gefühl gab, dass ich wertloser als Dreck sei. „Du bist nicht gut, um sich an dir zu nähren, und du bist keine spannende Beute; vielleicht in ein paar Monaten, wenn du Zeit hattest, dich daran zu gewöhnen. Mein Name ist Rebecca. Vielleicht treffen wir uns wieder."

Ich fing an, eine weitere Frage zu formulieren, aber ehe ich sie herausbrachte, war sie ohne ein Geräusch durch die Tür verschwunden. Ich saß für einige Minuten bewegungslos da und versuchte, all die Signale zu verarbeiten, die durch mein Gehirn rasten. Vampire waren real!

Es war ein hoffnungsloses Unterfangen und ich stolperte gerade rechtzeitig in die Ecke, um mich würgend zu übergeben. Sobald das vorbei war, begann ich zu zittern, als sich das Adrenalin zurückzog und es mir überließ, die Scherben aufzusammeln. Ich setzte mich auf den Boden. Es kümmerte mich nicht mehr, ob mich hier jemand finden würde, solange er nur menschlich war.

Ich fasste in meine Tasche, um das Handy herauszuholen, und seufzte dann verzweifelt. Was ich aus meiner Tasche zog, ähnelte überhaupt nicht mehr einem Handy. Es war nur ein Chaos aus Drähten, Platinen und Glas. Als hätte die Sache nicht mehr schlimmer werden können. Ich lehnte mich mit dem Rücken an die Tür, damit ich nicht erneut überrascht werden konnte, und schlief ein.

Vier

Ich wachte auf, als jemand an der Tür hinter mir rüttelte. Immer noch schlaftrunken, war ich bereit, alles, was auch immer es war, hereinkommen und meine Seele fressen zu lassen. Ich stöhnte und rollte mich aus dem Weg, wobei ich meine Hand auf den Boden legte, so dass ich mich auf meine Füße schieben konnte.

„Was zur Hölle?" Der Hausmeister schaute auf mich herab, die Hände in seine Hüften gestemmt und eine saure Miene auf dem Gesicht.

„Sorry", sagte ich. „Hab' gestern etwas zu viel getrunken, ich muss hier drin eingeschlafen sein."

Er starrte mich an, und dann blickte er zum hinteren Ende des Raumes. Ich hatte es nicht bemerkt, aber eines der Regale war während des Kampfes von der Wand gerissen worden.

„Du wartest genau hier", sagte er. „Ich werde das Wachpersonal holen."

Als würde ich genau hier warten. Ich sprang auf meine Füße und rannte zur Tür hinaus. Es war immer noch früh, aber die Insel hatte schon geöffnet. Es wanderten einige Touristen herum, aber, noch wichtiger, der Alarm war abgeschaltet und die Türen waren offen. Ich schaute über das Gelände, dorthin, wo der Hausmeister mit einem Wachmann stand und in meine Richtung deutete. Beide fingen an, herüberzumarschieren.

Es gab hier nicht genug andere Leute, unter die ich mich hätte mischen können, und mit einem Meter achtzig Größe, braunem Haar, Lederjacke und blauen Jeans war ich nicht direkt unauffällig. Ich würde es entweder akzeptieren müssen, dass ich erwischt würde, oder mir irgendwie meinen Weg hinaus erkämpfen.

Ich spannte mich an, als sie sich näherten, immer noch unentschieden, auf welches Spiel ich setzen sollte. Sie sprachen immer noch miteinander, wobei der Hausmeister gestikulierte, als würde er gerade den Schaden an der Wand beschreiben. Sie sahen zu mir herüber.

„Guten Morgen, Sir", sagte der Wachmann. Dann marschierten sie direkt vorbei.

Ich wandte mich um, um sie zu beobachten. Ich sah, wie sie in die Putzkammer gingen. Eine Sekunde später kam der Wachmann heraus, brüllte in sein Funkgerät und rannte in Richtung Tür. Ich wusste, dass ich aufbrechen sollte, aber ich musste es sicher wissen. Ich marschierte wieder hinüber und lugte in die Putzkammer. Der Hausmeister stand gerade bei den beschädigten Regalen und starrte auf, wie ich annahm, die eingedellte Wand.

„Sieht aus, als hätte hier jemand ein Chaos veranstaltet", sagte ich zu ihm.

„Das kannst du laut sagen", antwortete der Hausmeister. „Irgendein besoffenes Arschloch hat die Tür eingetreten und hat in die Ecke da drüben gekotzt. Gar nicht erst davon zu reden, dass er den ganzen Scheiß hier umgeworfen hat."

Ich war wegen etwas neugierig. „Hey Kumpel", sagte ich. „Ich hab' mir gerade die Haare färben lassen, um etwas die grauen Stellen abzudecken. Nach welcher Farbe sieht es für dich aus?"

Er warf mit einen seltsamen Blick zu. „Schwarz", sagte er. Das war genau, was ich hören wollte.

„Danke, Mann", sagte ich. Ich warf einen letzten Blick zurück in die Putzkammer und bahnte mir meinen Weg nach draußen. Ich war noch in derselben Stunde auf der Fähre.

Ich saß ganz hinten, nicht dass das etwas ausgemacht hätte. Es war früh genug, dass die Mehrheit der Leute noch Richtung Liberty Island unterwegs war, nicht weg davon. Wir waren ziemlich gut verteilt und ich schätzte die Gelegenheit, mich ein wenig zu entspannen. Sogar wenn ich meinen Willen nicht bewusst auf etwas zwingen konnte, half mir zumindest mein Unterbewusstsein aus. Es schien mir ein Moment, der genauso gut wie jeder andere dazu geeignet war, die Regen-Übung zu trainieren.

Ich fixierte meine Konzentration auf einen kleinen Fleck unter dem Sitz vor mir und versuchte, Regen zu erzwingen. Die ersten paar Versuche waren genau so effektiv wie meine Übungen in der Putzkammer. Meinen Verstand neu trainieren. Das hatte Dante gesagt. Es gab keine weitere Hilfe.

Aus irgendeinem Grund wanderten meine Gedanken zurück zu der Begegnung mit der Vampirin. Rebecca, hatte sie gesagt, war ihr Name. Es war seltsam, an so eine blutsaugende Teufelskreatur zu denken und ihr einen menschlichen Namen zu geben. Es war noch seltsamer, daran zu denken, wie sie in diesem Outfit aussah. Ging es nach Dante, war das das Gesicht meines Feindes. Na ja, zumindest von einem davon jedenfalls. Immerhin lebte sie davon, sich von meiner Art zu ernähren. Sie konnte tatsächlich sogar nicht leben, ohne sich an meiner Art zu nähren. Oder Engeln, wie ich mich erinnerte. Sie sagte, sie ziehe es vor, das Blut von Engeln zu trinken. Das war wirklich gruselig.

Ich sah hinaus auf das Wasser, das sich an der Hinterseite der Fähre brach. Ich hatte das Handy zerschmettert und auf diese Weise jegliche Hoffnung verloren, mehr Informationen darüber zu bekommen, was genau ich tun sollte. Würde es Dante jetzt je schaffen, mich zu finden? Vielleicht konnte er es nicht, aber ich hatte das Gefühl, dass es Mr. Ross können würde. Ich hatte den Eindruck, dass Mr. Ross jeden überall finden konnte.

Die Wellen zu beobachten, wurde hypnotisch und brachte mich in einen Bewusstseinszustand, den ich noch nie zuvor erlebt hatte. Hier war ich, saß auf einer Fähre mitten im Hafen von New York, ich hatte einen Satz Klamotten und viertausend Dollar in meiner Tasche, die Blutlinien von Engeln und Dämonen, beide Seiten juckte es, mir ein Ende zu machen, und zum ersten Mal fühlte ich mich, als würde ich tatsächlich zum Leben erwachen – oder vielleicht aufwachen.

Ich wandte meinen Kopf zurück zu dem Fleck unter dem Stuhl und befahl, dass es regnete. Nicht mit einer riesigen Anstrengung oder Übertreibung. Ich befahl es sanft und passte meine Willenskraft der Stärke meines Begehrens an. Ich spürte, wie es an meinen Gedanken sog. Ich fühlte, wie es sich daran heftete wie an einen Haken und auf mich zuzog. Wasserdampf kondensierte und fing an, in Tröpfchen auf meine Stiefel zu fallen. Ich hatte dem Universum befohlen, es regnen zu lassen, und es hatte gehorcht. Das würde mich nicht vor hungrigen Vampiren retten, aber es war ein Anfang.

Zu dem Zeitpunkt, als ich in Battery Park angekommen war, war ich fähig, zumindest bei der Hälfte meiner Versuche Regentropfen zu produzieren. Es wurde einfacher, den mentalen Fokus zu erkennen, der den Erfolg signalisierte, und es wurde vertrauter, das Zehren an meiner Energie zu spüren. Dante hatte mit den Grenzen recht gehabt. Die wenigen Erfolge, die ich gehabt hatte, hatten mich etwas schwindlig und extrem hungrig gemacht.

Während ich marschierte, hielt ich einen wachsamen Blick auf all die Leute um mich herum. Ich hatte keine Ahnung, wer für eines der anderen Teams spielen könnte, und wer dachte, dass ich einfach nur ein Durchschnittstyp war, der seinen Geschäften nachging. Es hätte schon geholfen, wenn ich wenigstens gewusst hätte, ob sie reagieren würden oder ob sie davonrennen würden, um ihren Vorgesetzten zu berichten, dass sie gesehen hatten, wie ein Diuscrucis herumspaziert.

Als ich den herrlichen Duft von Kaffee erfasste, bog ich über die Straße und hinein in „Gino's Diner", auf der Suche nach etwas, das mein Magenknurren und die wachsende Erschöpfung stoppen würde, die es eben so mit sich brachte, wenn man das Universum zu verändern suchte. Das Lokal war ziemlich leer, aber ich sah seine Gäste genau an, als ich eintrat. Niemand machte sich überhaupt die Mühe, zu mir aufzublicken. Ich liebe New York!

Susan führte mich zu einem Tisch und gab mir eine Speisekarte. Ich winkte ab. „Zwei Omeletts nach Western-Art, eine Tasse Kaffee und ein Stück Kirschkuchen, wenn ihr welchen habt. Oder einen beliebigen Kuchen, wenn ihr keinen mit Kirschen habt."

Sie sah hinunter, um die Größe meines Bauches zu prüfen. „Bist du einer von diesen Wettessern?", fragte sie mich.

„Nö, nur hungrig", sagte ich. „Ich komme mir vor, als hätte ich seit Monaten nichts gegessen."

Sie sagte gar nichts, sondern ging weg, um die Bestellung aufzugeben. Sie kehrte eine Minute später mit dem Kaffee zurück. Als sie ihn abstellte, sah sie mir in die Augen.

„Kann ich dir helfen?", fragte ich.

Sie sah weg. „Du hast nur wirklich schöne Augen", sagte sie. „Brauchst du sonst noch etwas?"

„Nein, danke", sagte ich.

Es war seltsam, aber sie hatte gerade nicht gelogen und ich hatte bei ihr nicht das Gefühl, das ich bei Rebecca gehabt hatte. Ich dachte mir, ich musste vorsichtig, aber nicht paranoid sein, sonst würde ich mich selbst zerstören, ohne dass irgendeine Intervention von den höheren Mächten nötig werden würde.

„Da fällt mir noch ein", sagte ich, „hast du eine Zeitung da?"

Das Datum war der 19. November. Ich war beinahe fünf Monate lang im Fegefeuer gewesen. Wie viele davon hatte ich damit verbracht, mich einzurollen und „meine Reue zu erleiden", wie Dante es genannt hatte? Ich dachte zum ersten Mal, seit ich getötet worden war, an meine Mutter. Ich fragte mich, ob es irgendwelche Regeln dazu gab, sie besuchen zu gehen. Würde sie mich erkennen? Kannte sie unsere Geschichte? Auf welcher Seite des Krieges würde sie stehen? Ich wusste die Antwort darauf; sie war eine gläubige Katholikin. Das brachte eine wichtigere Frage auf. Falls sie mich sehen konnte, würde sie mich als ihren Sohn oder als einen Feind sehen? Vielleicht war ich ja ein Feigling, aber ich war nicht willens, es zu riskieren, die Antwort darauf herauszufinden. Tote Söhne blieben besser tot.

Susan stellte meine beiden Omeletts und eine Pfirsichtorte ab. Ich schätze, es war das Nächste zu Kuchen, was verfügbar war. Ich schlang in Rekordzeit die Eier hinunter, verputzte die Torte und hatte immer noch Hunger. Ich beschloss, mich wo anders weiter zu sättigen, um keinerlei Verdacht zu erregen. Ich ließ vierzig Dollar auf dem Tisch und marschierte hinaus, während Susan mit einem anderen Tisch beschäftigt war.

Sobald ich draußen war, stellte ich mich an die nächste Kreuzung und winkte nach einem Taxi. Ich hatte Dantes „Führer zum Erwachtsein" verloren, also musste ich damit anfangen, mich selbst zu unterrichten.

„Apple Store in der 5th Avenue", sagte ich, als ich einstieg.

Ich würde mir ein iPad holen, so dass ich ins Internet konnte, und es dann in ein billiges Hotelzimmer mitnehmen und mich dort verkriechen, bis ich von Dante hörte. Immerhin war es eine meiner Spezialitäten, die dunklen Ecken des Internets zu durchkämmen, und wenn es in der Welt der Sterblichen irgendeine Information über die Tätigkeiten der Göttlichen gab, war ich mir sicher, dass ich fähig wäre, sie dort zu finden. Es wäre wahrscheinlich nicht viel, verglichen mit dem, was ich auf dem Smartphone verloren hatte, aber es war besser als das, was ich jetzt hatte.

„Aber klar, Kumpel", sagte er.

Er hatte einen starken Akzent. Polnisch vielleicht? Er war definitiv Europäer, mit einem feinen schwarzen Bart und einem kantigen Gesicht. Ich konnte sehen, wie er mich über den Rückspiegel beobachtete. Ich dachte, ich sähe sein Auge zucken, als er mich anblickte, aber ich machte mir nicht viel daraus.

Ich lehnte mich auf der Rücksitzbank zurück und holte tief Luft. Ich hatte immer noch Hunger, aber das Kopfweh war verflogen und ich war begieriger danach, mit dem Lernen anzufangen, als weiter zu essen. Ich hatte vor, damit anzufangen, alles, was ich konnte, herauszufinden über Vampire, Werwölfe und jegliche andere dämonische Kreatur, die sich daraus ergab. Mein Gefühl war, dass das Team des Bösen wohl gefährlicher war und irgendetwas in meinem Inneren sagte mir auch, dass sie gerade dabei waren, diesen Krieg zu gewinnen.

Einen Krieg, den ich nie gewinnen konnte. Alles war so schnell geschehen, dass ich noch nicht dazu innegehalten hatte, über diese simple Wahrheit nachzudenken. Ich mischte mich in den Kampf um die weitere Existenz der Menschheit ein. Mein Ziel war es, die Dinge davon abzuhalten, zu böse – oder zu gut – zu werden. Ich konnte nicht die eine Seite auslöschen, ohne dass die andere Seite triumphieren würde. Würde ich den Rest der Ewigkeit so verbringen oder gab es eine Grenze für meine erwachte Lebenskraft? Der Gedanke war deprimierend.

Als ich aus dem Fenster blickte und sah, dass der Taxifahrer in ein verlassenes Wohnviertel eingebogen war, wurde mir bewusst, dass ich Regel Nummer vier gebrochen hatte. Ich hatte nicht auf meine Umgebung geachtet, und jetzt war ich an einem Ort, wo mich niemand würde schreien hören. Ich schaute zum Fahrer, der seinen Kopf vor und zurück drehte, als würde er selbst nach etwas suchen.

Ich sah ihn zur selben Zeit wie der Fahrer, einen einsamen Mann in einem feinen Nadelstreifenanzug, der auf den Stufen vor einem der verlassenen Gebäude saß. Als er das Taxi sah, stand er auf und fasste hinter seinen Rücken, wo er ein Schwert hervorholte, das selbst aus der Entfernung demjenigen ähnelte, mit dem mich der eine dunkle Engel im Fegefeuer fast halbiert hätte.

„Ich schätze, ich kann dich nicht davon abbringen, mich hier abzuladen?“, fragte ich.

„Fahr zur Hölle“, sagte er. Er hielt das Taxi am Gehsteig vor dem Gebäude an. Die Tür öffnete sich von selbst. Ich hatte nicht vor, auszusteigen.

„Es bringt nichts, das jetzt schwierig zu machen“, sagte der Mann im Anzug. „Mein Assistent hat dich schon als Dämon erkannt.“

Ein Dämon? Dante hatte gesagt, dass sie fähig wären, mich zu erkennen. Das schien nur die halbe Wahrheit zu sein, weil sowohl Rebecca als auch dieser Kerl jetzt mich nur als ihren direkten Gegner gesehen hatten. Ich würde eh nicht entkommen, also rutschte ich hinüber und stieg aus dem Taxi. Sobald ich draußen war, schlug die Tür zu und der Fahrer fuhr weg.

„Das ist besser", sagte der Mann. Er sah mich neugierig an. „Du bist ein ordentliches Risiko eingegangen, tagsüber draußen zu sein. Du musst eine ziemlich wichtige Information zu überbringen haben."

Information? Er hatte mich angesehen und geurteilt, dass ich nicht mehr als ein Bote sein konnte. Ich tat mein Bestes, um diese Rolle zu spielen.

„Als würde ich dir das erzählen, Arschloch", sagte ich.

Seine Augen verengten sich. „Hüte deine Zunge, Wurm. Du kannst mir sagen, was du weißt, oder ich nehme dich aus wie ein Schwein."

Die Augen. Sie waren braun, einfach, menschlich. Er war kein Engel. Das musste es sein, worauf sich Dante mit den Berührten bezogen hatte. Ich beschloss, die Taktik zu ändern.

„Hältst du mich für eine Art kleinen Fisch?", schrie ich. „Du hast keine Ahnung, mit wem du es zu tun hast. Das Licht bedeutet nichts für mich."

Ich zwang meinen Geist gerade genug, um meine Augen rot blitzen zu lassen, wie sie es in Horrorfilmen tun. Ich wusste nicht, ob es funktionieren würde oder nicht, aber das Ziehen sagte mir, dass ich erfolgreich gewesen war. Die Augen des berührten Mannes weiteten sich und er hielt das Schwert hoch, um sich zu verteidigen. Ich konnte mir denken, dass er sich in die Enge getrieben fühlte, jetzt war alles, was ich tun konnte, darauf zu hoffen, dass er keine Verstärkung rufen würde.

Er tat die andere Sache, von der ich gehofft hatte, dass er sie nicht tun würde. Kampf oder Flucht – er beschloss, zu kämpfen. Er stürmte auf mich zu und warf sich und all seine Kraft in einen einzigen Abwärtsschlag. Sogar so untalentiert, wie ich war, war das Bedürfnis, nicht in Stücke gehauen zu werden, mehr als genug für mein Gehirn, um meinen Körper aus dem Weg zu schaffen. Ich tänzelte auf die Seite, als die Klinge auf den Zement schmetterte und Betonstücke hochschleuderte.

Er überraschte mich, indem er sich anpasste und in eine Verteidigungsstellung ging. Das Problem war, dass ich es nicht einmal in Erwägung gezogen hatte, ihn auch anzugreifen. Sein Manöver brachte ihn gut anderthalb Meter weg, außer Reichweite des Schwertes. Ich war dran mit Kampf oder Flucht. Ich drehte mich um und rannte.

Ich war ihm sechs Schritte voraus, bis er seine Überraschung überwand und anfing, mich zu verfolgen. Ich hastete die Stufen hinauf in das verlassene Gebäude, stürmte in einer Geschwindigkeit das Treppenhaus hinauf, die ich mir selbst nicht zugetraut hätte. Ich konnte hören, wie seine Schuhe auf den Stufen unter mir landeten und leiser und leiser wurden, als ich mit einer Schnelligkeit höher spurtete, die er nicht halten konnte. Ich gewann das Rennen, aber wo sollte ich hin? Das Gebäude war eine schlechte Wahl, weil es mir oben irgendwann ausgehen würde und ich nicht wieder nach unten konnte, ohne an Samurai Joe vorbeizukommen. Viel zu früh schob ich die Tür ganz oben im Treppenhaus auf und fand mich draußen auf dem Dach wieder, fünfzehn Stockwerke über dem Boden.

„Gottverdammt", rief ich, als ich sah, dass ich mich nirgends verstecken konnte. Falls das Gebäude jemals eine Klimaanlage gehabt hatte, war sie schon entfernt worden. Der Rest des Daches war solider Zement. Ich drehte mich um dreihundertsechzig Grad. Es gab noch ein Dach, etwa sechs Meter entfernt. Auf keinen Fall konnte ich dort hinüberspringen. Ich dachte gerade über weitere Optionen nach, als er in einer geschmeidig ausgeführten Rolle aus dem Treppenhaus kam und auf die Füße sprang. Er hatte einen Hinterhalt erwartet. In dem Moment, wo er mich sah, griff er wieder an.

Alles, woran ich denken konnte, während ich auf den Rand des Daches zulief, war, dass beim ersten Mal jeder auf die Nase fliegt. Nur dass es hier keine Gummimatte gab, die mich wieder hochschleudern würde. Wenn ich hier fiel … Ich war mir eigentlich nicht sicher, ob ich sterben würde, aber ich wollte es auch nicht herausfinden. Ich richtete meinen Willen darauf, dass ich es hinüberschaffen würde, und ich schrie mitten in der Luft fast vor Freude, als ich fühlte, wie es an meinen Gedanken zerrte und mein Körper sich über den Abgrund hob. Ich sah, wie die leere Straße unter mit vorbeizog und dann von Zement ersetzt wurde. Ich schlug hart auf den Boden auf.

Ich war nicht auf den Schwung vorbereitet, den ich vollführt hatte. Ich krachte auf das Dach und stürzte, so dass mein Körper über den harten Boden rollte und aufprallte. Der Schmerz war sofort da und intensiv, er rührte von einem Dutzend Stellen her. Meine Schulter war gebrochen. Das musste sie sein. Genauso war es mein Knöchel. Ich war vielleicht meinem Angreifer entkommen, aber ich hatte mich dabei komplett zerstört.

Sobald ich aufgehört hatte, mich zu bewegen, begann ich mit dem Versuch, den Schaden einzuschätzen. Ich hob meinen Kopf und blickte auf meinen ausgebreiteten Kadaver hinunter, sah viele Risse in meiner Kleidung und Blut, das aus ihnen tropfte. Wenn ich bluten konnte, konnte ich auch sterben. Ich musste einen Weg finden, aufzustehen, anfangen, mich zu bewegen, und mich in ein Krankenhaus schleppen. Ich musste es schnell tun, weil es nichts gab, das den Mann im Anzug davon abhielt, die Treppen hinunterzulaufen und hier heraufzukommen.

Ich hörte ein schwaches Rascheln und dann das vertraute Geräusch von italienischen Lederschuhen, die auf mich zukamen. Also hatten die Berührten auch gewisse Tricks drauf. Ich wünschte, ich hätte das vor meinem Todessprung gewusst. Ich sah ihn an. Er grinste breit, voll Vorfreude auf seinen Triumph.

„Willst du jetzt reden, Wurm?“, fragte er mich.

Als Antwort hustete ich etwas Blut hoch.

„Schätze nicht“, sagte er. Er stand direkt über mir und hob mit beiden Händen sein Schwert, dazu bereit, es wie Excalibur in mir zu begraben. Ich erfasste eine winzige Bewegung hinter seiner rechten Schulter.

„Warte“, sagte ich und hob meine Hand. Er zögerte nur für den Bruchteil einer Sekunde. Es war der längste Teil vom Rest seines kurzen Lebens. Sie war in einem Augenblick über ihm, riss das Schwert aus seinen Händen und warf es über das Dach, dann wirbelte sie ihn herum, so dass er ihr Gesicht sehen konnte, ehe sie ihre Zähne in seinem Hals vergrub. Sein Körper zuckte, als er von dem Angriff überwältigt wurde, und ein sanftes Stöhnen vor Schmerz – oder war es Vergnügen – kam über seine Lippen. Während sie trank, blickte sie zu mir auf und zwinkerte.

Ich wusste nicht, ob ich erleichtert oder noch panischer sein sollte. Was machte Rebecca hier? Ich hatte das Gefühl, dass sie mir folgte, aber warum? Es schien mehr dahinterzustecken, als ich verstand. Als ich zusah, wie sie ihr Opfer leerte, während mein Körper von Schmerzen geplagt wurde, konnte ich wieder spüren, wie mein Magen knurrte.

Sie war binnen ein paar Minuten fertig. Als die letzte Lebenskraft den Körper des armen Kerls verließ, warf sie die leere Hülle auf den Boden und wischte penibel das verschmierte Blut mit einem Taschentusch von ihrem Mund ab. Sie trug jetzt wesentlich mehr Kleidung; einen figurbetonten, langärmligen Kapuzenpulli, der über eine schwarze Leggins fiel, dazu kniehohe Stiefel und schwarze Handschuhe. Sie sah genauso gut, aber wesentlich besser gegen die Sonne geschützt aus. Sie zog ihre Kapuze über ihren Kopf, ehe sie mich ansprach.

„Sieht aus, als wäre dein Glück aufgebraucht, Wurm“, sagte sie. Ich vermutete, sie hatte gehört, wie der Berührte mit mir gesprochen hatte.

„Du folgst mir“, sagte ich. „Warum?“

Ich war zu zerknautscht, um mich zu fürchten. Wenn sie mich hätte umbringen wollen, hätte sie es schon getan. Ich nahm an, ich hätte von dem, was ich gerade gesehen hatte, angeekelt sein sollen, und im Hinterkopf war ich das auch, aber sie hatte gerade mein Leben gerettet. Dafür konnte ich wirklich nachsichtig sein.

Sie winkte mit ihrem Arm Richtung Sonne, die mit einer Stärkte auf das Dach herabschien, die für sie sicher unangenehm war, trotz ihrer Ausstattung.

„Können wir woanders reden?“, fragte sie.

„Ich bin im Moment etwas indisponiert“, antwortete ich.

„Stell dich nicht so an, Diuscrucis“, sagte sie. „Du hast gerade ganz toll einen Albatros nachgemacht, aber mittlerweile sollte es dir wieder gutgehen.“ Sie kam herüber und packte meinen Arm, dann zerrte sie mich mit einem harten Ruck auf meine Füße.

Ich hatte erwartet, dass es wehtun würde. Ich hatte erwartet, Sterne zu sehen. Es zwickte ein wenig, wo meine Rippen gebrochen gewesen waren, aber ansonsten fühlte ich mich wesentlich besser. Ich drehte meinen Knöchel, betastete meine Schulter.

„Ich bin geheilt“, sagte ich.

„Ernsthaft, ich weiß, dass du gesagt hast, du bist neu dabei, aber haben die dir denn gar nichts beigebracht?“ Sie ließ meinen Arm los und ging dahin, wo das Schwert des Berührten gelandet war. Sie hob es mit ihrer handschuhbedeckten Hand auf und warf es zu mir. „Ich glaube, du könntest das vielleicht brauchen“, sagte sie.

Ich fing das Schwert und hielt es dann vor mich, so dass ich einen Blick darauf werfen konnte. Es sah aus wie ein japanisches Katana, mit einer schmalen, leicht geschwungenen Klinge und einem Heft ohne Parierstange. Symbole liefen die komplette Länge des Stahls entlang, Symbole, die ich nicht lesen konnte.

„Weißt du, was die hier bedeuten?“, fragte ich.

Ich war so damit beschäftigt, das Schwert anzusehen, dass ich nicht bemerkt hatte, dass Rebecca schon an der Tür zum Treppenhaus stand und ungeduldig darauf wartete, aus der Sonne zu kommen.

„Sorry“, sagte ich und rannte hinüber.

Wir gingen ein paar Treppen hinunter, dann brachen wir durch eine versperrte Tür in ein verwüstetes Apartment, wo beinahe alles, bis auf ein Bett, einen leeren Kühlschrank und ein Sofa, ausgeräumt worden waren. Rebecca hüpfte auf das Sofa und hockte sich auf die Rückwand, ihre Beine angewinkelt und ausgebreitet wie ein ruhender Gargoyle. Die Stille ihrer Gestalt in dieser Position war mehr als nur ein wenig beängstigend. Ich drängte den Reflex zurück, erneut wegzurennen, und setzte mich auf das andere Ende des Sofas, ihr gegenüber. Sie begann zu sprechen und ich hob meine Hand, um sie zum Schweigen zu bringen. Angst war das eine, aber sie hatte Recht – niemand hatte mir irgendetwas beigebracht. Ich hatte nicht vor, sie das Gespräch dominieren zu lassen. Sie folgte mir. Sie wollte etwas von mir. Ich hatte nicht vor, ihr das zu geben, ohne dafür ein paar Informationen zu bekommen.

„Frage gegen Frage“, sagte ich.

Sie runzelte ihre Stirn. „Ich verstehe nicht?“

„Ich stelle dir eine Frage, du beantwortest sie“, sagte ich. „Dann kannst du mir eine Frage stellen und ich werde sie beantworten. Deal?“

Sie saß lang genug bewegungslos da, dass ich anfing, zu glauben, sie hätte sich tatsächlich in Stein verwandelt. „Na gut“, sagte sie. „Wir haben einen Deal. Was ist deine Frage?“

„Warum folgst du mir?“

Sie dachte nach, ehe sie antwortete. „Ich bin neugierig auf dich.“

„Neugierig?“

Sie hob ihre Hand und tadelte mich. „Du hast deine Antwort bekommen. Ich bin dran.“ Sie hatte Recht. Ich bekam den Eindruck, dass ich mir mit diesem Deal selbst ein Bein gestellt hatte. „Woher bist du gekommen?“

Wenn sie vorhatte, begriffsstutzig zu tun, konnte ich dieses Spiel auch spielen.

„Ich bin in New Jersey aufgewachsen, aber ich bin in London, England, geboren."

Es lag ein Funken Frust in ihrem Blick, aber sie lächelte. Das Spiel lief. „Warum bist du neugierig auf mich?", fragte ich.

„Ich niste seit über fünfzig Jahren in der Statue. Niemand ist jemals nachts auf die Insel gelangt, ohne dass ich es gemerkt habe. Und doch, da warst du. Aus dem Nichts." Es lag etwas in meiner Erscheinung, das sie störte. Ich konnte das an der Weise festmachen, wie sie davon sprach. „Wie bist du auf die Insel gekommen?"

Ich verbrachte einige Minuten damit, mir den besten Weg zu überlegen, um diese Frage zu beantworten. Während ich nachdachte, sah ich ihr in die Augen; so blau, beinahe sanft aussehend. Fesselnd. Plötzlich hatte ich die clevere Idee, zu versuchen, so in sie hineinzuschauen, wie sie versucht hatte, in mich hineinzusehen. Ich spürte das Zerren in meinem Kopf und dann krachte mein Körper gegen die Wand hinter dem Sofa. Sie hatte mich getroffen, ehe ich überhaupt gesehen hatte, dass sie sich bewegte.

„Tu das nicht noch einmal", sagte sie. Der Schlag hatte mir den Atem geraubt. Ich stolperte auf meine Füße und setzte mich auf meinen Platz auf dem Sofa.

„Es tut mir leid", sagte ich. „Deine Augen sind wunderschön."

Das überraschte sie. So sehr, dass sie aus ihrer hockenden Position rutschte und rudern musste, um das Gleichgewicht zu halten. Ich hätte das Thema vertiefen und noch eine kluge Bemerkung machen können. Stattdessen beantwortete ich ihre Frage.

„Ich wurde hier abgeladen, auf der Fackel, von einem Mann namens Ross." Ich beobachtete sie genau, um zu sehen, wie sie reagierte, als ich den Namen fallen ließ. Ihre Augenbrauen hoben sich nur minimal, aber das war genug. „Was kannst du mir über ihn erzählen?"

Sie wurde extrem unbehaglich. „Ich darf nicht über solche Sachen sprechen", sagte sie. „Ich darf diesen Namen nicht sagen."

Ich drängte sie. „Wir hatten einen Deal."

Ich hatte nicht gedacht, dass Vampire schwitzen konnten, aber sie tat es. Sie kämpfte gerade den Krieg zwischen ihrer Furcht und unserem Deal.

„Bitte", bettelte sie. „Frag mich etwas anderes."

Ich wollte sie weiter bedrängen, aber ich hatte dazu nicht den Mumm. Vielleicht, wenn ich etwas teuflischer gewesen wäre, aber dann wäre ich ja nicht hier gewesen.

„Was hast du gerade über mich erfahren?" Es war eine ähnliche Frage, aber sie würde sie vom Haken lassen.

Die Erleichterung war greifbar. „Ich weiß, woher du gekommen bist. Ich weiß, warum du da bist. Es gab eine andere wie dich. Bitte frag mich nicht, weil ich von ihr auch nicht sprechen darf. Ich hatte schon, nachdem wir uns trafen, das Gefühl, dass das dein Zweck sei. Ich wollte es sicher wissen. Weißt DU, warum du hier bist?"

Jetzt war ich damit dran, überrumpelt zu werden. Ich fing an zu lachen. Rebecca sah mich mit einem verwirrten Ausdruck an.

„Ich habe einen generellen Überblick", sagte ich. „Aber wie du sehen konntest, bin ich auf diese Sache komplett unvorbereitet. Wie willst du diese Information nutzen?"

Sie schürzte ihre Lippen, dann fuhr sie sich mit der Zunge über ihre Zähne. Ich wartete, während sie mit sich selbst darüber rang, wie viel sie sagen konnte.

„Du verstehst wohl nicht, wie unsere Art organisiert ist", sagte sie, „aber das wirst du, falls du lange genug lebst, um es zu lernen. Ich gehöre zur dämonischen Spezies der Nosferatu. In Bezug auf Menschen sind wir überlegen. In der Hierarchie der Dämonen allerdings sind wir irgendwo in der Nähe des unteren Endes."

Ich verstand genug davon, um zu erkennen, dass ich aufgeschmissen war. Sie nannte sich selbst einen Schwächling und sie konnte mich dreimal zu Brei verarbeiten, ehe ich es überhaupt kommen sah.

„Hast du darüber nachgedacht, was mit den Nosferatu passieren würde, sollte diese Welt dem Chaos des Bösen verfallen?“, fragte sie.

Ich hatte es nicht. Ich konnte aber zwei und zwei zusammenzählen. „Kein Essen mehr?“

Sie nickte. „Das ist ein Teil des Problems, aber einer, der, wie ich hoffe, überwunden werden kann. Es gibt Mitglieder unserer Gemeinschaft, die an etwas Synthetischem arbeiten.“

Ich wusste nicht, warum, aber sie legte ihren Kopf zur Seite und saß sehr still da. Nach zehn Sekunden oder so begann sie wieder zu sprechen.

„Nein“, fuhr sie fort. „Ich glaube, es gibt ein schlimmeres Schicksal, das uns blühen würde. Sobald die Menschen und die Seraphim weg sind, wird es ums Überleben der Stärksten gehen, wobei keine andere Beute mehr die mächtigeren Spezies ablenken würde. Meine Angst ist, dass die Nosferatu bis zu ihrer Ausrottung gejagt würden. Leider bin ich die Einzige mit dieser Ansicht. Das ist der Grund, warum ich alleine niste.“ Sie sah traurig aus. „Um deine Frage prägnanter zu beantworten, ich will alle Spieler kennen, damit ich sicherstellen kann, dass ich am Ende auf der richtigen Seite stehe. Hast du noch eine Frage?“

Das klang für mich nicht sehr loyal, aber ich hatte das Gefühl, dass mehr dahintersteckte als das. Außerdem hatte sie mir gerade eine Frage freigestellt. Ich hatte so viele, aber ich wollte direkt auf den Punkt kommen. „Willst du auf meiner Seite sein?“

Sie lachte mich an. Ich wusste nicht, warum, aber die Abfälligkeit schmerzte mich. Ich schätze, ich war auf der Suche nach jemandem, der meiner Existenz einen Sinn gab, weil ich mich so überwältigt und schlecht informiert fühlte. Ich konnte spüren, wie mir die Hitze ins Gesicht stieg und mich rot wie eine Tomate machte. Sie hörte auf zu lachen und sah sogar bedauernd aus.

„Ich werde mich nicht gegen dich stellen“, sagte sie. „Was schon wesentlich mehr ist, als ich für einen Großteil der Göttlichen sagen kann, die dir noch über den Weg laufen werden. Ich werde auch nicht für dich sein. Noch nicht. Übrigens, hast du einen Namen oder soll ich dich weiter ‚Wurm' nennen?"

„Landon", sagte ich und fühlte mich kleinlaut. Es war Zeit, das Thema zu ändern und etwas mit ein wenig mehr direkter Substanz zu nehmen. „Was kannst du mir über dieses Schwert sagen?"

Ich hielt es mit einem unbeholfenen Griff hoch, so dass sie die Symbole sehen konnte, die dort entlangliefen.

Sie brauchte sie nicht zu sehen. „Es ist eine ganz normale Waffe. Es ist nichts Besonderes an den Materialien, aber die Sigillen sind in der ursprünglichen Sprache der Seraphim geschrieben und sind dann von einem reinen Engel gesegnet worden. Man kann ohne ein solches Instrument keinen Dämon töten."

Ich vermute, die Sache mit dem Holzpflock war ein Mythos. Jetzt wünschte ich mir, ich hätte als Kind mehr Samuraifilme angeschaut. Oder zumindest einen Sport getrieben oder irgendetwas getan, das meine Hand-Augen-Koordination verbessert hätte. Es war eine ordentliche Aufgabe, zu lernen, wie man ein Schwert benutzte, besonders, weil ich niemanden hatte, der mich unterrichten konnte. Ich wartete gerade darauf, dass sie ihre nächste Frage stellte, als sie ihren Kopf schief legte und auf ihre Füße sprang.

„Wir haben keine Zeit mehr, Landon", sagte sie zu mir. „Es kommt ein Dämon, ein Bote. Er ist selbst in deinem armseligen Zustand keine Bedrohung für dich. Wahrscheinlich haben sie die Botschaften abgefangen, die zwischen den berührten Agenten versandt wurden, die dich hergebracht haben, und festgestellt, dass du keiner von denen warst, und ihn geschickt, um das zu untersuchen."

Sie ging zum Fenster hinüber, zerschmetterte es mit ihrem Stiefel und lehnte sich hinaus. „Ich darf nicht mit dir gesehen werden, oder es würde mein Ende bedeuten. Viel Glück, Wurm." Sie sprang, zu dem Zeitpunkt, als ich zum Fenster gelangte, war sie bereits verschwunden.

Wenn ich schon Besuch empfangen würde, dachte ich mir, musste ich cool bleiben. Ich legte mich mit einem Arm hinter meinem Kopf auf das Sofa und ließ das Schwert in Reichweite neben mir auf dem Boden liegen. Binnen dreißig Sekunden erschien der Dämon, eine kleine Masse aus ledernem Fleisch und Schwingen, die durch das Fenster, wo Rebecca hinausgesprungen war, in den Raum flog. Seine wachsamen schwarzen Augen erfassten mich und er landete auf dem gegenüberliegenden Ende des Sofas, wo sich seine klauenartigen Füße in die Polster gruben. Er war ungefähr einen Meter groß, hatte einen stämmigen humanoiden Körper, der vor Muskeln strotzte, und eine kleine, längliche Schnauze, in der Zähne blitzten.

„Meister sssagt, fffinde dich, und fffinden dich ich habe", sagte er. Sein Kopf wackelte vor und zurück, als er sprach. „Meister sssagt ‚Warum ist anderer Dämon in meinem Revier'." Seine Stimme stieg zu einem beinahe komischen Quieken an, als er seinen Meister imitierte. Seine Schnauze zuckte, als er die Gerüche aufnahm. „Ich fffffrage mich … rrriecht wie Vamiprin." Er sah aus, als würde er angestrengt nachdenken. „Jetzt ich weissss, warum du hier bist." Er kicherte und zwinkerte mich an.

„Jo", sagte ich.

Ich wollte ihn hier hinausschaffen. Auch wenn er eine mickrige Statur hatte, war er immer noch der erste nach Dämon aussehende Dämon, den ich je zu Gesicht bekommen hatte. Er brauchte nur zehn Prozent des Killers sein, der Rebecca war, und ich glaubte nicht, dass ich eine große Chance hätte. Wie der Mann, der tot auf dem Dach lag, schien er mich als Dämon zu erkennen, oder zumindest als Verdorbenen.

„Du hast sie weggejagt", erklärte ich ihm.

Er dachte, seine angenommene Unterbrechung unseres Techtelmechtels war das Lustigste, was er je gehört hatte. Sein Lachen klang, als würde man auf Styropor kratzen.

„Ich glaube, dir nichtssss gefallen Nachspiel", sagte er. „Ich ssssage dem Meister, warum du gekommen, aber du musssst zurück in dein Revier. Ich denke, du sssssolltest mir danken fffür Rettung …“ Sein Kopf drehte sich und seine Augen weiteten sich. Es blickte gerade direkt auf das Schwert.

„Oh, Scheiße“, sagte ich, fasste nach unten und umgriff das Heft. Ich schob mich auf meine Knie und schwang es ungeschickt in Richtung des Dämons. Er hüpfte nach oben und wich dem Hieb aus.

„Ich nicht vvverssstehen. Rrriecht wie Dämon, aber hat Engelssssssklinge.“ Er sprach mit sich selbst, auf halbem Weg zwischen dem Fenster und mir. Ich erhob mich vom Sofa und näherte mich ihm, wobei ich das Schwert für einen weiteren Hieb bereit machte. Es war nichts anderes, als auf eine Piñata zu hauen, oder?

„Oh, Meister belohnen mich gut, wenn von dir wissssen.“ Er wich meinen nächsten beiden Schlägen aus, dann zog er sich durch das Fenster zurück. Ich lehnte meinen Kopf hinaus und sah, wie er wegflog. Ich musste wirklich lernen, wie man kämpfte.

Fünf

Ich trat hastig den Rückzug aus dem verlassenen Gebäude an. Während ich ging, versuchte ich, eine unauffällige Methode zu finden, wie ich ein über einen Meter langes Samuraischwert halten konnte. Ohne etwas andere Kleidung würde es unmöglich sein. Ich zog in Erwägung, es zurückzulassen, aber Rebecca dachte, dass ich es brauchen würde, und ich tendierte dazu, ihr zuzustimmen. Vielleicht hatte ich sogar Glück und traf damit etwas. Nachdem ich nichts Geeignetes hatte, wo ich es hätte verstecken können, hielt ich es nach unten und lehnte mich darauf, als wäre es ein Gehstock. Ich konzentrierte meinen Willen darauf und hoffte, dass mein Wunsch, die Waffe als harmlosen Spazierstock zu tarnen, erfolgreich wäre.

Als ich um die Ecke bog und mir meinen Weg zurück ins Gedränge bahnte, tröstete mich das Fehlen von überraschten Gesichtern, ängstlichen Blicken und anderen Anzeichen, dass ich ein Psychopath sei, der die Straße mit einem Schwert entlangwanderte. Ja, das war immer noch New York, aber ich vermutete, dass es irgendeine Art Grenze geben musste.

Ich beschloss, dass es eine schlechte Idee wäre, es noch einmal mit einem Taxi zu versuchen, also machte ich mich zu Fuß auf den Weg durch die Stadt, wobei ich eine wachsende Bewunderung für meine neue Ausdauer verspürte. Ich schaffte es in einer guten Zeit zum Applestore, wo ich vor dem Glaswürfel innehielt, um mir meine Umgebung anzusehen, ehe ich irgendwohin mit begrenzten Fluchtmöglichkeiten ging.

Leute, die ihrem täglichen Leben nachgingen, umgaben mich, und es fiel mir auf, wie ignorant wir alle waren. Natürlich, wir hatten dieses flache Verständnis des Göttlichen, gaben ihm durch die Religion ein Gesicht, erzählten Geschichten über Engel, Dämonen und das Übernatürliche. Wir hatten Bücher wie die Bibel oder sogar Dantes klassische Poesie, die versuchten, das zu beschreiben, was unser lebendiger Verstand fühlen zu können schien, aber niemals wirklich sehen konnte. Wir verstanden nur den Rand, wie in unserem Augenwinkel, wie wenn man vor dem Einschlafen am Abend ein Gebet sagte oder wie man einfach wusste, dass es im Schrank oder unter dem Bett ein Monster gab. Herausfinden, dass es alles real war? Dass es alles wahr war? Vielleicht WAR die Unwissenheit ein Segen?

Ich stieg die Treppe in die noch dichter gedrängte Menschenmasse hinunter und bahnte mir meinen Weg zu einem Kerl im blauen Shirt, der bei den Tablets stand.

„Kann ich Ihnen helfen, Sir?“, fragte er, als ich mich näherte. Ich deutete auf eines der iPads.

„Ich brauche einfach ein iPad, Farbe ist egal.“

Der Verkäufer lachte. „Ein Mann, der weiß, was er will. Das gefällt mir. Ich bin gleich zurück.“

Er steckte sein eigenes Gerät unter seinen Arm und ging ins Lager, um meine Bestellung aufzugeben. Ich sah mich immer wieder um und hielt permanent Ausschau nach irgendetwas Ungewöhnlichem. Wenn ich in einem beinahe verlassenen Diner als Dämon erkannt worden war, war die Wahrscheinlichkeit, hier als Unsterblicher geoutet zu werden, exponentiell größer.

Meine Blicke landeten auf einem jungen Mädchen, das gerade mit einer Freundin sprach. Sie war vielleicht vierzehn, mit kurzem braunem Haar und einem ebenmäßigen Gesicht. Sie trug eine lange weiße Jacke, die offen war und ein weißes Kleid mit weißen Leggins darunter sehen ließ, dazu silberne Moonboots und eine Strickmütze, die einem Pandabären ähnelte. Sie deutete auf ein Handy und gestikulierte, als wolle sie es wirklich unbedingt haben. Ich fragte mich, ob ihre Freundin wusste, dass sie ein Engel war?

Ich hatte nicht gewusst, wie ich es merken würde, ehe ich es merkte. Es gab keinen Heiligenschein oder irgendetwas in diese Richtung. Tatsächlich gab es gar kein sichtbares Anzeichen von irgendetwas Ungewöhnlichem. Es war eher wie ein Radarsignal, das von meinen Augen ausgeschickt wurde, zurückprallte und meldete: „Göttliche direkt voraus, Kapitän!"

Ihr Anblick machte mich nervös. Sie war nur ein Kind! Ich wandte ihr den Rücken zu, aber es schien, dass, sobald einmal Kontakt hergestellt war, die direkte Sicht nicht mehr nötig war. Ich konnte FÜHLEN, wo sie war, was sie gerade tat. Mir wurde bewusst, dass es mir nicht mehr helfen würde, in die andere Richtung zu schauen, als es ihr helfen würde. Sie brauchte mein Gesicht nicht zu sehen. Sie würde ein Gefühl aus meiner Seele bekommen. Das war es, ich wusste es. Ich las ihre Seele, genau wie sie meine lesen könnte. Die Frage war, würde sie einen Engel, einen Dämon oder einen Diuscrucis sehen?

Ich sah, dass der Verkäufer mit dem iPad in der Hand zurückkam, und beschloss, ihm schnell entgegenzugehen. Ich fasste in meine Tasche und zog das Bündel Bargeld heraus, zählte siebenhundert Dollar ab und schob sie ihm in die Hand. Er schenkte mit einen Blick voll misstrauischen Unglaubens, als ich ihm sagte, dass er das Wechselgeld behalten sollte, aber er stritt sich nicht mit mir und er weigerte sich auch nicht, die Ware herauszugeben. Ich war fast an der Treppe am Ausgang angelangt, als ich sie spürte.

„Mein Freund, warum stellst du dich nicht vor?" Die Stimme kam von überall um mich herum und durchdrang mich komplett.

Ich spürte eine plötzliche Wärme und mein ganzer Körper begann zu kribbeln. Ich warf meinen Kopf zurück, um einen Blick auf sie zu werfen. Ihr Körper fummelte immer noch an dem Handy herum, ihr Mund plapperte belanglos mit ihrer Freundin, aber ihre Augen ruhten auf mir. Mächtige, goldene Augen, die einen sanften Glanz hatten, wie eine einzige, flackernde Kerze. Es war faszinierend. Ich musste mich zwingen, wegzusehen.

Ich wusste nicht, was ich antworten sollte, oder wie ich es tonlos auf die Weise, wie sie es getan hatte, übertragen konnte. Ich tat das Einzige, was mir einfiel, wandte mich um und zwinkerte sie an, ehe ich nach oben ging. Es war wahrscheinlich nicht das Cleverste. Zur Hölle, es war wahrscheinlich überhaupt nicht clever, aber wenigstens würde ich aus der Art, wie sie mir folgte, ablesen können, als was sie mich sah.

Es gab einen kühlen Luftzug und dann stand sie neben mir auf den Stufen und ging an meiner Seite hinauf. Ich lugte nach hinten und sah, wie ihre Freundin sich umsah und versuchte, herauszufinden, wo ihre Begleiterin hingekommen war. Sie ging auf die Laptops zu.

Ich sagte nichts, und sie auch nicht. Wir stiegen zusammen wortlos den Rest der Treppe hinauf und dann führte ich sie Richtung Central Park weg. Sogar ohne zu sprechen, schien es zwischen uns eine Verständigung zu geben, die über normale menschliche Kommunikation hinausging. Als sie mit mir gesprochen hatte, hatte sie einen direkten Anruf Seele-zu-Seele gemacht, und umso mehr ich mich an dieses Gefühl herantastete, umso mehr erkannte ich, dass sie nicht aufgelegt hatte. Wir blieben still, weil es keine Notwendigkeit für Worte gab. Jedenfalls noch nicht.

Ich fand einen weniger dicht bevölkerten Teil des Parks und wir ließen uns unter einer einzelnen Eiche nieder, wo ich das Schwert an den Stamm lehnte und mein Gepäck daneben legte. Sie sank auf den Boden, als würde sie auf einem Luftkissen schweben, und hockte sich mit gekreuzten Beinen auf das Gras. Ich setzte mich in derselben Stellung ihr gegenüber.

„Ich erkenne dich nicht, mein Freund“, sagte sie.

Ihre Lippen bewegten sich nicht, aber ihre Blicke waren unglaublich ausdrucksstark. Es lagen Neugier, Freundlichkeit und Traurigkeit darin. Ich wusste, dass sie mich für einen Engel hielt. Ich war mir ziemlich sicher, dass das Schwert zumindest ein wenig damit zu tun hatte.

„Mein Name ist Josette“, sagte sie laut. Ihre Stimme war dünn und heiser. „Bist du neu in unserer Familie?“

Ich wusste nicht, was das bedeutete, aber ich nahm an, sie meinte damit, ein Engel zu werden. Wenn ich ja sagte, würde ich eine Ausrede brauchen, warum ich ohne ihr Wissen hier war. Es fühlte sich sicherer an, eine dreiste Lüge zu erzählen.

„Nicht in der Familie“, sagte ich. „Ich bin erst kürzlich von einer Pilgerfahrt ins Heilige Land zurückgekehrt. Mein Name ist Paul.“ Das musste ein sicherer Engelsname sein.

Ihre Augen weiteten sich und sie warf ihre Arme um mich. „Paul. Willkommen! Du warst im Heiligen Land?“, fragte sie. „Es hat wenig Neuigkeiten gegeben, seit Astrel getötet wurde.“

Ich atmete erleichtert auf. Ich konnte einen Engel anlügen und damit durchkommen. „Wir verlieren“, sagte ich. Ich hatte zuvor nicht darüber nachgedacht, aber während ich es aussprach, wurde mir bewusst, dass das wahr war. Was auch immer für Schwingungen aus meiner gekreuzten Abstammung kamen, sie waren in dieser Hinsicht eindeutig. Das Gleichgewicht lehnte sich weit in Richtung Böse.

„Das Dunkle gewinnt jeden Tag an Einfluss“, stimmte sie zu. „Seit wir John Paul verloren haben, ist es schwierig, eine gleichberechtigte Stellung zu halten. Sogar hier ist Rezyl so mächtig geworden, dass es jenseits meiner Fähigkeiten liegt, ihm Grenzen zu setzen.“

Rezyl. Das musste der Name des Dämons sein, zu dem der Bote weggeflogen war, um ihm Worte über meine Existenz einzuflüstern. „Ich hatte einen Zusammenstoß mit einem seiner Boten“, erklärte ich ihr. „Er entkam und hatte vor, Rezyl von meiner Anwesenheit hier zu erzählen.“

Ihre Blicke enthielten tiefe Sorge um mein Wohlergehen. Ich fing an, mich schlecht zu fühlen, weil ich sie angelogen hatte, und fragte mich auch, ob ich das tun konnte, worum mich Dante gebeten hatte. Es war jetzt noch keine große Sache, aber wer wusste, was die Zukunft noch bereithielt. Würde man eines Tages von mir erwarten, diese wunderschöne Kreatur zu töten? Falls ja, wäre ich fähig, das zu tun?

„Ich will nicht aufdringlich sein, aber welche Geschäfte bringen dich hierher?“, fragte sie.

Sie fasste nach vorne und nahm meine Hände in die ihren. Sie waren klein, aber so weich und warm. Ihr ganzes Wesen strahlte Friedfertigkeit aus. Ich fühlte mich, als könnte ich ihr alles erzählen. Ich konnte ihr die Wahrheit sagen und es wäre in Ordnung.

„Um ehrlich zu sein, bin ich mir nicht sicher“, sagte ich. „Ich bin erst vor sehr kurzer Zeit angekommen, aber ich hatte einen Zusammenstoß mit einem Vampir und habe mein Handy verloren.“

Meine Gedanken fingen an, sich anzufühlen, als würden sie in einem Schlammtümpel versinken. Jegliche Klarheit entwich mir und wurde von einem überwältigenden Bedürfnis, ihr alles zu erzählen, ersetzt. Alles, woran ich denken konnte, war die Wärme ihrer Hände, die Sanftheit ihrer Stimme, ihre glänzenden goldenen Augen und die Verbindung zwischen unseren Seelen.

„Ich war früher ein Computerhacker“, sagte ich. „Ich musste für Kreditkartenbetrug ins Gefängnis.“

Es war so einfach gewesen, die Leute zu manipulieren. So einfach, die Informationen zu bekommen, die ich brauchte, um in diese Datenbanken, E-Mail-Konten, was auch immer zu kommen. So verlockend. Es war ein Verbrechen ohne Opfer, hatte ich mir eingeredet. Die Kreditkartenfirmen hatten einen Haufen Geld. Sie würden ein bisschen hier und ein bisschen da nicht vermissen. Ich war zu mutig geworden, ein Freund hatte geplaudert und um mich war alles zusammengebrochen.

Zwei Jahre in einem Gefängnis mit niedriger Sicherheitsstufe, ein weiteres Jahr auf Bewährung und ein Verbot, für drei weitere Jahre einen Computer zu benutzen. Ich fühlte immer noch nicht wirkliches Bedauern für das, was ich getan hatte. Es tat mir eher leid, dass ich nicht vorsichtiger gewesen und erwischt worden war.

Es hatte alles angefangen, sich wie ein Strom aus mir zu ergießen, und ich ertrank in der Wahrheit. Ich konnte an der Art, wie ihre goldenen Augen funkelten, erkennen, dass sie wusste, was ich war. Ich konnte spüren, wie die Wärme ihrer Hände kalt wurde, fühlen, wie sich die Friedfertigkeit zu Gewalttätigkeit und Zorn verwandelte. Erst dann wurde mir bewusst, dass sie ihre Kräfte gegen mich genutzt hatte, so subtil, dass ich es nicht einmal bemerkt hatte. Sie musste mich von Anfang an verdächtigt haben. Ich riss meine Hände weg und sprang auf die Füße. Sie stand auf, wobei ihr Schwert in einer Wolke aus wirbelndem Nebel in ihrer Hand erschien.

„Diuscrucis", rief sie. „Du versuchst mich zu täuschen!"

Ich fing an, nach meinem Schwert zu greifen, aber entschied mich dagegen. „Warte", sagte ich und hielt meine Hände hoch. „Ich will nicht gegen dich kämpfen."

Sie hatte sich in Angriffsposition gebracht, mit erhobenem Schwert und bereit für die Schlacht, die ich mich anzufangen weigerte.

„Ich will nur reden", sagte ich.

Als sie sah, dass ich nicht vorhatte, gegen sie zu kämpfen, ließ sie das Schwert dahin verschwinden, von wo auch immer es gekommen war.

„Sprich", sagte sie, wobei ihre Stimme mächtig in meinen Gedanken hallte. Sie zeigte mir gerade ihre Macht und sandte mir eine Warnung.

„Das Gleichgewicht verschiebt sich", sagte ich. „Das Ende aller Tage wird kommen, wenn es nicht wiederhergestellt wird. Wir sollten gemeinsam kämpfen, nicht gegeneinander. Weißt du, Verbündete?"

Ihre goldenen Augen wurden enger. „Verbündete? Das Gesetz der Seraphim besagt, dass ich dich niederschlagen soll, wo du gerade stehst."

Das lief nicht gut. „Welchen Nutzen hätte das für dich? Du verlierst, Josette. Ich glaube, du brauchst jede Hilfe, die du kriegen kannst.“

Ich begann, mich zentimeterweise wegzubewegen, näher an das Schwert. Wir beide wussten, dass ich ihr keinen Schaden zufügen würde, aber zumindest konnte ich irgendeine Art schwachen Versuch machen, mich zu verteidigen, falls sie beschloss, ihren Gesetzen zu folgen. Sie stand unbewegt da, unentschieden, was sie tun sollte.

„Ich kann dir dabei helfen, Rezyl zu besiegen“, sagte ich und versuchte, sie von meinem Wert zu überzeugen, obwohl ich wusste, dass ich keinen hatte. „Wenn er jenseits deiner Kontrolle ist, ist es nur eine Frage der Zeit, bis er zu dir kommt.“

Unsere Seelen waren immer noch verbunden und ich spürte, wie sich ihre Stimmung wieder änderte. Anscheinend hatten sogar Engel einen Selbsterhaltungstrieb.

„Also gut“, sagte sie. Ihre Blicke waren misstrauisch. „Es kann kein Bündnis geben, unsere Gesetze verbieten es, aber ich werde dich heute nicht zerstören. Als Gegenleistung wirst du Rezyl aufsuchen und ihn entweder zerstören oder so schwächen, dass ich deine Arbeit zu Ende bringen kann. Es ist mir egal, ob du bei der Vollendung dieser Aufgabe stirbst oder überlebst, aber sei gewiss, dass ich dich in einer Woche wieder aufsuchen werde, um dir ein Ende zu bereiten, wenn du diesen Handel nicht einhältst. Ich werde nicht alleine kommen.“

Ich brauchte nicht zu fragen, was die andere Option war. Ich hatte mir nur eine Woche erkauft, aber eine Woche war besser als nichts.

„Wir haben einen Deal“, sagte ich.

Es war, als wäre eine Kette um meine Seele gelegt worden, ein Bewusstsein über die Macht der Übereinkunft, der ich gerade verbal zugestimmt hatte. Josette gab die Verbindung auf und das plötzliche Gefühl des Verlustes überwältigte mich beinahe. Ich war durch die Verbindung mit etwas von ihrer Macht in Berührung gekommen und hatte davon getrunken wie ein Alkoholiker. Ich konnte ein kleines Stückchen davon mitten in mir spüren.

„Was ist das?“, fragte ich.

„Damit ich dich wiederfinden kann“, sagte sie. „Denk gar nicht erst daran, mich zu betrügen, Landon. Du wirst uns nur näher an dieses Ende aller Tage bringen, wenn du das tust.“ Sie hatte meinen richtigen Namen gesagt. Was wusste sie sonst noch? Warum hatte Dante nicht „Berühre nie einen Engel“ auf seine kurze Liste an Regeln gesetzt?

„Ich werde dich dann in einer Woche treffen“, sagte ich und versuchte, wesentlich zuversichtlicher zu klingen, als ich mich fühlte.

Nachdem die Verbindung abgebrochen war, nickte Josette, dann wandte sie sich zurück in Richtung des Applestores, wahrscheinlich, um zu ihrer Freundin zurückzukehren. Ich bückte mich gerade, um mein iPad aufzuheben, als eine gewaltige Hitzewelle in meine Sinne brach. Meine Gedanken hatten keine Zeit, das zu verarbeiten, aber mein Körper reagierte.

Ich tauchte nach links und rollte mich auf meine Füße, wobei ich es irgendwie schaffte, dem Schwung einer schwarzen, gezackten Klinge auszuweichen, die sich tief in den Stamm des Baumes grub, unter dem wir gesessen hatten. Es gab ein Knurren voller Frust, dann das Geräusch von stapfenden Füßen, die auf mich zurannten. Ich blickte gerade rechtzeitig auf, um zu sehen, wie der Dämon zum Sprung auf mich ansetzte, wobei ihn sein länglicher, sehniger Körper in einer unmöglichen Geschwindigkeit über eine unmögliche Distanz trug. Ich bewegte mich schneller, als ich denken konnte, verlagerte mein Gewicht und warf mich zu Boden, gerade noch unter seinen gestreckten Gliedern durch, so dass ich es erfolgreich vermied, von zehn Zentimeter langen Klauen zerfleischt zu werden.

Die Bestie landete und drehte sich um, so dass kleine, schwarze Augen direkt auf mich starrten, eine Schnauze voller rasiermesserscharfer Zähne wurde gebleckt. Sie hatte eine humanoide Statur mit grotesk langen Gliedern, die in diesen scharfen Klauen endeten, lederartige Haut und Knochen, die in seltsamen Winkeln an verschiedenen Stellen aus ihrem Körper hervorragten.

„Rezyl schickt seine Grüße, Neuankömmling." Seine Stimme war rau und seine Worte trieften vor Ekel.

Ich kam auf meine Füße und fasste hinüber, wo das Schwert am Baum lehnte. Mein Instinkt schien gute Arbeit dabei zu leisten, mich am Leben zu halten. Solange ich nicht zu viel nachdachte, hatte ich vielleicht Glück.

Ich hatte Josette vergessen. Der Dämon schien sie auch nicht bemerkt zu haben, bis wir beide einen weißen Nebel auf uns zuschießen sahen. Er hob seine Pranke gerade rechtzeitig, um ihren ersten Hieb abzuwehren, was einen Schauer aus Energie gegen die Luft um uns prasseln ließ. Sie drängte zu einem weiteren Angriff, ihr Schwert war einem Nebel aus Stichen und Hieben gleich, dem die Blocks des Dämons gegenhielten.

Während ihre Aufmerksamkeit abgelenkt war, nahm ich hinter dem Baum eine zur Verteidigung geeignetere Position ein und lugte an der Seite hervor, um zu beobachten, wie sich der Kampf entwickelte. Ich sah mich um und bemerkte, dass die Leute das Gebiet verlassen hatten, als ob ihnen irgendetwas in ihren Köpfen gesagt hätte, dass sie von diesem Teil des Parks fernbleiben sollten. Konnte auf diese Weise der Krieg der Göttlichen wüten, ohne dass die Menschen etwas mitbekamen?

Die Energiewellen von den aufeinanderprallenden Feinden füllten meine Sinne. Josette war ein Wirbelwind, ihre lange Jacke flog hinter ihr, als sie sich drehte und wirbelte, das Schwert eine Verlängerung ihres Armes, das tanzte und den Dämon stach. Er brüllte vor Schmerz und Zorn, schlug zurück, aber erwischte nur leere Luft. Sie attackierte weiter pausenlos und zwang den Dämon, sich zurückzuziehen.

Ein paar schnelle Hiebe mehr und sie war an diesen massiven Klauen vorbei, ihr Körper glitt in Reichweite des Dämons, ihr

Schwert wurde hoch an seine Brust gestoßen. Sie zerrte die Waffe frei und sprang gut drei Meter zurück, so dass sie den Dämon auf den Knien zurückließ, während er sich vornüberbeugte, als sein Körper eine weiche Masse an dickem schwarzen Blut ausstieß.

Ich trat hinter dem Baum hervor und fing an, auf sie zuzugehen, weil ich einen genaueren Blick darauf werfen wollte. Josette wandte sich um und sah mich nur für einen Augenblick an, dann nahm sie ihre Wacht über den Tod des Dämons wieder auf.

Dann passierte etwas. Etwas, das Josette eindeutig nicht erwartete hatte. Die Wunde des Dämons verschloss sich und mit einem rasiermesserscharfen Grinsen sprang er vorwärts, erwischte sie mit seiner Hand und schleuderte ihren zerschmetterten Körper zehn Meter durch die Luft. Sie prallte einige Male auf den Boden und kam an einem entfernten Baum zum Liegen. Der Dämon wandte sich um und sah mich an.

„Was starrst du mich denn an, Seraph?", fragte er. „Hast du nie zuvor einen Großen Wer gesehen?"

Nie gesehen, nie gehört. Ich hatte nur eine Sekunde, um mich zu fragen, ob er mit Wer Werwolf meinte, als er ein zweites Mal auf mich zusprang, mit einer Geschwindigkeit, der ich nichts entgegensetzen konnte. Es gab eine Explosion an Schmerz, die sich durch meinen ganzen Körper zog, als sich die scharfen Klauen in mein Fleisch gruben und es von den Knochen rissen, mich zerfleischten, als wäre ich nichts als ein Stück Fleisch. Meine Sicht wurde trüb und ich sah doppelt, als der Wer mich auf seine Augenhöhe anhob.

„Armselig", sagte er und schleuderte mich quer über die Wiese.

Eine weitere Runde an Qualen begrüßte mich, als ich im Dreck aufschlug und mit dem Gesicht zum Boden weiterrutschte. Ich hob meinen Kopf gerade genug, um den Dämon zu sehen. Ich beobachtete, wie er sich von einem Schritt zum anderen transformierte, an Masse schrumpfte und mehr Haar, Haut und

Kleidung gewann. Er wurde zu einem Mann mit langem, schwarzem Haar in engen Jeans und einem abgetragenen T-Shirt, kurz, er sah aus, wie man sich einen Werwolf in Menschengestalt vorzustellen pflegt. Er tauschte seine Klauen gegen einen gezackten, schwarzen Dolch, den er aus der hinteren Hosentasche zog. Er ging gerade auf Josette zu, die, wie ich sehen konnte, darum kämpfte, auf die Füße zu kommen.

Als er sich ihr näherte, fasste er unter sein Hemd und holte eine Halskette mit einem roten Stein hervor. Er hielt sie vor ihr hoch und zeigte sie ihr. „Hast du jemals einen davon gesehen, Seraph?“, fragte er. „Es entfernt das Gift von deinen Schlägen. Ich nehme nicht an, dass du selber auch einen hast, der das Gleiche mit meinen macht? Nein? Wie schade.“

Ich konnte spüren, wie der Schmerz in meinem Körper nachließ, als er daran arbeitete, sich selbst zu heilen. Ich schaute hinunter und beobachtete fasziniert, wie neue Haut wuchs und das zerfleischte Chaos darunter ersetzte, während sich meine Muskeln regenerierten. Die Faszination machte Raum für Zorn. Ich hatte genug davon, ständig der Prügelknabe zu sein.

Der Wer stand schon fast über Josette, seine Haltung strahlte Selbstvertrauen und Überlegenheit aus. Er bemerkte mich überhaupt nicht, und auch nicht die Veränderung in meiner Gesundheit. Ich konnte ihn nicht direkt ausschalten, aber es gab mehr als eine Möglichkeit, eine große, hässliche Monsterkatze zu häuten.

Ich stand auf und suchte nach meinem Schwert, das ich gute zwanzig Meter entfernt fand. Nicht gut. Ich sah zurück zu Josette und bemerkte, dass ihre Waffe auf dem Boden neben ihr lag. Nicht toll, aber besser. Ich sprintete in Richtung des Dämons los und zwang mich, schneller zu sein als je zuvor. Ich wurde mit einem Ausbruch von Schnelligkeit belohnt, der den Boden zu nicht mehr als einem Nebel unter meinen Füßen machte. In weniger als einer Sekunde sprang ich schon auf den Wer zu und streckte meinen Arm aus, weil ich das Schwert des Engels mit meiner Willenskraft in meine Hand zwingen wollte.

Es geschah alles binnen eines Augenblicks. Ich hätte vernichtet werden müssen, weil das Schwert auf meinen Ruf hin nicht kam. Ich fand mich in der Luft wieder, rapide dem Rücken des Dämons näherkommend, und ohne Waffe. Es gab keine Zeit für einen alternativen Plan. Ich hatte all meine Mühen in diesen einen verzweifelten Zug gesteckt. Ich konnte sehen, wie der Kopf des Dämons anfing, sich zu mir zu drehen. Ich konnte sehen, wie Josettes goldene Augen aufblitzten, als sie meine Annäherung spürte.

Dann geschah das Unmögliche. Die Seraphim nahm ihr Schwert und warf es mit perfekter Präzision zu mir, meine Hand fing es und mein Arm schnellte zurück. Der Wer vollendete seine überraschte Drehung und ich stach die Waffe in sein Herz, als ich gegen ihn prallte. Wir beide stürzten zu Boden, wobei mich die Wucht des Einschlags wieder von ihm wegschleuderte. Ich rollte mich auf die Füße und beobachtete, wie er sich sammelte, aufstand und das Schwert wieder herauszog. Er sah mich mit einem schockierten, aber doch zufriedenen Grinsen auf seinem Gesicht an, bis er bemerkte, dass ich seine Halskette in meiner Hand hielt.

„Wer bist du?", knurrte er, als er wieder auf die Knie fiel. „Du solltest tot sein."

Ich stand auf und näherte mich ihm. Was auch immer für eine Magie im Engelsschwert lag, sie verrichtete ihre Aufgabe. Der Dämon zerfiel vom Ort der Wunde ausgehend. Es gab einen Geruch nach Weihrauch und Rauch fing an, aus dem Loch in seiner Brust aufzusteigen. Wo noch vor einem Augenblick eine hämisch lachende Bestie in der Kleidung eines Mannes gewesen war, gab es jetzt nur noch ein sterbendes Lamm.

„Armselig", sagte ich, wandte ihm den Rücken zu, steckte die Halskette in meine Tasche und ging zu Josette hinüber. Ich sah nicht zu, wie der Dämon seinen endgültigen Tod vollendete. Ich brauchte es nicht zu sehen.

Oder vielleicht doch. Ich wollte nach Josette sehen, schauen, ob ich ihr helfen konnte. Immerhin, trotz ihrer Verachtung für mich, hatte sie mir gerade geholfen. Ob das ihr auch helfen sollte oder nicht, war gerade jetzt egal.

Ich hatte sie beinahe erreicht, als ich eine Kälte in meinem Rücken spürte. Ehe ich mich umdrehen konnte, umkreiste mich eine schwarze Wolke, peitschte herum wie ein Mini-Tornado, wirbelte dicht in einem Mahlstrom aus Energie. Sie roch nach Schwefel und in ihr spürte ich Macht. Sie überwältigte mich und ich fiel atemlos auf die Knie. Ich öffnete meinen Mund, um nach Luft zu schnappen, und die schwarze Wolke erzwang sich ihren Weg nach innen. Ich würgte daran, mein Mund füllte sich mit dem sauren Geschmack des Zeugs, das sich in mich ergoss. Als es sein erzwungenes Eindringen vollendet hatte, beugte ich mich vor und übergab mich.

„Diuscrucis." Josette taumelte herüber und stellte sich neben mich. Ihre Kleider hingen in Fetzen und ihr blutiges Gesicht hatte einen tiefen Riss über die Wange.

„Was ist gerade passiert?", fragte ich. Mein Magen sagte mir, dass er sich auf die zweite Runde vorbereitete. Gleichzeitig fühlte ich mich auf eine Weise anders, die weitaus tiefer in mein Wesen eindrang.

„Der Dämon hat versucht, deine Seele zu stehlen", sagte sie angestrengt atmend. „Er wusste nicht, was du warst, und hat sich selbst in die Falle manövriert. Er kann dir Macht geben, aber nicht ohne einen Preis."

Ich wollte sie fragen, was sie meinte, aber ihre goldenen Augen verdunkelten sich und sie fiel zurück auf den Boden. Nicht verloren, aber schwer verletzt. Ich konnte sie nicht zurücklassen. Ich beugte mich hinab und hob sie auf meinen Armen hoch, überrascht darüber, wie leicht sie sich anfühlte. Ich legte sie über meine Schulter und holte dann ihr Schwert und mein iPad. Nach einem kurzen Moment der Unentschlossenheit packte ich auch einen von den Dolchen des Dämons ein. Es gab einen Teil von mir, der sich sicher war, dass ich einen Fehler beging, indem ich Josette mitnahm. Ich ignorierte ihn und machte mich auf den

Weg aus dem Park, wobei ich die Welt um mich durch meinen Willen zwang, einen Mann zu sehen, der über eine Schulter ein Baby trug und über die andere einen zusammengelegten Buggy. Es war ein wenig zu häuslich für mich, aber es würde reichen müssen.

Sechs

Der Punk-Schrägstrich-Emo-Kerl, der die Rezeption im Belmont Hotel bemannte, schenkte mir nicht einmal einen zweiten Blick, als ich hereinspazierte und zwei große Seesäcke mitschleppte. Ich wurde immer besser darin, meine äußere Erscheinung zu verändern, und hatte mich für die Gelegenheit leger gekleidet. Mein Haar war lang und fettig, ich hatte einen Dreitagebart am Kinn und meine Kleider waren abgetragen und schmutzig. Auf dem Marsch hierher hatte ich außerdem entdeckt, wie ich meine innere Erscheinung reparieren konnte, und hatte die Risse und Fetzen an meiner Kleidung repariert, so dass ich mich selbst mit etwas, das äußerer Würde ähnelte, sehen und spüren konnte.

„Wie viel kostet euer bestes Zimmer?", fragte ich, als ich mich dem Tresen näherte.

Punkmo zuckte mit den Achseln. „Es sind fünfundzwanzig pro Nacht, alle Zimmer kosten das Gleiche." Er fasste unter den Tresen und holte ein Vorhängeschloss mit einem Schlüssel hervor. „Such dir einfach einen leeren Raum und sperr von innen zu. Wenn du rausgehst, sperr von außen zu."

Die moderne Welt machte es definitiv zu einem frustrierenden Unterfangen, wenn man sich auf Bargeld beschränken musste, besonders, wenn man versuchte, einen Platz zu finden, wo man für eine Weile unter dem Radarhorizont bleiben konnte. Die meisten besseren Hotels verlangten, eine Kreditkarte zu hinterlegen, was bedeutete, dass alles, wo eine Person vielleicht gerne eine gewisse Menge an Zeit verbringen wollen würde, nicht in Frage kam, und ich stattdessen mit etwas vorlieb nehmen musste, wo man Zeit verbringen konnte, wenn man es musste. Ich musste. Ich wandte ihm den Rücken zu, so dass ich mein Geld zählen konnte, ohne dass er sehen konnte, wie viel ich dabei hatte. Ich übergab ihm dreihundert Dollar.

„Reicht für zwölf Tage, oder?", fragte ich.

Er runzelte die Stirn und sah mich an. Die Rechnerei war ihm etwas zu viel. „Klar, Mann."

Er schnappte sich das Geld etwas zu begierig und schob das Schloss vor. Ich legte das Schwert ab, um das Schloss aufzuheben, und steckte dieses dann in meine Jackentasche.

Das Belmont. Der Name ließ mich laut auflachen. Das Gebäude war ungefähr eine halbe Stufe über den verfallenen Häusern, wo ich beobachtet hatte, wie Rebecca einen guten Kerl ausgetrunken hatte. Ich war mir sicher, dass es vor hundert Jahren oder so ein feiner Ort gewesen war, aber anscheinend war es seit, na ja, noch nie renoviert worden. Die Inneneinrichtung war alt, düster und schmutzig, mit sich ablösenden, vergilbten Tapeten und entweder fehlenden oder kaputten Möbeln. Die Zimmer waren nicht viel besser, dekoriert mit zerfetzten Sofas, alten Matratzen, die gelbe Flecken von allen Arten an Körperflüssigkeiten hatten, uralten Kühlschränken, von denen vielleicht fünfzig Prozent noch funktionierten, und einer variierenden, aber immer vorhandenen Menge an Schimmel. Jedes Zimmer hatte Kakerlaken. Nur in zwei Zimmern, an denen ich vorbeikam, waren Menschen. Das Gebäude war eher für Quickies mit Nutten oder Drogengeschäfte geeignet, als um darin zu leben, aber ich hatte nicht allzu viele Optionen bei der Unterkunft.

Ich ließ mich in 7G nieder, einem Zimmer in der südöstlichen Ecke der obersten Etage. Von dort hatte ich einen brauchbaren Ausblick auf die Straßen darunter, durch kleine, schmutzige Fenster, die mein Gesicht vor jedem, der hereinsah, verbergen würden, und eine Matratze, die eine mehr als fünfzigprozentige Chance bot, dass sie keine Geschlechtskrankheiten übertrug.

Vorsichtig ließ ich Josette von meiner Schulter gleiten und legte sie aufs Bett. Sie war immer noch bewusstlos, aber atmete regelmäßig. Ihre Wunden verloren weiter Blut und weigerten sich, sich zu verschließen, und vom Schnitt an ihrer Wange breiteten sich einige hässliche, schwarze, spinnenartige Venen über ihr Gesicht aus. Ich hatte keine Möglichkeit, die Auswirkungen einer dämonischen Wunde auf einen Engel zu beurteilen, aber wenn man danach ging, was mit dem Wer geschehen war, nachdem ich auf ihn eingestochen hatte, litt sie unter Schäden, die nicht von selbst heilen würden. Als ich meine Hand auf ihre Stirn legte, konnte ich spüren, dass sie brannte, vielleicht buchstäblich.

„Josette", flüsterte ich.

Sie reagierte nicht. Das brachte die Frage auf – wie heilt man einen Engel, der in einem Kampf mit einem Dämon verwundet wurde? Antwort – Weihwasser. Vielleicht würde es nicht funktionieren, aber es kam mir wie die beste Option vor und ich hatte nicht viel zu verlieren. Ich wollte sie nicht sterben lassen, nicht so. Sie hatte mein Leben verschont und ich hatte vor, diesen Gefallen zurückzuzahlen. Vielleicht wäre sie sogar dankbar. Falls sie mich nicht aus unserer Vereinbarung entlassen würde, wäre der Akt der Nächstenliebe vielleicht genug, um sie zu überzeugen, wenigstens ein gewisses Maß an Unterstützung bei Vollendung der Aufgabe anzubieten. Kein Bündnis, aber vielleicht Informationen.

„Ich komme wieder", sagte ich zu ihrer auf dem Bauch liegenden Gestalt, als ich mich aus dem Zimmer schlich, das Schloss vor die Tür hängte und hinausging, um eine Kirche zu suchen.

Die Sonne war hinter dunklen, schweren Wolken verschwunden und es begann zu regnen, während ich marschierte. Ich brauchte ein Gefäß für das Weihwasser, also schneite ich in einen Getränkemarkt und kaufte die billigste Weinflasche, die sie hatten, die ich dann auf dem Gehsteig draußen ausschüttete. Ich geriet in einen kleinen Streit mit einem vorbeikommenden Landstreicher, weil ich Wärme verschwendete, und nahm dann meine Suche nach einem Gotteshaus wieder auf. Als ich mich durch die

Doppeltüre der katholischen Kirche Unserer Gesegneten Jungfrau Maria schob, war ich bis auf die Knochen durchnässt, so dass das Wasser von mir abtropfte und ein glitschiges Chaos auf dem kalten Marmorboden verbreitete.

„Dieser Regen ist richtig teuflisch."

Ich hatte gehofft, es zu vermeiden, dass ich einem Priester begegnete, aber der wischte schon den Boden, als ich hineinspazierte. Er war ein älterer Mann mit kurzem, rötlich weißem Haar, heller Haut und einem freundlichen Lächeln. Er trug auf seinem Gesicht die Weisheit des Alters und um seine Augen dessen Falten. Irisch, falls sein Akzent einen Hinweis gab.

„Das ist er auf jeden Fall, Vater", sagte ich und nahm keinen Blickkontakt auf. „Es tut mir leid wegen der Schweinerei."

Bei meinen Füßen sammelte sich eine wachsende Pfütze aus Regenwasser. Er blickte darauf hinunter und kicherte.

„Mach dir keine Sorgen, mein Sohn", sagte er. „Du siehst aus, als könntest du es vertragen, aus dem Regen zu kommen."

Ich hatte die leere Weinflasche als Regenschirm getarnt. Er sah sie an, dann sah er mich an, dann zurück auf den Regenschirm.

„Hätte dir wohl ein kleines bisschen geholfen, wenn du dieses Ding benutzt hättest", sagte er mit einem seltsamen Ausdruck in seinem Gesicht. „Andererseits, eine leere Weinflasche ist keine große Hilfe in einem Platzregen, oder?"

Er konnte direkt durch meine Täuschung hindurchsehen. Waren alle Priester Berührte? Es machte keinen Sinn, noch drumherum zu reden.

„Ich brauche Ihre Hilfe", erklärte ich ihm. „Weihwasser."

„Wofür braucht jemand wie du Weihwasser?", fragte er. „Vergiftet dich wahrscheinlich eher, als dass es dich heilt, Mischling."

Ich musste es wissen. „Woher wissen Sie das? Sind Sie berührt?"

Da lachte er, ein altes, weises, hartgesottenes Lachen. „Ich bin nicht einfach aus dem Kartoffelacker gekommen, mein Junge", sagte er. „Und ich brauche nicht den Segen eines reinen Engels, damit meine Augen richtig funktionieren. Du kannst vielleicht einige von denen zum Narren halten, aber ich bin ein einfacher Diener des Herrn und ich kenne die Meinigen. Außerdem, mein Junge, was für ein verdammter Idiot trägt einen Regenschirm herum, aber benutzt ihn nicht, um sich selber trocken zu halten?"

Dante stellte sich als ein wenig unzuverlässig heraus, wenn es darum ging, wer meine wahre Natur spüren konnte und wer nicht. Hier war ein selbsterklärter normaler Sterblicher, und er sah direkt durch die Täuschung, vorbei an Blut und Abstammung, direkt bis zur Wahrheit hindurch.

„Es ist nicht für mich, Vater", sagte ich. „Ich habe eine Freundin, die von einem Dämon, einem Großen Wer, verletzt wurde." Ich wusste nicht, wie viel er wusste, aber ich vermutete, wenn er mit Engeln und Mischlingen vertraut war, würde er auch Dämonen kennen.

Der Priester rieb mit seiner Hand über sein Kinn. „Ein Großer Wer, hm? Das ist ein fieses Monster, um in eine Rauferei damit zu geraten. Wie viele Seraphim waren beteiligt?"

„Nur einer", erklärte ich ihm. „Sie wissen über Were Bescheid?"

„Klar, natürlich tue ich das, Junge", sagte er. „Ist immer schön, einen Werwolffilm zu schauen und darüber lachen, wie schwach sie diese miesen Kreaturen darstellen. Ein Großer Wer, also das ist hundertmal schlimmer als der schlimmste Werwolf. Gemein und clever sind die. Hast du gesagt, einer?"

Ich zuckte mit den Achseln. „Na ja, anderthalb, schätze ich."

„Jupp, ein Halber", sagte er in harschem Tonfall. „Der Seraph wurde verletzt und du willst hier Weihwasser holen, um ihn zu heilen?"

„Ist es so schwer, zu glauben, Vater, dass ich versuchen würde, einen verletzten Engel zu heilen?"

Meine Stimme wurde lauter und er legte einen Finger an seine Lippen, um mich zum Schweigen zu bringen, während er mit seinen Augen ein Zeichen in Richtung der wenigen, verstreuten Menschen machte, die in den Kirchenbänken knieten.

„In der Tat, Junge, das ist es", sagte er.

Er packte meinen Arm und zerrte mich nach links weg, durch eine Tür und in sein Privatbüro. Er schloss die Tür hinter uns, dann ließ er meinen Arm los und nahm sein direktes Starren wieder auf.

„Hör mal, mein Junge, es braucht an einem guten Tag mindestens drei Seraphim, um einen Großen Wer auszuschalten. Du behauptest, du hast einem Seraph geholfen, und ihr habt nicht nur gewonnen, sondern der Engel überlebte auch noch?"

Ich hatte nicht gewusst, gegen was wir kämpften, und jetzt wurde mir bewusst, dass das wahrscheinlich gut so war. Wenn ich darüber nachgedacht hätte, wie mächtig er wirklich war, hatte ich wahrscheinlich nie meinen Kamikaze-Angriff gegen ihn durchgezogen.

„Das ist richtig", sagte ich. „Allerdings kann ich mir bei dem Teil, wo sie überlebt, nicht so sicher sein, außer Sie beschließen, mir zu helfen. Ich würde annehmen, dass Sie darauf erpicht wären, einen der Ihren wieder bei guter Gesundheit zu sehen."

„Es ist keine Sache dessen, was ich will, mein Junge, es ist eine Sache des Vertrauens. Verstehst du überhaupt, was du bist? Du hast keine Seite außer deiner eigenen. Du kannst ganz nach Laune vor und zurück wechseln. Du kannst alle Arten von Tricks und Täuschungen einsetzen, um deine Ziele zu erreichen, und nur die Fähigsten der Göttlichen werden überhaupt eine Ahnung haben, dass sie betrogen wurden. Du kannst mannigfaltiges Chaos verursachen, Zwietracht, Zerstörung aus keinem anderen Grund, als weil es dir so passt, und die ganze Zeit noch nach Rosen duften und allen Segen des Himmels bekommen."

Sein Gesicht wurde puterrot und sein Zorn wurde größer als seine Vernunft. Ohne nachzudenken, schoss meine Hand nach vorne und schloss sich um seinen Hals. Seine Augen weiteten sich überrascht und er hörte auf zu reden.

„Hören Sie mir zu, Vater", sagte ich dann, wobei mein eigener Zorn hochkochte. „Mein Ziel ist es nur, den Engel zu heilen. Sie hat mein Leben gerettet und ich habe vor, den Gefallen zu erwidern. Lassen Sie es nicht Ihr eigenes kosten."

Ich ließ ihn dann los und zog mich zurück, schockiert über meinen eigenen gewalttätigen Ausbruch. Ich war nie zuvor so gewesen. Eine Welle aus Schuld überströmte mich.

„Es tut mir leid, Vater", sagte ich und senkte meinen Kopf. „Ich bin ziemlich neu bei dieser Sache, aber das Eine, was ich weiß, ist, dass ich nicht Ihr Feind bin." Ich wandte mich zum Gehen.

„Warte", sagte er und rieb sich mit der Hand seinen Hals. Ich sah zu ihm zurück und fühlte mich doppelt idiotisch dafür, dass ich ihn halb erwürgt hatte. „Warum, glaubst du, hat der Seraph überlebt?"

Ich hatte die Frage nicht erwartet, besonders nach dem, was ich gerade getan hatte.

„Verzeihung, Vater?"

„Ein Großer Wer kann einen Engel mit einem Schlag töten", sagte er. „Warum hat er das nicht?"

Ich wusste nicht genug über Were jeglicher Art, um zu wissen, dass die Verletzung ungewöhnlich war. Ich erzählte ihm vom Kampf. Ich gab ihm alle Details. Als ich fertig war, nahm er die Weinflasche und verließ den Raum. Als er zurückkam, segnete er sie selbst. Er sprach erst wieder, als er sie mir zurückgab.

„Er hat sich gebrüstet", sagte er mir dann. „Er ließ sich vom Engel aufspießen, damit er das tun konnte, und hat gleichzeitig sichergestellt, dass er sie mit seinem ersten Hieb nicht tötete. Er wusste nicht, was du warst. Er hat nicht erwartet, dass du dich erholst. Du hattest Glück, dass du ihn töten konntest."

Er ging herüber und hielt die Flasche hoch. „Ich mag dich nicht, Junge, und ich mag deine Art nicht oder für wen du arbeitest, aber wenn es einem Seraph hilft, dass ich dir helfe, werde ich es dieses eine Mal tun. Dunkle Tage ziehen auf, wenn sich ein

Dämon erstechen lässt, und der Herr weiß, dass wir alle Hilfe brauchen, die wir kriegen können. Jetzt geh und zeig dein Gesicht nie wieder in meiner Kirche."

Sieben

Josette war immer noch bewusstlos, als ich in mein Zimmer im Belmont zurückkehrte. Das Betttuch unter ihr war rot vor Blut, das immer noch aus den Wunden auf ihrem Gesicht und ihrer Brust lief. Ich wusste nicht, wie viel Blut ein Engel verlieren konnte, aber wenn man nach der Kälte ihrer Stirn und der Schwäche ihrer Atemzüge urteilte, durfte es nicht viel mehr werden.

Als ich ihr ihre zerfetzten Kleider auszog, damit ich ihre Wunden versorgen konnte, musste ich mich selbst daran erinnern, dass Josette kein Kind war, auch wenn sie den Körper eines Kindes zu haben schien. Trotzdem fühlte es sich so falsch an, sie auf diese Weise auszuziehen, aber ich hatte keine andere Wahl. Ihr Fleisch darunter war blassgrau und dieselben Linien aus schwarzen Venen, die ich auf ihrem Gesicht gesehen hatte, breiteten sich auch von den Schnitten an ihrem Körper aus.

Das Bettzeug war bereits ruiniert, also benutzte ich das Schwert, um Stoffstreifen herauszuschneiden, tauchte sie ins Weihwasser und legte sie auf die Wunden. Die betroffenen Stellen zischten und dampften, als ich das tat, und ließen Josette ein leises Stöhnen ausstoßen und ließen den vertrauten Geruch von Weihrauch den Raum erfüllen. Fast sofort fing etwas Farbe an, in ihre Haut zurückzukehren, und ich konnte sehen, wie sich die schwarzen Linien unter die Ränder der Stoffstreifen zurückzogen. Ich ging hinüber in eines der leeren Hotelzimmer, um eine Decke zu holen, die ich über sie legte, dann schnappte ich mir die Schachtel mit dem iPad und setzte mich auf die Bettkante.

Ich holte das Gerät aus der Schachtel und schaltete es ein, dann hielt ich meine Blicke auf Josette gerichtet, während es hochfuhr.

Der Schnitt in ihrem Gesicht war extrem tief und ich hatte zwei Stoffstreifen, die in Weihwasser getaucht waren, gebraucht, ehe er aufgehört hatte, zu bluten. Ich war mir nicht sicher, ob er jemals vollständig verheilen würde. Ansonsten sah sie schon viel besser aus, ihr Gesicht errötete, als das Blut wieder hineinfloss.

In Manhattan gab es fast überall WLAN und ich hatte keine Schwierigkeiten, ein offenes Netzwerk zu finden, in das ich mich einwählen konnte. Ich fing mit den grundlegenden Dingen an. Ich gab bei Google „Wie tötet man einen Dämon" ein und drückte auf Enter. Es überraschte mich nicht, dass alle Suchergebnisse mit von den Medien aufgebauschten, abergläubischen Meinungen über die Zerstörung teuflischer Wesen gefüllt waren, ohne auch nur einen Hauch von Wahrheit in irgendeinem davon. Weihwasser, Holzpflöcke, Knoblauch, bla, bla, bla. Ich hatte eh nicht gedacht, dass ich dort irgendetwas finden würde. Ich brauchte bessere Quellen.

Beim Höhepunkt meiner illegalen Aktivitäten mit Kreditkartennummern hatte ich zu einem Forum namens „SamChan" gehört, benannt nach Samuel L. Jackson, dem Hurensohn. Falls irgendjemand etwas Wahres über den Krieg zwischen Engeln und Dämonen wusste, konnte ich dort wahrscheinlich eine Verbindung zu ihm aufbauen. Das Forum war voll von allen Arten von Hackern, Codeknackern, Verschwörungstheoretikern und anderem zugehörigen sozialem Abschaum, der jegliche Daten, die er in die Finger bekommen konnte, kaufen und verkaufen würde. Ich war mir nicht allzu sicher, ob ich versuchen sollte, meinen alten Account zu nutzen, aber Zugang zu bekommen war nicht so einfach, es genügte nicht, eine E-Mail-Adresse und ein Passwort einzugeben. Falls es irgendjemand bemerkte, würden sie wahrscheinlich denken, dass meine Daten gestohlen worden waren, was alle Beteiligten sehr amüsieren würde. Das hieß, angenommen, mein Account wäre noch aktiv. Er war es.

Ich war knietief in einem Thread versunken, den ein Kerl eröffnet hatte, der versuchte, ein Video zu verkaufen oder zu tauschen, das, wie er behauptete, einen richtigen Vampir zeigte, als Josette erwachte. Ich sah sie in diesem Moment nicht an, aber ich konnte einfach fühlen, wie sich ihre Präsenz veränderte. Es erinnerte mich an einen Schmetterling, der aus einem Kokon herausbrach – in einem Moment war da diese hässliche Leere, im nächsten eine Fülle aus Temperament und Schönheit, die mich völlig überraschte. Als ich meinen Kopf drehte, um nach ihr zu sehen, waren ihre goldenen Augen offen und leuchteten mit einem inneren Funkeln und sie lächelte mich an.

„Danke", sagte sie. Ich hatte nicht gewusst, was ich erwarten sollte, aber Dankbarkeit war ein guter Anfang.

„Ich sollte dir danken", sagte ich zu ihr. „Wenn du mir nicht dein Schwert zugeworfen hättest, wären wir jetzt beide tot. Wie fühlst du dich?"

Sie nahm sich einen Augenblick Zeit und drehte sich etwas auf dem Bett herum. „Das Gift ist beseitigt. Die Wunden heilen schon, aber ich fühle mich immer noch etwas schwach. Warum hast du mich gerettet?"

„Wie ich gesagt habe, du hast mein Leben gerettet."

Sie schüttelte ihren Kopf. „Ich habe mein Leben gerettet, Diuscrucis. Du hast wohl davon profitiert, aber es war kein Akt des guten Willens."

Nein, ich schätze, das war es nicht. Hatte ich wirklich gedacht, dass sie mir einen Gefallen tun wollte?

„Sei es mit Absicht oder nicht, du hast es getan. Hör mal, was auch immer du von mir denkst, ich bin kein schlechter Kerl. Ich versuche nur, dafür zu sorgen, dass es der Menschheit gestattet ist, ihre eigene Zukunft zu bestimmen. Dich sterben zu lassen, hätte darauf negative Auswirkungen gehabt, und außerdem finde ich nicht, dass du es verdient hättest, so abzutreten."

Ihre Blicke wurden gedankenverloren und das Funkeln richtete sich nach innen.

„Du musst das verstehen, Landon", sagte sie. „Es geht nicht darum, ob du ein netter Kerl bist oder nicht. Dieser Krieg herrscht schon seit Tausenden von Jahren – und nachdem wir jahrhundertelang Boden gewonnen haben, fangen wir jetzt an zu verlieren, und zwar schlimm. Es gab eine andere, die hierherkam und dieselben Dinge behauptet hat wie du. Sie gewann unser Vertrauen und unseren Respekt, sogar als unsere Feindin. Sie kämpfte gegen uns und sie kämpfte für uns, aber wir glaubten, dass sie niemals danach trachten würde, uns zu betrügen. Wir lagen falsch."

„Meinst du Charis?", fragte ich.

Der Name kam immer wieder auf. War sie der Grund dafür, warum mir meine Mission hier wie ein solches Desaster vorkam?

Josette nickte. „Sie benutzte unser Vertrauen, um uns zu täuschen, dann verriet sie uns an Rezyl. Sie wusste, dass das Ergebnis das Kriegsglück wenden würde und gegen alles verstieß, wofür sie zu kämpfen behauptete. Sie sagte, dass wir den größeren Zusammenhang nicht verstünden. Wir verloren ein Dutzend Engel und zahllose sterbliche Verbündete in den Nächten, die folgten."

Während sie sprach, begannen Tränen über ihr Gesicht zu laufen. Sie zuckte vor Schmerz, als eine unter den Verband glitt und die Wunde dort berührte.

„Was ist mit ihr passiert?", fragte ich. Dante hatte gesagt, dass sie weg war. Er hatte sich nicht die Mühe gemacht, zu erwähnen, dass sie eine Verräterin war. Warum nicht?

„Sie ist verschwunden", sagte Josette. „Wir haben gehört, dass Rezyl sie ebenfalls betrogen und von hinten erstochen hat, während sie sich an den Früchten ihres Verrats vergnügte."

Ich wurde also aufgrund meiner Rasse eingeordnet, obwohl es, soweit ich wusste, nur zwei von uns gab. Aber diese Charis musste ja alles für mich ruinieren.

„Wir haben vielleicht ähnliche Blutlinien, aber wir sind nicht dieselbe Person", sagte ich.

„Es ist ungerecht, da stimme ich zu", antwortete sie, „aber du musst unsere Perspektive bedenken. Anders als bei Dämonen ist es sehr schwierig, einen verlorenen Seraph zu ersetzen. Der Himmel ist ein wundervoller Ort und nicht viele sind willens, ihn aufzugeben und in einem Krieg zu kämpfen, der kein definitives Ende hat. So viele in einer so kurzen Zeit zu verlieren, war ein Ereignis, dessen Wiederholung niemand von uns ertragen könnte. Also vertrauen wir denen nicht, die nicht von unserer Art sind, und wir verbieten Bündnisse, weil das Gewinnen eines Verbündeten sich nicht gegen die potenzielle Verwüstung, die folgen könnte, aufrechnen lässt."

Sie legte ihre Hand auf die Decke, um sie an ihrem Platz zu halten, und setzte sich auf. Als sie die Decke fallen ließ, trug sie einen weißen Regenmantel aus Leder über einer einfachen weißen Bluse. Ein großes Diamantkreuz hing um ihren Hals. Sie fasste mit kleinen, feingliedrigen Fingern nach oben und zog den Verband von ihrem Gesicht. Wie ich gefürchtet hatte, hatte die Wunde eine dünne, schwarze Narbe entlang ihrer schneeweißen Wange hinterlassen. Sie tastete mit ihrem Finger darüber und ihre Augen verdunkelten sich vor Trauer.

„Ich hätte wissen müssen, dass es ein Trick war", sagte sie. „Ich muss gehen. Du hast meinen Dank dafür, dass du mein Leben gerettet hast."

Sie erhob sich, um Richtung Tür zu gehen, aber ohne nachzudenken hielt ich sie auf. Ich legte meine Hand an ihr Gesicht und war überrascht, wie klein und weich es in meiner Hand lag. Sie wehrte sich nicht gegen meine Berührung.

„Wir hätten heute beide sterben sollen", sagte ich und sah ihr in die Augen. „Wir hatten Glück. Ich werde nicht ewig Glück haben."

Ihre Lippen zitterten, als sie darauf wartete, mich anzuhören und zu erfahren, was ich mit ihr vorhatte. Ihre Wunden waren zwar verheilt, aber ich bemerkte, dass sie immer noch geschwächt war.

„Wenn du wegen eurer Gesetze nicht meine Verbündete sein kannst oder willst, kann ich das akzeptieren", sagte ich. „Aber bitte brich nicht auf, ohne mir die eine Sache zu geben, die uns beiden dabei helfen kann, zu verhindern, dass dieser Krieg von den Dämonen gewonnen wird."

„W... was wäre das?", fragte sie. Ihre Stimme war weich, ängstlich.

Ich wusste nicht, ob es funktionieren würde, aber ich musste es versuchen. Ich konzentrierte meinen Willen auf meine Hand, so wie ich mich auf die Luft konzentriert hatte, um es regnen zu lassen. Ich versuchte, den Schaden auf ihrem Gesicht zu spüren, jedes verunreinigte Molekül aufzuspüren, das die ansonsten makellose Oberfläche verunzierte. Ich befahl den beschädigten Zellen, sich zu lösen, zog den verbleibenden dämonischen Schmutz in meinen eigenen Körper und entfernte ihn aus ihrem. Sie zitterte, als ich das tat, und ihre Augen leuchteten hell vor Überraschung.

„Wissen", sagte ich und zog meine Hand weg.

Nachdem das verschmutzte Gewebe gesäubert war, heilte es ohne Hindernis und binnen weniger Momente war die Narbe verschwunden.

Sie starrte mich dann für eine gefühlte Ewigkeit an. Ihre Augen waren auf meine geheftet und sie stand bewegungslos wie eine Statue da. Ihre Atemzüge wurden gleichmäßiger und ihr Gesicht lief puterrot an. Ich konnte die Spannung zwischen uns spüren, während ich darauf wartete, dass sie sich entschied, was sie tun würde.

„Also gut, Diuscrucis", sagte sie. „Du hast mein Leben gerettet, deshalb werde ich versuchen, dir zu helfen. Sei dir bewusst, dass wir keine Verbündeten sind und es niemals sein werden. Ich zahle einfach nur meine Schuld zurück, was innerhalb der Grenzen unserer Gesetze liegt."

Dann lächelte sie, ein großes, wildes Lächeln, das mir verriet, dass sie sich entschlossen hatte, ihre Vorsicht sausen zu lassen, und dass sie immer noch nicht darauf vertraute, dass ich sie dabei nicht zerschmettern würde. Es war die Art Lächeln, die aus der Stärke eines bewussten Ungehorsams und der zugrunde liegenden Furcht vor den Konsequenzen resultiert.

„Dann schnapp dir jetzt dein Schwert und komm mit mir aufs Dach", sagte sie. „Ich werde diese Lektion Dämonen Bekämpfen Stufe Eins nennen."

Ich ging dort hinüber, wo mein Schwert neben dem Fenster lehnte. Ich bemerkte, dass es draußen dunkel war. „Josette", sagte ich, als ich mich an Dantes Regeln erinnerte.

Sie federte dort hinüber, wo ich gerade stand. Ihre ganze Haltung hatte sich verändert und sie sah für mich jetzt viel mehr wie ein vierzehnjähriges Mädchen aus. Sie lugte aus dem Fenster.

„Was ist los?", fragte sie.

„Es ist draußen dunkel", erklärte ich ihr.

„Ja", stimmte sie zu. „Die Sonne ist tatsächlich untergegangen." Sie trat zurück und sah mich an, wobei sie ihre Stirn runzelte. „Du hast einen Großen Wer getötet und du hast Angst im Dunkeln?"

Ich konnte die Hitze spüren, als meine Wangen erröteten. „Dan..."

„Nicht!", rief sie aus und unterbrach mich. Als sie sich sicher war, dass ich nicht weitersprechen würde, senkte sie ihre Stimme. „Sag nicht seinen Namen." Die ernste Josette war zurückgekehrt.

„Warum nicht?", fragte ich sie.

„Er ist die einzige Person, die jemals freiwillig den Himmel verlassen hat und ins mittlere Reich gegangen ist", erklärte sie. „Sein Name muss für alle Zeit vergessen und getilgt werden, genau wie der seines Dieners. Das ist unser Gesetz. Es ist das einzige Gesetz, auf das sich Himmel und Hölle je einigen konnten. Wenn du ihn unbedingt erwähnen musst, ist er als der Ausgestoßene bekannt."

Wow, das war ein Haufen Hass. Ich konnte verstehen, warum der Himmel wohl sauer auf ihn war, aber was hatte er in der Hölle angestellt, das solche Verachtung hervorbrachte?

„Wie alt bist du eigentlich?“, fragte ich Josette und versuchte, das Gespräch von Dingen wegzubringen, die sie nicht erwähnen durfte.

Die Ernsthaftigkeit verblasste und die jugendliche Heiterkeit sprang zurück ins Blickfeld. „Das ist deine logische Anknüpfung, Landon?“

Die Art, wie sie kicherte, verwandelte sie von schlicht zu beinahe hübsch. Mein Gesicht wurde wieder rot. Alles, was ich sagte, brachte mich dazu, mich dümmer und dümmer zu fühlen.

„Ich weiß, dass du nicht vierzehn bist.“ Es war alles, was mir einfiel.

Sie lachte lauter. „Du machst dir wegen dieser physischen Manifestation Sorgen?“

„Ich mache mir eher darüber Sorgen, dass ich deine physische Manifestation entkleidet habe“, sagte ich. „Das tut mir übrigens leid. Ich hatte keine andere Wahl.“

Jetzt war sie damit dran, peinlich berührt zu sein. Anscheinend waren ihr die Mühen nicht bewusst gewesen, die ich auf mich genommen hatte, um sie zu heilen.

„Keine Sorge, Landon, ich bin seit über siebenhundert Jahren ein Mitglied im Orden der Seraphim. Ich bin tatsächlich als junges Mädchen gestorben und habe mich entschieden, so zu bleiben, weil ich es angenehm und vertraut finde. Dasselbe gilt für die grundlegende Persönlichkeit, obwohl ich es zeitweise immer schwieriger finde, mich an die Freude und Unschuld der Jugend zu klammern.“

Siebenhundert Jahre? So viel hatte sie schon gesehen und getan; Jahrhunderte an Krieg und Kämpfen und Töten. Bereute sie ihre Entscheidung, ein Engel zu werden? Ich fragte nicht, aus Furcht, ihre Stimmung zu verderben, ehe sie mir irgendetwas beigebracht hatte.

„Na dann, Oma“, sagte ich. „Lass uns aufs Dach gehen.“

Der Regen hatte einige Zeit vorher aufgehört, aber das Dach war durch den Wolkenbruch immer noch rutschig und die fallenden Temperaturen verwandelten es schon in eine Platte aus Blitzeis. Mein Stand war unsicher und ich zitterte wegen der Kälte, als wir auf die Mitte des Daches hinausgingen. Josette schien es überhaupt nicht zu bemerken und bewegte sich trotz ihrer sechs Zentimeter hohen Absätze mühelos in ihren kniehohen Stiefeln über die Oberfläche. Als wir die Mitte erreichten, materialisierte sie ihr eigenes Schwert und hielt es vor mir hoch. Sie bemerkte, wie sehr ich bibberte, und legte ihren Kopf schief.

„Was tust du denn?“, fragte sie.

„Es ist eiskalt hier draußen“, erklärte ich ihr, verschränkte meine Arme und rubbelte an meinen Schultern. Ich schätze, ich hätte mein Hemd in einen Parka verwandeln können, aber ich hatte noch nie einen Film gesehen, wo die Samurai schwere, ballonartige Mäntel trugen.

Josette lachte mich wieder aus. „Landon, du bist erwacht. Göttlich. Du musst nicht frieren, außer du willst es so.“

„Du lässt das so einfach klingen“, sagte ich durch klappernde Zähne.

„Dein menschlicher Verstand glaubt, dass du frieren solltest, und deshalb tust du es“, sagte sie. „Hör nicht darauf. Das ist die erste Lektion.“

Nicht darauf hören. Richtig. Nicht darauf hören. Ich versuchte, mich von der Kälte abzulenken. Ich stellte mir vor, dass ich an einem Strand in Florida war und die warme Sonne auf meinem Gesicht spürte. Für einen Augenblick dachte ich fast, dass mir vielleicht nicht mehr kalt sei. Doch, war es. Es war eiskalt.

„Krieg es nicht hin“, sagte ich.

Das Schwert verschwand wieder und Josette marschierte zu mir herüber. Sie nahm mein Gesicht in ihre Hände und zog mich herunter, so dass ich auf Augenhöhe mit ihr war.

„Du stehst gerade auf einem Dach, dein Gesicht ein paar Zentimeter von einem Engel entfernt“, sagte sie. „In den letzten sechs Stunden hast du einen mächtigen Dämon getötet und seine Seele verschlungen. Du hast dich auch von Wunden geheilt, die jeden Sterblichen umbringen würden. Jetzt erklär mir, warum dir kalt ist."

Während sie sprach, funkelten ihre goldenen Augen, als enthielten sie alle Zeit und allen Raum. Sie benutzte Logik gegen mich und ich folgte ihr. Ich holte tief Luft und nickte. Sie unterbrach ihren Blickkontakt und trat zurück.

„Also?", fragte sie.

Ich beugte mich hinunter und legte meine Hand auf den eisigen Zement. Ich konnte das Gefühl der eiskalten Oberfläche an meinen Fingern spüren, aber es ließ mich nicht frieren. Kälte war ein sterbliches Gefühl und ich war nicht länger sterblich.

„Ich bin jetzt bereit", sagte ich und stand wieder auf.

Josette lächelte und ihr Schwert erschien wieder in ihrer Hand.

„Wie machst du das?", fragte ich sie. Es würde es viel einfacher machen, mich zu bewegen, wenn ich nicht immer das über einen Meter lange Schwert mitschleppen müsste.

„Sorry, Landon", antwortete sie. „Du hast deine eigenen Fähigkeiten, aber das gehört nicht dazu."

„Warum nicht?", fragte ich.

Sie rollte ihre Augen, so dass ich mich wieder dumm fühlte.

„Verzeihung, Fräulein Siebenhundert-Jahre-alter-Seraph", sagte ich, „aber ich war nie auf einer Schule für Göttliche."

Sie kicherte wieder und schickte ihre Waffe weg.

„Na gut, ich schätze, ich muss dir wenigstens ein winziges bisschen den Hintergrund erklären, bevor ich damit anfange, dir das Hirn einzuschlagen", sagte sie, kniete sich hin und bedeutete mir, mich neben sie zu setzen. „Die meisten Menschen reden über Himmel und Hölle, als wäre das eine dort oben am Firmament und das andere irgendwo in der Nähe des Erdkerns."

Sie kratzte einen ungefähren Globus ins Eis, mit einer Wolke darüber als Himmel und einer Flamme darunter als Hölle. Ich versuchte, die Tatsache zu ignorieren, dass sie ihre Fingernägel benutzte, um die Kratzer ins Eis zu machen. Sie legte ihre Hände außen an das Piktogramm und schob sie nach innen, so dass die drei Zeichnungen alle übereinander lagen. Wie machte sie das?

„In Wahrheit sind wir alle auf derselben Ebene, aber wir sind nicht in derselben ... Dimension, schätze ich“, sagte sie.

Sie kniff die Augen zusammen, als sie versuchte, eine gute Beschreibung zu finden. Es war hinreißend.

„Es ist nicht wirklich eine Dimension“, fuhr sie fort. „Es ist eher wie ein Wesenszustand. Unsere Seelen können zwischen diesen Zuständen reisen, aber unsere Hüllen können das nicht. Natürlich ist es nicht so, dass wir einfach überall hingehen können, wohin wir wollen. Es gibt Regeln und die stellen sicher, dass der Himmel nie von Sündern oder Dämonen überrannt werden wird.“

„Und dass die Gemäßigten die Gelegenheit erhalten, zu beweisen, wo sie hingehören?“, fragte ich.

Sie nickte. „Das kam viel später, aber ja. Das Fegefeuer ist der Puffer, die entmilitarisierte Zone sozusagen, aber das wirst du ja bereits wissen. Es ist der Grund, warum du und ich nie Freunde sein können.“

Ich weiß nicht, warum, aber als sie das sagte, tat es weh. Mehr als es das wahrscheinlich hätte sollen. Immerhin kannte ich sie kaum.

„Du glaubst, dass die Entrückung eine gute Sache ist?“, fragte ich.

Josette blickte zu mir auf und ihre Augen blitzten vor Zorn, aber sie unterdrückte es schnell.

„Lass uns das nicht anschneiden, Landon“, antwortete sie. „Wir werden uns dabei nie einigen. Das ist die Natur dessen, was wir sind, und es ist am besten, wenn wir es akzeptieren und weitermachen.“

Sie hatte Recht.

„Also“, fuhr sie fort, „wenn der Himmel genau hier ist, aber in einem anderen Existenzzustand, dann ist es keine große Sache für ein Wesen wie mich, das in beiden Zuständen lebt, sich von einem zum anderen zu bewegen, zumindest teilweise. Im Prinzip kann ich von einer Dimension in eine andere fassen, wo ich weiß, dass ich mein Schwert gelassen habe."

„Cooler Trick", sagte ich. „Aber warum kann ich das nicht tun?"

„Zwei Gründe. Der erste ist, dass du nicht mächtig genug bist, noch nicht jedenfalls. Ich habe fünfhundert Jahre gebraucht, um zu lernen, wie man durch die Dimensionen fasst. Der zweite ist, weil du außerhalb dieses Zustandes nicht existierst", sagte sie.

„Willst du damit sagen, dass das Fegefeuer Teil der Erde ist?", fragte ich.

„Ja. Und nein." Sie stand auf und wischte mit ihrem Stiefel die Kratzer weg.

„Wie kann das sein?", fragte ich, während ich aufstand und mich neben sie stellte. „Wie könnten Millionen an Seelen hier leben, und niemand hat sie je gesehen, gehört oder weiß, dass sie existieren?"

„Wir sind göttlich, Landon. Wir entscheiden, was die Menschheit über uns weiß. Wir kontrollieren sie, um sie zu schützen."

Wie im Park. Das Gebiet, wo wir gegen den Großen Wer gekämpft hatten, war verlassen gewesen, obwohl es mitten am Tag war.

„Warum kontrollieren die Dämonen sie?", fragte ich. Es konnte nicht zu ihrem Schutz sein.

„Um sie zu benutzen", sagte sie. „Wie du schon entdeckt hast, sind Informationen die höchste Form an Macht und Kontrolle. Die Leute werden leicht durch Versprechungen über Wissen, das ihnen einen Vorteil verschaffen wird, verdorben." Genau wie ich es gewesen war. „Jetzt heb dein Schwert auf."

Sie verbrachte die nächste Stunde damit, mir beizubringen, wie ich ein Schwert hielt, ohne mich daran zu schneiden. Sie sagte, ich wäre ein Naturtalent, aber sie sagte das sarkastisch. Am Ende der Stunde konnte ich das Teil beinahe ruhig halten, aber es fühlte sich in meiner Hand schwer und unangenehm an und ich hatte überhaupt kein Vertrauen in meine Fähigkeit, es zu benutzen. Wir machten eine Pause und ich fragte sie etwas mehr aus.

„Was passiert, wenn ein Göttlicher stirbt?", fragte ich. Wir saßen einander auf dem Dach mit gekreuzten Beinen gegenüber, während unsere Schwerter über unseren Beinen ruhten.

Sie schüttelte ihren Kopf. „Als Göttlicher zu sterben ist wie als Sterblicher zu sterben. Niemand weiß sicher, was passiert, nur, dass wir nicht dorthin zurückkehren, wo wir hergekommen sind. Weil mein Herr kein Wissen über dieses Ende hat, habe ich immer angenommen, dass wir schlicht aufhören zu existieren."

„Ich habe dieselbe Annahme getroffen", sagte ich. „Dämonen können getötet werden, mit …" Ich ließ das Ende des Satzes in der Luft hängen und wartete, dass sie ihn beendete.

„Der Klinge eines Seraphs, wie du schon gelernt hast. Viele Dämonen haben außerdem eine Schwäche gegen eines der vier Elemente des Lebens. Welches, hängt von der Art des Dämons ab. Geringere Dämonen, wie Werwölfe, sind empfindlich gegen Erde. Alle Göttlichen können durch Enthauptung getötet werden. Inklusive dir."

Enthauptung war kein schöner Gedanke, aber ich hatte das schon angenommen. Sobald Kopf und Körper getrennt waren, was davon sollte wieder nachwachsen? Ich konnte mir vorstellen, wie ich eine Hydra wurde und mich jedes Mal verdoppelte, wenn jemand mir die Birne abhackte.

„Silber, Holzpflöcke?", fragte ich.

„Es kann die, die gegen Erde empfindlich sind, verlangsamen, aber es wird sie nicht töten", antwortete sie. „Du hast zu viele Filme gesehen."

„Ein Teil davon ist wahr", sagte ich zu meiner Verteidigung. „Was ist mit Weihwasser?"

„Als Waffe unwirksam", sagte sie, „aber es kann jegliche von Dämonen zugefügte Wunde heilen. Es hilft uns, unsere größte Schwäche auszugleichen."

„Die da wäre?“, fragte ich.

Sie fing an zu sprechen, dann dachte sie darüber nach. „Unsere größte bekannte Schwäche, meine ich. Wir brauchen gesegnete Klingen, um einen Dämon zu töten. Alle Dämonen können uns mit wenig mehr als einem Fingernagel verletzen. Solange sie die Haut durchbrechen, ist ihre Berührung Gift.“

„Und was ist mit meiner?“, fragte ich.

„Deiner?“ Sie war verwirrt.

„Meiner Berührung“, sagte ich.

Ich hatte die Frage unschuldig genug gestellt, aber ihr Gesicht errötete wieder. Sie stammelte ihre Antwort heraus. „Ich äh … ich weiß es wirklich nicht. Ich war nicht … Ich war noch nie zuvor in dieser Situation. Mit einem Diuscrucis.“

„Du bist ziemlich prüde für eine Siebenhundertjährige“, sagte ich und versuchte, das Gespräch locker zu halten. Ich fand ihre Reaktion faszinierend, aber hatte nicht vor, sie deshalb zu bedrängen. Josette rief ihr Schwert herbei und deutete damit auf mich. „Halt die Klappe und kämpfe“, sagte sie zwischen Gelächter.

Sie verbrachte eine weitere Stunde damit, mir grundlegende Techniken beizubringen, wie das Schwert zu schwingen war, ohne die Kontrolle darüber zu verlieren, und wie ich mich selbst wieder in Position brachte, um entweder erneut anzugreifen oder mich zu verteidigen. Die Nacht war fortgeschritten und das Wetter wurde kälter, also schätzte ich die Tatsache, dass ich jetzt immun gegen Temperaturschwankungen war. Der vorherige Regen kam als Schnee zurück und fiel in schweren Flocken, die an allem klebten, worauf sie landeten, einschließlich uns.

„Siebenhundert Jahre würde bedeuten, dass du im Mittelalter gelebt hast“, sagte ich.

Wir machten gerade wieder eine Pause und ich hatte beschlossen, dass ich mehr über meine Lehrerin wissen wollte als über alles andere. Ich wurde der Dämonen und des Kämpfens etwas überdrüssig und es war das, was sogenannter Normalität noch am nächsten kam.

Josette nickte. „Ich wurde in Paris geboren. Mein Vater war ein wohlhabender Kaufmann, der eine enge Bindung zur katholischen Kirche hatte. Ich wuchs in einem privilegierten Haushalt auf und es fehlte mir an nichts. Es war nicht immer ein einfaches Leben, weil meine Eltern sehr religiös waren und meinen Bruder und mich streng für unsere Sünden bestraften. Trotzdem war es ein gutes Leben, besonders für diese Zeiten. Du magst vielleicht denken, ich war perfekt, weil ich heute ein Seraph bin, aber ich war nicht immer das Kind mit dem besten Benehmen."

„Gut genug für den Himmel", sagte ich. „Außerdem, welches Kind kann es je vermeiden, ein wenig Blödsinn anzustellen?"

„Ja", stimmte sie zu. „Gut genug. Mein Bruder und ich, wir sind oft in Lumpen gekleidet in die Stadt hinuntergegangen und haben Bettler gespielt. Wir haben das Geld genommen, das wir gesammelt haben, und es für Süßigkeiten ausgegeben."

Ihre Augen leuchteten voller Freude über diese Erinnerung und ich konnte die Wärme von ihr ausstrahlen und meine Haut tränken fühlen. Sie war einen Augenblick lang still, während sie in Erinnerungen schwelgte, dann änderte sich ihre Stimmung.

„Als es unsere Eltern herausfanden, haben sie uns in die Scheune geführt und an einen Pfosten gebunden, dann haben sie eine Reitgerte benutzt, um uns jeweils zehn Peitschenschläge zu geben", sagte sie. „Danach haben sie uns arbeiten lassen, um all das Geld zurückzuverdienen, das wir den wirklich Armen gestohlen hatten, und ließen uns hinaus in die Stadt gehen und es an sie verteilen."

Ich konnte es nicht glauben. „Ist das ein Scherz? Deine Eltern klingen wie Monster."

Sie schüttelte ihren Kopf. „Verstehe mich nicht falsch, Landon. Meine Eltern konnten genauso liebevoll wie grausam sein und der Schmerz, den sie uns zufügten, diente dazu, um uns beizubringen, dass wir bescheiden sein und immer daran denken sollten, dass Gott zu dienen bedeutet, sich um die zu kümmern, die weniger Glück haben. Ich hasste meine Eltern für eine Weile, wegen dem, was sie getan hatten, aber nachdem ich in den Himmel gekommen war, wurde mir bewusst, was sie mich gelehrt hatten."

„Ich bin mir sicher, es gäbe weniger gewalttätige Möglichkeiten, um einem Kind eine derartige Lektion zu erteilen", sagte ich. Ich wurde schon wütend, wenn ich nur daran dachte. Nicht dass ich irgendetwas dagegen tun konnte. Ich erinnerte mich daran, dass es vor Hunderten von Jahren geschehen war.

„Da hast du Recht", sagte sie. „Meine Eltern verbrachten wegen der Misshandlung ihrer Kinder viele Jahre im Fegefeuer. Am Ende bewiesen sie, dass ihre Seelen im Prinzip gut waren und sie in ihrem Glauben fehlgeleitet wurden. Sie suchten mich auf, sobald sie den Himmel betraten, und baten mich um Vergebung."

Das kühlte meinen Zorn wenigstens ein bisschen ab. „Was ist mit deinem Bruder? Es klingt, als hättet ihr beiden euch sehr nahegestanden."

Ihre Augen verdunkelten sich so vollständig, dass sie aussahen, als wären sie schwarz geworden. So viel Emotion lag in diesen Augen, es war ein faszinierendes Erlebnis, auch wenn es ihre Gefühle zu verstärken schien, bis zu dem Punkt, dass ich sie auch spürte. Es fühlte sich an, als wäre ein tonnenschweres Gewicht auf meine Brust gefallen, wie eine Mischung aus Trauer und Zorn.

„Er hat nicht so gut auf die Lehren meiner Eltern reagiert", sagte sie. „Er wurde gewalttätig, wütend und zurückgezogen. Er verließ unser Zuhause, als er sechzehn Jahre alt war."

Tränen begannen über ihre Wangen zu tropfen und ich konnte erraten, dass es mehr gab, was sie sagen wollte, aber nicht konnte. Die Antwort stand in ihren Augen geschrieben, direkt in meinem Blickfeld. Er hatte sie getötet.

„Josette, es ist okay", sagte ich, streckte meinen Arm aus und legte ihr meine Hand auf die Schulter. „Du musst nicht darüber sprechen. Ich kann es in deinen Augen sehen. Es tut mir leid."

Genau diese Augen weiteten sich, als ich das sagte, und sie wandte ihren Kopf von mir ab. Sie hatte nicht gewusst, dass ich sie so durchschauen konnte. Weil ich es nicht besser gewusst hatte, hatte ich einfach angenommen, dass es normal sei.

„Danke“, sagte sie. „Egal, wie viele Jahre vergangen sind, die Erinnerung quält meine Seele immer noch.“

Ich dachte nicht nach, sondern handelte einfach. Ich streckte meine Arme und legte sie um sie, so dass ich ihren kleinen Körper in einer Umarmung hielt. Sie versteifte sich erst, weil sie das Manöver nicht erwartet hatte, dann sank sie in meine Arme.

„Siebenhundert Jahre, Landon“, sagte sie unter lautem Schluchzen. „Trotzdem fühlt es sich immer noch an, als wäre es gestern passiert. Ich habe mich dem Orden der Seraphim angeschlossen, weil ich nicht wollte, dass ein solches Schicksal irgendjemand anderem droht. Ich habe Hunderte von Unschuldigen aus den Händen teuflischer Männer und Dämonen gerettet. Männer, denen du eines Tages helfen wirst.“

Sie musste es einfach sagen. Vielleicht lag es nur an ihrem Gefühlszustand, aber mir gefiel es nicht. Ich schob sie aus der Umarmung weg und hielt sie eine Armlänge auf Abstand.

„Ich bin ganz dafür, Unschuldige zu retten, Josette“, sagte ich zu ihr.

Sie lächelte mich an und wischte meinen Zorn in einem Augenblick weg. „Das glaube ich dir. Und gerade jetzt kannst du das ohne Konsequenzen tun. Was passiert, wenn das Gleichgewicht wiederhergestellt ist, falls das Gute anfangen sollte, zu triumphieren? Das ist die Natur dessen, was du bist, und die Mission, die du akzeptiert hast. Bei allem Guten, was du heute zeigen und fühlen magst, gibt es in dir auch eine teuflische Seite, sonst wärst du nicht das, was du bist.“

Ich wusste nicht, was ich sagen sollte. Sie hatte nicht völlig Recht, aber sie lag auch nicht völlig falsch. Ich hatte den Priester gewürgt, als er sich geweigert hatte, mir zu geben, was ich wollte. Ich wusste, dass es einen Teil von mir gab, der Unschuldige verletzten konnte, wenn das bedeutete, dass ich meine Ziele erreichte. Mir das selbst einzugestehen, war schwierig. Es machte mir eine Scheißangst. Es vor ihr zuzugeben, war absolut unmöglich.

„Ich schätze, ich werde mir darüber Sorgen machen, falls und wenn es geschieht“, sagte ich und ließ sie los. „In der Zwischenzeit habe ich einen Haufen guter Arbeit zu erledigen.“ Ich ging hinüber und hob mein Schwert von da auf, wo es am Rand des Daches lehnte. „Zeig mir noch etwas.“

Sie reagierte nicht sofort. Sie sah mich mit einer Mischung aus Furcht und Bewunderung an. Ihre Augen sagten mir das. Als ihr bewusst wurde, dass sie ihre Gefühle auf mich übertrug, drehte sie sich wieder weg.

„Bitte hör auf“, sagte sie.

„Ich mache das nicht mit Absicht“, erklärte ich ihr. „Deine Augen verändern und verwandeln sich mit deinen Emotionen. Aus irgendeinem Grund verstehe ich, was diese Veränderungen bedeuten.“

„Du solltest nicht fähig sein, das zu tun“, sagte sie.

„Was bedeutet das?“, fragte ich.

„Ich weiß es nicht“, antwortete sie. „Es ist mir aber unangenehm. Ich fühle mich auf eine Weise nackt, die so weit über das Körperliche hinausgeht.“

Ich verstand ihre Perspektive, aber der egoistische Teil von mir wollte es nicht aufgeben, ihre Augen zu beobachten. Die Erfahrung, ihre Emotionen auf diese Weise zu sehen, war berauschend.

„Ich werde versuchen, deine Augen nicht anzusehen“, sagte ich zu ihr. „Aber du solltest wissen, dass sie unglaublich schön und ausdrucksstark sind.“

Sie errötete erneut, sagte aber nichts. Ihr Schwert materialisierte sich in ihrer Hand. „Sollen wir?“

„Danke, dass du das tust, Josette“, sagte ich.

„Ich zahle nur eine Schuld an dich zurück, Kumpel“, antwortete sie. „Nichts sonst.“

Ich wollte ihre Augen nicht ansehen, aber ich kam nicht umhin, einen Blick zu erhaschen. Es gab einen Hauch von helleren goldenen Flecken an den Rändern, die in den äußeren Augenwinkeln tanzten. Sie log gerade. Es reichte mir, dass ich es wusste. Ich sprach sie nicht darauf an.

„Trotzdem", sagte ich. „Danke."

Der Augenblick wurde von einem Schrei durchbrochen, der es mir kalt den Rücken herunterlaufen ließ. Ich spürte ein fast primitives Ziehen in Richtung der Quelle des Geräusches, wenige Blocks entfernt von dem Dach, wo wir standen. Josette hatte es auch gespürt und sie drehte sich um und begann, entlang des Dachs auf den Lärm zuzurennen. Ich stand erstarrt an meinem Platz und beobachtete, wie sie auf den Dachvorsprung sprintete und absprang, so dass sie auf dem gegenüberliegenden Dach in sechs Metern Entfernung landete, und leichtfüßig weiterlief. Ich wusste, was ich tun musste, wenn ich ihr folgen wollte.

„Scheiße", sagte ich, rannte los und folgte den Fußtritten des Engels.

Ich schaffte den Sprung ohne Probleme und diesmal beschloss ich, kontrolliert abzurollen, wobei ich meine Schulter vorbeugte, mich herumwarf und wieder auf die Füße kam, als ich auf den schneebedeckten Boden traf und den Halt verlor. Ich wurde mit einem halben Erfolg belohnt, mein Arm prickelte vor Schmerz, als sich meine Schulter auskugelte, aber ich schaffte es, wieder aufzustehen, und begann, weiterzurennen, ohne zu viel Schwung zu verlieren.

Zu dem Zeitpunkt, als ich mich zum Sprung hinüber auf das nächste Dach aufmachte, war mein Arm geheilt.

Ich holte Josette ein, als sie sich über den Dachvorsprung des Gebäudes beugte und hinunter in die Gasse lugte. Ich stellte mich neben sie und blickte hinunter. Zwei Mädchen standen zitternd in eine Ecke gedrängt und hielten sich schutzsuchend aneinander fest, während ihnen sechs Männer den Fluchtweg aus der Gasse abschnitten. Die Mädchen trugen kurze, enge Röcke und kurze Jacken. Offensichtlich waren sie unterwegs zu oder aber kamen von irgendeiner Party.

„Sieh mir zu", sagte Josette. „Und versuche, etwas zu lernen."

Damit war sie über den Dachvorsprung, ließ sich über zehn Meter auf den Boden fallen und landete elegant hinter den Männern und den beiden Mädchen. Sie hatte ihr Schwert nicht dabei, noch nicht.

„Lasst sie in Ruhe oder ich rufe die Polizei", sagte sie zu ihnen, um ihre Aufmerksamkeit zu erregen. Alle sechs wandten sich sofort zu ihr um.

„Was zur Hölle soll das", hörte ich einen der Männer zu den anderen sagen.

„Hast du dich verlaufen, kleines Mädchen", sagte ein anderer lachend.

„Wisst ihr was?", fragte der erste seiner Freunde. „Jetzt ist mehr für alle da." Dann lachten sie alle.

Der erste hörte auf zu lachen, als Josettes Fuß sein Gesicht traf. Es gab ein hörbares Knacken, als sein Unterkiefer unter der Wucht brach und einige seiner Zähne aus seinem Mund geflogen kamen. Er fiel zu Boden wie der Sack Scheiße, der er war.

Der zweite Angreifer fiel hin, ehe er seinen Schock überwinden konnte, als ein Stiefel mit Absätzen in seiner Leiste mehr Unheil anrichtete, als er ertragen konnte. Er lag zuckend auf dem Boden und Josette wandte ihre Aufmerksamkeit den anderen vier zu.

Messer waren gezückt worden und einer dieser Drecksäcke hatte eine Pistole. Es gab einen lauten Knall und Josettes Arm wurde gewaltsam nach hinten geschleudert, während Blut aus ihrer Schulter spritzte. Zwei weitere Knalle, zwei weitere Blutfontänen, und sie fiel rücklings zu Boden.

Voller Panik sprang ich auf den Vorsprung und machte mich bereit, mich ins Getümmel zu stürzen. Ich hätte mir aber nicht die Mühe machen müssen. Ich hatte eine einfache Lektion vergessen, die ich bereits kannte. Als sich der Schütze Josette näherte, um noch ein paar mehr Kugeln in sie zu jagen, schoss sie zu ihm hoch und knallte ihm ihre Handfläche ins Gesicht. Sein Kopf schleuderte zurück, sein Genick brach und er fiel zu Boden.

Ich hatte gedacht, zu sehen, wie sie so zurück in Aktion sprang, würde die restlichen Angreifer in die Flucht schlagen. Dann bemerkte ich, dass der erste Kerl zurück auf seinen Füßen war. Seine Finger waren zu Klauen gewachsen und ein Satz Reißzähne hing aus seinem Mund. Vampire!

Er sprang auf und hielt sich an der Seite des Gebäudes, gegenüber von mir, wo er Josette umkreiste, während sie von den anderen Angreifern abgelenkt wurde, die auch ihre wahre Natur preisgegeben hatten. Ich sah, wie Josette nach ihrem Schwert griff und sich zum Kampf mit ihnen bereit machte. Sie wusste nicht, dass sich einer der Blutsauger an sie anschlich. Ich fasste das als meinen Einsatz auf.

Ich streckte meine Beine und konzentrierte mich, als ich vom Dach sprang, so dass ich mich über die Entfernung zog und auf den schleichenden Hurensohn hinunterfiel. Es war ein unkonventionelles Manöver, aber es funktionierte. Mein Körper krachte gegen seinen und wir beide fielen zu Boden. Zu meinem Glück hielt er meinen Sturz auf. Er zischte und knurrte unter mir in einer Mischung aus Zorn und Schmerz. Ich rollte mich hinunter, eher um mich zu sammeln, statt als Reaktion auf seine Proteste.

Er war ein hässlicher Kerl mit pummeligen und verzerrten Gesichtszügen und gebogenen Reißzähnen im Mund. Er rollte sich auf seine Knie. Ich brauchte keine besonderen Fähigkeiten, um zu wissen, was als Nächstes kam. Ich duckte mich unter seinem Sprung weg und wandte mich dann um, um ihn zu verfolgen. Ich sah Josette aus dem Augenwinkel, während sie durch den Rest der Dämonenbrut wirbelte. Der zweite Vampir war wieder bei Bewusstsein und warf sich auch ins Getümmel.

Ich hätte nichts lieber getan, als sie zu beobachten und etwas zu lernen, wie sie gefordert hatte. Stattdessen bereitete ich mich gerade auf den nächsten Zug des Vampirs vor, während ich mir wünschte, ich hätte irgendetwas aus Silber dabei. Zur Hölle, ich wäre sogar mit einem Holzpflock oder Knoblauch zufrieden gewesen und hätte mein Glück versucht. Ich hockte mich in die Stellung, die Josette mir beigebracht hatte, auch wenn ich vergessen hatte, mein Schwert zu diesem Abenteuer mitzubringen. Wenn auch zu sonst nichts nützlich, würde es mir dabei helfen, schneller auf den Angriff meines Gegners zu reagieren. Hoffte ich.

Er beäugte mich vorsichtig, unsicher über meine Position in diesem Kampf. Er zuckte ein paarmal nach rechts und links, weil er versuchte, meine Reaktionszeit zu beurteilen. Dann grinste er und ich spürte, wie jeder einzelne Nagel an der Hand eines seiner Kumpels meinen Rücken hinunterschlitzte. Ich fiel nach vorne auf den Boden und fragte mich, was mit Josette passiert war, so dass dieser eine an ihr vorbeigekommen war. Ich lauschte den Geräuschen des Kampfes, aber hörte nichts. Das war übel.

Die Wunde heilte schnell genug, aber ich beschloss, den Verletzten zu spielen, während ich mir einen besseren Überblick über die Lage verschaffte. Ich konzentrierte mich auf mein Gehör und nahm die Geräusche um mich herum auf. Das Schlurfen von Füßen, als die Vampire die beiden Mädchen einkreisten, die weinten und beteten. Ein Körper, der über den Boden gezerrt wurde, wobei das Leder ihrer Stiefel auf dem Gehsteig ein markantes Geräusch machte. Die zwei Arschlöcher, die mich zu Boden gebracht hatten, fingen gerade an, sich über mich zu beugen, um meine Verfassung zu überprüfen. Ich brauchte einen Plan und zwar schnell.

Nicht genug Zeit. Sie waren binnen eines Augenblicks über mir. Der Vampir, der mich von hinten aufgeschlitzt hatte, rollte mich herum, packte meine Kehle und hob mich so weit hoch, wie es seine Arme möglich machten. Mir fiel sonst nichts ein, also spuckte ich ihn an.

Das gefiel ihm nicht besonders. Er reagierte, indem er sich zurücklehnte und mich gegen die Wand des Gebäudes warf.

Mein Gesicht schleuderte gegen die Ziegel und meine Nase wurde durch die Wucht zerschmettert. Ich schlug auf dem Boden auf und rollte mich herum, so dass ich sie ansehen konnte, aber mein Gesichtsfeld war verschwommen. Ich konnte ausmachen, wie die beiden Mädchen aneinandergefesselt wurden. Ich konnte sehen, dass Josettes schlaffe Gestalt am Gebäude mir gegenüber lehnte. Meine Angreifer hatten das Interesse an mir verloren, entweder hielten sie mich für tot oder fühlten sich einfach überhaupt nicht bedroht. Ich hustete etwas Blut hoch und stemmte mich auf die Füße.

Ich sah zu Josette hinüber und mein Zorn flammte auf. Ich schien noch nicht viel meiner Kräfte kontrollieren zu können, aber sie schienen einen Weg zu haben, sich selbst zu zeigen, wenn ich sauer oder verprügelt wurde. Ich konnte es jetzt meinen Rücken hochkriechen spüren, eine Stärke, die ich in ruhigeren Momenten nicht anzapfen konnte. Es rief nach mir, bettelte darum, losgelassen zu werden, der Ruf einer Sirene, das zu akzeptieren, was angeboten wurde. Jegliche Vernunft verschwand, als mein menschlicher Verstand im Hintergrund verblasste und durch einen klaren, brennenden Vorsatz ersetzt wurde.

Ich kannte mich selbst, aber ich verlor mich. Mein Verstand wurde zu einer Maschine mit einem einzigen Ziel, meine Emotionen verloren sich im Chaos. Ich konnte jede Ader, jeden Muskel in meinem Körper spüren. Ich konnte das Rauschen hören, als meine Blutgefäße Energie in mich pumpten. Ich hörte, wie meine Kleidung zerriss, als sich mein Körper wandelte und veränderte, in etwas, das ich nicht kannte und worum ich mich im Moment auch nicht sorgte. Ich stieß ein Brüllen aus, so laut, dass die gesamte Gasse erbebte und die unteren Fenster in den Gebäuden um mich herum zerbarsten. Das weckte die Aufmerksamkeit der Vampire. Wie ein Mann wandten sie sich um und sahen mich an. Ich konnte ihre Furcht riechen. Sie war berauschend.

Ich stürmte mit unerwarteter Geschwindigkeit und Leichtigkeit vorwärts, sprang die Distanz zwischen den Vampiren und mir selbst entlang. Ich packte den, der mir am nächsten war, mit beiden Händen und riss einfach seinen Kopf von seinem Körper, wobei ich Freude am Geräusch des Reißens und dem Ende seiner Existenz hatte. Ich umkreiste die anderen, holte aus und schlitzte einen weiteren von Kopf bis Fuß mit meinen rasiermesserscharfen Klauen auf. Ihre Zuversicht war zerschmettert und ihre Furcht bestimmte ihr Handeln.

Sie bewegten sich wie ein Mann, um mir zu entkommen, und stürmten die Gasse hinunter. Ich ging in die Hocke und sprang, so dass ich auf dem Rücken eines weiteren Vampirs landete und seinen Kopf von seinen Schultern reißen konnte. Ich hüpfte erneut und zerriss den vierten. Sekunden später hatte ich die verbleibenden Angreifer zerfleischt und wandte mich dorthin, wo die beiden Mädchen still und bewegungslos standen und hofften, dass ich sie nicht bemerken würde.

Ich stürmte auf allen Vieren die Gasse hinunter und hielt vor ihnen an. Ich sah auf die armseligen Kreaturen hinunter, während meine Blicke von der schattenhaften Dunkelheit im Zentrum ihrer Brust angezogen wurden. Ich verwandelte mich zurück in meine menschliche Gestalt, gekleidet in schwarze Hosen, ein weißes Hemd mit einer Weste darüber und eine lange Lederjacke. Ich hatte einen kleinen Dolch in meiner Hand und nur einen Gedanken im Sinn.

Die Mädchen zitterten, als ich mich ihnen näherte, und wichen vor Angst zurück, als ich den Dolch erhob. Ich brachte ihn näher an das größere. Sie hatte langes, rotblondes Haar, und roch wie Zitronen. Ich drückte ihn an ihre Brust, dann ließ ich ihn nach unten gleiten und fing an, ihre Bluse aufzuschneiden.

Mein Herz pochte in meiner Brust und mein Verstand war von ihren Sinneseindrücken überwältigt – der Anblick, der Geruch, die Vorfreude auf den Geschmack und die Berührung. Eine leise Stimme in meinem Hinterkopf befahl mir, aufzuhören, aber ich konnte nicht. Ich wollte das so sehr. Mein Verstand war an einem teuflischen Ort versunken, nicht länger vollständig mein Eigentum. Ich hatte die Kontrolle gegen Macht eingetauscht – und die Macht erfüllte mich mit primitiver Lust.

Ich weiß nicht, was geschehen wäre, wenn Josette nicht zu sich gekommen wäre. Ich weiß nicht, was ich diesen Mädchen angetan hätte, wenn sie mich nicht aufgehalten hätte. In einem Moment machte ich mich dazu bereit, bösartige Dinge mit ihnen anzustellen, im nächsten wurde ich von der Spitze ihres Schwertes aufgespießt. Sie trieb es durch meinen Bauch und benutze es, um mich wegzuziehen, weg von den Mädchen. Sie holte einen Dolch hervor, um ihre Fesseln zu durchschneiden, hielt ihre Hand vor ihnen hoch und flüsterte etwas in einer Sprache, die ich nicht verstand. Sie bekamen einen starren, verwirrten Gesichtsausdruck und flohen aus der Gasse. Josette drehte mich mit dem Schwert herum und schleuderte mich zurück gegen die Mauer.

„Landon", sagte sie.

Ich wusste nicht, wer Landon war … doch, ich wusste es. Ich war Landon. Oder nicht?

„Ich habe dich vor dem Preis gewarnt, die Macht des Dämons zu nutzen", sagte sie.

Macht des Dämons. Ich versuchte, einen Sinn in ihren Worten zu erkennen. Sie klangen wie wenig mehr als Murmeln unter Schlamm. Es ging langsam, aber der Schmerz half mir, mich weiter darauf zu konzentrieren. Die Macht. Ich konnte immer noch ihre Quelle spüren, sie pulsierte in meiner Wirbelsäule, nährte sich an Chaos und Zerstörung und schrie vor Pein über die Klinge, die mein Fleisch durchbohrte.

Chaos. Zerstörung. Dämon. Mein Verstand begann, die Puzzleteile zusammenzufügen. Der Prozess war langwierig und schmerzhaft, aber ich errang wieder die Kontrolle und zwang die dämonische Macht nieder. Die ganze Zeit drückte mich Josette gegen die Wand, ihre goldenen Augen voller Furcht und Trauer.

„Josette", sagte ich. „Es tut weh."

Sie wusste, dass ich zurück war. Ich weiß nicht, woher. Sie zog das Schwert aus meinen Eingeweiden und machte einen zittrigen Schritt zurück. Ihre eigene Energie war erschöpft und sie blutete an der Schläfe. In dem Augenblick, als die Klinge weg war, fiel ich zu Boden, zuerst, um mich zu übergeben, und dann, um zu schluchzen. Was hatte ich getan? Was hatte ich beinahe getan? Was war aus mir geworden? Es war alles zu viel für mich, um es zu ertragen. Mein Körper zuckte, während ich heulte.

Josette kniete sich neben mir hin und legte mir ihre Hand auf die Schulter. Sie sagte gar nichts. Sie ließ mich einfach nur wissen, dass sie da war. Ich schätzte das. Es war etwas Vernünftiges und Friedliches, an dem ich mich festhalten konnte, mit dem ich mich identifizieren konnte. Es dauerte einige Zeit, bis der Schmerz nachließ, weil die Geschwindigkeit meiner Heilung von der Quelle meiner Wunde beeinflusst zu werden schien.

Endlich schaffte ich es, mich zu beruhigen, den Strom der Tränen aufzuhalten und mich in eine sitzende Position zu rollen. Als ich Josette ansah, erkannte ich, dass auch sie geweint hatte.

„Lass uns hier verschwinden", sagte ich zu ihr.

Sie nickte und wir halfen einander auf die Füße. Ich versuchte, die zerfallenen Leichen der Vampire zu ignorieren, als wir uns unseren Weg aus der Gasse bahnten. Sicher waren sie Dämonen. Sicher waren sie böse. Es machte den Akt des Tötens nicht einfacher. Wir stützten uns gegenseitig bis in mein Zimmer im Belmont. Sobald wir dort ankamen, tunkte ich einen weiteren Lumpen in das Weihwasser und legte ihn über die Wunde an ihrem Kopf. Sie lächelte mich an, als ich das tat, und legte ihre Hand über meine.

„Der Dämon wird versuchen, dich mit Versprechungen von Macht zu verlocken", erklärte sie mir. „Gib nicht nach. Wonach er trachtet, ist, dich zu besitzen, oder dich zu zerstören, so dass er befreit wird."

„Ich wollte nie, dass das passiert", sagte ich. „Wie kann ich es aufhalten?"

„Ich werde es dir zeigen", sagte sie. „Aber nicht heute Nacht. Ruhe dich jetzt aus, Landon. Du hast es verdient."

Sie nahm meine Hand und küsste sie, wobei mein ganzer Körper durch die Wärme ihrer Lippen elektrisiert wurde. Ich hatte geplant, mich auf die Couch zu legen, aber ich schaffte es nicht so weit. In einem Moment war ich wach, im nächsten nicht mehr. Als der Morgen kam, war sie weg.

Acht

Die Sonne gab ihr Bestes, um durch die schmutzbefleckten Fenster zu dringen, als ich am nächsten Morgen aufwachte. Meine Augen öffneten sich langsam und ich erlebte einen Augenblick der Euphorie über die Tatsache, dass ich am Leben war, bis ich mich mit Sicherheit daran erinnerte, dass ich das nicht wirklich war. Bis ich mich erinnerte, was sich wenige Stunden zuvor ereignet hatte. Wäre irgendetwas in meinem Magen gewesen, hätte ich es ausgekotzt. Stattdessen würgte ich für eine Minute am Rand des Bettes, ehe ich genug zu Sinnen kam, um meine Abscheu zu kontrollieren.

Ich blickte durchs Zimmer auf der Suche nach Josette, aber wusste sofort, dass sie weg war. Sie hatte mir erklärt, dass sie mich unterrichten würde, und sie hatte dabei nicht gelogen, also nahm ich einfach an, dass sie zurückkommen würde. Ich ging ins Bad, um mich im Spiegel zu betrachten. Ich trug immer noch die Kleidung, in die mich der Dämon gesteckt hatte. Ich konnte sie nicht schnell genug ausziehen. Ich warf sie auf einen Haufen und sprang unter die Dusche, wo ich das reinigende Gefühl des Wassers genoss, als es auf mich herunterprasselte. Es war egal, dass es vom Rost orange gesprenkelt war oder dass es sich seinen Weg aus dem Rohr spuckte und stotterte. Meine Bedürfnisse waren einfach und es erfüllte sie.

Danach verbrachte ich etwas Zeit damit, zu versuchen, mit meiner Willenskraft neue Kleidung herzustellen. Nachdem ich nur scheiterte, erkannte ich resigniert, dass ich wieder den blutbefleckten Haufen an Klamotten anziehen musste, den ich entsorgt hatte. Sobald ich sie angezogen hatte, entdeckte ich, dass ich, obwohl ich keine Kleidung aus dem Nichts erschaffen konnte, das existierende Material umgestalten konnte. Ich steckte mich in ein schwarzes Hemd mit Kragen und blaue Jeans mit schwarzen Stiefeln mit silbernen Spitzen. Ich wusste nicht, ob das Silber echt oder nur nachgemacht war. Ich hoffte, ich würde es nicht herausfinden müssen. Der nächste Punkt auf der Tagesordnung war, etwas Essen in meinen Magen zu bekommen. Als ich mich auf den Weg aus dem Belmont machte, kam mir der Gedanke, dass ich wahrscheinlich gar nicht schlafen oder essen musste. Wie die Kälte waren das vielleicht auch sterbliche Begierden, an die sich mein Gehirn weiter klammerte. Mich störte der Teil mit dem Hunger nicht allzu sehr. Ich aß gerne.

Ich machte mich auf den Weg aus der heruntergekommenen Ecke der Stadt und hielt weiter Ausschau nach irgendwelchen anderen Göttlichen, die vielleicht in Manhattan herumwandern würden. Es war fast drei Uhr nachmittags und die Stadt war in vollem Schwung. Wenn es für mich hart war, sie in einer Menschenmenge zu finden, konnte dasselbe für meine eigene Entlarvung gesagt werden. Ich suchte mir ein vollgepacktes Lokal, wo ich mich hineinbegab, um mir einen Happen zu essen zu holen – Pastrami auf Roggenbrot, eine Gewürzgurke, eine Teigtasche und einen großen Kaffee. Ich entdeckte einen kleinen, leeren Tisch und setzte mich hin, hob mein Sandwich hoch und nahm einen riesigen Bissen. Mir war nicht bewusst gewesen, wie hungrig ich war.

„Ah, Pastrami. Wusstest du, dass Pastrami während des Mittelalters vom Ottomanischen Reich erfunden wurde? Das war sogar noch vor meiner Zeit."

Ich kannte diese Stimme. Ich blickte von meiner Mahlzeit auf und sah Dante im Stuhl mir gegenüber, ein breites Grinsen auf seinem schmalen Gesicht. Er trug immer noch denselben Anzug, aber jetzt war eine einzelne rote Rose an seine Brust geheftet.

„Buongiorno Signore", sagte er in jovialer Stimmung. „Wie war dein erster Tag zurück bei den Lebenden?"

Ich ließ mein Sandwich fallen.

„Ich bin immer noch hier", sagte ich.

Ich fühlte ... was? Zorn, Erleichterung, Frust, Trauer, Freude? Ich hatte auf Dante gewartet. Jetzt, wo er da war, war ich mir nicht sicher, ob ich wollte, dass er es war. Ich hatte keine Zweifel, dass er nicht allzu begeistert über die Beziehung wäre, die ich zu Josette aufgebaut hatte.

„Ja, das bist du", antwortete er. Er streckte seinen Arm aus, hob meine Gewürzgurke hoch und biss am Ende ab. „Sehr beeindruckend, wenn man die Umstände betrachtet. War mein Geschenk hilfreich?"

Ich lachte laut auf, was die Aufmerksamkeit der Menschen um mich herum erregte. „Das kannst du wohl sagen", sagte ich. „Obwohl ich glaube, dass Papier vielleicht etwas haltbarer gewesen wäre."

Ich erzählte ihm von meinem Zusammenstoß mit Rebecca. Er wirkte amüsiert.

„Komm, Signore", sagte er. „Lass uns irgendwo hingehen, wo wir uns über ernstere Dinge unterhalten können." Er fasste herüber und legte seine Hand auf meine Schulter und schon waren wir zurück im Belmont.

„Ist dieser Trick nicht für Mr. Ross reserviert?", fragte ich ihn. Die schnelle Reise hatte mich etwas schwindelig gemacht. „Woher hast du überhaupt gewusst, wo ich wohne?"

„Mr. Ross' Talente beim Transport stellen die meinen in den Schatten. Ich habe aber auch einige Fähigkeiten, mit einem begrenzten Wirkungskreis. Zu deiner zweiten Frage, ich wusste es nicht", sagte er. „Ich habe einfach dein Unterbewusstsein gebeten, uns an einen vertrauten Ort zu bringen." Er sah sich um. „Du hast noch nicht herausbekommen, was du mit der Blanko-Kreditkarte machen sollst, oder?"

Ich hatte die Karte vergessen. Ich grub sie aus meiner Tasche und sah sie an, wobei ich sie in meinen Fingern herumdrehte. Ich hatte eine Ahnung, worauf er hinauswollte.

„Ich war etwas beschäftigt damit, zu versuchen, mir nicht das Gesicht zerfleischen zu lassen“, antwortete ich. „Auf jeden Fall bin ich damit fertig, das Geld anderer Leute zu stehlen.“

Ich blickte zu Dante auf. Ich glaube nicht, dass er mich hörte. Er war völlig damit beschäftigt, das Apartment mit seinen Augen zu dekonstruieren, offensichtlich war er von der Unterkunft nicht beeindruckt.

„Gefällt dir nicht, wie ich das hier eingerichtet habe?“, fragte ich.

Er wandte sich zu mir um, mit einem Blick in seinen Augen, der mich einige Schritte zurückweichen ließ. Einen Augenblick später war er verschwunden und er lächelte wieder.

„Nicht, was ich ausgesucht hätte“, sagte er. „Also, warum erzählst du mir nicht von dem Seraph.“

Josette war nicht da, aber ich hätte wissen müssen, dass Dante fähig war, sie zu fühlen. Es war nichts, das er physisch hätte sehen können, aber ich wusste, dass in der Luft noch eine unzerstörbare Präsenz von ihr hing. Ich hatte sie gefühlt in dem Moment, als ich aufgewacht war, und sie lag immer noch in dem Hotelzimmer wie eine Frühlingsbrise. Also gut, man konnte es nicht leugnen.

„Nur jemand, den ich gestern getroffen habe“, sagte ich. „Die Einzige, die nicht versucht hat, mir den Kopf herunterzureißen. Na ja, sie wollte auch, aber wir kamen zu einer Übereinkunft.“

Dante setzte sich auf das zerschlissene Sofa. „Du kamst zu einer Übereinkunft mit einem Engel? Was für eine Art von Übereinkunft?“

„Wirklich einfach“, sagte ich. „Ich töte ein paar Dämonen, sie tötet mich nicht.“

Er lachte darüber. „Als ob sie das könnte“, sagte er. „Nein, Signore, es ist nicht so einfach, wie du sagst. Der Seraph hat dich beruhigt.“

Mir gefiel nicht die Art, wie er es sagte, und mir gefiel nicht, wie es klang. „Beruhigt?“

„Engel haben keine schmutzigen Tricks“, sagte er. „Sie lügen nicht, zumindest nicht gut, und sicher nicht gut genug, um dich zu täuschen. Sie werden dir keinen Dolch in den Rücken stoßen oder direkt danach trachten, dich zu hintergehen. Stattdessen haben sie die Macht, zu beruhigen. Dich zu beruhigen und dazu zu bringen, dass du anfängst, über das zu reden, was sie wissen wollen.“

Ich dachte daran zurück, als wir gemeinsam im Park gesessen waren. „Richtig, ja, das hat sie mit mir gemacht. Wir kamen danach zu der Übereinkunft. Zuerst dachte sie, ich wäre ein Engel, aber sie war misstrauisch, deshalb hat sie mich beruhigt.“

Er wirkte überrascht und verwirrt. „Sie dachte, du wärst ein Engel?“

„Jupp“, sagte ich. „Ich war im Apple Store oben an der Fifth Avenue und sie war mit einer Freundin da drinnen. Ich habe sie bemerkt und wusste direkt, was sie war, also habe ich mein Bestes getan, um so schnell ich konnte da rauszukommen. Es war aber nicht schnell genug, sie hat mich bemerkt und wir haben gemeinsam den Laden verlassen. Es war, als hätte sie ein Tor zu meiner Seele geöffnet. Ich konnte hören, dass sie mich ansprach, aber sie hat nicht wirklich gesprochen. Sie hat mich ‚Freund‘ genannt.“

„Interessant. Engel kommunizieren selten verbal miteinander, es ist so einfach sicherer für sie. Die Tatsache, dass sie überhaupt fähig war, eine Verbindung mit dir herzustellen, ist unglaublich. Das ist keine Fähigkeit, von der ich glaubte, dass ein Diuscrucis sie besitzt, und ich bin mir sicher, dass das nicht in Charis' Repertoire war. Du hast gesagt, dass dich Rebecca auch für einen Engel gehalten hat?“

Ich setzte mich auf das Sofa gegenüber von Dante hin. „Jo. Sie sagte, ich rieche wie ein Engel, aber als sie in meine Nähe kam, wurde ihr bewusst, dass sie falsch lag. Hier kommt der verrückte Teil, ich wurde von ein paar Berührten als Dämon ausgemacht. Sie hätten mich getötet, aber Rebecca ist aufgetaucht und hat sie aufgehalten.“

„Warum würde sie das tun?", fragte er.

Sein Ausdruck war einer purer Verwirrung. Seine Frage war geflüstert, als würde er sie sich selbst stellen. Ich konnte erkennen, dass er hart darum kämpfte, einen Sinn in der ganzen Sache zu sehen.

„Sie sagte, sie hätte es sich ausgerechnet und festgestellt, dass, wenn die Hölle gewinnt, Vampire die neue Futterquelle werden. Sie ist sich nicht so sicher, ob sie weiter im Team des Teufels spielen will, weil es dort nicht viel Zukunft für sie gibt."

Dante sah nicht überzeugt aus. „Ein Vampir wechselt nicht einfach die Seiten", sagte er. „Das zu tun, würde ihn zu einer Zielscheibe für jeden Dämon auf der Erde machen. Sie hat dir vielleicht dieses eine Mal geholfen, aber ich wäre misstrauisch über ihre wahren Motive."

Ich hatte nicht darüber nachgedacht, aber es ergab Sinn. „Einverstanden", sagte ich.

„Sehr gut", sagte er. „Jetzt zurück zu dem Seraph. Du hast gesagt, du hast sie im Central Park getroffen, aber sie war in diesem Hotelzimmer. Sie hat dich in diesem Hotelzimmer beruhigt. Ich kann die restliche Energie spüren."

Mich hier beruhigt? Das glaubte ich nicht. Sicher, ich konnte auch die Energie spüren, aber das war einfach *sie*.

„Sorry, Dante, aber wir waren definitiv im Park. Wir wurden von einem Dämon angegriffen, einem Großen Wer. Wir haben ihn gemeinsam getötet. Sie war verletzt, ich habe sie hergebracht und ihre Wunden mit etwas Weihwasser geheilt."

Ich hatte noch nicht gesprochen, da verfinsterte sich seine Miene, seine Augen wurden schwarz und er stand auf. Das Nächste, was ich wusste, war, wie ich von einer unsichtbaren Kraft, die ich nicht durchbrechen konnte, an die Wand gedrückt wurde.

„Du hast sie geheilt", brüllte er. „Die Seraphim sind unsere Feinde! Wie kannst du es wagen!"

Ich versuchte, mich zu bewegen, aber es war eine überwältigende Anstrengung, nur die Willenskraft aufzubringen, um den Versuch zu machen. Jeder Muskel in meinem Körper schrie vor Erschöpfung und sogar meine Augen fingen an, schwer zu werden. Ich konnte spüren, wie sich die teuflische Seele in mir regte und mir die Macht anbot, mich von diesen Fesseln zu befreien und den zu zerstören, der mich dort hielt. Ich konnte meinen wachsenden Zorn fühlen und die Versuchung, die ihn begleitete. Ich erinnerte mich daran, was Josette mir erklärt hatte. Nicht dieses Mal.

„Welches Recht hast du, mich zu verurteilen!“, brüllte ich zurück mit all der Kraft, die ich aufbringen konnte. Ich bezweifelte, dass es als mehr als ein Flüstern herausgekommen war. „Du hast mich hier abgeladen und mich alleine durchschlagen lassen. Die einzige Sache, die du mir erklärt hast, war, dass das Gleichgewicht erhalten werden muss. Ich weiß nicht, ob du es bemerkt hast, aber das Gleichgewicht ist völlig durch den Wind.“

So schnell, wie sein Zorn aufgestiegen war, verschwand er. Er ließ mich auf den Boden sinken und senkte seinen Kopf.

„Es tut mir leid, Signore“, sagte er. „Deine Worte sind wahr. Ich habe kein Recht, dich zu verurteilen. Bitte verzeih mir.“

Er sprach mit so ehrlichem Bedauern, dass mein eigener Zorn ebenso verrauchte. Ich schüttelte meine Arme aus, um sicherzugehen, dass ich wieder normal war. Alles schien einwandfrei zu funktionieren.

„Es ist schon in Ordnung“, sagte ich. „Es gibt noch etwas, das du wissen solltest. Nachdem ich den Dämon getötet habe, habe ich irgendwie seine Seele absorbiert.“

Dantes Lächeln kehrte zurück. „Du hast einen Großen Wer getötet und du hast seine Seele eingefangen? Fantastico!“

Nun war ich an der Reihe mit Verwirrung. „Josette ließ es klingen, als wäre es eine schlimme Sache.“

„Vielleicht für sie“, antwortete er. „Habe keine Angst, jedes Werkzeug zu nutzen, das dir zur Verfügung steht, Landon. Der Seraph wird dir erklären, dass es gefährlich ist, Seelen auf diese Weise einzufangen, aber solange du die Kontrolle behältst, kannst du diese Macht zu deinem Vorteil nutzen.“

„Was, wenn ich nicht die Kontrolle behalte?“, fragte ich.

„Du hast mehr Macht, als dir bewusst ist“, antwortete er. „Ich glaube, es wird sehr schwierig für dich sein, so vollständig die Kontrolle zu verlieren, dass dich der Dämon unterdrücken könnte.“

Vielleicht nicht vollständig, aber was für schreckliche Sachen würde ich tun, während ich unter seinem Einfluss stand? Ich war mir nicht so sicher, ob Dante hiermit Recht hatte, seine Skrupel wirkten etwas schwankend, wenn man sie dagegen aufwog, zu bekommen, was er wollte. Ich beschloss, dass ich mein Bestes tun würde, um es zu vermeiden, dass ich jegliche weiteren Seelen absorbierte, und gegen die Versuchung anzukämpfen, die Bestie loszulassen. Josette musste zurückkommen und mir beibringen, wie ich mich an diese Entscheidung halten konnte.

Josette. Dante sagte, sie hatte mich im Hotelzimmer beruhigt, bevor er total affenartig sauer auf mich geworden war. Ich wusste, dass sie das nicht hatte. Ich konnte mich deutlich daran erinnern, als sie es hatte, also hätte ich mich auch daran erinnert, wenn es erneut geschehen wäre. Wir hatten gegen die Vampire gekämpft und dann waren wir ins Hotelzimmer zurückgekommen. Sie sagte zu mir, ich sollte mich ausruhen, küsste meine Hand, und das war es. Ich war sofort eingeschla… Oh, scheiße.

„Sie hat mich einschlafen lassen“, sagte ich zu Dante.

„Sie hat dich beruhigt“, antwortete Dante. „Dich auszuschalten ist eine fortgeschrittenere Form, aber es ist dieselbe Sache. Ein mächtiger Seraph wäre fähig, dich zu beruhigen und dann Informationen aus dir zu quetschen, während du schläfst.“

Sie hatte mit mir gespielt wie mit Pacman. Sie hatte mich denken lassen, dass sie mir half, obwohl sie in Wahrheit einfach Informationen wollte, aber worüber?

„Was würde sie glauben, welche Art von Informationen ich haben sollte?“, fragte ich Dante.

Ich fühlte mich, als würden meine Eingeweide herausgerissen, während der Zorn und Schmerz über ihren Betrug kalte

Schauer durch meinen Körper schickten. Ich war zu unerfahren, zu naiv. Ich hatte ihr viel zu leicht vertraut. Ich konnte spüren, wie mein Puls schneller wurde und mir die Hitze ins Gesicht stieg.

„Du bist mit dem Kelch, dem Gral, vertraut?“, fragte Dante. Seine Worte ließen meinen sich überschlagenden Verstand wieder aufmerksam werden.

„Den vom Letzten Abendmahl?“, fragte ich. „Den, den ich bewacht habe?“

Er nickte. „Genau den. Er ist der Grund, warum ich dich heute aufgesucht habe, der Grund, warum ich so dankbar bin, dass du zu mir gebracht wurdest, als du es wurdest. Die Dämonen haben ihn sich geschnappt und planen, ihn dazu zu nutzen, ihren Sieg vollständig zu machen. Du musst sie aufhalten.“

Sie aufhalten. Ja, sicher. Ich. Ich konnte nicht einmal ohne Hilfe einen Boten-Dämonen ausschalten.

„Sich ihn geschnappt?“, fragte ich. „Er wurde nicht wirklich bewacht. Ich meine, der Dämon, der ihn genommen hat, ist direkt ins Museum spaziert und hat ihn einfach aus dem kugel- und diebstahlsicheren Glas gepflückt, als bestünde es nur aus Nebel.“

„Nein, Signore“, sagte Dante. „Das war deine Erfahrung, aber es kommt der ganzen Geschichte nicht einmal nahe. Damit du es verstehst, lass mich dir erst einmal die Geschichte des Kelches erzählen. Weißt du noch, was ich dir über Jesus erklärt habe?“

Ich nickte. Es war nicht so lange her, obwohl es sich anfühlte wie Ewigkeiten.

„Dann ist der wichtige Teil, dass du verstehst, dass er real war“, sagte er, „und dass er die Verkörperung Gottes auf Erden war. Vom Augenblick an, als er geboren wurde, wusste er, wann und wie er sterben würde, weil das von Gott arrangiert wurde, in der Hoffnung, dass sein Märtyrertum die menschliche Rasse auf eine höhere Ebene an Güte heben würde. In gewisser Hinsicht war sein Plan erfolgreich, weil viele Sterbliche unendlich gute Taten in seinem Namen getan haben. In anderer Hinsicht war es ein fürchterlicher Fehlschlag. Korrupte Könige unter dämonischem Einfluss benutzten den Namen Gottes und den Geburtsort Seines Sohnes als Deckmantel für Krieg und Gewalt.

In der letzten Nacht seines Lebens nahm Jesus den Kelch und füllte ihn mit seinem Blut, das er den Jüngern gewährte, um ihnen die verdünnte Macht Gottes zu schenken. Auf diese Weise wurden die ersten der Kriegerengel ordiniert, obwohl sie das meiste ihrer Macht erst nach ihrem Tod erlangten. Der Kelch, der das Blut Gottes enthalten hatte, entwickelte auch eine eigene Macht. Menschen konnte er ewige Jugend und Verjüngung schenken."

„Und was nutzt er Engeln? Oder Dämonen?", fragte ich. Die Geschichte über den Heiligen Gral war für niemanden etwas Neues. Die Tatsache, dass an der Legende etwas Wahres war, war der unglaubliche Teil.

„Niemand weiß, wie er die Engel beeinflusst", antwortete Dante. „Nach dem Letzten Abendmahl wurde der Kelch einem sterblichen Krieger übergeben, einem Nicht-Jünger, der loyal gegenüber Jesus war. Er wurde damit beauftragt, das Geheimnis des Grals zu schützen und seine Sicherheit in alle Ewigkeit zu garantieren. Wegen Judas blieb das Geheimnis nicht sehr lange eines, zumindest für die Dämonen nicht. Der Krieger verbrachte viele Jahre versteckt und organisierte eine geheime Armee, die als Orden der Tempelritter bekannt wurde, um ihm dabei zu helfen, ihn zu schützen. Die Tempelritter erhielten einen Schluck aus dem Kelch und wurden von den Engeln mit gesegneten Waffen ausgestattet, um sie im Kampf gegen die Dämonenhorden zu unterstützen. Für Hunderte von Jahren hielten die Templer den Kelch in Sicherheit.

Die Industrielle Revolution war nicht gut für die Templer oder generell für den Himmel. Mit der wachsenden Bedeutung von Wissenschaft und aufgeklärtem Denken kam die Ausdünnung der Gläubigen, von denen sich mehr und mehr von Religion abwandten und sie gegen die Logik eintauschten. Die Templer waren nicht in der Lage, ihre Zahl zu halten, und so schwand ihre Macht immer mehr.

Es wurde beschlossen, dass der Kelch dem Vatikan geschenkt und der Menschheit enthüllt werden sollte, damit er offen erhalten und einfacher bewacht werden konnte. Sobald etwas ins menschliche Bewusstsein gebracht wurde, wird es unmöglich, es wegzunehmen. Der Gral wurde ein Teil der sterblichen Welt und so hielten Sterbliche genauso wie Engel Wache über ihn und schützten ihn. Der Wert, den Kelch zu nutzen, war gering verglichen mit dem Schaden, der über den Himmel kommen würde, sollte er an die Dämonen verloren werden."

„Er ist an die Dämonen verloren gegangen", erinnerte ich ihn.

„Ja, Signore, das ist er", sagte er. „Die Templer unterschätzten die Macht der Dämonenkönigin. Mit deinem sterblichen Verstand hast du wohl gedacht, der Kelch sei unbewacht. Tatsächlich waren am Tag, als du getötet wurdest, drei Engel und ein Dutzend Templer im oder um das Museum herum, einschließlich des Kriegers, der den Gral vor über zweitausend Jahren von Christus selbst erhalten hatte. Die mächtigsten Sterblichen, die die Welt je gekannt hat, kämpften im Keller des Museums gegen die Dämonenkönigin. Alle wurden besiegt."

Ich spürte, wie mir die Luft wegblieb, als mein panisches Herz unwillig war, mehr Sauerstoff aufzunehmen. Ich dachte an meine letzte Lebenserinnerung zurück, an die Frau, die den Kelch genommen hatte, und mein Leben.

„Die Frau, die den Kelch gestohlen hat. Sie war die Dämonenkönigin?", fragte ich. „Also, die Ehefrau des Teufels?"

„Nein", sagte er.

„Wenn ich das Wort Königin benutze, nutze ich es als einen Ausdruck der Macht in der Hierarchie. Sie ist nicht mit dem Teufel verheiratet. Sie ist der mächtigste weibliche Dämon, der im sterblichen Reich Krieg führt."

„Und du willst, dass ich sie aufhalte?"

Wäre ich fähig gewesen, zu atmen, hätte ich wahrscheinlich über die Absurdität dieses Gedankens gelacht.

„Du musst sie nicht von Angesicht zu Angesicht konfrontieren, um sie aufzuhalten“, sagte Dante. „Was du tun musst, ist, den Kelch wiederzuerlangen und sicherzustellen, dass er für alle Zeit verschwindet. Mr. Ross hat mir erzählt, dass die Dämonen ihn gerade nutzen, um die hier zu schaffen.“

Dante fasste in die innere Tasche seines Jacketts und holte eine einfache eiserne Halskette heraus, an der eine flüssigkeitsgefüllte Phiole hing. Die Phiole sah wie Glas oder Kristall aus. Die Flüssigkeit hatte eine schwärzlich rötliche Farbe. Sie wallte und floss in ihrem Käfig umher, als hätte sie ein Eigenleben. Sie sah vertraut aus.

„Sie tropfen ihr Blut in den Kelch und vermischen es mit dem Blut eines Sterblichen“, erklärte er, „dann fangen sie es in einem Kristall auf, der von einem mächtigen Dämon verflucht wurde. Jeglicher Dämon, der einen trägt, wird beinahe unbesiegbar.“

Ich fasste in meine Tasche und zog die Halskette heraus, die ich dem Großen Wer abgenommen hatte. Dante sah sie überrascht an.

„Es funktioniert nicht, wenn es sie nicht gerade berührt“, erklärte ich ihm.

„Wo hast du das her?“, fragte er.

„Der Große Wer hatte eines“, sagte ich. „Er ließ sich vom Seraph erstechen, damit er ihr zeigen konnte, wie es funktionierte. Ich habe es ihm vom Hals gerissen, bevor ich ihn getötet habe.“

Dantes Gesicht erhellte sich mit einem Lächeln. „Excellente! Du hast bereits eine Schwäche entdeckt.“

Ich war nicht so enthusiastisch. „Es ist keine besondere Schwäche. Es war eher das Glück eines Narren.“

Dante war unerschüttert. „Vielleicht keine riesige Schwäche, aber jeder Vorteil wird das zu einer einfacheren Aufgabe machen. Die Dämonen werden schon frecher, greifen mit einer Selbstverständlichkeit, die man nie zuvor gesehen hat, Engel an und holen sich in steigender Anzahl Sterbliche als Opfer. Wenn wir sie nicht aufhalten, wird Armageddon früher passieren, als wir es je wollen könnten."

Ich fühlte mich dabei nicht sehr zuversichtlich, aber welche Wahl hatte ich? Was auch immer geschah, ich hatte zugestimmt, der Vorkämpfer für die Menschheit zu sein. Kämpfend unterzugehen, musste besser sein, als den Rest der Ewigkeit im Fegefeuer zu braten.

„Ich könnte etwas Hilfe gebrauchen", sagte ich.

Dante hielt seine Hände vor sich hoch. „Es tut mir leid, aber ich habe nichts außer Mr. Ross' außergewöhnlicher Fähigkeit zum Sammeln von Informationen anzubieten. Ich hatte geplant, dir grundlegende Fähigkeiten beizubringen, ehe ich dich aus dem Fegefeuer sandte, aber du hast in einer einzigen Nacht so viel mehr gelernt, als ich gehofft hätte. Das Überleben wird dich weitaus besser und schneller unterrichten, als ich es je könnte."

Ich wurde den Werwölfen vorgeworfen. Ich wusste nicht, ob Dante glaubte, dass ich eine Chance hätte, aber er wirkte überzeugt davon, dass ich es hatte.

„Also, was mache ich als Nächstes?", fragte ich.

Dante erhob sich vom Sofa und stellte sich direkt vor mich, wobei er mir ins Gesicht sah. Sein Gesichtsausdruck war ernst.

„Überleben, Signore. Überleben und kämpfen. Finde heraus, wo diese Halsketten hergestellt werden. Finde heraus, wo der Kelch aufbewahrt wird. Hol ihn zurück und verstecke ihn vor den Dämonen, vor den Engeln und vor den Menschen. Lass niemanden wissen, wo er ruht. Zerstöre diese Amulette und die Dämonen, die sie tragen. Vor allem, überlebe. Ich werde mich melden, wenn ich mehr Informationen für dich habe. Viel Glück, Landon."

Ohne auf meine Antwort zu warten, ohne mir eine Chance zu geben, ihm Fragen zu stellen, ihn über Charis zu befragen, verschwand er und ich war alleine. Vielleicht wäre die Ewigkeit im Fegefeuer doch nicht so schlecht gewesen.

Neun

Nachdem Dante weg war, machte ich mich auf den Weg zurück ins Lokal hinunter, nur um festzustellen, dass mein Sandwich schon weggeworfen worden war. Leicht verärgert kaufte ich noch eines und genoss jeden Bissen. Während ich aß, dachte ich über alles nach, was Dante gesagt hatte, und versuchte zu entscheiden, was ich als Nächstes tun sollte. Ich fühlte mich unter Druck gesetzt, das zu tun, worum Dante gebeten hatte, aber gleichzeitig wusste ich, dass ich in meinem derzeitigen Zustand kein Gegner für irgendetwas wesentlich stärkeres als eine Pfadfinderin wäre. Ich hatte nur mit viel Hilfe die Vampire besiegt und ich fühlte mich nicht wohl dabei, dass ich die Seele des Wers wieder übernehmen lassen müsste.

Trotz Dantes Meinung hatte nichts, was ich in der vorhergehenden Nacht erlebt hatte, nahegelegt, dass ich fähig wäre, die Kontrolle wiederzuerlangen, sobald ich sie einmal abgegeben hatte. Wenn man dazu noch die Tatsache addierte, dass Josette mich eingelullt hatte, fühlte ich mich alleine und machtlos mitten in einem Rennen, um die Menschheit davor zu retten, buchstäblich von Monstern verschlungen zu werden. Ich hatte gedacht, zu sterben wäre der schwierige Teil. Es lag irgendwo eine gewisse Komik darin, da war ich mir sicher.

Ich nahm das Amulett aus meiner Tasche und sah es mir genauer an. Nur daran zu denken, dass irgendeine Spur der Verkörperung Gottes in diesem Kristall gefangen war. Es war berauschendes Zeug und hielt mich für eine Weile gefesselt, während ich beobachtete, wie die rauchige Flüssigkeit in ihrem Gefängnis auf und nieder wallte.

Macht. Das war der Schlüssel zu alldem. Ohne Macht hatte ich keine Hoffnung, meinen Auftrag auszuführen. Dante war sich so sicher, dass ich Macht hatte. Er hatte gesagt, dass Josette nicht darauf hoffen konnte, mich in einem offenen Kampf zu besiegen. Also das war komisch. Die Dämonenkönigin schien die meiste Macht zu haben. Als ich darüber nachdachte, wie sie durch die Engel und Templer fegte, um den Kelch zu holen, erschauderte ich vor Beklemmung.

Wenn ich vorhatte, zu überleben, musste ich herausfinden, was meine Macht war, wie viel davon ich hatte und wie ich sie am besten nutzen konnte. Hatte David dieselben Gedanken, bevor er sich Goliath stellte?

Ich verließ das Lokal und marschierte zurück zum Belmont. Ich ging in mein Zimmer, schnappte mir das Seraphimschwert und den dämonischen Dolch und nahm sie aufs Dach mit. Sobald ich da war, sank ich in die Stellung, die mir Josette einige Stunden zuvor beigebracht hatte. Ich ging mit Leib und Seele die wenigen Übungen durch, die sie mir gezeigt hatte, und versuchte, mich von den Fesseln der Menschlichkeit zu befreien, von denen ich wusste, dass ich mich noch daran klammerte. In den letzten vierundzwanzig Stunden hatte ich Dinge gesehen und getan, die, wie ich wusste, als Teil einer normalen menschlichen Existenz unmöglich waren, aber die Normalität hatte ich schon weit zurückgelassen und nun war ich Teil von etwas, das sich über die Sterblichkeit erhob, das sie in einem kränklich süßen Tanz mit einem Partner zu viel beherrschte. Ich war das fünfte Rad am Wagen und ich würde mir meinen Platz in der Reihe verdienen müssen.

Als ich auf einer Eisplatte ausrutschte und auf meinem Hintern landete, gab ich die Schwertspiele auf. Vielleicht war das, wie die Engel Konflikte lösten, aber es funktionierte bei mir einfach nicht. Ich war in einem Zeitalter der Massenvernichtungswaffen, Raketen schießender Drohnen und verdammter Laserstrahlen geboren. Ich brauchte meine eigene Herangehensweise.

Blamiert und wütend, weil ich hingefallen war, richtete ich meine Blicke auf ein großes Stück des Frieses an dem Gebäude, das zu irgendeinem Zeitpunkt im letzten Jahrhundert zerbröckelt war. Zuerst dachte ich an die Übung mit dem Regenmachen und dann wechselte ich meine Konzentration vom kondensierenden Wasserdampf auf das Ausdehnen der Luft, die im Zement gefangen war. Ich spürte das mittlerweile vertraute Ziehen in meinem Kopf und beobachtete, wie das Mauerstück nach außen zu nichts mehr als Pulver zerbarst. Also darüber ließ sich reden!

Ich wurde ein kleines bisschen berauscht an meiner neuentdeckten Fähigkeit, Stein zu pulverisieren, und verbrachte den Großteil der nächsten Stunde damit, kleine Steinbrocken aus dem Dach des Belmont zu sprengen. Als die Zeit fortschritt, konnte ich spüren, wie sich meine Konzentration verbesserte, wie sich meine Kontrolle verbesserte. Ich scheiterte immer noch bei drei von zehn Versuchen, aber es war ein Fortschritt und ich war damit zufrieden. Ich fühlte mich lebendig und stark! Besser, als ich mich je zuvor gefühlt hatte.

Ich hob das Schwert wieder auf und stürmte auf die Metalltür zum Treppenhaus zu, rannte vorwärts und konzentrierte meine ganze Willenskraft auf die Klinge, machte sie schärfer und stärker. Ich machte einen gemeinen Schwung und lachte, als die Klinge durch die Tür schlitzte und sie beinahe in zwei Hälften zerschmetterte. Berauscht schleuderte ich eine Faust gegen die obere Hälfte und beobachtete, wie sie die geschwächte Tür aus ihren Angeln und über den Rand des Daches warf. Einen Augenblick später hörte ich, wie sie auf die leere Gasse unter mir krachte. Macht. Sie war rau, ungezügelt und etwas ungleichmäßig, aber sie war da, und sie gehörte mir.

Ich machte das Dach zur Ruine, ehe ich mich in mein Zimmer zurückzog. Ich wusste nicht, wie viel mir meine Vorführung in Felsenzerschmettern in einem richtigen Kampf helfen würde, aber wenn auch sonst nichts, fühlte ich mich etwas weniger wie ein Stück Fleisch, das an einem großen Haken baumelte. Mit etwas Glück würde ich es wenigstens hinkriegen, toll auszusehen, wenn ich es schon nicht zum Abschluss bringen konnte.

Ich zog meine Kleidung aus und hüpfte unter die Dusche. Ich brauchte das nicht, um sauber zu bleiben oder frisch zu riechen, aber ich hatte immer festgestellt, dass das Gefühl des Wassers und der kleine Raum in der Kabine mir halfen, meine Gedanken zu konzentrieren, und ich hatte viel, worüber ich nachdenken musste. Erst einmal war da die Sache mit dem Kelch. Ich musste ihn finden, aber ich hatte keine Ahnung, wo ich suchen sollte. Ich wusste nicht einmal, wo ich zu suchen beginnen sollte.

Ich war mir ziemlich sicher, dass der Dämon Rezyl die Informationen haben würde, die ich brauchte, aber es bestand gar nicht die Möglichkeit, dass ich in Form dazu war, mich einer größeren Macht wie ihm entgegenzustellen. Ich bezweifelte, dass ich es je sein würde. Für ein paar Sekunden Zeug herumzubewegen, war ein Salonzauber verglichen mit dem, wozu in meiner Vorstellung ein großer Dämon fähig war.

Nein, ich musste ganz unten anfangen und die niedrigste Sprosse auf der Leiter finden, die vielleicht fähig wäre, mich in die richtige Richtung zu weisen, und so lange ich konnte am Boden des Fasses bleiben. Gerade jetzt war die Überraschung mein einziger richtiger Vorteil. Ich hatte sie gegen den Großen Wer vollstens ausgenutzt und ich musste jetzt das Gleiche tun. Ich schloss meine Augen und ließ das Wasser meinen Körper entlangrinnen, während ich dem Geräusch lauschte, wie es von meinen Gliedern tropfte und auf dem zerbrochenen und zerkratzten Porzellan darunter landete.

Mein zweites Problem war etwas komplizierter. Josette. Sie würde mich irgendwann wieder aufsuchen, da war ich mir sicher. Ob es als Lehrerin oder Inquisitorin sein würde, da hatte ich einfach keine Ahnung. Sie verwirrte mich auf so viele Arten. Sie konnte süß, impulsiv, verspielt und fröhlich sein und dann im nächsten Augenblick ernst, introvertiert und furchterregend.

Sie war gut, und diese Güte war wunderschön. Sie hatte eine Feinfühligkeit und Empathie, die ich bewunderte, und seit dem Moment, als sie ihre Seele mit meiner verbunden hatte, hatte ich eine Bindung an sie gespürt, die ich nicht verstehen oder erklären konnte. Ich wollte ihr Verbündeter sein, ihr Freund, ihr ... ich wusste es nicht. Ich hatte gedacht, dass das möglich sein könnte, trotz unserer Meinungsverschiedenheiten. Sie wirkte gleichzeitig sowohl offen dafür als auch verschlossen. Sie hatte zugestimmt, mich zu unterrichten, obwohl es gegen ihre Gesetze war. Dann hatte sie mein Vertrauen missbraucht, um zu versuchen, Informationen aus mir zu quetschen. Informationen, die ich nicht hatte.

Was würde ich tun, wenn sie zurückkam? Ich konnte sie mit ihrem Betrug konfrontieren und sie wäre nicht fähig, mich anzulügen. Das bedeutete nicht, dass sie ehrlich sein würde. Ich lernte gerade den Unterschied, und nur zu wissen, dass es da einen gab, kotzte mich an. Meine andere Alternative war, gar nichts zu sagen, so zu tun, als wüsste ich von nichts, und zu sehen, was sie als Nächstes tun würde. Sie hatte aus mir noch nichts herausbekommen, also würde sie es vielleicht wieder versuchen. Wenn ich beim nächsten Mal bereit war, konnte ich sie dabei erwischen, aber würde ich nicht wieder genau dort enden, wo ich jetzt war? Auf jeden Fall war meine Chance auf Freundschaft vertan und das kotzte mich auch an.

Ich stellte das Wasser ab und schob mit einem Gedanken alle Feuchtigkeit von meinem Körper weg. Ich wurde ziemlich gut bei diesen kleinen Dingen. Was Josette betraf, würde ich eine Entscheidung treffen, wenn es soweit war, die auf den Emotionen basierte, die hochwallten, wenn ich sie das nächste Mal treffen würde. Es ging schon genug Unehrlichkeit um, um die Wahrheit auch vor mir selbst zu verleugnen. Was den Kelch betraf, hatte ich schon eine Idee. Es war weit hergeholt, aber weit hergeholt war besser als nichts.

Ich zog mich fertig an und verwandelte meine Kleidung in ein einfaches schwarzes Baumwollhemd mit Kragen und zerschlissene blaue Jeans. Nachdem ich zurück im Schlafzimmer war, schnappte ich mir mein iPad, sprang aufs Bett, loggte mich im Browser ein und klickte mich zurück auf SamChan. Ich bin vielleicht kein Sammler wie Mr. Ross, aber ich hatte zumindest eine Quelle, auf die ich mich für diese Art von ansonsten wahnwitziger Informationssuche verlassen konnte.

Ich fand den Thread von dem Kerl mit dem Vampirvideo auf der dritten Seite. Er war vor einigen Tagen gepostet worden und er schwor überall in seinem Post, dass es echt war, dass er über zwei Vampire gestolpert war, die in einer Gasse gegeneinander kämpften, als er an diesem Abend von der Arbeit heimging.

Ich erkannte sein Pseudonym, „Oblitrix". Er war seit Jahren im Channel und arbeitete an verschiedenen Hacks für Gruppen wie Anonymous. Es gab einige Antworten in seinem Thread und sie waren mit Verachtung und Scherzen über unangekündigte Drogentests und drogenfreie Arbeitsplätze gefüllt. Ich verbrachte einige Zeit damit, auf den Bildschirm zu starren, ehe ich auf den Button für eine persönliche Nachricht klickte. Ich musste eine Verbindung mit jemandem aufbauen, der Informationen über den Kelch haben könnte, und Vampire passten zu meinem Entschluss, mich an die unterste Sprosse der Hierarchie zu halten wie das Tüpfelchen auf dem I. Oblitrix wusste, wo ich sie finden konnte, oder hatte zumindest eine generelle Ahnung, wo man sie vielleicht finden könnte. Ich dachte kurz daran, Rebecca auf Liberty Island aufzusuchen, aber mir fiel kein vernünftiger Grund ein, warum sie mir hierbei helfen sollte. Also begann ich zu tippen.

O – GCT, 104 11 21 0900

Die Botschaft war kurz und kryptisch, aber ich wusste, dass Oblitrix dort sein würde. Eine Nachricht vom Account eines toten Mannes zu erhalten, war für einen Kerl wie ihn unwiderstehlich. Nachdem ich mich darum gekümmert hatte, blieb mir wenig übrig, als bis zum Morgen zu warten. Ich hatte ungefähr sechzehn Stunden bis zum Treffen und ich musste jede Minute nutzen. Ich lehnte mich an die Rückseite des Bettes und ging die Regen-Übung drei oder vier Dutzend Mal durch. Fehlstarts waren eine Sache in dieser Umgebung. Ein Fehlschlag in einer kritischen Lage konnte mein Ende bedeuten.

Wie Dante angedeutet hatte, machte mich die Überanstrengung müde. Ich hatte meine Übungen non-stop für fast drei Stunden ausgeführt und abgewechselt zwischen Regenmachen und Objekte durch das Zimmer fliegen lassen. Zu dem Zeitpunkt, als meine stechenden Kopfschmerzen und mein todmüder Körper verlangten, dass ich Feierabend machte, rechnete ich mir aus, dass ich mit meinen Anstrengungen eine neunzigprozentige Erfolgsrate erreichte. Während eines Versuchs hatte ich es sogar geschafft, das Schwert, den Dolch und meine Socken für ungefähr zwölf Sekunden über dem Bett rotieren zu lassen. Nicht zu schlecht für einen Anfänger.

Mein Verstand war zu müde, um sich zu konzentrieren, und zu aufgekratzt, um zu schlafen. Ruhelos hob ich das iPad hoch und ging auf Youtube. In meiner erschöpften, ruhelosen Langeweile beschloss ich, einige Videos über Schwertkämpfen und Martial Arts durchzusehen. Meine eigenen Fähigkeiten hatten sich bisher als im besten Fall armselig herausgestellt und vielleicht konnte ich so wenigstens lernen, keine größere Bedrohung für mich selbst als mein Gegner darzustellen.

Ich verbrachte die nächsten paar Stunden damit, mich durch eine Reihe von Clips von einem zum nächsten zu navigieren, wobei meine Gedanken nur vage wahrnahmen, was ich gerade schaute, als sie langsam in einen tieferen Ruhezustand kamen. Ich war mir nicht sicher, ob ich schlafen musste, aber ich schloss trotzdem meine Augen. Irgendwann danach glitt das iPad aus meiner Hand und landete auf dem Boden neben dem Bett.

Ich wachte ungefähr um halb neun auf. Ob ich schlafen musste oder nicht, ich fühlte mich danach jedenfalls viel besser. Mein Körper fühlte sich wieder aufgeladen an, erneuert und mit Energie gefüllt. Mein Verstand war klar, scharf und konzentriert. Ich hatte einen Plan, ich wusste, was getan werden musste, und ich fühlte mich gut dabei, es zu tun. Zum ersten Mal, seit ich gestorben war, oder vielleicht sogar zum ersten Mal, seit meine Seele ihren ersten Lebensfunken erhalten hatte, fühlte ich mich, als hätte ich die Kontrolle.

Ich sprang aus dem Bett, schnappte mir das Schwert und den Dolch und ging zur Tür hinaus. Punkmo besetzte den Empfangstresen, als ich zielgerichtet daran vorbeimarschierte, seine Augen blutunterlaufen und matt, als er von seinem Morgen-High herunterkam. Der Blick, den er mir zuwarf, erinnerte mich daran, dass ich das Schwert tarnen musste. Ich verwandelte es in einen Regenschirm, ehe irgendjemand, der nüchtern war, es bemerkte.

Es war ein langer Fußmarsch vom Belmont zur Grand Central Station, also bewegte ich mich in einem flotten Tempo. Während ich marschierte, achtete ich besonders auf die Welt um mich herum; auf den Geruch von Kaffee, Donuts und gebratenem Essen, der die Morgenluft durchdrang, auf die Geräusche von Autos, die vorbeifuhren, Menschen, die sich unterhielten, High Heels auf Zement, Handys, Hupen, Sirenen, Bettlern, die um Wechselgeld baten … Jedes Geräusch war eine musikalische Note in meinem Kopf und als ich mehr darauf achtete, begann ich, die Melodie zu erkennen und dann vorauszusehen. Das war meine Welt und in meinem erwachten Zustand konnte ich sie auf eine Weise verstehen, die jede Schönheit, die sie besaß, herausstellte, und jede Nuance an ihr bewundern. Für Untrainierte würde es chaotisch und unorganisiert scheinen, aber ich fing an, das Gleichgewicht darin zu erkennen. Es war viel komplexer als einfach nur Gut gegen Böse. Die Grand Central Station war ein Knotenpunkt an Aktivität und die berühmte Haupthalle war vollgestopft mit Leuten. Sie bewegten sich locker nebeneinander und umeinander herum, mühelos arbeiteten sie ihren Durchgang aus, als sie ihrem täglichen Leben nachgingen. Ich verbrachte einen Augenblick damit, das kontrollierte Chaos der Massen zu bewundern, ehe ich direkt auf die niedrigere Ebene ging. Ich hatte Oblitrix mitgeteilt, dass ich ihn in der Nähe von Gleis 104 treffen würde. Er würde nicht wissen, nach wem er Ausschau halten sollte, und auch ich würde ihn nicht vom Sehen erkennen, aber ich hoffe, dass ich ihn an seiner Körpersprache erkennen würde. Er wäre sicher aufgekratzt, gefüllt mit nervöser, ängstlicher Vorfreude. Sein Herz würde rasen, sein Atem wäre flach und seine Hände schweißnass und kalt. Als ich über die niedrigere Ebene in Richtung Gleis 104 ging, achtete ich genau auf alle Menschen, die sich durch den Bahnhof bewegten, und beobachtete die Schwingungen ihrer Körper und lauschte ihrem Herzschlag.

Ich fand ihn auf einer Bank am äußeren Rand sitzen. Sein Körper war vornüber gebeugt, sein Kopf ruhte auf seinen Händen, sein rechter Fuß tippte im Stakkato und seine Blicke schnellten vor und zurück, um jede Person zu beobachten, die vorbeiging. Er war Afroamerikaner mit einer breiten Nase, kleinen Ohren und einem kantigen Kinn. Er trug eine schwarze Golfermütze, einen Mantel aus schwerer Wolle, schwarze Armyhosen und Kampfstiefel. Er hatte auch eine schwarze Kuriertasche über seiner Schulter hängen, in deren Zentrum ein riesiges O eingestickt war.

Ich stand hinter ihm und beobachtete ihn für eine Weile, nur um gewiss zu sein, dass ich meinen Mann hatte. Außerdem verschaffte ich mir schnell einen Überblick über den Rest der Menschenmenge, um sicherzugehen, dass ich oder er nicht verfolgt wurden. Ich wollte gerade hinübergehen und mich neben ihn setzen, als sich ihm jemand aus der Menge näherte. Der neue Kerl sagte etwas zu ihm und dann stand Oblitrix auf und strecke seine Hand zum Gruß aus, während ein breites Lächeln auf seinem Gesicht erschien. Soviel zu meiner privaten Nachricht.

Der Neuankömmling war nicht göttlich, dessen war ich mir sicher. Das bedeutete aber nicht, dass er unschuldig war. Ich beobachtete, wie die beiden ein paar mehr Worte wechselten, ehe

Oblitrix auf seine Kuriertasche deutete. Ich musste der Konversation nicht lauschen, um zu wissen, was gerade gesagt wurde. Ich musste nicht einmal versuchen, die bösen Jungs zu erkennen, als sie anfingen, ihn einzukreisen.

Ich sah mich um und bemerkte, wie die vollgestopfte Ebene sich lichtete, als die Menschen unbewusst beschlossen, einen anderen Zug zu nehmen, sich noch etwas zu Essen zu holen oder sich sonst irgendwie von den ankommenden Dämonen zu entfernen. Ich vermied es, sie anzusehen, weil ich hoffte, so lang wie möglich von ihrem Radar wegzubleiben. Stattdessen begann ich, mir meinen Weg an Oblitrix und dem falschen Ich vorbei zu bahnen, und gab vor, das Gebiet verlassen zu wollen.

Ich war zwei Meter von ihnen entfernt, als mein Fake-Ich aufsah und unsre Blicke sich trafen. Sein Gesichtsausdruck veränderte sich sofort, von einer warmen Freundlichkeit zu einer angsterfüllten Feindlichkeit. Seine Blicke wanderten zu den Dämonen, die auf uns zukamen, während er versuchte, seine Chancen auf ein Überleben einzuschätzen. Sie standen nicht gut.

Ich fasste nach vorn und packte Oblitrix an seinem Mantelkragen, dann zog ich ihn mit genug Schwung nach hinten, so dass sein Hals aus dem Weg war, als ein gezackter Dolch vorbeischwirrte. Ohne zu zögern, warf ich mich vor und erstach den Mann mit meinem Regenschirm-Schwert. Das Gefühl, als die Klinge in sein Fleisch sank, war sowohl übelkeitserregend als auch befriedigend, aber ich hatte keine Zeit, mich mit irgendwelchen Emotionen zu beschäftigen. Ich konnte jetzt die Blicke der Dämonen auf mir spüren, die mich als Göttlichen erkannten. Es waren insgesamt vier, die sich von jeder Seite der Halle näherten. Keine Vampire. Ich erkannte das am Gefühl der Angst, die anfing, über meine bröckelnde Tapferkeit aufzusteigen. Was auch immer sie waren, sie standen höher auf der Leiter als das, womit ich mich hatte messen wollen.

„Was zur?“ Das war alles, was Oblitrix während des gesamten Manövers herausbekommen hatte. Ich hielt ihn hoch, um ihn davon abzuhalten, den Halt zu verlieren, und dann drehte ich ihn herum, so dass er mir ins Gesicht sah.

„Oblitrix, nehme ich an", sagte ich. „Mein Name ist Landon, und du musst sofort mit mir kommen oder wir werden beide zu Dämonenfutter."

Ich ließ ihm keine Wahl. Die Dämonen ließen mir keine Wahl. Es gab nur eine Richtung, die sie nicht abdeckten, und das war die Treppe hinunter zu den Bahntunneln. Ich verlegte meinen Griff auf Oblitrix' Arm und zerrte ihn mit. Es war eine schlechte Idee, sich weiter vom Tageslicht zu entfernen, aber ich konnte keinen anderen Ausweg erkennen.

„Lass mich los, Mann", rief er, während ich ihn zog.

Mein Griff war eisern, als wir anfingen, hinunterzurennen, während die Dämonen schnell aufholten. Es war meine Schuld, dass er hierhergekommen war, also war ich für ihn verantwortlich. Ich hatte nicht vor, ihn ohne einen Kampf sterben zu lassen.

„Vertrau mir", sagte ich. „Du willst nicht, dass ich loslasse."

Er vertraute mir, als sie auf die Treppe platzten. Sie hatten ihre menschlichen Häute gegen ihre normale Gestalt eingetauscht. Mindestens zweieinhalb Meter groß mit pelzigen humanoiden Körpern und langen, kräftigen Beinen, die in scharfen Klauen endeten. Sie erinnerten mich an Werwölfe, aber ihre Köpfe sahen überhaupt nicht hundeartig aus. Ich konnte sie knurren und kreischen hören. Ich konnte hören, wie ihre Klauen über den Beton kratzten. Wir mussten uns schneller bewegen, oder sie mussten sich langsamer bewegen.

Ich konzentrierte meine Willenskraft auf ein paar Mülltonnen in der Nähe und ließ sie auf die Monster zu fliegen. Sie tänzelten zur Seite, ohne langsamer zu werden, und die Anstrengung hielt sie nicht davon ab, weiter aufzuholen.

„In den Tunnel hinunter", sagte ich zu Oblitrix und ließ seinen Arm los. „Lauf weiter, schau nicht zurück. Wenn ein Zug kommt, spring aus dem Weg."

Er war zu verängstigt, um sich mit mir zu streiten. Ich ließ ihn los und wandte mich um, um mich den näherkommenden Dämonen entgegenzustellen. Es stand außer Frage, dass ich es nicht mit allen gleichzeitig aufnehmen konnte. Ich war mir nicht einmal sicher, ob ich gegen nur einen überleben konnte. Es war keine Zeit zum Nachdenken übrig, nur zum Reagieren.

Ich hielt das gesegnete Schwert so vor mir hoch, wie ich es in den Videos gesehen hatte, und versuchte, mich auf die bevorstehende Aufgabe zu konzentrieren. Ich malte mir ein Bild ruhiger Kontrolliertheit aus, als ich sah, wie die Dämonen ungebremst näherkamen, acht Klauenpaare dazu bereit, mich zu zerfleischen. Ich konnte hören, wie Oblitrix hinter mir auf die tiefer liegenden Gleise hinuntersprang. Ich konnte hören, wie seine Kuriertasche gegen seinen Körper klatschte, während er rannte.

Der erste Dämon warf sich vor und sein Körper schleuderte auf mich zu wie eine hässliche Rakete. Ich kämpfte gegen meinen Fluchtinstinkt an und hielt meine Stellung, während ich versuchte, meinen Verstand locker zu lassen, so dass mich mein unbewusster Selbsterhaltungstrieb führen konnte. Dann verlangsamte sich für mich die Zeit und ich hatte einen klaren Blick auf den näherkommenden Dämon. Ich konnte die Flugbahn seines Körpers auf meinen zu sehen, den Winkel seiner Glieder, als er seine Klauen in Position brachte. Ich konnte die Pheromone riechen, die er ausstrahlte, um meine Furcht zu verstärken. Ich konnte die ekelerregende schwefelhaltige Luft schmecken, die ihn umgab und einen verbrannten Rückstand auf meiner Zunge hinterließ.

Ich sah, wie sich sein linker Arm anspannte und zu einem Schwung ausholte, der meinen Kopf von meinem Körper abtrennen sollte. Ich blieb hart und stach mit dem Schwert nach vorne, so dass ich den Dämon unter seinem Schlüsselbein erwischte. Ich kombinierte seinen Schwung mit meinem eigenen, um ihn von mir abzulenken, und ließ ihn vom Bahnsteig und auf die Gleise taumeln. Ich konnte nur hoffen, dass die Wunde ausreichend schwer war, um ihn zu töten.

Die anderen drei Dämonen kamen gemeinsam daher, nur den Bruchteil einer Sekunde nach dem ersten. Ihr Heulen war ohrenbetäubend, als sie den Tod spürten. Ich hielt das Schwert wieder hoch, aber ich hätte genauso gut einen Zahnstocher halten können. Ich schaffte es, die ersten beiden Attacken entweder mit schnellen Reflexen oder purem Glück abzublocken, aber schließlich glitt ein Schlag durch meine Deckung und dann noch einer. Schmerz drang durch meine Eingeweide, als ihre Klauen Fleisch von den Knochen rissen und meine Gedärme zerhackten. Ich wusste nicht, wie viel Schaden ich aushalten konnte, aber ohne eine Möglichkeit, den Angriff aufzuhalten, musste ich annehmen, sie würden einfach weiter kämpfen, bis ich aufhörte, mich zu bewegen.

Ich fiel zu Boden, meine Blicke verschwammen, als ich mich mühte, noch irgendeine Gegenwehr zu leisten. Verzweifelt versuchte ich, mich an die Macht des Großen Wer zu klammern, aber selbst die hatte mich verlassen. Bei all meinem Streben, für die Menschheit zu kämpfen, war ich der Kerl, der Steine auf Panzer warf.

Ich wusste, dass die Dämonen gerade meinen Körper zerfleischten. Ich konnte spüren, wie sich ihre Klauen in meine Muskeln gruben, als wäre es einfach ein weiteres Stück Fleisch. Ich konnte ihr zufriedenes Knurren hören, während sie mich zerrissen und ihr Blutdurst die volle Kontrolle hatte. Mein Blickfeld vernebelte sich und mir wurde richtig warm. Ich wusste nicht, was mit mir passieren würde oder wo ich hingehen würde, aber wenigstens wusste ich, dass ich keine Schmerzen mehr haben würde. Ich hieß die Wärme mit offenen Armen willkommen und freute mich auf das Ende.

Ich war mir vage der ohrenbetäubenden Knalle bewusst, die folgten. Ich hätte überhaupt nicht gewusst, dass irgendetwas passiert war, wenn nicht der reißende Schmerz aufgehört hätte und mit dem warmen, feuchten, stinkenden Gefühl ersetzt wurde, als zähes Dämonenblut auf mich herunterspritzte und sich mit meinem eigenen vermischte. Meine Sehkraft war geschwunden, aber ich konnte die Schmerzensschreie hören, als weitere Knalle folgten. Ich versuchte, mich zu bewegen und auf die Füße zu kommen, aber ich hatte kein Gefühl in meinen Beinen. Ich wusste nicht einmal, ob ich überhaupt noch Beine hatte. Ich konnte hören, wie jemand auf mich zurannte, der schwer atmete.

„Ich weiß nicht, was hier vorgeht, Mann", sagte Oblitrix japsend. „Aber das ist echt verrückt."

„Du weißt nicht einmal die Hälfte davon", versuchte ich zu sagen.

Mein Mund musste in einem üblen Zustand sein, weil es als wenig mehr als ein genuscheltes Gurgeln herauskam. Kugeln, wurde mir bewusst. Er hatte sie erschossen. Ich musste schnell heilen oder wir waren beide verloren. Ich konzentrierte meinen Willen nach innen und zwang das Unmögliche, noch schneller zu geschehen. Meine Sehkraft kehrte binnen weniger Augenblicke zurück und ich konnte sehen, wie Oblitrix über mich gebeugt war, mit glänzendem Schweiß auf seiner Stirn und einer Desert Eagle in seiner Hand, die in Richtung der Dämonen zielte.

Ich öffnete und schloss meinen Mund, um zu testen, ob er funktionierte, ballte und öffnete meine Fäuste und Zehen. Er beobachtete mich mit einer angeekelten, furchtsamen Faszination.

„Diese Kugeln werden sie nicht lange unten halten", sagte ich und sprang auf meine Füße. Ich war überrascht, als ich die Dämonen immer noch auf dem Boden sah, auf Händen und Knien gekrümmt.

„Silber", sagte Oblitrix. „Ich habe etwas herumgegraben, seit ich dieses Video gemacht habe, und habe mir gedacht, dass ich besser vorbereitet komme. Ich habe nicht *das* erwartet. Du hast vor dreißig Sekunden ausgesehen wie eine Hackpastete."

„Ich habe gutes Heilfleisch", antwortete ich, bückte mich und hob mein Schwert auf.

Ich konnte sehen, dass das Silber sie verlangsamt hatte, aber es würde sie nicht aufhalten. Ich verschwendete keine Zeit, marschierte zum ersten hinüber und brachte mein Schwert auf seinen Nacken herunter.

Als sie ihr Schicksal ahnten, sprangen die beiden übrigen Dämonen auf. Ich trat einen Schritt zurück, um mich zu verteidigen, aber ich hätte mir nicht die Mühe machen müssen. Zwei weitere laute Knalle, zwei weitere Löcher mit Silberkugeln und sie lagen wieder auf dem Boden. Ich stach beide von ihnen in den Rücken und hatte diesmal Vergnügen an den tödlichen Hieben. Ich begann, mich wieder zu Oblitrix zu wenden, als ich die schwarze Wolke bemerkte, die sich gerade um sie bildete.

„Was zur Hölle ist das?“, fragte Oblitrix.

Ihre Seelen, wie ich wusste, aber ich sagte es ihm nicht. Josette hatte mir nie erklärt, wie ich sie fernhalten sollte, und jetzt konnte ich fühlen, wie die Finsternis versuchte, sich ihren Weg in meinen Körper zu bahnen. Die Wolke begann, um mich zu wirbeln, und stieg in Richtung meines Gesichtes auf, als ihr Wirbel seine Geschwindigkeit steigerte. Ich versuchte, meinen Mund davor zu verschließen, aber die schwarze Wolke begann, in meine Nase zu gleiten und in mich hineinzurutschen. Ich fiel auf die Knie und schloss meine Augen, dann konzentrierte ich mich erneut auf mein Inneres, um die herumkriechende Masse an dämonischer Energie zu finden. Es würde mich übernehmen und es gab nichts, was ich tun konnte, um es aufzuhalten.

„Nein“, sagte ich.

Ich war ruhig und still, während ich meinen Willen so hart ich konnte gegen die Wolke richtete. Ich spürte das Ziehen und das Echo des Befehls gegen meine Gedanken strömen, als es gleichzeitig implodierte und explodierte. Die schwarze Wolke vaporisierte sofort und ließ mich vom Rückstoß zitternd stehen. Der Druck in meinem Kopf war so stark, dass ich dachte, er würde platzen, meine Sicht schwand erneut und ich verlor das Bewusstsein.

Zehn

Im Traum war ich wieder auf der Freiheitsstatue und stand auf dem schmalen Gang, der die Fackel umgibt. Ich war nicht alleine. Sein langes, schwarzes Haar war zu einem Pferdeschwanz gebunden, seine Augen von einer Pilotensonnenbrille verdeckt. Sein Gesichtsausdruck war eingebildet.

„Wo warst du vor zwei Minuten?“, fragte ich ihn. „Ich hätte dich brauchen können.“

„Du meinst, ich hätte dich benutzen können“, antwortete er. Er lächelte und zeigte einen Mund voll rasiermesserscharfer spitzer Zähne. „Sorry, Mann, aber ich werde nicht meine eigenen Leute töten.“

Die ganze Sache war verrückt. Ich wusste, dass ich gerade träumte oder halluzinierte oder so etwas. Es fühlte sich echt genug an. Die Luft war kalt und frisch, der Wind pfiff durch die Metallstruktur der Statue. Ich konnte sogar hören, wie Touristen die Treppen in der Nähe hinauf- und hinunterpolterten. Gleichzeitig lag diese Andersartigkeit darin. Irgendetwas passte einfach nicht. Ich konnte es nicht einordnen, aber ich konnte es fühlen. Das, und die Tatsache, dass der Große Wer, den ich getötet hatte, hier war und mich auslachte.

„Ich nehme nicht an, dass du weißt, was das hier ist?“, fragte ich ihn.

Er wirkte recht zufrieden mit der Situation. Ich fühlte mich überraschend wohl mit ihm. Ich wusste, dass er mir hier keinen Schaden zufügen konnte.

„Ich kann nicht glauben, dass du mich getötet und meine Seele gefangen hast“, sagte er mit einem Seufzen. „Das bist du.

Dein Unterbewusstsein, dein REM-Zustand, wie auch immer zur Hölle du es nennen willst. Göttliche verbringen Hunderte von Jahren mit dem Versuch, an diesen Ort zu kommen. Du weißt nicht einmal, was es ist."

Er begann wieder zu lachen, lauter und heftiger.

„Warum?", fragte ich.

Er hörte auf zu lachen und sah mich an. „Was meinst du mit warum?"

„Warum verbringen Göttliche Jahre mit dem Versuch, in ihr eigenes Unterbewusstsein zu gelangen?", wiederholte ich. „Es kommt mir hier drin nicht so toll vor, aktuelle Gesellschaft eingeschlossen."

„Mann, du weißt echt gar nichts. Das ist die Quelle all deiner Macht." Er winkte mit seiner Hand über die Welt. „Du hast mich damit hier in die Falle gesetzt, obwohl du keine Ahnung hattest, was du getan hast. Ich habe versucht, deinen Körper als meinen eigenen zu nehmen. Du hast scheiße gekämpft und mich erwischt, weil ich zu beschäftigt damit war, die süße weiße Kleine zu begaffen. Ich dachte, es würde einfach. Lass mich nur sagen, du bist super zum Herumhängen. Diese beiden Mädchen waren heiß. Und dieser Engel … Ein wenig jung für mich und ihr Gesicht ist nichts Weltbewegendes, aber verdammt, sie wusste, was sie mit ihrem Schwert tat."

Er wollte mich ködern und ich wusste es. Ohne nachzudenken, schob ich ihn zurück gegen das Geländer und schob ihn weiter, bis er darüber baumelte.

„Ich weiß, was du tust", sagte ich.

Er lachte wieder. „Tust du? Sieh dich um, Landon. Schau dir das Ausmaß deiner Macht an. Du hast die ganze Welt zu deiner Verfügung. Ich versuche, dir dabei zu helfen, dass dir dein wahres Potenzial bewusst wird. Wir könnten es in einer Stunde schaffen, dass Rezyl dir die Füße küsst."

Ich zögerte. Nur lang genug, dass er meine Schwäche mitbekommen und darauf eingehen konnte.

„Wie oft bist du schon fertiggemacht worden?", fragte er. „Hast du es nicht langsam satt? Du hast die Macht und ich weiß, wie man sie nutzt. Wir können gemeinsam existieren und du kannst alles haben, was du ersehnst." Sein Gesicht verwandelte sich zu einem perversen Grinsen. „Wie diesen Engel da. So ein sexy kleines Ding, ich wette, sie kennt nach siebenhundert Jahren so einige Tricks."

Ich hatte genug. Mein Moment der Schwäche wurde von purem Zorn ersetzt. Ich machte mit meinen Gedanken das Äquivalent eines Schnippens und der Große Wer flog von der Fackel. Ich sah zu, wie er fiel, aber spürte keine Befriedigung, als sein Körper auf dem Boden unten aufschlug und sich auflöste.

Seine Worte hallten in mir nach. Die ganze Welt stand zu meiner Verfügung. Es lag eine Verlockung in diesem Gedanken. War das nicht die Idee? Wenn mich der Dämon nicht physisch überwältigen konnte, würde er versuchen, es mental zu tun. Die Tatsache, dass ich überhaupt von seinen Worten getroffen wurde, war der Beweis, dass ich, egal welches Ausmaß meine Macht hatte, nur so stark wie meine Willenskraft war. Ich erinnerte mich an Dantes letzte Worte an mich. „Überleben und kämpfen." Es war einfach, geradeheraus und leicht zu merken. Irgendwie hatte ich überlebt. Es war Zeit, mit dem Kämpfen anzufangen. Ich wandte mich zur Fackel, wo der Große Wer wieder hockte.

„Ulnyx", rief ich. Er hob überrascht seine Augenbrauen, als er seinen Namen hörte. „Wir sehen uns noch."

Ich zeigte ihm den Stinkefinger und weckte mich selbst.

Elf

Ich hatte nicht erwartet, mich in einem Krankenhausbett liegend wiederzufinden. Ich war nicht einmal wirklich menschlich! Es gab nichts, womit mir irgendein Doktor helfen konnte. Es gab niemanden, der mir helfen konnte, außer mir selbst.

Oblitrix saß neben mir auf einem Stuhl, hatte seine Füße auf das Bett, in dem ich lag, hochgelegt und ein iPad ruhte auf seinen Oberschenkeln. Er bemerkte nicht einmal, dass ich wach war. Ich spürte einen Luftzug und machte eine Grimasse. Sie hatten mich in eines von diesen lausigen Hemdchen gekleidet und eine Infusion in meinen Arm gesteckt. Ich packte sie und zog sie heraus, dann verwandelte ich das Krankenhaushemd in etwas Angemesseneres. Das weckte seine Aufmerksamkeit.

„Hey Mann, du bist wach", sagte er, nahm seine Füße herunter und stand auf.

„Ich muss hier raus", sagte ich zu ihm, warf die Decken zur Seite und glitt aus dem Bett.

Er hielt seine Arme hoch, um mich zu blockieren. „Warte mal, Mann, du kannst hier nicht einfach so rausspazieren."

„Warum nicht?", fragte ich.

Er deutete auf das Fenster. „Also erstens Mal ist das NYPD da draußen. Die wollen wirklich dringend mit dir reden."

Ich folgte seinem Finger. Ein paar Polizisten drückten sich vor meinem Zimmer herum. Sie hatten mich noch nicht bemerkt und sie würden es auch nicht. Ich konzentrierte meine Willenskraft und veränderte den Raum, so dass er für jeden, der draußen war, unberührt aussehen würde. Ich konnte die Illusion nicht sehen, aber das Ziehen in meinem Kopf sagte mir, dass sie wirkte.

„Worüber wollen die mit mir reden?“, fragte ich.

Er sah mich an, als wäre ich bescheuert. „Du weißt es nicht?“

„Hätte ich gefragt, wenn ich es wüsste?“, antwortete ich. „Ich war etwas indisponiert, um mich über die aktuellen Geschehnisse auf dem Laufenden zu halten.“

Er lachte. „Das stimmt wohl. Ich weiß nicht, was mit dir passiert ist, Mann, aber du hast ein Erdbeben verursacht, als du hingefallen bist. Hast zwei der Tunnels zerstört.“

Ein Erdbeben? Ich hatte gedacht, der Druck war nur innerlich. „Wurde irgendwer verletzt?“

„Nein“, sagte er, „aber die Cops glauben, es war ein Terrorakt oder so etwas. Sie haben mich schon befragt. Sie wollen nur mit dir reden, um herauszufinden, ob du irgendetwas weißt oder gesehen hast.“

„Bin ich so hierhergekommen?“ Ich wusste nicht, wie lang ich weggetreten gewesen war. Anhand der Tatsache, dass Oblitrix immer noch hier herumhing, konnte es nicht allzu lang gewesen sein.

Er nickte. „Jupp. Ich wollte dich nicht so zurücklassen, besonders nicht nach dem, was ich dich tun gesehen habe. Ich bin dageblieben und habe sichergestellt, dass nichts sonst aus meinen Albträumen aufkreuzte, bis die Cops aufgetaucht sind. Gute Sache, dass ich einen Waffenschein habe. Ich habe ihnen erklärt, dass ich nicht wusste, was passiert war, aber versucht habe, dich zu beschützen.“

Ich sah Oblitrix an und legte meinen Kopf schief. Nach dem, was er gesehen hatte, hätte er einfach weiter in den Tunnel laufen und mich vernichtet werden lassen können. Nicht nur war er zurückgekommen, sondern er war bei mir geblieben, als ich am verletzlichsten war.

„Danke“, sagte ich. „Du hättest nicht zurückkommen müssen.“

Er lachte wieder. „Es ist mir egal, wer oder was du bist, niemand verdient es, von was auch immer die waren gefressen zu werden. Du bist derjenige, der mir die private Nachricht geschickt hat, oder? Das Pseudonym kam mir bekannt vor, aber nach dem, was ich gehört habe, ist der Kerl vor sechs Monaten gestorben."

„Ja, das war ich", gab ich zu. „Der Tod hat nicht so gut hingehauen." Ich streckte meine Hand aus. „Landon Hamilton."

Er zögerte nicht, meine Hand zu packen und sie kräftig zu schütteln. „Obi-Wan Sampson", sagte er. „Die meisten Leute nennen mich einfach Obi."

„Obi-Wan?"

Er seufzte. „Jupp. Meine Leute waren riesige Star Wars-Fans, jedenfalls von der klassischen Trilogie. Ich bin nur froh, dass sie mich nicht Jar-Jar getauft haben."

„Das bin ich auch", sagte ich. „Du bist ein hervorragender Schütze."

„Ich war vier Jahre bei den Marines", sagte er. „Zwei im Kampfeinsatz, zwei hinter einem Computer. Ich trainiere immer noch jeden Tag und gehe mindestens einmal pro Woche an den Schießstand. Einmal ein Marine, immer ein Marine. Semper Fi, weißt du."

„Ich bin beeindruckt und megafroh, dich zu treffen", sagte ich. „Wenn du hierbleiben willst, würde ich gerne etwas mehr quatschen, aber gerade jetzt muss ich hier raus, ehe die versuchen, reinzukommen."

Er blickte zu den Polizisten hinüber. „Okay, Mann. Ich werde sie ablenken, so dass du vorbeischlüpfen kannst. Der Aufzug ist unten am Gang zur …"

Ich ging zum Fenster hinüber und riss es auf.

„Es muss einen Starbucks in der Nähe geben", sagte ich. „Wir treffen uns dort."

Ich war in der dritten Etage. Nicht zu hoch, um zu springen, also tat ich das. Ich konzentrierte meinen Willen auf die Luft unter mir, während ich fiel, und spürte, wie sie meinen Wünschen nachgab. Sie wurde dichter und schwerer und verlangsamte mich, als würde ich durch Matsch stürzen. Ich landete beinahe sanft und sah dort hinauf, wo sich Obi aus dem Fenster lehnte. Ich gab ihm Daumen hoch und ging die Straße hinunter, zutiefst von mir selbst beeindruckt.

Ich veränderte mein Aussehen und umkreiste das Krankenhaus, so dass ich am Eingang herauskam, gerade als sich Obi seinen Weg durch die großen Glastüren bahnte. Ich ließ ihn vorbeimarschieren, dann folgte ich dicht hinter ihm, als er sich vom Gebäude entfernte. Es war nicht so, dass ich ihm nicht vertraute. Okay, es war so, dass ich ihm nicht vertraute. Mein göttliches Wesen machte mich paranoid und ich war mir überhaupt nicht sicher, dass seine Tapferkeit nicht eine einzige große Falle war. Ich sah keinen Nachteil darin, extra vorsichtig zu sein.

Er bog vor mir um eine Ecke und ich folgte knapp zehn Meter hinter ihm, wobei ich mich unter ein paar andere Fußgänger mischte, die in dieselbe ungefähre Richtung gingen. Als ich um die Ecke bog, konnte ich direkt vor mir das Schild des Starbucks sehen.

Was ich nicht sah, war Obi.

Ich spürte die Gefahr, bevor ich sie sah, und reagierte sofort. Ich duckte mich nach links, um einem kräftigen rechten Haken auszuweichen, dann streckte ich meinen Arm aus und drehte seine andere Hand weg, ehe er mit seiner Pistole einen Schuss abfeuern konnte. Ich zog uns beide an die Seite des Gehsteiges, um uns von den Umstehenden wegzubringen, die den Angriff noch nicht einmal bemerkt hatten. Ich hatte vor, meine Tarnung abzulegen und ihm zu zeigen, dass ich es war, aber er hatte seine Deckung schon heruntergenommen.

„Was geht, Landon“, sagte er. „Tolle Moves.“

„Was sollte das denn?“, fragte ich ihn. „Woher hast du gewusst, dass ich das war?“

Er ließ seine Pistole wieder in seine Kuriertasche fallen. „Ich wusste, dass du es warst, als ich das Krankenhaus verlassen habe. Du hast angefangen, mich zu verfolgen, also habe ich beschlossen, dich zu überraschen. Dachte, wenn du mir feindlich gesonnen wärst, würdest du mich töten, ansonsten würdest du mir vertrauen."

„Du weißt aber, dass ich eine Tarnung, eine Täuschung anwende?", sagte ich. „Du solltest mich eigentlich nicht erkennen."

Er lachte. „Sorry, Mann, ich sehe nur dich. Da ist so ein komischer Nebel um dich, fast als würde man durch Milchglas schauen, aber das ist alles. Hey, meinst du, du könntest mir erklären, was hier alles vorgeht?"

Ich zögerte noch, ihn einzuweihen. „Bist du dir sicher, dass du das wissen willst?"

„Das ist die meiste Action, die ich seit Afghanistan hatte", antwortete er. „Computer sind nette Spielzeuge, aber nichts im Vergleich zu einem Adrenalinrausch."

„Komm mit", sagte ich und führte ihn Richtung Starbucks. „Mir ist nach einem Americano."

Wir setzten uns in eine Ecke, außerhalb der Hörweite aller bis auf die talentiertesten Lauscher. Obi machte seine Tasche auf und zog eine Aktenmappe heraus, dann setzte er sich hin.

„Warum erzählst du mir nicht, was du schon weißt, und ich werde versuchen, die Lücken zu füllen", sagte ich.

Er übergab mir die Mappe. Ich öffnete sie und wurde von einem Foto zweier Vampire begrüßt, mit gebleckten Fängen und Klauen, die aussahen, als würden sie sich gleich gegenseitig zerfleischen.

„Ein Schnappschuss aus dem Video", sagte er. „Ich ging von der Arbeit heim; ich bin Software-Entwickler bei einem Startup. Jedenfalls habe ich diesen Aufruhr in der Gasse gehört und weil ich eben der neugierige Hurensohn bin, der ich bin, habe ich mich mit laufender Handykamera auf den Weg die Gasse hinunter gemacht. Das habe ich gesehen."

Ich blätterte am Foto vorbei zum Ausdruck eines Threads in einem Forum. „Was ist das?", fragte ich.

„Nachdem ich diese Kerle in Action gesehen habe, bin ich auf der Suche nach echten Vampiren ins Internet gegangen", sagte er. „Was du auf SamChan gesehen hast, war nur die Spitze des Eisberges. Ich habe von dieser Truppe an Versagern auch nicht viel erwartet … nimm's mir nicht übel."

Ich musste grinsen. „Nehme ich nicht übel."

„Cool. Also habe ich angefangen, etwas tiefer zu graben, bin auf einige Tor-Seiten gegangen und habe nach einer Spur zum illegalen Bluthandel gesucht. Ich nahm an, wenn diese Kerle echt sind, dann müssen sie auch essen. Wenn sie essen müssen, brauchen sie auch Zulieferer. Das ist meine Goldgrube."

Ich sah mir wieder den Ausdruck an. Alles war in einem Code geschrieben.

„Du hast das geknackt?", fragte ich.

„Ja, Mann", sagte er. „Das war aber nicht einfach. Sie benutzen eine lexikalische Verschlüsselung, die auf dem Rumänisch von 600 nach Christus basiert. Klingt richtig, gell? Jedenfalls habe ich beinahe zehn Stunden gebraucht, um eine Referenz zu dieser Sprache zu finden, und noch einmal vier, um sie zu knacken. Im Prinzip ist es ein Bluthandel. Der verrückteste Markt, den man sich vorstellen könnte – mit einer Prämie für zwei Sachen."

Er hörte auf zu sprechen und tippte mit seinen Fingern auf den Tisch.

„Willst du mich jetzt raten lassen?", fragte ich.

Er nickte. Ich dachte ein paar Minuten darüber nach, während er abwartete.

„Engel und junge Mädchen?"

Er schlug mit seiner Hand auf den Tisch. „Nah dran; Engel und *jungfräuliche* junge Mädchen. Es war der Teil mit den Engeln, der mich fesselte. Ich meine, Vampire und Engel? Also bin ich der Spur etwas weiter gefolgt."

Ich blätterte durch die ganzen Ausdrucke voller rumänischer Kryptographie und dann stockte mir der Atem. Sie sah aus, als würde sie direkt in die Kamera schauen. Josette.

„Du kennst sie?", fragte er mich.

Ich wusste, dass mich mein Gesichtsausdruck verriet.

„Wir sind uns begegnet“, sagte ich.

„Sie ist ein Engel“, sagte er. „Nach dem, was ich aufgeschnappt habe, ist sie ziemlich wertvoll, falls man sie lebend erwischt. Ich vermute, sie glauben, dass sie das Beste aus beiden Welten ist.“

Sie war ein Engel und eine Jungfrau. In siebenhundert Jahren hatte sie nie Liebe gefunden? Oder war es Engeln verboten, in diese Art von Beziehungen verwickelt zu werden? Ich hoffte, es war Letzteres. Der Gedanke, dass sie all diese Jahre alleine verbracht haben musste, machte mich traurig.

„Wie hast du sie gefunden?“, fragte ich.

„Die Vampire jagen sie für einen Kerl namens Rezyl“, antwortete er. „Sie haben alle Arten von Jägern, die versuchen, ein Auge auf sie zu halten. Sie schafft es immer noch von Zeit zu Zeit, von ihrem Radar zu verschwinden, aber sie taucht immer wieder auf. Als ich das Foto gemacht habe, hat sie in einer Suppenküche unten in Chelsea gearbeitet. Du kannst den Eingang im Hintergrund sehen. Jedenfalls schien der Obdachlose, mit dem ich gesprochen habe, sie zu kennen, also vermute ich, dass sie ziemlich regelmäßig dort arbeitet.“

Ich rang einen plötzlichen Anfall an peinlicher Berührtheit nieder. Ich hatte den Eindruck gehabt, dass Engel das Gleichgewicht aufrechterhielten, indem sie Dämonen jagten. Mir war nie der Gedanke gekommen, dass sie so banale Aufgaben wie das Bemannen einer Essensausgabe in einem Asyl auf sich nehmen würden. Dann war da Rezyl. Er schien hier in alles verwickelt zu sein, und zwar auf keine gute Weise. Ich bemerkte das Schild an dem Gebäude, „Heilige Dreifaltigkeit“. Ich hätte es mir denken müssen.

„Was weißt du über Rezyl?“, fragte ich.

Er schüttelte seinen Kopf. „Nicht viel, Mann. Die Vamps haben anscheinend Angst, überhaupt seinen Namen einzutippen.“

Er lehnte sich zurück und nahm einen Schluck von seinem Quad Caramel Latte mit extra Karamell. Wenn Vampire von Blut lebten, dann, stellte ich mir vor, lebte Obi von Zucker.

„Du bist dran", sagte er.

Bis er es sagte, hatte ich mir nie überlegt, wie ich mich selbst für einen Sterblichen erklären würde. Er wusste, was Vampire waren, und er wusste, dass Engel existierten, also war das schon einmal ein guter Anfang. Ich schluckte meinen Americano hinunter und holte tief Luft.

„Also, es gibt Engel, und es gibt Dämonen", sagte ich. „Und dann gibt es mich. Ich bin eine Art göttliche Promenadenmischung, der Einzige meiner Art."

Ich erzählte ihm alles, was ich wusste, und benutzte so ziemlich dieselbe Beschreibung, die Dante für mich benutzt hatte. Obi blieb die ganze Zeit stoisch und reagierte auf nichts, was ich sagte, aber analysierte jedes Wort. Als ich fertig war, saß er einen Augenblick nur da, dann leckte er über seine Lippen und griff nach seiner Tasche.

„Silber wird bei mir nicht funktionieren", erklärte ich ihm.

Er sagte gar nichts. Ich beobachtete, wie er die Kuriertasche aufmachte, die Desert Eagle herauszog und sie mir mit dem Griff zuerst übergab.

„Ritter haben für gewöhnlich ihre Schwerter versprochen", sagte er. „Ich habe kein Schwert."

Ich nahm es nicht sofort. Ich sah ihm in die Augen. Er starrte zurück, unbeirrbar. Ich konnte die Kraft, die Überzeugung in ihm sehen. Wenn ich vorhatte, für die Menschheit zu kämpfen, würde er mein Knappe werden und nichts, das ich sagte oder tat, würde ihn davon abbringen. Ich streckte meinen Arm aus und nahm den dargebotenen Griff.

„Du wirst wahrscheinlich in einer Woche tot sein", sagte ich zu ihm.

Sein Gelächter war laut. „Du hast eine seltsame Art, Leute willkommen zu heißen, Mann."

Er streckte den Arm aus und klopfte mir auf die Schulter. Ich gab ihm diskret die Pistole zurück.

„Also, was jetzt?", fragte er mich.

Ich hob die Mappe hoch. „Ich muss herausfinden, was die Dämonen über den Kelch wissen, aus dem Jesus beim Letzten Abendmahl getrunken hat, den Heiligen Gral. Sie haben begonnen, ihn zu nutzen, um sich selbst beinahe unbesiegbar zu machen."

Ich hatte ihm gerade erklärt, dass der Heilige Gral real war. Ich hätte ihm genauso gut erklärt haben können, dass sein Schuhband offen war. Er war ganz geschäftsmäßig.

„Das ist schwere Kost", sagte er. „Ich glaube, ich kann dir da weiterhelfen. Es gibt einen Vampir namens Merov. Er ist ein wichtiger Kerl in diesen Kreisen, einer der größten Zulieferer auf dem Markt. Es gibt heute Nacht in seinem Penthouse eine große Party. Wie ich erfahren habe, ist es der vierundachtzigste Geburtstag seiner Tochter."

Das klang vielversprechend. „Hast du eine Adresse?", fragte ich.

„Ich hätte es nicht erwähnt, wenn ich das nicht hätte", antwortete er.

Ich schluckte das letzte Bisschen von meinem Americano hinunter und stand auf. „Lass uns gehen", sagte ich. „Ich würde sagen, dass wir an deiner Wohnung vorbeischauen können, aber ich lehne mich aus dem Fenster und schätze, die ist mittlerweile verwüstet. War irgendetwas auf deinem Computer, was ihnen einen Hinweis darauf geben könnte, dass du von dieser Party weißt?"

„Unverschlüsselt?", fragte er beleidigt.

Ich lächelte. „Gut. Dann gehen wir zu meiner Wohnung. Vielleicht könntest du mir beibringen, wie man kämpft."

Es war gut, einen Freund zu haben, so lange er durchhielt. Ich hatte das Gefühl, dass die Lebensspanne von Sympathisanten des Fegefeuers ziemlich kurz war.

Zwölf

„Mann, du brauchst ein ernsthaftes Upgrade." Obi sah sich in meinem Hotelzimmer um. Es war das dritte oder vierte Mal, dass er meine lausigen Lebensumstände kommentiert hatte.

„Es passt zu meinen Bedürfnissen", erklärte ich ihm. „Es ist ja nicht so, dass ich sozialversichert bin oder irgendwas. Ich habe ungefähr dreitausend Dollar, die mir für den Rest der Ewigkeit oder bis ich sterbe reichen müssen, was auch immer davon zuerst kommt. Ich nehme noch Wetten an, was es sein wird."

„Komm schon, Mann. Ich habe dich gesehen. Ich glaube nicht, dass dich irgendetwas plattmachen kann."

„Wenn ich meinen Kopf verliere, sterbe ich. Wenn ich genug Schaden nehme, könnte ich irgendwo in ein Verließ geworfen und für alle Zeit begraben werden. Ich werde nicht sterben, aber ich werde in der Falle sitzen."

Ich hatte nie zuvor an dieses Szenario gedacht. Ich musste eine Welle an Panik zurückdrängen. Mit etwas Glück würden die anderen Spieler auch nicht daran denken.

Obis Stimme riss mich aus meiner makabren Introspektive. „Also, du hast gesagt, du willst kämpfen lernen. Wie viel kannst du schon?"

„Du hast mich gesehen", sagte ich. „Wie viel glaubst du, dass ich kann?"

„Gutes Argument. Zu deinem Glück habe ich für meinen Zug als Hilfsausbilder gedient, als wir in Afghanistan waren. Ich werde dich blitzschnell in Form bringen."

Ich wollte aufs Dach hinaufgehen, aber Obi protestierte wegen der Kälte. Ich hatte bereits vergessen, dass er nicht gegen die

Elemente geschützt war. Wir gingen stattdessen ins Zimmer auf der anderen Seite des Ganges und schoben die Möbel aus dem Weg, so dass wir etwas Platz zum Manövrieren haben würden.

In den Moment, als wir damit fertig waren, den Boden freizuräumen, fing er an, mich wie einen Marine anzubrüllen, und befahl mir, in den Liegestütz zu gehen und ihm fünfzig zu geben. Nur um etwas klarzustellen, pumpte ich zweihundert heraus, bat ihn, sich auf mich zu setzen, und machte nochmal hundert. Es machte mir keine große Mühe, mich etwas stärker zu machen, und ich hatte bereits herausgefunden, dass meine körperliche Ausdauer ziemlich grenzenlos war.

„Argument angekommen, du Tier", sagte Obi und sprang von mir herunter. „Ich werde dir stattdessen ein paar Kniffe aus Mixed Martial Arts zeigen."

Er befahl mir, mich neben ihn hinzustellen und seine Bewegungen zu imitieren. Er war ein Naturtalent als Lehrer. Innerhalb einiger weniger Stunden war ich in der Lage, seine aggressivsten Vorstöße abzulenken. Ich war beim Angreifen nicht so erfolgreich, weil ich meine Schläge abbremsen musste, um ihn nicht zu verletzen. Er wirkte aber zufrieden mit den Resultaten.

„Die beste Made, die ich je trainiert habe", sagte er zu mir. „Unter die Dusche, Rekrut, die Party beginnt in drei Stunden und du musst noch in die Innenstadt."

Ich duschte noch einmal und setzte mit dann mit Obi zusammen, um den Plan durchzugehen. Der war ziemlich primitiv, aber das Beste, was wir mit den begrenzten Informationen, die wir hatten, machen konnten. Ich würde alleine hineingehen, als Vampir getarnt, und hoffen, dass niemand dort die Täuschung durchschauen würde. Ich würde etwas mit den Gästen reden und einige der Codewörter, die mir Obi gezeigt hatte, benutzen, damit ich mich clever auf den Handel beziehen konnte.

Das Ziel wäre, die Gäste zum Reden zu verlocken oder sonst irgendetwas aufzuschnappen, was mit dem Kelch in Verbindung stehen könnte.

Nebenbei hatte ich außerdem vor, jeglichem Geplauder, das Josette betraf, zu lauschen. Auf keinen Fall würde ich sie als leckeren Snack für irgendeinen reichen Vampir enden lassen. Sobald ich hätte, was ich wollte, oder nicht mehr willkommen wäre, würde ich mich hinausschleichen und ins Belmont zurückkehren, um den Einsatz mit General Kenobi nachzubesprechen.

Während ich die Party besuchen würde, würde Obi sich etwas mehr durch das Internet arbeiten und versuchen, Informationen über den Kelch zu sammeln. Jetzt, wo er wusste, womit er es zu tun hatte, war er klug genug, um in Bewegung zu bleiben und die Hotspots zu wechseln.

„Ich wünschte, ich würde mich hierbei zuversichtlich fühlen", sagte ich zu Obi.

Die Party fing in einer halben Stunde an, was gerade genug Zeit war, um lässig etwas zu spät zu kommen. Ich hatte mich noch nicht schick gemacht, aber ich hatte meine Kleidung in einen supercoolen schwarzen Anzug mit einer Nehru-Jacke und grellen Diamant-Manschettenknöpfen verwandelt. Wir beschlossen, dass ich als einer der ganz Großen gehen sollte, und wenn ich fähig sein sollte, auch so auszusehen, würde mir das dabei helfen, mich zu integrieren und sie zum Reden zu bringen.

Trotzdem kämpfte ich gerade mit dem Gefühl, dass ich auf dem Präsentierteller stehen würde. Es half auch nicht, dass ich im Grand Central das gesegnete Schwert verloren hatte. Was würde nun damit geschehen? Würde irgendein Obdachloser einfach darüber stolpern und sich im Besitz eines unglaublich scharfen und tödlichen Dämonenkiller-Werkzeugs wiederfinden?

„Ich bin schon dreimal zu Brei geschlagen worden und ich habe keine Verstärkung", sagte ich.

Na ja, ich schätze, ich hatte Verstärkung, falls Ulnyx beschloss, mir zur Verfügung zu stehen. Nach dem Beinahe-Traum, den ich erlebt hatte, fühlte ich mich etwas besser dabei, dass ich fähig wäre, den Bastard zu kontrollieren, aber auch er wusste, dass ich ihn kontrollieren konnte, was seine Beteiligung fraglich machte.

„Mach dir darüber keine Sorgen, Mann“, sagte Obi. „Alles, was du tun musst, ist, die Tarnung aufrechtzuerhalten, und du wirst keine Schwierigkeiten bekommen. Lass einfach deinen inneren James Bond raus.“

Obis übertriebenes Selbstvertrauen war ein guter Gegenpol zu meinen Befürchtungen. Ich marschierte zur Tür hinüber und riss sie auf.

„Wünsch mir Glück“, sagte ich und versuchte, meine Nerven im Zaum zu halten.

Obi lachte. „Nope. Gute Jagd!“ Er schenkte mir einen steifen Salut, als ich die Tür hinter mir schloss.

Die Party fand im Penthouse eines Trump-Gebäudes an der Upper East Side statt, einem glamourösen Gebiet, wo man sicher für gewöhnlich mehr Promis sichtete als Vampire. Es war ganz am anderen Ende der Insel als da, wo ich losfuhr, aber die Entfernung war kein Problem. Obi hatte ein Luxustaxi bestellt, während ich geduscht hatte, und ein verwirrter Limousinen-Chauffeur grüßte mich, als ich das Belmont verließ.

„Alles in Ordnung?“, fragte ich ihn, als er mir die hintere Tür der Stretchlimousine aufhielt.

Das kostete zehn Prozent meiner Ersparnisse, aber Obi hatte darauf bestanden, dass ich alles auf eine Karte setzen musste, um ihr Vertrauen zu gewinnen. Er war sogar so weit gegangen, einige Nachrichten über „Stefano Giovanni“ in den Online-Blutbörsen zu platzieren, geflüsterte Gerüchte über einen öffentlichkeitsscheuen Händler, der in letzter Minute beschlossen hatte, aus Venedig einzufliegen und die Geburtstagsparty zu besuchen. Er war sich sicher, dass es keine anderen großen Nummern in Venedig gab; anscheinend waren Vampire keine großen Fans von Wasser und meine Fähigkeit, dort zu operieren, würde mir auch etwas Respekt verschaffen.

Der Chauffeur sah von mir zum Belmont und zurück. Ich hatte meine Erscheinung geändert und orientierte mich am Aussehen von Brad Pitt in „Interview mit einem Vampir“, komplett mit einem Satz kleiner Fangzähne, die nur sichtbar wurden, wenn ich breit lächelte.

„Nein, Sir“, sagte er. Er schob mich hinein und schloss die Tür. „Verdammte Drogendealer“, hörte ich ihn murmeln. „Fahr sie einfach rum, lad sie ab, dann verdammt nochmal raus da.“

Die Fahrt in der Limo war kurz, aber ich nutzte die Gelegenheit, sie zu genießen. Ich war seit meinem Abschlussball an der Highschool nicht mehr in einer Limo gesessen. Carly Lane. Der Name ließ mich gleichzeitig den Kopf schütteln und grinsen. Ich hatte seit Jahren nicht mehr an sie gedacht. Ich war ihr erster Schwarm, ein unbeholfener Computerfreak, der Frauen anschaute und nur eine Ablenkung sah. Sie hatte mich zum Ball eingeladen und ich hatte gegen jede Vernunft zugestimmt. Es war mir damals nie in den Sinn gekommen, aber sie war wirklich hübsch.

Was würde sie sagen, wenn sie mich jetzt sehen könnte? Das Date war nicht besonders gut gelaufen, aber wir waren für den Rest der Highschool Freunde geblieben. Ich würde wetten, sie war jetzt verheiratet und hatte ein paar Kinder. Sie war immer der mütterliche Typ gewesen.

Die Stimme des Fahrers riss mich aus meinen Erinnerungen. „Wir sind da, Sir“, sagte er, als die Limo zum Stehen kam. Ich drehte meinen Kopf, um aus dem Fenster zu sehen, während ich darauf wartete, dass er herumkam und die Tür öffnete. Das Gebäude war riesig, mindestens fünfzig Stockwerke oder mehr, komplett aus Glas und Stahl. Es strahlte pure Macht und Geld aus. Bei der riesigen Drehtür stand ein Türsteher und wartete und direkt dahinter konnte ich ungefähr ein halbes Dutzend Vampire in einer Schlange stehen sehen.

Mein Herz klopfte mir bis in den Hals, als ich anfing, in eine Panik abzugleiten. Falls sie fähig waren, durch meine Tarnung zu blicken, wäre ich tot, noch ehe ich über die Straße gekommen wäre. Ich fing an, meine derzeitige Handlungsweise zu bereuen. Die Tür öffnete sich.

Ich holte noch einmal tief Luft und stieg aus der Limo. Ich gab dem Fahrer das Bargeld und ein großzügiges Trinkgeld.

„Danke", sagte ich.

Er war schon auf halbem Weg zurück auf den Fahrersitz, ehe es das „Danke" aus meinem Mund schaffte. Meine Sinne waren gerade etwas überfordert mit der Anzahl an Göttlichen, die im Gebäude versammelt waren. Ich konnte die kombinierte Energie der Massen spüren. Das half meinen Nerven überhaupt nicht.

Ich glitt durch die Drehtür und der erste Vampir in der Schlange kam auf mich zu. Er war gut angezogen, gepflegt und gut gebaut, zu gleichen Teilen Klasse und Muskeln.

„Ich bin wegen der Solen-Geburtstagsfeier hier", sagte ich und versuchte, ruhig zu bleiben, obwohl sich mein Brustkorb anfühlte, als würde er gleich etwas Ekelhaftes gebären. „Mein Name ist Stefano Giovanni."

Der Vampir nahm sich seine Zeit, um mich in Augenschein zu nehmen, aber es war seine Nase, wegen der ich mir Sorgen machte. Ich hatte mein Bestes getan, um den Geruch zu imitieren, den ich mit Rebecca verband, weil sie das einzige gute Beispiel war, das ich dafür hatte, wie ein Vampir riechen sollte. Ich hatte die Blumigkeit ihres Parfüms etwas gesenkt, aber das Moschus und Eisen erhalten und es mit Drakkar gemischt.

Ich wartete; innerlich gespannt genug, um ein Holzbrett zu durchbrechen, äußerlich spielte ich den Coolen. Er beendete seine Schnüffelprobe, trat einen Schritt zurück und lächelte, wobei ihn seine Fangzähne zum ersten Mal verrieten.

„Mr. Solen hat mich angewiesen, Ihnen jeden Wunsch von den Augen abzulesen", sagte er. „Er ist sehr begierig darauf, sich mit Ihnen über die italienischen Märkte zu unterhalten. Hier entlang, Mr. Giovanni."

Er verbeugte sich und streckte seinen Arm aus, um mich zum Aufzug zu führen. Ich sah ihn nicht an oder reagierte. Ich fing einfach an zu gehen wie der hochnäsige, bösartige Scheißkerl, der ich sein sollte.

Wir traten in den Aufzug und er drückte den einzigen Knopf darin. Privat. Beeindruckend.

„Wie ist dein Name?", fragte ich. Meine Stimme klang für mich normal, aber ich schickte sie ihm mit einem weichen italienischen Akzent.

„Tarly, Sir", antwortete er.

Er wartete darauf, dass ich wieder sprach. Ich entschied mich dagegen und überließ es ihm, mit dem peinlichen Moment zurechtzukommen. Der Aufzug brachte uns blitzschnell ins Penthouse hinauf.

Obi hatte mich davor gewarnt, was ich bei einem Event, das Vampire organisierten, erwarten musste. Trotzdem war es eine Herausforderung, meine Reaktion zu verbergen, als die Aufzugtüren aufglitten und Tarly und ich in das Apartment hinaustraten.

Der Wohnraum war riesig, größer als alles, was ich mir hätte vorstellen können. Der Aufzug entließ uns auf einen großen Balkon, der das Hauptwohnzimmer überblickte, wo ich ungefähr hundert Gäste sehen konnte, die sich bereits versammelt hatten. Zur Rechten waren die restlichen kleineren Zimmer, zur Linken und vor mir nur eine Wand aus zehn Meter hohen Fenstern vom Boden bis zur Decke, die einen unglaublichen Ausblick über die Stadt boten. Der Balkon führte über ein symmetrisches Treppenpaar hinunter zur Party, überall standen antike Stücke, die unbezahlbar sein mussten. Die Ecke an der Fensterfront enthielt eine vergleichsweise herkömmliche Innenausstattung mit einem Sofa und einem Zweisitzer in einem Winkel vor einem freistehenden offenen Feuer, was es den Bewohnern ermöglichte, den besten Ausblick über die Stadt darunter zu genießen. Von der Decke über den Möbeln hing ein riesiges Banner aus Leinwand, auf dem „Happy Birthday, Reyka!" stand.

Alles war beeindruckend, aber nicht ungewöhnlich für die Reichen. Was das Ganze als nicht ganz so ach-so-normal verriet, war der offene Bereich, der geschaffen worden war, indem man einige der antiken Möbel entfernt hatte. In der Mitte davon stand ein riesiger, klassisch römischer Springbrunnen, aber anstatt Wasser zu spucken, zirkulierte er Blut, warf es in die Luft und ließ es über die Seitenwände ins Hauptbecken tropfen. Die Gäste um ihn herum tauchten von Zeit zu Zeit einen Finger ein, um schnell zu probieren, und dann jegliche Gespräche, die sie gerade führten, wieder aufzunehmen. Es war ekelhaft, aber mir drehte sich nicht komplett der Magen um, solange ich versuchte, nicht darüber nachzudenken, woher das Blut gekommen war.

Dann sah ich es: An der südlichen Glasfront waren ein Dutzend Betten aufgestellt. Auf den Betten lagen Frauen, menschliche Frauen, unbekleidet, gefesselt und betäubt. Sie waren nicht alleine auf den Betten, den Gästen stand es frei, hineinzuklettern und zu probieren.

Ich näherte mich der Zerreißgrenze meiner Fähigkeit, meinen Ekel, meine Abscheu und meinen Zorn im Zaum zu halten, als Tarly vor mich trat.

„Mr. Giovanni“, sagte er.

Ich muss ihm einen Blick geschenkt haben, der töten könnte; er hielt inne und sah mich an wie ein geprügelter Hund.

„Es tut mir leid, Sir, aber Mr. Solen hat verlangt, dass ich Sie zu ihm hinüberbringe. Würden Sie mir folgen?“

Eine Szene wegen des „Frischfleischs“, wie die Vampire es laut Obis Erklärungen nannten, hätte meine Tarnung binnen null Komma einer Sekunde auffliegen lassen. So sehr es mich schmerzte, dass ich es ignorieren musste; weit mehr Menschen würden sterben, wenn ich den Kelch nicht finden sollte.

„Geh voraus“, sagte ich und nahm weiter die bestimmende Haltung ein, die Tarly sich krümmen ließ wie Quasimodo.

Er richtete sich auf, aber nicht zu sehr, und begann, auf die südliche Treppe zuzugehen. Toll, jetzt musste ich der Sache sogar noch näher kommen.

Näher wäre noch harmlos gewesen. Wie sich herausstellte, nahm sich Merov Solen selbst gerade einen Schluck. Es lag nichts

Furchterregendes oder Beeindruckendes an dem Vampir, der als der mächtigste in Amerika betrachtet wurde. Er war klein, vielleicht etwas über einen Meter sechzig, mit einer Glatze und einem ordentlichen Bauch. Seine Augen waren groß und blau, seine Kleidung eine einfache Kombination aus Cord und einem schlichtem Hemd, das ihn unter den restlichen Partygästen in ihren schwarzen Anzügen und Ballkleidern auffällig deplatziert erscheinen ließ.

Als er sah, dass ich näher kam, schenkte er mir das Lächeln eines Autoverkäufers und leckte sich dann etwas Blut weg, das in seinem Mundwinkel geronnen war. Ich schaute zum Mädchen auf dem Bett hinüber. Wenigstens hatte sie keine Ahnung, wo sie war oder was mit ihr passierte. Falls ich eine Chance hätte, sie da rauszuholen, würde ich es. Falls nicht, würde ich sie irgendwie rächen.

„Auch einen kleinen Bissen?“, fragte er. „Es gibt nichts Besseres als eine Jungfrau, um das alte Herz wieder zum Schlagen zu bringen, oder?“

Ich biss mir auf die Zunge, fast fest genug, um mein eigenes Blut zu schmecken.

„Ich persönlich ziehe es pur vor. Ich finde die Veränderungen, die externe Zutaten verursachen, widerwärtig.“

Merov lächelte und streckte seinen Arm aus, um ihn um meine Schulter zu legen. „Ein Dämon mit exquisitem Geschmack und Standards. Ich respektiere das. Unter uns, ich hätte mir nicht einmal die Mühe mit den Drogen gemacht, aber das ist die Geburtstagsfeier meiner Tochter und sie wird schon wütend genug auf mich, weil ich überhaupt das Frischfleisch zur Verfügung stelle. Manchmal weiß ich nicht, ob sie wirklich meine Tochter ist, so wie sie sich beim Trinken von menschlichem Blut anstellt. Wir sind Vampire, zur Hölle!“

Eine Vampirin nach meinem Geschmack. Ich spürte eine sofortige, ungekannte Verbindung zu Merovs Tochter. Wir waren immerhin beide eine winzige Minderheit.

„Ist sie hier?“, fragte ich ihn. „Ich bin sehr interessiert daran, mehr über ihre Ideen zum Überleben ohne unsere primäre Nahrungsquelle zu lernen.“

Er lachte. „Haben Sie irgendeine Ahnung, wie viel von meinem Geld sie verschwendet hat, um Vampirphysiologie zu erforschen und zu versuchen herauszufinden, was genau es im menschlichen Blut ist, das wir zum Überleben brauchen? Sie hat mich sogar einige ihrer synthetischen Proben testen lassen. Man könnte davon leben, aber es schmeckt wie Kanalwasser. Und dabei ignoriert man noch die Tatsache, dass eine solche Sache mich aus dem Geschäft treiben würde. Können Sie es glauben, dass ich meine eigene Zerstörung finanziere?“

Er begann, mich durch das Gedränge zu führen, und grüßte alle Gäste, die ihn bemerkten. Wenn sie ihn kommen sahen, drehten sie sich um, fielen auf ein Knie und senkten ihre Köpfe.

„Außerdem“, fuhr er fort, „sind die Menschen dazu da, wie Vieh für uns zu sein. Wir sind in jeglicher Hinsicht überlegen, habe ich Recht?“

Ich wollte seinen Melonenkopf zwischen meinen Händen zerquetschen. „Richtig“, sagte ich stattdessen.

„Jedenfalls ist sie noch nicht aufgetaucht. Sie weiß nichts von der Party, also bin ich hoffnungsfroh, dass sie diesmal die Wünsche ihres Vaters respektieren wird. Sie ist ein schwieriges Kind, aber sie ist mein einziges Kind und ich liebe sie so sehr, wie es mein kaltes Herz zulässt.“

Er führte mich an der Versammlung vorbei, auf die privaten Wohnräume am nördlichen Ende des Apartments zu.

„Ich weiß nicht, wie das ist“, sagte ich. „Ich hatte nie die Sehnsucht nach Kindern.“

Er nickte den beiden muskulösen Wachmännern zu, als er mich an ihnen vorbei in einen langen Gang führte. Als ich sie im Vorbeigehen ansah, wurde mir bewusst, dass sie keine Vampire waren. Ich spürte einen kleinen Aufruhr in meiner Seele. Were.

„Ich auch nicht“, sagte Merov.

„Reykas Mutter war ein Sukkubus. Sie hat mich hinters Licht geführt. Zuerst war ich so wütend, dass ich sie beinahe töten ließ. Dann beschloss ich, zu warten, bis mein kleines Mädchen geboren war. Ich war neugierig darauf, welche Art von Dämon die Verbindung hervorbringen würde. Nachdem ich sie gesehen habe, habe ich sie als mein Kind beansprucht und persönlich den Kopf ihrer Mutter abgetrennt. Ich glaube, daher hat sie ihre empfindliche Seite mit den Menschen. Ihre Mutter hatte immer eine Vorliebe für die. Sie sagte, sie wären sehr kreativ." Merov hielt an einer Doppeltür am Ende des Ganges an, dann fummelte er in seinen Hosentaschen herum und suchte nach dem Schlüssel.

„Nun, genug von meiner Tochter. Wenn Sie wollen, kann ich Sie bekannt machen, wenn sie ankommt. Worüber ich wirklich gerne mit Ihnen sprechen würde, ist mein Interesse daran, eine Handelsvereinbarung auszuarbeiten. Ich habe eine Anzahl an Parteien, die daran interessiert wären, eine gute europäische Quelle in die Finger zu bekommen. Meine Diener haben mir erzählt, Sie haben einen ziemlichen Ruf und sind ein Mysterium für die Meisten."

„Ich versuche, mich bedeckt zu halten", stimmte ich zu. „Das Element der Überraschung kann recht mächtig sein."

Schließlich fand er, wonach er suchte, eine kleine Münze, die er gegen ein flaches Paneel drückte, das an einem der beiden Türflügel befestigt war. Es piepste und die Tür entriegelte sich.

„So bin ich hier an die Macht gekommen", sagte er. „Diese Wohnung gehörte ursprünglich einem anderen, ehe ich sie eingefordert und ihn vom Dach geworfen habe. Aber nicht, bevor ich ihm das abnahm."

Er hielt die kleine Münze hoch. Es war überhaupt keine Münze, sondern ein rundes Glasstück, worin eine Fingerspitze eingelassen war. Er brauchte die Fingerabdrücke des vorherigen Bewohners, um in den Raum zu kommen.

Er wollte gerade die Tür aufschieben, als einer der Wer-Wächter zu uns trat.

„Verzeihen Sie, meine Herren", sagte er. Er klang, als würde er Reibeisen frühstücken. „Mr. Solen, Ihre Tochter ist angekommen."

Merov seufzte. „Perfektes Timing, wie üblich", sagte er und wandte sich an mich. „Wir werden später weiterreden, nach der Party."

Es war kein Vorschlag, sondern ein Befehl. Er wartete nicht darauf, bis ich reagierte. Er wandte sich um, begann, zurück auf die Aufzüge zuzumarschieren, und ließ mich dort mit dem Wer stehen. Der schob mich zurück zur Party.

Als ich wieder hinaus in die Empfangshalle trat, sah ich auf und versuchte, einen Blick auf Merovs Tochter Reyka zu werfen. Ich konnte sehen, wie sich Merov seinen Weg die Treppe hinauf bahnte, aber mein Winkel war nicht günstig, um mehr als ein paar Meter an der untersten Stufe vorbei zu sehen. Aber gut, ich konnte warten. Merov hatte gesagt, er würde uns vorstellen. Ich stellte mich in die Menge und konzentrierte meine Aufmerksamkeit auf die Gespräche, die um mich herum erklangen.

„Es ist einfach lächerlich", sagte gerade einer der Vampire zu einer Gruppe von fünf oder sechs Leuten. „Der Markt ist komplett mit schlechter Qualität überschwemmt. Jeder Vampir, der jemals gejagt hat, versucht, seinen eigenen Handelsdienst zu starten, und sie glauben, wir bemerken nicht den Unterschied zwischen einer Debütantin und einer Prostituierten."

„Gib mir einen Engel jederzeit", sagte seine Begleiterin.

Sie sah aus, als sei sie fünfzig oder sechzig Jahre alt, aber hart wie Fels. „Ich erinnere mich noch an das letzte Mal, als ich einen Engel hatte. Es hat mich ein Vermögen gekostet, aber das war es so wert."

„Ich habe gehört, die Meister haben eine neue Waffe im Krieg", sagte ein dritter. Dieser weckte meine Aufmerksamkeit. „Eine Art Amulett, das seinen Träger komplett unzerstörbar macht."

Die anderen drückten ihren Schock und ihre Bewunderung aus. „Woher haben sie das?", fragte die ältere Vampirin.

Ich kam nicht dazu, die Antwort zu hören. Ein plötzliches Schweigen fiel über die gesamte Menge, die sich wie ein Mann zur Treppe hindrehte. Ich drehte mich um, um nachzusehen, gerade als sie alle riefen: „Überraschung!"

Es war definitiv eine Überraschung. Reyka war Rebecca.

Sie sah umwerfend aus, in einem perfekten kleinen Schwarzen und schwarzen Pumps, ihr langes schwarzes Haar auf ihrem Kopf hochgesteckt. Der Kontrast von all dem Schwarz auf ihrer weißen Haut betonte alles an ihrer perfekten Figur, die mich fast ablenkte. Ich konnte an ihrer Reaktion erkennen, dass sie weniger erfreut über die Überraschung war. Nicht dass das irgendeiner der anderen Anwesenden bemerkt hätte, denn sie war eine Expertin darin, Enthusiasmus vorzuspielen. Ich wusste aber, dass sie log, als sie lachte und ihren Vater umarmte.

Er drehte sie herum und ließ sie wieder über die Versammlung unter ihr schauen, und alle applaudierten ihr zu. Als ich Seitenblicke um mich warf, sah ich, dass das Gefühl auf Gegenseitigkeit beruhte. Die Menge jubelte nicht für Rebecca. Sie jubelten, weil Merov erwartete, dass sie jubelten. Für sie war Rebecca jedes Stück die Ausgestoßene, zu der sie sich selbst erklärt hatte. Ich konnte mir denken, warum sie mir einen anderen Namen gesagt hatte.

Nach einer ausreichenden Menge an Applaus hob Merov seine Hand, um die Versammlung zum Schweigen zu bringen. Sobald er Stille erreicht hatte, nahm er Rebecca bei der Hand und sprach laut genug zu ihr, so dass es jeder hören konnte.

„Meine liebste Tochter", sagte er. „Jedes Jahr, wenn dieser Tag kommt, bin ich sehr dankbar, dass du in meine Welt gebracht wurdest. Dein Lächeln ist das Blut, von dem ich mich nähre."

Merov machte eine Kopfbewegung und Tarly trat zu ihm, der eine kleine, vergoldete Schachtel hielt. Merov ließ die Hand seiner Tochter los und nahm dem Diener die Schachtel ab, dann hielt er sie vor sie hin und öffnete sie. Ich konnte den Inhalt nicht sehen, also beobachtete ich stattdessen ihre Reaktion –

Überraschung, Verwirrung und ein Hauch Abscheu? Das waren ihre realen Gefühle. Ihrem Vater zeigte sie nur Freude.

Merov fasste mit einer Hand in die Schachtel und zog eine lange, silberne Halskette heraus, an deren Ende ein Kristall hing. Er sah aus der Entfernung rot aus, aber ich wusste, dass er durchsichtig war. Das Rot kam vom Blut, das im Inneren gefangen war. Nur zur Absicherung fasste ich in meine Sakkotasche und zog das behängte Ende der Halskette heraus, die ich Ulnyx abgenommen hatte. Sie passte fast perfekt dazu.

„Mögest du immer sicher vor Schaden bleiben", sagte er, als er sie über ihren Kopf zog. „Alles Gute zum Geburtstag, meine Liebe."

Der Applaus brandete erneut auf und ich konnte fast fühlen, wie peinlich Rebecca der ganze Pomp war. Sie drehte sich um und winkte der Menge zu, wobei sie den Kristall hoch hielt, so dass alle einen besseren Blick auf ihr Geschenk hatten. Genau dann spürte ich, wie ihre Blicke meine trafen und mein Herz sprang mir aus der Brust. Sie erkannte mich.

Ich hatte die Wahl: entweder mutig oder unterwürfig sein. Ich entschied mich für mutig, hielt meine Blicke auf sie geheftet und ließ sie ihr mitteilen, dass ich wusste, dass sie wusste, dass ich es war. Ich sah ein leichtes Lächeln über ihre Mundwinkel gleiten, also zwinkerte ich ihr zu. Sie zwinkerte zurück, dann wandte sie sich um und umarmte ihren Vater. Sie unterhielten sich für einen Moment miteinander und begannen dann, die Treppe herabzusteigen. Auf dem Weg deutete Rebecca nicht sehr subtil auf mich und fragte ihn, wer ich war. Ich zeigte ihnen meine bestmögliche Verbeugung.

„Stefan", sagte Merov, als er das Ende der Treppe erreichte, Rebecca in seinen Arm eingehakt. „Ich würde Ihnen gerne meine Tochter Reyka vorstellen."

Rebecca hakte sich aus und streckte ihre Hand vor. Ich ließ mich auf die Knie fallen und küsste sie, von ihrem Duft wie betäubt.

„Ein Vergnügen“, sagte ich, als ich mich wieder auf meine etwas zittrigen Füße erhob.

Sie lächelte, ein wunderschönes, ehrliches Lächeln. Sie freute sich wirklich, mich zu sehen.

„Sir Giovanni“, sagte sie mit einem Hauch von Schalk. „Sie sind zu freundlich.“

„Blödsinn“, sagte Merov. „Du bist immer ein Vergnügen, meine Liebe. Wenn es dir nichts ausmacht, ich habe noch einige andere Leute da, mit denen ich sprechen muss. Stefan, passen Sie gut auf meine Tochter auf.“ Wieder im Befehlston.

„Wie Sie wollen, Sir Solen“, antwortete ich. Merov streckte sich, um Rebecca auf die Wange zu küssen, und dann spazierte er weg, um mit einigen anderen Gästen zu sprechen. „Was sollte das?“, flüsterte ich ihr zu, als er außer Hörweite war.

Sie lehnte sich nah zu mir, so dass wir miteinander sprechen konnten, ohne belauscht zu werden. Ihre Nähe war berauschend. Halb-Sukkubus, erinnerte ich mich. „Er versucht, dich zu befehligen“, sagte sie. „Er weiß nicht, dass du gegen dämonische Besessenheit immun bist.“

Da ging meine Ausrede mit dem Halb-Sukkubus dahin. Sie verursachte aus eigenem Verdienst Herzstolpern bei mir. Es musste am Parfüm liegen.

„Was tust du denn hier?“, fragte sie. „Weißt du, was passiert, falls irgendjemand herauskriegt, wer oder was du bist?“

„Deine Halskette“, sagte ich.

Sie sah darauf hinunter. „Was ist damit?“

„Das tue ich hier. Ich würde dir mehr erklären, aber du bist nicht auf meiner Seite. Ich brauche wohl nicht zu betonen, dass es mir das Risiko wert ist. Dich hier zu treffen, ist ein unerwarteter Bonus.“ Ich hatte nicht vorgehabt, den letzten Teil laut auszusprechen, aber er bahnte sich von selbst seinen Weg über meine Lippen. Rebecca lief rot an.

„Ihr Vater war sehr scharf darauf, dass wir uns treffen“, sagte ich, laut genug, dass uns diejenigen in unserer Nähe hören konnten. Ich wollte nicht, dass irgendjemand den Verdacht schöpfte, dass wir einander bereits kannten.

„Mein Vater versucht gerade, einen passenden Gefährten für mich zu finden", sagte sie. Schon machte mein Herz wieder einen Sprung, direkt in meinen Hals. „Er weiß, dass keiner von den Idioten hier mich kontrollieren kann."

„Das sollten sie auch gar nicht versuchen", erklärte ich ihr. „Er hat mir von der Forschung erzählt, die Sie durchführen. Vielleicht finden diese unbedeutenderen Nosferatu die Idee wenig anregend, aber ich glaube, es ist eine faszinierende Unternehmung."

Ich konnte sehen, dass sie versuchte, nicht über meine falschen Standesdünkel zu lachen.

Sie stieß ein Seufzen aus, das die Griechen ohne Schwierigkeiten wieder nach Troja bringen konnte. „Sie haben keine Ahnung, wie erfrischend es ist, mit jemandem mit Visionen zu sprechen, Sir Giovanni."

Ich konnte die Blicke auf mir spüren, als alle versuchten, herauszufinden, wer der Irre war, der dachte, dass man Menschen nicht als Nahrung zu töten brauchte. Unser Gespräch wurde plötzlich unterbrochen, als die Aufzugtüren wieder aufgingen und eine menschliche Band herauseilte, ihre Instrumente auf der Plattform aufstellte und zu spielen begann.

„Ich hasse es, wenn er das macht", sagte sie zu mir. Ich nahm an, Merov hatte der Band befehligt, herzukommen und zu spielen, und sie waren buchstäblich auf die Chance angesprungen.

„Sollen wir, Miss Solen?", fragte ich und strecke meinen Arm aus, um sie dorthin zu führen, wo sich eine improvisierte Tanzfläche um den Springbrunnen öffnete. Sie griff nach mir und nahm meinen Arm, so dass die Wärme ihrer Berührung heiße Schauer über meinen ganzen Arm laufen ließ. Mein Date mit Carly beim Abschlussball war keine totale Zeitverschwendung gewesen.

Ich weiß nicht, was für ein Song lief, oder ob es überhaupt Musik gab. Als Rebecca mich anblickte, war alles, was ich sehen konnte, ihr Gesicht. Wenn sie sprach, konnte ich nur noch ihre

Stimme hören. Sie hatte mich das letzte Mal, als wir uns begegnet waren, nicht auf diese Weise berührt, aber vielleicht war ich zu panisch gewesen, um sie richtig wahrzunehmen. Wir bewegten uns mit einer solchen fließenden Eleganz, dass es war, als wären wir vom Schicksal dafür vorgesehen, Tanzpartner zu sein. Ihre Nähe fühlte sich so natürlich, so perfekt an.

„Woher wusstest du, wer ich war, sobald du mich gesehen hast?“, fragte ich sie. Der Tanz hatte uns die Gelegenheit geboten, ganz nah zusammenzurücken, und die Musik half dabei, jede Möglichkeit, belauscht zu werden, zu ersticken.

„Deine Tarnung funktioniert bei mir nicht“, antwortete sie. „Hat dir der Ausgestoßene nicht erklärt, dass nicht alle Dämonen getäuscht werden können?“

„Wegen deiner Mutter? Ich scheine es für den Rest im Raum ganz gut hinzukriegen.“

„Mein Vater hat dir von ihr erzählt?“ Sie wirkte überrascht. „Er muss dich mögen.“

Ich wirbelte sie herum und kam wie ein Profi wieder in den Takt, dann führte ich sie ohne zu zögern weiter. „Er mag den, der ich seiner Meinung nach bin, nämlich ein wichtiger Lord aus Venedig. Weißt du, was er mit deiner Mutter gemacht hat?“

Ich spürte, wie ihr Griff auf mir härter wurde und drohte, meine Haut zu durchbohren. „Ich weiß es“, sagte sie mit offensichtlichem Zorn in ihrer Stimme. „Er hat nie versucht, es geheim zu halten. Er ist ziemlich stolz auf sich. Sobald einen eine Sukkubus in ihren Bann gezogen hat, ist es sehr schwierig, dem zu entkommen.“

„Und …“

„Und was? Er ist mein Vater. Ich bin dazu gezwungen, entweder zu gehorchen oder ihn zu stürzen. Es gibt keinen Mittelweg.“

„Stürzen?“ Ich wusste, was das Wort bedeutete. Ich wusste, wonach es klang. Es war nur seltsam, es jemanden über seine eigene Familie sagen zu hören.

Rebeccas eiserner Griff lockerte sich. „Ein Vampir kann rechtmäßig die Kontrolle über sein Haus erringen, indem er den Patriarch absetzt. Es ist das normale Mittel, mit dem wir Macht erlangen und verlieren. Bis zu dieser Zeit sind wir durch unsere Ehre daran gebunden, Respekt zu zeigen, sogar denjenigen, die wir verachten. Ich bin für einen Vampir aufgrund meiner gemischten Abstammung mächtig, aber ich bin nicht stark genug, um Merov Solen zu besiegen, also musste ich seine Geschichte darüber, wie er meine Mutter ermordet hat, für den Großteil meines Lebens ertragen."

„Er scheint sich um dich zu sorgen", sagte ich. Zumindest hatte er behauptet, dass er das tat.

„Auf seine eigene Weise", gab sie zu. „Er hat mich mit allem versorgt, wonach ich je gefragt habe oder was ich je hätten wollen können. Aber es hat Folgen. Es hat immer Folgen."

Ich konnte die Traurigkeit in ihren Augen sehen und ich wollte nichts mehr, als ihr helfen zu können. „Es tut mir leid", flüsterte ich.

Sie schenkte mir einen Blick voller seltsamer Faszination und küsste mich dann.

Es war ein kurzer, sanfter Kuss, aber er ließ eine Welle aus Energie von meinem Kopf bis hinunter in meine Zehen schwappen. Ich konnte spüren, wie die Spitzen ihrer Fangzähne meine Lippen streiften, wie die scharfen Kanten drohten meine Haut zu durchstoßen. Ich konnte die kühle Feuchte in ihrem Mund schmecken, Blut, Eisen und Lippenstift. Mein gesamter Körper wurde zu Wackelpudding.

„Danke", sagte sie in einem heiseren Flüstern. Sie trat zurück und half mir, wieder in den Tanz zu finden. Meine Gummibeine mühten sich, mir zu gehorchen.

Wir beendeten das Lied schweigend, unsere Hände und Blicke blieben miteinander verschmolzen. Meine Mission. Ich war nicht hierhergekommen, um mit dem Geburtstagskind zu flirten, egal, wie sehr ich es genoss. Ich war hier, um Informationen über die Quelle genau diesen Dinges zu sammeln, das Merov seiner Tochter geschenkt hatte. Es war nur logisch, anzunehmen, dass Merov die Quelle kannte. Meine Gedanken wanderten zurück zu dem Raum mit dem Fingerabdruck-Schloss. Ich war willens, alles darauf zu verwetten, dass die Antworten, die ich suchte, in diesem Raum zu finden waren. Die entscheidende Frage war, wie um alles in der Welt sollte ich dort hineinkommen? Die Antwort – ich würde es nicht, zumindest nicht heute Nacht. Ich musste mich schnellstens zurückziehen, während ich noch einen guten Stand hatte.

„Vielen Dank für den Tanz, Lady Solen", sagte ich zu Rebecca in meiner Sir-Giovanni-Stimme, während ich ihre Hände los ließ. „Wenn Sie mich entschuldigen würden, ich muss nach unten gehen, um ein Telefonat zu erledigen. Ich würde mich geehrt fühlen, wenn Sie mir die Gelegenheit bieten könnten, weiter mit Ihnen über Ihre wissenschaftlichen Errungenschaften zu sprechen. Ich glaube, sie sind wirklich faszinierend."

Rebecca lächelte. „Vielleicht können wir das Gespräch fortführen, nachdem Sie ihr Telefonat erledigt haben", sagte sie. „Ich kann Sie hinunter in die Lobby begleiten."

„Sie sind zu freundlich", antwortete ich und streckte wieder meinen Arm für sie aus.

Sie legte ihren eigenen Arm darauf und begann, mit mir auf die Treppe zuzugehen, während die Band anfing, ein weiteres Lied zu spielen. Ich warf Blicke über die Menge und suchte nach Merov, den ich hinten beim Frischfleisch fand. Er bemerkte mich mit Rebecca an meinem Arm und lächelte zustimmend. Ich konnte mir vorstellen, was er denken würde, wenn er wüsste, was ich vorhatte.

„So früh schon aufbrechen?", flüsterte mir Rebecca zu, als wir die Treppe zum Aufzug hinaufstiegen. „Du kannst keinesfalls von mir bekommen haben, wonach du gesucht hast."

„Ich habe etwas Besseres von dir bekommen", antwortete ich und verursachte bei ihr erneut peinliche Berührung. „Das, wonach ich gesucht habe, habe ich von deinem Vater bekommen, obwohl er das noch nicht weiß."

Wir erreichten die oberste Stufe und traten auf die Plattform. Sie war leer, abgesehen von der Band und einem weiteren Paar an Weren, das den Aufzug bewachte. Ich hatte es beinahe ohne negativen Vorfall nach draußen geschafft.

„Sir Giovanni muss hinausgehen, um ein Telefonat zu tätigen", erklärte Rebecca den Wachen. „Ich werde ihn nach unten begleiten." Der Wer zur Linken hielt seine Hand hoch. „Nur einen Augenblick, Lady Solen. Der Aufzug ist unterwegs nach oben. Sie werden nie glauben, wer sich entschlossen hat, zu Ihrer Party zu kommen."

Ich sah Rebecca an. Sie zuckte mit den Achseln. „Wer ist es?", fragte sie.

Das Timing war perfekt. Der Aufzug klingelte, die Tür glitt auf und heraus trat das pure Böse.

Rezyl. Ich wusste, dass er es war, in dem Moment, als sich die Aufzugtüren ganz geöffnet hatten. Er sah prächtig aus, in einem enganliegenden, maßgeschneiderten Frack, komplett mit Zylinder, Handschuhen, Gehstock und einem pelzbesetzten Mantel. Er war dunkelhäutig, vielleicht Inder, groß und knochig mit einem jungenhaften, guten Aussehen. Der Schlüssel war in seinen Augen, riesigen, soliden schwarzen Scheiben, die einem die Seele absorbierten, den Willen stahlen und ein Spiegelbild zurückwarfen, nichts mehr als eine Marionette an einem Faden. Es waren leere, ausdruckslose Augen, unheimlich und mächtig und undurchdringlich. Er strahlte totale Dominanz aus, in Form einer gefühllosen Kälte, die keinen Zweifel daran ließ, dass er der Überlegene war. Es war die Macht von purem Hass, Gier und Bosheit, die direkt unter der Oberfläche der menschlichen Fassade ruhte, in die er sich für den Anlass gekleidet hatte. Es war mein erster Blick darauf, was ein wahrer Dämon war, und die Hoffnungslosigkeit, die ihm folgte, war beinahe genug, um meine Seele auf der Stelle zu zerschmettern.

Er erkannte mich auch. Er war emotionslos, als er aus dem Aufzug trat und mich zum ersten Mal ansah. Ich sah nichts in seinen Augen, aber seine Lippen kräuselten sich am Rand in ein raues Grinsen. Er streckte die Hand mit dem Gehstock aus und jeder Muskel in meinem Körper erstarrte, als wäre er von Eis umgeben.

„Diuscrucis", sagte er in einer perfekten, gelassenen Ruhe, als hätte er die Begegnung erwartet.

Ich kämpfte mit mir selbst und versuchte, mit meiner Willenskraft meinen Körper in Bewegung zu setzen. Ich konnte das Ziehen in meinem Kopf spüren, konnte spüren, wie sich meine Macht gegen seine wehrte. Es war kein Kampf mit gleichen Chancen. „Das wird doch noch ein unterhaltsamer Abend werden, oder?", sagte er zu niemanden im Speziellem. „Merov", rief er aus.

Ich kämpfte weiter gegen die unsichtbaren Fesseln, obwohl ich wusste, dass ich nicht stark genug war, um sie zu durchbrechen. Rebecca war von mir weg und auf Rezyl zu gewichen, als er mich enttarnt hatte. Ich machte ihr keinen Vorwurf dafür, dass sie seine Seite wählte. Ich war eine Maus, deren Schwanz tief in der Falle hing. Ich konnte meinen Kopf nicht drehen, um mich umzusehen, aber ich konnte hören, wie Merov Solen die Treppe hinaufrannte, um seinem Meister zu antworten.

„Mein Fürst Rezyl", sagte Merov, als er die Plattform erreichte und auf seine Knie fiel.

Rezyl sah ihn nicht einmal an. Er hob nur seinen Stock und deutete auf die Gäste weiter unten. Merov erhob sich wieder und ging an den Rand der Plattform.

„Meine Damen und Herren", rief er in die Versammlung. Die Band hörte auf zu spielen und das leise Murmeln der vielen Gespräche verstummte sofort. „Huldigt alle der Macht und Ehre von Fürst Rezyl, dem Herrscher", sagte er, drehte sich um und fiel wieder auf die Knie.

Alle anderen folgten sofort, einschließlich Rebecca, die mich mit entschuldigenden Blicken ansah, als sie es tat. Ich hätte ihr erklärt, dass ich sie verstand und dass es okay war, aber ich war der Einzige, der immer noch stand, steif wie ein Brett und einhundertprozentig außer Gefecht.

Rezyl wies Merov an, aufzustehen, was das Zeichen für den Rest der Versammlung war, ihm zu folgen. Sie standen bewegungslos da und warteten auf den Befehl ihres Meisters. „Also, Merov, wirst du mir bitte erklären, wie du einen Diuscrucis kampflos in dein Heim lassen konntest."

Merov wandte sich um und sah mich an. „Sir Giovanni?", fragte er. „Es … es tut mir leid, mein Fürst. Ich verstehe das nicht."

„Stellst du mich in Frage?", fragte Rezyl, seine Stimme immer noch ruhig und emotionslos.

Merovs Gesicht wurde knallrot. „Nein, nein, mein Fürst", antwortete er und verbeugte sich vor dem Dämon. „Ich kann nicht sehen, was Sie sehen. Ich sehe nur einen Vampir. Er hat mir erklärt, sein Name sei Stefan Giovanni, aus Venedig."

Ich bemerkte eine winzige Veränderung in Rezyls Ausdruck. Es war, als ob sein Körper versucht hätte, Verwunderung zu fühlen, es aber innerhalb eines Augenblicks unterdrückt hätte.

„Natürlich", sagte er. „Reyka, meine Liebe. Sag mir, was siehst du?"

Sie zögerte nicht, und ich verstand, warum nicht. „Er ist ein Diuscrucis, mein Fürst. Sein Name ist Landon. Ich habe mich mit ihm angefreundet, um seine Geheimnisse herauszufinden und zu erfahren, was der Ausgestoßene und sein Diener planen."

Während sie sprach, wurden ihre blassblauen Augen von denselben kalten schwarzen Scheiben ersetzt, die ich gesehen hatte, als wir uns zum ersten Mal begegneten. Es waren ausdruckslose Augen, die sie benutzte, um sich vor mir zu verstecken. Ich hatte erwartet, dass sie verriet, was ich war, aber ich hatte nicht ihren kompletten Verrat erwartet. Hätte ich mich bewegen können, hätte ich mich selbst dafür getreten, wie dumm ich war. Sie brauchte mich gar nicht mit der Macht eines Sukkubus in ihren

Bann zu ziehen. Ihre natürliche Schönheit war mehr als genug gewesen, um mich dazu zu verlocken, ihr zu vertrauen.

Rezyl wandte seine Aufmerksamkeit wieder mir zu. Das erfuhr ich nur, weil er meinen Namen sagte. „Landon. Ich werde dir jetzt eine Frage stellen. Du wirst fähig sein müssen, zu sprechen, um sie zu beantworten." Ich spürte, wie mein Kopf seine Beweglichkeit zurückerlangte.

Es war verlockend, etwas Dummes und Sinnloses zu sagen, aber das hätte panisch und schwach ausgesehen. Ich war beides, aber ich hatte nicht vor, ihm die Genugtuung zu schenken, dass er etwas aus mir herauszwingen konnte. Ich sagte nichts und wartete auf seine Frage.

„Ohne Zweifel haben dich der Ausgestoßene und sein Sammler auf diese närrische Mission geschickt. Erzähl mir, weißt du von dem Kelch und der Arbeit, die wir damit vollbringen?"

Er trat näher zu mir, während er sprach, und seine bloße Präsenz überwältigte meine Sinne. Er befehligte mich, das wusste ich, auch wenn er dabei wesentlich subtiler vorging, als Merov es getan hatte. Schlimmer noch, ich musste darum ringen, ihm nicht zu folgen.

„Nein", sagte ich. „Ich war hier, um etwas über den Markt herauszufinden. Um eine Möglichkeit zu finden, ihn zu zerstören." Ich dachte mir, ich musste es versuchen, aber ich hatte keinen Zweifel, dass er die Lüge direkt durchschauen würde.

„Reyka, sagt er gerade die Wahrheit?", fragte er.

„Er wollte mir nicht sagen, was das Ziel seiner Anwesenheit hier ist, mein Fürst", erklärte sie ihm.

Immerhin hatte ich etwas richtig gemacht, als ich ihr nicht alles erzählt hatte. Er schien auf die Lüge hereinzufallen.

„Egal", sagte er. „Es ist ja noch kein Schaden angerichtet worden. Auf Wiedersehen, Landon."

Er zeigte kein äußerliches Zeichen von Anstrengung, als er jeden einzelnen Nerv in meinem Körper dazu brachte, sich anzufühlen, als würde er sofort explodieren. Die Qual in diesem Moment war unbeschreiblich, wie ein Schnitt in jede einzelne Zelle, aus der mein lebendiges Fleisch bestand. Sobald jeder Schnitt gemacht war, heilte mein Körper rechtzeitig, um erneut zerschnitten zu werden, was den gefühlten Schmerz um ein Hundertfaches verstärkte. Ich wäre bewusstlos geworden, es wäre mir tatsächlich sogar willkommen gewesen, aber mein göttliches Wesen wollte das nicht zulassen. Ich erlitt in jedem Augenblick Hunderte Lebensspannen voller Schmerz, während ich die ganze Zeit wusste, dass das nur ein Vorspiel für mein letztliches Schicksal war.

Ich hielt meine Augen so sehr ich konnte auf Rezyl geheftet, als er nach vorn trat, den Stock hochhob und etwas mit seiner freien Hand aus dessen Mitte zog. Der Gehstock war gleichzeitig ein Schwert, eine verfluchte Klinge, die mich von meinem Leiden erlösen würde. Der Ausdruck des Dämons veränderte sich die gesamte Zeit lang nicht. Er war leblos, seelenlos. Nicht einmal mein quälender Schmerz schaffte es, irgendeine Reaktion hervorzurufen. Die völlige Gleichgültigkeit war das Furchterregendste von allem.

Ehe er mich erledigen konnte, verwandelte sich die ganze Welt in einen Wirbel aus Chaos und Hektik. Rezyls perfekte Kleidung wurde ruiniert, als eine glatte Silberklinge durch sein Herz stieß, wobei die gesegneten Runen, die in ihre Oberfläche geschnitzt waren, vor Hitze rot glühten. Ich spürte, wie der Schmerz aufhörte, spürte, wie meine Glieder wieder beweglich wurden. Ich taumelte und mühte mich, um auf den Füßen zu bleiben.

Ich hörte, wie Merov den Namen seiner Tochter brüllte, und sah dann, wie sie auf mich zustürmte, ihre Augen immer noch schwarz, ihre Reißzähne gebleckt. Ich erholte mich nicht schnell genug, um mich verteidigen zu können. Sie krachte gegen mich und hob mich über ihre Schulter. Mit einer Bewegung setzte sie ihren Fuß auf das Geländer und sprang mit mir hinunter in die wartende Menge.

Wir schlugen hart auf dem Boden auf und der Schwung schleuderte mich von ihr weg. Ich war vom Regen in die Traufe gekommen, weil ich jetzt inmitten von über hundert wütenden Vampiren lag.

Ich sprang auf meine Füße und brachte mich in Position, um mich so zu verteidigen, wie es mir Obi zuvor gezeigt hatte. Rebecca war auch wieder auf die Füße gekommen und kam von meiner Linken auf mich zu. Ich drehte mich, um mich vor ihr zu verteidigen, als ich sah, wie ein braunes Objekt vom Balkon heruntergeschleudert wurde. Sie ging in die Hocke und trat mit ihrem Bein nach oben, so dass sie das heranfliegende Geschoss fest traf und es in die Menge schleudern ließ. Ich stand total baff da. Das Geschoss war Merov gewesen.

„Beweg dich, Wurm", sagte sie, streckte ihren Arm aus und packte meinen. „Ich versuche gerade, dir das Leben zu retten."

Der Schmerz durch ihren Griff holte mich zurück in die Realität und mein Hirn rechnete es sich aus. Sie hatte mit einem gesegneten Dolch von hinten auf Rezyl eingestochen. Woher sie ihn hatte, wusste ich nicht, aber zumindest für den Augenblick hatte sie mir das Leben gerettet. Ihr Verrat war eine List gewesen. Sie hatte eine Seite gewählt, und es war die meine. Das Ergebnis dieser Gleichung war der härteste Arschtritt, den ich mir je hätte vorstellen können.

Ich schaute auf die Plattform, wo Rezyl daran arbeitete, den Dolch aus seiner Brust zu bekommen. Ich nahm einmal an, dass, wenn Ulnyx ein Amulett besessen hatte, sein Chef erst recht eines haben musste. Das bedeutete, dass wir etwa zwanzig Sekunden hatten, um einen Weg aus diesem Chaos zu finden, vielleicht weniger. Die Gäste hatten ihre Überraschung überwunden und wandten sich uns zu, wobei ihre Augen schwarz wurden und ihre Fingernägel und Reißzähne sich verlängerten. Ich sah mich im Raum um, auf der Suche nach etwas, irgendetwas, das ich brauchen konnte. Meine Blicke hefteten sich auf den Springbrunnen voller Blut.

Blut, Wasser, das war kein großer Unterschied, und ich hatte stundenlang geübt, es regnen zu lassen. Ich streckte meinen Arm aus und fokussierte meine Willenskraft, zog die Flüssigkeit aus dem Brunnen und ließ sie herüberspritzen, wo Rebecca und ich gerade standen. Sie schoss in ihrer Hast, zu mir zu kommen, durch die Menge und kreiste dann umher und verteilte sich über uns wie ein Kokon aus Plasma.

„Ich sehe nicht, wie uns das helfen soll", sagte Rebecca als Reaktion auf meine Aktion.

Das Blut wirbelte um uns und erhielt seine Form aufrecht. Ich hatte Wasserdampf in Wasser verwandelt. Jetzt nahm ich flüssiges Blut und ließ es zu einer festen Masse gerinnen.

„Das ist nur Teil 1", sagte ich. Teil 2 würde der schwierige Teil und ich wusste nicht, ob ich es hinbekommen würde. „Halt sie von mir fern, wenn sie durchbrechen."

Ich schloss meine Augen und stellte mir die zehn Meter hohen Glaswände vor, die die äußeren Ecken des Penthouses umgaben. Ich zwang ihnen meinen Willen auf und verlangte, dass sie ihren Zusammenhalt verlieren sollten und die Kristallstruktur des Glases in einer vielfach beschleunigten Geschwindigkeit aufbrechen sollte. Ich konnte hören, wie Klauen an der Blutwand kratzten. Ich konnte hören, wie Merov draußen brüllte und Rebecca ob ihres Verrats verfluchte. Ich wagte es nicht, meine Augen zu öffnen, weil ich befürchtete, meine Konzentration zu verlieren. Ich strengte mich erneut an, mehr als je zuvor.

Es gab keine Anlaufzeit, keine Warnung. Ich konnte ein Ächzen, Knacken und dann Klirren hören, als das Glas meinem Willen nachgab. In einem Augenblick waren die Fenster ganz und perfekt, im nächsten implodierten sie zu einer Million Bruchstücken. Die Schmerzensschreie außerhalb des Blutsarkophags waren ohrenbetäubend. Nichts und niemand entging dem Glasscherbenbombardement. Nichts außer Rebecca und mir, die von einer Schutzhülle umgeben waren. Es würde nicht reichen, um irgendeinen von den Vampiren zu töten, aber mit etwas Glück würde es sie lange genug bremsen, so dass wir entkommen konnten.

„Teil 3", schrie ich, öffnete meine Augen und verwandelte die blutige Barriere wieder in eine Flüssigkeit.

Es spritzte auf den Boden und das wahre Chaos, das ich erschaffen hatte, zeigte sich. Überall um uns wanden sich die versammelten Vampire vor Schmerzen auf dem Boden, jeder hatte mindestens hundert Schnitt- und Stichwunden erlitten. Sie heilten sich bereits, aber das schiere Ausmaß des Schadens hielt ihre Aufmerksamkeit von uns fern. Ich schaute schnell zurück zu Rezyl, der vom fliegenden Glas wie ein Nadelkissen zerstochen worden war. Er heilte sich schneller als die anderen und ich konnte durch die Position seines Kopfes feststellen, dass er mich beobachtete, als ich Rebecca an der Hand nahm und anfing, auf das nun offene Fenster zuzurennen.

„Bist du völlig wahnsinnig", brüllte mich Rebecca an, als wir uns der freiliegenden Skyline von Manhattan näherten, gute fünfzig Stockwerke über dem Boden. Möglicherweise war ich das.

Ich zog sie nah an mich und stieß mich so fest ich konnte mit meinen Beinen ab, so dass wir durch die Luft flogen, schon ehe wir die Kante erreicht hatten. Ich wusste nicht, ob ich fähig wäre, es durchzuziehen, wenn ich erst den Abgrund sehen konnte, also gab ich mir erst gar nicht die Gelegenheit dazu. Der Boden des Penthouses verschwand und dann flogen wir hoch über die stille Straße der Stadt unter uns. Ich holte tief Luft und hielt den Atem an, als mein Magen sich verkrampfte. Unser Flug war vorbei und jetzt stürzten wir ab.

Rebeccas Griff war schmerzhaft, als wir auf den Beton unter uns zu stürzten. Ich hatte ungefähr sieben Sekunden, um uns genügend abzubremsen, so dass wir sowohl den Aufprall überleben als auch heilen würden, ehe irgendwelche Dämonen sich oben wieder formierten und im Aufzug herunterkamen. Ich konnte nur hoffen, dass uns Rezyl nicht auf dem schnellen Weg folgen würde.

Ich zwang der Luft um uns meinen Willen auf und verlangte, dass sie dichter, dicker und schwerer werden und einen höheren

Grad an Reibung und Widerstand aufbieten solle, damit sie unseren Sturz verlangsamte. Ich konnte spüren, wie sie um uns reagierte, und fühlte, wie sich der Druck aufbaute und verdichtete. Nicht genug. Der Boden näherte sich immer noch mit halsbrecherischer Geschwindigkeit.

Ich befahl ihr, sich noch mehr zu komprimieren, so dass der Druck drohte, uns von innen zu zerreißen. Rebeccas Augenlider waren vor Furcht hochgezogen, obwohl ihre schwarzen Augen mir gar nichts verrieten. Ich hatte vor, etwas Tröstendes zu sagen, aber dazu gab es keine Zeit. Ich rollte mich herum, so dass ich unter ihr positioniert war, direkt bevor wir auf dem Boden aufschlugen.

In der Sekunde, als wir Kontakt mit der Erde hatten, ließ ich unseren Airbag los, wobei die Freisetzung der komprimierten Luft eine kleine Explosion verursachte, die die Fenster der Gebäude um uns herum zerbersten ließ und ein paar geparkte Autos umwarf. Wir schlugen hart, aber nicht zu hart auf und ich wusste, als ich spürte, wie mein Rücken zerschmettert wurde, dass der Schaden nicht schlimm genug war, um uns davon abzuhalten, uns schnell wieder in Bewegung zu setzen.

Ich hielt Rebecca immer noch auf mir und presste ihren Körper an meinen. Ich hatte ihren Sturz gebremst, aber sie war nicht unbeschadet davongekommen. Ihre Beine waren zwischen meinen gewesen und ihre Kniescheiben hatten dieselbe Kraft abbekommen wie mein Rücken. Sie war aber lebendig und wach, ihre Augen offen und wieder in diesem perfekten Blassblau. Ihr Gesicht war schmerzverzerrt.

„Alles in Ordnung bei dir?“, fragte ich sie.

„Nichts, was nicht heilen würde“, sagte sie mit einer Grimasse. „Aber ich kann das nicht so schnell wie du.“

Ich konnte fühlen, dass mein Körper bereits auf dem Weg der Besserung war. Ich hielt sie weiter fest, als ich mich auf meine Füße schob, hob sie hoch und über meine Schulter. „Dann erlauben Sie mir das, Miss Solen“, sagte ich. Die Richtung war egal, solang wir nur wegkamen.

Wir waren ungefähr zwei Blocks weit gekommen, als wir das Brüllen der ersten Dämonen auf der Straße hörten.

„Lass mich runter, Landon“, sagte Rebecca.

Ich ließ sie auf den Boden hinunter und achtete darauf, ihre Knie nicht zu sehr zu belasten. Sie deutete auf einen Gullideckel nahe dem Ende der Straße. Der Kanal? Vielleicht konnte ich meinen Geruchssinn auch abschalten.

„Wir werden es nicht schaffen, sie da unten loszuwerden“, sagte sie, „aber es wird uns in eine bessere Verteidigungsposition bringen.“ Sie wartete nicht darauf, ob ich widersprach. Sie zog ihre High Heels aus und rannte die Straße hinunter. Ich folgte ihr. Sie zog die Gulliabdeckung weg und begann in die Dunkelheit hinunterzuklettern.

Es war stockfinster im Untergrund, aber ich wusste jetzt, dass es das nicht sein musste. Ich passte meine Augen an, so dass ich im Dunkeln sehen konnte, und erblickte Steinwände und einen zehn Zentimeter tiefen Strom aus Wer-weiß-was. Der Geruch war grauenhaft, aber nicht unerträglich. Ich wollte die Abdeckung zurück über den Gulli ziehen, aber Rebecca zog mich weg.

„Keine Zeit“, sagte sie und zerrte mich hinter sich her.

Wir hörten das Platschen, als die Were in den Kanal sprangen. Es war hier unten nicht genug Raum, als dass sie ihre dämonische Gestalt hätten behalten können, etwas, woran ich nicht gedacht hatte. Wir konnten ihre Fußtritte hören, als sie uns hinterherjagten und sich genauso schnell bewegten wie wir.

„Wir müssen sie ausschalten, oder sie erwischen uns einfach, wenn wir versuchen, herauszuklettern“, sagte Rebecca, hielt an und drehte sich um. Sie fasste über ihre Schulter und zog einen weiteren Dolch aus einer Scheide, die sie versteckt auf ihrem Rücken trug.

„Du kannst sie damit nicht töten“, stellte ich fest. Der Dolch war verflucht.

„Nein“, pflichtete sie bei. „Ich werde sie bremsen, du hältst sie auf.“

Ich hatte auch keine gesegnete Waffe. „Wie?“, fragte ich. „Ich bin unbewaffnet.“

Sie lächelte. „Landon, du bist ein Diuscrucis. Du bist immer bewaffnet. Sei kreativ.“

Ihre Augen wurden wieder schwarz, als sie sich zurück in ihren Killervampir-Modus verwandelte und sich auf die heranstürmenden Were stürzte. Ich konnte sehen, dass sie vorhatte, sie anzugreifen, wenn sie um die Ecke bogen. Sei kreativ, richtig. Ich hörte ein schmerzvolles Stöhnen, als die Schlacht begann, wobei Rebeccas Überraschungsangriff ihr einen klaren Vorteil verschaffte. Sei kreativ. Ich blickte hinunter auf das Kanalwasser, das an meinen Füßen vorbeiströmte. Jetzt war ich mit dem Lächeln dran.

Als ich die Ecke erreichte, wo Rebecca verschwunden war, zeigte sie es gerade den Weren, wobei ihr Dolch zustieß wie eine wütende Viper und zu einer stetig wachsenden Zahl von Schnittwunden führte, während sie sich mühten, überhaupt ihre Waffen zu erreichen. Ich erkannte sie als die beiden, die den Aufzug bewacht hatten, als Rezyl angekommen war. Es ergab Sinn, dass sie die ersten Were hier unten sein würden.

„Sobald du bereit bist“, sagte Rebecca, duckte sich unter einem Hieb weg und stach einen der Were in die Brust.

Ich konzentrierte meinen Willen auf das Kanalwasser zu meinen Füßen, fand ein paar zersplitterte Bretter und zog sie aus der Brühe. Ich hielt sie in der Luft und bewegte sie hinter meinem Kopf zurück und so weit den Tunnel hinunter, wie ich konnte. Ich wollte es nicht riskieren, dass ich nicht genug Schwung erreichen würde.

„Runter“, brüllte ich und schob die riesigen Trümmer mit all der Wucht, die ich hinbekam, nach vorn. Ich konnte spüren, dass ich die Grenze meiner Kräfte erreichte, und mein Kopf schmerzte höllisch, als ich die Geschosse auf den Kampf zuschleudern ließ.

Rebecca tänzelte gerade rechtzeitig aus der Flugbahn der improvisierten Speere. Die Were hatten nicht so viel Glück. Sie hatten gerade genug Zeit, um die Bedrohung wahrzunehmen, ehe sie aufgespießt wurden, wobei die beiden Holzpfähle ihre Brustkörbe, Herzen und Rücken komplett durchstießen. Sie beide stießen ein ohrenbetäubendes Heulen aus und fielen nach vorn in den Dreck. Ich lehnte mich an die Mauer des Kanals. Mein Kopf brannte und ich hatte Schwierigkeiten, geradeauszublicken.

Rebecca sprang auf die ausgestreckten Were und benutzte den verfluchten Dolch, um ihre Köpfe abzutrennen, dann hastete sie dort hinüber, wo ich lehnte.

„Zu viel", erklärte ich ihr. „Ich muss mich ausruhen."

„Schäme dich nicht zu sehr", sagte sie.

Ehe ich sie fragen konnte, was sie meinte, hatte sie mich über ihre Schulter gelegt und trug mich durch den Kanal wie ein Kind. Ich wollte protestieren, war aber einfach zu schwach. Ich ließ sie ohne Beschwerde meine Beine sein.

Dreizehn

Sie ließ mich hinunter, sobald wir uns dem Ende des Kanaltunnels genähert hatten, der sich in einen größeren Raum öffnete, in dem sich mehrere Flüsse trafen und in einem einzigen Strom weiterflossen. Wir konnten durch den großen Tunnel vor uns Stimmen hören, eine Kakophonie aus Geräuschen, die nahelegte, dass es mehr als nur ein verirrter Obdachloser war.

„Danke für die Hilfe", sagte ich, wobei der Boden unter mir noch etwas schwankte.

„Gern geschehen", antwortete sie. „Kannst du gehen?"

Mein Kopf pochte immer noch, aber ich konnte mich aufrecht halten. „Ja, aber ich muss mich wirklich für eine Weile ausruhen. Ich habe noch nie zuvor so etwas getan."

„Das Glas war beeindruckend, aber lass uns versuchen, nicht noch einmal so springen zu müssen", sagte sie. „Da vorne sind Menschen, ich glaube, ein Lager von Obdachlosen. Wir können uns dort ausruhen."

„Was ist mit Rezyl?"

„Er wird uns nicht verfolgen und Merovs Leute werden umkehren, sobald sie die kopflosen Schergen sehen. Für heute Nacht haben wir gewonnen. Rezyl ist vor allem geduldig."

„Also weiß er, dass er mich so ziemlich nach Belieben ausschalten kann, und macht sich keine Sorgen?"

Sie kicherte. „Etwas in die Richtung."

„Ich weiß nicht, warum du beschlossen hast, mir zu helfen, aber ich bin froh, dass du es getan hast", sagte ich zu ihr und sah ihr in die Augen. Sie grub ihre Reißzähne in ihre Unterlippe und schenkte mir ein schüchternes Lächeln.

Wir mussten den anschließenden, größeren Kanaltunnel nicht weit entlangmarschieren, ehe er sich in einen viel größeren Raum öffnete. Meine Vermutung war, dass es vor vielen, vielen Jahren eine Pumpstation gewesen war.

Am Rand des Kanal-Flusses stand ein riesiges Trum an Maschine, aus dem alte Messingrohre hinunter in den Dreck ragten. Eine Ansammlung von Barracken war darum herum gewachsen, Heimat für mindestens dreihundert Leute und mit Strom und Beleuchtung ausgestattet, wofür man die frühere Verbindung der Pumpe ans Stromnetz angezapft hatte. Sie hatten sogar sauberes Wasser, das sie aus einem Rohr abzweigten, das einst dafür genutzt worden sein musste, um die gigantische Bestie zu kühlen.

Die Stadt selbst war ein lockeres Raster aus Zelten, Planen und Pappschachteln, die zusammengebastelt worden waren, um einen annehmbaren Wohnraum für die Obdachlosen, die hier residierten, zu gestalten. Sie gingen ihrem täglichen Leben nach und bemerkten die Fremden in ihrer Mitte nicht, während sie Wasser aus dem offenen Rohr holten, um ihre Mahlzeiten auf Propankochern zuzubereiten oder um ihre Kleidung in improvisierten Waschzubern zu säubern. Was hatten sie zu fürchten, wenn sie eh nichts zu verlieren hatten?

Ich stützte mich auf Rebecca, während wir marschierten, und war dankbar, dass ich ihre Schulter hatte, die mich davon abhielt, umzukippen. Ich konnte mir regelrecht vorstellen, einer der Obdachlosen zu sein, der uns vorbeigehen sah, mich in meinem zerrissenen Frack, weil ich zu schwach war, um ihn zu reparieren, Rebecca in ihrem zerfetzten schwarzen Kleid. Wir mussten ausgesehen haben, als wären wir gerade aus einer Explosion spaziert. Wie passend, schließlich waren wir exakt das.

Wir umgingen die Mitte des Lagers, während wir nach einem Platz suchten, wo wir uns für eine Weile hinsetzen und ausruhen konnten. Die Menschen um uns taten ihr Bestes, um vorzugeben, dass wir nicht existierten. Sie gingen sogar so weit, dass sie sich wegdrehten, wenn wir uns näherten. Es kam mir ironisch vor, dass die Obdachlosen uns ignorierten. Taten sie das, um uns zu zeigen, wie andere mit ihnen umgingen? Ich sah Rebecca an, die von der Reaktion der Gemeinde unbeeindruckt schien. War sie so etwas gewöhnt oder war es ihr einfach egal?

„Ich sehe dich, Dämon. Ich heiße dich willkommen." Die Stimme kam von hinter uns.

Rebecca und ich drehten uns gleichzeitig um, um zu sehen, wer nach ihr gerufen hatte. Ein Mädchen. Ein kleines Mädchen, nicht älter als zehn Jahre, mit einer dünnen, zerbrechlichen Gestalt und schulterlangem, rotblondem Haar. Sie trug Turnschuhe und ein einfaches, geblümtes Kleid; beides überraschend sauber, wenn man die Menge an Dreck bedachte, die alles andere hier unten überzog. Das war allerdings nicht das Erstaunlichste an ihr. Ihre Augenhöhlen waren leer und die Haut sank in sie hinein. Sie war blind. Blind und göttlich. Ich weiß nicht, warum keiner von uns bemerkt hatte, dass sie in der Nähe war. Das Gefühl, das ich bei ihr hatte, war anders, einzigartig. Sie war kein Dämon und auch kein Engel.

„Sprichst du mit mir, Kind?", fragte Rebecca. Falls sie überrascht war, dass ein blindes Mädchen sie sehen konnte, zeigte sie es nicht.

Das Mädchen trat vor und hielt einen Meter vor uns an. Sie wusste definitiv ganz genau, wo wir gerade standen.

„Ich spreche beide von euch an", antwortete sie. Sie wandte ihren Kopf zu mir. „Willkommen, Bruder. Mein Name ist Sarah. Komm, setz dich zu mir. Ich kann sehen, dass du müde bist."

Die anderen Leute um uns herum hatten das Gespräch ignoriert und beeilten sich jetzt, aus dem Weg zu gehen, als uns das kleine Mädchen auf die Mitte des Lagers zuführte. Dort saß ein alter Mann vor einem größeren Nylonzelt. Er sah eher wie ein typischer Penner aus, mit einem langen weißen Bart und Schichten aus Jacken und Pullis, die einen verhärmten, dünnen Körper bedeckten. Er blickte zu uns hoch, als wir vorbeigingen, sagte aber nichts.

Das Innere des Zeltes war spärlich ausgestattet, eine dünne Luftmatratze in der Ecke, ein kleines Regal mit einigen zusammengewürfelten Büchern darauf und ein Stapel aus Schachteln und Konserven mit Nahrungsmitteln und Getränken. Im Zentrum des Zeltes waren ein Haufen alter Decken und Teppiche, die aufeinandergestapelt waren, so dass sie ein recht bequemes Sitzkissen bildeten. Sarah winkte uns, dass wir uns hinsetzen sollten, und nahm eine Position direkt vor uns ein, nahe genug, um uns zu berühren.

„Willkommen in meinem Heim“, sagte sie. „Hier könnt ihr Frieden und Schutz finden.“

„Danke“, sagte ich. Die ganze Angelegenheit kam mir surreal vor und in meinem erschöpften Zustand war ich mir nicht sicher, ob es wirklich gerade passierte. „Wer bist du?“

„Ich bin Sarah“, antwortete das Mädchen lachend. „Die Frage, die du stellen solltest, ist, warum bist du. Warum bist du, Landon?“

Ich wurde von der Frage auf dem falschen Fuß erwischt und auch von der Tatsache, dass Sarah meinen Namen wusste. Woher kannte sie ihn? Wie konnte sie mich sehen? Warum bin ich? Das war etwas, worüber ich nie nachgedacht hatte. Sogar nachdem ich gestorben und wieder auf diese Welt zurückgekehrt war, hatte ich niemals darüber nachgedacht, warum ich existierte, warum ich zurückgekommen war. Ich war einverstanden gewesen, weil ich das Gefühl hatte, dass ich musste, aber warum? Es war so leicht, das zu fragen, aber so schwer, es zu beantworten. „Ich weiß es nicht“, gab ich zu. „Warum bist du?“

Sie lächelte. „Wenige von uns wissen, warum“, sagte sie. „Und doch, ohne zu wissen, warum wir sind, wie sollen wir je wissen, wer wir sind? Das ist das Geheimnis der Kontrolle, der Macht. Die Dämonen nutzen es. Die Engel nutzen es. Sie wollen nicht, dass du darüber nachdenkst. Du musst es nicht wissen, um erwacht zu sein. Du musst nur Fragen stellen. Jeder hier stellt sich Fragen.“

Die Obdachlosen draußen. Alle von ihnen konnten sehen, was wir waren. „Haben sie sich deshalb abgewandt?"

„Es gibt drei, Bruder, immer drei. Erstens die, die nicht wissen, dass sie kontrolliert werden, und ihre glücklichen, unwissenden Leben leben. Zweitens die, die es wissen und die Kontrolle im Tausch für etwas anderes akzeptieren. Drittens die, die es wissen und die Kontrolle ablehnen, die immer fragen, warum, und in der Gesellschaft zu Ausgestoßenen werden. Sieh sie an, denn sie sind die wahren Opfer. Sie sind im Krieg gefangen und können nicht kämpfen. Sie sehen den Krieg und können ihn nicht beenden. Sie verlieren ihre Familien, ihre Arbeit, ihre Heimat, weil sie fragen: warum? Die Schlafenden nennen sie faul, weil sie es nicht akzeptieren."

„Ich will sie nicht kontrollieren", sagte ich. „Ich will ihnen helfen."

Sarah nickte.

„Ja. Ich weiß, dass du das glaubst, Bruder, aber du bist jung."

„Warum nennst du mich Bruder?"

„Das ist ein Teil dessen, wer du bist", antwortete sie, „aber nur ein Teil. Du wirst lernen müssen, warum, ehe du vollständig sein kannst."

„Du bist ein Halbblut", sagte Rebecca, ihre Stimme und ihr Gesichtsausdruck voller Aufregung. „Ein Nachkomme in erster Generation von einem Engel und einem Dämon, ein wahrer, lebender Diuscrucis. Man dachte, so etwas gäbe es seit Tausenden von Jahren nicht mehr." Sie wandte sich zu mir. „Ein direkter Nachkomme einer solchen Vereinigung beherrscht viel von derselben Macht wie du", erklärte sie. „Aber damit sich ein Dämon und ein Engel vereinigen können, müssen sie ihr Kind an diese Welt binden, so dass die Seele in eine sterbliche Hülle gepflanzt wird. So gebunden, hat sie durch die Zerbrechlichkeit der Sterblichen Grenzen."

„Was, wenn sie stirbt?", fragte ich.

„Ich werde dasselbe Schicksal erdulden wie alle Sterblichen", sagte Sarah. „Ich werde nach meinen Taten beurteilt werden, genau wie alle anderen."

„Wenn sie in irgendeiner Form auf diese Welt zurückkehrt, wird sich ihre Macht voll entwickeln. Das ist der Grund, weshalb solche Vereinigungen verboten sind."

„Es ist zweifelhaft, ob ich jemals zurückkehren dürfte", sagte Sarah.

Der Eingang des Zeltes wurde zurückgezogen und der alte Mann trat herein. Es sah uns an, dann Sarah. Sie klopfte auf den Boden neben sich und er setzte sich an ihre Seite.

„Ich hätte nie existieren sollen", sagte sie. „Aber für das wahre Böse gibt es keine größere Verlockung als das Verbotene. Mein Vater ist ein Dämon mit großer Macht. Er fing meine Mutter, sperrte sie als seine Gefangene ein, setzte sie unter Drogen und stahl ihre Jungfräulichkeit."

Sie sprach ohne Emotionen von solchen Schrecken; ihr augenloses Gesicht war wie eine Maske. „Er hat sie geschwängert, weil er selbst ein Halbblut sehen wollte. Als ich geboren wurde, ermordete er sie im Wochenbett und stahl meine Augen, damit ich niemals wissen könnte, wer er war. Für sechs Monate ließ er mich als sein Fleisch und Blut aufziehen, um herauszufinden, ob ein Diuscrucis völlig böse gemacht werden könne. Er wusste nicht, dass ich ihn sehen und sein Herz spüren konnte, nachdem er so hart daran gearbeitet hatte, es mit Finsternis zu umgeben. Er hätte mich zerstört, wenn er entdeckt hätte, dass ich auch ohne meine Augen die Göttlichen sehen konnte und dass ich sie erkenne, auch wenn ich ihre exakte Form nicht erkennen kann."

Sie deutete auf den alten Mann, der neben ihr saß. „Izak war der Gefängniswärter meiner Mutter und er verbrachte mit ihr viel Zeit. Er verliebte sich heimlich in sie und dann in mich. Er entdeckte als Erster, dass ich sehen konnte, stahl mich unter der Nase meines Vaters weg und versteckt mich seitdem. Er ist derjenige, der mich über unsere Art unterrichtet hat."

„Und dein Vater?“, fragte ich. Ich konnte erraten, wer so etwas tun würde.

„Ich weiß es nicht“, antwortete sie. „Es ist nicht der Dämon Rezyl, wie du glaubst, Bruder. Izak will mir seinen Namen nicht sagen, aber er versichert mir, dass es nicht Rezyl ist.“

Es war ein bisschen unheimlich, dass sie wusste, was ich gerade dachte. Ich wandte mich an Izak. „Warum willst du es ihr nicht sagen?“, fragte ich.

„Du behauptest, dass du sie liebst.“

Izak sah mich an und sagte gar nichts. Ich fing gerade an, zornig zu werden, als Sarah ihre Hand zwischen Izak und mich hielt.

„Zügele deinen Zorn. Izak möchte mich vor ihm schützen. Sogar an seinen Namen zu denken, könnte mich enttarnen, und ich bin noch nicht bereit dazu, mich ihm entgegenzustellen.“

„Wie bist du hier unten gelandet?“, fragte Rebecca. Sarahs Geschichte hatte Tränen in ihre Augen treten lassen, die sie jetzt mit ihrem Handrücken wegwischte.

„Nachdem mich Izak von meinem Vater weggeholt hatte, sind wir viele Monate lang gereist. Er zeigte mir die Welt, ihre Schönheit und wie ich sie ohne meine Augen sehen konnte. Ich war verwundert über das alles und bin es immer noch. Schließlich sind wir an diesen Ort gekommen, versteckt vor dem Rest der Welt, so dass er mich mehr über meine Macht lehren konnte. Niemand hat damals hier gelebt, es waren nur Izak und ich. Ich habe herausgefunden, dass ich nicht nur die Göttlichen sehen konnte, sondern auch die Erwachten. Diejenigen, die mich sehen konnten, konnte ich auch sehen. Ich konnte ihren Zorn, ihren Schmerz und ihre Hoffnungslosigkeit fühlen. Wir fingen an, sie hierherzubringen, um ihnen eine Gemeinschaft zu bieten.“

„Hast du keine Angst, dass dich dein Vater finden wird?“, fragte ich.

Sie schüttelte ihren Kopf. „Keiner von diesen Menschen wird mich verraten. Ich kann ihnen ihr früheres Leben nicht zurückgeben, aber ich habe ihnen geholfen, sich hier unten ein neues aufzubauen, mit anderen, die sie verstehen."

Sie drehte ihren Kopf zu mir und dieses Mal konnte ich spüren, wie sie in meine Gedanken eindrang. Ich war immer noch müde, immer noch schwach. Ich schob sie hinaus mit so wenig Kraft, wie ich aufbringen konnte, weil ich fürchtete, dass ich mit einer größeren Anstrengung nicht mehr fähig wäre, bei Bewusstsein zu bleiben. Sie wehrte sich nicht. Stattdessen kicherte sie laut.

„Ich bin froh, dass ich dich gefunden habe, Bruder", sagte sie. „Ruht jetzt, Dämonen. Findet hier Frieden und Schutz."

Ich hatte so viele Fragen, so viel mehr, was ich wissen wollte. Ich kam nicht dazu, sie zu stellen, weil sie mich sowohl beruhigte als auch befehligte. Ich wusste mittlerweile, wie ich das jeweils erkennen konnte, und bekam Panik bei dem Gedanken, was sie mit mir tun würde, sobald ich ausgeschaltet war. Ich kämpfte gegen ihre Macht, aber ich war zu müde, zu schwach.

„Fürchte dich nicht", sagte sie zu mir, direkt bevor die Welt dunkel wurde.

Vierzehn

Ich war nur für ein paar Sekunden weggetreten. Als ich aufwachte, saß ich auf meinem Bett im Belmont, nackt und schweißüberströmt. Ulnyx saß mir gegenüber – hinter einem Klavier, auf dem seine Finger über die Elfenbeintasten klimperten. Als er mich sah, fing er an zu lachen.

„Sei still, Ulnyx“, sagte eine vertraute Stimme.

Der Dämon war still und legte seine Hände in seinen Schoß. Ich sah zur Tür hinüber. Sarah stand da und sah genauso aus wie zu dem Moment, als sie mich einschlafen gelassen hatte, aber etwas an ihr war nun anders. Es waren ihre Augen. Sie waren an diesem Ort gesund, ein unglaubliches Rotgold, das schimmerte und funkelte wie die Augen von Josette.

„Es tut mir leid, Bruder“, sagte sie zu mir. „Du warst schwach und du wirst stark sein müssen, um dein Ziel weiter zu verfolgen.“

„Wie kannst du hier sein?“, fragte ich sie, während ich mich selbst in ein einfaches schwarzes T-Shirt und Jogginghosen kleidete, bevor sie mich sehen konnte.

„Du hast mich eingeladen“, antwortete sie.

„Wie das?“

Sarah kicherte wieder. „Du hast nach mir gerufen und ich bin gekommen. Es gibt immer noch so viel, worüber du so wenig Kontrolle hast. Wie ihn.“ Sie zuckte mit ihrem Kopf in Ulnyx’ Richtung.

„Du hast seine Seele gefangen und dennoch weigert er sich, zu tun, was du willst, wenn es ihm nicht passt.“

„Ich kann ihn nicht zwingen“, sagte ich.

„Nein? Ulnyx, steh auf“, befehligte sie. Er trat die Klavierbank weg und stand auf. „Dies ist deine Quelle, Bruder. Wenn du hier nicht herrschen kannst, wirst du weiterhin scheitern.“

Weiterhin scheitern? Ich sah den Wer an. Sein Gesichtsausdruck war gefasst, eine Mischung aus Überraschung und Zorn. Die Weise, wie er auf ihren Befehl hin aufgesprungen war – das war mein Traum, meine Welt, und trotzdem hatte sie darin mehr Macht als ich. Der Gedanke machte mich wütend.

„Wie soll ich denn Kontrolle lernen, wenn es niemanden gibt, der mich unterrichtet?“, fragte ich, meine Stimme beinahe ein Knurren.

„Du musst nichts lernen, alles, was du tun musst, ist, zu fragen, warum. Warum bist du?“ Sie hatte überhaupt nicht auf meinen Ausbruch reagiert. Sie blieb ruhig, ungerührt.

„Ich weiß es nicht“, sagte ich. Warum waren wir alle? Ging es nach Dante, waren wir nur Teile in einem Puzzle, die nicht passten, Figuren in einem Spiel ohne Ende.

„Das Spiel kann nicht weitergehen, wenn du nicht spielst.“ Sarah hüpfte zu mir herüber und blickte in meine Augen. „Warum bist du?“, fragte sie erneut.

Ich sah von Ulnyx zu ihr und wieder zurück. Weiterhin scheitern … Seine statische Haltung war eine Verwirklichung jeden Scheiterns, das ich erlebt hatte, seit mich Mr. Ross auf der Freiheitsstatue zurückgelassen hatte. Na ja, ich war immer noch am Leben, aber das war pures Glück. Jedes Scharmützel, an dem ich beteiligt war, hatte damit geendet, dass jemand interveniert und meinen armseligen Arsch gerettet hatte. Sogar jetzt war Sarah hier und zeigte mir, wie machtlos ich wirklich war. Ulnyx hatte Recht gehabt. Ich war erbärmlich.

„Ich weiß es nicht“, knurrte ich, als sich das Gefühl der Hoffnungslosigkeit aus meinem Inneren einen Weg nach draußen bahnte.

„Diese Welt ist deine Quelle, Bruder“, sagte Sarah, die immer noch völlig ungerührt war. „Ihre Ozeane sind grenzenlos, ihre

Berge endlos. Willst du ein Floh oder ein Titan sein? Warum bist du?"

„Ich weiß es nicht. Wie hast du mich gefunden?" Ich verlor gerade die Kontrolle über mich selbst. Jedes Wort, das sie aussprach, steigerte meinen Zorn, meinen Frust und meine Verzweiflung.

„Ich habe dich nicht gefunden", sagte sie. „Du hast mich gefunden."

Das war noch eine Aussage, die keinen Sinn ergab. Ich hatte nicht nach ihr gesucht. Wie hätte ich auch nach ihr suchen können? „Ich habe nicht nach dir gesucht", brüllte ich.

„Und dennoch hast du mich gefunden. Warum hast du gesucht?", fragte sie, ruhig, emotionslos, gelassen. Ich konnte es nicht länger ertragen.

„Habe ich nicht", schrie ich und zwang sie mit meiner Willenskraft aus meinen Gedanken. Sie schrie vor Schmerz auf und war weg. Der Zorn legte sich nicht so einfach. Ich konnte fühlen, wie er die gesamte Welt um mich herum durchdrang und alles mit seiner fahlen Dunkelheit befleckte. Ich wandte mich an Ulnyx.

„Du! Wo zur Hölle warst du, als ich dich gebraucht habe?"

Der Große Wer sah mich an, machte aber keinen Mucks. Ich ging zu ihm hinüber und hob ihn an der Kehle in die Luft. Er reagierte nicht.

„Warum bin ich?", fragte ich, während ich ihn schüttelte. „Warum bin ich?"

Seine Lippen öffneten sich zu einem höhnischen Grinsen. Sogar in meinem Zorn konnte ich ihn nicht unter meinen Willen zwingen.

Ich hielt ihn in die Luft, während sich meine Finger tiefer und tiefer in seinen Hals gruben. Alles um mich war schwarz, der Raum bebte und zitterte, als ich meine Quelle mit meinem Zorn, meinem bösen Willen befleckte. Es war mehr als nur Ulnyx. Ich wollte zerstören, vernichten, beenden. Warum war ich ausgewählt dazu, wiedergeboren zu werden, wenn alles, was ich erreichen konnte, erbärmliches Scheitern war?

Das Belmont zerbröckelte und ich fand mich in einem Ödland stehend wieder, einer Welt, die durch meinen Willen zerstört worden war. Die Erkenntnis war wie ein Zehn-Tonnen-Amboss, der allen Zorn aus meiner Seele stahl, gegen meinen Kopf schleuderte und mich in einen augenblicklichen Ruhezustand versetzte. Ich ließ den Wer fallen und trat einen Schritt zurück. Ganz plötzlich verwandelte sich die Welt zurück und nahm wieder ihren Originalzustand an.

Warum war ich? Es war eine so simple Frage mit einer so schwer fassbaren, simplen Antwort. Die Frage war ein Trick, eine Irreführung und eine Lüge. Es war egal, warum ich war. Die Frage zu stellen, war wichtiger, als sie zu beantworten. Der springende Punkt war, dass ich mir die Mühe machte, es herauszufinden und zu verstehen. Zu erkennen, wer ich war – und was ich werden konnte.

Sarah hatte mich zornig gemacht, um es mir zu zeigen. Nein, ich hatte Sarah hierher gebracht, um es mir selbst zu zeigen. Ich war gut und böse und meine Macht war eine seltsame Mischung aus beidem. Wie konnte ich darauf hoffen, wirklich irgendetwas davon zu kontrollieren, wenn ich mich weigerte, die gleichen Teile zu akzeptieren? Alles musste im Gleichgewicht sein und ich war keine Ausnahme.

Als ich in mir selbst die Wahrheit erkannte, konnte ich spüren, wie die Macht über mich strömte, eine Energiewelle, die ich wie Wasser, wie Blut aufsaugte. Sie kam von nirgends und überall. Sie war nicht geschaffen, sondern losgelassen worden. Sie war meine Quelle, sie kam aus meiner Seele und, was auch immer geschah, sie antwortete auf meinen Ruf.

Ich sah zu Ulnyx hinüber, der immer noch auf dem Boden kniete und immer noch sein Scheißgrinsen im Gesicht kleben hatte.

„Steh auf“, sagte ich.

Ich konnte die Spannung in der Luft spüren, als wäre sie gerade von einem Blitzschlag ionisiert worden. Das Grinsen wich aus seinem Gesicht.

„Steh auf", wiederholte ich mit ruhiger Stimme.

Er sah nicht aus, als ob er das wollte, aber er stellte sich auf seine Füße.

„Wenn ich nach deiner Macht rufe, wirst du sie zur Verfügung stellen", sagte ich zu ihm.

Seine Augen brannten voller Hass, aber er nickte.

Wonach hatte ich gesucht? Verständnis – über mich selbst vor allem. Wer konnte mir besser beim Verstehen helfen als die eine, die lebte, wie ich gestorben war? Es kam mir verrückt vor, zu glauben, dass ich absichtlich in der Kanalisation geendet haben könnte, auf direktem Weg zu dem einzigen Halbengel und Halbdämon in direkter Abstammung auf der ganzen Welt. Es kam mir vor wie Wahnsinn, dass sie auf der gesamten Welt ausgerechnet in derselben Stadt, immer so nahe bei mir gewesen sein konnte. Trotzdem hätten mir so viele Dinge geschehen können. Ich hätte so viele Entscheidungen treffen können, die mich an dieser Stelle vorbeigeführt hätten.

Vielleicht war das, was einem verrückt vorkam, doch gar nicht so verrückt. Konnte ich sicher sagen, dass ich nicht nach ihr gesucht hatte, dass mich meine Seele nicht hierhergebracht hatte? Dante hatte gesagt, dass ich, um meine volle Macht zu erlangen, das, was ich als menschlich kannte, loslassen musste und akzeptieren musste, was ich geworden war. Meine Quelle war eine Reflexion der Welt und meines Platzes darin. Ich würde schaffen, zerstören, lieben, hassen – und vor allem überleben, weil meine Quelle, meine Seele, ein Gleichgewicht verlangte. Das war es, warum ich war. Die Frage mochte wohl ein Trick gewesen sein, aber das bedeutete nicht, dass es keine Antwort darauf gab.

Fünfzehn

Ich erwachte plötzlich und meine Augen blitzten auf, so dass ich auf die Decke des Zeltes über mir blickte. Ich spürte etwas, das gegen meine Schulter drückte, drehte meinen Kopf und sah dort Sarah, deren Kopf auf meinem Arm ruhte und deren Körper eng zu einer kleinen Kugel zusammengerollt war. Ich erinnerte mich daran, was ich ihr in meiner Quelle getan hatte, und spürte, wie eine plötzliche Welle an Schuldgefühlen durch mich strömte. Ich fasste mit meiner anderen Hand hinüber und streichelte über ihren Kopf.

„Es tut mir leid“, flüsterte ich. Sie schlief.

„Landon.“ Ich drehte meinen Kopf auf die andere Seite. Rebecca hatte sich an mich herangeschlichen und beugte sich mit ihrer Hand auf meiner Schulter über mich. Wie machte sie das? „Alles in Ordnung?“

Das war eine gute Frage. Ich holte tief Luft und wandte meine Aufmerksamkeit auf mein Inneres. Ich fühlte mich gut, wirklich gut. Ich war bereit dazu, die gleichen Teile in mir zu akzeptieren. Nicht ganz gut, nicht ganz böse. Einfach ich.

„Jupp“, antwortete ich. Ich sah zu Sarah hinüber. „Wie lange?“

„Zwei Tage. Sarah ist dir die ganze Zeit nicht von der Seite gewichen, aber ich glaube, sie hatte ein paar ziemlich schlimme Träume. Sie hat im Schlaf geweint.“ Ich schaute wieder zu Rebecca und bemerkte, dass sie sich umgezogen hatte. Sie trug jetzt eine Cargohose im Tarnmuster und ein enges schwarzes Thermoshirt. Ihr Haar war nach hinten zu einem Pferdeschwanz gebunden. Sie sah aus, als wäre sie bereit, in den Krieg zu ziehen.

„Wir müssen gehen“, sagte ich.

Rebecca lächelte, wobei sie ihre Reißzähne vorzeigte, und kam näher, um mir dabei zu helfen, mich von Sarah zu lösen. Ehe sie sie berühren konnte, wachte das Mädchen auf.

„Landon“, sagte sie, ihre Stimme so viel leiser und kindlicher, als ich sie in Erinnerung hatte. Sie schob sich neben mir auf die Knie. „Du willst weggehen.“

„Ich muss gehen“, erklärte ich ihr.

„Bleib“, befehligte sie. Ich konnte spüren, wie die Macht ihres Wortes und ihrer Gedanken an meiner Willenskraft zerrte.

„Nein“, sagte ich, sowohl mit meinem Mund als auch in meinen Gedanken. Ich hatte gedacht, meine Zurückweisung würde sie aufregen, aber sie lächelte.

„Du musst deine Reise fortsetzen“, sagte sie. „Du hast gefunden, wonach du gesucht hast, und darüber bin ich froh. Bereue nicht die Art, wie du mich behandelt hast. Du musstest das tun.“ Sie hatte gewusst, was ich gerade gedacht hatte, und meine zweite Entschuldigung vorweggenommen. „Ich werde an dich denken, Bruder, und dir das Beste wünschen.“

Ich war noch nicht bereit, sie einfach so zu verlassen. „Sarah, Rebecca hat mir erzählt, dass du Träume hattest.“

Sie spannte sich an, wobei die Veränderung in ihrer Haltung beinahe unmerklich geschah. „Manchmal träume ich von dem, was passierte, ehe mich Izak gerettet hat“, log sie. „Ich bin dankbar, dass ich einen Bruder habe, der mich beschützen kann. Wenn du kannst, wirst du hoffentlich zurückkehren und mich besuchen.“

Sie beschützen? Vor ihrem Vater? Mich selbst zu verstehen, war eine Sache. Irgendjemanden vor einem mächtigen Dämon zu beschützen, war etwas ganz anderes. Ich hatte aber nicht vor, mich darüber mit ihr zu streiten.

„Das werde ich“, sagte ich. Ich setzte mich auf, beugte mich nach vorn und umarmte sie fest. „Danke.“ Ich hatte gefunden, wonach ich gesucht hatte, aber ohne ihre Hilfe wäre das unmöglich gewesen.

Ich entließ sie aus meiner Umarmung und stand auf, dann streckte ich meine Hand aus und nahm Rebeccas, die ich mit meiner Kühnheit überraschte.

„Wir haben Arbeit zu erledigen", sagte ich zu ihr.

Als wir durch den Zelteingang hinausgingen, bemerkte ich, dass Izak bewegungslos in der Ecke neben den Essensregalen saß und einfach nur beobachtete. Ich schenkte ihm ein kleines Winken, das er nicht erwiderte, dann waren wir weg.

Die Bewohner der kleinen Gemeinschaft schenkten uns auf unserem Weg hinaus nicht mehr Aufmerksamkeit, als sie es auf unserem Weg hinein getan hatten, wandten sich ab, als wir uns näherten, und gaben sich beschäftigt, bis wir vorbei waren. Wir schlüpften durch einen kleinen Zugangstunnel weiter im Süden aus der Kanalisation und unterhielten uns, als wir dem Tunnel auf unseren erhofften Exodus aus dem Untergrund folgten.

„Ich hoffe, es macht dir nichts", sagte Rebecca, während wir marschierten. „Ich habe mir dein Portemonnaie genommen und etwas Geld gestohlen, damit ich mir neue Kleidung besorgen konnte."

„Du hast einen der Erwachten dazu gebracht, dir die hier zu verkaufen?" Ich deutete auf das militärische Outfit. „Du siehst aus, als wärst du bereit, in die Armee einzutreten. Ich würde es nicht stehlen nennen, weil ich es dir sowieso gegeben hätte."

„Ich musste Izak das Geld geben. Das hat er mir dann gebracht."

„Er hat mir dir gesprochen?"

„Nein. Ich habe ihm erklärt, was wir brauchen, er hat seine Hand ausgestreckt, ich habe ihm etwas Geld gegeben und er hat das hier gebracht. Es ist besser als dieses zerfetzte Kleid."

Ich warf einen Blick auf mich selber. Ich war zuvor nicht stark genug gewesen, um mich herzurichten, und hatte dann nicht mehr daran gedacht. Ich trug immer noch den Frack, so zerfleddert und blutig, wie er war. Ich strengte mich an und beobachtete, wie er sich in ein passendes Outfit verwandelte.

„Das passt, schätze ich“, sagte ich. „Unsere eigene kleine Armee.“

„Zwei gegen die Unendlichkeit“, sagte sie mit einem humorlosen Lachen.

„Drei“, antwortete ich.

Ich hatte bis jetzt nicht mehr an Obi gedacht. Ich fragte mich, ob er wusste, was geschehen war. Ich konnte mir vorstellen, dass es sich in den Foren mittlerweile herumgesprochen hatte, und ohne Zweifel würde er danach Ausschau halten, ob etwas über unseren Aufenthaltsort gepostet wurde. Es war seltsam, so viel Vertrauen zu ihm zu haben, trotz unserer kurzen Bekanntschaft. Ich erzählte Rebecca, wie wir uns getroffen hatten, und dann, weil sie ihr ganzes Leben weggeworfen hatte, um mich zu retten, erzählte ich ihr auch alles andere, von Ulnyx über die Dämonenkönigin bis zum Kelch. Ich hatte das Gefühl, dass sie ein wenig eifersüchtig wurde, als ich ihr von Josette erzählte, aber sie sagte nichts, das meine Theorie bestätigt hätte.

„Also, was ist mit dir?“, fragte ich sie.

Wir hatten unter einem Ausstieg angehalten und beendeten unser Gespräch, ehe wir zurück in die Welt über uns kletterten. Wir standen einander gegenüber, nahe genug, dass ihr süßer Duft immer wieder meine Sinne überströmte.

„Was soll mit mir sein?“

„Du hast mir gesagt, dass du gezwungen bist, deinem Vater zu gehorchen, aber du hast mir trotzdem geholfen.“

„Ich habe dir gesagt, dass wir eine Wahl haben, entweder gehorchen oder herausfordern.“

„Ich dachte, du kannst deinen Vater nicht besiegen.“

Sie starrte auf den Boden. „Ich kann es nicht“, sagte sie.

Ich streckte meine Hand aus und packte ihr Kinn, so dass ich ihr Gesicht anheben konnte. „Rebecca.“ Tränen strömten aus ihren Augen, als sie mich ansah. „Warum solltest du das tun?“

„Wie ich schon gesagt habe, du hast einfach etwas an dir.“ Sie log gerade.

„Du kannst mich nicht anlügen, Rebecca", sagte ich und wischte mit meinem Daumen ein paar Tränen weg.

Sie nahm meine Hand in ihre, drückte sie und schob sie weg. „Nein, ich schätze, das kann ich nicht", antwortete sie. „Das bedeutet aber nicht, dass ich dir alles erzählen muss, und du hast nicht die Macht, zu befehligen."

Warte einen Moment. „Habe ich nicht?"

„Sarah hat sie, weil sie die erste Generation ist", erklärte sie. „Du hast keine direkte Kontrolle über die Göttlichen, weil du kein direkter Nachkomme bist. Du bist vielleicht fähig, den Wer zu kontrollieren, aber das liegt daran, dass du seine Seele schon gefangen hast."

„Oh." Nicht dass ich es gegen sie genutzt hätte, außer vielleicht, um sie davon abzuhalten, für mich ihr Leben wegzuwerfen. „Wie lange noch?"

„Ich habe ihm schon die Herausforderung gesandt, während du geschlafen hast", sagte sie. „Morgen Nacht bei der Statue."

Ich konnte spüren, wie der Kloß in meinem Hals wuchs. Es schien, dass ich dazu verdammt war, nicht viele Freunde besonders lange zu behalten.

„Was kann ich tun, um dir zu helfen?", fragte ich.

Sie wischte selbst die restlichen Tränen weg. „Ich glaube nicht, dass es irgendetwas gibt, was du tun kannst."

Ich hatte eine Idee. „Warte mal … Was ist mit dem Amulett? Er kann dich nicht verletzen, wenn du es trägst."

„Landon, du bist süß. Ich kann das Amulett nicht benutzen. Das wäre Betrug. Wenn ich meine Ehre aufgebe, wäre ich nicht besser als jeder andere Dämon. Ich glaube nicht, dass wir so handeln müssen, um zu überleben, und wenn man sich die Lage meiner Leute ansieht, ist das die Veränderung, für die ich kämpfe: dass wir so gedeihen können, wie wir es verdienen. Wir sind den Menschen körperlich und mental überlegen, wir sind den meisten anderen Göttlichen zahlenmäßig überlegen, aber wir sind darauf beschränkt, uns in der Nacht herumzudrücken, uns vor dem Tageslicht zu verstecken und den Großteil unserer Stärke darauf zu verwenden, herauszufinden, wo und wie wir unsere nächste Mahlzeit bekommen können. So sehr ich es auch hasse, mich von Menschen zu nähren, getan habe ich es trotzdem und werde es auch wieder tun, wenn es heißt, deren Leben oder meins. Wenn meine Forschung abgebrochen wird, wird das immer wahrscheinlicher."

Sie streckte ihren Arm aus und hielt sich an der Leiter fest. „Falls ich Merov besiegen kann, erhalte ich Zugang zu allem, was er besitzt. Es wird alles mir gehören und ich kann meine Arbeit weiterführen. Es ist ein gewagtes Unterfangen, aber das Risiko ist es wert."

„Was ist mit Rezyl?", fragte ich.

„Du wirst dich um Rezyl kümmern", sagte sie. Sie zwinkerte mir zu und kletterte die Leiter hoch, dann schob sie mit Leichtigkeit die Abdeckung zur Seite.

Mich um Rezyl kümmern. Richtig. Ich wandte mich nach innen und berührte Ulnyx' Seele. Ich konnte spüren, wie die Macht auf mein geistiges Tasten reagierte. Vielleicht hätte ich mit der Hilfe des Großen Wers eine Chance.

Wir verließen die Kanalisation und standen auf einer leeren Straße. Ich brauchte einen Moment, um mich zu orientieren, aber wir waren nicht weit entfernt vom Belmont. Es war Mittag und die Sonne schien. Ich zog Rebecca in den Schatten.

„Hältst du das aus?", fragte ich.

Sie fasste unter ihr Shirt und zog das Amulett heraus. „Solang dieses Ding funktioniert, sollte alles in Ordnung sein", sagte sie. Sie trat zögernd ins Sonnenlicht hinaus. Sie blinzelte und trat zurück in den Schutz des Gebäudes. „Es funktioniert nicht", sagte sie. Was?

Ich fasste in meine Tasche und zog die Halskette heraus, die ich Ulnyx abgenommen hatte. Ich wusste, dass diese funktionierte, ich hatte ja gesehen, wie sie ihre Arbeit machte. Ich tauschte sie gegen ihre. „Versuch die hier."

Sie trat wieder ins Sonnenlicht hinaus und zog sich dann zurück. „Nicht gut“, sagte sie zu mir.

„Ich verstehe das nicht“, sagte ich. „Ich habe gesehen, wie Ulnyx die hier zur Heilung eingesetzt hat. Ich weiß, dass sie funktioniert.“ Sie gab mir das Amulett zurück und ich sah es angeekelt an.

„Vielleicht funktionieren sie bei Vampiren nicht“, schlug sie vor. „Lass uns einfach versuchen, im Schatten zu bleiben.“

Dante hatte nichts darüber gesagt, dass es Ausnahmen beim Nutzen des Amuletts gab. Es musste noch etwas anderes vorgehen, etwas, von dem wir nichts wussten. Falls er wieder vorbeischauen sollte, hatte er vielleicht eine Antwort.

Wir legten die letzten paar Blocks zurück, indem wir uns an die Schatten hielten und nur durch offenes Sonnenlicht sprinteten, wenn es nötig war. Punkmos Augen sprangen fast aus seinem Kopf, als ich Rebecca die Tür aufhielt, um sie ins Hotel zu lassen. Ich konnte spüren, wie er sie angaffte, bis wir am Empfangstresen vorbei waren und die Treppe hinaufgingen.

„Das muss dir ständig passieren“, sagte ich zu ihr. „Nicht dass ich es ihm verdenken würde, du bist wunderschön.“

Sie lächelte und ihr bleiches Gesicht lief einen Hauch rot an. „Ich bin es von Sterblichen gewöhnt, das gehört zu meiner Art. Es bedeutet mehr, wenn es von dir kommt.“

„Fühl dich geschmeichelt“, antwortete ich, hielt an und wandte mich ihr zu. „Ich dachte es schon, als ich dich zum ersten Mal gesehen habe, direkt nachdem du mich in der Putzkammer auf den Boden geworfen hast. Natürlich hatte ich gleichzeitig eine Scheißangst vor dir, also war es irgendwie eine einzigartige Situation. Trotzdem …“

Ich kam nicht dazu, zu Ende zu sprechen, weil sie ihre Arme um mich schlang und ihre Lippen auf meine presste. Ich kam auch nicht dazu, sie zu küssen, weil in diesem Moment die Tür des Treppenhauses über uns aufgeschleudert wurde und Obi herausgestolpert kam. Direkt hinter ihm folgte ein Dämon. Er drehte sich in der Luft und benutzte seine dicken, ledrigen Schwingen, um sich auszubalancieren, während er seine Klauen in die gegenüberliegende Wand grub, um auf Obi hinunterzuspringen. Er kreischte durch eine kurze, mit Reißzähnen gefüllte Schnauze.

Ich spürte, wie sich Rebecca vor einer Bewegung anspannte, und hielt meine Hand hoch. „Ich hab' den hier", sagte ich.

Ich konzentrierte meine Willenskraft und sprang vorwärts, schoss die Treppe wie eine Rakete hinauf, so dass mich mein Schwung über Obi trug, als der sich – mit der Desert Eagle über seine Brust erhoben – auf den Rücken drehte. Ich hörte den Schuss und spürte, wie die Kugel durch mein Bein schlug, aber ich schenkte dem keine Beachtung. Ich streckte meinen Arm aus und erwischte den haarlosen Kopf des Dämons und schleuderte die Kreatur auf die Treppe hinunter, so dass sein Schädel von der Wucht zerschmettert wurde. Ehe er sich davon erholen konnte, drehte und zerrte ich, bis ich ihm den Kopf abgerissen hatte.

Sobald er tot war, bemerkte ich den Schmerz, den die Kugel verursacht hatte. Ich schaute auf mein Bein hinunter und beobachtete, wie es sich wieder zusammenwob, wobei der Prozess durch das Silber verlangsamt wurde. Dann sah ich Obi an. Er lag immer noch auf der Treppe ausgestreckt, seine Stirn schweißbedeckt und seine Atemzüge abgehackt. Er starrte mich mit riesigen, erleichterten Augen an.

„Heilige Scheiße, Mann, das mit deinem Bein tut mir leid", sagte er. „Du hast dir aber den richtigen Moment ausgesucht, um aufzutauchen. Es kommen noch zwei. Ich habe sie in den Kopf geschossen, aber diese Arschlöcher bleiben nicht lange liegen."

„Wie haben sie dich gefunden?", fragte ich.

Er fing an, sich wieder auf die Füße zu schieben. „Da hast du mich erwischt, Mann. Vielleicht haben sie zwischen den WLAN-Zugangspunkten trianguliert? Ich dachte, ich hätte genug variiert, aber vielleicht haben sie irgendwelche Dämonen mit gigantischen Gehirnen oder so etwas."

„Es gibt keine Dämonen mit gigantischen Gehirnen", sagte Rebecca und fasste hinunter, um den muskulösen Ex-Marine in eine stehende Position hochzuzerren. „Die Cthulhu sind unglaublich intelligent, aber sie mischen sich meist nicht ein und kümmern sich nur um ihre eigenen Geschäfte." Sie lächelte und zeigte Obi ihre Reißzähne.

Er hatte ihr das Oh-mein-Gott-du-bist-so-heiß-Starren geschenkt, ehe sie lächelte. Der Effekt war, als hätte man einen Zauber gebrochen. Ich bin mir sicher, Sterbliche sehen normalerweise einen perfekten Satz perlweißer Zähne, zumindest bis sie ausgetrunken werden. Ich konnte sehen, wie sich sein Adamsapfel bewegte, als er schluckte und ein paar Schritte zurückwich.

„Was zur?", rief er. Er fing an, die Desert Eagle hochzunehmen, aber ich legte meine Hand darauf.

„Obi, das ist Rebecca. Rebecca, das ist Obi-Wan. Sie ist auf unserer Seite", sagte ich zu ihm.

Rebecca verzog ihr Gesicht. „Obi-Wan? Wie in Star Wars?"

Er rollte mit den Augen und schüttelte seinen Kopf. „Oh Mann, sogar Vampire machen sich über mich lustig. Meine Eltern ...", sagte er.

Ich räusperte mich, um die beiden zu unterbrechen. Ich konnte die wabernde Hitze einer höllischen Masse auf meine Seele herunterdrücken fühlen. „Jetzt, wo die Vorstellungen erledigt sind, müssen wir weg hier. Diese beiden, die du angeschossen hast, haben entweder Freunde mitgebracht oder Verstärkung gerufen."

„Wenn du zu deinem Zimmer kommen kannst, ich bin gestern zurück zur Grand Central gegangen und habe dein Schwert geholt. Es hat noch auf den Gleisen gelegen." Er schaute zu dem halb aufgelösten kopflosen Dämon hinüber. „Nicht dass du es zu brauchen scheinst."

„Ich könnte es brauchen", sagte Rebecca. „Ich habe nicht die Kraft, um Schädel von Wirbelsäulen zu reißen."

Ich konnte spüren, dass die Dämonen näherkamen. „Okay", sagte ich. „Obi, bleib zurück und gib uns Deckung. Versuch, mich nicht noch einmal anzuschießen."

Rebecca und ich sprangen die Treppe hinauf und in den Gang.

„Weißt du, was das für Dinger sind?", fragte ich.

Sie nickte. „Standard-Grunzer. Rezyl macht sie. Sie bestehen ganz aus Muskeln, kein Hirn. Sie können für kurze Zeit im Tageslicht überleben, aber sie sind außergewöhnlich empfindlich gegen Wasser. Stell sicher, dass du auf deinen Hals aufpasst, die können dir mit einem Finger den Kopf abreißen."

Sie fasste nach unten und zog ihren Dolch aus ihrem Stiefel, ohne langsamer zu werden. Obi blieb drei Meter hinter uns und zielte mit seiner Eagle zwischen uns. Ich bezweifelte nicht, dass er ein exzellenter Schütze war, aber hoffte, dass die Kugel, sollte er verfehlen, nach rechts abweichen würde. Ich hielt eine Silberkugel aus, Rebecca nicht.

„Er macht sie?", fragte ich. „Mach dich bereit."

Die Dämonen kamen um die Ecke gestürmt. Schleim triefte von ihren Fangzähnen, als sie die Richtung änderten. Sie hatten noch zwei Löcher in ihren Schädeln, ehe Rebecca und ich uns überhaupt bewegen konnten. Ich packte beide am Kopf und drehte. In gewöhnte mich mehr und mehr an das ekelhafte Knacken, das beim Brechen der Wirbelsäule zu hören war. Ich schaute zurück zu Obi, der nur mit den Achseln zuckte.

„Wie viele Kugeln hast du?", fragte ich ihn. Silber war nicht billig – und daraus Kugeln herzustellen, konnte nicht einfach gewesen sein.

„Ungefähr fünfzig", sagte er.

„Feuere nicht, außer es sieht aus, als wären wir in Schwierigkeiten. Ich habe so ein Gefühl, dass wir die später noch brauchen werden." Wir erreichten die Ecke und ich deutete auf den Raum hinten im Gang. „Mein Zimmer ist dort hinten. Schnapp dir das Schwert, damit wir hier verschwinden können."

Ich strengte mich an und fühlte nach den Dämonen. Sie kamen gerade das Treppenhaus herunter. Ich hörte Glas brechen. Sie kamen auch zu den Fenstern herein. Rebecca sprintete los in Richtung meines Zimmers. Ich drehte mich um und sah, wie ein Grunzer von hinten auf Obi losging. Er wusste nicht, dass er kam.

„Obi“, schrie ich. Ich konnte ihn nicht rechtzeitig erreichen. Verzweifelt konzentrierte ich mich auf den Boden direkt hinter ihm, zog die Nägel aus dem Holz und ließ sie in den Dämon schleudern. Der taumelte rückwärts, als hundert winzige Speere seine Brust durchbohrten. Obi hielt neben mir an und sah sich um, so dass er sah, was ich getan hatte.

„Nett“, sagte er.

Der Dämon erholte sich schnell und nahm seinen Sturmangriff wieder auf. Ich hoffte, ich lernte so schnell, wie Obi es behauptet hatte.

Die Masse aus schwingenden Klauen und starken, mächtigen Muskeln trieb mich zurück, während ich versuchte, mich an ihr vorbeizubewegen. Ich spürte die Hitze einer Wunde an meiner Schulter und noch eine an meinem Bein, aber das war nichts, was nicht heilen würde. Der Dämon schnappte und knurrte und versuchte, mit seinen Zähnen mein Gesicht zu erreichen. Ich duckte mich, roch seinen stinkenden, heißen Atem und glitt dann hinter ihm vorbei, fasste um seinen Hals herum und drehte meine Arme, bis ich seine Wirbelsäule zersplittern hörte. Ich hatte vor, seinen Kopf abzureißen, aber drei weitere Grunzer waren in den Korridor gestürmt.

Obi fällte einen von ihnen, aber schaffte es nicht, einen Schuss auf die beiden anderen abzugeben. Ich packte ihn und schubste ihn zu Boden, um ihn aus der Bahn der herannahenden Klauen zu schieben, dann packte ich den monströsen Arm und brach ihn am Ellenbogen ab. Die Aktion würde uns höchstens eine Sekunde erkaufen. Ich hörte das Knurren des zweiten Dämons und lächelte dann, als ein gesegnetes Schwert von hinten seinen Kopf abtrennte.

„Hier entlang", sagte ich und deutete auf das nächste Zimmer. „Wir können die Feuertreppe nach unten nehmen."

Rebecca nahm sich einen Augenblick Zeit, um die anderen beiden Grunzer zu erstechen, und folgte uns dann in das leere Zimmer. Ich sprengte das Glas mit einem Gedanken weg.

„Wir kommen vom Regen in die Traufe", sagte ich. Ich konnte spüren, wie die versammelte Masse an Bösem wuchs und ihre Macht gegen mich drückte. Es fühlte sich an, als würde das Belmont brennen. „Ich glaube, sie versuchen gerade, uns einzukesseln."

Das Gebäude wurde von der Wucht erschüttert, als sich so viele Monster durch die alte Struktur bewegten, alle auf unsere Position zu. Rezyl schickte mehr seiner Handlanger, als ich erwartet hatte. Ich lehnte mich durch das Fenster hinaus und sah hinunter. In der Gasse warteten weitere Grunzer und bewachten den Ausgang. Ich schaute nach oben. Das Dach war frei.

„Hinauf", sagte ich.

„Hinauf?", fragte Obi. „Spinnst du, Mann?"

Ich schob ihn auf die Feuertreppe hinaus. „Geh da rauf, Sergeant", schrie ich zurück. Er fing an hinaufzusteigen. „Rebecca, geh."

„Du zuerst", sagte sie.

Ich schüttelte meinen Kopf. „Jemand muss unsere Flucht decken."

Rebecca lächelte und zwinkerte mir zu. „Flucht? Du führst uns näher *zu* ihnen. Jetzt geh!"

Ich fing an, hinaufzusteigen, und hörte, wie das Schwert hinter mir in Fleisch tauchte. Ich bezweifelte auch, ob das Dach wirklich der sicherste Aufenthaltsort sei, aber es war offen und ich brauchte Raum zum Atmen. Ich holte Obi ein und wir traten gemeinsam an der Seite des Gebäudes aufs Dach hinaus. Es warteten schon sechs Grunzer dort auf uns und drei weitere kamen hinter Rebecca heraus, als sie sich wenige Sekunden später zu uns gesellte. Sie griffen nicht direkt an, sondern kreisten uns stattdessen ein. Ich nahm an, sie warteten noch auf Verstärkung, weil sie wussten, dass wir in der Falle saßen.

„Was jetzt?“, fragte Obi und wirbelte im Kreis herum, um alle Dämonen im Blick zu halten.

Weitere Grunzer erreichten mit jeder Sekunde das Dach und drei Were kamen aus dem Treppenhaus herauf und schlossen sich dem Getümmel an. Sie bahnten sich ihren Weg durch die zischenden Dämonen und hielten vor mir an. Der Größte machte noch zwei Schritte und öffnete seinen Mund.

„Diuscrucis“, sagte er. „Meister Rezyl verlangt, dich zu treffen. Komm mit uns und wir lassen deine Begleiter gehen.“ Ich brauchte keine besonderen Kräfte, um festzustellen, dass er gerade log.

„Landon“, sagte Rebecca, die besorgt klang und in der Sonne aschfahl aussah, „sag mir, dass du einen Plan hast. Ich kann nicht lange hier draußen bleiben.“

„Ich habe einen Plan“, antwortete ich. Na gut, ich hatte keinen soliden Plan, aber ich hatte eine Idee. Ich schloss meine Augen und konzentrierte mich nach innen und rief nach Ulnyx. Ich konnte spüren, wie sich die Kraft des Großen Wers an der Wurzel meiner Wirbelsäule aufbaute. Diesmal konnte ich davon trinken und die Kontrolle behalten. Die Kraft war die seine, aber mein Verstand gehörte mir.

Ich lächelte den Wer an, mein Mund wuchs, wurde länger und füllte sich mit rasiermesserscharfen Zähnen. Ich konnte spüren, wie sich auch der Rest meines Körpers veränderte und meine Gestalt in die Monstrosität aus Haut, Muskeln und Knochen verwandelte, die die transformierte Gestalt von Ulnyx war. Ich hob meinen Mittelfinger und zeigte damit auf die Dämonen, dann nutzte ich ihn, um sie auf uns zuzuwinken.

Die Were zögerten, hin- und hergerissen zwischen dem Risiko eines Todes durch mich oder durch Rezyl. Es bestand kein Zweifel, dass er nicht besonders erfreut wäre, wenn sie ohne ein Stück von mir zurückkehrten. Die Grunzer waren nicht klug genug, um es besser zu wissen, und schlossen hastig den Kreis. Ich ließ mich auf alle Viere fallen und sprang auf die Dämonen zu; meine Klauen zerrissen und zerfleischten sie, meine kräftigen Muskeln schleuderten sie zur Seite wie Spielzeug. Es waren mindestens fünfzig von ihnen, die sich um uns drängten. Ich packte einen von den Grunzern und warf ihn zurück auf die verängstigten Were. Sie bewegten sich zur Seite und mein Geschoss verschwand im offenstehenden Treppenhaus. Während ich seine Flugbahn beobachtete, bemerkte ich den Wassertank hinter der Tür.

Ich fetzte mit meinen Klauen durch drei weitere Grunzer, dann hielt ich inne und konzentrierte mich auf den Tank. Sogar mit Ulnyx' gewaltiger Stärke waren es einfach zu viele von diesen Kreaturen, um so mit ihnen fertig zu werden. Ich war vielleicht fähig, sie in dieser mächtigen Gestalt alle zu töten, aber nicht, ohne Rebecca und Obi in Gefahr zu bringen.

Ich stieß ein gewaltiges Brüllen aus, spürte das Ziehen in meinem Kopf und befahl dem Wasser im Tank, sich zu befreien und zu mir aufs Dach zu kommen. Ich zerrte daran, zwang es, durch die Holzplanken, die es umgaben, zu brechen, und ließ es durch die schwächste Stelle sprudeln. Die Grunzer waren bei dem Brüllen erstarrt und jetzt schrien sie in Qualen auf, als das Wasser von oben herunterspritzte und alles auf dem Dach nass machte.

„Verdammt, das ist kalt", rief Obi. Ich warf meinen Kopf herum, um nach ihm zu sehen, und er taumelte rückwärts, weg von meinem Starren.

Rebecca legte einen Arm um ihn, stützte ihn und zwinkerte mir zu. Sie sah schlimm aus, als das Sonnenlicht und das Wasser ihren Tribut forderten. Die Grunzer hinter ihnen tänzelten übers Dach und versuchten verzweifelt, das Wasser von ihren Körpern abzuschütteln. Ihre Haut schlug Blasen und triefte weg, während ihre Lebenskraft überall aus ihnen tropfte. Viele waren bereits leblos zu Boden gefallen und ich war mir sicher, dass der Rest folgen würde.

Ich hörte Klauen auf dem Dach und drehte mich gerade rechtzeitig um, um festzustellen, dass sich die drei Were entschlossen hatten. Sie hatten sich in ihre dämonischen Formen verwandelt und stürmten mit gefletschten Zähnen auf mich zu. Ich stieß ein weiteres Brüllen aus und schoss vor, um mich ihnen entgegenzustellen. Blut spritzte aus ihnen und ich hörte den Hall von Schüssen am Himmel. Die Were taumelten und stürzten und kamen direkt vor meinen Füßen zum Liegen. Ich warf meine massiven Pranken nach vorn und schmetterte sie auf einen Schädel herunter, dann auf den nächsten. Den dritten Wer, den Anführer, ließ ich leben.

Ich hatte Ulnyx in meinen Gedanken gespürt, seine Anwesenheit als Druck in meinem Kopf, als er nach einem Weg suchte, um mich zu überwältigen. Ich wehrte mich jetzt gegen ihn, schleuderte ihn zurück in meine Seele und schickte seine Macht weg, als würde ich einen Lichtschalter umlegen. Mein Körper begann, sich zu verwandeln, zu schrumpfen und zu seiner menschlichen Gestalt zurückzukehren. Meine Kleider waren Fetzen, die um meinen Hals hingen, und ich brachte sie wieder in Form, dann fasste ich nach unten und hob den immer noch gelähmten Wer auf seine Füße. Ich packte sein Gesicht und hielt es direkt vor meines.

„Sag Rezyl, dass ich ihn mir hole", sagte ich.

Ich hätte ihn auf seinen Weg geschickt, aber Rebecca hatte andere Pläne. Ohne ein Wort trat sie neben mich und spießte ihn mit dem gesegneten Schwert auf.

„Schick diese Botschaft und Rezyl kommt selbst, um dich zu holen", sagte sie zu mir. „Du kannst vielleicht den Großen Wer kontrollieren, aber seine Macht kann dich immer noch vergiften."

Ich wusste, dass sie Recht hatte. Ich konnte immer noch spüren, wie in mir das Adrenalin aus der Erfahrung pulsierte, eine schreckliche Killermaschine zu sein. Er hatte es vielleicht nicht geschafft, mich zu überwältigen, aber das Versprechen seiner

Macht war eine berauschende Versuchung und jedes Mal, wenn ich sie aufrief, wäre ich gefährdet, sie anzunehmen und das Tor für die Herrschaft des Großen Wers zu öffnen. Alles hatte seinen Preis und ehe ich wieder nach Ulnyx rief, würde ich mir die Kosten überlegen müssen.

Rebecca sah schrecklich aus, ihre Haut ein durchscheinendes Weiß, ihr Haar stumpf und angegraut. Das Wasser hatte Schaden angerichtet, indem es ihre Haut so ausgetrocknet hatte, dass sich bei jeder Bewegung, die sie machte, Hautfetzen ablösten.

„Lass uns von hier verschwinden", sagte ich.

„Das war so cool", sagte Obi, der hinter uns hermarschierte. „Ihr zwei habt die so was von in den Arsch getreten."

Rebecca schenkte ihm ein schwaches Lächeln. „Du warst selber ziemlich gut, für einen Sterblichen", erklärte sie ihm. Er lachte sein Adrenalin weg, während wir zur Treppe gingen.

„Also, was als Nächstes?", fragte Obi, als wir das Erdgeschoss erreichten. Punkmo duckte sich hinter dem Empfangstresen und telefonierte mit der Polizei.

„Das ist richtig, Schüsse", sagte er gerade. „Drogendealer? Ich weiß nicht, könnte auch eine Gang sein, scheißegal. Schickt ihr jetzt ein Auto oder was?", Er blickte nicht auf, als wir vorbeimarschierten.

„Wir müssen Rebecca irgendwohin bringen, wo es dunkel ist, so dass sie sich für eine Weile erholen kann", sagte ich. „Und du und ich, wir müssen uns unterhalten."

Einfach nur aus der Sonne zu sein, hatte schon etwas von der Undurchlässigkeit in die Haut der Vampirin zurückgebracht, ihr Haar wurde mit jedem Augenblick dunkler. Trotzdem sah sie ausgetrocknet und krank aus. Ausgetrocknet und krank und umwerfend. Wir verließen das Belmont und gingen Richtung Innenstadt. Ich hielt uns im Schatten, während wir gingen, und durchquerte nur die direkte Sonnenstrahlung, wenn die begrenzte Wolkendecke sie verfinsterte.

„Warum während des Tages angreifen?", fragte ich Rebecca.

„Es war ein kalkuliertes Risiko“, antwortete sie. „Rezyl hat wohl gehofft, dass er dich überraschen kann, vielleicht während du schläfst. Er hat dich unterschätzt.“

Er und ich hatten das. Ich war aus meiner Quelle mit einem neuen Selbstbewusstsein zurückgekehrt, aber ich hatte nicht erwartet, dass die Veränderung so dramatisch wäre. Sogar nachdem ich den Wassertank zerstört hatte, fühlte ich mich immer noch, als hätte ich genügend Reserven. Ich hatte mir einige Fehltritte geleistet, aber jetzt kam ich langsam in Fahrt.

„Wohin gehen wir eigentlich?“, fragte Rebecca.

„Ich leiste mir ein Upgrade bei unserer Unterkunft“, sagte ich.

Sechzehn

„Mann, ich wollte immer schon hier wohnen", sagte Obi, als ich die Tür zu Zimmer 1601 im Waldorf-Astoria aufschob.

Ich wollte das auch, deshalb hatte ich beschlossen, die leere Karte, die mir Dante gegeben hatte, zu benutzen, um eine Kreditkarte meiner Mutter zu fälschen. Sie hatten die Karte an der Rezeption eingescannt, aber ich hatte das Zimmer mit meinem übrigen Bargeld bezahlt. Schließlich war es nicht stehlen, wenn man die Karte nicht belastete, richtig?

Die Suite selbst war so herrlich, wie ich es mir immer vorgestellt hatte, der große Wohnbereich beherbergte ein verziertes Sofa aus dem neunzehnten Jahrhundert und einen Zweisitzer, einige teuer aussehende opulente Möbelstücke und einen großen Flachbildfernseher. Das Schlafzimmer war genauso riesig, dort standen ein riesiger Kleiderschrank und ein Kingsize-Bett, das von feiner Bettwäsche bedeckt war. Das Marmorbad rundete die Opulenz ab und es war einfach, sich wie ein Filmstar oder ein Adliger zu fühlen.

Ich lachte über die Ironie.

„Was ist so lustig?", fragte Rebecca. Wir standen gerade miteinander im Schlafzimmer, während Obi auf der anderen Seite der Tür fernsah.

„Ich habe nur gerade darüber nachgedacht, wie es wäre, jemand Wichtiges, wie ein Schauspieler, zu sein", sagte ich. Ich sah sie an. Der Spaziergang im Tageslicht hatte ihr nicht gutgetan. Kein noch so großer Schaden konnte ihre angeborene Schönheit vermindern, aber sie sah heruntergekommen und müde aus. „Wie fühlst du dich?"

Sie antwortete zögerlich. „Ich habe ein kleines Problem“, sagte sie.

Ich schaute zum Fenster hinüber. Es kam immer noch eine ziemliche Menge an Licht herein, aber ich hatte die schweren Gardinen noch nicht zugezogen. „Nicht dunkel genug?“, fragte ich.

Sie lächelte, aber es war kein positives Lächeln. Sie sah nervös und unbehaglich aus. „Wegen der Sonne und dem Wasser. Und ich bin seit fast drei Tagen nicht mehr daheim gewesen.“ Sie blickte peinlich berührt zu Boden. „Ich habe Hunger.“

Ich kam mir vor wie ein Idiot. Ich hatte ihre Nahrungsbedürfnisse vergessen. Vielleicht hätte mir der Gedanke daran, wie sie speiste, den Magen umdrehen sollen, aber ich hatte in den letzten vierundzwanzig Stunden so viel Schlimmeres gesehen. Außerdem brauchte ich sie weit dringender, als die Welt noch einen Zuhälter oder Vergewaltiger mehr brauchte. Ich ging zum Fenster hinüber und zog die Gardinen zu, wobei ich sicherstellte, dass es schön dunkel wurde.

„Leg dich einfach für eine Weile hin“, sagte ich zu ihr. „Ich bin so schnell zurück, wie ich kann.“ Ich beugte mich hinunter, um sie auf die Wange zu küssen. Sie wär kälter als sonst. „Ich sollte nicht lange brauchen, um jemanden zu finden, den die Welt nicht vermissen wird.“

Sie hob ihren Kopf. Es waren Tränen in ihren perfekten, blauen Augen. „Du bist süß, aber es ist nicht genug Zeit“, sagte sie. „Ich habe in den letzten paar Tagen zu viel abgekriegt. Du bist nicht direkt Gandhi, weißt du.“

„Okay, wie wäre es, wenn ich mir den Hotelportier schnappe?“ Es war als Scherz gedacht, aber die bittere Wahrheit war, dass ich es getan hätte, wenn es darauf ankäme und sie darum gebeten hätte. Worum sie mich bat, damit konnte man einfacher leben, aber es war schwieriger, sich darauf einzulassen.

„Landon, ich will dich nicht darum bitten, aber … du bist ein Diuscrucis. Was auch immer ich nähme, du würdest dich regenerieren.“ Ihre Augen flehten mich an.

„Du hast gesagt, dass mein Blut für dich giftig sein könnte", erinnerte ich sie. Ich wollte ihr helfen, aber der Gedanke, dass irgendjemand mir meine Lebenskraft aussaugte, ließ es mir kalt den Rücken hinunterlaufen.

„Ich muss es riskieren", sagte sie. „Ich will nicht, dass du für mich eine unschuldige Person tötest."

Ich wich einige Schritte vor ihr zurück. „Gib mir nur eine Sekunde", sagte ich.

Ich war bereits erschossen, erstochen und zerrissen worden und aus dem ungefähr fünfzigsten Stockwerk eines Wolkenkratzers gestürzt. Es war nur das Konzept an sich, das mir Angst machte. Ich hatte genug Vampirfilme gesehen, um mich zu beeinflussen, und ich benahm mich dumm. Der Einzige, der Schaden nehmen konnte, war Rebecca, und sie war so gut wie erledigt, wenn ich nicht zustimmte. Als ich sie dastehen sah, ihre Haut trocken, ihr Haar fahl, ihre Augen feucht von Tränen, war gar nicht daran zu denken, es nicht zu tun.

Ich hastete vor, schloss sie in meine Arme, zog ihren Kopf an meinen Hals und schloss meine Augen. Ich spürte die Wärme ihres Atems auf meiner Haut und dann die weiche Berührung ihrer Zähne, als sie mich biss. Ich hatte erwartete, dass es wehtun würde, aber es verursachte überhaupt keine Schmerzen. Das Gefühl war eher eine Euphorie, ein seltsamer emotionaler Höhepunkt. Ich konnte spüren, wie sich ihr Mund an meinem Hals bewegte, und ich konnte fühlen, wie mein Körper reagierte, als wären wir mit einer intimeren Aktivität beschäftigt. Mein Herz raste, meine Blicke wurden trüb und eine Million Farben verschwammen und tanzten vor mir, die mich vom eigentlichen Akt ablenkten.

Viel zu früh war es erledigt. Sie zog sich von mir zurück und stützte mich, als mein vampirisches Hochgefühl endete und ich atemlos und schwach wurde. Rebecca legte mich aufs Bett und legte sich dann gegenüber von mir auf die Seite. Ich starrte für einige Minuten an die Decke, während mein Körper begann, sich zu regenerieren.

„Danke", sagte sie. Sie streckte ihren Arm herüber und strich über mein Haar. „Du weißt nicht, wie viel es mir bedeutet, dass du das getan hast."

Ich drehte meinen Kopf. Sie sah gesund, sogar strahlend aus. Ihre Augen waren ein kaltes, blaues Feuer, ihre Lippen roter und voller, ihre Haut weich, seidig und schimmernd, als wäre sie mit Glitter bedeckt. Ich hatte nie etwas Derartiges gesehen. Kein Mensch konnte je hoffen, so wahnsinnig attraktiv zu sein.

„Schokolade oder Knoblauch?", fragte ich sie.

Sie leckte mit der Zunge über ihre Lippen und schmeckte ab, was auch immer für Reste noch dort waren. „Besser als Schokolade", antwortete sie. „Ich habe mich noch nie zuvor so gefühlt."

„Ich auch nicht." Ich schloss meine Augen und holte tief Luft. Mein kompletter Körper war warm und kitzelte. Mit geschlossenen Augen konnte ich immer noch übriggebliebene Farbschleifen sehen, wie Polarlichter in meinem Kopf.

„Bist du in Ordnung?"

„Mir geht es gut", sagte ich. „Ich brauche nur ein paar Minuten zur Erholung. Hast du genug bekommen?"

„Gerade jetzt fühle ich mich, als müsste ich nie mehr trinken. Wenn sich die Macht deines Blutes herumspricht, würde dich jeder Vampir auf dem Planeten jagen, um einen Schluck abzubekommen."

„Meinst du, das tun sie noch nicht?"

Sie lachte. „Gutes Argument."

Sie glitt näher zu mir und legte ihren Kopf an meine Schulter und ihren Arm über meine Brust. Ich fasste um sie und drückte sie an mich. Eine einfache Nähe, die perfekt war. Wir saßen für eine Weile zusammen da und genossen einfach den Moment der Ruhe. Als ich hörte, wie Rebeccas Atemzüge gleichmäßiger wurden, befreite ich mich vorsichtig und schlich aus dem Schlafzimmer.

Obi lag ausgestreckt auf dem Sofa und sah immer noch fern. Als ich mich in den Raum schlich, setzte er sich auf und schaltete aus.

„Ich habe mir schon Sorgen gemacht, dass du es da gar nicht mehr rausschaffst", sagte er lachend.

Ich streckte meine Hand aus und tastete über meinen Hals. Die Spuren ihres Bisses waren bereits verheilt. „Wir sind nur Freunde", erklärte ich ihm.

Waren wir das nicht? Ich hatte keine Zeit gehabt, um viel darüber nachzudenken. Sie war wunderschön und ich fühlte mich von ihr angezogen, aber es war wesentlich komplizierter als das, einschließlich ihres bevorstehenden Todeskampfes mit ihrem Vater.

„Es geht mich eh nichts an", sagte er, als er sich aufgesetzt und den Fernseher ausgeschaltet hatte. „Der Handel ist wegen dir ein totales Chaos", fuhr er fort. „Nach deiner kleinen Veranstaltung bei der Party sind die meisten der großen Dealer in Deckung gegangen. Sie wissen, dass wir sie ausspioniert haben, und sie haben Angst, dass sie dein nächstes Ziel werden."

„Sie dachten, ich war dort, um Merov auszuschalten?", fragte ich. Das war besser, als ich mir hätte erhoffen können. Wir konnten es nicht gebrauchen, dass es sich bis zur Dämonenkönigin herumsprach, dass ich hinter dem Kelch her war.

„Jupp, aber es gibt noch mehr." Sein Lächeln war riesig. „Sie glauben, der einzige Grund dafür, dass irgendjemand lebendig rausgekommen ist, war, dass Rezyl aufgetaucht ist. Sie haben die reinste Panik vor dir. Zur Hölle, nach dem, was ich heute gesehen habe, habe ich das auch."

Ich hatte nicht über den positiven Effekt nachgedacht, den es haben könnte, wenn ich den Vampiren nachjagte. Dante hatte mir ein Ziel gesetzt, aber vielleicht gab es noch andere Möglichkeiten, die ich nicht bedacht hatte.

„Also gibt der Handel nicht mehr viele Informationen her", sagte ich. „Sag mir, dass du eine andere Quelle gefunden hast."

„Wer hätte gedacht, dass Dämonen so auf Computer stehen?", sagte er. „Es gibt eine weitere Seite, ein Bilderportal im Freenet. Sie laden Bilder hoch und die Botschaften sind im Bytecode verschlüsselt. Mieses Zeug. Nichts, was du jemals sehen wollen würdest.“ Sein Lächeln verschwand und er sah abgelenkt aus.

„Aber ja, jedenfalls hatte ich einige Beispiele auf dem iPad, aber sie haben es sich geschnappt. Ich hatte keine Gelegenheit, die Verschlüsselung zu knacken.“

„Es ist okay, wenn du nicht tiefer in dieses Zeug einsteigen willst“, sagte ich. Es tat mir bereits leid, was auch immer er gesehen hatte.

„Komm nicht ins Schwitzen, Mann. Ich will diesen Code knacken, damit wir diese Arschlöcher finden können und ich dir dabei zusehen kann, wie du ihre verdammten Köpfe abreißt.“

„Ich habe eine andere Aufgabe für dich, wenn du einverstanden bist. Es ist etwas Konspirativeres. Merovs Apartment.“

„Was ist damit?“, fragte er.

„Wir müssen in sein Büro einbrechen. Es hat eine Art Sicherheitssystem mit Fingerabdrücken, aber es sind nicht seine Fingerabdrücke. Er hat ein Stück Finger vom vorherigen Besitzer in einem Medaillon. Ich glaube, unsere Spur zum Kelch ist irgendwo in diesem Zimmer.“

„Mann, du musstest fünfzig Stockwerke runterspringen, um da rauszukommen, und jetzt willst du da wieder *rein*?“ Er schüttelte seinen Kopf. „Warte mal. Du hast ‚wir‘ gesagt.“

„Du musst mitkommen. Falls Merov einen Computer hat – und ich bin mir sicher, dass er einen hat –, wirst du dort sein müssen, um ihn zu hacken.“

Obi tappte mit seinen Fingern auf den Wohnzimmertisch, während er darüber nachdachte. „Also, du willst, dass ich herausfinde, welche Art Sicherheitssystem er nutzt, einen Weg finde, um es zu umgehen, und dann seinen Computer hacke. Ist das richtig, ja?“

„Ein Bauplan des Gebäudes wäre wahrscheinlich auch praktisch“, sagte ich. „Ich kann dich nicht aus dem Fenster mitnehmen.“

„Ich fange gerade an, meinen Treueschwur zu überdenken“, sagte er.

„Tut mir leid, Obi, du kannst das gebeugte Knie nicht mehr zurücknehmen.“

Obi stand auf, ging zur Tür, schnappte sich unterwegs seine Pistole und steckte sie hinten in seine Jeans. „Ich bin dann in der Bibliothek und recherchiere“, sagte er. Er deutete mit dem Kopf auf die Schlafzimmertür. „Versucht, nicht zu viel Spaß zu haben, während ich weg bin.“

Er lachte, als mein Gesicht errötete, und brach auf, ehe ich stottern konnte, dass es nicht so war, dass wir nur Freunde waren und dass wir uns um das Geschäftliche kümmern mussten. Wenn ich nur an das Vampirmädchen dachte, das gerade im Bett auf der anderen Seite der Tür schlief, war ich abgelenkt. Ich hatte noch etwas anderes, um das ich mich kümmern wollte, also kritzelte ich eine kurze Notiz an Rebecca und schob sie unter der Tür durch.

Siebzehn

Die Sonne sank schon auf den Horizont zu, als ich mich durch die Drehtür des Waldorf schob und auf die Straße hinaustrat. Die Stadt sprühte vor Leben, das organisierte Chaos der Menschheit war ein tröstender Anblick für meine veränderten Blicke. Vorher hatte ich mich als einen von ihnen betrachtet, der aufgehoben und in etwas getragen wurde, das viel größer war, als ich mir je hätte vorstellen können. Nach meiner Erfahrung in meiner Quelle fühlte ich mich nicht mehr so menschlich. Ich war gewachsen und hatte mich entwickelt – zu etwas … Besserem?

Ich hoffte es, aber es kam nicht ohne seinen Preis. Als ich die Leute beobachtete, wie sie die Straße auf ihrem Weg nach hier oder dort entlanghasteten, ohne einen Gedanken in ihrem Kopf, was außerhalb ihres Blickfeldes passierte, schienen sie so klein und bedeutungslos. Mein Mitgefühl war die eine Sache, die ich am wenigsten verlieren wollte, weil ich wusste, dass an einem totalen Fehlen von Gefühlen nichts im Gleichgewicht war, also saugte ich den Anblick auf, nahm mir einen Augenblick, um ihn zu würdigen, und ging dann weiter.

Die Dämmerung zog schon auf, als ich den eineinhalb Meilen langen Marsch in den Garment District beendete und vor der Suppenküche Zur Heiligen Dreifaltigkeit zum Stehen kam, einer kleinen Ladenfront unten in einem Bürogebäude, das eher wie ein früherer Feinkostladen als eine Tafel aussah. Ich weiß nicht, was mich zu dieser Tageszeit dorthin getrieben hatte, und ich hätte wissen müssen, dass Josette nicht dort sein würde, weil das Geschäft vor drei Stunden geschlossen hatte. Trotzdem konnte ich ihre Präsenz in der Luft um mich fühlen, ganz so, wie ich es im Belmont am Tag nach ihrem Besuch gefühlt hatte, und ich fand darin einen gewissen Frieden und Trost. Sie verbrachte ihre Vormittage damit, Gutes auf eine denkbar einfache Weise zu tun, und während ich nicht viel davon gehalten hätte, als ich noch am Leben war, schätzte ich jetzt solche Einfachheit.

„Hey Kumpel, hast du Wechselgeld?"

Ich war in Gedanken versunken gewesen, deshalb überraschte mich die heisere Stimme des Obdachlosen. Er stand zu meiner Rechten, gekleidet in eine Ansammlung aus Pullis und Jacken, sein Kopf unter drei oder vier verschiedenen Mützen verborgen. Er war glattrasiert, jung und rund genug, dass ich nicht bezweifelte, dass er das Geld, das er erbettelte, dafür verwendete, um sich zu ernähren.

„Klar", antwortete ich, fasste in meine Tasche und zog einen meiner letzten Zwanziger heraus.

„Vielen Dank, Sir", sagte er, als ich ihn ihm übergab. „Vielen, vielen Dank." Er wandte sich zum Gehen, aber ich hielt ihn auf.

„Du kennst nicht zufällig ein Mädchen, das hier ehrenamtlich arbeitet, sie ist ungefähr vierzehn oder so? Ihr Name ist Josette."

Der obdachlose Mann bekam bei dem Namen einen verzückten Blick. „Jeder hier kennt Josie", sagte er. „Sie ist das süßeste kleine Ding. Sie macht gerne Zaubertricks, um uns aufzuheitern. Sie ist nicht in Schwierigkeiten oder so etwas, oder?"

„Nein", sagte ich. Nicht mehr als sonst, nahm ich an. „Aber wenn du sie siehst, kannst du ihr sagen, dass Landon nach ihr gesucht hat. Sie weiß, wer ich bin."

„Klar, Kumpel", antwortete er. „Schönen Abend noch."

„Dir auch."

Ich beobachtete, wie er in die Nacht davonspazierte, und drehte mich dann um, um meinen Marsch zurück zum Waldorf anzutreten. Mit etwas Glück würde Obi gefunden haben, was er brauchte, ehe der Abend zu spät wurde, und Rebecca wäre nach ihrem Nickerchen so gut wie neu. Kein Teil von mir dachte, dass mein geplanter Einbruch in Merovs Apartment einfach oder problemlos klappen würde, und ich wollte so gut wie möglich vorbereitet sein.

Ich ging gerade von der Suppenküche weg, als ein Lichtblitz vom Dach meine Aufmerksamkeit erregte. Ich blickte auf und erhaschte nur den schwächsten Hauch eines Göttlichen, der sich von mir entfernte. Josette? Hatte sie mich die ganze Zeit beobachtet oder war sie nur zufällig vorbeigekommen?

Angenommen, sie war es, würde ich sie nicht einfach gehen lassen. Ich wusste, warum ich sie treffen wollte. Es war, weil ich mir nicht sicher war, was in den nächsten paar Tagen passieren würde, und ich eine Chance wollte, ein letztes Mal mit ihr zu sprechen. Falls sie es nicht war, konnte man mir vielleicht sagen, wohin sie bei Sonnenuntergang ging. Ich fing an zu rennen.

Mein Tempo war heftig, aber ich kam locker klar, wobei meine Beine schwer pumpten, um mich auf dem Boden schneller vorwärtskommen zu lassen, als der Engel die Luft durchqueren konnte. Ich hielt meine Augen auf den Pfad vor mir gerichtet, während ich meine Sinne auf ihn geheftet hielt. Der Fußgängerverkehr um mich verschwamm, als etwas in ihrem Unterbewusstsein der Menge befahl, sich zu teilen und mich durchzulassen. Zu meinem Erstaunen kreuzte, selbst als ich vielbefahrene Kreuzungen überquerte, nie ein Auto gleichzeitig mit mir.

Die Jagd dauerte einige weitere Blocks an, ehe der Engel zum Halten kam. Ich wurde langsamer; als ich näher kam, wurde mir meine Umgebung bewusst und ich stellte sicher, dass er alleine war. Zufriedengestellt blickte ich zum Dach hinauf, wo, wie ich wusste, der Engel auf mich wartete. Warum er Macy's, *das* Macy's, ausgesucht hatte, wusste ich nicht.

Ich veränderte mein Aussehen, ehe ich mir meinen Weg in das vielbesuchte Kaufhaus bahnte, und suchte mir das eher konservative Outfit eines Geschäftsmannes aus, mit einem langen Trenchcoat aus Baumwolle, Armani-Anzug und italienischen

Lederschuhen. Für die Einkäufer um mich war ich einfach ein normaler Kerl, der sich entschlossen hatte, nach der Arbeit seine Weihnachtseinkäufe zu erledigen. Ich ging direkt am Rand entlang, als ich einen Weg aufs Dach suchte. Ich konnte spüren, dass der Engel stehen blieb und darauf wartete, dass ich ankam. Ich wünschte, ich wüsste, wie Josette diese Verbindung mit meiner Seele hergestellt hatte, so dass ich mit etwas weniger Mühe Kontakt mit wem auch immer dort oben aufnehmen könnte.

Ich bahnte mir meinen Weg an die Rückseite des Kaufhauses und folgte dem Fluss der Angestellten, als sie sich von den Lagerräumen zurück auf die Verkaufsfläche bewegten. Es musste dort hinten irgendwo einen Ladeaufzug geben oder zumindest ein Treppenhaus, das zum Dach des Gebäudes führen würde. Ich schlich mich hinter einem Paar von Santas Elfen vorbei, die von hinten herauskamen, gestikulierten und miteinander kicherten, dann drückte ich mich herum, bis ich die hintere Treppe fand. Abgeschlossen. Ich nahm den Türknauf in die Hand und konzentrierte mich, dann drehte ich am Knauf, bis ich spürte, wie der ganze Schließmechanismus unter dem Druck zerbröckelte.

„Du hast ja lang genug gebraucht", sagte der Engel, als ich durch die Tür aufs Dach hinaustrat. Ich wusste sofort, dass es nicht Josette war. Sie war älter, größer und viel schöner, mit langen, goldenen Locken, einer goldigen Gesichtsfarbe und dem Körper einer Tänzerin. Sie trug einen engen Regenmantel mit Leopardenmuster und moderne rote Plastikstiefel über einer einfachen Bluse und Hosen. Es war ein seltsames Outfit, aber irgendwie funktionierte es.

„Kenne ich dich?", fragte ich und ging auf sie zu. Ich hatte mir nicht die Mühe gemacht, eine Waffe mitzunehmen. Wann würde ich es lernen?

„Tust du nicht", antwortete Stiefelchen. „Aber ich kenne dich, Diuscrucis. Wir haben nach dir gesucht." Wir? Ich hatte keine anderen Göttlichen in der Nähe gespürt. Sie kamen aus dem Himmel, schossen auf Paaren aus großen weißen Schwingen hinab und landeten völlig geräuschlos auf dem Dach. Es waren drei weitere Engel, die in eine Art Toga gekleidet waren, eng um den Körper gewickelt, um den Beinen Bewegungsfreiheit zu gewähren. Als sie landeten, falteten sich die Flügel hinter ihnen zusammen und machten sich kleiner, als ich es für möglich gehalten hätte, so dass sie auf ihrem Rücken beinahe unsichtbar waren. Hatte Josette Flügel? Wenn ja, hatte ich sie übersehen.

Ich versuchte, ruhig und zuversichtlich zu bleiben. Wenn alle Engel nur halb so gut kämpfen konnten wie Josette, hatte ich keine Chance. Ich konnte spüren, wie sich Ulnyx in mir regte. Das war nun ein Kampf, bei dem er gerne mitmachen würde.

„Woher wusstet ihr, wo ihr mich findet?“, fragte ich.

„Josette hat gebeichtet“, sagte sie, als würde mir das alles erklären. Die anderen drei Engel hatten Stellung um mich herum bezogen, so dass ich in der Mitte einer sehr heiligen Falle stand.

„Gebeichtet?“, fragte ich.

Sie antwortete nicht. Stattdessen fasste sie in ihren Regenmantel und zog einen Umschlag aus Manilapapier hervor, den sie vor meine Füße warf. Ich beugte mich hinunter, hob ihn auf, öffnete ihn und drehte ihn um, so dass ein kleiner Stapel ausgedruckter Bilder herausfiel. Ulnyx. Mein Zimmer im Belmont. Die Vampire. Als ich durchblätterte, wurde mir bewusst, dass sie die Bilder irgendwie aus Josettes Gehirn extrahiert hatten. Hatte sie das aus eigenem Willen getan oder hatten sie sie gezwungen?

„Wir wissen, dass sie dich beruhigt hat“, sagte Stiefelchen, nachdem sie gewartet hatte, bis ich alle Bilder durchgegangen war. „Sie hätte eine Extraktion machen sollen. Es wäre eine fehlgeleitete Aktion gewesen, aber es hätte erklären können, warum sie dir bis zu diesem Punkt geholfen hat. Stattdessen ging sie einfach weg. Wir wussten, dass du irgendwann nach ihr suchen würdest, also haben wir das Gebiet beobachtet.“

Sie ging weg? Ich kämpfte darum, bei dieser Nachricht meine Fassung zu bewahren. Sie hatte mich nicht benutzt, wie Dante nahegelegt hatte. Sie war ehrlich zu mir gewesen.

„Wo ist sie?“, fragte ich, jetzt voller Panik, was dieses Beichten bedeuten sollte. Was hatten sie ihr angetan, als sie ihre Erinnerungen entdeckt hatten?

„Das geht dich nichts an, Diuscrucis“, sagte Stiefelchen. „Worüber du dir Sorgen machen solltest, bist du selbst. Wir wissen von den Amuletten. Was weißt du über den Kelch?“

Darum ging es hier also. Sie wollten die Informationen, die Josette nicht zu holen versucht hatte. Sie wussten nicht, dass ich zu diesem Zeitpunkt nichts darüber gewusst hatte, was auf eine gewisse Weise lustig, aber auch irgendwie traurig war. Sie beschuldigten Josette, weil sie eine Information nicht geholt hatte, die sie gar nicht hätte bekommen können. Natürlich wusste ich jetzt, was sie wollten, und ich hatte eine Spur, wo man es finden konnte. Vielleicht konnten sie sich jetzt nützlich machen.

„Ich sage euch was“, sagte ich. „Ihr taucht hier in einer Stunde mit Josette wieder auf und stimmt zu, mir zu helfen, und wir können uns gemeinsam um den Kelch kümmern.“

Es gab kein Zögern, kein Überlegen.

„Nein“, antwortete sie. „Unsere Gesetze dürfen nicht gebeugt werden. Ob du uns sagst, was du weißt, oder nicht, wir werden dich trotzdem zerstören.“

Ich sah, wie die Schwerter in den Händen der anderen Engel erschienen. Es war Zeit, meine Flucht zu planen.

„Es wird weniger wehtun, wenn du redest“, sagte Stiefelchen.

Warum musste es immer mit solch abgedroschenen Klischees enden? Ich sah mich auf dem Dach um und hoffte, irgendetwas zu finden, das sie ablenken konnte. Meine größte Waffe war, dass ich eine unbekannte Größe im Spiel der Göttlichen war. Sie mussten wissen, dass ich Ulnyx rufen konnte, weshalb ich vermutete, dass sie als Gruppe gekommen waren, aber sie wussten vielleicht nicht, welche anderen Tricks ich aus dem Ärmel schütteln konnte. Oder vielleicht wussten sie es doch, jedenfalls fehlten auf dem Dach leider sämtliche potenziellen Geschosse.

„Eure Gesetze sind der Grund, warum ihr verliert", sagte ich und weigerte mich, sie meine Angst sehen zu lassen. „Ihr glaubt, ihr kriegt es alleine hin, aber es ist ziemlich offensichtlich, dass ihr das nicht könnt, und die Einzige von euch, die klug genug war, das zu erkennen, ist bei euch in Ungnade gefallen."

„Was würde ein Diuscrucis von Gesetzen, Regeln oder Gerechtigkeit wissen", zischte Stiefelchen. „Die Macht des Herrn garantiert unseren Sieg. Die vom wahren Glauben wissen, dass es so ist."

Ich konnte an ihren Augen sehen, dass sie den anderen Engeln Befehle gab. Sie waren sehr vorsichtig.

„Also", sagte sie, „sag uns, was du weißt, oder erhebe deine Klinge, aber steh nicht weiter da wie ein Feigling."

Ich stand da wie ein Feigling. Ich dachte daran zurück, als Josette und ich im Park waren.

„Ihr könnt mich nicht angreifen, wenn ich mich nicht verteidige, oder?", fragte ich. „Das ist gegen eure Regeln." Ein Dämon würde nie zögern, einen Engel anzugreifen oder sich vor einem zu verteidigen, also hatten sie damit nie ein Problem.

„Verteidige dich", schrie Stiefelchen mit wachsender Frustration.

„Nein", antwortete ich.

Ich wandte mich von ihr ab und blickte zur Treppe, über die ich hochgekommen war. Einer der Engel stand zwischen der Treppe und mir, ein großer, muskulöser Mann mit dunklem Haar und einem gestutzten Bart. Ich begann, auf ihn zuzulaufen.

Stiefelchen schrie vor Zorn auf. „Weißt du, was wir mit Verrätern machen", brüllte sie. „Wie wir sie zum Beichten bringen?"

Ich hörte auf zu gehen und drehte mich ganz langsam um. Ihr Gesicht war vor Wut verzerrt, ihre goldenen Augen brannten vor Hass. Ich wusste, was sie gerade versuchte. Sie konnte nicht lügen, also machte sie Andeutungen und hoffte, ich würde darin Arglist und Böswilligkeit lesen. Was ich stattdessen sah, war Verzweiflung. Ich gab ihr dafür keine Schuld, die Dämonen hatten Oberwasser und das musste an ihrer Seele zehren. Ich ging wieder auf die Treppe zu, aber der Bärtige trat vor mich.

„Wir können nicht gegen dich kämpfen, wenn du dich nicht wehrst", sagte er. „Das bedeutet nicht, dass wir dich gehen lassen müssen."

Ich blickte zu ihm auf. Ich konnte fühlen, wie Ulnyx darum bettelte, dass ich ihn losließ. Die Tür war nur wenige Meter entfernt. Ich konnte dort sein, ehe sie mich aufhalten konnten. Alles, was ich tun musste, war, den Bärtigen dazu zu bringen, wegzugehen. Wir standen da und starrten uns für eine gefühlte Ewigkeit an. Dann erstach ich ihn.

Die einzelne Klaue, die mein rechter Mittelfinger gewesen war, durchbohrte das Herz des Engels und ließ ihn zu Boden sinken. Ich hatte gerade genug von Ulnyx genommen, um sie zu schaffen, und konnte in meinem Kopf den Dämon fast hören, wie er über das Resultat lachte. Ich brachte ihn zum Schweigen, ehe er mir mehr Schwierigkeiten machen konnte, dann sah ich auf die Tür zum Treppenhaus. Es wäre so einfach, davonzukommen, aber wo sollte ich hingehen, damit sie mich nicht finden würden? Es war nicht so, dass ich einfach aus der Stadt verschwinden konnte.

Ich hob das Schwert des Bärtigen auf und drehte mich wieder zu Stiefelchen um, unsicher darüber, was ich tat, aber ich tat es trotzdem.

„Ihr wollt kämpfen?", fragte ich.

Stiefelchen zeigte ihr bestes Supermodel-Lächeln und hob ihr Schwert über ihren Kopf. Sie schwebte auf mich zu, ihre Füße verließen den Boden und landeten erst wieder, als sie direkt über mir war. Die anderen beiden Engel hatten auch begonnen, sich zu bewegen, und ohne ein Wort griffen alle drei mit synchronen Bewegungen an.

Das Schwert, das ich gerade hielt, war ziemlich nutzlos gegen sie und es war ohnehin nicht so, als wüsste ich, was ich damit tun sollte. Ich hatte eine Idee, eine etwas verschlagene, verzweifelte, bescheuerte Idee, und ich hatte ungefähr drei Sekunden, um sie geschehen zu lassen.

Ich konzentrierte meine Willenskraft schwer auf das Schwert, verlangte, dass es seine Adhäsion, seine Härte und seine molekulare Struktur verlieren sollte. Die Waffe zersplitterte in meiner Hand, genauso wie es die Fenster in Merovs Apartment getan hatten. Ich hielt die Stücke und wirbelte sie umher mit so viel Geschwindigkeit, wie ich schaffte. Ich konnte im Augenwinkel sehen, wie die Engel auf mich zukamen, konnte den Luftzug spüren, den sie verursachten, als sie siegesgewiss auf mich zurasten. Sie beobachteten mein Manöver mit einer gewissen Überraschung, aber verlangsamten ihren Angriff nicht einmal. Ich holte tief Luft, schloss meine Augen und konzentrierte mich erneut.

Sie mit Geschossen zu übersäen, wäre höchstens eine kleine Ablenkung und würde mir nicht mehr als ein paar Schritte Vorsprung auf der Treppe einbringen. Stattdessen ließ ich die hundert oder mehr Metallsplitter auf einer anderen Flugbahn nach vorne schleudern, auf einer, die mich in ihren Weg brachte. Der Schmerz, als der Stahl durch mich drang, war beinahe unerträglich, aber ich zwang mich, bei Bewusstsein zu bleiben.

Die Engel schrien gleichzeitig vor Schmerz auf, als die Splitter aus meinem Körper aus- und in ihre eintraten, benetzt mit meinem Blut. Josette hatte gesagt, alles, was ein Dämon tun musste, um einem Seraph zu schaden, war, die Haut zu durchbrechen. Nachdem ich ein Halbblut war, wettete ich darauf, dass mein Plasma nicht zu gesund wäre, wenn es tief in ihr Inneres eindrang. Es war egal, ob ich falsch lag. Ich würde auf keine andere Weise diesen Kampf überleben.

Es war nicht genug, um ihren ersten Angriff aufzuhalten. Die drei Klingen kamen alle gleichzeitig auf mich herunter, aber ihr Schwung war gebrochen und ich ließ mich gerade schnell genug fallen und rollte mich weg, um den Hieben zu entgehen. Ihre Schwerter klirrten und schlugen auf dem Dach Funken. Sie drehten sich gleichzeitig wieder zu mir, bereit für die zweite Runde. Mein eigener Körper war von Schmerz zerschunden und ich wusste nicht, ob ich die Kraft hatte, einer weiteren Dreifach-Attacke auszuweichen. Genau dann bemerkte ich die Linien.

„Was hast du getan“, rief Stiefelchen, als ein wachsendes Spinnennetz aus vergifteten schwarzen Venen ihren Hals entlang auf ihr Gesicht zukletterte. Sie ließ ihr Schwert fallen, weil ihre Hand nicht länger stark genug war, um es zu halten. Den anderen beiden Engeln ging es nicht besser, ihre Klingen klirrten auf dem Boden, als sie auf die Knie fielen.

In diesem Moment fühlte ich nichts als Schuld. Das Gute hatte schon genug zu kämpfen, so wie es war, und hier zerstörte ich vier seiner Krieger. Ich hatte es nicht gewollt, aber welche Wahl hatte ich schon? Vielleicht hätte ich fliehen und das Risiko eingehen sollen, dass sie mich gefunden hätten. Es war egal. Es war zu spät, um es sich anders zu überlegen.

Tränen strömten aus meinen Augen, als sich das Gift weiter verbreitete und ihre Haut schwarz wurde. Es war eine Sache, einen Dämon zu töten, eine Kreatur, die existierte, um Chaos, Angst und Schmerzen zu schaffen. Es war eine andere Sache, einen Engel zu zerstören, ein Wesen, das dafür arbeitete, Leben zu retten, sich um die Kranken zu kümmern und die Schwachen zu stärken.

„Es tut mir leid“, sagte ich.

Stiefelchen stürzte vor mir zu Boden. Als ihr Körper zu Staub zerfiel, begann ich bitterlich zu weinen.

Ich saß fast eine Stunde lang auf dem Dach, mein Körper heilte, aber mein Kopf fühlte sich, als würde ich ewig Narben vom Anblick der sterbenden Seraphim tragen. Das war es, worauf ich mich eingelassen hatte. Das war es, worum es im Krieg ging. Schonungslos, gewalttätig und schmerzhaft, voller unmöglicher Entscheidungen und Situationen, in denen man nur verlieren konnte. Ich hätte nie losgehen sollen, um Josette zu treffen. Ich hätte bei Rebecca bleiben sollen, im Bett an sie gekuschelt, um ihr Gesellschaft zu leisten, während sie schlief.

Um es noch schlimmer zu machen, wusste ich, dass mich Josette nicht hintergangen hatte, wie ich gedacht hatte, und dass ihr als Ergebnis etwas zugestoßen war. Ich wusste nicht, wo sie war – oder ob sie in Ordnung war. Wenn das vorbei war, falls ich überlebte, würde ich sie finden und ihr sagen, dass es mir leidtat, dass ich an ihr gezweifelt hatte.

Achtzehn

Rebecca und Obi saßen auf dem Sofa und schauten zusammen *Buffy die Vampirjägerin*, als ich zurückkam. Rebecca war gerade dabei, zu erklären, dass Menschen nicht in Vampire verwandelt werden konnten, indem sie gebissen wurden, als ich die Tür aufschob und hineintrat.

„Landon?“, fragte Rebecca mit besorgter Stimme. Obi schaltete den Fernseher aus und stand auf.

„Bist du in Ordnung?“, fragte er.

Ich schüttelte meinen Kopf und ging zu ihnen hinüber, dann ließ ich die drei gesegneten Schwerter, die ich aufgesammelt hatte, auf den Wohnzimmertisch fallen. Es war mir egal, dass sie Kratzer ins Holz machen und das Glas zerspringen ließen.

„Was ist passiert?“ Rebecca sprang auf die Füße und kam zu mir herüber, streckte ihren Arm aus und nahm meine Hand. Sie führte mich zum Sofa hinüber und ließ mich hinsetzen.

„Ich wollte Josette finden“, sagte ich. „Nur zum Reden. Ich habe stattdessen jemand anderen gesehen.“ Ich deutete auf die Schwerter. „Ich wollte sie nicht töten. Sie wollten mich nicht gehen lassen.“

„Berührte?“, fragte Rebecca. Sie benutzte ihre andere Hand, um mir den Rücken zu massieren. Es half nicht, aber ich war dankbar für die Geste.

„Engel“, antwortete ich.

Sie erstarrte vor Schrecken. „Drei davon?“

„Vier“, sagte ich und erzählte ihnen die ganze Geschichte. Sie hörten konzentriert zu, obwohl Obi blass wurde, als ich beschrieb, wie die Engel gestorben waren.

„Es gibt nichts, was du hättest tun können, Mann“, sagte Obi. „Sie haben beschlossen, dass sie dich nicht gehen lassen würden, und sie haben den Preis dafür bezahlt. Mir gefällt der Gedanke, die guten Typen zu töten, auch nicht, aber du bist viel wichtiger für die Menschheit als die.“

„Die Diener des Guten sind über jegliche Vernunft hinaus stur“, stimmte Rebecca zu. „Wie viele müssen sie noch verlieren, ehe sie verstehen, dass sie nicht alleine kämpfen können?“

„Mindestens vier“, antwortete ich. Ich wollte nicht aufgeheitert werden oder dass meine Handlung gerechtfertigt würde. Alles, was ich wollte, war, es mir von der Seele zu reden. Ihre Worte trösteten mich nicht, aber ich stellte fest, dass ich immer wütender über die Situation wurde. Ich holte tief Luft und vertrieb es aus meinen Gedanken. Was auch immer für Gefühle durch dieses Erlebnis entstanden, sie mussten warten. Ich wandte mich an Rebecca.

„Wie fühlst du dich?“, fragte ich. Sie sah großartig aus, aber ich wollte sichergehen.

„Bereit zum Aufbruch“, sagte sie. „Um ehrlich zu sein, glaube ich nicht, dass ich mich je besser gefühlt habe.“

Ich musste lächeln. Sie erwiderte selbst ein schüchternes Lächeln. „Obi?“

Er bemerkte den Moment und lachte kurz. „Ich habe so viel geholt, wie ich konnte.“

„Erzähl es mir.“

Obi stand auf und ging zu seiner Tasche, machte sie auf und zog einen neuen Stapel an ausgedruckten Papieren heraus. Er schob die Schwerter mit chirurgischer Präzision vom Wohnzimmertisch und verteilte die Papiere auf der Tischplatte.

„Es war echt schwierig, dieses Ding auszudrucken“, sagte er zu den Bauzeichnungen des Gebäudes, das Merovs Heim war.

„Wartet einen Augenblick“, sagte Rebecca, als sie das Layout erkannte. „Was habt ihr vor?“ Sie nahm ihre Hand von meinem Rücken und trat vor, um sich die Ausdrucke genauer anzusehen.

„Dein Vater hat ein Zimmer, das nur mit einem Fingerabdruck geöffnet werden kann. Einem sehr speziellen Fingerabdruck“, sagte ich.

„Das ist sein Büro“, sagte sie. „Der Fingerabdruck gehörte Trevan Solen, meinem Großvater. Er hat den Raum gebaut, um jeden davon abzuhalten, ihn zu betreten, einschließlich der Göttlichen. Der Fingerabdruck schaltet nur das elektromagnetische Schloss an der Tür ab. Es gibt weitere Verteidigungsmechanismen im Inneren, die durch Stimmproben und Passwörter abgeschaltet werden müssen. Glaubst du, dass Merov weiß, wo der Kelch ist?“

„Ich bin mir nicht sicher. Ich weiß, dass er genug Einfluss hat, dass Rezyl bei seiner … äh, deiner Party aufgetaucht ist und dass er dir ein Amulett geschenkt hat. Ich bin mir ziemlich sicher, dass Rezyl weiß, wo der Kelch ist, aber ich schätze, dass er den Ort nicht verraten würde, und ich bin im Moment sowieso nicht besonders scharf drauf, ihm wieder gegenüberzutreten. Oh, ich habe dich nie gefragt, warum war Rezyl eigentlich bei deiner Party?“

Es schien unmöglich, dass sie noch bleicher werden konnte, als sie es ohnehin war, aber Rebeccas alabasterfarbenes Gesicht wurde beinahe völlig weiß.

„Merov versucht seit Jahren, Einfluss auf Rezyl zu erlangen“, sagte sie. „Als wichtiger Dämon hat er die Macht, ihn zum Erzvampir zu erheben, was ihm die Führung aller Familien in Nordamerika einbrächte, vorausgesetzt, er könnte im Kampf den derzeitigen Erzvampir besiegen. Der Dämon ist … fasziniert von mir.“

„Fasziniert, das heißt?“

Sie wollte es nicht sagen, aber nach einer langen, unangenehmen Pause tat sie es. „Er will mein Gehirn sezieren, um zu verstehen, warum ich so ‚sentimental zu meinem Essen‘ bin, wie er es ausdrückt. Dann will er sehen, ob er mich neu programmieren kann, so dass ich weniger Mitleid habe. Dann will er mich zu seiner Konkubine nehmen. Zumindest hat Merov es so beschrieben. Ich bezweifle, dass es so klinisch wäre.“

Ich holte tief Luft und schluckte den Kloß, der in meinem Hals gewachsen war, hinunter. So sehr ich auch gehofft hatte, eine direkte Konfrontation mit Rezyl vermeiden zu können, alles, was ich über ihn erfuhr, ließ es immer unvermeidlicher klingen. Würde mein Zorn reichen, um ihn zu überwältigen? In diesem Moment wäre ich dafür gestorben, es herauszufinden.

„Ich verstehe", sagte ich und versuchte, ruhig zu bleiben. „Noch ein guter Grund, auf meine Seite zu wechseln."

Ich schätze, ich hätte wütend darüber sein können, dass sie mich gewählt hatte, weil sie in der Patsche saß, aber sie hatte sich bereits als zu wertvoll erwiesen, um sich zu sehr um die Umstände zu sorgen. Die Tatsache, dass ich mehr als nur freundschaftliche Gefühle für sie entwickelte, störte auch nicht. Es war alles Obis Schuld, der mir den Floh ins Ohr gesetzt hatte.

„Es war nicht so", sagte Rebecca und ihre Blicke trafen meine. „Landon, ich habe dir nicht nur geholfen, um von Rezyl wegzukommen." Sie log gerade nicht.

Ich legte meine Hand an ihr Gesicht und sah ihr in die Augen. „Ich weiß", sagte ich. „Mach dir darüber keine Gedanken. Ich kann es einfach nicht glauben, dass dich dein eigener Vater so verkaufen würde."

Sie hob ihren Arm und legte ihre Hand über meine. „Er ist ein Nosferatu; ein kleinerer Dämon, aber immer noch ein Dämon. Für ihn geht nichts darüber, Macht und Gunst zu erlangen. Familie ist entweder ein Druckmittel oder eine Belastung. Nichts sonst."

„Hust, hust", sagte Obi und unterbrach unseren gemeinsamen Moment. „Ich hasse es, Romeo und Julia zu stören, aber ähm … also?"

Ich nahm meine Hand weg und sah auf die Ausdrucke hinunter. „Ich nehme an, du weißt nicht, was die Passwörter sind?", fragte ich Rebecca. Ihr Lachen war Antwort genug. „Dann lasst uns nur hoffen, dass er seine Fallen nicht dafür gebaut hat, einen Diuscrucis aufzuhalten. Obi, erklär mir, was ich da gerade ansehe."

Der Ex-Marine deutete auf die Zeichnung. „Also, die normalen Eingänge für Menschen sind hier." Der Aufzug. „Hier." Ein Treppenhaus. „Und hier." Er deutete auf eine andere Stelle, die aussah, als hätte sie eine solide Mauer sein sollen. „Um das hier zu finden, musste ich tief graben. Ich bin mir sicher, dass du das weißt, Rebecca, aber das Gebäude wurde von Alpha Industries gebaut, einer riesigen Baufirma, die auf sehr indirekte Weise der Familie Solen gehört."

„Dein menschlicher Pöbel sammelt viel Müll auf", sagte sie. „Vampire tendieren dazu, Architektur vorzuziehen."

„Es ist ein versteckter Fluchtweg", fuhr Obi fort. „Ein Aufzugschacht mit einer kleinen Treppe, die außen herum führt. Ich habe eine Referenz darauf im ersten Entwurf der Blaupausen gefunden, für die ich mich in die Server von Alpha hacken musste. Frag mich nicht, wie", sagte er und schnitt mir das Wort ab, ehe ich fragen konnte. „Jedenfalls führt es nicht ins Erdgeschoss, es geht tiefer hinunter. Viel tiefer; es führt unter die Kanalisation und U-Bahn."

„Wo führt es hin?", fragte ich.

„Ich weiß es nicht", antwortete Obi. „Ich hatte gehofft, deine Freundin könnte uns das sagen." Rebecca und ich wurden beide rot. „Mann, ihr seid echt wie ein Paar Kindergartenkinder."

Rebecca ignorierte seinen Seitenhieb. „Es führt höchstwahrscheinlich zu einem Fluchttunnel. Das ist eine Standardvorkehrung gegen Dämonen."

Ich war verwirrt. „Dämonen? Nicht Engel?"

„Okay, ich sehe, dass dir immer noch einiges an grundlegendem Training fehlt", sagte sie. „Überleg mal, wie viele Dämonen es gibt und wie viele Engel es gibt."

Ich hatte keine Ahnung, wie die Zahlen aussahen, aber jetzt, wo sie es erwähnte, schienen Dämonen wesentlich verbreiteter zu sein.

„Also, wie besiegt man eine feindliche Macht, die zehn bis zwanzig Mal mehr Kämpfer hat?", fragte sie. „Im Fall von Dämonen muss man das den Großteil der Zeit nicht. Wenn wir nicht so viel Zeit damit verbrächten, uns gegenseitig zu bekriegen, hätten wir schon vor Jahren diese Welt verwüsten können. Die beliebteste Taktik der Engel ist es, Dämonen gegeneinander auszuspielen."

Einfach genial. Das erklärte, wie es die Seraphim geschafft hatten, die Flut so lange zurückzuhalten, wo ja Josette gesagt hatte, dass nur wenige willens waren, den Himmel für den echten Heiligen Krieg zu verlassen.

„Also ist das auch unser Notausgang", sagte ich. „Der Tunnel wird jegliche Verteidiger davon abhalten, sich als Gruppe gegen uns zu wenden. Es sollte für uns drei ein Spaziergang sein, sie dort unten aufzuhalten und einen geordneten Rückzug anzutreten."

„Einverstanden", sagte Rebecca.

Obi sah nicht so glücklich über die Idee aus, aber er nickte. „Was ist mit dem Hineinkommen?", fragte er.

„Sag mir, ob es irgendeinen Grund gibt, warum wir nicht einfach die Vordertür benutzen sollten", sagte ich.

Dort waren die Wer-Wachen, aber ich war recht zuversichtlich, dass ich uns wieder an denen vorbeibringen könnte. Auf keinen Fall würden sie erwarten, dass ich ein zweites Mal versuchte, in das Gebäude einzudringen, also würden sie niemals jemanden verdächtigen, den sie erkannten.

„Keinen, der mir einfällt", antwortete Obi.

„Rebecca?"

„Falls wir entdeckt werden, ist es ziemlich egal, wo wir sind – wir werden sowieso kämpfen müssen. Die Vordertür ist genauso gut wie alles andere."

„Okay, also gehen wir durch den Eingang hinein. Aber wir gehen auf Nummer sicher und nehmen die Treppe."

„Die Treppe", sagte Obi. „Mann, das sind fünfzig Stockwerke."

Ich sah ihn an. „Warst du kein Marine?"

„Ich bin ein ehemaliger Marine. Ich habe seit zwei Jahren keinen solchen Marsch mehr unternommen."

„Ich werde dir helfen, wenn du zu schwach bist, um das zu schaffen", sagte Rebecca.

Genau das musste Obi hören. „Ich schaffe es schon", sagte er.

Ich wandte mich an Rebecca. „Hast du irgendeine Ahnung, was für ein Gefolge dein Vater hat? Oder ob er dort sein wird?"

Sie zuckte mit den Achseln. „Ich habe keine Ahnung. Ich habe nie mit ihm im Apartment gewohnt und vor der Party hatten wir mindestens vier Monate nicht mehr miteinander gesprochen. Seit er mir von dem Handel erzählt hat, den er mit Rezyl abschließen wollte."

Ich zuckte, als sie dieses Geschäft erwähnte, und mein Zorn wallte wieder auf. „Dann würde ich sagen, wir werden ja sehen, was los ist, wenn dir dort ankommen. Also, was machen wir mit dem Schließmechanismus?"

Obi hob die Ausdrucke der Blaupausen hoch und tauschte sie gegen ein Diagramm des Sicherheitssystems aus.

„Es ist vielleicht nicht genau das hier", sagte er. „Die Aufzeichnungen haben den Hersteller, aber nicht das genaue Modell enthalten, aber ich würde wetten, dass die meisten ziemlich ähnlich sind. Es ist ein elektromagnetisches Schloss mit Fingerabdrücken, fünftausend Pfund Druck, und wird vom Strom im Gebäude angetrieben, wenn der läuft, und von einer Ersatzbatterie, wenn nicht." Er sah mich an. „Ich habe gedacht, vielleicht könntest du den Strom abdrehen und irgendwie die Batterie stören. Ansonsten müssen wir die Abdeckung entfernen und das Ding an einen Laptop anschließen, um die Software zu hacken, mit der es läuft. Ich könnte das tun, nur dass ich kein Werkzeug und keinen Laptop habe."

Ich fasste in meine Tasche und holte das übrige Bargeld heraus. Ich hatte noch sechzig Dollar. „Ich glaube nicht, dass das reichen wird", sagte ich.

„All meine Geldquellen sind abgeschnitten worden“, sagte Rebecca. Wir sahen beide Obi an.

„Also gut“, sagte er, nachdem er dreißig Sekunden lang angestarrt worden war. „Ich nehme meine Karte, aber dann schuldest du mir was.“

„Danke, Obi“, sagte ich. „Also ist Plan A, dass ich irgendwie das System kurzschließe. Ich habe bis jetzt noch nie versucht, Elektrizität zu kontrollieren, deshalb macht mir das Angst. Ich will nicht am Ende mich selbst oder einen von euch grillen.“ Ich sah Obi an. „Besonders dich. Rebecca würde heilen.“

„Ich würde es lieber nicht probieren“, sagte Rebecca. „Wir erholen uns nicht schnell von Verbrennungen und, verzeih mir das schlechte Wortspiel, aber es tut höllisch weh.“

„Richtig. Plan B ist, dass Obi die Software hackt und das Schloss ausschaltet. Ich werde nicht viel Zeit für Plan A verschwenden, also sollten wir für Plan B bereit sein, sobald wir drin sind. Außerdem, falls wir in einen Kampf geraten, ist Plan A hinfällig, weil ich damit beschäftigt wäre, euch Deckung zu geben. Wir werden unser Bestes tun, um durch den Haupteingang hinein- und hinauszukommen. Ich werde versuchen, uns getarnt zu halten, aber wenn wir doch in einem Kampf enden, werden wir durch den Notausgang fliehen. Wenn sie uns verfolgen, können wir uns in dem kleineren Raum besser verteidigen. Wenn euch der Plan nicht gefällt, sagt es jetzt.“ Ich wartete einen Moment, ob einer der beiden etwas dagegen hatte. Hatten sie nicht.

„Also gut, wir werden zuerst in ein Elektronikgeschäft marschieren und den Laptop und die restliche Ausrüstung besorgen, dann gehen wir direkt dorthin. Aufsatteln, los, das Spiel läuft.“

Ich legte meine Hand auf den Tisch. Obi zögerte nicht, seine Hand darauf zu werfen, aber Rebecca war verwirrt von der Geste.

„Leg einfach deine Hand drauf“, erklärte ihr Obi lachend. Sie tat es.

„Bei drei geht’s los“, sagte ich. „Eins … zwei … drei …“

„Los“, riefen Obi und ich. Rebecca wusste nicht, was sie tun sollte, aber sie fand es trotzdem amüsant. Es war abgedroschen, aber besser, locker zu starten.

Neunzehn

„Seid ihr bereit?“, fragte ich.

Wir standen an der Ecke gegenüber des Wolkenkratzers, nachdem wir eine nahegelegene Pfandleihe besucht und dort die Werkzeuge besorgt hatten, die Obi brauchte, um das Schloss zu hacken. Einen älteren Laptop, ein Schlossknacker-Set, einen magnetischen Schraubenzieher und einen Haufen anderer Teile, eine Platine und einige Drähte, die mir nichts sagten, von denen Obi aber behauptete, dass sie funktionieren würden.

Rebecca hatte zwei der Engelsschwerter mitgebracht und ich trug das andere – Stiefelchens Schwert. Als ich es mir genauer angesehen hatte, hatte ich festgestellt, dass es anders war als die anderen. Es war ein wenig kürzer und leichter und hatte einige zusätzliche Zeichen eingeritzt. Ich wusste nicht, was sie bedeuteten oder ob sie ihm irgendwelche besonderen Kräfte verliehen, aber ich dachte mir, dass der Größenunterschied es mir leichter machen würde, jemand aufzuspießen, der nicht ich selbst war.

„Ich bin bereit“, sagte Rebecca.

Sie hatte eine improvisierte Schlinge aus einigen Gürteln gebastelt, die sie in der Pfandleihe mitgenommen hatte, um die Schwerter an ihrem Rücken zu halten. Ich konnte mir vorstellen, was der Verkäufer gedacht hätte, wenn er fähig gewesen wäre, ihre wahre Natur zu erkennen.

Eine bleiche, schwarzhaarige, glitzernde Vampir-Schrägstrich-Sukkubus-Schönheit mit eisblauen Augen in paramilitärischer Kleidung, die zwei super-hart aussehende Samuraischwerter herumschleppte. Stattdessen hatte er ein nettes, normales Mädchen mit einem Paar Golfschlägern gesehen, die sie verpfänden wollte.

Der Verkäufer hatte ihr zehn Dollar angeboten, sie hatte das abgelehnt. Ich sah zu Obi, der mir Daumen hoch zeigte. Er hatte seine Botentasche gegen einen Rucksack eingetauscht und hatte die Desert Eagle hinten in seine Hose gesteckt und mit seinem Shirt verdeckt.

„Okay, sobald wir etwas sehen, gehen wir rein", sagte ich.

Obi hatte die Idee, zu warten, bis drei Leute das Gebäude verließen, und dann als diese getarnt hineinzugehen. Es war eine tolle Idee, aber ich war mir nicht sicher, ob ich es hinkriegen würde. Ein Paar kam als erste heraus, zwei verdorbene Menschen, die in ihre beste Abendgarderobe gekleidet waren und zu irgendeiner Veranstaltung für die Oberschicht in der Stadt unterwegs waren. Ich beobachtete sie aus der Entfernung genau, als sie die Straße hinuntergingen. Ich musste nicht jedes Detail richtig machen, aber umso näher ich dranlag, umso besser.

Ein dritter verdorbener Mann kam ein paar Minuten später aus dem Gebäude. Ich holte tief Luft und konzentrierte mich. Dann veränderte ich die Realität um uns herum, so dass wir das Aussehen der drei Leute annahmen, die ich gesehen hatte. Es war etwas besorgniserregend, dass sie alle böse gewesen waren, aber ich schätze, es ergab Sinn, dass Merov seine Verbündeten in seiner Nähe haben wollte.

„Ihr beiden geht zuerst als das Paar hinein", sagte ich. „Ich werde direkt hinter euch sein."

Obi und Rebecca marschierten los, überquerten die Straße und gingen auf das Gebäude zu. Ich startete eine halbe Minute später und hielt dasselbe Tempo, so dass es nicht aussehen würde, als würden wir zusammengehören. Ich verbiss mir ein Lächeln, als sie es ohne einen zweiten Blick am Türsteher vorbeischafften. Ich hatte nicht so viel Glück.

„Mr. Taylor", sagte der Türsteher, als ich mich näherte. „So schnell wieder da?"

„Jupp", antwortete ich. „Ich habe meine Geldbörse vergessen." Ich patschte zur Betonung auf meine Tasche.

„Ich wünsche einen angenehmen Abend, Sir."

Ich antwortete ihm nicht. Ich bezweifelte, dass ein Verdorbener so höflich wäre. Ich holte Obi und Rebecca in der Eingangshalle in der Nähe der Aufzüge ein. Wir hatten es ins Gebäude geschafft, jetzt mussten wir nur nach oben. Ich deutete auf das Treppenhaus zu unserer Rechten. Ich würde zuerst hineingehen und sie würden mir einzeln mit je drei Minuten Abstand folgen.

Ungesehen zu den Treppen zu kommen, stellte sich als einfache Aufgabe heraus. Sechs Minuten später sammelten wir uns wieder.

„Jetzt kommt der schwierige Teil", sagte Obi, als wir anfingen hinaufzusteigen. Rebecca hatte angeboten, ihm sein Gepäck zu tragen, was er unhöflich abgewiesen hatte, während sie lachte.

Wir brauchten fast eine halbe Stunde, um das fünfzigste Stockwerk zu erreichen. Wie erwartet, war die Tür zum Penthouse versperrt und alarmgeschützt.

„Gebt mir nur eine Minute", sagte Obi, öffnete seinen Rucksack und grub das Schlossknacker-Set und einen Magneten heraus. „Ich werde die Tür entsperren und dann diesen Magneten nutzen, um das Signal zurückzuwerfen, damit der Alarm nicht merkt, dass er losgehen sollte." Eine Minute später war er fertig und wir waren drinnen.

„Du bist mein persönlicher MacGyver", sagte ich.

Wir schlichen durch die lahmgelegte Tür in Merovs Penthouse. Wir waren in der Küche, einer großen, professionellen Ansammlung von rostfreiem Stahl und Fliesen. Ich wollte mir nicht vorstellen, was für Dinge hier zubereitet wurden – oder wie sie das wurden, die Erinnerung an die betäubten nackten Frauen, die auf der Party als Blutkonserven dienten, reichte mir vollauf. Aber wir hatten Glück, niemand war in der Küche oder in der Nähe zu hören.

Ich rief mir die Zeichnungen in Erinnerung. Die Küche führte in den Versorgungstrakt hinaus, wo ein großer Kühlraum, ein Lagerraum und ein paar andere Räume lagen, die nicht beschriftet gewesen waren. Ich konzentrierte mich auf meine Sinne, aber ich schnappte nichts auf. Soweit ich feststellen konnte, war das komplette Apartment verlassen. Ich hatte aber auch diese Engel nicht gespürt. Waren sie fähig, sich zu tarnen, oder hatten sie nur meine Sinne vernebelt? Ich hatte nicht vor, ein Risiko einzugehen.

Wir verließen die Küche und gingen in den Versorgungstrakt. Der Eingang zum richtigen Penthouse war ungefähr zehn Meter vor uns, wobei auf jeder Seite ein Kühlraum und drei weitere Türen symmetrisch angeordnet waren. Ich hörte das Weinen, als wir uns dem Ende des Ganges näherten.

„Hörst du das?“, fragte ich Rebecca.

Das Schluchzen war selbst in der Stille kaum hörbar und schien von der letzten Tür links zu kommen. Rebecca legte ihren Kopf schief und lauschte.

„Ja“, sagte sie nach ein paar Sekunden. „Konzentriere dich auf unsere Aufgabe.“ Ich musste nichts sagen, damit sie wusste, dass ich versuchen würde, wem auch immer, der dort drin war, zu helfen.

Ich legte mein Ohr gegen die Tür. Jemand weinte, höchstwahrscheinlich ein weiteres Opfer, das darauf wartete, konsumiert zu werden. Meine Handlungen letztens hatten die Frauen, die Merov als Appetithäppchen zur Verfügung gestellt hatte, getötet. Ich hatte nicht vor, eine weitere diesem Arschloch zu opfern.

„Wir holen sie raus, ehe wir abhauen“, flüsterte ich. In meinem Gesichtsausdruck oder Ton lag nichts, was zu einer Diskussion eingeladen hätte.

Die Türen zum Versorgungstrakt waren tatsächlich ein versteckter Teil der Wand, die nach draußen glitten, um den Raum nicht zu stören. Wir hatten Glück, dass sie gut gewartet waren und keine Geräusche machten, als wir sie öffneten. Oder vielleicht hatten wir nicht so viel Glück. Die Szenerie hinter der Tür war den Eintrittspreis nicht wert.

Es sah aus, als wäre das gesamte Apartment seit der Party verlassen gewesen. Der Blutbrunnen stand immer noch im Zentrum des offenen Raumes, obwohl kein Blut mehr darin verblieben war. Die Instrumente der Band lagen oben auf dem Balkon. Sogar das, was noch vom „Happy Birthday"-Banner übrig war, hing weiter über dem Wohnzimmer. Was allerdings meine Aufmerksamkeit fesselte, waren die Betten, befleckt mit dem Blut der Opfer, die ich getötet hatte, und die Fenster.

Die riesigen Fenster, die ich auf die Party zersplittert hatte, waren repariert worden. Sie sahen wie Buntglas aus, wobei die Millionen an Scherben wahllos ohne erkennbares Muster zusammengefügt worden waren, zusammengehalten von getrocknetem Blut, Knochen und Haut. Es war ein grauenhafter Kleister aus Tod, geschaffen, um das verspiegelte Glas wiederherzustellen und das Sonnenlicht davon abzuhalten, ins Penthouse einzudringen. Der Anblick machte es schwer, nachzudenken, und der Geruch machte es schwer, aufrecht stehen zu bleiben. Es war unmöglich für Obi und er sank zu Boden, wobei er damit kämpfte, sich nicht zu übergeben.

Ich wollte gerade in den Raum treten, scharf darauf, das hinter mich zu bringen und aus diesem freakigen Albtraum abzuhauen, als Rebecca meinen Arm packte und auf die Treppe deutete, die zu der Plattform hinaufführte. Ich folgte ihrem Arm, bis er mich zu einer Steinfigur führte, einem gut einen Meter zwanzig hohen Gargoyle. Auf jeder Seite des Balkons standen sechs von ihnen.

„Echt?", fragte ich sie. Sie nickte. „Ich dachte, Gargoyles wären gut? Sie sind auf einem Haufen Kirchen."

„Ein Trick", sagte Rebecca. „Kirchenarchitekten haben sie meistens dort hinaufgesetzt, um Dämonen glauben zu machen, dass sie das Gebäude bereits abgedeckt hätten. Sie können nicht gespürt werden, außer sie sind belebt. Ich dachte nicht, dass Merov Zugang zu ihnen hätte. Gargoyles sind nur schwer zu beherrschen."

„Dann nicht Merov", sagte ich. „Hat sonst noch jemand ein schlechtes Gefühl bei der Sache?"

„Eine Falle?", fragte Rebecca.

„Vielleicht; vielleicht auch gut geraten. Lasst uns nur versuchen, still zu sein."

Natürlich wählte Obi genau diesen Moment, um den Kampf gegen seine Empfindlichkeit zu verlieren, und sein Mageninhalt sprudelte auf den Boden. Ich weiß nicht, ob es der Lärm oder der Geruch war, aber vierundzwanzig kleine gelbe Augen schlugen gleichzeitig auf und zwölf monströse Köpfe drehten sich in unsere Richtung.

„Scheiße", sagte Obi, als er die Früchte seiner Arbeit sah. Er fasste an seinen Rücken, um sich die Eagle zu schnappen.

„Nicht", zischte Rebecca ihn an. Sie holte ihre Schwerter aus der Schlinge. „Gargoyles sind immun gegen Silber und die Kugeln werden sowieso nur an ihnen abprallen."

Obi seufzte. „Was soll ich dann tun, mich echt groß aussehen lassen?"

Ich deutete auf den Wohnbereich. „Renn in diese Richtung, bieg in den ersten Gang rechts ab. Runter bis zum Ende, dort links, fang an, an der Tür zu arbeiten. Los!"

Obi sprintete los. Die Gargoyles streckten sich und ihre harte, graue Haut knackte, als sie sich bewegten. Mit einem leisen Zischen erhob sich der Anführer der Gargoyles in die Luft und entfaltete seine Schwingen. Er flog direkt Richtung Obi, während der Rest der Dämonen in unsere Richtung kam.

„Irgendetwas, gegen das sie nicht immun sind?", fragte ich Rebecca. Ich musste sie von Obi fernhalten, deshalb wartete ich nicht auf ihre Antwort, ehe ich dem Ex-Marine hinterherjagte.

„Du trägst es bei dir", schrie sie.

Ich drehte meinen Kopf, um sie anzusehen, während sie sich selbst für den Ansturm bereit machen. Ich trug es bei mir? Ich hatte Stiefelchens Schwert vergessen. Ich vermutete, dass ich es gegen sie benutzen musste.

Rebecca hatte auch mir eine Schlinge gebastelt und ich stolperte, als ich nach hinten fasste, um das Schwert herauszuziehen. Der Gargoyle-Anführer war nach oben geflogen, um aus einem höheren Winkel auf Obi hinunterzustürzen. Ich sprang vorwärts und versuchte verzweifelt, Obi zu erreichen, ehe das der Gargoyle tat.

Der Dämon stieß herab, er gab dabei keinen Ton von sich.

„Obi“, schrie ich und stürzte mich mit meiner Schulter voraus auf ihn.

Ich traf ihn schwer, ließ ihn wegtaumeln, aber rettete ihn vor dem Gargoyle, der stattdessen gegen meinen Rücken prallte. Die Wucht und der Schwung warfen mich zu Boden und ließen den Gargoyle gegen die Wand trudeln. Wir beide erholten uns, während Obi wieder zu Sinnen kam und weiter Richtung Büro rannte.

Ich ging in die Hocke und hielt das Schwert vor mir hoch. Der Gargyole stellte sich wieder auf seine klauenbewehrten Füße, er bestand aus fast drei Metern strotzender Muskeln. Er imitierte mein Hocken und näherte sich vorsichtig.

Ich nutzte die Gelegenheit, einen Seitenblick auf Rebecca zu werfen. Sie stand mit dem Rücken gegen die Wand und wehrte sich gegen drei der Dämonen. Ihre Reißzähne waren gebleckt und verlängert, ihre Augen mit deren leblosem Schwarz verhangen. Ich sah zu den anderen Gargoyles. Sie kamen in diese Richtung.

Der erste Gargoyle wurde es müde, auf mich zu warten, und sprang ab. Ich duckte mich unter seinem Schwung weg und tänzelte dann aus dem Weg eines zweiten Schlags. Ein weiterer Hieb ging daneben, dann riss ich das gesegnete Schwert nach oben unter sein Kinn und fühlte fast keinen Widerstand, als die Klinge einen langen Schnitt in seinen Hals machte. Die Kreatur heulte vor Schmerz auf und wich zurück, während sie von ihrem Gefolge entsetzt wurde. Ich schaute über den Raum nach Obi, aber er hatte es zumindest geschafft, zu entkommen, und mit etwas Glück war er dabei, die Tür zu entriegeln.

Drei zu eins waren schlechte Quoten gegen einen Dämon, der unempfindlich gegen fast alles war. Ich konzentrierte meine Willenskraft nach innen und zwang mich, stärker, schneller und härter zu sein, als es sich jeder Mensch je erhoffen konnte. Ich wurde beinahe enthauptet, als mein erster Versuch fehlschlug, weil meine Fähigkeit, das Universum zu verändern, immer noch keine Konstante war. Der Angriff hinterließ eine tiefe Wunde in meinem Nacken und schleuderte mich auf den Boden, während die Gargoyles direkt hinter mir waren. Es tat weh und das Gefühl, dass mein Kopf nur noch an meiner Wirbelsäule hing, war seltsam und unheimlich.

Ich konzentrierte mich erneut und wurde für meine Beharrlichkeit mit den Ergebnissen belohnt, die ich beabsichtigt hatte. Ich heilte blitzschnell und packte mir den ersten Gargoyle, der versuchte, mich anzuspringen, und schleuderte ihn weg. Ich konnte hören, wie er das Wohnzimmer zerschmetterte, aber ich wusste nicht, wie viel Schaden ich ihm zugefügt hatte. Es war egal, weil schon weitere Dämonen herbeikamen. Ich stieß mich mit meiner freien Hand am Boden ab, so dass mich meine gesteigerte Stärke hoch in die Luft fliegen ließ. Alles um mich herum sah wie in Zeitlupe aus und ich fühlte mich, als hätte ich den ganzen Tag Zeit, um jegliche Manöver, die ich brauchte, auf dem Weg nach unten auszuführen.

Ich stieß mit meinem Fuß gegen einen Gargoyle, so dass er nach hinten flog und vier Meter entfernt betäubt auf dem Boden landete, dann peitschte ich mit dem Schwert auf zwei weitere herunter, landete auf dem Boden, wich einem Umfassungsgriff aus, dann sprang ich mit der Klinge voraus gegen den vierten. Ich landete auf seiner Brust und er rutschte aufgespießt über den Boden.

Als ich aufblickte, stand Rebecca über mir, ihr Mund zu einem beeindruckten Grinsen geweitet.

„Hast du schon Spaß?“, fragte sie.

Um ehrlich zu sein, den hatte ich.

Es waren noch fünf Gargoyles übrig und Rebecca und ich gingen in einer unvergleichlichen Raserei auf sie los. Sie war ein Nebel aus Stahl, Beinen und Haar, sprang in die Luft, trat die Klauen des Gargoyles weg und stieß eines ihrer Schwerter tief in seinen Schädel.

Ich nutzte Stiefelchens Schwert, um eine Klaue, dann ein Bein abzuhacken, so dass ich ein heulendes Monster hinterließ, das Rebecca fertig machen konnte, während ich den dritten ins Herz stach. Die übrigen beiden beschlossen, dass das der Zeitpunkt war, um zu fliehen, aber Rebecca warf einem Gargoyle ein Schwert in den Rücken, dann sprang sie auf den anderen und zischte, als sie um ihn fasste und ihm die Kehle durchschnitt. Sie wischte die Waffe schon an seiner Haut sauber, ehe er auf dem Boden aufschlug.

„Ich wusste nicht, dass du so kämpfen kannst", sagte ich zu ihr, nachdem sie das andere Schwert zurückgeholt und wieder zu mir gekommen war. Sie beugte sich zu mir und küsste meine Wange.

„Ich auch nicht", sagte sie. „Dein Blut ist der Wahnsinn." Ihre Augen verwandelten sich zurück in ihr wunderschönes Blau und der Blick, den sie mir schenkte, ließ mein Hirn schmelzen.

„Ich glaube, wir sehen besser nach Obi", sagte ich und versuchte, wieder Luft zu bekommen. Wir machten uns auf den Weg dorthin, wo der ehemalige Marine gerade an dem elektromagnetischen Schloss arbeitete.

„Mann, ich weiß nicht, ob ich dieses Ding überbrücken kann", sagte er, als wir ihn erreichten. „Das ist nicht das normale Software-Paket, es ist ziemlich heftig modifiziert worden."

„Die Gargoyles sind zwar nicht davongekommen, aber ich würde wetten, dass sie einen Alarm ausgesandt haben, als sie erwachten", sagte Rebecca. „Ich glaube nicht, dass wir viel Zeit haben."

„Es sieht so aus, als wäre Plan A der neue Plan B", sagte ich. „Alle beide, tretet von der Tür zurück."

Sobald sie sich bewegt hatten, stellte ich mich vor die Tür und konzentrierte mich, wobei ich versuchte, das Schloss zu zwingen, sich zu entriegeln. Es war eine vergebliche Mühe. Ich versuchte, die elektrische Verbindung kurzzuschließen, und wurde mit einem ganzen Sack an gar nichts belohnt. Uns lief die Zeit davon und wir kamen nirgendwo hin.

„Obi", sagte ich. „Geh zurück in den Versorgungstrakt und lass raus, wer auch immer dort eingesperrt ist. Bring sie mit hierher, sie sind alleine nicht sicher."

„Ich glaube nicht, dass das eine gute Idee ist, Mann", sagte Obi.

„Tu es", schrie ich.

Obis Miene sagte „Leck mich", aber er befolgte den Befehl. Ich sah wieder auf die Tür. Es musste einen Weg hinein geben. Ich ging in die Hocke und hob den Fingerabdruck-Sensor hoch, damit ich ihn mir ansehen konnte. Wenn Rebeccas Großvater jemals die Oberfläche berührt hatte, konnte ich vielleicht seinen Abdruck bekommen. Ich stand wieder auf.

„Öffne deinen Mund", sagte ich zu Rebecca.

„Was?"

„Öffne einfach deinen Mund."

Sie tat es und ich nahm meinen Daumen und strich damit über ihre Reißzähne, so dass ich ihn aufschnitt. Sie leckte an dem Blut, das auf ihre Lippen tropfte, während ich mich wieder hinhockte und ihn auf den Sensor drückte. Ich konzentrierte mich darauf und benutzte ihn so, wie ein Kriminaltechniker Kreide benutzen würde. Es war unser Glückstag, weil sich in meinem Blut ein sichtbarer Fingerabdruck bildete. Ich konzentrierte mich erneut, um ihn zu verdichten und verfestigen, so dass ich genug leichten Widerstand schuf, um das System zu betrügen. Die Tür klickte und schwang wenige Zentimeter auf. Wir waren drin!

„Netter Trick."

Ich kannte diese Stimme. Rebecca und ich drehten beide unsere Köpfe, um Merov mit zwei kräftigen Weren am Ende des

Ganges stehen zu sehen. Einer hielt Obi fest. Der andere hielt das Mädchen, das, wie ich annahm, Merovs Gefangene war. Sie war jung, ein wenig pummelig, und trug einen grauen Wollpulli und Jeans. Ihr Gesicht war durchschnittlich, ihre Augen braun und von Tränen überzogen. Sie wimmerte immer noch. Ich war vom Schloss zu abgelenkt gewesen, um ihr Kommen zu bemerken.

„Warte, bis du meinen nächsten siehst", antwortete ich. Es kam mir wie ein guter Moment für eine schnippische Bemerkung vor. Merov wirkte unbeeindruckt.

„Rezyl war sich sicher, dass du zurückkommen würdest. Ich habe ihm erklärt, dass das unmöglich wäre, aber ich schätze, genau deshalb ist er der Boss. Ich bin aber überrascht, dass du einen Menschen mitgebracht hast. Er ist nicht einmal berührt! Und er hat gerade versucht, mit meiner Jungfrau abzuhauen! Übrigens, es ist schön, dich wiederzusehen, meine Liebe." Bösartig war noch ein zu harmloser Ausdruck für das Lächeln, das er seiner Tochter zuwarf.

Ich hielt meine Hände hoch. „Okay, ihr habt uns erwischt", sagte ich. „Was jetzt?"

Er lachte. „Als wäre es so einfach, dich gefangen zu nehmen. Ich bin nicht so weit aufgestiegen, weil ich dumm bin, Diuscrucis." Er hob seine Hände hoch und wies seine Lakaien an, ihre Gefangenen gehen zu lassen. Sowohl Obi als auch das Mädchen stolperten den Gang hinunter. „Ich weiß, wenn es darauf ankäme, würdest du sie einfach töten, um mich zu kriegen", sagte er.

Ich hätte es Obi nie gesagt, aber der Vampir hatte Recht.

„Also, was willst du?", fragte ich. Als sie uns erreichten, legte das Mädchen seine Arme um Obi und zitterte weiter.

„Einen Deal natürlich", antwortete er.

„Landon", sagte Rebecca. „Sei vorsichtig, wenn du Deals mit Dämonen machst."

„Natürlich. Sprich", sagte ich.

Er schritt vorwärts, ohne Sicherheitsbedenken. Ich bezweifelte, dass er so angreifbar war, wie er schien. „Meine süße Tochter schuldet mir einen Tanz", sagte er und sah sie direkt an. „Wenn sie gewinnt, bin ich tot und sie hat die Kontrolle über die Familie. Du kannst alle Informationen bekommen, die du brauchst, ganz ohne Tricks." Er hielt direkt vor mir an. „Wenn ich gewinne, wirst du Rezyl für mich töten. Sobald er tot ist, wirst du mir die Kontrolle über den Nordosten überlassen und deine dreckigen Geschäfte woanders erledigen."

Es lag etwas Amüsantes darin, dass er meine Arbeit dreckig nannte. Ich war nicht derjenige, der Jungfrauen quälte, ehe er ihr Blut trank.

„Landon, tu es nicht", sagte Rebecca. „Denke daran, was ich dir gesagt habe."

Merov lachte. „Hat sie dir erklärt, dass sie mich nicht besiegen kann?", fragte er. „Ironisch, dass es zu einer Glaubensfrage werden sollte. Glaubst du an meine Tochter, selbst wenn sie nicht an sich selbst glaubt?"

Ich sah Rebecca an. Sie war verängstigt. „Was, wenn ich dich einfach umbringe, dort wo du jetzt stehst?", fragte ich ihn.

„Wirst du nicht", sagte er.

„Weil ..."

Er lächelte wieder. „Weil sie dann gar nichts bekommt. Du weißt, wo sie steht. Jetzt stell dir vor, dass unsere Familie vor ihren Befehlen kapituliert; dass dreitausend Nosferatu ihrer Führung folgen ... "

Er war willens, den Deal einzugehen, weil er zuversichtlich war. Er hatte keinerlei Zweifel, dass er seine Tochter töten konnte – und das war seine große Chance, Rezyl loszuwerden, mich loszuwerden und selbst größere Macht zu erlangen.

Rebecca hatte gesagt, Rezyl konnte ihn zu einem Erzvampir machen, aber warum sollte er sich damit zufrieden geben, wenn er nach noch Höherem streben konnte? Ich sah zwischen Merov und Rebecca hin und her – dem siegessicheren Vater und seinem verängstigten Kind. Es war ein Angebot, das ich nicht ausschlagen konnte.

„Wir haben einen Deal“, sagte er.

„Landon, nein“, rief Rebecca. Es war zu spät und sie wusste es.

„Ihr habt fünf Minuten“, sagte Merov. „Ich werde im Wohnzimmer warten.“ Er drehte sich um und ging weg, seine Lakaien folgten direkt hinter ihm.

„Was hast du gerade getan“, zischte Rebecca, sobald Merov außer Hörweite war.

Ich packte sie an den Schultern und senkte meinen Kopf, so dass sie mir in die Augen sehen konnte. „Ich habe deinen Wetteinsatz verdoppelt“, sagte ich zu ihr. „Wie du gesagt hast, es ist ein Risiko, aber es ist eines, das wir alle beide eingehen müssen.“

Ihre zornige Miene wurde weicher. Sie sank nach vorne in meine Arme. „Ich werde mein Bestes versuchen. Wenn ich verliere … dann tut es mir leid.“

Ich hielt sie für einen Augenblick, ehe ich sie aus meiner Umarmung entließ. Mein Herz pochte in meiner Brust, mein Körper fühlte sich unnatürlich kalt an. Es war nicht die Temperatur, die mich so frieren ließ. Ich fand den Gedanken daran, dass Merov gewinnen konnte, furchterregender als alles, was ich je erlebt hatte. Falls Merov gewann, würde das bedeuten, dass Rebecca tot wäre.

„Du wirst nicht verlieren“, sagte ich. „Das kannst du nicht. Du läufst mit Premium.“

Es war ein Scherz, der sich lahm anfühlte, als ich ihn aussprach, aber die Aussage richtete sie auf. Sie hielt sich aufrechter, leckte über ihre Lippen und lächelte dann. „Ich habe das noch nicht einmal in Betracht gezogen. Ich werde den Boden mit diesem Arschloch aufwischen.“

„Kann mir jemand erklären, was hier vorgeht?“ Merovs Gefangene hatte lang genug ihr Wimmern unterbrochen, um zu sprechen. Sie hielt sich immer noch an Obis Arm fest, als wäre das das Einzige, was sie bei Vernunft hielt.

„Es tut mir leid", sagte ich zu ihr. „Es ist besser für dich, wenn du es nicht weißt. Wie heißt du?"

„Cathy."

„Cathy, ich werde dich unbeschadet hier rausbringen, okay?"

Sie sah nicht überzeugt aus, aber sie nickte. „Okay."

„Gut. Mach dir keine Sorgen über irgendetwas. Rebecca, kannst du?"

Rebecca trat zu Cathy hinüber und legte ihre Hände an ihr Gesicht. „Du bist so hübsch", sagte Cathy.

„Danke, Cathy", antwortete Rebecca. „Jetzt schlaf ein."

Sie empfing den Befehl, als wäre sie hypnotisiert worden. Ihre Augen rollten zurück und ihr ganzer Körper wurde schlaff. Obi fing sie auf ihrem Weg nach unten auf und stoppte ihren Sturz.

„Zeit zu gehen und meinen Vater zu töten", sagte Rebecca.

„Rebecca." Ich streckte meine Hand aus und packte sie am Arm, als sie ansetzte, loszustürmen.

Es war alles, was ich Zeit hatte zu sagen, weil dann ihre Lippen auf meine gepresst waren und sie mich küsste, als wäre es ihre letzte Gelegenheit. Jeder Sinn für alles andere im Universum verblasste. Ich absorbierte jedes Quäntchen an Emotion, das sie in diesen Kuss legte, verstärkte es und gab es zurück, gemischt mit jedem Gefühl, das sie in mir geschaffen hatte, seit wir uns begegnet waren. Es war tief, bedeutsam und leidenschaftlich, sowohl eine Begrüßung als auch ein Abschied. Als sie sich von mir löste, war es alles, was ich tun konnte, um im Gleichgewicht zu bleiben.

„Viel besser als Schokolade", wiederholte sie.

„Hals- und Beinbruch", sagte ich und versuchte, zu Atem zu kommen.

„Ich werde mir wesentlich mehr als das brechen."

Obi und ich folgten ihr, als sie ihren wütenden Marsch in Richtung ihres Schicksals wieder aufnahm. Als wir den Hauptwohnraum erreichten, sah ich, dass sich Merov bis auf ein weißes T-Shirt und schwarze Sporthosen ausgezogen hatte. Ich hatte gedacht, der Vampir wäre pummelig, aber sein Körper war gut trainiert. Es war sein mächtiger, trainierter Brustkorb, der ihn hatte fett erscheinen lassen. Er sah aus, als könnte er sein Kind mühelos pulverisieren.

„Es tut mir leid, dass ich dir das antun muss, meine Liebe", sagte er, als er bemerkte, dass sich Rebecca näherte.

Sie verschwendete keine Zeit mit Formalitäten. Stattdessen trat sie ihre Schuhe weg, öffnete ihren Mund und zischte eine Herausforderung, woraufhin ihr Körper wieder in Angriffshaltung ging. Diesmal verwandelte sie sich vollständig, ihre Finger und Zehen verlängerten sich zu tödlichen Klauen. Binnen eines Augenblickes war sie bei Merov, erwischte ihn unerwartet und hinterließ eine tiefe Wunde auf seiner Wange, ehe er reagieren konnte. Er brüllte und verwandelte sich, wobei er uns zeigte, warum er das Familienoberhaupt war.

Wo Rebecca sich längere Reißzähne und Klauen wachsen lassen konnte, verwandelte sich Merovs gesamter Körper. Er wuchs auf über zwei Meter, seine Muskeln expandierten so sehr, dass seine Haut aussah, als würde sie gleich zerreißen, sein Gesicht nahm ein unmenschliches Aussehen an, als alle seine Zähne wuchsen und seinen Mund nach außen drückten. Er war mehr Bestie als Mann, ein Monster in ziviler Kleidung.

Er packte Rebeccas Faust, als sie versuchte, sie in seine Brust zu graben, verdrehte ihren Arm und warf sie über den Boden. „Komm schon, Schätzchen, das kannst du besser als das", sagte er, seine Stimme so tief, dass sie schwer zu verstehen war.

Rebecca kam wieder auf ihre Füße und näherte sich ihm erneut, nach dem letzten Treffer vorsichtiger. Sie sah winzig vor ihres Vaters gewaltiger Masse an Stärke aus.

„Ich habe dich mein ganzes Leben lang gehasst", erklärte sie ihm. „Ich kann es nicht erwarten, dich sterben zu sehen." Sie tänzelte vorwärts, duckte sich unter einem schweren Hieb und kratzte mit ihren Klauen über seine Brust. Die war so dick und ledrig, dass sie nicht einmal die Haut durchbrach, dann wurde sie von einem Schlag mit der Rückhand gegen ihren Kopf belohnt, der sie wegtaumeln ließ. Er spielte nur mit ihr.

„Du weißt, wie ich es hasse, dich zu enttäuschen", sagte er. „Aber ich fürchte, ich muss dich noch etwas länger warten lassen."

Er stürmte mit einer Schnelligkeit vorwärts, die bei seiner Größe unmöglich hätte sein müssen, und hob dann seinen Fuß, um auf seine Tochter zu stampfen. Ich zuckte zusammen, als die riesigen Klauen auf sie herunterkamen. Irgendwie schaffte sie es, ihre Füße unter ihren Körper zu bekommen, und packte den Fuß mit ihren Händen und schob an. Aus dem Gleichgewicht gebracht, stürzte Merov rücklings auf den Boden.

Rebecca zögerte nicht, sprang in die Luft und mit den Füßen voraus auf ihn. Sie schaffte es, etwas tiefer in seine Brust zu graben, als sie traf, aber er holte aus und ließ sie wieder von sich wegfliegen, dann erhob er sich wieder. Rebecca sammelte sich, landete aufrecht und griff weiter an. Sie schnellte vor und zurück und versuchte, Merov aus dem Gleichgewicht zu bringen. Sie hatte bei der Stärke keine Chance gegen ihn, aber sie war immer noch schneller und agiler.

„Ich hätte nicht gedacht, dass du so viel Spaß machen würdest", rief Merov lachend.

Rebecca antwortete mit einem Wirbel aus Hieben, die ihr Vater entweder abwehrte oder mit seinen massiven Muskeln absorbierte. Die Wunden, die sie ihm zufügte, summierten sich, aber sie schienen auf der gewaltigen Masse seines Körpers nur kleine Schnitte zu sein. Ihr Ansturm machte sie angreifbar und brachte sie aus dem Gleichgewicht und Merov verpasste seine Chance nicht, packte sie an der Kehle und hob sie weit über den Boden.

„Auf Wiedersehen, meine Liebe", sagte er und drehte seinen Kopf, so dass er mich anfunkeln konnte, während er den Kampf beendete.

Ich vermute, er hatte geplant, ihren Kopf direkt wie einen Korken abzureißen. Er bekam dazu nicht die Gelegenheit. Mit einer atemberaubenden Geschwindigkeit, der ich beinahe nicht folgen konnte, trat Rebecca mit ihren Beinen nach oben und schlang sie um seinen Arm, dann drehte sie ihre Hüfte. Das Knacken, als sein Arm brach, war schmerzhaft laut und er ließ sie fallen und schrie auf, als der Arm schlaff wurde. Sie landete auf ihren Füßen und griff wieder an, packte seinen anderen Arm und zerbrach ihn am Ellenbogen, ehe er reagieren konnte. Er trat mit seinem Fuß aus, aber sie wich aus und brachte ihren eigenen Tritt genau auf seine Kniescheibe, so dass sie auch diese Knochen zerschmetterte.

Unfähig, sein massives Gewicht zu tragen, sank Merov auf seine Knie, seine Augen gefüllt mit Zorn, Raserei und Stolz? Rebecca sah es auch und hielt in ihrem Angriff inne.

„Du bist so sehr gewachsen“, sagte der Vampir zu seiner Tochter. „Ich hätte nicht gedacht, dass du es in dir trägst.“

Sie hatte ihn dazu verleitet, zu denken, dass sie besiegt war, und er würde das mit seinem Leben bezahlen.

„Du hast nie viel von mir gehalten“, sagte sie zu ihm.

„Nein“, gab er zu. „Weil deine Mutter so eine dreckige Hure war.“

Ohne ein weiteres Wort streckte sie ihre Arme aus, packte seinen Kopf und brach ihm das Genick, ehe er irgendetwas anderes sagen konnte. Sie stand bewegungslos da und beobachtete, wie sein lebloser Körper zu Boden fiel, ihre schwarzen Augen waren eine Maske dafür, was sich in ihren Gedanken abspielen mochte. Einen Augenblick später begann schwarzer Nebel aus Merovs Mund aufzusteigen. Ich fing an, auf sie zuzugehen, um sie vor der Gefahr zu warnen, aber sie schloss ihre Augen und öffnete ihren Mund, um ihn aufzunehmen. Was tat sie gerade?

Ich hatte den Prozess noch nie von außen gesehen. Die Wolke ging in einem beständigen Strom aus aschfahlem Rauch, der um sie herumwirbelte und sich kräuselte, vom Vater zur Tochter über. Sobald das beendet war, wandte sich an die zwei Were, die an der Seite gewartet hatten.

„Ihr könnt es bezeugen“, sagte sie zu ihnen.

„Ja, Meisterin.“

„Geht und wartet in der Lobby“, befahl sie.

„Ja, Meisterin“, sagten sie unisono. Sie marschierten zum Aufzug. Rebecca sah mich an, während das Schwarz ihrer Augen verblasste und einen blauen Ozean freigab. Sie sah gleich und doch anders aus, vornehmer. Ich schenkte ihr ein besorgtes Lächeln. Sie kam herüber.

„Mann, das war surreal“, sagte Obi von hinter mir. „Ich konnte sie nicht einmal sehen, so schnell hat sie sich bewegt.“

„Das war unglaublich“, sagte ich zu ihr. Sie warf ihre Arme um meinen Hals und zog mich zu sich herunter, dann küsste sie mich mit derselben Wucht wie beim letzten Mal.

„Ich muss dir dafür danken“, sagte sie, als wir uns aus unserer Umarmung gelöst hatten. „Ich habe mich nie so stark gefühlt.“

„Merovs Seele?“, fragte ich.

„Das ist ein Teil der Rechte der Nachfolge. Der Besiegte übergibt seine Macht dem Sieger, zusammen mit seinem Wissen.“

„Meinst du damit, dass du dich jetzt in eine drei Meter große Rebecca verwandeln kannst?“, fragte ich.

„Komm schon, Wurm“, antwortete sie. „Meine Macht manifestiert sich nicht auf dieselbe Weise, weil ich nur halb Nosferatu bin. Für Merov war es Stärke. Für mich ist es Schnelligkeit. Ich habe auch einen Teil seiner Erinnerungen geerbt. Ich kenne die Passwörter, um in sein Büro zu kommen.“

Aufgeregt kratzte nicht einmal an der Oberfläche dessen, was mich diese Aussage empfinden ließ. „Ich hasse es, dich zu nerven“, sagte ich, „aber würde es dir etwas ausmachen?“

Rebecca lachte. „Es macht mir nichts aus, aber wir haben keine Zeit.“ Sie wurde wieder ernst. „Ich habe dir viel mehr zu erzählen, aber wir müssen gehen. Deine Freundin Josette ist in Schwierigkeiten.“

„Schwierigkeiten?“, fragte ich. Ich wusste nicht einmal, wo Josette war.

„Die Dämonen machen heute Nacht einen Schachzug“, sagte sie. „Merov war gerade aufgebrochen, um daran teilzunehmen, als ihn die Gargoyles über unseren Einbruch informierten. Sie greifen ein Refugium der Engel an und alle wichtigen Dämonen haben Amulette.“

„Die Amulette funktionieren nicht“, sagte ich.

„Tun sie schon, aber sie haben einen Haken“, sagte Rebecca. „Der Dämon, der den Kelch kontrolliert, kann die Macht der Kristalle manipulieren. Wenn sie eines verlieren oder eines gestohlen wird, können sie es ausschalten.“

„Wie einen ferngesteuerten Not-Aus-Schalter?“, fragte Obi, der zu uns trat, um sich dem Gespräch anzuschließen.

„Genau.“

„Woher weißt du, dass Josette in diesem Refugium ist?“, fragte ich. Ich wusste nicht einmal, was ein Refugium der Engel war.

„Rezyl hat sie Merov versprochen, als Belohnung für seine Teilnahme. Sie ist dort und sie ist in Schwierigkeiten. Ich weiß, dass sie deine Freundin ist, also wenn du irgendeine Hoffnung haben willst, sie zu retten, müssen wir jetzt gehen.“

Es war nicht, als gäbe es irgendeine Entscheidung zu treffen. „Wohin?“, fragte ich.

„In den Catskills“, sagte Rebecca.

„Whoa“, sagte Obi. „Catskills? Wie die Berge?“

Rebecca sah ihn an, als hätte er zwei Köpfe. „Ja. Dort gibt es ein Kloster, das als Refugium der Seraphim dient. Die Dämonen wissen schon seit geraumer Zeit davon, aber sie glaubten nicht, dass sie eine Schlacht auf heimischem Grund der Engel gewinnen könnten. Der Gral hat das geändert.“

Ich wusste, worauf Obi hinauswollte. „Rebecca, wir haben keine Möglichkeit, zu den Catskills zu gelangen.“

Sie schenkte mir ein breites Lächeln. „Haben wir jetzt schon“, sagte sie.

Zwanzig

Der Streit begann, als ich Obi erklärte, dass er bei Cathy bleiben und sie nach Hause bringen sollte. Seine Proteste waren laut, wütend – und mit Schimpfworten gespickt. Sie waren außerdem unwirksam. Wir hatten keine Ahnung, wo wir hineingeraten würden, und als so hart sich der ehemalige Marine auch erwiesen hatte, er war immer noch nur ein Mensch. Er wäre da draußen wenig mehr als ein rotes Shirt gewesen, erst recht, sobald er seine verbleibenden gut vierzig Kugeln abgeschossen hätte. Er gab auf, als Rebecca drohte, ihn zu befehligen. Auf diese Weise konnte er wenigstens so tun, als wäre es seine Entscheidung gewesen, sagte er.

Merovs … nein, Rebeccas privater Aufzug führte hinunter in einen abgetrennten Bereich der Garage, der komplett mit eigenem Personal ausgestattet war. Sie standen stramm, als sich die Türen öffneten, und stellten Rebeccas neuerlangte Autorität nicht einmal in Frage. Sie führte mich hinaus in ein Meer aus luxuriösen Exzessen.

Es waren mindestens dreißig Autos dort, alle gewaschen, gewachst und fahrbereit. Sie hatten unterschiedliche Größen und Formen, aber ich konnte mir vorstellen, dass keines von ihnen weniger als hundert Riesen kostete. Sie waren nach Typ in zwei Reihen auf jeder Seite des Ganges angeordnet, Sportwagen, SUVs, Limousinen und sogar einige, die ich nicht einordnen konnte. Weil ich in einer Großstadt aufgewachsen war, hatte ich mich nie besonders für Autos interessiert, aber sogar das Wenige, was ich wusste, reichte, um beeindruckt zu sein.

„Wir werden den Rolls nehmen", sagte Rebecca zu einem der Angestellten, einem Vampir mit längerem, gräulichem Haar.

„Ja, Meisterin“, sagte er und hastete weg, um das Auto zu holen.

„Es ist nicht das schnellste hier drin, aber es ist gepanzert“, sagte sie.

Ich hatte das Gefühl, wir würden den Schutz brauchen. „Woher wissen die einfach so, dass du ihr Boss bist?“, fragte ich sie. Ich konnte das laute Brummen hören, als der Motor des Autos ansprang, dann sah ich, wie die Scheinwerfer aufflackerten.

„Der Übergang“, antwortete sie. „Sie können die Veränderung genauso spüren wie du. Sie verstehen sie nur besser.“

„Hab' ich dir je gesagt, für wie toll ich dich halte“, sagte ich zu ihr.

Das Auto fuhr vor und der Wachmann sprang heraus. Er hielt die Fahrertür auf, während einer seiner Kollegen die Beifahrertür öffnete.

„Wir werden das später ausdiskutieren“, sagte sie mit einem Zwinkern und Grinsen zu mir.

Ich war mir nicht hundertprozentig sicher, was sie meinte, aber es klang nicht schlecht. Sie warf die gesegneten Schwerter auf den Rücksitz und setzte sich hinters Steuer, während ich um das Auto ging und auf der anderen Seite einstieg, wobei ich Stiefelchens Waffe zu den anderen legte. Die Bediensteten warfen die Türen zu und mit einem leisen Quietschen der Reifen und einem Aufheulen des Motors waren wir unterwegs.

„Um welche Zeit fängt es an?“, fragte ich, als wir aus der Parkgarage auf die Straße bogen. Es war beinahe zehn Uhr, was den ansonsten wahnsinnigen Verkehr in Manhattan beinahe erträglich machte.

„Ich weiß es nicht“, antwortete sie. „Es kann nicht zu bald sein, sonst hätte Merov es nie rechtzeitig schaffen können. Ich würde schätzen, mh, ungefähr um eins oder zwei? Es ist eine dreistündige Fahrt.“

Ich blickte zu ihr hinüber und bewunderte ihr Profil und ihren entschlossenen Gesichtsausdruck, während sie fuhr. Ich respektierte sie für ihre Kraft und Entschlossenheit und dafür, dass sie so selbstverständlich bereit war, das für einen Engel, den Todfeind ihrer Art, zu tun, nur weil sie wusste, dass es wichtig für mich war. Ich hatte keine Ahnung, was die wunderschöne Kreatur hinter dem Steuer in mir sah, aber aus irgendeinem Grund wollte sie bei mir sein, auf meiner Seite. Es war verrückt, aber trotz allem war ich in diesem Moment glücklicher als je zuvor.

„Du solltest dich ausruhen", sagte sie. Sie schlängelte sich mit geübter Leichtigkeit durch den langsameren Verkehr. „Ich glaube, wir werden alles brauchen, was du in dir hast."

Die Wahrheit war, dass ich mich gut fühlte. „Was ist mit dir?", fragte ich. „Ich bin noch nie gefahren, aber sobald wir auf freier Straße sind, schätze ich, dass ich es hinbekommen kann."

Ein Auge zuckte, um zu mir herüberzublicken, und sie lachte. „Wir wären tot, ehe wir ankommen", sagte sie. „Mir geht es gut. Mit deinem Blut und dem Übergang glaube ich, dass ich mich für eine Weile nicht werde ausruhen müssen."

Wir fuhren in angenehmer Stille, das Auto war hervorragend isoliert. Es gab so viel, das ich sie fragen wollte, über den Übergang, über Dämonen, über Rezyl. Ich konnte mich nicht dazu durchringen. Der Augenblick der friedlichen Kameradschaft war zu angenehm. Ich hielt meine Blicke aus dem Fenster gerichtet und beobachtete all die Leute, die ihre Köpfe zum Starren umdrehten und versuchten, durch das verdunkelte Glas des Fahrzeuges zu sehen. Was würden sie denken, wenn sie uns so sähen, wie wir wirklich waren, eine Vampirin und ein Bastard des Universums? Ein Bild von Heugabeln war das Erste, was mir in den Sinn kam.

Wir brauchten ungefähr eine halbe Stunde, um aus Manhattan heraus und auf die George-Washington-Brücke zu gelangen. Ich konnte spüren, wie sich Rebecca anspannte, als das Auto die offene Wasserfläche überquerte, und sich dann entspannte, nachdem wir sie gekreuzt hatten. Sie atmete auf der anderen Seite mit einem tiefen Seufzen aus.

„Wie ist es?“, fragte sie mich dann.

„Wie ist was?“

„Ein Mensch zu sein. So unterlegen und schwach zu sein.“

Ich konnte nicht anders, als zu lächeln. „Danke, Becca“, sagte ich. Ihr Kopf schnellte nach rechts, so dass sie mich ansehen konnte. „Du wirst nicht gerne Becca genannt, oder?“

Sie legte ihren Kopf ein winziges Bisschen zu Seite, lächelte, dann heftete sie ihre Blicke wieder auf die Straße. „Das ist es nicht. Es hat mich noch nie jemand so angesprochen. Wie eine Freundin.“

„Ich bin dein Freund“, erklärte ich ihr. „Es muss hart sein, von deinen Leuten ausgestoßen zu werden, weil du anders denkst. Dafür, dass du versuchst, ihnen zu helfen, das Gesamtbild zu sehen.“

Sie starrte direkt nach vorne. „Es ist einsam gewesen“, gab sie zu. „Ich hätte nie gedacht, dass ich viel mehr erreichen würde als Merovs lächerliche Tochter oder Rezyls Spielzeug zu sein. Sogar die Wissenschaftler, die mit mir am synthetischen Blut gearbeitet haben … Ich weiß, dass sie dachten, das Projekt sei eine exzentrische Geldverschwendung.“

„Jetzt bist du aber der Boss“, sagte ich. „Das muss doch auch etwas zählen.“

Rebecca seufzte erneut. „Ich wünschte, es wäre so einfach. Die Familie wird mir folgen, weil das unsere Art ist, aber ich erwarte, dass ich ziemlich oft herausgefordert werde, zumindest am Anfang. Zumindest bis sie sehen, dass ich niemand bin, den man auf die leichte Schulter nehmen sollte.“

Ich streckte meinen Arm aus und drückte ihre Schulter. „Niemand wird dich auf die leichte Schulter nehmen. Merov war ein ernstzunehmendes Monster und du hast ihn vernichtet.“ Sie sah nicht zu sicher aus. „Jedenfalls werde ich bei dir sein.“

Der Motor heulte auf, als sie an einem Lastwagen vorbei beschleunigte, wobei sie dem Fahrer auf ihrem Weg einen Vogel zeigte. „Arschloch“, brüllte sie zu seiner Kabine.

Ich bezweifelte, dass das Geräusch es schaffen würde, die gepanzerten Wände zu durchdringen, aber die simple Normalität der Geste brachte mich zum Lachen.

„Menschlich zu sein ist nicht sehr anders als das", sagte ich. „Man tut einfach sein Bestes, um Spaß zu haben, bei Verstand zu bleiben, nicht einsam zu sein und um all die Arschlöcher herumzunavigieren."

Sie war für einen Augenblick lang nachdenklich, als hätte ich etwas Tiefgründiges gesagt. „Was ist mit deiner Familie?", fragte sie. „Vermisst du sie?"

Es fiel mir auf, dass ich seit meiner Rückkehr aus dem Fegefeuer nicht viel an meine Familie gedacht hatte. Meine Gedanken wanderten zurück zu meiner Mutter, wie sie in der Küche saß, einen kitschigen Liebesroman las und Tee trank. Sie war eine passable Mutter gewesen, da für mich, wenn ich sie brauchte, eine annehmbare moralische Führerin. Es war nicht ihre Schuld gewesen, dass ich dachte, ich wäre klüger, als ich war. Sie hatte mich während meiner Verhandlung und Haft so gut unterstützt, wie sie konnte.

Mein Vater? Er war einen Teil der Zeit da, den Rest der Zeit weg. Er war über die Jahre in unserem Leben erschienen und verschwunden, normalerweise, wenn er einen Schlafplatz benötigte. Ich wusste nicht einmal, ob er noch am Leben war. Ich hatte auch einige andere Verwandte, aber ich kannte keinen von ihnen besonders gut. Es waren nur meine Mutter und ich gewesen und trotzdem würde ich nicht sagen, dass ich mich ihr nahe fühlte.

„Nein", sagte ich nach einer langen Pause. „Meine Mutter ist super religiös. Nichts gegen dich, aber ich glaube nicht, dass sie mit der Wahl meiner Freunde einverstanden wäre."

Wir unterhielten uns für den Rest der Fahrt weiter. Es waren einfache, leichte Gespräche über alles und nichts. Ich erfuhr, wie sie aufgezogen worden war, wie sie das erste Mal Blut gekostet hatte und wie es kam, dass sie die Weise, wie Merov Menschen so beiläufig als Nahrung tötete, erschreckte. Ich erzählte ihr von meiner sterblichen Kindheit, meiner Liebe für Technologie, meinem ersten Kuss und der Trauer, die ich gefühlt hatte, als mein Hund Whisper von einem Auto angefahren wurde, als ich neun Jahre alt war. Wir waren gleichzeitig neue und alte Freunde und leisteten einander gute Gesellschaft, während wir durch die Nacht auf eine ungewisse Zukunft zufuhren. Ich schöpfte Trost aus der Gewissheit, dass es niemanden sonst gab, mit dem ich lieber in Richtung Verderben unterwegs gewesen wäre, und dass, wenn das Verderben wirklich kam, ich zumindest nicht alleine enden würde.

Einundzwanzig

Ich sah gerade aus dem Fenster und hörte zu, wie Rebecca mir erzählte, wie es gekommen war, dass sie an der Freiheitsstatue lebte, und bewunderte die verschneite Landschaft der Catskill-Berge, als die Dunkelheit der Nacht von einem blendenden Strahl aus weißen Licht in der Entfernung durchbrochen wurde, der direkt in den Himmel hochschoss. Im selben Augenblick spürte ich in meinen Eingeweiden ein eindeutiges Unwohlsein und meine Seele erbebte alarmiert.

„Siehst du das?", fragte ich Rebecca.

Sie hörte auf zu reden und sah sich um. „Ich sehe gar nichts", antwortete sie.

„Es hat angefangen", sagte ich zu ihr. „Dort in dieser Richtung scheint ein Licht." Ich deutete auf den Wald. „Wenn du es nicht sehen kannst, ist es nur für Engelsaugen, schätze ich."

„Wie weit weg?"

„Mindestens fünf Kilometer, vielleicht zehn", antwortete ich.

Wir waren durch den Schnee gebremst worden, der mindestens zehn Zentimeter tief war und immer tiefer wurde. Während er eine wunderschöne visuelle Ablenkung dargestellt hatte, kostete er uns jetzt etwas.

„Kannst du schneller fahren?", fragte ich.

Sie stellte ihren Fuß auf das Gaspedal. Ich konnte hören, wie die Räder durchdrehten.

„Nicht, wenn ich auf der Straße bleiben will", sagte sie.

„Dann lass uns hoffen, dass sie durchhalten", sagte ich.

Zwanzig Minuten waren vergangen, als wir eine schmale, nicht asphaltierte Straße erreichten, die mit einem kleinen Holzschild markiert war, worauf stand „Kloster St. Frances“. Ich hatte die ganze Zeit meine Blicke auf die Lichtsäule geheftet und konnte sie jetzt am Ende der Straße sehen.

„Das ist der Ort“, sagte ich. „Bieg hier ein.“

Rebecca gehorchte und brachte uns auf direktem Weg auf den Kampf zu. Es waren immer noch mindestens zwei oder drei Kilometer durch den schneebedeckten Wald zu fahren und das Wetter wurde schlechter.

Der Schnee fiel in solchen Mengen, dass wir die Straße keine zwei Meter vor uns sehen konnten. Ich konzentrierte mich auf das Licht vor uns und tastete mit meinen Sinnen nach vorne, nur um vom Gewicht so vieler Dämonen, die in einem so kleinen Gebiet versammelt waren, niedergedrückt zu werden. Wir waren nicht weit weg, aber wir würden in jeglichem Sinne des Wortes blind hineingehen müssen.

„Wir sind nahe“, sagte ich zu Rebecca, während mein Kopf von der Anstrengung immer noch pochte. Es gab einen Aufprall und einen Schrei, als wir gegen etwas Dunkles krachten, das auf der Straße gestanden hatte.

„Vergiss es, wir sind da“, sagte ich. Einen Augenblick später kam noch ein Aufprall, diesmal auf dem Dach.

„Ich glaube, wir sind bemerkt worden“, sagte sie. Ein fledermausähnlicher Kopf lugte vom Beifahrerfenster auf mich herunter. Eine klauenbewehrte Faust versuchte, das Glas zu durchschlagen, aber die Panzerung war zu stark dafür. Ich hörte noch einen Aufprall, dann noch einen, als weitere Dämonen das Auto bemerkten und darauf sprangen.

„Woher wissen die, dass wir nicht auf ihrer Seite sind?“, fragte ich und versuchte, meine Stimme irgendwie ruhig klingen zu lassen.

„Ich glaube nicht, dass sie das kümmert“, antwortete Rebecca. „Was jetzt?“

„Fahr einfach weiter“, sagte ich. „Wir müssen dorthin, wo die Engel sind.“

Die Dämonen auf dem Auto schlugen auf das Dach und auf die Fenster ein. Ein weiterer landete auf der Motorhaube, schaute zu uns herein und zischte. Er erinnerte mich an Rezyls Boten, aber größer.

„Späher", sagte Rebecca. „Ihre Aufgabe war es, Informationen über den Ort zu sammeln und sich dann zurückzuziehen, wenn die stärkeren Dämonen ankamen. Falls Rezyl nicht hier ist, wird es einer von seinen Lakaien sein. Er wird sie befehligen und den Riss offen halten."

„Riss? Ist es das, wonach es klingt?"

„Jupp. Es ist ein Portal in die und aus der Hölle. Runter da!" Sie fluchte, als zwei weitere Dämonen gegen die Seite des Autos krachten und uns fast ins Schleudern brachten. „Es gibt Hunderte Arten an Dämonen. Die meisten sind groß, hässlich, fies und dumm, wie die Grunzer im Belmont. Die höherstehenden Dämonen erschaffen sie zum Kämpfen, aber sie können sich nicht organisieren, ohne sie zu befehligen, und sie haben nicht die Macht, von selbst durch einen Riss zu reisen. Man findet zwar manchmal ein paar Streuner, aber zum größten Teil bleiben sie in der Hölle."

Es war ein verrückter Moment, dieses Gespräch zu führen, aber sie hätte mir dieses Zeug nicht erzählt, wenn es nicht wichtig gewesen wäre. Die Außenhülle des Autos war eine Kakophonie aus Hammerschlägen, als die kleineren Dämonen versuchten, durchzubrechen. Ich konnte die Lichtsäule jetzt klar sehen, einen Laserstrahl aus Licht, der nach oben in die Ewigkeit reichte. Wir waren fast da.

„Also was ist mit den Weren und den Nosferatu oder Rezyl, wo wir schon dabei sind?", fragte ich sie. „Ihr reproduziert euch wie Sterbliche, habt Familien, Loyalität, das ganze Paket."

Rebeccas Gesicht war eine Maske aus Konzentration, während sie darum kämpfte, den Wagen unter Kontrolle zu halten. Ich war von ihrer Fähigkeit zum Multitasking beeindruckt.

„Gott schuf die Menschen", sagte sie. „Als er dem Teufel die Hölle gab, wollte ihn der Teufel hintergehen und seine Pläne verderben. Er wollte seine eigene Version der Menschheit schaffen, eine, die nicht so … gehemmt wäre. Seine anfänglichen Versuche blieben fruchtlos, immerhin ist er nicht Gott, aber mit der Zeit erreichte er begrenzten Erfolg. Das Problem war, dass seine Kreationen immer noch Gottes ursprünglichen Lebenshauch brauchten und deshalb brauchten Dämonen, wie zum Beispiel die Nosferatu, Blut, um zu überleben. Unsere Geschichte ist gewachsen und hat sich entwickelt, ganz ähnlich wie die der Menschheit. Wir haben im Geheimen parallel gelebt und daran gearbeitet, was auch immer Gott und die Menschen schufen, für uns zu behaupten. Kein Dämon kann unbegrenzt hier bleiben, ohne sich an einem Menschen zu nähren oder an einem Dämon, der sich an einem Menschen genährt hat. Wir brauchen alle Gottes Samen, um zu überleben.“

„Oder irgendeine freakige Technologie“, sagte ich. „Synthetisches Blut, um Gottes Lebenshauch zu ersetzen?“

„Stammzellen“, sagte sie. „Sogar das Synthetische nutzt menschliches Blut, wir stellen es nur selbst her. Eines Tages sind wir vielleicht fähig, es schnell genug herzustellen, so dass wir keine synthetischen Materialien brauchen, aber dieser Tag ist noch weit entfernt.“

Wir waren noch einen Kilometer von unserem Ziel entfernt und die Zahl an Dämonen, die das Auto angriffen, erreichte lächerliche Ausmaße. Wie es Rebecca schaffte, das Fahrzeug unter Kontrolle zu halten, während so viele dieser Dinger dagegenkrachten, ging über mein Verständnis hinaus. Schließlich brachte sie das Fahrzeug schlingernd zum Stehen.

„Wir sind nahe genug“, knurrte sie. Das Engelslicht brannte jetzt in den Himmel hinauf und ich konnte sehen, dass es vom Zentrum eines großen Steingebäudes ausging. Sogar mit der Beleuchtung durch dieses Licht war die Sicht immer noch miserabel, weil der Schneefall im gesamten Gebiet eine Weißblendung verursachte. Rebecca fasste hinter den Sitz und schnappte sich die Schwerter. Sie übergab mir meines mit einem Lächeln, dann verdunkelten sich ihre Augen und das Lächeln wurde länger und furchterregender. Das Auto begann zu wackeln. Die Dämonen, die darauf saßen, waren jetzt, wo es sich nicht bewegte, fähig, einen besseren Halt zu bekommen. Sie fasste nach dem Türgriff.

„Warte mal", sagte ich. „Wie sehr magst du dieses Auto?"

„Ich kann mir ein neues holen", antwortete sie.

„Genau das wollte ich hören", sagte ich zu ihr. „Die Luft hier drin wird etwas komisch werden."

Ich blickte auf meine Füße hinunter und konzentrierte meine Willenskraft, dann saugte ich durch das Belüftungssystem kalte Luft herein, packte sie in die Kabine und drückte sie zusammen. Ich konnte spüren, wie der Druck stieg, als ich das tat, auf uns herabdrückte und es uns schwer machte, zu atmen. Die Dämonen schaukelten das Fahrzeug weiter und eine Klaue schaffte es, durch die Dichtung an der Fahrertür einzudringen.

Mein Kopf war durch den gewaltigen Druck wie eine Melone, die gleich explodieren würde. Rebecca stöhnte, unfähig, die Schmerzen länger zu ertragen. Als das Einatmen fertig war, schob ich das Ausatmen hinaus und zwang die Luft um uns, sich auszudehnen.

Die Luft drang mit Überschallgeschwindigkeit hinaus, zerriss den Rolls Royce und ließ seine Stücke nach außen explodieren. Die Dämonen, die das Auto angegriffen hatten, wurden von der Wucht der Explosion zerfetzt, ihre Körper von der dekomprimierten Luft und Stahlfragmenten zerrissen. In der Entfernung konnte ich weitere Schmerzensschreie hören, als die Geschosse weiteres weiches Fleisch fanden, in das sie sich graben konnten. Der Rahmen des Fahrzeuges war alles, was davon übrigblieb, und wir saßen in seinem Zentrum.

Falls Rebecca beeindruckt war, zeigte sie es nicht. Sie war ganz geschäftsmäßig. „Der Befehlshaber wird in der Nähe des Zentrums des Angriffes sein, umgeben von den stärksten Dämonen", sagte sie. „Falls er keinen zweiten mitgebracht hat, wird sein Tod die weniger Intelligenten dazu bringen, den Gruppenzusammenhalt zu verlieren, und sie werden anfangen, sich gegenseitig zu bekämpfen."

„Verstehe. Bist du bereit?", fragte ich.

Sie antwortete mit einem Zwinkern und verschwand dann in den Schnee. Ich verlor keine Zeit und folgte ihr.

„Hier entlang", sagte sie und führte mich auf einen Punkt zu, etwas vom Licht weg. „Ich kann sie riechen. Die Hauptmacht ist bereits drinnen."

Wir liefen etwa einen Kilometer und kamen dabei an Teilen des Rolls und zerfallenen Teilen von Dämonen vorbei. Der Schnee war hier gut verfestigt, von Hunderten von Klauen zertrampelt. Ich konnte das Klirren von Stahl und das Brüllen von Monstern hören. Eine vier Meter hohe Masse aus Muskeln erschien aus dem Nirgendwo und schleuderte eine riesige, kräftige Faust in meine Richtung. Ich tauchte zur Seite weg und rollte mich gerade noch rechtzeitig wieder auf meine Füße, um zu sehen, wie Rebecca hochsprang und ihn mit einem glatten Hieb enthauptete.

Der etwas humanoide Kopf landete bei meinen Füßen, sein verfilztes schwarzes Haar von Blut verklebt.

„Trolle", sagte sie und kickte den Kopf weg. „Die sind zu groß, um hineinzugehen."

„Ich bin froh, dass du das nicht bist", sagte ich zu ihr. Wir gingen noch hundert Meter oder so weiter, ehe wir auf den ersten toten Engel trafen.

Er hatte langes, blondes Haar, feine Gesichtszüge und ein glattes, jungenhaftes Gesicht. Er lag im blutgetränkten Schnee, eine Schwinge von seinem Körper gerissen, seine Haut durch das schwarze Dämonengift, das ihn getötet hatte, zu Marmor erstarrt. Er trug weiße Leinenhosen, seine Brust und seine Füße waren nackt. Er war erst vor kurzem gestorben, so dass er sich noch nicht zu Staub verwandelt hatte und sein Blut noch auf den kalten Schnee strömte. Ich stand geschockt da, bis Rebecca mich wegzog.

„Komm schon, Landon", sagte sie. „Es gibt immer noch einige, die wir retten können."

Und es waren noch viele Dämonen zum Töten übrig. Wie auf Kommando stürmte ein weiterer Troll durch den Nebel aus Schnee. Ehe Rebecca reagieren konnte, sprang ich nach vorn auf die Kreatur, vergrub mein Schwert tief in ihrem Brustkorb und benutzte es als Sprungbrett, um wegzuspringen. Es passierte alles zu schnell für den Dämon, um es zu verfolgen, und er hielt inne und tastete mit einem verwirrten Gesichtsausdruck nach seiner Wunde, bevor er zu Boden stürzte.

„Führ uns weiter", sagte ich.

Unser Tempo verlangsamte sich, als wir dem Kloster näher kamen, dessen gesamtes Grundstück von Dämonen besetzt war. „Kanonenfutter", hatte Rebecca sie genannt. Es waren schwache Dämonen, deren Rolle es war, die Verteidiger herauszufordern und abzulenken, indem sie versuchten, sie mit einer großen Anzahl zu überschwemmen und einen Glückstreffer zu landen, der die Haut durchbohren und ihrem Gift Zugang gewähren würde. Sie waren einfache, humanoide Kreaturen, knapp zwei Meter groß, mit skelettartigen Figuren mit klauenbewehrten Händen und Füßen und einer Haut, die über sehnigen Muskeln und Knochen spannte. Es war, als hätten sie ein menschliches Wesen genommen, gehäutet und in eine neue Haut einschrumpfen lassen.

Hunderte von ihnen warteten immer noch draußen auf der Suche nach weiteren Feinden, die sie angreifen konnten. Sie johlten, als sie uns kommen sahen, was noch mehr ihrer Brüder auf die Bühne brachte. Sie fielen wie die Fliegen. Selbst mit meinen nicht existierenden Schwertkampftalenten waren sie zu langsam, um eine Bedrohung für uns darzustellen.

„Landon, hinter dir", schrie Rebecca. Ich drehte mich nicht um, um nachzusehen, sondern beugte stattdessen meine Knie und schwang mich in die Luft, schoss nach oben und über die Faust des Trolles, als sie auf den Boden schmetterte, wo ich gerade noch gestanden war. Das wurde zu meiner Lieblingstaktik, seit ich es bei den Gargoyles ausprobiert hatte. Es erlaubte mir, sowohl einem Angriff auszuweichen, als auch ein besseres Blickfeld auf den Angreifer und meine Umgebung zu bekommen.

Der Troll sah mich an, als ich den höchsten Punkt meiner Flugbahn erreichte, holte mit seiner Faust aus und warf sie nach oben. Er war schneller, als die anderen gewesen waren, und ich musste mich beeilen, um mein Schwert rechtzeitig hochzureißen, so dass ich das herbeischleudernde Knäuel aus dämonischen Muskeln abblocken konnte. Er traf mich nicht mit voller Kraft, aber trotzdem ließ mich der Einschlag wegtaumeln.

Ich krachte einige Meter entfernt auf den Boden, gerade rechtzeitig, um zu sehen, wie Rebecca den Troll enthauptete, während er versuchte zu sehen, wo ich landete. Ich sprang auf meine Füße, wich einem tollpatschigen Haken eines Kanonenfutter-Dämons aus und pflanzte mein Schwert in seinen Rücken, dann duckte ich mich unter einem weiteren Hieb, schwang die Klinge wieder herum und durch den Kopf eines zweiten Dämons. Ich hatte sechs weitere erledigt, bis Rebecca zu mir herüberkam.

„Wie weit noch?“, fragte ich sie. Ich konnte hören, dass mehr Dämonen in unsere Richtung kamen, und der bebende Boden war ein Hinweis, dass es nicht mehr nur Kanonenfutter war. „Wir verlieren zu viel Zeit hier draußen.“

Rebecca schien das ganze Kämpfen nichts auszumachen. Sie sah tatsächlich in ihrer adrenalingetränkten Kampflaune strahlend schön aus. Der schmelzende Schnee ließ ihr Haar auf verführerische Weise in ihr Gesicht hängen und ihr abgetragenes Shirt klebte an den Umrissen ihrer Figur.

„Einverstanden“, sagte sie. „Wir müssen hinein.“

Wir rannten den Rest des Weges zum Kloster und wurden nur langsamer, wenn uns verfolgende Dämonen einholten. Die Trolle waren die schwierigsten Gegner, weil ihnen ihre Größe erlaubte, schneller zu rennen als das Kanonenfutter, aber wir hatten Glück, weil in ihren Angriffen keinerlei Strategie oder Zusammenarbeit ersichtlich war. Bei all ihrer brutalen Stärke waren wir trotzdem deutlich überlegen.

Der Eingang zum Kloster war ein einfaches, mannsgroßes Tor, das in der Mitte einer langen, hohen Steinmauer eingebaut war, die die Südseite des Gebäudes darstellte. Rebeccas ererbter Erinnerung zufolge war es in den fünfziger Jahren so gebaut worden, dass es einem monastischen Rückzugsort aus dem vierzehnten Jahrhundert ähnelte, komplett mit dem völligen Fehlen von Fenstern und elektrischem Strom, dementsprechend viele Kerzen gab es überall.

Der Gedanke dahinter war, dass diese Art von Umgebung die Mönche auf Gott und Gebete fokussiert halten würde, weil es nichts sonst gab, das man ansehen oder tun konnte. Was sie nicht gewusst hatte, war, warum die Engel es nutzten, weil sie eigentlich große, offene Räume kleiner, dunkler Beschränktheit, wie sie eher die Dämonen liebten, vorzogen.

Das Tor war bereits aus den Angeln gerissen worden und lag drei Meter entfernt auf dem Boden. Um den Eingang herum verstraut lagen die Überreste einer blutigen und grausamen Schlacht, wobei eine große Anzahl an halbverwestem Kanonenfutter und Trollen zusammen mit mindestens drei oder vier Engeln das Gebiet übersäte. Weil die Göttlichen ihre physische Manifestation so schnell verloren, nachdem sie getötet wurden, beurteilte ich den Ausgang danach, wie viele gesegnete Schwerter ich liegen sah.

„Die Mönche waren berührte Krieger“, erinnerte mich Rebecca, als ich mein System erklärte.

„Ihre Leichen wären noch hier“, entgegnete ich. Ich wusste, dass sie versuchte, meine Sorge um Josette zu lindern, und ich schätzte das, aber ich würde mir Sorgen machen, bis wir sie fanden.

„Nicht, wenn die Dämonen sie weggebracht haben, um sie zu konsumieren“, sagte Rebecca. Ich hatte an diese Möglichkeit nicht gedacht und es schenkte mir ein wenig makabren Frieden. „Wir werden vor den äußeren Dämonen sicher sein, sobald wir drinnen sind. Sie wären bereits eingedrungen, wenn man ihnen nicht befohlen hätte, das nicht zu tun."

Wir trafen auf einige tote Mönche auf der anderen Seite des Tores, in einem kleinen Foyer, das eine Art Mechanismus mit Stacheln mit Seraph-Inschriften enthalten hatte. Die Stacheln waren blutbedeckt, aber die Apparatur, die sie gehalten hatte, war in Stücke zerschmettert, so dass sie unter den Opfern verstreut lagen – drei berührten Mönchen, die dazu eingeteilt gewesen waren, die Falle zu bedienen, und einer Anzahl an verwesenden Kanonenfutter-Leichen. Ein schweres Steinportal war auf der anderen Seite des Raumes gelegen, aber die Eindringlinge hatten geschafft, es zu vernichten. Hinter dem Tor teilte sich der Gang in drei Richtungen auf.

„Welche Richtung?", fragte ich Rebecca.

Das Innere des Gebäudes war beinahe still. Das Kratzen von Klauen und ein gelegentliches Echo eines Heulens waren die einzigen Hinweise, dass überhaupt irgendetwas hier drin war. Es gab keinen Schlachtenlärm, keinen Hinweis auf Engel, die gegen Dämonen kämpften, und das war übel. Waren wir zu spät? War die Schlacht bereits verloren?

„Sie haben sich aufgeteilt", antwortete sie. „Sie sind hier, um alles zu töten, was sie finden."

In welche Richtung also? Ich hasste den Gedanken, uns aufzuteilen, aber wir hatten keine Wahl. „Okay, geh nach links, ich gehe geradeaus, und lass uns hoffen, dass der rechte Korridor eine Sackgasse ist."

„Landon", sagte Rebecca, streckte ihre Hand aus und ergriff meinen Arm. „Das geht nicht. Selbst nach dem Übergang bin ich nicht mächtig genug, um es alleine mit einem großen Dämon aufzunehmen. Ich bin mir auch nicht sicher, ob du das bist."

Sie hatte Recht. Ich hatte gesehen, wie sie so mühelos so viel Schaden angerichtet hatte, dass ich vergessen hatte, dass es dort draußen Dämonen gab, die uns zum Frühstück verspeisen konnten. „Du hast Recht. Wir gehen nach links."

Der Korridor war dunkel, erleuchtet von Kerzen, die in einfachen Metallleuchtern entlang der Mauern standen. Alle drei Meter oder so war eine kleine Tür, die in einfache Räume von zwei mal zwei Metern führte, die mich an Gefängniszellen erinnerten, nur mit einem kleinen Bett und einer Toilette ausgestattet. Die Türen waren bei jedem einzelnen Raum, den wir passierten, herausgerissen worden. Einige waren leer, aber die anderen? Die anderen waren eine grausige Szenerie aus blutbespritzten Wänden, verwesenden Dämonen und halb aufgefressenen Leichen. Wenn wir auf Dämonen trafen, die immer noch fraßen, zerstörten wir sie und gingen weiter.

Wir marschierten weiter den Gang entlang. Ein rhythmisches, schlagendes Geräusch begann durch die Wände zu hallen. Es war ein beständiges Schlagen, alle vier oder fünf Sekunden, ein gewaltiges WUMM, das Mörtel aus dem Mauerwerk bröckeln ließ. Es gab jetzt keine anderen Geräusche mehr, wo auch immer die Dämonen waren, sie schienen sich nicht länger zu bewegen. Wir hatten keine Hinweise auf Engel in den Räumen gefunden, was ein gutes Zeichen war. Wir wussten allerdings nicht, wo sie waren, und das war schlecht.

„Sie müssen sich in der Kapelle eingesperrt haben", sagte Rebecca, nachdem sie über das Klopfen nachgedacht hatte. „Wir sind vielleicht zu spät." Ich begann zu rennen und sie folgte mir.

Mein Tempo war rücksichtslos, aber im Moment war mir das egal. Das Gleichgewicht der Macht schlug bereits in Richtung Hölle aus und jeder Engel, der starb, schenkte ihnen weiteren Auftrieb. Ich hatte zuvor der Sache nicht gedient und das trieb mich noch mehr dazu, dass ich sicherstellen wollte, dass keine weiteren Seraphim vernichtet würden. Wir trafen auf einige streunende Dämonen, als wir rannten, und ich durchbohrte sie, ohne langsamer zu werden, während Rebecca dicht hinter mir blieb.

Die aufgeteilten Korridore schienen sich am hinteren Ende des Klosters wieder zu vereinen und bogen dann nach innen, auf den Mittelteil des Gebäudes zu. Indem wir der Anordnung folgten, kamen wir zu einem weiteren, schweren Türrahmen, der seine dicke Holztür verloren hatte, und dahinter lag ein Speisesaal. Hier waren die Dämonen geblieben und schlugen gegen eine gigantische, reich verzierte Tür, die von oben bis unten mit Schriftzeichen der Seraphim bedeckt war.

„Was jetzt?“, flüsterte ich Rebecca zu.

Wir hatten außerhalb des Speisesaals Stellung bezogen und lugten durch die Tür hinein. Es waren hier mindestens hundert Dämonen versammelt – ein ganzer Haufen Kanonenfutter, eine Handvoll Were, ein paar hundeähnliche Kreaturen, die ich bisher noch nicht gesehen hatte, vier weibliche Dämonen, die, wie mir Rebecca zuflüsterte, Harpyien waren, und als die mächtigen Figuren auf dem kosmischen Schachbrett: sieben gefallene Engel.

Die Engel waren diejenigen, die auf die Tür einhämmerten. Sie standen mit erhobenen Armen und ausgebreiteten Schwingen im Kreis und eine blaue Flamme tanzte im Zentrum eines Pentagramms, das sie in den Steinboden geritzt hatten. Die Flamme wuchs und verdichtete sich und ein Ball aus Energie schoss hinaus und krachte gegen die Barriere, so dass er sie vor- und zurückschleudern ließ. Ein abprallender Blitz aus stromähnlicher Verteidigungsenergie knallte dann auf die Engel, der ihre Körper verbrennen und zerreißen ließ. Erst wenn sie wieder geheilt waren, griffen sie wieder an. Jeder von ihnen trug ein Amulett um seinen Hals, was die Effektivität der letzten Verteidigung der Engel zunichtemachte.

„Siehst du den Engel am nächsten zur Tür, den mit dem kurzen schwarzen Haar?“, fragte Rebecca.

Ich schaute auf die Gestalt, die sie beschrieben hatte. Wie die anderen hatte er einen nackten Oberkörper und trug nur Stoffhosen, die von einem einfachen Gürtel aus Seil gehalten wurden. Sein ganzer Oberkörper war mit gezackten, tätowierten Sigillen bedeckt und seine Schwingen waren schwarz gefärbt, mit roten Spitzen, die sie aussehen ließen, als tropfe Blut von ihnen.

„Das ist Lazar“, sagte sie. „Er befehligt das Kanonenfutter und die Hunde. Wenn wir ihn ausschalten können, verursachen wir vielleicht genug Verwirrung, um die anderen Engel lahmzulegen, ehe sie sich neu ordnen können.“

„Das ist der Plan?“, fragte ich. „Warum soll ich nicht einfach nackt stepptanzen? Das wäre eine einfachere Ablenkung.“

Rebecca bleckte in einem verzerrten Lächeln ihre Reißzähne. „Und eine viel attraktivere“, antwortete sie. „Aber ich glaube, der einzige Dämon, der abgelenkt würde, wäre ich.“

Ich schaffte es trotz unserer misslichen Lage, peinlich berührt zu sein. Ich konnte spüren, wie mein Gesicht rot anlief. Der Gang erbebte, als eine weitere Energiewelle gegen die Tür krachte. Ich schaute dort hinüber und bemerkte, dass ein kleiner Riss anfing, sich in der oberen linken Ecke zu bilden. Uns lief die Zeit davon.

Ich schaute wieder zu Rebecca, die darauf wartete, dass ich ihr sagte, was sie tun sollte. Ihr Gesicht war angstvolle Schönheit, perfekt von den Kerzen, die hinter ihr flackerten, eingerahmt. Den flackernden Kerzen.

„Hassen gefallene Engel Feuer genauso sehr wie himmlische?“, fragte ich.

„Die Hölle besteht nicht nur aus Feuer und Schwefel“, sagte sie. „Natürlich tun sie das.“

Es war der ehrgeizigste Versuch, den ich je gemacht hatte, und Dantes Worte waren in meinem Hinterkopf, als ich mich konzentrierte. „Das Universum zu sehr zu verändern, kann katastrophale Konsequenzen haben“, hatte er geschrieben. Ich wusste nicht, ob ich die Macht hatte, das zu tun, aber ich hatte keine Zeit mehr und war verzweifelt. Ich legte meinen Arm um Rebecca und flüsterte in ihr Ohr: „Halt dich gut fest und beweg dich nicht.“

Das Geräusch war etwas wie ein düsengetriebener Güterzug, eine herankommende Welle aus Zerstörung und Macht, die das Kloster mit solcher Wucht erschütterte, dass ich fürchtete, es könnte zusammenbrechen. Es fing mit einem leisen Brummen am Eingang des Bauwerks an, aber nahm blitzschnell Schwung auf, als ich an der Luft und der Hitze zerrte und zerrte und sie in einem gigantischen, explosiven Paket zu mir brachte.

Die Dämonen hörten es ebenfalls kommen, aber sie verstanden nicht, dass sie sich unter Angriff befanden. Sie hoben ihre Köpfe, um zu lauschen, aber blieben im Speisesaal versammelt, während die gefallenen Engel ihren Angriff fortsetzten.

Sie schrien überrascht auf, als die Flut aus reinen Flammen in den Raum explodierte und ihn binnen weniger Momente mit sengender Hitze erfüllte. Die aus der Hölle gerufenen Dämonen waren immun, aber die Were wurden in einem Augenblick verdampft und die Engel schrien vor Schmerzen auf und gaben ihren eigenen Angriff auf, während ihr Fleisch brannte und heilte und wieder brannte.

Ich hielt Rebecca in einer Luftblase an mich gedrückt, aus der ich das Flammenmeer fernhielt. „Warte hier“, sagte ich zu ihr. „Du wirst sterben, wenn du dort hinausgehst.“

Sie hatte nicht realisiert, was ich vorhatte, und ihre Augen wurden wieder blau und baten mich, es nicht zu tun. „Landon, du kannst das nicht überleben. Du wirst nicht schnell genug heilen“, sagte sie.

„Vielleicht schon, vielleicht nicht. Wenn ich nichts tue, scheitere ich auf jeden Fall.“ Ich küsste sie auf die Wange, ließ sie los und trat ins Feuer hinaus.

Der Schmerz war unglaublich. Binnen Augenblicken begann meine Haut zu brennen und meine Kleider zerfielen zu Staub. Ich zwang meinen Körper, schneller zu heilen, und erschuf eine konstante Schlacht aus Brennen und Heilen auf meinem eigenen Fleisch. Meine Augen brannten und ich war blind, so dass ich mich auf mein Gespür verlassen musste, um festzustellen, wo meine Feinde waren.

Ich würde zuerst Lazar angreifen und dann die anderen Engel. Meine Hand war mit dem Griff meines Schwertes verschmolzen, so dass es zu einer beinahe cyborgartigen Verlängerung wurde. Ich fing an zu laufen und hastete durch die Flammen, meine Gedanken eine sprunghafte Mischung aus Schmerz, Ruhe, Chaos, Verzweiflung, Liebe und Zorn.

Ich zwang meine Augen zu heilen, als ich mich den Engeln näherte, und öffnete sie gerade rechtzeitig, um Lazar vor mir stehen zu sehen, sein Körper in Flammen wie beim Burning Man. Angst breitete sich auf seinem Gesicht aus, als er mich auf sich zukommen sah. Er hatte keine Zeit, sich zu bewegen, ehe sein Kopf sauber von seinem Körper abgetrennt war. Das Amulett glitt von seinem Hals, als der Kadaver zu Boden stürzte. Ich stand jetzt direkt vor der Tür der Engel und wirbelte herum, holte tief Luft und ließ den Feuersturm fallen, so dass der Rückzug allen Sauerstoff aus dem Raum sog.

Mein Gesicht war ein verzerrtes Wrack aus Schmerz und Ruhm. Ich zerschmetterte Stiefelchens Schwert zu sechs tödlichen Splittern und ließ sie durch die sechs Kristallamulette der Engel und dann durch die sechs Hälse der Engel vorschießen. Als das Blut des Grals verloren war, konnten ihre zu Dämonen gewordenen Körper sich nicht mehr von den Schäden durch die Klingen erholen.

Ich sank zu Boden und die Welt um mich herum wurde zu einem Nebel. Ich kämpfte darum, wach zu bleiben, bemerkte, dass sich eine weibliche Figur auf mich zubewegte, verstand vage, dass es nicht Rebecca war, und dass ich mich verteidigen sollte. Wie konnte ich mich verteidigen? Ich hatte mein Schwert zerstört. Ich hatte dieses Schwert auch gerne gehabt.

Eine klauenbewehrte Hand kratzte über meine Wange, so dass ich mich am Boden krümmte. Die Harpyie sprang auf mich, ihre weißen Fänge ein krasser Kontrast auf ihrer ebenholzfarbenen Haut. Sie hatte ein Messer in ihrer anderen Hand. Ich sollte sie von mir wegbekommen. Ich sollte etwas tun.

Es gab ein wütendes Zischen und dann rollte ihr Kopf nach vorn und landete hinter mir, während ihr Körper weggekickt wurde, ehe er mich mit Blut bedecken konnte. Rebecca stand über mir, ihre Miene trotz ihrer leeren schwarzen Augen besorgt. Ich hörte ein Knurren und dann stürzte sie nach hinten, während eine riesige Masse aus Muskeln auf sie sprang.

Konzentrieren. Wie konnte ich mich konzentrieren? Alles bewegte sie wie Schlamm. Wie Blitze. Meine Augen wollten nicht geradeaus blicken. Mein Kopf schmerzte. Rebecca brauchte mich. Ich bemühte mich, mich in eine sitzende Position zu schieben. Rebecca rang mit einem Höllenhund, sein Kiefer schnappte nach ihren Zähnen und ihre Arme waren durchgedrückt, um ihn zurückzuhalten. Weitere Dämonen kamen, mehr von den Harpyien und noch ein Hund. Ich wusste, dass es noch einen Hund gab.

Die Tür der Engel begann sich zu öffnen und ein Lichtstrahl ergoss sich in den Raum. Ich lag immer noch direkt davor und es war so hell auf der anderen Seite. In der Tür war ein Umriss. Ein Engel. Ihre Augen trafen meine. Ich erkannte sie. Josette.

Sie sprang aus der Tür wie eine Rakete und ihr Schwert schnellte auf den Hund nieder, der auf mich zusprang. Ich hatte ihn nicht gesehen und wäre niemals fähig gewesen, ihn aufzuhalten. Ein weiterer Engel kam aus der Tür, dann noch einer. Sie griffen die verbleibenden Dämonen an. Josette war an meiner Seite.

„Mein Freund, ich hatte nicht erwartet, dich wiederzusehen, noch weniger, dich hier zu finden", sagte sie.

Sie bot in einem einfachen langen weißen Kleid und Sandalen einen überirdischen Anblick. Sie kniete sich hin und legte ihre Hand auf meine Stirn. Die Welt wurde wieder klarer. Die anderen Engel hatten den zweiten Hund erledigt und jetzt griffen sie gerade Rebecca an?

„Nein", rief ich und tastete nach irgendetwas, das ich finden konnte, und ließ es gegen die Engel schleudern. Es lenkte sie lang genug ab, um ihr zu erlauben, sich wegzuducken und zu uns zu rennen.

„Tut ihr nicht weh", sagte ich zu Josette. Ich wusste nicht, ob sie das konnte oder nicht, aber sie hatte sechshundert Jahre oder so mehr Erfahrung als die Vampirin, also nahm ich an, dass sie es konnte.

„Diese hier gehört zu dir?“, fragte sie verwirrt. Sie schwebte auf ihre Füße und hielt ihre Hand vor den anderen Engeln hoch. „Bleibt zurück“, sagte sie zu ihnen.

Rebecca erreichte meine Füße und drehte sich um. Sie war nicht vor ihnen weggerannt, sondern gerannt, um mich zu erreichen und vor ihnen zu verteidigen. Sie zischte, als sie sich näherten.

„Bleibt zurück“, wiederholte Josette und platzierte sich zwischen den Engeln und Rebecca. Die Engel kamen näher. Einer war älter, sein Haar lang und grau, seine nackte Brust von Narben überzogen. Der andere war jünger, mit einem jungenhaften Gesicht und feinen Zügen. Er erinnerte mich an den Engel, den ich tot im Schnee gefunden hatte.

„Josette“, sagte der ältere. „Wir haben das diskutiert.“

Josette war erregt. „Wir haben nichts dergleichen getan“, sagte sie. „Dieser Mensch ist hierhergekommen, um uns zu helfen, und ihr würdet ihn und seine Begleiterin vernichten?“

Der Seraph funkelte sie an. „Er ist kein Mensch, Josette. Er ist ein Diuscrucis. Du kennst die Gesetze. Du hast zugestimmt, dich daran zu halten.“

Sie sprachen gerade miteinander, als wären Rebecca und ich nicht einmal da. Als könnten sie einfach beschließen, uns zu töten, und es dann tun. Als ob wir keinen Widerstand leisten konnten. Ich versuchte mit zittrigen Beinen aufzustehen. Rebecca fing mich auf, ehe ich hinfallen konnte.

„Sieh ihn an“, sagte Josette. „Mensch, Diuscrucis, was auch immer er ist, er hat sich beinahe selbst getötet, um uns zu retten. Ich habe nicht zugestimmt, solche Wohltätigkeit mit Gewalt zu belohnen, egal, was unsere Gesetze sagen. Das Gesetz ist kurzsichtig und fehlerhaft, wenn es so interpretiert werden soll.“

Die Bemerkung machte den Engel rasend.

„Wie kannst du es wagen“, brüllte er, so dass die Macht seiner Stimme das Kloster erbeben und Josette zurückweichen ließ.

„Verstehst du es immer noch nicht?“, fuhr er fort und seine Stimme hatte wieder ihre normale Lautstärke. „Nach der ganzen Zeit, die wir die letzten drei Tage damit verbracht haben, über solche Dinge zu sprechen? Das Leben, das ein Diuscrucis heute rettet, ist das Leben, das er morgen für Macht opfert. Das ist ihre Geschichte, das ist ihre Wahrheit.“ Es gefiel mir nicht, wie er über mich sprach, und es gefiel mir nicht, dass ich nach den Verdiensten von jemand anderem beurteilt wurde.

„Entschuldigt mal“, sagte ich und versuchte, in das Gespräch einzusteigen. Der jüngere Engel sah mich an, aber der ältere war damit beschäftigt, Josette einzuschüchtern.

„Woher willst du wissen, dass sie alle gleich sind?“, fragte Josette. „Was, wenn du falsch liegst? Moses, die Dämonen sind fast in unser Refugium eingebrochen! Du weißt, was das bedeutet. Das Refugium ist wichtiger als mein Leben oder deines. Landon ist ein Retter.“ Das musste eine schlechte Wortwahl gewesen sein, denn der ältere Engel, Moses, sah aus, als wäre er dazu bereit, Josette mit seinen bloßen Händen in Stücke zu reißen. Er hielt sein Schwert vor seinem Gesicht hoch. Es war anders als die anderen, älter, größer und einfacher. Es sah eher wie ein mittelalterliches Breitschwert aus und hatte wenige Runen entlang seiner Oberfläche.

„Josette, zwing mich nicht, das zu tun“, sagte er und in seiner Stimme schwang schweres Bedauern mit. „Für deine Jahre an loyalem und ehrbarem Dienst für unseren Herrn wurde dir Milde gewährt. Bitte weise Seine Vergebung und Seine Liebe nicht zurück. Egal, was der Diuscrucis heute tut – wenn wir ihm gestatten, zu überleben, wird er unsere Vernichtung sein, wie es seine Vorgängerin beinahe war. Bitte.“

Seine Blicke flehten sie an, auf seine Seite zu wechseln. Josette sah mich an, während ich an Rebeccas Arm hing. Ich war nur bei Bewusstsein, weil sie ihre Energie mit mir geteilt hatte.

„Josette, es ist in Ordnung“, sagte ich zu ihr. „Lasst nur die Vampirin gehen“, sagte ich zu Moses. „Sie ist keine Bedrohung für euch.“

Er sah mich an, sein Gesicht völlig ohne Emotion. „Kein Dämon wird dieses Kloster verlassen", sagte er.

In diesem Augenblick wurde mir bewusst, warum der Himmel so eine schwierige Zeit hatte. Er war so geordnet, so unnachgiebig. Er konnte sich nicht anpassen. Das Gute war weiß und das Böse war schwarz, Ende der Diskussion. Jetzt war Josette zwischen den Stühlen gefangen, weil sie es wagte, grau zu sehen.

„Es tut mir leid", sagte Josette und sah mich immer noch an. Tränen strömten aus ihren Augen. Sie trat von uns weg und auf Moses zu.

„Der Herr wird mir vergeben, weil er mein wahres Herz kennt", sagte sie zu Moses. Sie zog ihr Schwert aus dem Äther und hielt es vor sich hoch. „Ich wünsche nicht, gegen dich zu kämpfen, Moses, aber ich werde nicht erlauben, dass du die, die kein Unrecht getan und unser Leben gerettet haben, abschlachtest. Das einzige perfekte Wesen ist Gott und Er hat dieses Gesetz nicht geschrieben. Wir haben das. Ich stelle seine Gültigkeit in Frage, entsprechend den Rechten, die mir bei meiner Weihe verliehen wurden."

Moses holte tief Luft und seufzte. „Deine Rechte wurden hinfällig, als du gebeichtet hast. Das weißt du. Du kannst für sieben Jahre keine formelle Herausforderung stellen. Bitte tu das nicht."

Josette warf einen letzten Blick zurück auf uns. „Du lässt mir keine Wahl", sagte sie zu Moses, ihre Stimme voll Trauer. „Ich werde nicht zulassen, dass du sie tötest."

„Dann ist dies deine Wahl", antwortete er.

Er schwang das Breitschwert, als wäre es ein Zahnstocher, wobei er die massive Klinge einhändig hielt und mit Schnelligkeit, Eleganz und Präzision schlug und schlitzte. Josette tänzelte um den älteren Engel, ihr Körper ein Wirbel, als sie sich drehte und dem Schwert auswich. Sie machte nicht den Versuch, sich zu wehren, zumindest noch nicht, während ihr ihre Größe einen entschiedenen Vorteil in der Defensive schenkte.

Der jüngere Engel näherte sich uns. Er übergab mir eine einfache weiße Leinenrobe, die mich an meine Nacktheit erinnerte.

„Danke", sagte ich, während ich sie über meinen Kopf zog. Ich war mir sicher, Rebecca hatte es bemerkt. Was dachte sie wohl über das, was sie gesehen hatte? Und warum war mir das so wichtig?

„Mein Bruder", sagte der Engel. „Er war draußen."

Ich wusste, dass mir der Engel bekannt vorgekommen war. Ich schüttelte meinen Kopf. „Es tut mir leid", sagte ich.

„Ich glaube dir", antwortete er. Er hielt inne und dachte nach. „Du wirst uns helfen?"

Ich nickte. „Ich werde euch helfen, bis das Gleichgewicht wieder hergestellt ist. Für danach mache ich keine Versprechungen."

„Dann lasst uns hoffen, dass Josette gewinnt", sagte er. „Denn ich bin willens, das Risiko einzugehen."

Der Kampf tobte immer noch und Josette und Moses führten ihren wütenden Tanz fort. Josette war jetzt voll in den Kampf eingestiegen und fügte ihre Waffe dem Tumult hinzu. Ihre Schwerter waren silberne Lichtblitze, die durch die Luft zischten, gegeneinander krachten und einen Funkenregen hochwarfen. Es war unmöglich, zu sagen, wer der bessere Kämpfer war, unmöglich, abzuschätzen, wie es ausgehen würde. Der Zorn zwischen ihnen war offensichtlich, ebenso ihre gegenseitige Geringschätzung. Auf gewisse Weise war es gut zu wissen, dass selbst die Krieger Gottes nicht immun gegen solche Emotionen waren. Wie Josette gesagt hatte, sie waren nicht perfekt.

Jedes Bisschen Stärke, das der ältere Engel besaß, machte Josette mit Agilität wett. Das riesige Breitschwert kam aus jedem denkbaren Winkel und mit jeder denkbaren Geschwindigkeit auf sie herunter, gefolgt von einem Fuß, einer Faust oder einem Knie, und sie tauchte hinunter, duckte sich und parierte es, ohne langsamer zu werden, ohne einen Fehler zu begehen. Moses attackierte sie schwer, um sie in der Defensive zu halten, als wüsste er, dass sie, sobald sie einen Moment Luft hatte, ihn besiegen würde.

Gerade als es schien, dass der Kampf ewig weitergehen würde, passierte genau das – und einen Moment später war es vorbei. Moses schlug etwas zu weit, etwas zu hoch, und kam ein wenig aus dem Gleichgewicht. Josette sprang in die offene Deckung wie eine Katze, schnellte vorwärts, grub ihr Schwert in seinen Bauch und warf ihn mit dem Gewicht, das sie in ihren Hieb legte, um. Er schlug hart auf dem Boden auf, während Josette auf ihm stand wie auf einem Surfbrett und das Schwert in Position hielt, um ihn davon abzuhalten, den Kampf fortzuführen.

„Gib nach", verlangte sie.

Moses hustete und starrte zu ihr hoch. „Du machst gerade einen Fehler, Josette", sagte er. „Ich werde nicht nachgeben."

Sie drehte das Schwert, was den älteren Engel dazu brachte, vor Schmerzen zu zucken. „Du hast verloren. Gib nach und wir werden diesen Ort verlassen. Das Refugium wird sicher bleiben."

„Ich werde nicht nachgeben", brüllte Moses.

Er packte Josettes Schwert an der Klinge und riss es aus seinem Körper, so dass der schmächtige Engel nach hinten taumelte. Seine Hände hinterließen Blutspuren, als er auf sie sprang und seine Arme um ihren Hals schlang. Josette kämpfte unter seinem Gewicht und ruderte mit den Armen. Sie versuchte, einen Hebel zu finden, um ihn abzuschütteln, aber hatte auf dem vom Blut glitschigen Boden Schwierigkeiten. Angeekelt drückte ich mich an Rebecca und versuchte, die Kraft zu finden, um ihr zu Hilfe zu kommen.

„Das ist deren Kampf", sagte Rebecca und hielt mich zurück. „Du darfst nicht intervenieren." Ich hielt inne und wand mich.

„Es tut mir leid, Josette", flüsterte Moses, gerade laut genug, so dass ich es hören konnte. Ihre Anstrengungen hatten aufgehört und ich war mir nicht einmal sicher, ob sie noch am Leben war. Genau dann bemerkte ich das Messer.

Es war die Klinge eines Dämons, gezackt und aus Obsidian. Es lag gerade außerhalb des Pentagramms, das in den Boden geritzt war, neben einem Haufen aus verwesender Asche, der einst ein gefallener Engel gewesen war. Josettes Hand glitt darauf zu und versuchte, es zu fassen zu bekommen, ohne Moses' Aufmerksamkeit zu erregen. Es wirkte surreal. Ich konzentrierte mich auf das Messer und mit der wenigen Energie, die ich übrig hatte, schob ich es vor, einen Zentimeter oder weniger. Es war genug.

Josettes Finger schlossen sich um den Griff und sie riss die Klinge hoch und in die Rückseite von Moses' Schulter, wo sie sich tief in sein Fleisch grub. Er schrie vor Schock und Schmerz auf und gab ihr die Gelegenheit, die sie brauchte, um ihre Arme unter seine Brust zu bekommen und ihn wegzuschieben. Er landete auf seinen Füßen und strahlte puren Hass aus. Josette kam taumelnd zum Stehen.

„Wie konntest du?", rief Moses, während seine nackte Brust schon begann, Zeichen der Vergiftung zu zeigen. Er wandte sich an den jüngeren Engel. „Thomas, Weihwasser."

Thomas sprintete zurück durch die Tür in den Raum, den Josette das Refugium genannt hatte. Josette ging zu dem verletzten Seraph hinüber.

„Es tut mir leid", sagte sie. Ihre Augen waren tränenüberströmt.

„Das sollte es auch", sagte Moses. Er spuckte Blut vor ihre Füße. „Deine Seele ist befleckt, Josette. Seit du diese halbblütige Dämonenbrut getroffen hast, bist du vom rechten Weg abgekommen. Glaubst du etwa, er ist die Lösung für unsere Probleme? Glaubst du, dass er es verdient, zu leben, während ich sterbe?"

Sein Zorn verwandelte Josettes Sorge in eine ähnliche Wut. Ihre Stimme donnerte in dem riesigen Raum. „Niemand verdient es, zu sterben, aus keinem anderen Grund, als dass er hier ist." Sie deutete auf Rebecca. „Nicht einmal ein Dämon."

Thomas kehrte aus dem Refugium zurück und rannte an uns vorbei, um Moses das Weihwasser zu bringen. Das Gift verbreitete sich im älteren Engel, aber er blieb stark genug, um weiter seine Schmähungen auszusprechen.

„Du bist Dreck, Josette, eine armselige Version für einen Diener des Herrn. Du wendest Ihm den Rücken zu, weil du Seinem Plan nicht vertraust. Du solltest Ihm dankbar sein dafür, dass Er dir Gnade gewährt hat, nach dem, was du mit deinem eigenen Bruder getan hast."

Es war, als käme in diesem Moment alles an Zeit und Raum plötzlich zu einem Halt. Thomas hielt inne und stoppte gute drei Meter entfernt von Moses und Josette, seine Augen als Reaktion auf die Worte des älteren Seraph weit aufgerissen. Jegliche Farbe wich aus Josettes Gesicht und eine furchterregende Finsternis blitzte in ihren Augen auf. Ich erinnerte mich daran, was Josette mir über ihren Bruder erzählt hatte. Ich konnte mir zusammenreimen, was sie mir nicht erzählt hatte. Die Vampire hatten gedacht, sie wäre eine Jungfrau, und in gewissem Sinne war sie das auch, aber für deren Zwecke lagen sie falsch.

Josette zog die dämonische Klinge aus Moses' Rücken und stach sie ohne zu zögern in sein Herz. Sie zog sie wieder heraus und stach erneut zu und noch einmal und noch einmal, als die Raserei ihrer Verletzung, Schuld und Scham alle anderen rationalen Gedanken überkamen und ihre gütige Seele überwältigten. Sie schluchzte, als sie ihn immer wieder durchbohrte, und wurde erst zu einem Halt gebracht, als Thomas sie von hinten packte und festhielt, wobei er ihren Rücken an seine Brust drückte. Moses hustete etwas Blut hoch, sein Gesicht zerbarst mit vergifteten Venen und er starb ohne weiteres Wort.

„Josette", flüsterte Thomas und versuchte, sie zu beruhigen. „Josette, bitte, ich bin es, Thomas." Sie ruderte und kämpfte, versuchte, sich loszureißen und ihren Angriff auf den jetzt leeren Körper fortzusetzen. „Josette."

Ich blickte zu Rebecca und winkte mit meinem Kopf. „Wir müssen ihr helfen", sagte ich. Rebecca half mir, zu Josette hinüberzugehen. Ihr Gesicht war wild verzogen, ihr Heulen unverständlich. Ich streckte meine Hand aus und legte sie unter ihr Kinn, so dass ich sicherstellen konnte, dass ihre Augen auf meiner Höhe waren.

„Josette", sagte ich, meine Stimme so weich und warm, wie ich sie machen konnte. „Ich bin es, Landon. Es ist okay. Alles wird wieder okay."

Ich senkte meine Blicke in ihre Augen und suchte darin nach ihrem Selbst. Sie starrte völlig durch mich hindurch, blind vor Schmerz. Ich beugte mich vor und küsste ihre Stirn. Als Reaktion kam ein Schluchzen von ihren Lippen, ein flaches, direktes, schmerzvolles und mächtiges Geräusch, das sich anfühlte, als läge ihre gesamte Existenz darin. Es dauerte für zahllose Minuten an und ihr Leiden brach mir das Herz. Als es abbrach, sank sie vor mir zusammen und ich legte sie sanft auf den Boden.

„Was habe ich getan?", sagte sie. „Oh Landon, was habe ich getan?"

Ich ließ mich neben ihr niedersinken und legte meine Arme um sie. „Du hast mein Leben gerettet", sagte ich zu ihr. „Meines und das von Rebecca."

Sie packte meine Schultern. „Darüber bin ich froh, aber der Preis war so hoch."

„Moses?", fragte ich sie.

„Nein", sagte sie und wich vor mir zurück. Sie blickte zu mir auf und ich verstand es.

„Es tut mir so leid", sagte ich. Es waren nicht die hellen, goldenen, himmlischen Augen, von denen ich so fasziniert gewesen war, die mich nun anblickten. Sie waren jetzt anders, verwandelt, ein einfaches Braun, das als menschlich durchgegangen wäre.

Zweiundzwanzig

„Ich verstehe das nicht“, sagte ich. „Wie konnte das passieren?“

Wir hatten uns von der Mitte des Raumes näher an die Tür des Refugiums bewegt. Jetzt saßen wir alle auf dem Boden. Josette war an meine Schulter gelehnt. Sie sah erschöpft, niedergeschlagen und müde aus.

„Sie hat eine dämonische Klinge gegen einen anderen Engel benutzt“, sagte Thomas.

„Er hatte vor, sie zu töten“, antwortete Rebecca. „Sie hatte jedes Recht, sich selbst zu verteidigen. Ist es ihre Schuld, dass der Dolch des Dämons ein naheliegendes Mittel war, um das zu tun?“

„Das macht keinen Unterschied“, sagte Thomas. „Die Gesetze machen wegen der Umstände keine Ausnahmen.“

„Sollten sie vielleicht“, sagte ich, unfähig, meine Abscheu zu verbergen.

Josette drehte sich an meinem Arm, um mich anzusehen. „Landon, mach dir keine Sorgen.“ Ich brauchte noch Zeit, um mich an ihre braunen Augen zu gewöhnen. Sie sahen so gewöhnlich aus. Sie wandte ihre Aufmerksamkeit Thomas zu. „Unser Herr kennt mein Herz. Er hat mich verstoßen, weil Er das muss, denn Seine Regeln sind nicht willkürlich, aber dennoch hat Er mich nicht dem Teufel übergeben. Mein Herz ist nicht mit Hass gefüllt. Vielleicht wird Er mir erlauben, meine Erlösung zu verdienen.“

„Was meinst du?“, fragte ich.

„Wahre gefallene Engel werden Dämonen“, sagte Thomas. „Sie sind Engel, die vom Teufel verführt wurden und eine oder mehr der sieben Sünden mit Selbstsucht in ihren Herzen begangen haben. Josette ist kein Dämon, aber auch kein Engel. Ich weiß nicht, was sie ist, denn ich habe noch nie von einer solchen Sache gehört."

„Kein Engel hat jemals ohne eigensüchtige Motivation einen anderen getötet", sagte Josette.

„In all dieser Zeit?", fragte ich. „Das scheint mir schwer zu glauben."

„Wieso?", antwortete Thomas. „Engel können einander nur mit der Klinge eines Dämons töten. Dass ein Engel eine solche benutzen würde, ist undenkbar, außer er besorgt sie sich schon mit der Absicht, Schaden anzurichten. Solche Vorausplanung ist immer eigensüchtig."

„Was bedeutet es, zu fallen?", fragte Rebecca.

Josette senkte ihre Blicke auf den Boden. „Ich kann den Himmel nicht länger erreichen", sagte sie. „Ich kann nicht dorthin zurückkehren. Vielleicht eines Tages, aber nicht jetzt. Meine Seele ist zerbrochen, zerstört. Ich kann den Verlust in meiner Seele fühlen, und dennoch fühle ich mich lebendig. Es ist ein andere Form von Lebendigsein, aber ich bin noch lebendig."

„Du musst jetzt dem Fegefeuer gehören", sagte Thomas. „Dem Ort dazwischen."

Josette war still. Dann stand sie auf und ging zu Rebecca hinüber. „Schneide meine Pulsader auf", sagte sie und hielt ihren Arm hoch. Rebecca sah mich an. „Tu es", drängte Josette.

Rebecca streckte ihre Hand aus und fuhr mit dem Fingernagel an Josettes Handgelenk entlang. Ihr Blut begann durch den Schnitt zu fließen, ein dünner Strom davon bildete eine Pfütze und tropfte auf den Boden hinunter. Keine schwarzen Venen aus Gift bildeten sich um die Wunde, aber sie heilte auch nicht. Josette sah sie verblüfft an, ehe Rebecca nach unten fasste, ein Stück Stoff vom Saum an Josettes Kleid abriss und es um den Schnitt wickelte.

Der gefallene Engel sah die Dämonin mit Tränen in ihren Augen an, nickte dankbar und näherte sich Thomas, wobei sie ihr anderes Handgelenk hochhielt. Er wartete nicht darauf, dass sie ihn fragte. Er nahm sein Schwert und drückte es in ihr Fleisch, gerade genug, so dass sie zu bluten begann. Wieder tropfte das Blut auf den Boden und die Wunde heilte nicht.

„Sterblich", sagte sie. *„Ich bin sterblich."* Beim zweiten Mal bewegten sich ihre Lippen nicht, aber ich hörte ihre Stimme in meinen Gedanken.

„Nein", sagte ich und übertrug die Worte. Ihr Kopf schnellte herum und sie sah mich an. *„Deine Macht hat sich auf diese Welt übertragen, auf das Fegefeuer, auf mich."* Ich versuchte, sie zu trösten. Ich scheiterte.

„Nein", sagte Josette laut, mit bitterer Stimme. „Ich bin nicht wie du. Ich wünsche mir, ein Seraph zu sein. Ich wünsche mir, für das Gute, für Gott, zu kämpfen. Du bist freundlich, Landon, aber du wirst tun, was du musst, um das zu sein, was du bist. Ich muss auch sein, was ich bin, egal, was passiert ist. Ich werde dir gegen die Dämonen und gegen Rezyl helfen. Ich werde aus keinem Grund Böses tun."

„Ich erwarte das nicht von dir und würde dich nie darum bitten", antwortete ich. „Wenn ich dir dabei helfen kann, zurückzukommen, werde ich es." Ich wandte mich an Thomas, der so ruhig und gelassen wirkte, obwohl er bei dem Angriff seinen Bruder verloren hatte. „Was ist mit dir? Wir haben einige freie Positionen, die wir gerne füllen würden."

„Es tut mir leid, Diuscrucis, aber ich kann nicht. Ich bin der einzige Engel, der noch übrig ist, um das Refugium zu schützen."

Ich sah zu der gigantischen Tür hinüber, die die Dämonen zu vernichten versucht hatten. Sie trug nach der Schlacht eine Narbe, einen Riss, der von der obersten Ecke auf die Mitte zulief. Er war gerade genug geöffnet, so dass ich dahinter ein helles Licht sehen konnte, wie ein Leuchtfeuer, das durch ein Loch in der Decke emporleuchtete. Ich konnte außerdem einen Altar und Bänke sehen und dazu Regale mit Schwertern, die entlang der Wand aufgereiht waren.

„Was ist das Refugium?“, fragte ich.

„Es ist ein Führstrahl zwischen dieser Welt und dem Himmel“, sagte Josette. „Das Licht ist ein Leuchtfeuer, das uns …“ Sie biss sich auf die Lippen. „Das Engel auf sich zuzieht, so dass sie sich nicht verirren können, wenn sie zwischen den Ebenen reisen. Ein erfahrener Seraph kann ohne einen Führstrahl reisen, aber die Novizen brauchen das Licht, um ihren Weg zu finden.“

„Du hast gesagt, der Himmel ist nicht oben, aber das Licht erstreckt sich in den Himmel“, sagte ich.

„Es ist ein Nebeneffekt“, antwortete sie. „Der Strahl führt von dieser Ebene in die nächste und wird als Ergebnis nach oben reflektiert.“

„Ohne das Refugium und andere Orte wie diesen hier wären wir nicht fähig, unsere Zahlen wieder zu verstärken“, sagte Thomas. „Der Dämon Rezyl hatte sich erhofft, es zu erobern, und die Engel abzuschlachten, die in diese Welt kommen, oder es zu vernichten. Dank euch hatte er keinen Erfolg.“

„Es ist außerdem ein Ort der Heilung“, erklärte Josette. „Das Licht kann Dämonengift wirksamer als Weihwasser bereinigen. Das Licht kann uns … Engeln außerdem dabei helfen, wieder zu sich selbst zu finden, wenn sie vom Teufel verlockt werden.“

„Du meinst, zu beichten?“

Josette nickte. „Ja. Nachdem ich dich an jenem Morgen verlassen hatte, kam ich hierher. Ich war von meiner Beschäftigung mit dir hin- und hergerissen und suchte nach Klarheit. Ich hatte vorgehabt, zu meditieren, aber als ich Bruder Moses erzählt hatte, was passiert ist, glaubte er, dass du meine Gedanken verdorben hättest. Er brachte seine Sorgen bei den anderen Ältesten vor und sie bestanden darauf, dass ich ins Licht trete und die Beichte ablege. Ich war gezwungen, ihnen alles zu erzählen.“ Tränen traten wieder in ihre Augen, als sie sich an das Erlebnis erinnerte. „Dinge, die ich niemals irgendjemandem erzählt hatte, Dinge, die ich vor mir selbst verleugnet hatte. Er nutzte meinen schlimmsten Schmerz gegen mich.“ Ihre Tränen flossen wieder und ich wollte sie trösten, aber Rebecca war schneller als ich. Sie nahm Josette in ihre Arme und drückte sie an sich.

„Und doch nennen sie mich einen Dämon", sagte sie. Josette trat zurück und sah zu ihr hinauf.

„Du trägst vielleicht das Zeichen des Teufels", sagte sie. „Aber du hast die Wahlfreiheit wahrgenommen, die dir gewährt ist, und sie genutzt, um deinen eigenen Pfad zu schaffen."

„Josette", sagte Thomas und legte seine Hand auf ihre Schulter. Sie wandte sich um und sah ihn an. „Ich bedaure das Handeln von Bruder Moses. Er hatte kein Recht, dich so zu behandeln. Er war seit dem Verrat nicht mehr derselbe."

„Danke, Thomas", antwortete sie. „Du und dein Bruder seid zwei der besten Kameraden, die ich je gekannt habe. Ich verstehe, was mit Moses passiert ist, als uns Charis verraten hat, aber dieser Durst nach Rache hat viele in die Irre geführt. Ich glaube, dass unser Herr einen Plan für mich hat und dass dies ein Teil davon ist. Ich fühle den Schmerz durch diesen Verlust und ich sehne mich danach, meine Heimat wiederzusehen, aber ich glaube an Seine Weisheit."

Ich hörte Josette mit neuem Respekt zu. Ich konnte mir nicht vorstellen, wie es wäre, so viel meiner Existenz einer Sache zu widmen, nur um dafür hinausgeworfen zu werden, dass ich mich fest an dieselbe Moral und denselben Glauben hielt, der mich dort hingebracht hatte. Ich fand es bewundernswert, dass sie Gott nicht böse dafür war, dass er sie verlassen hatte. Sie glaubte, dass das, was Er getan hatte, richtig war und dass Er große Pläne für alle von uns hatte. Ich verstand oder glaubte es nicht, aber ich respektierte ihren unerschütterlichen Glauben. Unsere Arbeit hier war indes erledigt – wir mussten zurück in die Stadt.

„Thomas", sagte ich. „Ich nehme nicht an, dass du ein Auto hast?"

Dreiundzwanzig

Ein Engel hatte keinen Bedarf für ein Auto, aber ein berührter Kriegermönch schon. Immerhin mussten sie essen und irgendjemand musste Vorräte einkaufen. Das Auto war ein hellblauer Chevy Suburban von 1970, ein Biest von einem Fahrzeug, das von den Mönchen gut instandgehalten worden war und seinen eigenen Schneepflug hatte. Trotz seines Alters und des Fehlens einer komfortablen Innenausstattung stellte es sich in dem schlechten Bergwetter, in das wir gefahren waren, als solidere Wahl heraus als der Rolls Royce.

Wie Rebecca vorausgesagt hatte, hatte der Verlust des Befehlshabers verursacht, dass sich der Riss, wo auch immer er gewesen war, verschlossen hatte, und die Dämonen, die aus der Hölle hergerufen worden waren, konnten hier nicht lange überleben, besonders in der Kälte. Wir begegneten noch einigen Spähern, als wir über die lange Zufahrt des Klosters zurückfuhren, aber keiner von ihnen sah aus, als hätte er noch viel Lebenszeit vor sich.

Rebecca und Josette saßen vorn im Auto, Rebecca hinter dem Steuer. Ich war von der Schlacht erschöpft und sie hatten beide darauf bestanden, dass ich mein Bestes versuchen sollte, meine Augen zu schließen und meine Akkus wieder aufzuladen. Ich war so schwach, dass ich nicht einmal die Energie gehabt hatte, die einfache weiße Robe in etwas weniger Luftiges zu verwandeln – und in meinem Kopf begann sich alles zu drehen, gleich nachdem ich ihn auf die lange Rücksitzbank gelegt hatte.

Die Vampirin und der Engel – Josette war zwar gefallen, aber ich sah sie immer noch als Engel – waren beide still, verloren in ihren eigenen Gedanken, während wir fuhren. Alle drei von uns hatten in den letzten vierundzwanzig Stunden wichtige persönliche Veränderungen durchlebt und wir mussten sie mental verarbeiten. Bei ihrem Versuch, eine beruhigende Umgebung zu schaffen, hatte Rebecca eine Kassette mit klassischer Musik im Handschuhfach gefunden. Ich schlief zu entweder Bach oder Mozart ein. Die verwechselte ich immer.

Ich war nicht überrascht, als ich mich in meiner Quelle wiederfand. Als meine Gedanken den einschläfernden Klängen der Symphonie nachgaben, konnte ich fühlen, wie meine Seele nach meinem Bewusstsein rief und es an diesen Ort zog. Ich stand im Museum für Naturgeschichte, genau an dem Fleck, wo ich gestorben war. Ich weiß nicht, woher ich wusste, dass es dieser Fleck war, weil das ganze Gebiet neu aufgebaut war, fast fertig für die Neueröffnung nach dem „Terrorangriff". Uralte ägyptische Artefakte, Skulpturen und Schmuckstücke und Dioramen mit Pyramiden aus Pappmache und kleinen Plastikägyptern umgaben mich. In der Ecke stand eine schattenhafte Gestalt.

„Ulnyx", sagte ich und winkte dem Werwolf, dass er ins Licht treten sollte. Er tat das ohne Zögern, sein Wille von meinem eigenen gebrochen. „Weißt du, warum ich ausgerechnet hier bin?"

Die Haare des Dämons waren verschwunden, er hatte nun eine Glatze. Er hatte den Rockstar-Look gegen etwas Elegantes eingetauscht, einen enganliegenden schwarzen Anzug und eine hellblaue Krawatte.

„Hier hat es angefangen", sagte er und deutete auf den Fleck, wo ich stand.

„Wo ich gestorben bin", sagte ich.

„Ja, Sir", antwortete er. „Deine Macht ist gewachsen, aber du bist immer noch nicht bereit."

„Bereit für was?"

Er lächelte. „Du weißt das. Du kannst diesen Kampf nicht gewinnen, noch nicht. Du hast nicht losgelassen."

„Genug Rätsel, Ulnyx. Was losgelassen?“ Ich sah ihn an und er fiel auf seine Knie.

„Ich würde es dir sagen, wenn ich es könnte“, sagte er. „Es ist nichts, was man erklären kann. Man muss es einfach tun.“

Ich ging zu ihm hinüber und kniete mich hin, so dass wir auf Augenhöhe waren. „Erklär es mir“, befahl ich ihm und brüllte ihm direkt ins Gesicht. Er reagierte nicht.

„Es tut mir leid, Sir.“

Ich stand wieder auf und sah mich im Raum um. Ich sollte irgendetwas loslassen, aber was? Ich hatte akzeptiert, wer ich war und warum ich war. Ich war mit meiner Rolle in diesem Kampf zufrieden. Was sonst musste ich tun oder beweisen oder glauben? Ich war hier gestorben, in diesem Raum. Es hatte irgendetwas damit zu tun.

Direkt hinter dem Fleck, wo meine Leiche gelandet war, war die Hauptausstellungshalle, wo der Kelch gewesen war, ehe ihn sich die Dämonenkönigin geschnappt hatte. Ich erwartete beinahe, dass ich den Gral dort stehen sehen würde, in seiner einbruchs- und kugelsicheren Vitrine. Stattdessen war dort ein großer Würfel, der mit einer blauen Samtdecke abgedeckt war. War er Teil der neuen Ausstellung? Er wirkte bei den anderen ägyptischen Artefakten fehl am Platze.

Ich ging zu dem Würfel hinüber, packte die Abdeckung und zog sie herunter, so dass ich sehen konnte, was darunterlag. Ich war überrascht, als ich einen Marmorblock sah, in den oben der Kelch eingraviert war und darunter eine kurze Botschaft und eine Liste mit Namen.

Ich begann, sie zu lesen, bis ich zu meinem eigenen kam. Ich las ihn vier- oder fünfmal, um sicherzugehen, dass dort stand, was ich dachte, und dann sah ich Ulnyx an, der immer noch kniend abwartete.

„Ich weiß schon, dass ich gestorben bin“, sagte ich.

Er zuckte mit den Achseln. „Sieh nicht mich an, Boss“, sagte er. „Das ist deine Quelle.“

Meine Quelle, richtig. Ich sah den Gedenkstein erneut an. Meine Seele war immer noch in Erinnerungen an die Sterblichkeit, an das Menschsein gefangen. Mein Name auf dem Stein war einfach eine Erinnerung daran, dass ich einst Teil der Welt der Menschen gewesen war. Die Macht, die ich besaß, wurde durch die Erinnerung an die Grenzen, die für mein altes Sein gegolten hatten, beschränkt. Von Anfang an hatte Dante gesagt, dass ich über mein vergangenes Selbst hinausgehen müsste, um erfolgreich die Flut der menschlichen Vernichtung zurückzuhalten. Ich hatte in den vergangenen Tagen so viel gelernt und jetzt prasselten all meine Erlebnisse auf mich ein.

Wir konnte ich das menschliche Sein einfach loslassen? Ich streckte meine Hand aus und strich mit einem Finger über die Gravur meines Namens auf dem Stein. Landon Hamilton existierte nicht mehr. Er war ein Sterblicher gewesen, der von einem Dämon getötet wurde. Ich besaß seine Erinnerungen, aber ich war etwas anderes, etwas Größeres. Ich war göttlich.

„Landon." Die Stimme war weich und warm. Josette.

„Was tust du hier?", fragte ich, während ich mich umdrehte, um sie anzusehen.

Sie stand unten an der Treppe zum Gedenkstein und trug den weißen Mantel und die Stiefel, die sie offensichtlich mochte. Ihre Augen waren im menschlicheren Braun gehalten, aber sie trug immer noch ein überirdisches Leuchten.

„Du hast nach mir gerufen und ich bin gekommen", sagte sie.

Es war dasselbe, das Sarah gesagt hatte, als sie hier erschienen war. Bedeutete das, dass Josette auch schlief und auf dem Beifahrersitz des Suburban ruhte?

„Wie habe ich nach dir gerufen?", fragte ich. Es gab so viel, das ich immer noch nicht wusste.

„Ich habe dich in meinen Gedanken gespürt und dann war da eine Tür. Deine Stimme wurde hindurchgetragen und hat meinen Namen geflüstert. Ich habe die Tür geöffnet und bin hindurchgetreten. Was ist dieser Ort?“ Sie sah sich in der Ausstellungshalle um, ihre Augen vor Verwunderung geweitet. Als sie Ulnyx sah, japste sie. „Das ist deine Quelle?“, fragte sie.

Ich nickte. „Hab’ keine Angst vor Ulnyx. Er ist unter meiner Kontrolle.“ Ich sah, wie sich der Große Wer bei dieser Feststellung anspannte, aber mehr konnte er nicht tun.

Josette trat neben mich. „Weißt du, was das bedeutet?“

„Die Welt ist meine Quelle“, wiederholte ich. „Ich sollte fähig sein, aus ihr Macht zu ziehen, wenn ich wach bin, aber bisher habe ich es nicht geschafft. Josette, du hast einst gelebt. Wie hast du gelernt, loszulassen?“

Sie hielt eine Hand hoch. „Landon, du hast das falsch verstanden“, sagte sie. „Das ist nicht deine sterbliche Welt, deine Erde.“

Ich sah mich um. Es sah definitiv wie die Welt aus, mit der ich vertraut war. „Was meinst du damit?“

„Erinnerst du dich daran, was ich dir über die Reiche erzählt habe und wie sie organisiert sind?“

Ich erinnerte mich. Himmel, Hölle und Erde waren auf derselben Ebene gestapelt, getrennt durch Dimensionen an … ich weiß nicht was. Belinda Carlisle war nicht völlig falsch gelegen, nur dass es tatsächlich das Fegefeuer war, das ein Ort auf der Erde war.

„Ja. Was ist damit?“

Sobald ich sie fragte, wusste ich es. Ihre Antwort bestätigte es.

„Ich bin gefallen“, sagte sie. „Deshalb konnte ich hören, wie du nach mir gerufen hast. Deshalb kann ich dich an diesem Ort erreichen. Die meisten von uns erreichen ihre Quelle nie. Für die von uns, die es schaffen, ist es oft ein einzelner Raum, für die Mächtigen vielleicht ein Garten. Ich war einmal in meiner Quelle. Es war mein Kinderzimmer, der Ort, wo ich mich immer am wohlsten und sichersten gefühlt habe. Diese Welt ist deine Quelle, so erstaunlich das auch ist. Das Fegefeuer ist deine Quelle.“

In diesem Moment spürte ich es und ich wusste es. Ich weiß nicht, ob ich es geschafft hätte, wenn Josette nicht da gewesen wäre, um mir die Augen zu öffnen. Wusste Dante es? Ich hatte den Verdacht, dass er das tat, aber er hätte es mir nie gesagt. Ich hatte das Fegefeuer als Ort im Reich der Sterblichen betrachtet, wie eine fantastische Insel, die irgendwo im Pazifik versteckt war, oder die verlorene Stadt Atlantis. Ich hatte nie darüber nachgedacht, dass es eine andere Dimension war, so nahe an unserer eigenen, dass es gerade außer Reichweite war, aber nah genug, dass ich seine Macht nutzen konnte, um mein vertrautes Universum zu verändern.

Das war es, was ich loslassen musste. Nicht meine frühere Sterblichkeit, sondern mein Verständnis dafür, wo ich war, wo der Ursprung meiner Quelle war, der Macht, die ich zu meiner Verfügung hatte. Ich konnte die Dinge so verändern, wie es mir passte. Ich konnte diese Welt so machen, wie ich es wollte. Wenn ich mich konzentrierte, konnte ich auf meine Quelle zugreifen und diese Welt verändern.

Ein Gedanke und schon stand ich neben Josette, völlig ohne meine Beine zu bewegen. Ich legte meinen Arm um ihre schmale Taille und mit einem weiteren Gedanken waren wir draußen. Noch ein Gedanke und ich ließ uns in den Himmel fliegen. Das war mein Ort, meine Regeln. Hier kam ich einem Gott so nahe, wie ich es mir je erhoffen konnte.

Der Boden war ein Nebel unter uns, als wir auf Schwingen aus Gedanken vorwärtsschossen. Josette war eine erfahrene Fliegerin, aber sie war mit einem neuen Gefühl an Bewunderung erfüllt, als sie den Rausch des Fluges mit mir teilte. Sie kicherte und johlte, als ich ein paar Schleifen um das Museum zog und das Gefühl genoss, in der Luft zu schweben, und dann in den Himmel schoss wie eine Kanonenkugel. Ich wusste, wo ich hinwollte und hinmusste.

Wir erreichten es nie. Wir waren in die richtige Richtung unterwegs, ein dunkler Blitz, der durch die Nachtluft peitschte, als

Josette japste und aus meinen Armen verschwand. Den Bruchteil einer Sekunde später spürte ich ein scharfes Ziehen in meiner Brust und der Boden verschwand unter mir. Das harte Metalldach des Suburban begrüßte mich stattdessen. Mein Körper schleuderte nach oben, dann fiel er wieder nach unten auf den Sitz.

„Verdammt", rief Rebecca, deren Arme mit dem Lenkrad des Fahrzeuges kämpften, um es auf der Straße zu halten. Ich konnte fühlen, wie die Stahlmasse entlang der schneebedeckten Oberfläche rutschte und glitt.

„Was ist los?", schrie ich und streckte meine Hände aus, um mich zwischen dem Dach und dem Sitz festzuhalten. Ich hörte einen gellenden Schrei von außerhalb des Fahrzeugs, dann sah ich Flammen über die Windschutzscheibe züngeln.

„Feuerdämon", sagte Rebecca und warf mich nach vorn, indem sie auf die Bremsen stieg. Ich sah einen riesigen Torso an uns vorbeischnellen und hörte dann, wie er gegen die Bäume krachte. „Ich glaube nicht, dass Rezyl besonders glücklich darüber war, dass wir seine Eroberung ruiniert haben." Rebecca stieg so fest auf das Gaspedal, wie sie sich traute, und ließ den Suburban wieder vorwärtsschießen.

Ich musste einfach grinsen. „Gut", sagte ich. „Josette, bist du in Ordnung?"

Sie lehnte sich über den Sitz, um mich anzusehen. „Für den Moment schon", sagte sie. Ich sah, dass sie einen Schnitt auf ihrer Stirn hatte, der beinahe bis in ihr Auge gegangen wäre. Sie war so verletzlich.

„Hattest du einen schönen Traum?", fragte Rebecca. Ich konnte sehen, dass sie im Rückspiegel zu mir nach hinten schaute. War das Eifersucht? Was hatte Josette im Schlaf gesprochen?

„Er war interessant", antwortete ich.

Ich hielt mich wieder im Auto fest, als eine gewaltige Schulter gegen dessen Seite krachte. Rebeccas Hände mühten sich am Lenkrad und sie schaffte es irgendwie, uns auf der Straße zu halten. Sie würde das nicht ewig hinbekommen.

„Ich nehme nicht an, dass ein Feuerdämon besonders gut mit Schnee klarkommt“, sagte ich.

„Das würde er nicht, wenn ihn der Schnee berühren könnte“, sagte Rebecca. „Er verdampft, ehe er dazu die Gelegenheit hat.“

Ich sah aus dem Fenster und hoffte, einen Blick auf das Ding erhaschen zu können, aber es war zu dunkel. Es gab wieder einen schrillen Schrei und ich konnte spüren, wie die Hitze gegen das Dach des Suburban schlug. Josette schrie als Reaktion auf und duckte sich so tief auf dem Beifahrersitz, wie sie nur konnte.

Rebecca trat noch einmal auf die Bremsen, so dass ich gegen ihren Sitz geworfen wurde, als das Auto vorwärtsschleuderte. Der Dämon stand direkt vor uns, von unseren Scheinwerfern erleuchtet, ein sieben Meter hohes Monster mit Schwingen, das von roten und blauen Flammen umgeben war. Seine muskulöse Figur sah aus, als wäre sie aus weichem roten Stahl, und sein Gesicht hatten rote, kantige, humanoide Züge mit einem Paar geschwungener Hörner. Er hielt ein riesiges gezacktes, scharfes Beil, von dem Glut auf die Straße tropfte, wo sie zischte und sich in den Beton grub. Ich war zwar fähig, mich von Verbrennungen zu heilen, aber ich war nicht unverwundbar und dieses Ding musste nicht sehr genau zielen, um uns alle in Stücke zu hacken.

Der Dämon hob die Klinge, als wir näher kamen, während das Auto nichts tat, als weiter entlang der vereisten Straße zu schlittern. Gerade als sein Arm den höchsten Punkt erreicht hatte, kam das Auto auf den feuchten Asphalt, der vom Feuer des Dämons geschmolzen war, und hielt ruckartig an. Wir saßen in der Falle. Ich schloss meine Augen und konzentrierte meine Willenskraft, dann tastete ich nach der Macht, die, wie ich jetzt wusste, nur eine mikrodünne Schicht an Existenz entfernt lag.

Es war, als würde ich in einen Ozean tauchen, ich fühlte, wie sich Energiewellen um mich ausbreiteten, mich umgaben und mich reinigten, als ich untertauchte. Ich hob meine Hände und zog den Schnee von den Seiten und dem Kofferraum des Fahrzeugs herunter, sammelte ihn oben und verhärtete ihn über uns zu Eis. Das Krachen, als das Beil des Dämons in den Eisschild über uns sank, hallte durch die Nacht wie ein gewaltiges Donnergrollen. Ich spürte den Druck in meinem Hinterkopf, aber schob ihn zurück und zog die Kraft, die ich brauchte, aus meiner Quelle. Sie war ausreichend.

Der Feuerdämon brüllte zornig auf und ließ seine Waffe wieder und wieder auf den Schild herunterkrachen. Der Schutz hielt für den Moment, aber ich konnte ihn nicht ewig aufrechterhalten. Als das Monster seinen Arm zum Zuschlagen erhob, warf ich den Eisblock mit einem gewaltigen Windstoß auf es. Er schaffte es, durch die Flammen zu dringen und gegen den Dämon zu krachen, was ihn in unvorstellbaren Qualen aufschreien ließ. Er taumelte rückwärts und landete mit einem schrecklichen Geräusch.

Gewaltige Mengen an Dampf strömten aus ihm, während die Flammen seines Körpers sich verdunkelten und pulsierten, als würden sie darum kämpfen, weiter zu brennen. Ich ergriff die Gelegenheit, die hintere Tür des Fahrzeugs aufzureißen, mir eines von Rebeccas Schwertern zu schnappen und hinauszuspringen. Rebecca und Josette fassten beide nach hinten, um zu versuchen, mich aufzuhalten, aber ich wich ihren Bemühungen aus. In dem Moment, als ich draußen war, zog ich mehr von dem Schnee und der Feuchtigkeit zu mir und umgab den Suburban mit Eis. Dies war ein Kampf, in dem sie mir nicht zum Sieg verhelfen konnten. Ich marschierte vor das Auto, wo es hell war, weil die Scheinwerfer des Fahrzeuges durch das Eis strahlten. Ich schaute zurück und konnte sehen, dass mich Rebecca und Josette beide mit ängstlicher Sorge beobachteten.

Ich hob das gesegnete Schwert vor mir hoch und konzentrierte meine Willenskraft auf die Luft um mich, zog die Hitze aus ihr und machte sie kälter und kälter. Meine Haut kribbelte mit der juckenden Gefühllosigkeit einer drohenden Erfrierung, aber meine göttliche Natur hielt mich in einer unangenehmen, aber zu überlebenden Homöostase. Die Flammen des Feuerdämons waren wieder zum Leben erwacht und er schob sich auf seine Füße. Ich stand vor ihm, eine Maus gegen einen Löwen, und war mir nur dessen sicher: Ich würde nicht zulassen, dass er meine Freunde toastete.

Er betrachtete mich misstrauisch und lugte mit gelben Augen von oben auf mich herab, nicht sicher, was er mit dem frechen Ding, das ihm einen Arschtritt verpasst hatte, anfangen sollte. Wir starrten einander für eine Minute oder länger an, dann bäumte er sich auf und spuckte Feuer und beugte sich währenddessen immer tiefer zu mir herab.

Ich saugte die Hitze aus der Luft um mich und schob sie in die Landschaft an beiden Seiten der Straße weg. Die Bäume um uns fingen Feuer und erleuchteten die Szenerie, als würden wir in der Hölle selbst kämpfen. Die Klinge folgte den Flammen, wobei ihre Größe eher ein Dröhnen als ein Pfeifen verursachte.

Ich riss mein eigenes Schwert hoch, um ihn abzublocken, hielt mich an meiner Quelle fest und zog mehr und mehr Macht heran, um meinen Körper gegen den Hieb zu stählen. Ich erwischte die Kante der Klinge mit meiner eigenen und konnte die Vibrationen in meinen Armen spüren, als ich der Wucht des Schlages Widerstand leistete.

Meine Füße gruben sich in den Asphalt und drückten Zement hoch, während ich rückwärts glitt. Ich schob fester und spürte die Hitze meiner Muskeln und die Hitze der Flammen am Beil, dann drehte ich die Waffe zur Seite.

Ich sprang auf unglaublich starken Beinen nach vorn und mein Körper wurde hoch und höher getragen, direkt vor das Gesicht des überraschten Dämons. Ich konzentrierte mich noch einmal, nahm die Kälte aus der eisigen Luft um mich und pumpte sie vollständig in das Schwert.

Ein fieser Satz Zähne kam zum Vorschein und schnappte nach mir, als ich auf ihn zuflog, aber ich platzierte meine freie Hand auf der kleinen, breiten Nase des Dämons, umgriff fest das gesegnete Schwert und versenkte es tief in der Stirn des Monsters.

Die Waffe dampfte und zischte, als die Kälte durch die Barriere aus Hitze brach, das eisige Metall ein mächtiges Gift. Adern aus Eis breiteten sich von der Wunde aus und der Dämon schrie vor Schmerzen. Ich hielt mich fest, während er um sich schlug und das Schwert aus der Wunde ziehen wollte.

Es dauerte fast drei Minuten, bis der Dämon aufhörte zu versuchen, mich abzuschütteln, und ich hielt die ganze Zeit das Schwert fest. Das Eis lief von seinem Kopf in seinen Hals hinunter, von seinem Hals in seine Schultern und breitete sich dort bis hinunter zu den Füßen aus. Die Flammen, die seinen Körper umgaben, erstarben, er fiel auf die Knie und stürzte dann nach vorne. Als er auf der Erde aufschlug, zersplitterte er und zerbrach in Millionen aus gefrorenen Aschestücken. Sein Kopf war das Letzte, was auf die Straße prallte, und landete nur Zentimeter vor dem Suburban.

Während der Schädel zu eisigem Staub reduziert wurde, winkte ich Rebecca und Josette zu, wie ein Surfer, der sich auf an die Küste macht. Zurück auf fester Erde zog ich die Schutzhülle vom Fahrzeug weg und ließ dann meine Verbindung zur Quelle los. Sofort wurde ich von einer Welle aus Hitze, Übelkeit, Schmerz und Licht überströmt und ich weiß nicht mehr, was als Nächstes geschah: Ich hatte das Bewusstsein verloren.

Vierundzwanzig

Ich erwachte im Waldorf. Mein nackter Körper war steif, ich zitterte vor Kälte und schwitzte gleichzeitig in Strömen, obwohl ich unter einem Berg an Decken begraben war. Josette saß im Schneidersitz am Fußende des Bettes und beobachtete mich, ohne auch nur zu blinzeln. Sie hatte ihre Engelsrobe gegen blaue Jeans und eine Lederjacke eingetauscht, so dass sie noch menschlicher aussah. Trotzdem stand ihr das Outfit.

„Hey", sagte ich, meine Stimme wenig mehr als ein schwaches Flüstern. Ich versuchte, meinen Kopf zu heben, und wurde mit einem gewaltigen Pochen belohnt.

Ihr Gesicht erhellte sich, als sie sah, dass ich wach war. „Mein Freund, du bist wieder bei uns", sagte sie. „Dank sei dem Herrn."

Sie vergaß sich und sah aus, als wäre es ihr peinlich. Ich hatte vor, sie zu fragen, wie spät es war, welcher Tag es war, aber irgendwie wusste ich es. Ich konnte spüren, wie Energie aus dem Fegefeuer in mich tröpfelte wie aus einem leckgeschlagenen Zapfhahn. Die tiefgehende Verbindung zwischen den beiden Reichen war nicht zu leugnen. Ich schätze, es musste so sein, damit die sogenannte „Verarbeitung" von Mr. Ross problemlos funktionierte.

Ich war für etwa sechs Stunden bewusstlos gewesen. Es war lang genug für Rebecca gewesen, um uns in dem schwer mitgenommenen, aber immer noch fahrbereiten Suburban zurück in die Stadt zu bringen, mich ins Waldorf zurückzubringen, mir meine Kleidung auszuziehen und mich unter diesen Decken zu begraben. Ich hatte mich selbst zu sehr für meine Quelle geöffnet. Es gab einen Teil von mir, der immer noch menschlich war – und das auch immer sein würde und diese Art von göttlicher Energie nicht ohne Konsequenzen absorbieren können würde.

Diese Welt konnte es auch nicht. Dante hatte mich gewarnt und ich war nicht vorsichtig gewesen. Es war wie ein Kreisel, zu viel Fluss aus dem Fegefeuer, zu viele Änderungen und Wandlungen und es würde anfangen zu taumeln und möglicherweise umstürzen. Ich musste vorsichtiger und präziser sein – besser ein Chirurg sein als ein Quarterback, zum Wohle aller.

„Es ist gut, dich wiederzusehen", sagte ich. „Wie fühlst du dich?" Ich zitterte etwas, als eine Welle an Kälte über mich strömte. Ich musste wirklich vorsichtiger sein.

Sie lächelte. „Es geht mir gut. So gut es eben gehen kann. Ich muss Gottes Plan nicht verstehen, um daran zu glauben. Ich habe festgestellt, dass ich immer noch fähig bin, meine Kleidung anzupassen, was auch etwas wert ist, schätze ich." Ihre blauen Jeans wurden vor meinen Augen schwarz, dann wurden sie wieder blau. „Es fühlte sich nicht richtig an, weiß zu tragen. Nicht jetzt."

„Es tut mir leid, Josette", sagte ich zum zweiten oder dritten Mal. Sie winkte mit ihrer Hand ab.

„Es gibt nichts, wofür du dich entschuldigen musst, wie ich schon sagte. Der Herr hat entschieden, dass unsere Pfade nebeneinander liegen und ich hege deswegen keinen Groll gegen Ihn. Ich mag deine Gesellschaft."

Die Feststellung hielt mein Zittern für einige Sekunden erfolgreich an und brachte etwas Hitze in mein Gesicht.

„Wir sind ein gutes Team", antwortete ich. „Wo ist Rebecca?"

„Sie ist zurück zu ihrem Apartment gefahren, um etwas zu holen, was sie einen Obi nannte", sagte Josette. „Mir ist dieser Ausdruck nicht geläufig."

Ich musste einfach lachen. Diese Unterhaltung schaffte es, dass sich jeder Teil von mir besser fühlte. „Ein Obi ist ein erwachter Mensch, er ist mein …" Ich stotterte für einen Augenblick, während ich über das richtige Wort nachdachte, etwas, das Josette verstehen würde. „Knappe? Weil mir kein besseres Wort einfällt."

Sie runzelte ihre Stirn auf eine extrem süße Art. „Er trägt dein Schwert?"

Diesmal musste ich laut losprusten. „Vielleicht war Knappe nicht das beste Wort. Er ist ein Freund", sagte ich. „Wir haben ihn nicht zum Refugium mitgenommen, weil er ein Sterblicher ist. Er wäre getötet worden."

„Warum berührst du ihn nicht?"

Diesmal war ich mit verwirrt sein dran. „Ihn berühren?", fragte ich.

„Was glaubst du, wo die sterblichen Diener Gottes herkommen?" Sie schwebte auf ihre Füße, als wäre sie leichter als Luft. Sie ging auf dem Bett entlang und hinterließ winzige Fußabdrücke auf der Matratze, dann drehte sie sich um und legte sich neben mich. „Als Engel berührst du einen Sterblichen, indem du seinen Kopf in Weihwasser tauchst, ein Gebet sprichst und ihm die Hand auflegst. Es ist dem katholischen Taufritus sehr ähnlich, aber mit etwas mehr Macht dahinter. Natürlich kann ich nicht wissen, wie man es im Fegefeuer machen würde."

Wir lagen eine Weile still nebeneinander, während ich darüber nachdachte. Ich hatte diese neue Quelle an Energie, die in mich floss. Was würde passieren, wenn ich etwas davon in einen Menschen fließen ließ?

„Das würde ihn nicht unverwundbar machen", sagte ich.

„Es würde ihn widerstandsfähiger machen", antwortete sie. Ich war überzeugt, aber ich würde es nicht tun, ohne zuerst Obi um Erlaubnis zu bitten. Er wollte vielleicht nicht an meine Macht gebunden werden.

„Hast du je zuvor gegen einen Feuerdämon gekämpft?", fragte ich. Dieses Ding war der Wahnsinn gewesen und es faszinierte mich, als ich mir vorstellte, wie sie Auge in Auge mit einem stand.

Sie schüttelte ihren Kopf. „Nie alleine“, antwortete sie. „Dieser Große Wer, gegen den wir gekämpft haben, ist im Vergleich dazu ein Kinderspiel. Zum Glück sind sie Ausgeburten der Hölle und werden selten in dieses Reich beschworen. Sie sind schwierig zu kontrollieren und hier sehr instabil. Die Menge an Macht, die man braucht, um den Riss offenzuhalten, ist gewaltig.“

Rezyl war mächtig, aber so, wie Josette über den Feuerdämon sprach, glaubte ich nicht, dass er so mächtig war.

„Rezyl hat den Dämon nicht alleine heraufbeschworen“, sagte ich.

Josette stimmte zu. „Er hätte mindestens zwei weitere Dämonen von seiner Stärke gebraucht, um den Riss aufrechtzuerhalten. Es ist ein schlechtes Zeichen, wenn sie schon zusammenarbeiten, um dich aufzuhalten.“

„Wie viele Dämonen mit Rezyls Macht gibt es?“

„Rezyl ist ein Erzdämon. Es gibt drei in Nordamerika, vier in Europa, einen in Japan und einen in Australien.“ Sie fing an, sie an ihren Fingern abzuzählen, während sie ihre Anzahl auflistete. „Zwei in Russland, sechs im Nahen Osten, einschließlich der drei in der Umgebung von Jerusalem und wahrscheinlich ein paar andere, die bis jetzt nicht dokumentiert sind. Sie pochen sehr auf ihre Territorien, aber sie kämpfen gemeinsam, wenn der Bedarf groß genug ist.“

Das war ein fürchterlicher Haufen von Bösem auf freiem Fuß. Ich fühlte, dass ich immer noch so wenig darüber wusste, wie das alles funktionierte, obwohl ich mich selbst immer tiefer mitten im Getümmel wiederfand. Trotzdem, ich war nicht davon überzeugt, dass Rezyl das mit der Hilfe eines anderen Erzdämons vollbracht hatte. Ich glaubte einfach nicht, dass ich schon lange genug im Spiel war oder mich als stark genug erwiesen hatte, dass der Dämon einen seiner Kameraden um Hilfe bitten würde. Das ließ nur eine andere Möglichkeit zu.

„Was ist mit der Dämonenkönigin?“, fragte ich.

Ihre Reaktion war purer Schock. „Woher weißt du von ihr?“

„Da … der Ausgestoßene hat es mir erzählt“, antwortete ich, weil ich gerade noch daran dachte, sie nicht aufzuregen, indem ich seinen Namen benutzte. „Hat dir Rebecca irgendetwas über unser Ziel erzählt?“

„Nein, sie hat gesagt, sie würde es dir überlassen, alles zu erklären.“

Ich verbrachte die nächste Stunde oder so damit, Josette alles zu erzählen, was ich über den Kelch, die Dämonenkönigin und die Tempelritter wusste. Alles, was Dante mir erzählt hatte, um mich in diese Richtung zu lenken. Sie wusste das meiste davon, aber aus einer anderen Perspektive. Die Engel wollten den Kelch finden, ihn zurück ins Refugium bringen und ihn nutzen. Sie wollte mir nicht sagen, welche Auswirkungen er auf einen Seraph hätte. Ich glaubte nicht, dass es wichtig sei, also drängte ich sie nicht.

Während ich sprach, konnte ich spüren, wie mein Körper wieder normal wurde und sich von dem Schaden, den ich ihm zugefügt hatte, erholte. Ich hörte bald danach auf zu zittern und meine physische Gestalt fühlte sich bei Berührungen nicht mehr so leblos an. Ich würde das überleben und daraus lernen.

„Die Dämonenkönigin hätte den Feuerdämon alleine heraufbeschwören können“, sagte Josette und beantwortete meine vorherige Frage. „Sie bräuchte Rezyl nicht, um eine solche Sache zu tun.“

Genau davor hatte ich Angst. „Wie mächtig ist sie?“, fragte ich.

„Sie ist der mächtigste Dämon, der momentan in diesem Reich ist“, antwortete sie, als würde das die ganze Frage beantworten.

„Okay“, sagte ich. „Du hast momentan gesagt. Wie kommen Dämonen hierher? Rebecca hat gesagt, dass diejenigen, die aus der Hölle heraufbeschworen werden, hier nicht lange überleben können.“

„Alle Dämonen erhalten ihre Macht vom Ersten Gefallenen, entweder durch seine Lakaien hier in diesem Reich oder durch die Macht, die in der Hölle enthalten ist. Er verteilt diese Macht sehr sparsam, weil er sich nicht gerne davon trennt, aber er belohnt außergewöhnliche Dienste, wie es ihm passend scheint. Dämonen steigen im Machtgefüge auf, indem sie miteinander Bündnisse schließen, und sie steigen durch Betrug und Verrat an die Spitze auf, wobei sie immer darauf hoffen, denjenigen über ihnen zu vernichten und seine Seele zu verschlingen. Es ist die Natur des Bösen, so nach Macht zu trachten."

Ich konnte nicht anders, als mich zu fragen, ob sich die Menschheit da sehr unterschied. Die ganze Organisation der Sache ergab perfekten Sinn. „Also war die Dämonenkönigin einst eine der menschlichen Kreationen des Teufels und sie ist auf ihre Position aufgestiegen?"

„Nein", sagte Josette und überraschte mich damit. „Was ich dir erklärt habe, ist eine grobe Vereinfachung des Prozesses, durch den dieser Krieg seine Armeen aufrechterhält. Dämonen können auch selbst aus der Hölle kommen, wenn sie genug Macht und Motivation besitzen. Diese sind die Abkömmlinge der Zweiten Gefallenen, der Armee aus Seraphim, die dem Ersten folgten, als die Waffenruhe erklärt wurde und ihm mein Herr die Hölle gewährte."

„Warum kommen sie nicht?", fragte ich. „Würde der Krieg dann nicht viel schneller enden?"

„Nein. Stell dir als Vergleich die menschliche Erfindung nuklearer Sprengköpfe vor. Würden die stärksten Dämonen dieses Reich betreten, hätte mein Herr keine andere Wahl, als seinen Jüngern zu gestatten, sich in die Schlacht zu stürzen. Das Ergebnis eines solchen Zusammenpralls würde diese Welt und alles darin entzünden und nichts für beide Seiten übrig lassen."

Totales Armageddon statt einer Entrückung. „Also kam die Dämonenkönigin aus der Hölle?"

„Das ist die einzige Möglichkeit", antwortete sie. „Wir hätten vor vielen Jahren von ihr erfahren, wenn sie Macht angehäuft hätte wie Rezyl. Sie kam nur Wochen, bevor der Kelch verloren ging, unangekündigt an."

Das war viel zum Nachdenken. Ich schloss meine Augen und versuchte, mir vorzustellen, wie die Hölle sein musste, gefüllt mit Kreaturen von unsäglicher Macht, die die Welt in einem wütenden Feuersturm vernichten könnten. Ich war froh, dass die meisten von ihnen beschlossen hatten, dort zu bleiben.

„Du machst Rebecca den Hof?“ Die Frage durchbrach die Stille und ließ sie in eine Million kleine Scherben zersplittern.

„Den Hof machen?“, fragte ich und versuchte, mein Schamgefühl zu bekämpfen. „Ich dachte, du bist ein modernes Mädchen?“

Sie zog eine Grimasse. „Ich weiß nicht, was heutzutage das korrekte Wort dafür ist. Ich hatte nicht viel Anreiz, solche Dinge herauszufinden.“

Hatten Engel überhaupt ein Interesse an Beziehungen? Es kam mir nicht so vor, aber selbst falls sie das hatten, konnte ich verstehen, warum Josette nichts davon wissen wollte.

„Den Hof machen ist gut genug, würde ich sagen“, sagte ich. „Nein, ich mache ihr nicht den Hof. Warum fragst du?“

Sie zuckte mit den Achseln. „Es ist die Art, wie sie dich ansieht. Da ist ein … Hunger.“

Ich lachte. „Sie ist ein Vampir. Es gibt wahrscheinlich einen Teil von ihr, der glaubt, dass alles mit zwei Beinen Futter ist.“ Ich beschloss, ihr nicht zu sagen, dass ich Rebecca bereits eine machtvolle Mahlzeit bereitet hatte. Das sollte unser kleines Geheimnis bleiben.

„Landon, bleib ernst. Sie mag dich.“

Ich war mir nicht sicher, wo das hinführen würde, aber ich fand es tröstlich, dass ich mit Josette darüber reden konnte. „Ich mag sie auch. Ich glaube, wir passen zusammen, als Freunde, meine ich.“ Sie hatte mich ein paarmal geküsst und es hatte mir gefallen, aber das machte uns nicht zu einem Paar.

„Freunde?“ Sie runzelte ihre Stirn. „Sie sieht dich nicht an, wie ein Freund seinen Kumpel ansieht.“

„Der Hunger?“

„Ja."

Sie hatte mich seltsam angesehen, als ich im Suburban wach wurde, aber es war eher ein emotional intensiver, unheimlicher Blick. Es war überhaupt kein intimer Blick und ich hatte ihn für Eifersucht gehalten. Andererseits, warum eifersüchtig sein, außer man dachte bereits, dass da etwas sei, und wollte nicht, dass sich jemand anders einmischte?

„Was denkst du?", fragte ich.

„Was meinst du?"

„Rebecca und ich?" Der Gedanke war sowohl aufregend als auch erschreckend. Ich holte tief Luft, um mich zu beruhigen.

„Wie du gesagt hast, ist sie ein Vampir. Ein Dämon. Ich glaube nicht, dass meine Meinung die beste ist, um sich danach zu richten."

„Ich dachte, dass du ihre Entscheidung, sich mir anzuschließen, respektierst?"

„Ich kann sie respektieren, das bedeutet nicht, dass ich ihr vertrauen muss", sagte sie. „Was auch immer sie für gute Intentionen hat, ihre Art, ihre Familie, vielleicht sogar sie selbst, haben mit Absicht bei anderen Schmerzen und Leiden verursacht. Für mich ist das eine schwierige Sache, mich damit abzufinden. Denke daran, dass ich seit Hunderten von Jahren gegen Vampire gekämpft habe. Sie ist mit ihren Ansichten einzigartig, was sie noch gefährlicher für mich macht."

„Ich bin auch nicht direkt ein Heiliger", stellte ich fest. „Mich magst du trotzdem."

„Du existierst nicht, um das Böse voranzubringen", sagte sie.

„Das tut Rebecca auch nicht, wenn sie ihren eigenen Weg wählt."

Josette schürzte ihre Lippen und dachte einen Augenblick lang nach. „Ich werde dir vertrauen", beschloss sie. „Sie ist sehr attraktiv."

Ich konnte spüren, wie mein Körper sich wieder erwärmte. „Sie hat eine mächtige Seele, Josette. Sie hat mir gesagt, dass du in Schwierigkeiten bist, und vorgeschlagen, dass wir dir zu Hilfe kommen. Außerdem hat sie ihrem Vater die Kontrolle über ihre Familie entrissen. Ich bin mir sicher, dass du ihn kanntest. Merov Solen."

Ihr Gesicht verfinsterte sich. „Ich kannte ihn. Er war ein grausamer Nosferatu. Gott sei Dank, dass er zerstört worden ist." Sie legte ihren Kopf schief und ihre Miene wurde sanfter. „Die Rettung war ihre Idee?"

„Ja."

Sie war einen Augenblick lang still. „Sie ist wahrlich eine seltene Kreatur. Ja, ich glaube, du würdest gut daran tun, ihr den Hof zu machen."

Fünfundzwanzig

Zu dem Zeitpunkt, als Rebecca mit Obi zurückkam, hatte ich geduscht und die Seraphrobe in etwas wesentlich Bequemeres verwandelt – Jeans, schwarze Turnschuhe und ein ausgewaschenes Poloshirt. Ihr Gesicht erhellte sich, als sie sah, dass ich wieder fit war, und sie rannte herüber, um mich in ihre Arme zu schließen. Wenn ich bedachte, was Josette und ich gerade besprochen hatten, konnte ich nicht anders, als von dieser Geste etwas erregt zu werden.

„Hey Becca", sagte ich in ihr Haar und erwiderte die Umarmung. Ihr vertrauter Duft war tröstlich, auf eine andere Weise, als es Josettes Gesellschaft gewesen war.

„Ich bin froh, dass du dich besser fühlst", sagte sie, an meine Brust gedrückt.

Es war ein wenig seltsam, dass diese wunderschöne Kreatur, die einen Haufen Gargoyles zerfetzen konnte, ohne innezuhalten, in meinen Armen so klein und zart wirkte. Sie trat zurück, so dass Obi dazukommen konnte, der seinen Arm zum Gruß vorstreckte. Wir schenkten uns eine richtige Männerumarmung und der Ex-Marine grinste breit.

„Mann, ich hab' mir Sorgen gemacht, dass ich dich nie mehr wiedersehe", sagte er.

„Du weißt, dass man mich nicht so leicht loswird", antwortete ich. „Hast du dich um Cathy gekümmert?"

Er lachte und nickte. „Dieses Mädchen war verrückt. Sie konnte sich allerdings an nichts, was ihr geschehen war, erinnern. Sie hat nur gelabert und gelabert, wie ihre Mutter ihr ganzes Leben verdorben hat und dass sie niemals den Einen treffen und heiraten wird. Mann, ich weiß, warum. Oh, ja, wir haben etwas für dich."

Obi fasste hinter seinen Rücken und zog seinen Rucksack vor seinen Körper, öffnete ihn und zog ein Laptop heraus. Es war eine superdünne, glattschwarze Platte aus Coolheit, die ein Vermögen gekostet haben musste.

„Merovs", sagte Rebecca.

„Es hat per VPN Zugriff auf die Hauptserver", sagte Obi. Er war wie ein Kind an Weihnachten.

„Merov hatte eine Hammerausstattung und eine der besten Leitungen in der Stadt."

„Er hat es benutzt, um automatische Börsentransaktionen zu machen", erklärte Rebecca. Ich war mit den Kriegen um die Latenzzeit, die man auf und um die Wall Street ausfocht, vertraut. Der mit dem besten Ping gewinnt.

„Ich nehme an, wir können es nutzen, um die Informationen zu bekommen, die wir brauchen?", fragte ich.

„Darauf kannst du wetten", antwortete Obi. Er spazierte zum Sofa hinüber und ließ sich auf einem Ende neben Josette nieder, die er nun zum ersten Mal zu bemerken schien. Er schenkte ihr ein breites Lächeln und streckte seine Hand aus. „Ich bin Obi", sagte er. „Du musst Josette sein. Ich erkenne dich von den Bildern. Es ist toll, einen echten Engel zu treffen."

Josette verbarg ihre schmerzliche Scham gut und nahm Obis riesige Hand in ihre winzige. „Danke", sagte sie. „Es ist schön, dich kennenzulernen, mein Freund. Von welchen Bildern sprichst du da?"

Sie wusste es nicht. Obi stammelte eine Antwort. „Äh … Verzeihung. Ich dachte, du wüsstest es. Merov hatte ziemlich viele Augen auf dich geworfen. Er wollte dich als äh … dein Blut und ähm … weil du eine Jungfrau bist …"

Beim zweiten Mal verbarg sie ihren Schmerz nicht so gut, senkte ihre Blicke und presste ihre Kiefer zusammen. Ich musste Obi aufhalten, ehe er noch tiefer ins Fettnäpfchen tauchte.

„Obi, kannst du uns ins Hauptnetzwerk einloggen", sagte ich. Auch ihm war ihre Reaktion aufgefallen und er sprang auf die Gelegenheit an, aus der peinlichen Situation zu entfliehen.

„Klar", sagte er, klappte den Laptop auf und verlor sich selbst vor dem Bildschirm.

Ich wandte mich zurück an Rebecca. Ihre blauen Augen waren faszinierend, als sie zu mir aufsah, und ich konnte spüren, wie ich mich in ihnen verlor.

„Ehe wir bei Merov aufgebrochen sind, hast du gesagt, dass du mir noch viel mehr zu sagen hast", sagte ich mit leicht brüchiger Stimme.

Ihre Augen funkelten über mein Unwohlsein. Wie kam es, dass rein das Eingeständnis, dass es eine wirkliche Anziehung und Interesse gab, ihre Existenz so viel delikater und unerträglicher machte?

„Können wir unter vier Augen darüber reden?", fragte sie.

Sie packte meine Hand und begann, mich zum Schlafzimmer zu ziehen, was mein gesamtes Gesicht heiß werden und mich erröten ließ. Ich war mit dieser Art Dinge nie gut gewesen, was Carly Lane bestätigen konnte. Ich wurde von der Klingel vor unserer Zeit zu zweit unterbrochen. Der Türklingel. Wer konnte das sein?

Alle waren höchst alarmiert, als ich Rebeccas Hand losließ und zur Tür ging. „Wer ist da?", fragte ich und versuchte durch den Türspion einen Blick auf den Besucher zu erhaschen. Ich weiß nicht, warum ich so angespannt war. Ich bezweifelte, dass Rezyl oder die Dämonenkönigin sich die Mühe machen würden, auch nur anzuklopfen.

Niemand antwortete. Die Tür klackte und schwang dann auf, wobei sie mir noch beinahe gegen den Kopf knallte. Ich bekam nicht zu sehen, wer da war, ehe ich rücklings auf den Boden geworfen wurde. Dann rutschte ich zurück, bis ich Josettes Füße erreichte. Ich warf einen Blick zur Seite, nur um zu sehen, dass Rebecca auch umgeworfen worden war.

„Buongiorno, Signore“, sagte Dante, als er in den Raum platzte.

Er trug einen grellen roten Anzug und hielt einen schwarzen Gehstock mit einem großen roten Diamanten an einem Ende, so dass ihn sein weißes Haar wie einen aufgemotzten Weihnachtsmann aussehen ließ. Er sah sauer aus, als er uns vier betrachtete, die auf einem Haufen auf dem Sofa lagen.

„Ich lasse dich für wenige Tage alleine und wenn ich zurückkomme, hast du eine regelrechte Armee aus …“ Er hielt inne, während er versuchte, ein Wort zu finden, um zu beschreiben, was er sah. Er scheiterte und gab auf. „Habe ich dich nicht davor gewarnt, mit unseren Feinden zusammenzuarbeiten?“, sagte er.

Ich versuchte, aufzustehen, aber mein Körper war komplett erstarrt. „Sie sind nicht unsere Feinde“, nuschelte ich durch versteinerte Lippen.

Dante hob seine Augenbrauen. „Nicht unsere Feinde?“, fragte er. Er marschierte herüber und knallte den Gehstock zwischen meine Beine. „Nicht unsere Feinde.“ Er blickte auf mich herab, als wäre ich ein ungezogenes Kindergartenkind. „Nicht unsere Feinde. Es liegt in der Natur von Gut und Böse, Feinde des Gleichgewichts zu sein“, brüllte er. Er deutete mit dem Gehstock auf Rebecca, die bewegungslos neben mir auf dem Boden lag. „Besonders bei ihrer Art. Sie können nicht ohne Mord und Zerstörung überleben und die liederliche Weise, auf die sie ihre Grundbedürfnisse befriedigen, ist widerwärtig.“

Ich sah zu Rebecca, deren Gesicht schweißüberströmt war und deren Muskeln sich anspannten, als sie versuchte, sich zu bewegen. Die Fesseln, die uns hielten, waren zu stark, Dantes Macht zu groß. Er zielte mit seinem Gehstock als Nächstes auf Josette und der wütende Blick in seinen Augen explodierte in Wildheit, als er sie sah.

„Die Seraphim, die Diener Gottes, die mich nicht einmal hineinlassen wollten, um Ihn zu sprechen, als ich die Wahrheit erkannt hatte. All meine Jahre an Loyalität und treuen Diensten, ich habe um nichts mehr als ein Gespräch gebeten, um es zu verstehen. Stattdessen wurde ich abgewiesen. Sie spielen die Rechtschaffenen, aber ihr Endspiel ist das nicht so sehr."

Ich versuchte erneut, mich zu bewegen und spürte, wie seine Macht gegen mich drückte, als ich versuchte, meine Finger zu beugen. Dante war aus dem Fegefeuer, seine Macht musste dieselbe sein. Er hatte gesagt, dass ich das Fegefeuer so gestalten konnte, wie ich es wollte, dass meine Blutlinie und mein Leben mich zu etwas Besonderem gemacht hatten. Falls das wahr war, sollte er nicht fähig sein, mich hier festzuhalten. Ich schloss meine Augen und konzentrierte mich auf den Fluss der Macht, den ich in mir strömen fühlen konnte. Ich konzentrierte meine Willenskraft darauf, meine Finger zu beugen, und zog die Macht dazu heran, mir zu helfen. Ich kämpfte darum, eine Faust zu machen und Dantes Fesseln zu überwinden. Ich scheiterte.

Dante war zu Obi weitergegangen, der still dasaß, seine Augen auf ihn geheftet hatte und nicht einmal versuchte, sich zu bewegen. Ganz der Soldat, sparte er sich seine Kräfte und wartete auf seine Gelegenheit. Dante betrachtete ihn, dann streckte er seine Hand aus und stupste mit dem Gehstock seinen Brustkorb an.

„Du bist erwacht, aber sterblich", sagte er und jeglicher Zorn verschwand aus seinem Tonfall. „Was tust du hier?"

Er musste Obis Mund freigegeben haben, da der ehemalige Marine fähig war, zu sprechen. „Ich kämpfe für meine Leute", sagte er. „Ich habe keine Angst vor Ihnen."

Dantes Gesicht wurde zu einem riesigen Lächeln. „Nein, hast du nicht. Und das solltest du auch nicht, mein Freund. Das ist dein Kampf und du hast jedes Recht, ein Teil davon zu sein."

„Also werden Sie mich gehen lassen?", fragte Obi und deutete mit seinem Kopf auf den Rest seines Körpers.

„Ah, aber sicher doch, Signore. Aber noch nicht." Aus Obis Reaktion konnte ich erkennen, dass ihn Dante wieder erstarren lassen hatte.

Ich tastete ein zweites Mal nach dem Strom. Ich konnte ihn nicht nutzen, um mich selbst stark genug zu machen, so dass ich mich bewegen konnte, aber vielleicht war das ein Hinweis. Wenn alles, was ich tat, war, zu versuchen, Macht mit Macht zu begegnen, kam am Ende eine Null heraus. Was auch immer Dante auf mich gelegt hatte, ich konnte es nicht physisch entfernen, also hörte ich auf, es zu versuchen. Was ich tun musste, war, diese Macht zu verstehen und ihr dann entgegenzutreten.

„Ich bin froh, Landon, dass du einen vernünftigen Verbündeten gefunden hast, auch wenn ich es unwahrscheinlich finde, dass er viel länger überleben wird." Dante wandte seine Aufmerksamkeit wieder mir zu und sah auf mich herunter, immer noch mit einem Lächeln auf seinem Gesicht.

Ich blieb ruhig und schickte meine Sinne aus, um zu versuchen, seine Göttlichkeit zu entschlüsseln und seine Macht auf die Probe zu stellen. Ich konzentrierte mich und beobachtete fasziniert, wie seine Gestalt ihre Festigkeit verlor, verblasste und beinahe geisterhaft wurde. Er legte seinen Kopf schief und beobachtete mich. Ich fokussierte mich weiter und ließ buchstäblich sein Gesicht in zwei zerspringen, eines auf dem anderen, aber nur den winzigsten Bruchteil nebeneinander, als würde ich einen 3D-Film ohne Brille ansehen. Ich sah an ihm vorbei den Rest des Raumes an und ich konnte denselben Doppelbild-Effekt sehen. Meine Aufregung wuchs, als mir bewusst wurde, dass ich sein Geheimnis gelüftet hatte.

„Signore", sagte Dante, der immer noch auf mich herabschaute. „Wir sollten unter vier Augen sprechen."

Ich sah auf mich selbst hinab, mein einziges, solides Selbst. Ja, das sollten wir. Ich spürte, wie sich der Fluss aus Macht in meine Seele ergoss und öffnete ihn zu einem Strom und folgte ihm zurück an seinen Ursprung. Ich beobachtete, wie sich mein Körper veränderte, als eine Welt über die andere gezogen wurde.

Im Fegefeuer war ich frei, streckte meinen Willen aus und hob Dante von mir weg, dann hielt ich ihn mit Leichtigkeit mitten in der Luft. Ich schwebte auf meine Füße und bemerkte begeistert, dass die gesamte andere Welt in der Zeit eingefroren war.

„Du wolltest reden", sagte ich zu ihm. „Rede." Ich senkte ihn auf den Boden, aber rief Ulnyx. „Halte ein Auge auf ihn", befahl ich dem Großen Wer. Ulnyx verbeugte sich und stellte sich an Dantes Seite.

Ein lautes Gelächter brach aus Dante. Es war so stark und laut, dass ich beinahe meinen Halt an dem Strom aus Energie verlor, den ich benutzte, um mein Selbst dort zu halten. Ehe ich überhaupt wusste, was geschehen war, hatte er Ulnyx an der Kehle gepackt und ihn zu Boden geworfen, dann trat er mit einem feinen italienischen Lederschuh auf dessen Nacken.

„Excellente, Signore", sagte er mit dröhnender Stimme. „Du hast jede einzelne meiner Erwartungen übertroffen. Ich bin ein stolzer Vater." Sein Gesicht wurde ernst. „Aber glaube nicht, dass eines deiner Spielzeuge mich kontrollieren könnte. Ich werde dir dieses eine Mal deinen Irrtum vergeben." Er trat von Ulnyx weg und erlaubte dem Wer, aufzustehen. Der spuckte aus und schlich sich hinter meinen Rücken.

Er hatte auf so etwas gehofft, das wurde mir bewusst. Jedes Wort und jede Geste im Waldorf hatten dazu gedient, mich zu reizen, mich zu prüfen und herauszufinden, wozu ich fähig wäre.

„Woher hast du es gewusst?", fragte ich ihn.

„Ich kann es in dir sehen", antwortete er. „Ich kann es wie einen Geysir spüren, der aus deiner Seele heraufsprudelt. Es ist die Macht, von der ich immer wusste, dass du sie hast, aber ich habe nicht erwartet, dass du sie so bald beherrschen würdest."

Es war nicht so, als hätte ich das Tempo selbst bestimmen können. Trotz meines Erfolgs war ich ein halbes Dutzend Male beinahe gestorben. „Was du über meine Kameraden gesagt hast?"

Er zuckte mit den Achseln. „Größtenteils wahr", antwortete er. „Aber ich habe dich nicht als meine Marionette zurückgeschickt, ich habe dich als Vorkämpfer der Menschheit zurückgesandt. Die Entscheidungen, die du triffst, stehen dir zu. Ich mag meiner Unzufriedenheit manchmal nachgeben, aber lass dich von meinen Vorurteilen nicht davon abbringen."

„Hast du die Augen der Seraph gesehen?", fragte ich ihn. Ich wollte herausfinden, was er über Josettes Lage wusste.

Er nickte. „Ja. Sie ist wegen dir gefallen, was ein überaus glückliches Ereignis ist. Sie ist eine mächtige Verbündete, auch wenn ich erwarten würde, dass sie sich weigert, gegen das Gute zu kämpfen. Der andere, der Mensch, der ist ein seltener und unerwarteter Fund."

„Es ist, als wäre ich gesegnet worden", sagte ich. Dante lachte nicht. „Hast du deinen Sinn für Humor verloren?", fragte ich ihn.

„Mr. Ross hat mir einige Informationen geliefert", antwortete er und ignorierte meine Frage. „Das ist der Grund, warum ich gekommen bin. Uns geht die Zeit aus, Landon. Wie du weißt, hat der nordamerikanische Erzdämon bereits die erste in einer Reihe von Attacken gegen Festungen der Seraphim eingeleitet. Ihr Ziel ist es, die Refugien der Engel abzuschneiden, so dass diese keine Verstärkung mehr bekommen. Sobald das erledigt ist, werden sie die verbleibenden Truppen jagen, bis sie das Gleichgewicht ausreichend verschoben haben, um die vollständige Kontrolle über die Welt der Sterblichen zu erlangen. Die Macht des Grals macht sie nahezu unaufhaltbar."

„Derjenige, der den Kelch hat, hat Macht über die Amulette", sagte ich. „Wir können sie aufhalten, wenn wir den Gral erlangen."

Dante nickte. „Dem ist so. Wir wissen, dass die Dämonenkönigin im Besitz des Kelches ist, aber sogar Mr. Ross war unfähig, ihren Aufenthaltsort zu finden. Dämonen lassen sich lieber zu Tode foltern, als sie zu verraten."

Wenn die Dämonenkönigin die Macht hatte, alleine den Feuerdämon heraufzubeschwören, konnte ich mir gut vorstellen, was sie mit Verrätern anfangen würde. Ich hätte auch die Folter gewählt.

„Rebecca, die Nosferatu, hat die Informationen, die wir brauchen, um sie aufzuspüren. Wie viel Zeit haben wir noch?“

„Laut Mr. Ross sollen alle Refugien um Mitternacht in ihren jeweiligen Zeitzonen angegriffen werden. New York sollte auch erst dann angegriffen werden, aber der Erzdämon Rezyl konnte es nicht abwarten, wahrscheinlich, damit er für sich die Ehre beanspruchen könnte, den ersten Sieg geholt zu haben. Es ist zu spät, um Australien zu retten, aber umso schneller du die Dämonenkönigin findest, umso besser ist es.“

Ich war kurzsichtig gewesen, als ich glaubte, dass es das Ziel der Zerstörung des Refugiums gewesen war, eine einzelne Machtbastion in New York zu schaffen. Ich hatte die Dämonenkönigin unterschätzt und nicht realisiert, dass ihr Plan auf einen schnellen und entscheidenden Sieg ausgelegt war und nicht eine einzelne strategisch platzierte Attacke. Um ehrlich zu sein, hatte ich darüber gar nicht so genau nachgedacht. Ich war mehr darum besorgt gewesen, Josette zu retten, und hatte nicht einmal über die Motivation im Hintergrund nachgedacht. Jetzt waren noch mehr Seraphim tot und das Gleichgewicht entglitt weiter und weiter Richtung Hölle.

„Okay“, sagte ich. „Ich werde herausfinden, wo die Dämonenkönigin ist, sie stellen, den Kelch holen und die Welt retten.“ Es klang so einfach und irgendwie schaffte ich es, es zu sagen, als würde ich denken, dass ich es hinbekommen könnte. Und das, obwohl ich vor sechs Monaten einfach ein Ex-Betrüger und Wachmann war. „Was wirst du tun?“

Dante schüttelte seinen Kopf.

„Es gibt nichts, was ich tun könnte. Dieser Kampf gehört in die Welt der Menschen. So, wie du deine Energie ziehst, um hierher zurückzukehren, muss ich etwas Ähnliches tun, um in deiner Welt zu weilen, und keiner von uns kann das unbegrenzt lange tun.“

Ich schaute zurück auf meinen Körper in der Menschenwelt, für den immer noch die Zeit eingefroren war. „Eine letzte Frage“, sagte ich.

Dante hob seine Augenbrauen und lächelte. „Ja?“

„Was hättest du getan, wenn ich nicht fähig gewesen wäre, mein Selbst hierher zu transportieren? Wenn ich nicht das Geheimnis meiner Quelle entdeckt hätte?“

Dante zögerte nicht, zu antworten. „Natürlich, Signore, würde ich beten.“

Sechsundzwanzig

Als ich wieder in meinen Körper zurückkehrte, war Dante verschwunden. Rebecca knurrte gerade mit gebleckten Reißzähnen und Josette und Obi saßen auf dem Sofa und schüttelten ihre Arme, ungläubig darüber, dass sie sie wieder bewegen konnten. Ich sprang auf die Füße und wandte mich an Obi.

„Obi, fahr das Ding hoch und sieh, was du herausfinden kannst. Wir müssen schnell handeln."

„Was geht hier vor?", fragte Josette. „Der Ausgestoßene?"

„Ich würde den Ausgestoßenen gern in winzig kleine Stücke reißen", sagte Rebecca. Sie entspannte sich etwas und sah mich an. „Wo ist er hingegangen?"

„Zurück ins Fegefeuer", erklärte ich ihnen. Dann fasste ich zusammen, was er mir gesagt hatte.

„Selbst wenn das Refugium für New York als einziges noch steht, wird das nicht genug sein", sagte Josette. „Wenn alle Engel gezwungen sind, zu einem Ort zu reisen, wird es für Rezyl sehr einfach sein, sie einzukesseln. Erzengel Michael wird das wissen und wird gezwungen sein, sich selbst in den Kampf einzuschalten."

„Globaler thermonuklearer Krieg", sagte ich.

„Was bedeutet, dass wir die Königin finden müssen, ehe sie Zeit dazu haben, die restlichen Refugien auszuschalten", sagte Obi. „Wenn die Erzdämonen diese ganze Sache arrangieren, dann müssen sie wissen, wo sie ist, oder?"

„Nicht unbedingt", sagte Rebecca. „Sie könnte auch alles über einen verschlüsselten Online-Kanal senden oder Boten nutzen. Es gibt keine Garantie, dass das, was Merov wusste, irgendeinen

Nutzen für uns hat, aber es ist das Beste, was wir im Moment haben."

„Wie ist das Passwort?", fragte Obi. Rebecca fasste nach dem Laptop. Er gab es ihr und sie tippte es ein.

„Es ist zu komplex, um es zu diktieren", erklärte sie und gab Obi den Computer zurück.

Seine Finger flogen über die Tastatur, als er seine Hackermagie arbeiten ließ. „Das wird einige Zeit dauern", sagte er nach einigen Minuten. „Es gibt hier einfach so viele Daten."

Rebecca streckte ihren Arm aus und nahm meine Hand. „Wir müssen noch reden", sagte sie. „Sag Bescheid, wenn du etwas findest." Sie zog mich wieder in Richtung Schlafzimmer und diesmal gab es keine Störung.

Sie küsste mich in dem Augenblick, als sich die Tür geschlossen hatte, schlang ihre Arme um meine Schultern und zog mein Gesicht auf ihres herunter. Ich konnte fühlen, wie mein Puls schneller wurde beim Gefühl ihrer Lippen auf meinen, ihrem süßen Duft, der sanften Kraft ihres Körpers, der sich an meinen drückte. Es war ein Moment, den ich mir unendlich ersehnte, ein Moment, in dem ich mich verlieren wollte, an den ich mich in Ewigkeit klammern wollte, und die Konsequenzen vergessen, wenn wir es nicht schafften, die Dämonenkönigin zu finden. Es wäre so viel einfacher, hier zu bleiben, mich mit Rebecca im Waldorf-Astoria zu verstecken und einander zu genießen, bis die Dämonen zu uns kamen. Bis wir gezwungen wären, zu kämpfen, überwältigt und vernichtet würden. Der letzte Gedanke ließ mich die Umarmung abbrechen und den Kuss beenden.

„Du bist unglaublich", sagte sie zu mir.

„Genau wie du", antwortete ich.

So viele Gedanken kreisten in meinem Kopf, aber ich wusste nicht, wie ich irgendeinen davon ausdrücken sollte. Sie alle liefen auf dasselbe hinaus. Ich wollte, dass sie bei mir blieb, dass sie an meiner Seite war, meine Freundin? Es kam mir wie eine zu einfache und naive Weise vor, die Beziehung zu beschreiben, die ich mir erhoffte. Freundinnen waren etwas für Menschen. Ich wusste nicht, was es für uns wäre. Sie war jetzt hier, also würde das reichen müssen.

„Was auch immer passiert“, sagte sie, „ich will, dass du weißt, dass ich überglücklich bin, dass ich dich getroffen habe, und dass wir die letzten paar Tage zusammen verbringen durften. Du hast mein Leben mehr verändert, als du es dir vorstellen kannst.“

Sich vorzeitig auf diese Weise zu verabschieden, kam mir vor wie in Casablanca oder so etwas. „Schau mir in die Augen, Kleines“, antwortete ich. Sie lachte über meinen schlechten Scherz. „Ernsthaft, ich werde nicht aufgeben, bis ich tot bin. Wenn ich es mit allen Dämonen der Hölle aufnehmen muss, dann sei es so. Sie werden sowieso hinter mir her sein und es ist ja nicht so, dass es sonst noch viel zu tun gibt, wenn Hollywood erst einmal vernichtet wurde.“

Sie lächelte. „Wir werden gemeinsam kämpfen“, sagte sie. „Du gehörst mir. Ich werde es nicht zulassen, dass sich irgendein anderer Dämon dich schnappt.“

„Das ist sehr süß von dir“, sagte ich. „Da war noch etwas anderes, was du mir sagen wolltest. Irgendetwas, das du von Merov erfahren hast.“

Rebeccas Lächeln verblasste.

„Das ist jetzt egal“, sagte sie. „Wenn wir die nächsten vierundzwanzig Stunden überstehen, dann können wir danach darüber reden.“

Es widerstrebte mir, das Thema einfach fallen zu lassen, aber es wäre ohnehin egal, wenn wir scheiterten, die Dämonenkönigin aufzuhalten. Ich zog Rebecca wieder näher und küsste sie, wobei ich zum ersten Mal die Intimität zwischen uns einleitete. Ihre Reaktion war leidenschaftlich und wild, ihr Mund hungerte nach meinem.

Der Hunger. Es war, wie es Josette gesagt hatte. Ich hätte es für wer weiß wie lange weitergehen lassen, aber Obi war einfach zu gut darin, Computer zu hacken.

„Ich hab' da etwas", rief er aus dem Wohnzimmer. Ich gab Rebecca einen letzten Kuss und wir hasteten hinaus, um zu sehen, was Obi entdeckt hatte.

„Was hast du?", sagte ich und setzte mich zwischen Obi und Josette auf das Sofa.

Rebecca nahm den Platz auf der Stuhllehne auf der anderen Seite ein. Obi hatte sein Gesicht direkt vor dem Bildschirm und seine Finger folgten einer Reihe an Zahlen darauf.

„Das ist eine verschlüsselte Mail, die Merov erhalten hat, darüber, wo er die Amulette für den Angriff abholen sollte", erklärte er. „Sie wurde gelöscht, aber ich konnte sie von der Festplatte ziehen und entschlüsseln."

Ich lachte.

„Obi, wir waren nur fünf Minuten weg."

„Das glaubst du vielleicht", antwortete er.

Mir war nicht bewusst gewesen, dass ich so sehr mit Rebecca beschäftigt gewesen war. Ich hatte völlig mein Zeitgefühl verloren.

„Jedenfalls", sagte er, „haben Rezyl und Merov sich Mails über die Angriffe auf die Refugien geschrieben. Soweit ich es beurteilen kann, hatte der Kerl vor, die Angriffe auszuführen und sich dann mit den anderen Anführern der Dämonen zusammenschließen, um die Königin zu stürzen, klassischer Hinterhalt. Er wusste, dass er erst den Kelch unter seine Kontrolle bringen musste, weil sie sonst die Macht der Amulette verlieren würden und die Dämonenkönigin sie alle töten könnte."

Er scrollte etwas nach unten und deutete auf eine Zeile mit sinnfreiem Text. „Hier, er schreibt Merov, dass er herausgefunden hat, wie man sie erreicht, und dass er ihm, sobald das Refugium gefallen ist, den Ort und die Zeit schicken wird, wo sie sich versammeln sollten. Soweit ich es sehen kann, hatte er vor, persönlich mit ihr zu sprechen und sie abzulenken, während seine Lakaien den Kelch stehlen sollten, und dann, sobald der außer ihrer Reichweite wäre, wollten sie eine Armee aus Tausenden durch eine Reihe an Rissen bringen, die die anderen großen Bösen schaffen sollten."

„Ich frage mich, ob das reichen würde", sagte ich. Ich sah Rebecca an. „Hast du das nicht irgendwo in deinen ererbten Erinnerungen?"

Sie schüttelte ihren Kopf. „Um welche Uhrzeit wurde das gesendet? Vielleicht hat es Merov nie gesehen."

„Warte eine Sekunde", sagte Obi und nutzte seinen Finger, um wieder der Codezeile über den Bildschirm zu folgen. „Jupp, das wurde ungefähr eine Stunde, bevor wir dort hingegangen sind, abgeschickt. Er hat es nie gelesen. Also … wir wissen, dass Rezyl weiß, wo der Kelch ist, und dass es Merov nie wusste. Was jetzt?"

Ich wollte es nicht aussprechen, aber es gab nur eine Antwort. „Wir müssen Rezyl kriegen und ihn zum Reden bringen."

„Wie sollen wir das anstellen?", fragte Josette.

„Wir bringen ihn zu uns", sagte Rebecca und ihre blauen Augen funkelten. „Wir machen einen Deal mit ihm."

„Welche Art von Deal?", fragte ich.

„Wir wollen den Kelch, er will die Dämonenkönigin. Wenn wir uns den Kelch holen, dann hat er die Gelegenheit, sie anzugreifen."

Das musste für sie mit einer Art von Dämonen-Logik Sinn ergeben, weil ich es nicht verstand. „Warum sollte er das tun?", sagte ich. „Er hat schon seinen Plan, um es mit der Königin aufzunehmen, er braucht uns nicht."

Sie sah mich an, als müsste man mich für mein fehlendes Verständnis der Komplexität von Deals mit den Bösen bemitleiden. „Landon, du musst mehr wie ein Dämon denken. Denk mir deiner bösen Seite."

Sie hatte Recht. Ich dachte zu sehr wie ein Mensch. Rezyl hatte das Potenzial, ewig zu leben. Er war Hunderte von Jahren alt. Er brauchte nichts tun, um ein sofortiges Ergebnis zu erreichen. Er konnte jahrelang planen und intrigieren, um ein einziges Ziel zu erreichen.

„Es gibt einige Möglichkeiten", sagte ich. „Der wichtigste Teil ist, dass, wenn wir die dreckige Arbeit für ihn erledigen, sein Risiko verringert wird, denn wenn wir scheitern, wird sie niemals erfahren, dass er irgendetwas damit zu tun hatte, und er wird gleichzeitig einige Stacheln in seinem Fleisch los." Ich sah Josette an, während ich das sagte. Sie war seit wer weiß wie lange sein größter Gegenspieler gewesen. „Wenn wir Erfolg haben, wird er entweder den Deal ignorieren und versuchen, sich den Kelch mit Gewalt zu holen, oder er wird uns davonkommen lassen, aber er wird sicherstellen, dass er alles tut, was er kann, um seinen Aufenthaltsort zu erfahren und ihn sich zu schnappen, wenn wir nicht aufpassen. Tausend oder zweitausend Jahre sind für ihn gar nichts."

„Er wartet schon seit über zweitausend Jahren", bestätigte Josette. „Er war damals kein Erzdämon, aber er ist älter als Christus."

Ich hatte das nicht gewusst. Ich sah Josette schockiert an. „Im Ernst?"

„Rezyl war einst unter einem anderen Namen bekannt, ehe ihn der Erste Gefallene in diese Welt zurückschickte. Er war Pentawere, Sohn des ägyptischen Königs Ramses III., des letzten der großen ägyptischen Pharaonen. Er verschwor sich mit seiner Mutter in deren Bett und durchschnitt die Kehle seines Vaters, ermordete ihn kaltblütig. Er wurde für seinen Verrat gehängt, aber er trachtete immer danach, in diese Welt zurückzukehren und sich die Macht zu holen, die ihm immer noch zusteht, wie er glaubt. Der Erste gewährte ihm seinen Wunsch und er hat die letzten dreitausend Jahre damit verbracht, seine Stärke durch Verrat, Zerstörung und manipuliertes Chaos zu steigern."

„Dreitausend Jahre", sagte Obi. „Das ist ein verdammter Haufen an Verrat, Zerstörung und Chaos."

Josette nickte. „Ja, das ist es. Ich habe die letzten zweihundert Jahre mit meinen Kameraden daran gearbeitet, seine Macht zu neutralisieren. Er hat beinahe den Punkt erreicht, wo er ohne Intervention eines Erzengels nicht mehr aufzuhalten ist. Der Kelch wird ihm die Macht schenken, die er braucht."

„Also ist die Wahrscheinlichkeit, dass er uns nicht hintergehen wird, ziemlich genau Null", sagte ich.

„Ich wäre mir da nicht zu sicher", sagte Rebecca. „Er wird sich entscheiden müssen, ob er es sofort mit der Dämonenkönigin aufnehmen will, weil sie sicher hinter dem Gral herjagen wird, sobald sie erfährt, dass er weg ist. Es könnte ein Vorteil für ihn sein, wenn er uns damit ziehen lässt und ihn sich später holt."

Es gab so viele Möglichkeiten. Das reichte, um mir den Kopf schwirren zu lassen. „Jedenfalls müssen wir dazu bereit sein, uns zu wehren. Ich glaube, ich würde mich lieber mit Rezyl als mit der Dämonenkönigin befassen."

„Ich glaube, da sind wir uns alle einig", sagte Josette.

Der Gedanke, einen Deal mit Rezyl einzugehen, war verrückt, aber es schien mir, dass wir keine andere Wahl hatten. Wir mussten den Kelch zurückholen. Wir konnten uns Sorgen über alles andere machen, sobald das erledigt war. „Okay", entschied ich. „Rebecca, weißt du, wie wir ihm eine Botschaft zukommen lassen können?"

„Natürlich", antwortete sie. „Ich muss nur einen Telefonanruf machen."

Perfekt. Das würde mir etwas Zeit geben, um mich um etwas anderes zu kümmern. „Mach den Anruf", sagte ich. „Obi, kann ich für einen Moment unter vier Augen mit dir sprechen?" Der ehemalige Marine hob seine Blicke vom Laptop.

„Klar, Mann", antwortete er, klappte ihn zu und legte ihn auf den Beistelltisch neben sich. Er stand auf und folgte mir ins Schlafzimmer. „Hör mal, Mann, ich mag dich, aber ich werde nicht mit dir fummeln", sagte er lachend, als ich die Tür schloss.

„Ich hatte auch etwas anderes vor", sagte ich. „Ich habe mit Josette geredet und sie hat vorgeschlagen, dass ich dich befördern soll."

Obi lachte. „Mich befördern? Ich wusste nicht, dass wir Ränge haben."

„Es ist nicht diese Art von Beförderung. Ich will dich … Ich weiß nicht, was ein treffender Ausdruck dafür ist … *aufwerten.*"

„Wie Robocop?"

Ich musste grinsen. „Ich dachte eher an Steve Rodgers", antwortete ich.

Obis Lächeln verblasste, als er bemerkte, dass ich es ernst meinte. „Was soll ich tun? Was hast du vor?"

„Du musst gar nichts tun", sagte ich. „Du hast gesehen, was ich tun kann. Wie ich das tun kann, ist ein wenig kompliziert, aber der wichtige Teil dabei ist, dass ich etwas von dieser Macht herausziehen und in dich schieben kann. Ich kann dich stärker, schneller und widerstandsfähiger gegen Verletzungen und Erschöpfung machen."

„Steve Rodgers", sagte Obi mit nachdenklicher Miene. „Was ist der Haken daran?"

„Du wirst an das Fegefeuer gebunden sein. Wenn du stirbst, kannst du nie in den Himmel kommen, aber du kannst auch nie in die Hölle kommen. Abgesehen davon, keine Uniform, kein Wappen."

Es war offensichtlich, dass Obi hin- und hergerissen war. Es war eine einfach zu treffende Entscheidung, wenn man ein frommer Gläubiger oder ein Serienmörder war. Man schloss sich seinem Team an und konnte sichergehen, dass das Leben nach dem eigenen Leben genau das wäre, was man wollte oder verdiente. Für jemanden wie Obi war es nicht so simpel. Er hatte ein starkes Bedürfnis, seinen Mitmenschen zu helfen, und hatte dem fast sein gesamtes Leben gewidmet. Gleichzeitig glaubte er, dass er ein guter Mensch war – und wollte eines Tages den Himmel sehen.

Nach dem, was Josette mir darüber erzählt hatte, wie schwierig es war, Seelen zu überreden, zurückzukommen und zu kämpfen, konnte ich ihm keinen Vorwurf machen.

„Tu es“, sagte er, hob seine Augen und blickte direkt in die meinen, wo sich die Stärke seiner Überzeugung einbrannte. Er war zuallererst Soldat. „Du wirst das ohne mich nicht überstehen.“

„Nein, ich glaube nicht, dass ich das würde“, antwortete ich. „Knie nieder.“

Obi ließ sich vor mir auf die Knie sinken und sah immer noch mit stolzer Zuversicht zu mir auf. Ich streckte meine Arme aus und legte meine Hände an seine Stirn, dann schloss ich meine Augen. Ich konnte die weiche Wärme seines Körpers an meinen Handflächen spüren und hielt mich an diesem Gefühl fest, während ich mich in meine Seele hinuntertastete und den Strom aus meiner Quelle zog. Ich konzentrierte ihn vorsichtig, unsicher darüber, wie viel ich brauchte. Sicher war ich nur, dass ich Obi keinesfalls schädigen wollte.

Während ich die Macht sammelte, zwang ich meinen Willen auf den ehemaligen Marine und befahl seinem Körper, stärker, stabiler, gesünder, mächtiger zu werden – übermenschlich. Seine Stirn wurde unter meinen Händen heißer und ich konnte fühlen, wie Schweißperlen an meinen Fingern entlangtropften. Ich schob mehr Energie in ihn, so dass jeder Augenblick meiner Gedanken und Willenskraft seine Ausdauer steigerte. Als sich sein Mund öffnete und er zu stöhnen begann, ließ ich den Strom abebben und nahm meine Hände von seiner Stirn. In dem Moment, als ich das tat, fiel sein Körper nach hinten zu Boden.

„Obi“, sagte ich und kniete mich neben ihn hin. „Obi!“ Ich wollte gerade meine Hand an seinen Hals legen und seinen Puls prüfen, aber das musste ich nicht. Ich konnte ihn dort neben mir liegen fühlen. Ich konnte die göttliche Energie, die ich ihm eingepflanzt hatte, spüren, genau wie ich sie in anderen spüren konnte. Ich wusste, dass er am Leben war, ich hoffte nur, dass er nicht zu lange schlafen würde.

Seine Augen blitzten auf und er warf vor Überraschung eine Faust nach oben. Sie traf genau meinen Magen, wo der Hieb meine Rippen brechen ließ und mich einen Meter über den Boden hob. Ich landete mit einem schmerzvollen Stöhnen wieder auf meinen Knien.

„Ah Scheiße", sagte Obi, als ihm bewusst wurde, dass ich es war. „Das tut mir leid, Mann."

„Ich schätze, es hat funktioniert", sagte ich. „Wie fühlst du dich?"

„Bereit, ein paar Dämonen zu töten", antwortete er.

Ich stand auf und hielt ihm meine Hand hin, aber er benutzte seine neue Stärke, um sich selbst vom Boden bis in den Stand abzudrücken.

„Danke, Mann, aber ich kann das alleine", sagte er grinsend.

Wir gingen wieder ins Wohnzimmer hinüber. Josette und Rebecca saßen gerade auf dem Sofa einander gegenüber und plauderten miteinander, als wären sie alte Freundinnen. Als sie bemerkten, dass wir zurückgekehrt waren, sahen sie uns beide an und kicherten.

„Was?", fragte ich defensiv. Ich hatte das Kichern in meiner Jugend oft abbekommen und wusste aus dieser Erfahrung, dass es nie mit etwas Schmeichelhaftem zu tun hatte.

„Das geht dich nichts an, mein Freund", sagte Josette. Ihre Blicke prüften Obi. „Es ist getan", stellte sie fest.

„Ich bin ein neuer Mensch", antwortete Obi.

„Du hast ihn verdorben?", fragte Rebecca überrascht.

„Aufgewertet", korrigierte Obi. „Ich bin kein Dämon."

„Rezyl?", fragte ich etwas dringlicher, als ich es wollte.

„Lasst uns auf das Dach hinausgehen", sagte Rebecca.

SIEBENUNDZWANZIG

„Worüber hast du mit Josette geredet?"

Ich hatte Rebecca den gesamten Weg auf das Dach lang mit Fragen zum Inhalt ihrer Konversation mit der Seraph gelöchert. Wir hatten Josette und Obi zurückgelassen und die Feuertreppe nach oben genommen, wo wir das Türschloss, das Gäste vom Dach des Gebäudes fernhalten sollte, knackten. Sie hatte mich ignoriert, bis wir auf das Flachdach hinaustraten.

Es war ein dunkler, düsterer, regnerischer Tag, die Art von Tag, die ich immer gehasst hatte, als ich ein Kind war. Jetzt war ich dankbar für das Wetter, weil es bedeutete, dass Rebecca hier draußen sein konnte, ohne ihre Gesundheit zu riskieren.

„Landon", sagte sie und schenkte mir denselben Blick voll Unterlegenheit, an den ich mich langsam gewöhnte. „Du hast ganz alleine einen Feuerdämon vernichtet und machst dir Sorgen über Frauengespräche?"

„Frauen sind viel furchterregender als Feuerdämonen", antwortete ich achselzuckend.

Sie lachte und seufzte dann. „Wenn du es unbedingt wissen willst, Josette hat mir dafür gedankt, dass ich dich zu ihr gebracht und dabei geholfen habe, das Refugium und ihr Leben zu retten. Sie hat sich auch im Auto auf dem Rückweg bedankt, aber was auch immer du zu ihr gesagt hast, während ich weg war, hat sie noch viel überschwänglicher gemacht. Jedenfalls, als wir darüber geplaudert haben, habe ich einen Kommentar darüber gemacht, wie du all deine Kleidung in den Flammen verloren hast, und sie hat mit viel peinlicher Berührtheit zugegeben, dass dich Gott mit einem tollen Körper beschenkt hat. Du solltest dich geschmeichelt fühlen, dass ein Engel so etwas über dich sagt."

Mein Gesicht war da schon tomatenrot und ich konnte keinen Blickkontakt mit ihr aufnehmen. „Ich hätte nicht geglaubt, dass Josette so über mich denkt."

Sie legte ihren Kopf schief, um zu lauschen, dann führte sie mich vom Treppenhaus weg und in Richtung der riesigen Klimaanlage. „Übertreib es mal nicht", sagte sie. „Sie denkt über niemanden auf diese Weise. Aber sie glaubt an dich, was viel wichtiger ist."

„Was ist mit dir?"

Als wir die Rückseite der Klimaanlage erreichten, blieb sie stehen und küsste mich auf die Wange. „Ich glaube auch an dich. Er wird in wenigen Sekunden da sein."

Ich hatte vor, sie zu fragen, wer, aber ich spürte selbst, wie sich die Präsenz näherte. Es war nicht Rezyl, aber es war vertraut. Einen Augenblick später flog ein kleiner Dämon über die Kante des Daches. Er grinste, als er uns sah.

„Ah, ja, die Vampirin und ihr Ssspielzeug."

Rebecca bleckte vor dem Dämon ihre Reißzähne. „Yuli, ich würde vorschlagen, du zeigst etwas Respekt, oder mein Spielzeug wird dich mit einem einzigen Gedanken entzweiteilen."

Rezyls Bote hörte auf zu lachen und sah mich mit einer verängstigten Miene an. „Meine Entssschuldigung, Meister … wie issst dein Name?"

„Landon", sagte Rebecca. „Diuscrucis Meister Landon. Wenn sich Rezyl nicht an ihn erinnert, teile ihm mit, dass es Landon war, der im Refugium in den Catskills seine Diener getötet hat."

Ich hatte nicht gedacht, dass der Dämon noch panischer sein konnte, als er es bereits war, aber irgendwie verriet seine Haltung eine noch tiefere Ebene an Furcht. Er zitterte, als er erneut sprach. „Ihr habt eine Botssschaft für Meissster?"

„Ich möchte einen Deal machen", sagte ich. „Sag ihm, dass wir seine Pläne kennen und auch ein Stück vom Kuchen wollen.

Wir werden den Kelch von der Dämonenkönigin holen und seine Amulette im Spiel halten, so dass er seinen Angriff gegen sie durchführen kann. Im Gegenzug wird er uns mitteilen, wie wir sie erreichen können. Er wird außerdem zustimmen, dass er uns gestattet, den Kelch zu behalten und verschwinden zu lassen."

„Wenn er das akzeptiert, soll er uns in einer Stunde auf Liberty Island treffen", fügte Rebecca hinzu.

Ich fragte mich, ob wir Yulis winziges Gehirn überladen hatten, als er für über eine Minute schweigend und bewegungslos schwebte. Ich sah Rebecca an und fragte mich, was vorging, aber sie reagierte, als wäre diese Inaktivität normal. Schließlich nickte er. „Ja, ja. Meisssster akzeptiert eure Dealsss. Er wird euch treffen."

„Eine Stunde", wiederholte Rebecca. Wir würden uns beeilen müssen, um in einer so kurzen Zeit dorthin zu gelangen.

„Eine Ssstunde", sagte Yuli. Er warf mir einen letzten panischen Blick zu und schoss davon, dann verschwand er hinter der Ecke der Klimaanlage.

„Können alle Dämonen telepathisch kommunizieren?", fragte ich sie, sobald ich Rezyls Boten nicht länger sehen konnte.

„Nein", antwortete sie. „Yuli ist Rezyls Vertrauter. Sie haben Blutsbande, die ihnen erlauben, unter anderem über jegliche Distanz zu kommunizieren. Seine Botschaften sind die einzigen, denen Rezyl vollständig vertraut, weshalb ich ihn gerufen habe."

„Nun gut, es sieht aus, als würde der Deal laufen", sagte ich. „Eine Stunde ist nicht viel Zeit."

„Dann sollten wir besser anfangen, Wurm."

„Was ist mit den Berührten, die die Treppe heraufkommen?", fragte ich.

Es waren insgesamt vier von ihnen. Ich hatte bemerkt, dass sie sich näherten, als der Bote aufgebrochen war, aber Rebecca musste sie früher gerochen haben. Deshalb hatte sie uns außer Sichtweite positioniert, während wir uns um unsere Geschäfte mit Rezyl gekümmert hatten.

Sie sah mich mit schwarzen Augen an. „Wir könnten ein paar mehr Schwerter gebrauchen“, schlug sie vor.

Ich hörte die Tür knarzen, als sie sich öffnete, und vier Stiefelpaare stapften auf das Dach heraus. Ich konnte spüren, wie sie verunsichert dort standen.

„Ich weiß, dass ich hier oben etwas fliegen gesehen habe“, hörte ich einen von ihnen sagen. „Es sieht aus, als wäre es verschwunden.“

„Wir sollten uns umsehen, nur um sicherzugehen“, sagte ein anderer.

Sie waren auf der Suche nach Yuli hergekommen. Jetzt schwärmten sie aus, gingen zum Rand des Gebäudes und schauten hinunter, um zu sehen, ob sie feststellen konnten, wohin der Dämon unterwegs war. Einer der Berührten kam in Richtung unseres nicht sehr versteckten Verstecks.

„Landon?“, fragte Rebecca.

Ich wollte sie nicht töten. Ich wünschte, meine Gründe wären aufrichtiger gewesen, aber es lag hauptsächlich daran, dass ich Josette nicht vergrämen oder es nicht riskieren wollte, dem Gleichgewicht noch weiteren Schaden zuzufügen.

„Kannst du sie ausschalten, ohne sie zu verletzen?“

Sie sah nicht begeistert aus, aber sie nickte. Ihre klauenbewehrten Finger verwandelten sich zurück zu normalen Händen und sie fasste in eine Tasche und holte ein Paar Handschuhe heraus. Sie konnte sie nicht kratzen, ohne dass ihr sie Gift getötet hätte. Andererseits war ich mir sicher, dass sie so etwas viele Male zuvor getan hatte. Es wäre nicht sehr hilfreich, wenn sie ihre Beute tötete, ehe sie deren Blut austrinken konnte.

Rebecca schlich zu der Ecke und wartete, bis sich die Berührten näherten. Ich konnte fühlen, wie sie sich bewegten, und wusste, dass sie näher kamen. Ich hatte gerade genug Zeit, um zu sehen, wie sich ein halber Kopf mit langem braunem Haar um die Kante der Klimaanlage neigte, als Rebecca ihren Arm ausstreckte, die Berührte packte, sie herumwirbelte und eine Hand um ihren Hals und Mund schlang. Ich blickte ihr direkt in ihre panischen Augen, während ihr Rebecca die Kehle zudrückte, bis sie bewusstlos wurde.

„Sie hat einen Dolch", sagte Rebecca, als sie die kleine, dünne Klinge unter einer langen schwarzen Jacke fand.

„Wenn er einen Dämon verletzen kann, werden wir ihn nehmen. Komm mit", sagte ich, hob die bewusstlose Frau hoch und trat hinter der Klimaanlage hervor. Als wir die Mitte des Flachdachs erreicht hatten, rief ich nach ihren Freunden. „Hey", brüllte ich.

Die anderen Berührten lugten immer noch über die Ränder des Gebäudes und suchten nach Yuli, aber sie drehten sich zu mir um, als ich sprach. Es waren zwei Männer und eine weitere Frau, die alle dieselben langen schwarzen Jacken trugen. Als sie eine von ihnen in meinen Armen sahen, blieben sie bewegungslos stehen, während sie darauf warteten, zu erfahren, was ich wollte.

„Sie ist am Leben", erklärte ich ihnen. „Ihr könnt alle lebendig nach Hause gehen und ihr könnt sie mitnehmen, aber ich brauche eure Waffen."

„Was will ein Dämon mit einem gesegneten Dolch?", fragte die Frau. In ihrer Stimme lag eine Mischung aus Furcht und Zorn.

„Schau genauer hin. Ich bin kein Dämon", sagte ich. „Aber ich muss gehen und einen töten und ich brauche eure Messer, um das zu tun. Bitte zwingt mich nicht, sie euch mit Gewalt abzunehmen."

Die Frau trat auf mich zu. „Wenn du mir meine Schwester übergibst, werden wir unsere Waffen hier fallen lassen und verschwinden."

Ich nickte und begann, mit ihrer Schwester auf meinen Armen auf sie zuzugehen. Als ich sie erreichte, sah ich, dass Tränen über ihr Gesicht strömten. Ich hatte ihre sterblichen Leben so kaltschnäuzig abgewogen. Was wurde aus mir? Ich setzte die Frau ab und hielt sie, so dass ihre Schwester sie stützen konnte. Sie nutzte ihre freie Hand, um in ihre Jacke zu fassen und ihren Dolch herauszuholen, den sie mir mit dem Griff voraus übergab.

„Wenn du Dämonen töten willst, wünsche ich dir gute Jagd", sagte sie zu mir. „Kommt schon, Kameraden", rief sie den beiden Männern zu. Ich konnte hören, wie ihre Dolche auf dem Dach klirrten. Einen Augenblick später quietschte die Tür erneut und sie waren verschwunden.

„Der Orden der Gesegneten Jungfrau", sagte Rebecca, nachdem sie weg waren. „Sie leisten ein Keuschheitsgelübde, wenn sie berührt werden. Sie sind Diener, keine Krieger, was bedeutet, dass die Engel wirklich verzweifelt sein müssen, wenn sie die in den Kampf zu schicken."

„Wir müssen zur Statue. Lass uns die Dolche nehmen und aufbrechen."

Achtundzwanzig

Vom Waldorf zum Battery Park zu gelangen, bevor die letzte Fähre des Tages ablegte, stellte sich sogar ohne Zwischenfälle als besondere Herausforderung heraus. Nachdem wir uns wieder mit Josette und Obi getroffen hatten, beschlossen wir, öffentliche Verkehrsmittel zu nutzen, nahmen die U-Bahn und marschierten ein Stück, um mit nur wenigen Minuten Reserve am Fährhafen anzukommen. Ich hatte uns mit einer einfachen Tarnung als japanische Touristen verkleidet und das regnerische Wetter war hilfreich dabei, die beiden Schwerter als Regenschirme zu tarnen. Wir hatten uns außerdem jeder einen gesegneten Dolch von den Ordensleuten geschnappt. Es hatte einen Moment voll Anspannung gegeben, als Rebecca und ich mit ihnen vom Dach zurückgekehrt waren, aber Josette war überglücklich, als ich ihr erklärte, dass niemand getötet worden war, als wir sie uns besorgt hatten.

Es war mitten am Nachmittag, als die Fähre an der Insel anlegte. Ich schaute zur Statue hinauf und konnte nicht anders, als an die Nacht zu denken, als mich Mr. Ross auf der Fackel abgeladen hatte, frierend, verängstigt und verwirrt. Es war erst vor wenigen Tagen gewesen, aber es kam mir vor, als wäre es eine Ewigkeit her. Ich hatte in dieser kurzen Zeit so viel gelernt und erlebt und mich so sehr verändert.

Ich sah zu Rebecca und dachte an unsere erste Begegnung zurück. Die Art, wie sie die Putzkammer, in der ich mich versteckt hatte, zerstörte, mit mir spielte wie eine Katze und mich am Ende gehen ließ. Sie war mit ihrer rauen, gewalttätigen Macht furchterregend gewesen. Diese Furcht hatte sich in Bewunderung und Zuneigung verwandelt. Sie war keine hirnlose Killermaschine, sondern eine wunderschöne, intelligente, nachdenkliche Kreatur mit ihrem eigenen freien Willen, ihrer eigenen Kraft, ihre eigenen Entscheidungen, die sie traf. Sie erwischte mich, wie ich sie anstarrte, und zwinkerte mir zu. Es war, als könne sie meine Gedanken lesen.

Der Regen hatte einige Besucher ferngehalten, aber die Insel war trotzdem noch von Menschen überlaufen. Wir stiegen von der Fähre und marschierten auf die Statue zu. Ich hielt meine Sinne auf unsere Umgebung gerichtet und blieb wachsam, ob irgendein Göttlicher auftauchte. Ich spürte im Moment keinen.

„Wo sollen wir uns denn treffen?“, fragte Obi. Er hatte die ganze Fahrt damit verbracht, sich über seine neugefundene Widerstandsfähigkeit gegen Kälte zu freuen, und hatte als Reaktion seinen dicken Wollmantel abgelegt.

„Ich weiß es nicht“, antwortete ich. „Ich dachte mir einfach, wir würden es schon erfahren, sobald er auftaucht.“

„Ich weiß, wo er ist“, sagte Rebecca. „Folgt mir.“

Wir bahnten uns unseren Weg in den Sockel, von dort in die Lobby und dann zu meiner Überraschung wieder in die Putzkammer, wo ich meine erste Nacht nach meiner Rückkehr in die Welt der Sterblichen verbracht hatte. Rebecca warf einen langen Seitenblick in jede Richtung, um sicherzugehen, dass wir nicht beobachtet wurden, dann steckte sie einen Schlüssel in die Tür und schwang sie gerade weit genug auf, so dass wir uns hineinquetschen konnten. Sobald wir drinnen waren, schlug sie die Tür zu und verschloss sie wieder.

Der Raum war stockfinster, aber ich war fähig, ohne größere Schwierigkeiten zu sehen, weil meine Welt in Grauschattierungen erleuchtet wurde. „Hier?“, fragte ich.

„Du wirst schon sehen“, sagte Rebecca. Sie deutete mit ihrem Arm, dass wir uns an der Hinterwand noch näher aneinanderdrängen sollten, so dass wir uns gegen das Regal drückten, das umgeworfen worden war, als wir uns getroffen hatten. Nach der

Weise zu urteilen, wie Josette und Obi in der Dunkelheit herumstolperten, hatten sie mit ihrer Sehfähigkeit nicht so viel Glück.

Rebecca kniete sich hin und legte ihre Hand auf den festen Betonboden. Nur dass er nicht fest war, er hatte nur so ausgesehen, bis sie einen einfachen Messinggriff unter ihrer Tarnung hervorzog. Einer Tarnung, die nicht einmal ich hatte durchschauen können.

„Dieser Durchgang wurde im Geheimen von einem mächtigen Dämon namens Silza gebaut", sagte Rebecca. „Sein Ziel war, ein Versteck für diejenigen von uns zur Verfügung zu stellen, die versuchten, das Beste aus der Gelegenheit zu machen, dieses Land zu unterwerfen, und sie dabei unter seine Kontrolle zu bringen. Er wurde von Rezyl getötet." Sie deutete auf eine chaotische Kritzelei mit Runen an der Unterseite der Falltür. „Diese Runen verstecken diesen Durchgang vor den Augen aller, die den Befehl zum Eintreten nicht kennen. Sie schützen diejenigen, die dahinter sind, auch davor, aufgespürt zu werden. Es gibt sechs lebende Wesen, die wissen, dass dieser Ort existiert, und wir sind vier davon. Selbst die Dämonenkönigin könnte uns hier unten nicht finden, weshalb Rezyl diesen Ort gewählt hat, um uns zu treffen."

Es war außerdem ihr Nest. Ihr Zuhause. Ich versuchte, mich nicht davon verunsichern zu lassen, dass Rezyl wusste, wo sie lebte, besonders nach dem, was er laut ihrer Aussage mit ihr anstellen wollte. Es gab noch jemanden, der davon wusste. Wen?

„Ich habe keine Lichter", sagte sie zu mir, als sie die Tür aufhielt, so dass wir hinunterklettern konnten.

Warum sollte sie auch? Sie brauchte keine. Ich sah mich im Lagerraum um, bis ich eine Dose Terpentin fand. Alles, was ich brauchte, war etwas, das ich entzünden konnte. Ich öffnete sie und konzentrierte mich, dann zwang ich die Chemikalien, sich zu entzünden, zog die Flammen aus der Dose und formte sie zu einer tanzenden Lichtkugel. Josette und Obi waren sichtlich dankbar, dass sie wieder etwas sehen konnten.

„Lasst uns gehen", sagte ich, führte sie hinunter in die Finsternis und hielt das Licht an der Hinterseite meiner Schultern.

Rebecca schloss die Tür hinter uns, während wir über eine Leiter ungefähr zehn Meter durch einen engen, runden Tunnel hinunterstiegen. Die gesamte Länge des Schachtes war mit denselben gekritzelten Runen bedeckt und ich konnte in meinem Kopf einen Druck spüren, während ich nach unten kletterte.

„Engel können diesen Ort nicht betreten", sagte Josette. „Ich habe derartige Runen schon einmal gesehen, in einem Kanal unter Paris. Als ich es versuchte, gab es einen solchen Druck, das ich mich fühlte, als würde ich ertrinken."

„Ich fühle gar nichts", sagte Obi.

Meine Füße landeten auf einem alten, dicken Teppich, dessen Mitte von den vielen Füßen abgenutzt war, die auf ihrem Weg nach oben oder unten über die Jahre dort entlanggeschlurft waren. Der Gang ging durch einen runden Steinbogen weiter, der sich weitere zehn Meter erstreckte, ehe er sich in einen größeren Raum öffnete. Ich konnte gerade so die vage Form eines Bettes ausmachen, das am hinteren Ende des Raumes stand. Ich konnte auch ein leises Geräusch hören … Gesang?

Die Stimme war ein sanfter Bariton, die Melodie alt und für meine modernen Ohren kaum fassbar. Sogar von hier aus wusste ich, wessen Mund diese Geräusche produzierte, wessen Atem in Form von rauen, traurigen Tönen in die Luft ausgestoßen wurde. Rebecca sprang von der Leiter, drehte ihren Kopf und runzelte die Stirn.

„Sieht aus, als hättest du Recht", sagte ich zu ihr.

Sie nickte und sah panischer aus, als ich es für möglich gehalten hätte. Ich hatte nicht erwartet, dass sie sich Sorgen über den Erzdämon machte, nachdem sie ihm bereits einen Dolch durch sein schwarzes Herz gestoßen hatte.

Der Raum war groß, mit einer hohen gewölbten Decke und einem Mosaikboden. An der Hinterwand stand Rebeccas Bett, ein kunstvoll geschnitztes Himmelbett, so dass ich unter anderen

Umständen Stunden überlegt und mich gefragt hätte, wie es an diesen Ort gelangt war, ohne dass es irgendjemand gesehen hatte. An der Südwand standen ein Regal mit Klingen aller Formen und Größen, dicke Holzblöcke mit vielen Scharten darin und eine Matte, um den Trainingsraum abzutrennen. Im Norden standen ein Kühlschrank, dessen Inhalte ich mir denken konnte, und ein antik aussehender Schreibtisch, auf dem ein Laptop lag. Hatte sie hier unten wirklich einen Internetzugang?

Im Zentrum des Raumes gab es eine kleine Sitzecke mit einer Ledercouch, einigen Beistelltischen, einem Schaukelstuhl und einem großen Flachbildfernseher. Rezyl saß mit geschlossenen Augen auf dem Schaukelstuhl und schob sich mit seinen Beinen vor und zurück. Er trug einen einfachen Nadelstreifenanzug und eine Brille mit Drahtgestell; er machte sich nicht einmal die Mühe, seine Augen zu öffnen, als wir eintraten. Als ich die Gelegenheit hatte, ihn mir genauer anzusehen, konnte ich feststellen, dass seine Gesichtszüge eher den ägyptischen Skulpturen ähnelten, die ich im Museum gesehen hatte, als irgendwelchen Indern, denen ich in der Stadt begegnet war.

„Ihr seid spät dran!“, sagte er, wobei seine Stimme einen Hauch an britischem Akzent aufwies. Während unserer ersten Begegnung war er mir so mächtig, so böswillig, so über allem stehend vorgekommen. Jetzt wirkte er nicht einmal böse.

„Das kommt auf dein Konzept von Zeit an“, antwortete ich. Für jemanden, der eine Ewigkeit warten konnte, gab es so etwas wie spät nicht.

Rezyl öffnete seine Augen und drehte seinen Kopf. Ich konnte mir vorstellen, wie sich die schwarzen Augen auf mich konzentrierten und mich ein zweites Mal von oben bis unten betrachteten. „Du bist einfallsreich“, sagte er. „Dein Erfolg gegen meine Engel war unerwartet und sehr unangenehm.“

Ich sah über meine Schulter und war überrascht, als ich feststellte, dass sich Rebecca hinter mir versteckte. Weil ich ihnen nicht zeigen wollte, dass ich Angst hatte, spazierte ich hinüber und setzte mich auf das Sofa, dann wandte ich mich dem Dämon zu.

„Es war nichts Persönliches", sagte ich.

Rezyl lachte. „Nichts Persönliches", wiederholte er. „Nein, das war es nicht, oder? Genau wie Ulnyx nichts Persönliches war." Er lächelte. „Es ist jetzt auch egal", sagte er. „Ich werde dich vernichten, wenn es mir passt. Oder vielleicht wirst du für mich arbeiten, wie es deine Vorgängerin einst tat. Jedenfalls wirst du unter meine Herrschaft fallen, so wie es das Schicksal aller Dinge ist."

Er drehte seinen Kopf und sah dorthin, wo Rebecca, Josette und Obi immer noch standen, die versuchten, so viel Abstand wie möglich zwischen sich und dem Dämon zu halten.

„Rebecca, willst du dich nicht zu uns setzen? Und Josette? Es ist ein Vergnügen, dich hier zu sehen. Es gefällt mir, dass du nach all diesen Jahren hilfreich anstatt hinderlich sein wirst. Du hast deine Freunde exzellent gewählt, Landon."

Ich hatte den Verdacht, dass seine Worte dazu dienen sollten, mich einzuschüchtern. Stattdessen stellte ich fest, dass seine Selbstgefälligkeit mich amüsierte. Er war ein mächtiger Dämon, aber ich hatte auch Macht und gerade jetzt weigerte ich mich, mich von ihm übertrumpfen zu lassen.

„Du verstehst aber", sagte ich und versuchte, sein ruhiges Imponiergehabe zu imitieren, „dass Zeit bei der Planung unserer Unternehmung wichtig ist."

Rezyls Kopf schnellte zurück, um mich anzusehen, und sein ausdrucksloses Gesicht zeigte erste Lebenszeichen, als er auf meinen spöttischen Tonfall reagierte. Genauso schnell, wie sie erschienen waren, verschwanden sie wieder und wurden durch seine ruhige Ausdruckslosigkeit ersetzt.

„Natürlich", sagte er.

Er stand auf und ging zu der Trainingsmatte in der Ecke hinüber. Er kniete sich darauf und begann, Runen in das Plastik zu kratzen, wobei sein Finger präzise, glatte Linien schnitt. Einen

Augenblick später hatte er mit den Runen einen Kreis komplettiert und sie begannen mit einem fauchenden Jubel zu brennen.

„Das ist ein Transportriss“, sagte er. „Er ist mit einem identischen Kreis im Heim der Dämonenkönigin verbunden. Du wirst in diesen Kreis treten und aus dem anderen Kreis heraussteigen. Du wirst den Kelch holen und zurückkehren. Zu diesem Zeitpunkt werde ich einen zweiten Riss in die Hölle öffnen, so dass meine Legionen durch den Kreis reisen und den Angriff auf die Dämonenkönigin beginnen können.“

Ich marschierte zu dem Kreis hin und sah Rezyl direkt in die Augen. „Ich verstehe“, sagte ich. Ich winkte den anderen. „Lasst uns gehen.“

Rezyls Hand kam wie ein Blitzschlag, schnellte vor und legte sich auf meine Schulter, wo sich seine Klauen in meine Haut gruben. „Nur du“, sagte er und ließ los, ehe ich mich wehren konnte.

Nur ich? „Wir hatten einen Deal“, sagte ich.

„Den Deal, dass du den Kelch von der Dämonenkönigin holen wirst, ja. Deine Begleiter sind meine Versicherung, dass du mich nicht im Tausch gegen dein eigenes Leben an sie verkaufen wirst. Dieser Riss verbindet beide Orte. Sollte sie durch den Kreis kommen, wäre meine Seele verloren.“

„Was, wenn sie mich tötet und dann durchkommt?“

„Ich werde wissen, wenn sie dich tötet, und meine Seite zerstören, ehe das passieren kann. Wenn du stirbst, werden auch deine Begleiter exekutiert. Betrachte es als zusätzliche Motivation.“ Sein Kopf nickte auf meine Leistengegend. „Du musst die Waffe hierlassen“, sagte er. „Du kannst nicht durch den Riss reisen, wenn du sie bei dir trägst.“

Alleine, unbewaffnet. Das wurde mit jeder Sekunde besser. Ich hätte wissen müssen, dass es keine unkomplizierte Angelegenheit war, einen Deal mit einem Dämon abzuschließen. Ich sah zu Rebecca hinüber, deren Miene eine Mischung aus Zorn, Trauer und Furcht zeigte. Josette und Obi schienen ihre Emotionen besser zu verbergen, doch keiner von ihnen sah sehr glücklich über die Lage aus.

„Wir hatten einen Deal", erinnerte Rezyl mich.

Ich konnte beinahe einen Hauch von Spott in seiner Stimme spüren. Er hatte mich perfekt in der Falle, so dass ich die Wahl zwischen einer dreitausend Jahre alten ägyptischen Pest und der Cholera hatte. Resigniert zeigte ich dem Dämon nickend meine Zustimmung, zog den Dolch aus meinem Gürtel und ließ ihn auf den Boden fallen. Ich holte tief Luft und trat in den Riss.

Durch den Riss zu reisen war identisch zu dem, was ich im Fegefeuer erlebt hatte, als mich Mr. Ross vom Strand weggeführt hatte. In einem Augenblick war ich an einem Ort, im nächsten Augenblick war ich irgendwo anders. Es gab kein Wurmloch, keine komischen gewellten Linien, keine Reiseübelkeit oder Kopfschmerzen. Ein Schritt brachte mich in den Riss unter der Freiheitsstatue. Der nächste Schritt brachte mich auf einen Steinboden hinaus.

Das erste, das mir auffiel, war, dass es extrem hell war. So hell, dass ein Teil von mir sich anfühlte, als würde ich unter dem intensiven Leuchten verbrennen. Die zweite Sache, die ich bemerkte, war der Gral. Er stand direkt vor mir, etwa zehn Meter entfernt. Er ruhte auf einem einfachen Steinpodest und sah aus, als wäre er immer noch im Museum für Naturgeschichte, als wäre die ganze Sache nur ein Traum gewesen und ich wäre wieder zurück in meinem richtigen Leben.

Diese Illusion hielt nicht lange, denn die dritte Sache, die mir auffiel, war, dass ich nicht alleine war. Zur Rechten des Grals standen zwei einfache Metallklappstühle, die Art, die man bei Hochzeiten im Freien nutzt. Sie saß auf einem davon und lächelte mich an.

„Landon", sagte sie mit einer sanften Stimme, die nicht zu einer Dämonenkönigin passte. „Ich habe schon auf dich gewartet."

Neunundzwanzig

So viele Bilder schossen mir in diesem Moment durch den Kopf, als ich jede Sekunde meiner Existenz noch einmal durchlebte, seit mich die Frau, die mir so geduldig auf diesem Stuhl gegenübersaß, getötet hatte.

Ich hätte Angst haben müssen, weil die Dämonenkönigin wusste, wer ich war, mich erwartet hatte und mich wohl vernichten würde, sobald sie das Gespräch beendet hätte, das sie anscheinend mit mir führen wollte – immerhin waren da zwei Stühle.

Ich hätte wütend sein müssen, weil sie so furchtbares Chaos und Zerstörung angerichtet und so viel Böses hinterlassen hatte.

Stattdessen waren meine Gedanken davon abgelenkt, wie wunderschön sie aussah, als sie so dasaß, ihr welliges langes Haar über ihre rechte Brust fiel, ihr perfektes weißes Lächeln so einladend und ihre katzenhaften gelben Augen sexy und gefährlich auf eine Weise, von der selbst Rebecca nur träumen konnte. Ein schwarzes Mantelkleid mit tiefem Ausschnitt und hohe Stiefel rundeten den Anblick ab. Was zur Hölle dachte ich da eigentlich?

Ich holte tief Luft und schluckte, wobei ich versuchte, meinen Magen wieder dorthin zu bekommen, wo er hingehörte, ehe mir auf ihrem sauberen Steinboden ein Malheur passierte. Ich konnte jetzt die Lichtquelle sehen, Strahler, die außen im Raum angebracht waren und so viel Helligkeit und Hitze abgaben, dass jeder Dämon, der kein Amulett trug, seine liebe Not hätte, um noch irgendetwas zu tun, sobald er in diese Falle gegangen wäre. Und doch war sie dort, saß in dieses Licht gebadet da, unberührt von dem Schaden, den es bei ihr verursachen sollte. Ich konnte in ihrem Ausschnitt ihr Dekolletee sehen. Sie trug kein Amulett.

„Auf mich gewartet“, stotterte ich, versuchte, nicht überwältigt zu klingen, und scheiterte kläglich.

„Länger, als du dir vorstellen kannst“, antwortete sie. „Wir müssen viel besprechen.“

Ich begann, auf sie zuzugehen, während sich meine Beine unter mir zittrig anfühlten. Dantes Stimme hallte in meinem Kopf, als er beschrieben hatte, wie diese Frau die Tempelritter abgeschlachtet hatte, die den Kelch für über zweitausend Jahre verteidigt hatten, zusammen mit einem ganzen Kontingent an Seraphim. Was konnte ich haben, das sie wollte?

„Ich brauche den Kelch“, sagte ich und kam mir dumm vor, gleich als ich es ausgesprochen hatte.

Ohne Zweifel wusste sie, dass ich den Kelch brauchte. Sie hatte mich erwartet. Hatte sie ihn nicht für die Dämonen gestohlen, sondern um mich anzulocken? Wie konnte sie es wissen, wo ich doch damals noch ein Sterblicher gewesen war? Hatte sie gewusst, wozu ich werden würde, als sie mich getötet hatte? Das war meinem Verstand zu viel, um es aufzunehmen.

„Nimm ihn“, sagte sie und deutete dorthin, wo er auf dem Podest stand. „Unter einer Bedingung.“

Eine Bedingung. Ich hätte es wissen müssen. Kein Dämon würde irgendetwas herausrücken, ohne einen Deal abzuschließen. „Welcher Bedingung?“

„Ein paar Minuten deiner Zeit. Das ist alles.“

Ich stand da und versuchte, die List zu erkennen, die sie gerade nutzte, um einen Vorteil über mich zu gewinnen. Ich sah den Kelch an, dann schaute ich zurück zu ihr. Sie brauchte keinen Vorteil über mich zu gewinnen. Es gab nichts, was ich hatte, das sie sich nicht einfach nehmen konnte. Ich marschierte zu ihr hinüber, zog den anderen Klappstuhl herum, so dass ich mich ihr gegenüber setzen konnte, und pflanzte mich darauf.

„Ich bin ganz Ohr“, sagte ich.

„Wie ich schon sagte, ich warte schon seit langer Zeit auf dich. Tatsächlich sogar schon länger, als es dich überhaupt gibt. An diesem Tag im Museum, an dem Tag, als ich den Gral geholt habe, wusste ich nicht, dass du es warst, der überaus höfliche Wachmann, welcher der Eine sein würde. Ich hatte gedacht, ich würde die Erzdämonen für Jahre, vielleicht Jahrhunderte hinhalten müssen, während ich darauf wartete, dass du ankommst.“

„Warum hast du auf mich gewartet?“

„Ich will deine Macht“, antwortete sie. „Ich brauche deine Macht, wenn ich tun will, was getan werden muss.“

„Ich habe das Gefühl, du könntest mich einfach töten und dir meine Macht nehmen“, sagte ich.

Sie lächelte, ein warmes, süßes Lächeln, das mich verdammt verwirrte. Sie war böse, richtig? „Es ist keine Macht, die einfach genommen werden kann“, sagte sie. „Du musst sie willentlich teilen.“

„Warum sollte ich das jemals tun?“, fragte ich. „Du bist das mächtigste Böse in dieser Welt. Du hast den Kelch genutzt, um die Vernichtung der Menschheit einzuleiten.“

Sie streckte ihre Hand aus und legte sie auf mein Bein. Ich konnte durch meine Jeans ihre Wärme spüren. „Von allen Leuten solltest genau du wissen, dass das Böse subjektiv ist“, sagte sie. „Ist es böse, zu töten – um zu retten? Ist es böse, zu lügen – um zu schützen?“

„Also willst du gerade sagen, dass du nicht wirklich böse bist?“

Sie nahm ihre Hand weg. „Was ich damit sagen will, ist, dass das Wort böse einfach nur ein Wort ist. Schau dir die Seraphim an. Der Grund, warum die Hölle existiert, ist, dass sie die Kapazität haben, böse Dinge zu tun, genau wie manche Dämonen die Kapazität haben, gute Dinge zu tun – deine Freundin Rebecca zum Beispiel. Ich habe Dinge getan, die du böse nennen würdest, aber ich habe auch meinen Teil an Gutem getan. Was ich von dir brauche, hat einen Zweck, den ich für gut halte, auch wenn andere da vielleicht nicht zustimmen."

„Welcher Zweck wäre das?", fragte ich.

„Den Krieg zu beenden natürlich."

„Du kannst den Krieg mit dem Kelch beenden. Du kannst den Krieg beenden, indem du hier sitzt und mit mir redest. Die Erzdämonen werden die Refugien zerstören und alles sterbliche Leben wird aufhören zu existieren."

Ein weiteres Lächeln. Dieses hier war wesentlich beruhigender. „Das ist nur unter der Annahme wahr, dass ich will, dass die Dämonen gewinnen. Das ist nur wahr, wenn wir vom selben Krieg sprechen."

Ich war verwirrt. Wen wollte die Dämonenkönigin als Sieger, wenn nicht die Dämonen? Welchen anderen Krieg gab es noch?

„Ich verstehe das nicht", sagte ich.

„Gleichgewicht", sagte sie. „Es geht immer um das Gleichgewicht. Du. Ich. Diese Welt. Himmel. Erde. Fegefeuer. Gut und Böse. Jedes einzelne dieser Dinge ist ein Gyroskop, das sich dreht und wirbelt, in einer perfekten Choreographie aus Chaos und Ordnung. Und doch, wenn das wahr ist, warum existierst du dann? Warum existiere ich?"

Es war also wieder die Frage, warum ich bin? „Gleichgewicht", antwortete ich.

„Ja, das ist ein Teil davon", sagte sie. Sie wartete darauf, dass ich ihr den Rest sagte.

„Ich weiß es nicht", sagte ich. Ich sah zum Kelch hinüber. Zeit war kein Luxus, den ich im Moment übrig hatte, um an ihrem Ratespiel teilzunehmen. „Gibt es einen tieferen Sinn hinter all dem?"

Sie schürzte ihre Lippen und sah nachdenklich aus. „Ich habe befürchtet, dass ich vielleicht zu schnell handle. Dass es noch zu früh sein könnte." Sie sprach, aber nicht mit mir. Ihre gelben Augen weiteten sich und fokussierten sich, als ob noch jemand anderer mit uns im Raum sei. „Ich kann nicht sicher sein, ob ich noch eine andere Gelegenheit bekommen werde." Es war, als würde man neben jemandem sitzen, während der telefonierte. „Du hast Recht. Es ist ein Risiko, aber ich muss es eingehen."

Sie blinzelte einmal, dann beugte sie sich wieder vor und legte ihre Hand an mein Gesicht, wobei sie sich zu schnell bewegte, als dass ich hätte zurückweichen können. Ihre weiche, kühle Handfläche drückte sich an meine Wange.

„Es ist nicht mehr viel Zeit", sagte sie zu mir. „Ich werde dir dies einmal erklären und du musst es dir merken."

Ihre Blicke hefteten sich auf meine und ich stellte fest, dass ich mich nicht abwenden konnte. Die schwarzen Schlitze, die in den gelben Scheiben ruhten, fingen mich und hielten meine Seele auf eine Weise fest, die mich machtlos und wehrlos machte. Während ich die Dämonenkönigin und ihre Macht gefürchtet hatte, hatte ich sie immer noch schrecklich unterschätzt. Sie hätte meinen Kopf von meinem Hals nehmen können und ich hätte es nicht bemerkt.

„Ich weiß nicht, wie lange es dauern wird. Es könnten Tage sein, es könnten Jahre sein, es könnten Jahrtausende sein. Der Tag wird kommen, an dem du nicht länger isst, nicht länger schläfst und, wenn du nicht vorsichtig bist, wirst du nicht länger fühlen. Du wirst das Gleichgewicht in deiner Seele spüren und das, was dir einst vertraut war, wird dir fremd werden. Du wirst das Gleichgewicht in Frage stellen, den Krieg in Frage stellen und dich selbst und alles, was du um dich herum siehst, in Frage stellen. Du wirst nach Antworten suchen. Du wirst die Welt durchkämmen, um den wahren Zweck hinter dem, wer und was du bist, herauszufinden. Manches wirst du erfahren und manches wirst du selbst entdecken müssen. Denke daran, dass du frei bist, dass du deinen eigenen Willen und deine eigene Wahl hast. Erinnere dich an diese Worte, suche nach deinen Antworten und dann finde mich wieder."

Sie zog ihre Hand von meinem Gesicht weg und hielt ihre Blicke weiter auf meine geheftet. Ich hatte so viele Fragen, aber nur eine schaffte es, sich ihren Weg aus meinem Kopf zu meinen Lippen zu bahnen.

„Wie werde ich dich wieder finden?"

Sie beugte sich vor und hielt ihre Blicke auf meine geheftet, bis sie so nahe war, dass ich sie nicht mehr scharf sehen konnte. Warme Lippen streiften über meine Wange, dann glitten sie über mein Ohr. „Wenn du bereit bist, wirst du es wissen. Ich werde warten."

Meine Augen schlossen sich wie von selbst, während sie flüsterte und mein Körper und meine Seele so viel von ihrer Essenz aufnahmen, wie sie konnten. „Rezyl", sagte ich und kämpfte darum, trotz des Chaos, das mein Wesen verschlang, zu sprechen.

„Lass ihn seine Armee schicken. Ich bin vorbereitet. Nimm den Kelch und versteck ihn, wie dich Dante gebeten hat." Ich spürte, wie ihre Hand meine anhob, meine Finger aufschob und etwas darin platzierte. „Gieße das in den Kelch, ehe du in den Riss trittst. Es ist von einem Erzengel gesegnet worden und wird die Macht der Kristalle dauerhaft brechen. Sei bereit, sobald du durch den Kreis trittst. Rezyl hat dich betrogen."

Sie wich vor mir zurück. Ich öffnete meine Augen und blickte auf das Objekt herab, das sie in meine Hand gelegt hatte. Es war eine Phiole mit Blut. Ihrem Blut.

„Wer bist du?", fragte ich und blickte auf. Verschwunden. Ich hätte es wissen müssen.

Ich sprang vom Stuhl hoch, rannte zum Podest hinüber, schnappte mir den Kelch von der Plattform und sprintete zurück auf den Riss zu. Ich hatte erwartet, dass ich irgendetwas spüren würde, wenn ich ein Objekt mit solcher Macht hielt, aber es hätte, bei allem, was ich fühlte, genauso gut ein chinesischer Fake sein können. Ich lachte, als mir auffiel, dass es vielleicht einer war und mich die Dämonenkönigin soeben noch krasser zum Narren gehalten hatte als Rezyl. Diese Angelegenheit wurde von Minute zu Minute verrückter, also wäre ich nicht allzu überrascht gewesen.

Ich hielt direkt vor dem Kreis inne, nahm die Phiole mit Blut, die mir die Dämonenkönigin gegeben hatte, und hielt sie über den Kelch. Ich zögerte, sie zu benutzen, weil ich mir unsicher war, ob ich damit das Richtige tun oder nur auf eine weitere dämonische Falle hereinfallen würde. Sie hatte gesagt, dass ein Erzengel das Blut gesegnet hatte, und sie hatte dabei nicht gelogen, aber Josette hatte mir erklärt, dass alle von diesen Kerlen oben im Himmel blieben und ich vertraute ihr, also wie konnte das sein? Trotzdem, es war eine so unglaubliche Aussage, dass ich sie glaubte. Immerhin hatte mich die Dämonenkönigin leben lassen und ich wusste, dass Rezyl mich töten wollte. Es war eine etwas wacklige Logik, aber es war alles, was ich hatte.

Ich benutzte meinen Daumen, um den Korken aus der Phiole zu schieben, und ließ den Inhalt in den Kelch tropfen. In dem Augenblick, als er das Holz berührte, begann es zu zischen und dampfen und ließ den Geruch von Schwefel und Weihrauch zurück. Ich spürte, wie eine Schockwelle durch meinen gesamten Körper lief und tief in meiner Seele verstand ich, dass ich nicht betrogen worden war. Jetzt musste ich mich nur noch irgendwie um Rezyl kümmern.

Ich schloss meine Augen und holte ein paarmal tief Luft, dann erfasste ich meine Quelle, zog ihre Macht zu mir und bereitete mich darauf vor, sie zu nutzen. Ich hatte keine Ahnung, wie ich sie nutzen würde, aber ich war vor dem bevorstehenden Hinterhalt gewarnt und musste bereit sein.

Ich schnappte ein letztes Mal nach Luft und machte einen Schritt nach vorn.

Dreissig

Es war ein Schritt in den Kreis hinein und noch einer aus dem Kreis heraus. Ich wartete nicht darauf, meine Orientierung wiederzuerlangen, ehe ich versuchte, vom Riss wegzuspringen, einen Abstand zwischen mich und Rezyl zu bringen und mir einen besseren Überblick zu verschaffen, womit ich es zu tun hatte. Es war vergebliche Liebesmüh. Sobald ich den Kreis verlassen hatte, schlangen sich Hände um jeden meiner Arme und ein Knie kam auf meinen Rücken herunter, um mich zu Boden zu drücken und an Ort und Stelle zu halten. Meine Angreifer rissen mich nach hinten und zerrten mich in einem unangenehmen und schmerzhaften Winkel nach oben. Ich musste den Kelch fallen lassen, der einige Meter weg über den Boden rollte. Rezyl bückte sich hinunter und packte ihn mit der Hand. Er hielt ihn über seinen Kopf und bewunderte ihn im Licht der Flammen, die aus dem Riss kamen. Seine Augenlider flackerten augenblicklich. Ich konnte nur raten, dass ihm bewusst wurde, wobei ich der Dämonenkönigin geholfen hatte.

Er verdaute seine Entdeckung und wandte sich an mich. „Danke, Landon“, sagte er mit überraschender Aufrichtigkeit. Ich vermute, er war dankbar, dass ich die Drecksarbeit für ihn erledigt hatte. „Ich hatte schon den Verdacht, dass diese schmutzige Höllenbrut erwartete, dass ich sie wieder betrügen würde. Weil das der Fall war, brauche ich nur noch eine weitere Sache von dir.“ Er begann, auf mich zuzugehen.

Ich versuchte, meine Willenskraft zu konzentrieren und mich stärker zu machen, so dass ich mich von meinen Häschern losreißen könnte. Wieder vergebliche Liebesmüh, ich hatte zu starke

Schmerzen, um meine Gedanken dorthin zu bringen, wo ich sie brauchte. Ich funkelte Rezyl an, als er näher kam.

„Du wirst eine Überraschung erleben, wenn du glaubst, dass es so einfach wird, die Dämonenkönigin zu töten“, sagte ich.

Er ging vor mir in die Hocke, so dass wir auf Augenhöhe waren. „Da sie ja meinen Betrug erwartet hat, kann ich nur annehmen, dass sie auf meine Ankunft vorbereitet ist“, sagte er. „Mach dir keine Sorgen um mich. Ich kenne die Tricks dieser Hure. Deshalb konnte ich dich den Kelch nicht behalten lassen. Deshalb muss ich das hier tun.“

Sein Arm schnellte vor und der gesegnete Dolch, den ich abgelegt hatte, funkelte im Feuerschein. Ich spürte die Kälte der Klinge, als sie sich in meinen Hals grub, und dann die warme Feuchte, als mein Blut begann, herauszufließen. Rezyl platzierte den Kelch darunter und sammelte mein Blut auf.

„Mit deinem Blut habe ich keinen Bedarf mehr, Zeit mit Kristallen zu verschwenden“, sagte er.

Ich schloss meine Augen und versuchte, mich davon zu überzeugen, dass ich nicht zu atmen brauchte. Die Wunde war schon am Heilen, aber meine Luftröhre klaffte immer noch weit auf. Ich wusste, dass ich Rezyl davon abhalten musste, zu tun, was auch immer er mit meinem Blut plante. Ich versuchte wieder, mich zu konzentrieren, tastete nach meiner Quelle und kam mit leeren Händen zurück.

„Hast du Schwierigkeiten, dich zu konzentrieren?“, fragte Rezyl lachend. Er stand auf und flüsterte denjenigen, die mich festhielten, etwas zu. Ich konnte sie nicht sehen, aber ich konnte sehen, wie der Erzdämon seinen Finger in den Kelch tauchte, und konnte das saugende Geräusch hören, als er ihnen mein Blut fütterte.

„Lecker“, sagte einer von ihnen. Ich erkannte diese Stimme.

„Ich habe niemals etwas derartiges geschmeckt“, stimmte der andere mit derselben Stimme zu und bestätigte ihre Identität. Ich war einmal zuvor mit ihnen zusammengestoßen, als sie versucht hatten, mich zu töten, ehe ich überhaupt das Fegefeuer verlassen hatte. Die Sammler von Mephistopheles. Was wollten sie hier?

Rezyl ging wieder in die Hocke, tauchte seinen Finger in mein Blut und führte ihn zu seinem eigenen Mund, wobei er aus dieser Handlung eine Show machte. „Du hast keine Ahnung, wie mächtig dein Blut ist, wenn man es mit der Macht des Kelches kombiniert. Wenn du es wüsstest, hättest du von Anfang an niemals einen Deal mit mir gemacht. Ich bin allerdings sehr froh, dass du es getan hast. Ich wäre schon froh genug gewesen, wenn sich die Königin für mich um dich gekümmert hätte, aber so hat alles noch perfekter funktioniert, als ich es mir je hätte träumen lassen."

Welche Macht schenkte ihm das Blut? Was auch immer es war, es konnte nicht gut für das Gleichgewicht oder für mich sein. Ich kämpfte gegen die gefallenen Engel, die mich festhielten, aber ihr Griff war eisern.

„Wenn du mich jetzt entschuldigen würdest", sagte Rezyl. „Ich muss eine Armee heraufbeschwören und füttern." Er stand auf, trat mir ins Gesicht und fing an, wegzugehen.

„Was sollen wir mit ihm machen?", fragte einer der Engel.

„Ich habe, was ich brauche. Tötet ihn", antwortete er.

Als einer der Engel meinen Arm losließ, packte ihn der andere und riss mich auf die Füße. Ich konnte ihn jetzt sehen, sein silbernes Haar fiel über sein elfenhaftes Gesicht. Er trug noch dieselbe Lederjacke, aber jetzt gab es keinen Hinweis auf seine Flügel. Er umkreiste mich und zog sein Schwert.

„Landon. Ich kann fühlen, dass du hier bist. Was geschieht hier?" Die Stimme in meinem Kopf war mächtig und stark. Josette. Sie war noch am Leben!

„Bist du in Ordnung?", fragte ich.

„Für den Augenblick schon", sagte sie. *„Wir sind an die Leiter beim Eingang gekettet. Obi ist verletzt. Rezyl hat gesagt, er hätte Pläne für uns."*

Ich wusste bereits, welche Pläne der Erzdämon für Rebecca hatte, und ich konnte mir vorstellen, was er mit seiner Erzfeindin anstellen wollte. Warum er Obi wollte, wusste ich nicht, aber nur der Gedanke daran, was der Dämon mit ihnen machen würde, war die schlimmste Folter, die ich mir vorstellen konnte.

„Es tut mir so leid, dass das passiert ist“, sagte ich. *„Es tut mir so leid. Rezyl hat mich. Ich werde sterben.“*

„Nein“, antwortete sie mit einem Befehlston in ihrer Stimme. *„Das darfst du nicht. Noch nicht.“*

Der Engel holte mit seinem Schwert aus und machte sich bereit für den Schlag, der meinen Kopf abtrennen würde. „Du hattest Glück, dass dich der Ausgestoßene beim ersten Mal gerettet hat“, sagte er. „Du wirst nicht noch einmal so viel Glück haben.“

„Es gibt nichts, was ich tun kann“, schrie ich zurück zu Josette, wobei sogar meine geistige Stimme in Panik über meine bevorstehende Enthauptung verfiel.

Dann kam es mir. In meinem momentanen Zustand konnte ich mich nicht ausreichend konzentrieren, um meine Quelle zu mir zu ziehen, also schob ich mich stattdessen zu meiner Quelle und spürte den Übergang von einem Reich ins andere. Die Welt verblasste zu einem durchscheinenden Chaos. Mein derzeitiger Aufenthaltsort auf der Erde hatte kein Gegenstück in dieser Dimension. Stattdessen war hier nur pures Weiß, die Abwesenheit von allem, wie die Wand am Ende des Strandes. Ich konnte sehen, wie in der verschwommenen Durchsichtigkeit der sterblichen Welt die Zeit erstarrte, Momente entfernt vom Ende aller Dinge.

„Landon.“

Ich wandte mich um und sah, dass sie da war, in all ihrer himmlischen Pracht. Nicht die gefallene Josette, sondern der Engel Josette, in einer wallenden weißen Robe, ihre elfenbeinfarbenen Flügel weit hinter ihrem Rücken ausgebreitet.

„Josette. Ich verstehe nicht, was gerade geschieht“, sagte ich. Es war mir alles zu viel. Sie schwebte zu mir herüber und legte ihre Arme um mich, hielt mich, als ich schluchzte. „Ich bin gescheitert“, sagte ich zu ihr. „Du, Rebecca, Obi, die Refugien und das Gleichgewicht. Ich kann nicht ewig hierbleiben und sobald ich zurückgehe, werde ich sterben. Es wird alles vorbei sein und es ist alles meine Schuld.“

Sie strich über mein Haar und küsste meine Stirn. „Es ist nicht vorbei“, sagte sie. „Du wirst nicht sterben. Es ist nicht der Wille meines Herrn.“

Ich blickte zu ihr auf, meine Sicht vor Tränen verschwommen. „Es gibt nichts, was ich tun könnte.“

Sie nutzte ihren Finger, um die Tropfen aus meinen Augen zu wischen. „Es gibt etwas, was du tun kannst“, beharrte sie. „Rufe die Bestie.“

Die Bestie? Sie musste Ulnyx meinen. Mit einem Gedanken war er da. Er lachte, als er sah, dass ich weinte, weil mein hoffnungsloser Zustand mich zu schwach machte, um ihn zu kontrollieren.

„Ich wusste, dass du es vergeigen würdest“, sagte er. „Wenn du stirbst, wird meine Seele befreit und kann sich einen anderen Wirt suchen. Ich bezweifle, dass dein Handlanger es schaffen wird, mir zu widerstehen.“

Seine Worte rissen mich aus meiner Lethargie. Ich fasste mit meiner Macht nach ihm und schlang sie um seinen Hals, hob ihn vom Boden und würgte ihn. „Deine Seele wird niemals frei sein“, brüllte ich mit aufflammendem Zorn.

„Ein Dämon kann die Macht eines anderen Dämonen absorbieren“, sagte Josette. „Du hast seine Seele gefangen, als er versuchte, deinen Körper zu übernehmen. Du kannst seine Macht in dir aufnehmen.“

Ulnyx Gesichtsausdruck wurde panisch.

„Wie?“, fragte ich.

„Töte ihn“, antwortete sie.

Genau das tat ich. Ich umschlang ihn mit meiner Macht, schleuderte ihn herum, zerdrückte und zerquetschte ihn und beobachtete, wie sein Körper zu Staub zerschmettert wurde. Er hatte keine Chance, zu sprechen, keine Chance, zu betteln. Meine Macht war hier unvergleichlich und er hatte keine Chance. Ich konnte spüren, wie seine Seele schwebte, unbehindert von seiner Hülle, aber unfähig, zu entkommen. Ich schob sie mit einem Windstoß auf mich zu, eine kleine schwarze Wolke aus Energie. Ich brachte sie vor mein Gesicht und holte tief Luft, dann nahm ich sie zum zweiten Mal in mir auf.

Erinnerungen blitzten auf, Jahre und Jahre an Erinnerungen. Ulnyx war als Werwolf geboren worden, tötete seine Eltern und schlachtete seinen Bruder ab, den Anführer des Rudels. Sein Durst nach Blut und Zerstörung war unermesslich, seine Sucht nach Vernichtung unendlich. Seine Macht war die Macht des puren Bösen und ich brachte sie in mein Inneres, absorbierte sie in meiner Seele und nahm sie als mein Eigentum. Es war kein schmerzfreier Prozess, weil die vererbten Erinnerungen bösartig und ekelhaft waren und mich in den Wahnsinn zu treiben drohten. Ich gab ein kehliges Knurren von mir, ein wütendes Heulen. Ich konnte spüren, wie ich mich verwandelte und die Kontrolle verlor. Ich sah Josette an.

„Warum?", fragte ich sie und fühlte mich hintergangen.

„Es gibt keinen anderen Weg", sagte sie. Sie schwebte weiter auf ihren Engelsschwingen vor mir und ihre wunderschöne, ruhige, liebende Existenz war das Einzige, was die Bösartigkeit des Dämons davon abhielt, mich zu überwältigen. „Ich werde dich schützen, mein Freund. Ich werde dich retten, so dass du die Welt retten kannst. Ich glaube, es ist Sein Wille."

Sie streckte ihren Arm aus und nahm meine Hand, die, wie ich jetzt sah, die klauenbewehrte Hand des Großen Wers war. Ich konnte spüren, wie sich ein Druck in meiner Seele aufbaute, konnte fühlen, wie die Finsternis in mir emporstieg. Ich war nur zum Teil Dämon. Ich sollte nie das tun, was ich gerade getan hatte. Ich konnte es nicht überleben und meine Zurechnungsfähigkeit behalten.

Sie nahm die Hand und legte sie an ihr Gesicht, dann küsste sie die groteske, dämonische Handfläche. „Gott sei mit dir, Landon Hamilton", sagte sie. Sie nahm meine teuflischen Klauen und kratzte damit ihr Gesicht, so dass sie tief in ihr Fleisch schnitten. Die schwarzen Linien des dämonischen Gifts breiteten sich über ihre Haut aus.

„Nein", schrie ich und die Leidenschaft meiner Emotionen hielt zumindest für den Moment die Finsternis zurück.

„Ich liebe dich, Bruder", sagte sie. „Pass auf meine Tochter auf."

Sie öffnete ihren Mund und ein Lichtblitz schoss heraus, der mich unvorbereitet erwischte und gegen mein Gesicht schlug. Er blendete mich mit seiner Strahlkraft und drückte schwer gegen mich, wie Wasser aus einem Feuerwehrschlauch. Ich konnte nicht, nein, sollte nicht meinen Kopf abwenden. Ich öffnete mich vor ihm, öffnete meinen Mund weit und nahm die Flut an. Wieder wurde ich von Erinnerungen und Bildern überwältigt, Josettes Kindheit, ihre Mutter und ihr Vater, ihr Bruder, der Schmerz ihrer Vergewaltigung, ihr Tod, ihre Hunderte von Jahren als Engel unter den Sterblichen, ihr unbelohnter Dienst für Gott.

Dann das Unerwartete: ihr Bruder ein Erzdämon, ihre Gefangenschaft, ihre Folter, ihre Schwangerschaft und ihre Tochter, Sarah.

Ich fiel zu Boden, mein Verstand ein Schlachtfeld zwischen Gut und Böse, Ulnyx und Josette. Ich konnte spüren, wie sie um die Kontrolle über meine Seele rangen, ihre Erinnerungen stritten und über mich strömten: Tod, Zerstörung, Liebe, Wohltätigkeit, Zorn, Selbstlosigkeit, Himmel, Hölle. Irgendwo im Getümmel entdeckte ich mein Selbst wieder, erlangte meine eigene Identität zurück und trat zwischen sie.

„Genug", brüllte ich zu niemandem, blickte auf und sah, dass ich alleine im Fegefeuer, in meiner Quelle war. Ich konnte sie in meiner Seele spüren, konnte ihre Stimmen hören, ihre Erinnerungen sehen und den kleineren Strom ihrer Macht zu mir ziehen und mit meiner eigenen mischen. Das Gleichgewicht. Josette hatte sich selbst geopfert, so dass ich den Dämon absorbieren konnte und dabei nicht wahnsinnig werden würde. Sie hatte mein Leben gerettet, um Rezyl aufzuhalten und ihre Tochter zu beschützen. Sarah hatte gedacht, ihre Mutter sei tot. Jetzt war sie es. Sie hatte es für mich getan.

Ich zog an meinen neuen Machtquellen und ließ das Gefühl durch mich strömen. Ich sah meine erstarrte Gestalt an, festgehalten von einem der gefallenen Engel und bald vom anderen enthauptet. Josette hatte für Hunderte von Jahren trainiert. Sie wusste, wie sie aus diesem Griff entkommen konnte. Ich wusste es jetzt auch.

Das Schwert pfiff bereits durch die Luft, als ich meinen Körper wieder in Besitz nahm. Schneller, als ich mich zuvor je hätte bewegen können, warf ich meinen Kopf zurück, wo, wie ich wusste, der des Engels war, spürte das Knacken, als die Wucht sein Gesicht zerschmetterte und er seinen Griff löste. In derselben Bewegung ließ ich mich auf die Knie fallen und warf meinen Oberkörper nach vorn, so dass ich meinen Häscher in die Bahn der Klinge riss. Er schrie vor Schmerz auf, als sie sich in seinen Rücken grub. Nachdem sein Griff gelöst war, ließ ich ihn durch die Luft fliegen und hart gegen sein Gegenstück krachen.

Keiner der Engel blieb lange am Boden, sie rollten sich sofort wieder auf ihre Füße. Der eine, der mich festgehalten hatte, sah aus, als wäre er bereits vom Schwerthieb geheilt, und er zog grinsend sein eigenes Schwert.

„Danke für das Blut“, sagte er und streckte seinen Rücken. „Lecker und nahrhaft.“

Mein Blut. Was auch immer Rezyl getan hatte, es machte sie nicht nur immun gegen Verletzungen mit gesegneten Waffen, sondern hatte auch noch ihre Heilrate über meine eigene hinaus gesteigert. Ich ging zur Verteidigung in die Hocke und erwartete den Angriff, der, wie ich wusste, kommen würde.

Sie schlugen gemeinsam zu, ihre Schwerter waren dünne weiße Linien aus Stahl, die auf mich zuschnellten. Ich duckte mich und wich aus, wirbelte und tanzte um die Klingen herum und glich irgendwie die unglaubliche Schnelligkeit ihrer Bewegungen aus, während ich im Raum kreiste. Ich konnte sehen, dass sie mich bedrängen und auf die Mauer zutreiben wollten. Ich konnte mich nicht ewig nur verteidigen.

Ich tastete mich nach innen und fand die Macht des Großen Wers. Ich spürte, wie die Kraft durch meine Glieder hochstieg, fühlte, wie ich wuchs und mich verwandelte. Meine Hände streckten sich zu gigantischen Klauen und meine Kleidung zerriss, als meine Muskeln wuchsen. Die Schwerter der Engel pfiffen auf mich zu.

Ich erwischte das erste mit einer gewaltigen Pfote, der Rand der Klinge senkte sich in mein Fleisch, aber bei weitem nicht tief genug, um mir zu schaden. Ich schloss meinen Griff darum und hielt es fest, dann wich ich der anderen Attacke aus und schlug mit meiner anderen Klaue zu. Sie erwischte den Engel im Gesicht, die rasiermesserscharfen Finger schnitten und zerrissen und entfernten mit einem Streich fast den gesamten Kopf.

Kaum hatte ich meine Hand zurückgezogen, schon konnte ich sehen, wie die riesige Wunde zu heilen begann, sich das Gesicht wieder aufbaute und sich der Mund zum Lachen öffnete. Ich riss dem anderen Engel das Schwert aus der Hand, schleuderte es in die Luft, um den Griff zu nehmen, fing es mit einer kleineren menschlichen Hand auf und teilte den tödlichen Hieb aus, so dass ich den verstümmelten Kopf abschlug, ehe er sich regenerieren konnte.

„Nein“, schrie der andere Engel, als er sah, wie die kopflose Leiche seines Partners zu Boden stürzte. Ich verwandelte mich vollständig zurück, schrumpfte wieder in meine menschliche Gestalt, wob meine zerfetzte Kleidung wieder zusammen und stellte mich komplett wieder her. Bewaffnet wandte ich mich ihm zu.

„Mein Beileid", fluchte ich, schnellte vorwärts und schleuderte ihm den Schwertgriff ins Gesicht, um ihn zu lähmen, dann ließ ich die Klinge herumwirbeln und trieb sie durch seinen Hals.

Ich wartete nicht darauf, bis er zu Boden fiel, sondern wirbelte stattdessen herum und suchte nach Rezyl. Ich fand ihn in der Nähe des Risses, wo er flüsternd sprach und einen weiteren Kreis ritzte. Er hatte nicht bemerkt, was hinter ihm vorging, und glaubte wahrscheinlich, dass ich bereits tot war. Das würde einfacher, als ich gedacht hatte.

Mein Plan war, hinzusprinten und dem Erzdämon den Kopf abzuschlagen, ehe er auch nur den Gedanken hätte, dass ich noch am Leben war. Es hätte vielleicht auch funktioniert, wenn er nicht im gleichen Augenblick, als ich zu ihm losrannte, den Kreis fertiggestellt hätte. Die Runen gingen in Flammen auf und der Erste aus Rezyls Armee trat hindurch. Eine menschenähnliche Frau mit geschuppter roter Haut und hellen gelben Augen. Sie sah mich, sobald sie durchtrat, stieß einen Warnruf aus und stieß Rezyl aus der Bahn meines Angriffs.

Der Erzdämon rollte zur Seite, hielt irgendwie weiter den Kelch fest und sprang auf seine Füße, als ich die Dämonin mit dem verfluchten Schwert enthauptete. Falls er überrascht war, mich lebendig zu sehen, verbarg er das gut.

„Du beeindruckst mich immer wieder mit deiner Hartnäckigkeit, Diuscrucis", sagte er mit einem Lächeln. „Allerdings fürchte ich, dass du mir im Weg bist."

Ein zweiter Dämon trat durch den Riss, dann ein dritter und ein vierter. Sie fauchten, als sie mich sahen, und sprangen zum Angriff vorwärts. Rezyl bückte sich und platzierte den Kelch auf dem Boden, dann fing er an, seine Anzugjacke aufzuknöpfen.

Ich tat das, was Sinn ergab. Ich konnte nicht alleine gegen Rezyl und eine Armee von Dämonen kämpfen, also rannte ich los. Nicht, um zu fliehen, sondern um Hilfe zu holen. Rebecca. Ich sprintete den Korridor entlang, während mir die Dämonen hinterherjagten, die immer noch durch den Riss aus der Hölle herausströmten. Ich hörte Knurren, als sich Höllenhunde den humanoiden Dämonen anschlossen.

Sie stand gerade neben der Leiter und zerrte an den Handschellen, die sie fesselten, während der Dämon Yuli über ihr saß. Er kicherte über ihre vergeblichen Fluchtversuche und hüpfte auf den Sprossen auf und nieder. Sie beide wandten sich um und starrten mich an, als ich herbeihastete, wobei Yuli in Panik erstarrte und Rebecca in einem halben Grinsen und halben Knurren ihre Reißzähne bleckte.

„Hey", sagte ich zu ihr und ließ das Schwert auf die Kette an den Handschellen krachen. Befreit nahm sie das Schwert aus meiner Hand.

„Hallo, mein Hübscher", sagte sie und ihre Augen wurden schwarz. „Schöne Augen." Sie sprang vorwärts und stürzte sich auf die Dämonen hinter mir.

Schöne Augen? Ich war mir nicht sicher, was sie meinte, aber ich hatte keine Zeit, darüber nachzudenken. Ich hörte schlagende Flügel und sah, dass Yuli den Schacht hinaufflog. Er war es nicht wert, ihn zu jagen. Ich wollte mich gerade wieder ins Getümmel stürzen, als ich Obi sah. Er lag auf dem Boden hinter der Leiter, seine Augen geschlossen und ein riesiger Blutfleck auf seinem Bauch. Er war noch am Leben, aber für diesen Kampf aus dem Spiel.

Mein Zorn flammte auf und ich sprintete los, um Rebecca einzuholen. Ich nutzte Ulnyx' Stärke, um die Dämonen wie Puppen herumzuschleudern, so dass ich sie gebrochen liegen ließ, wo Rebecca sie entsorgen konnte. Ich hatte bereits Josette verloren und wusste nicht, wie lange Obi ohne Hilfe durchhalten würde. Es war an der Zeit, das zu beenden.

Rezyl erwartete uns bereits, als wir den Hauptraum erreichten. Er hatte all seine Kleidung bis auf seine Unterwäsche abgelegt und sie auf einen ordentlichen Stapel neben dem Kelch gelegt. Sein Körper war sehnig mit gespannten Muskeln und mit dunklen Narben bedeckt, die weitere dämonische Runen bildeten. Sie brannten auf seiner Haut, so dass ihn die Flammen in ein rotes Glühen tränkten. Seine Hände waren zu Klauen verwandelt, an deren Enden dämonisches Feuer züngelte.

„Ich bin deiner müde geworden, Landon", sagte er. Ich spürte seine Macht überall um mich, wie sie auf mich eindrückte, um mich wie schon einmal erstarren zu lassen. Ich saugte an meinem eigenen Strom und schob mich frei, dann spürte ich, wie seine Mühen an meiner Willenskraft scheiterten. Er beobachtete sein Versagen ohne Emotionen und stürzte sich dann auf mich.

Ich bewegte mich beinahe nicht rechtzeitig und sprang zur Seite, als eine klauenbewehrte Hand über meinen Bauch kratzte. Ich spürte seine Fingerspitzen über meine Haut streifen und das Dämonenfeuer brannte schlimmer als jegliche echte Flamme. Ich zuckte vor Schmerz zusammen, während ich einem zweiten Hieb auswich und einen dritten mit meinen Unterarmen abblockte. Die Wunde heilte nicht. Sie wurde sogar immer schmerzhafter, als ich mich bewegte.

„Tut es weh?", fragte Rezyl. „Du bist nicht so unverwundbar, wie du vielleicht denkst."

Ich grunzte als Antwort, fing seinen Arm, als er ihn nach vorne schleuderte, verdrehte ihn und hörte ein zufriedenstellendes Knacken, als er brach. Rezyl stöhnte und wich zurück, wobei seine gefletschten Zähne seinen unbeeindruckten Gesichtsausdruck Lügen straften.

Ich forcierte meine Attacke, aber der Arm heilte beinahe sofort, drehte sich zurück in die richtige Stellung und kam rechtzeitig hoch, um meine Schläge abzublocken. Jedes Mal, wenn meine Hand eine der Runen traf, spürte ich den Schmerz, als das Dämonenfeuer sich in mich brannte. Jedes Mal, wenn ich den Schmerz fühlte, wurde ich wütender. Der Zorn machte mich nachlässig.

Einen übertriebenen, nicht ausbalancierten Schlag später fand ich mich gegen die Wand geschleudert wieder, vier tiefe Löcher in meinem Brustkorb und meinen Lungen, so dass ich nach Luft japste, als ich versuchte, wieder aufzustehen. Rezyl stand drei Meter entfernt und gestattete sich nur das winzigste Schmunzeln, während er beobachtete, wie ich mich abmühte.

Mein gesamter Körper brannte und meine Seele schrie vor Verzweiflung. Josette hatte sich für mich geopfert, hatte sich für nichts geopfert. Mein Zorn ließ nach und wurde von Akzeptanz und einer plötzlichen Ruhe ersetzt. Ich hatte mein Bestes versucht, oder nicht? Es hatte nie irgendeine Garantie gegeben.

Ich sah mich nach Rebecca um und entdeckte eine Menge an Dämonen nahe der Öffnung in den Korridor, aber konnte sie nirgendwo sehen. Ich wollte ihr sagen, dass ich es bedauerte, dass ich wünschte, wir hätten mehr Zeit zusammen gehabt, dass ich dachte, sie und ich könnten etwas Besonderes sein. Ich schluckte mit trockener Kehle und leckte meine Lippen. Rezyl stand immer noch da, sah mich einfach an und beobachtete, wie ich starb.

Das Dämonenfeuer. Es verbrannte mich und verhinderte meine Heilung. Ich lachte beinahe, als ich darüber nachdachte, nicht dass ich mit den Löchern in meinen Lungen überhaupt hätte lachen können. Ich schloss meine Augen und entspannte mich, zog an meiner Quelle und ließ meine Konzentration schwinden. Die Luft enthielt Feuchtigkeit, Feuchtigkeit bedeutete Wasser und Wasser löschte Feuer. Konnte es auch Dämonenfeuer löschen? Es gab eine Art, wie es das konnte. Josette hatte sich nicht geopfert, damit ich wie sie kämpfen konnte. Sie hatte sich mir aus einem anderen Grund geschenkt, um mir etwas zu geben, von dem sie wusste, dass ich es brauchen würde. Immerhin, wer kannte den Erzdämon besser als sie?

Ich tastete nach ihrer Macht, dachte an ihr Kinderzimmer, ihre einfache Strohpuppe, ihr sorgenfreies und sicheres Leben, ehe ihr Bruder böse geworden war, ehe ihre Streiche den Zorn ihrer Eltern über sie gebracht hatten. Ich mischte sie mit meiner eigenen, sandte sie mit meiner Willenskraft aus, befahl dem Wasserdampf in der Luft, zu kondensieren, und befahl ihm, zu regnen.

Meine Augen waren geschlossen, aber ich spürte, wie sich mein Körper abkühlte und heilte, als die Luft um mich zu weinen begann. Dies war nicht irgendein Regen, sondern heiliger Regen, Josettes Tränen. Schließlich holte ich tief Luft und öffnete meine Augen und blickte auf ein glorreiches Chaos. Vor mir war Rezyl gekrümmt, versuchte, dem Wasser zu entkommen, und seine Haut zischte, wann immer es ihn berührte. Hinter ihm rannten die Dämonen zurück auf den Riss zur Hölle zu, aber der Regen hatte ihn ausgelöscht. Ohne Fluchtweg kreischten und heulten sie vor Schmerz, als das Fleisch von ihnen gewaschen wurde wie Dreck. Wo war Rebecca?

„Wie?“, fragte Rezyl und versuchte aufzustehen. Die Runen auf seinem Körper waren ausgelöscht, aber er hatte mein Blut aus dem Kelch getrunken und heilte so schnell, dass sich die Wunden, die das Wasser verursachte, direkt wieder schlossen, um erneut aufzubrechen. Ich wusste aus Erfahrung, wie weh das tun musste.

Ich sah die Bewegung in meinem Augenwinkel. Mit einem Gedanken hielt ich den Regen an. „Etwas, was du nicht einmal ansatzweise verstehen kannst“, sagte ich zu ihm.

„Und was wäre das“, knurrte er. Seine Stärke kehrte schon zurück und er begann, sich in meine Richtung zu bewegen, sein Zorn trotz seiner leeren schwarzen Augen offensichtlich.

„Freunde“, sagte ich.

Er bemerkte es zu langsam, spürte sie zu spät. Einen Augenblick später war Rebecca auf seinem Rücken, eine Hand an jedem Ende des verfluchten Schwerts. Sie zwinkerte mir zu und zog die Klinge dann in ihre Richtung, so dass sie Rezyls Hals durchschnitt.

Der schwarze Nebel seiner Seele ergoss sich aus seiner kopflosen Leiche, als sie zu Boden fiel. Rebecca öffnete ihren Mund, um sie aufzunehmen, und warf in Ekstase ihren Kopf zurück, als sie die gewaltige Macht des Erzdämons absorbierte. Ich saß an die Wand gelehnt und beobachtete, wie es passierte, dann wartete ich, bis es geschehen war.

Dann war es vorbei. Das letzte Stück des schwarzen Nebels verschwand Rebeccas Kehle hinunter und sie fiel schwer atmend auf ihre Hände und Knie. Ich hastete zu ihr hinüber und legte meine Arme um ihre Taille, so dass ich sie halten konnte.

„Bist du in Ordnung?“, fragte ich. Sie antwortete nicht gleich. „Rebecca?“

„Gib mir nur einen Augenblick, Wurm“, antwortete sie. „Ich glaube, ich habe etwas Falsches gegessen.“

Es war die perfekte Befreiung. Ich schloss meine Augen und genoss den Scherz, mein Gelächter war kräftig und laut. Einen Augenblick später schloss sie sich mir an, lachte schwach, dann hustete sie, dann lachte sie wieder.

„Hilfst du mir auf?“, fragte sie.

Ich ließ ihre Taille los und ging um sie herum. Sie streckte ihren Arm aus, nahm meine Hand und ich zog sie auf ihre Füße. Sie taumelte, als sie aufstand, also schlang ich ihren Arm über meine Schultern, um sie zu stützen.

„Gute Arbeit“, sagte ich.

„Du hast mich mit diesem Regen fast umgebracht“, sagte sie. „Ich hatte Glück, dass ich unter das Sofa kriechen konnte, ehe ich zu kaputt war.“

„Es tut mir leid, Becca“, antwortete ich. „Mir ist nichts anderes eingefallen.“

Sie verlagerte ihr Gewicht, so dass sie meinen Kopf zu ihrem hinunterziehen konnte. Sie küsste mich voll Hunger.

„Entschuldigung angenommen“, sagte sie. „Es hat ja alles funktioniert.“

„Rezyl?“, fragte ich.

„Ich habe mir seine Macht genommen“, sagte sie. „Lass uns den Kelch nehmen und hier verschwinden.“

Wir gingen hinüber, wo der Kelch auf dem Boden neben dem Riss zur Hölle stand, umgeben von der feuchten Asche der Dämonen, die vom Weihwasser getötet worden waren, und gefüllt mit diesem Wasser selbst.

„Ich habe ihn“, sagte Rebecca und beugte sich hinunter, um ihn hochzuheben. Sie konnte ihn mit ihrem Arm um mich nicht erreichen, also nahm sie ihren Arm weg und bückte sich weiter hinunter.

„Ich weiß, dass das komisch klingt“, begann ich zu sagen, als sie den Kelch am Stiel packte und ihn umdrehte, um das Weihwasser auszuschütten, „und das Timing ist ziemlich mies, aber ich habe mir gedacht, vielleicht könnten du und ich, du weißt schon, zusammen sein. Einfach schauen, wie es klappt?“

„Es tut mir leid, Landon“, antwortete sie.

Hä? Ich hatte diese Zurückweisung nicht erwartet. „Ich verstehe das nicht“, sagte ich. Keine Antwort. „Rebecca?“

Genau in diesem Augenblick bemerkte ich, dass sich die Flammen der Runen um den Riss zur Hölle wieder entzündet hatten. Sie wandte sich zu mir um, ihre Augen schwarz wie die Nacht, ihre Miene traurig, aber entschlossen. Sie bewegte sich vorwärts und der Schmerz in meinem Bauch wurde erneuert. Ihre Klauen machten ein ekelhaftes, schmatzendes Geräusch, als sie sie aus meinen Eingeweiden herauszog. Blut lief über meine nasse Kleidung herab, hinunter in den Kelch.

„Was tust du da?“, fragte ich sie. Ich sah nicht einmal, wie ihre andere Hand hinter mir hochschnellte, als sich ihre Klauen in meinen Nacken gruben. Mit durchtrennter Wirbelsäule fiel ich zu Boden wie ein Sack Kartoffeln.

„Es tut mir leid“, wiederholte sie, hob den Kelch an ihren Mund und goss seinen Inhalt ihre Kehle hinunter. Nachdem sie geschluckt hatte, ließ sie den Kelch zu Boden fallen.

„Warum?“, fragte ich.

„Überleben“, sagte sie. Ohne ein weiteres Wort trat sie in den Riss zur Hölle und war verschwunden.

Körperlich konnte ich gar nichts mehr spüren. Emotional war ich gerade in Stücke gerissen worden. Sie hatte mehr als einmal mein Leben gerettet. Sie war meine Freundin, meine Begleiterin gewesen und ich hatte gehofft, dass sie noch mehr würde. Ich hatte ihr mein Leben anvertraut, hatte ihr vertraut trotz der Tatsache, dass sie ein Vampir war, eine Kreatur des Bösen. Ich hatte Josette erklärt, dass sie anders war. Sie sollte anders sein. Ich wollte glauben, dass das Absorbieren von Rezyls Seele etwas mit ihr gemacht hatte, dass es keine andere Erklärung gab. So sehr ich es hasste, ich tat mich schwer damit. Als sie gesagt hatte, dass es ihr leidtue, hatte sie gelogen.

Ich lag alleine da und wartete, dass mein Körper heilte, ohne zu wissen, ob ich sie jemals wiedersehen würde. Die Tränen strömten ungehindert aus meinen Augen und ich konnte mir nicht vorstellen, dass sie je versiegen würden.